普通高等教育"十一五"国家级规划教材
全国高等医学院校护理学本科规划教材

供本科护理学类专业用

内科护理学

(第2版)

主　　编　姚景鹏　吴　瑛　陈　垦

副主编　李湘萍　由天辉　李英丽　刘智平

编　　委（按姓名汉语拼音排序）

安子薇（华北理工大学护理与康复学院）
陈　垦（广东药科大学护理学院）
邓　颖（首都医科大学护理学院）
郭丽梅（齐齐哈尔医学院护理学院）
金昌德（天津中医药大学护理学院）
郎延梅（延边大学护理学院）
李　策（哈尔滨医科大学护理学院）
李　利（北京大学护理学院）
李湘萍（北京大学护理学院）
李英丽（哈尔滨医科大学大庆校区护理学院）
廖春莲（重庆医科大学护理学院）
刘智平（重庆医科大学护理学院）
陆　悦（北京大学护理学院）
秦殿菊（承德医学院护理学院）
王　瑞（广东药科大学护理学院）
王　彦（河北大学护理学院）
王庆美（大连大学护理学院）
王艳玲（首都医科大学护理学院）
魏秀红（潍坊医学院护理学院）
吴　晶（甘肃中医药大学护理学院）
吴　瑛（首都医科大学护理学院）
吴芳琴（首都医科大学护理学院）
吴光煜（北京大学护理学院）
吴慧萍（宁夏医科大学护理学院）
闫贵明（天津医科大学护理学院）
姚景鹏（北京大学护理学院）
由天辉（广东药科大学护理学院）
袁顺琼（重庆医科大学护理学院）
张会芝（北京大学第三医院）
张仲芳（内蒙古医科大学附属医院）
邹智杰（武汉大学HOPE护理学院）

学术秘书　李湘萍　李　利

北京大学医学出版社

NEIKE HULIXUE

图书在版编目（CIP）数据

内科护理学 / 姚景鹏，吴瑛，陈垦主编．—2 版．—北京：北京大学医学出版社，2015.12

全国高等医学院校护理学本科规划教材

ISBN 978-7-5659-1243-6

Ⅰ．①内…　Ⅱ．①姚…②吴…②陈…　Ⅲ．①内科学-护理学-高等学校-教材　Ⅳ．① R473.5

中国版本图书馆 CIP 数据核字（2015）第 239036 号

内科护理学（第 2 版）

主　　编：姚景鹏　吴　瑛　陈　垦

出版发行：北京大学医学出版社

地　　址：（100191）北京市海淀区学院路 38 号　北京大学医学部院内

电　　话：发行部 010-82802230；图书邮购 010-82802495

网　　址：http：//www.pumpress.com.cn

E-mail：booksale@bjmu.edu.cn

印　　刷：中煤涿州制图印刷厂北京分厂

经　　销：新华书店

责任编辑：赵　欣　　**责任校对**：金彤文　　**责任印制**：李　啸

开　　本：850mm × 1168mm　1/16　　**印张**：43.5　　**字数**：1210 千字

版　　次：2006 年 3 月第 1 版　2015 年 12 月第 2 版　2015 年 12 月第 1 次印刷

书　　号：ISBN 978-7-5659-1243-6

定　　价：79.00 元

全国高等医学院校护理学本科规划教材目录

序号	教材名称	版次	主编
1	护理学导论	1	赵小玉　马小琴
2	护理学基础†	2	尚少梅　郑一宁　邢凤梅
3	健康评估	2	吴光煜　孙玉梅　张立力
4	内科护理学※	2	姚景鹏　吴　瑛　陈　垦
5	外科护理学※△	2	路　潜　张美芬
6	妇产科护理学	2	陆　虹　柳韦华
7	儿科护理学	2	洪黛玲　梁　爽
8	急危重症护理学※	2	李文涛　张海燕
9	康复护理学	1	马素慧　林　萍
10	精神科护理学※	2	许冬梅　杨芳宇
11	临床营养护理学	2	刘均娥　范　旻
12	社区护理学	2	陈长香　侯淑肖
13	健康教育	1	李春玉　王克芳
14	中医护理学概要	1	孙秋华
15	护理管理学	1	谢　红　王桂云
16	老年护理学	1	刘　宇　赵雅宁　郭　宏
17	护理心理学※	2	娄凤兰　徐　云　厉　萍
18	护理研究	2	章雅青　王志稳
19	护理教育学※	2	孙宏玉　孟庆慧
20	护理伦理学	2	孙宏玉　唐启群
21	护理礼仪与人际沟通	1	赵爱平　单伟颖
22	护理人文关怀	1	李惠玲

注：

※为普通高等教育“十一五”国家级规划教材

△为普通高等教育精品教材

†为北京高等教育精品教材建设立项项目

全国高等医学院校护理学本科规划教材
编审委员会

序

随着医药卫生事业的发展、健康观念的转变，社会亟需大批高质量的护理学专业人才。这对护理教育提出了严峻的挑战，同时也提供了崭新的发展机遇。现代护理学理论与实践、技术与技能，以及教育与教学理念的更新，直接关系到护理学专业人才培养质量的提升，在健康服务，治疗、预防及控制疾病中具有不可替代的作用。

北京大学医学出版社组织编写的第一轮护理学专业本科教材一经出版，即获得广大医学院校师生的欢迎。其中 7 个品种被教育部评为普通高等教育“十一五”国家级规划教材，《外科护理学》被评为普通高等教育精品教材。在新一轮医药卫生体制改革逐步推进的大背景下，为配合即将到来的教育部“十三五”普通高等教育本科国家级规划教材建设，贯彻教育部教育教学改革和教材多元化的精神，北京大学医学出版社于 2014 年成立了新一届全国高等医学院校护理学专业规划教材编审委员会，组织国内 40 余所医学院校编写了第二轮护理学本科教材。

本轮教材在编写中着力转变传统观念，坚持理论与实践相结合，人文社科与临床护理相结合，强化学生动手实践能力、独立分析问题和解决问题的评判性思维能力。推进教材先进编写理念，创新编写模式和教材呈现形式，特别是首创性地在护理学专业教材中运用二维码扫描技术，以纸质教材为入口，展现立体化教材全貌，贴近数字化教学理念。相信本套教材将能更好地满足培养从事临床护理、社区护理、护理教育、护理科研及护理管理等复合型人才的需求。

在本轮教材建设中，得到了各参编院校的鼎力支持，在此深致谢意！希望这套教材在教师、学生和护理工作者的关爱下，于同类教材“百花齐放、百家争鸣”的局面中脱颖而出，得到读者的好评。

郑修霞

前　言

近十余年，医疗卫生事业及护理事业有了突飞猛进的发展，当前急需反映现代科技进步的优秀的护理学专业教材。北京大学医学出版社再次组织编写护理学本科教材，并邀请多所高等医学院校具有丰富教学及临床经验的护理教师参加编写，使本书内容更加充实，且具有广泛实用性。本教材能够为护理学本科生提供内科护理知识、技能及临床思维方法，以期提高我国临床护理工作水平。

本书有以下特点：

1．编写的指导思想是坚持理论与实践相结合，强调学生能力的培养，使其学会解决患者的护理问题。因此，在每章重点疾病前均导入临床案例，促进学生独立思考，提高学生动脑动手能力。

2．为方便读者，本书采用二维码技术。学生通过阅读和思考后，再扫描二维码查看对所列案例的正确分析。

3．考虑到护理专业人才国际交流频繁，本书部分疾病的护理措施采用中英文双语编写，以提高学生的专业英语水平。

全书共分 11 章，除绪论外，各系统疾病的第一节介绍本系统解剖和生理的基本概念，常见的症状、体征及按护理程序进行护理，为以后学习各疾病的护理内容做好准备。此外，在大部分章的最后一节阐述特殊检查或特殊治疗及其护理措施的内容，目的是使护理专业学生理解对专科检查和治疗的要求并学会护理。

本书适合护理本科生使用，也可供护理教学及临床护理工作者参考使用。如有不当之处，欢迎读者及同行专家予以批评指正。

主　编

二维码资源索引

续表

资源名称	资源类型	页码
第四章第四节思考题参考答案	文本	225
案例4-2分析	文本	237
第四章第七节思考题参考答案	文本	245
案例4-3分析	文本	250
第四章第九节思考题参考答案	文本	256
案例4-4分析	文本	256
第四章第十节思考题参考答案	文本	261
案例4-5分析	文本	267
第四章第十二节思考题参考答案	图文混排、长文本	274
案例5-1分析	文本	291
第五章第四节思考题参考答案	文本	295
案例5-2分析	文本	296
第五章第五节思考题参考答案	文本	301
案例5-3分析	文本	313
第五章第九节思考题参考答案	文本	321
案例6-1分析	文本	337
案例6-2分析	文本	347
第六章再障思考题参考答案	文本	353
案例6-3分析	文本	365
第六章特发性血小板减少性紫癜思考题参考答案	文本	369
案例6-4分析	文本	380
第六章急性白血病思考题参考答案	文本	388
案例7-1分析	文本	427
第七章甲亢思考题参考答案	文本	436
案例7-2分析	文本	446
第七章第五节思考题参考答案	文本	460
案例8-1分析	文本	485
第八章第三节思考题参考答案	文本	490
案例9-1分析	文本	505
第九章第二节思考题参考答案	图文混排、长文本	511
案例9-2分析	文本	511

续表

资源名称	资源类型	页码
第九章第三节思考题参考答案	文本	515
毒血症、菌血症、败血症及脓毒血症的概念	文本	530
案例10-1分析	文本	538
案例10-2分析	文本	572
案例10-3分析	文本	578
案例11-1分析	文本	640
第十一章脑血栓形成思考题参考答案	文本	646
案例11-2分析	文本	648
第十一章脑出血思考题参考答案	文本	652
案例11-3分析	文本	660
第十一章第六节思考题参考答案	文本	667

目　录

第一章　绪　论

内科护理学是一门涉及范围广及整体性强的学科，是临床护理各科的基础，是不但参与防治疾病，还对疾病进行生理、心理、社会的整体护理的学科。它与内科学有着极为密切的联系，随着内科学及护理学的发展，内科护理学不断充实和完善。

一、内科学发展及对护理学专业学生的要求

近些年来由于分子生物学、分子遗传学、免疫学、细胞生物学等方面进展，使很多疾病的病因和发病机制获得了进一步明确，新的诊断检查技术及治疗方法、新的药物不断涌现，促使内科护理学必须适应内科学发展。现分述内科学进展及对护理学专业学生的要求：

（一）检查技术和病情监测

临床实验室中已应用酶联免疫吸附测定、酶学检查技术、细胞和血中病毒及细菌的DNA和RNA测定、单克隆抗体的制备等技术，使检验水平大大提高。多种内镜技术的改进，明显减轻患者痛苦，通过直接深入观察病变，采用电视、照相、录像、脱溶细胞或活组织检查，还可进行高频电刀、激光、微波、药物等治疗，为提高消化、呼吸、心血管、泌尿等系统诊断水平和治疗效果提供了有效方法。影像诊断技术如高精密度螺旋电子计算机X线体层显像检查、数码X线显像、磁共振体层显像、放射性核素检查等，已被临床推广使用；超声检查是既简便又无损的检查方法，其诊断技术发展迅速，利用彩色多普勒超声进行血流显像，可得到心血管系统和全身脏器血流变化的重要诊断信息，介入性超声技术可通过超声引导进行穿刺做细胞学、组织学活检，已能对肝、肾等内脏及表浅器官如甲状腺、乳腺等进行检查，还可通过穿刺抽液，对囊肿和脓肿进行诊断及治疗。总之，影像学进步有助于提高内科疾病诊断水平。

心脏监护仪不断进行技术改进，可连续监测患者血压、心率、心律、呼吸频率等功能，还有肺、脑电子监护系统，能连续监测病情，若监护某项指标超过允许范围，则能及时自动报警，便于早发现、早处理，提高了抢救危重患者的成功率。

上述列举的这些新检查、监测技术，要求护理本科学生应该了解它们的简单原理，熟悉其适应证和禁忌证以及检查前后应做的护理工作，熟练掌握各种监护仪使用方法，并能及时发现机器出现的故障且能及时处理。

（二）治疗进展

第四代头孢菌素、新一代喹诺酮等新药物问世，使内科病疗效获得提高；呼吸机广泛应用，明显改善呼吸衰竭的疗效；介入治疗如冠状动脉球囊成形、植入药物涂层支架、双心室起搏治疗慢性心力衰竭和心房颤动的消融治疗等，消化性溃疡幽门螺杆菌的抗菌治疗方案的改进，炎性肠病应用免疫调节方法等，均提高了相应疾病的治疗水平。人类白细胞抗原的研究进展，提高了器官及骨髓移植的成功率，部分急性白血病、慢性粒细胞白血病及重型再生障碍性贫血，通过异基因骨髓移植，已可治愈。基因重组技术生产的红细胞生成素、胰岛素、生长激素及组织型纤溶酶原激活剂等已广泛地应用于临床，为不少疾病的治疗提供了极有效的方法。近些年发现三氧化二砷可通过诱导分化及促进白血病细胞凋亡而治疗急性早幼粒细胞白血病，且不影响正常组织和细胞，又提供了治疗肿瘤的新途径。

上述列举的各种新疗法、新药物，需要护理本科生了解、认识，故首先必须学习新疗法的基本知识及操作过程，然后学会对各种新疗法制订治疗前、中、后的护理措施。另外，国内

对骨髓移植、血液及腹膜透析等治疗已总结出较为规范的护理常规，但随着临床广泛应用及设备不断更新，新的护理问题会不断出现，今后需要不断完善护理计划及提高新设备操作使用技能。使用新药物前要了解药物的作用机制及副作用，才可明确在使用中的注意事项。

（三）社会的发展推动医学进步

近年来，随着中国社会转型和现代化的飞速发展，城镇化、信息化、人口迁移、工农业大力发展、生态变化、环境污染、人口老龄化等，随着中国社会向小康社会发展，临床疾病谱发生明显的改变，全国范围内的寄生虫类疾病发生率降低，肥胖和生活方式改变引发的心血管病发病率升高。随着诊断和治疗技术迅速发展，越来越多的癌症可以成功治疗。通过接种乙型肝炎疫苗和应用相关诊断治疗技术，乙型肝炎、肝硬化等得到预防和有效治疗。随着诊断技术进步和新药的研发，艾滋病逐步成为一种可以治疗的慢性疾病。总之，社会发展促进医疗进步。护理本科生了解、认识这点后应更积极地关心国家发展，对护理工作重点将更清楚。

二、医学模式转变对护理学的影响

以前多年的医学模式是“生物医学模式”，临床医学仅重视疾病诊断、治疗，而忽视患者的心理和社会问题对健康的影响。20 世纪 70 年代后期，心理学、社会学、行为医学等迅速发展，使人们开始重视心理和社会环境因素给健康带来的问题，同时在人口老化、生活和工作方式改变、环境污染等因素影响下，20 世纪 90 年代疾病谱中前四位死因是心脑血管疾病、恶性肿瘤、呼吸系统疾病及意外伤害。还有健康概念的改变，健康不仅仅是不得病，还要有完好的心理及社会适应状态，以上各种因素均促使医学模式转变为生物 - 心理 - 社会医学模式。目前公认心理和社会因素对人类健康起重要作用，大量研究及统计显示，人类疾病大约 50% 与生活方式和行为有关，10% 是由生物因素引起，10% 与遗传因素有关，30% 起源于环境因素。不健康生活方式，包括饮食结构不合理、吸烟、缺乏锻炼、滥用毒品等是引起多种慢性疾病的最主要原因。

医学模式转变不仅是临床医学的进步，也对护理学产生巨大影响。

1．在生物 - 心理 - 社会医学模式下，护理服务对象是整体的人，护理是为人的健康提供服务的过程。护理程序是护理的基本方法。因此，护理不再是简单的职业，而是逐渐成为一门独立的学科和专业。

2．新的医学模式使护理实践及护理教育发生重要变化。整体护理思想指导护士的护理活动，护理患者不仅仅是护理疾病，而是对患者生理、心理、社会的整体护理。患者是有情感、家庭及社会文化的，通过健康教育，丰富人的健康知识，充分发挥人的主动性，以增强自理能力。患者所处环境有内环境（生物、心理和社会等）及外环境（自然环境和社会文化环境），且内外环境之间持续进行着物质和能量交换及相互作用，护士了解患者的内环境，同时为患者创造良好的外环境是其重要的职责。从完成护理任务为主的功能制护理，向以整体的人为中心的责任制护理和整体护理模式转变；护理场所由医院向社区、家庭场所扩大。由于新的医学模式对护理人员要求不断提高，促使护理教育进一步发展，许多国家包括我国在内逐步完善护理教育体制，形成从中专护理教育到博士研究生教育的多层次、多渠道的教育局面，并增设家庭护理、社区护理、职业护理等教育项目。护理专业课程设置也体现新的医学模式，按照从胎儿到老年的生理、心理、社会等不同特点开设的母婴护理、儿科护理、成人护理、老年护理及临终关怀护理等课程，体现了对生命全过程进行护理的思想。此外，还设置了社会学、心理学、伦理学、教育学等人文学科。

三、各年龄时期护理特点

护理工作者必须对人类生命全过程的成长和发展有所了解，以根据不同年龄阶段发展特点提供护理。人的成长与发展包括体格的生长及心理社会方面的发展。发展是学习的结果和成熟的象征，人在整个生命过程中，每天都有新的事物、新的观念需要去面对和学习，人必须不断发展和改变，才能有效地适应和应对复杂的社会环境。人的成熟范围可表现为：从依赖到自理、被动到主动、无知到有见识、主观到客观、能力弱到能力强、自我否定或排斥到自我接受、冲动到理智等。成长、发展和成熟三者之间紧密相关。影响成长发展的因素中，遗传特性和环境因素是决定人的成长和发展进程的最基本因素。内科患者包括青春期、成人早期、成人期及老年期人群。

（一）青春期（12 ~ 18 岁）

1．生理、心理、社会特点 生理和心理、精神等方面趋于成熟。

生理特点：脉搏、血压、呼吸接近成人水平。女性雌激素分泌，使脂肪堆积在大腿、乳房和臀部。男性雄激素分泌，使肌肉生长持续较长时间。由于性激素分泌使长骨干骺端提早骨化，身高不再增加，男性长骨干骺端骨化较女性晚。

心理、社会特点：他们在接受自己身体的变化，希望自己成为一个独立的个体，有时表现得很有责任感，有时表现得又很不成熟，如实现父母对自己的期望、通过竞争考上大学。青少年又想扮演自己所喜欢的新潮形象，如参加歌星演唱会等。青春期的发展任务是建立一种自我认同感，尝试多种角色并从同伴、家长或其他重要人物中获得认可，这样就能够帮助其顺利解决发展中的主要任务——自我认同，会使青少年接受自我，有明确的生活目的，且为之努力奋斗。在发展中，偶然出现叛逆或反抗行为是正常现象。

2．护理措施 ①协助心理状态健康发展：护理生理疾病的同时，当患者谈到他们想做某些事情如考大学、中学或在职学习时，均给予支持和赞扬，鼓励他们保持良好的自身形象，尊重他们的隐私，护理人员与他们建立友好关系，尽可能安排他们与同龄患者在一起娱乐和沟通交流，协助他们顺利解决自我认同任务；②指导合理营养：进食过量会造成身体肥胖；厌食影响健康，严重者可造成营养不良、发育迟缓；③滥用烟酒的教育：青春期情绪不稳定，易受朋友影响，要进行耐心教育与辅导；④性知识教育；⑤自我形象紊乱的教育：青少年在自我认同发展过程中，各种关系和矛盾处理不当时，可造成他们沮丧、内疚、孤独感甚至有自杀意念，在青春期患者中凡有此表露者，护理人员一定要给予开导及疏通矛盾的教育指导。

（二）成人早期（18 ~ 40 岁）

1．生理、心理、社会特点

生理特点：身体各系统已发育成熟，生理功能达到比较稳定的状态。

心理、社会特点：已开始工作和创业，此期主要任务是学习发展与他人的亲密关系，选择配偶，建立家庭，学会与配偶和睦相处、共同生活。学会照顾家庭和抚养孩子，同时具有亲密的人际关系及良好的协作精神。若发展受挫，易产生孤独、缺少密友、性格孤僻等特点。

2．护理措施 ①帮助他们保持与家庭、亲友的良好关系，协助度过此阶段发展的主要任务；②重视维护身体健康；③帮助学会适应和处理工作、生活中的压力感。

（三）成人期（40 ~ 65 岁）

1．生理、心理、社会特点

生理特点：逐渐出现老化征象，如头发变白，视力、听力有减弱趋势，脂肪堆积于腹部，女性闭经，全身代谢率降低。

心理、社会特点：主要任务是养育下一代，事业上取得成就，对社会负有责任感。应能教育子女，提拔年轻人，与配偶关系融洽，奉养年迈的父母。成年人生活负担常较重，是家庭重要的物质和精神支柱。若发展受挫可造成人格贫乏和停滞，过多自我关注、自我放纵、无力感等。

2．护理措施 ①强调维护健康的重要性；②正确处理生活、工作中的压力及学习减轻压力的技巧；③应给予患者更多感情支持，赞赏他们个人的成就；④进行更年期的健康教育。

（四）老年期（65 岁以上）

1．生理、心理、社会特点

生理特点：除了外表头发稀少、苍白，面部皱褶，牙齿脱落，视力、听力减退，驼背等衰老征象外，内脏方面表现：脑萎缩，记忆力下降，对较复杂的刺激反应减慢；心肌细胞数减少、收缩力下降，心排血量降低，动脉粥样硬化加重，各脏器供血更易减少；由于牙龈松动脱落，不能细嚼食物，消化液分泌减少，易造成消化不良，肠蠕动减慢，常引起便秘；此外，老年人尿道括约肌松弛易造成尿失禁。

心理、社会特点：此期是生命的终末阶段，主要发展任务是完善感。老年人常回顾一生取得的成就、为社会做出的贡献，体验这种完善感后，仍愿发挥余热。老年人要适应身体衰老、健康的下降，适应退休生活，从退休后失落感到再适应及建立稳定的退休生活，大约需要 1 年时间。老年人还要面对丧失亲友、配偶及内心悲观、失望等不良情绪。此期顺利发展，其结果是乐观、满足，受挫则悲观绝望、不能自拔。

2．护理措施 ①鼓励老年人坚持体育运动，要持之以恒，可适当延缓衰老；②促进老年人参加周围老年团体活动，与外界多建立联系，使心态不老；③学习绘画、书法、养花等，增加生活乐趣或将自己的专长发挥给社区或单位，保持智慧、潜能不衰退；④营养、饮食指导：平衡膳食，七八分饱，多吃粗纤维食物，以防便秘；⑤药物护理：指导老年人用药要少，提醒老年人按时服药，因老年人肝、肾功能减退，服药剂量要减少。

四、护理程序在内科护理学中的应用

护理程序是护士在为服务对象提供护理照顾时所应用的工作程序，是一种系统地解决问题的方法。护理程序包括五个步骤——护理评估、护理诊断、护理计划、实施及护理评价。

（一）护理评估

从整体护理思想出发，护士所收集的资料不仅涉及患者身体状况，还应包括心理、社会、文化、经济等方面。评估在与患者第一次见面时就已开始，直到患者出院或护理照顾结束时才停止。每一次与患者接触都是一个评估的机会，护士应随时收集有关患者反应和病情变化的资料，以便对护理计划进行修改和补充。

（二）护理诊断

护理诊断是关于个人生命过程及家庭、社区对现存的或潜在的健康问题的说明，是计划、实施及评价的基础。

1．护理诊断分为三类 即“现存”的护理诊断、“有……危险”的护理诊断和“健康”的护理诊断。其中“现存”的和“有……危险”的护理诊断最为常用。

2．护理诊断的常用陈述方式有以下两种

（1）三部分陈述：即健康问题（P）、原因（E）和症状体征（S），简称 PES 公式。

1）健康问题（health problem）简称 P，是指患者的现存的或潜在的健康问题。

2）原因（etiology）简称 E，是指导致患者健康问题的原因，是进行护理处理的依据。通常用“与……有关”说明。

3）症状和体征（symptoms and signs）简称 S，是特征性的临床表现。

例如：排便异常（P）：便秘（S） 与生活方式改变有关（E）。

心排血量改变：减少 由充血性心力衰竭引起。

（2）两部分陈述：亦有人主张“护理诊断 = 问题 + 原因”，即 PE 公式。

例如：有体液不足的危险 与频繁腹泻有关。疼痛 由手术引起。自理能力缺陷 由脑血管疾患引起。两部分陈述多用于“有……危险”的护理诊断。

“知识缺乏”这个护理诊断在陈述上有其特殊之处，其陈述方式是“知识缺乏：缺乏……方面的知识”。如，知识缺乏：缺乏溃疡病饮食方面的知识。

3．合作性问题——潜在并发症 合作性问题是需要护士进行监测，以及时发现其发生和情况变化的一些生理并发症，是要护士运用医嘱和护理措施共同处理以减小并发症发生率的问题。这里之所以指“一些”并发症，含义在于并非所有的并发症都属于合作性问题，有些可以通过护理措施预防和处理，则属于护理诊断，如长期卧床导致皮肤受压，“有皮肤完整性受损的危险”的护理诊断。只有那些护士不能预防和独立处理的并发症才是合作性问题，如急性广泛前壁心肌梗死的患者，在发病后24小时之内最易出现较为严重的心律失常，又如频发室性期前收缩、室性心动过速甚至心室颤动，即“潜在并发症：心律失常”，通过护理无法预防，只能通过连续心电监测及时发现严重心律失常的发生。

合作性问题有其固定的陈述方式，即“潜在并发症：×××”。潜在并发症英文为potential complication，简写为PC。例如，潜在并发症：肺栓塞；PC：电解质紊乱；PC：脑血管意外。一旦诊断了潜在并发症，就提醒护士这个患者有发生这种并发症的危险或患者可能正在出现这种并发症，护士应注意监测病情，以及时发现并发症的发生，及早配合医生处理。

（三）护理计划

制订计划是护理程序的第三步，包括三个步骤：

1．排列优先顺序 当患者出现多个护理诊断时，需要对这些诊断（包括合作性问题）进行排序，确定解决问题的优先顺序，以便根据健康问题的轻、重、缓、急安排护理工作。

2．制订目标 目标是期望护理对象在接受护理照顾后的功能、认知、行为及情感（或感觉）的改变。制订目标可以明确护理工作的方向，并且在护理程序的最后一步评价时，作为评价标准。

目标的陈述常包括以下几个成分：主语、谓语、行为标准及评价时间。例如，目标：4日后患者借助双拐能行走100米。

3．制订护理措施

（四）实施

实施是执行护理计划的过程。所有的护理诊断都要通过实施各种护理措施得以解决。实施这一步不仅要求护士具备丰富的专业知识，还要具备熟练的操作技能和良好的人际沟通能力，才能保证患者得到高质量的护理。

（五）护理评价

护理评价是将患者的健康状态与护理计划中预定的目标进行比较并作出判断的过程。评价虽然位于程序的最后一步，但并不意味着护理程序的结束，相反，通过评价发现新问题、作出新的护理诊断和计划，或对以往的方案进行修改，而使护理程序循环往复地进行下去。

（六）护理程序的特性

1．在护理实践中使用护理程序的目的是保证护士能以患者为中心实施整体护理，针对患者具体需要提供个体化的护理。

2．护理程序的运用需要护士具备多学科的知识。

3．护理程序的运用是以护士与患者、患者家属以及其他健康保健人员之间相互作用、相互影响为基础的。护士缺乏良好的人际沟通能力和合作能力，会阻碍护理程序的顺利进行。

4．护理程序具有普遍适用性，无论护理对象是个人、家庭还是社区，无论护理工作的场所是医院、诊所还是老人院，护士都可以运用护理程序提供护理服务。

护理程序是护士在从事护理工作时使用的工作方法，内科护士在护理内科患者时同样也要以护理程序为框架。如当患者入院后，护士要对患者生理、心理、社会等方面的状况和功能进行评估，根据这些资料判断患者存在哪些护理问题及作出护理诊断，围绕护理诊断制订护理计划，包括护理措施，并对执行后的效果进行评价。只有了解和熟练掌握了护理程序的有关知识，才能成为一名合格的护士。

（姚景鹏　陈卫红）

第二章　呼吸系统疾病患者的护理

呼吸系统疾病是严重危害人民健康的常见病、多发病，且致残率高，疾病负担重，是影响公共健康的重大问题。2009 年原卫生部全国居民死因调查显示，我国呼吸系统疾病（不包括肺癌、慢性肺源性心脏病和肺结核）在城市和农村居民死亡原因中均居第 4 位。据世界银行/世界卫生组织估计，至 2020 年，呼吸系统常见的慢性病——慢性阻塞性肺疾病将位居世界疾病经济负担第 5 位。呼吸系统疾病的防治任务艰巨。

第一节　概　述

学习目标

通过本节内容的学习，学生应能够：

◎ 识记

说出呼吸系统的解剖和生理功能。

◎ 理解

分析呼吸系统常见症状和体征、常用的实验室及其他检查。

◎ 运用

对呼吸系统常见疾病患者进行护理评估及提出护理问题，并制订针对性的护理措施。

【呼吸系统的结构】

（一）呼吸道

呼吸道以环状软骨为界分为上、下呼吸道。

1．上呼吸道　上呼吸道由鼻、咽、喉构成。鼻腔有鼻甲的弯曲结构，由具有鼻毛和富于血管、纤毛上皮的黏膜覆盖其表面，主要功能是滤过、湿化和加温吸入空气，使吸入空气经黏膜加温到 37℃左右，并达到 95% 的相对湿度，以适应生理要求。咽是呼吸道与消化道的共同通路，吞咽时会厌将喉关闭，防止食物误入下呼吸道。喉受喉返神经支配，由甲状软骨和环状软骨（内含声带）等构成。环甲膜在声带下方，连接甲状软骨和环状软骨，是喉梗阻时进行环甲膜穿刺的部位。

2．下呼吸道　气管至终末的呼吸性细支气管末端为下呼吸道。气管（0 级）为一横径大于矢状径的扁圆形管道，直径 15 ～ 20mm，长 10 ～ 13cm。躯体的位置及活动会影响气管的位置和长度，在头颈极度向后仰和俯屈时，气管长度可有 50% 的变化。

气管在胸骨角平面分为左右两主支气管（1 级）。右主支气管较左主支气管粗、短而陡直，平均长度为 1 ～ 2.5cm，与气管中轴延长线间夹角一般为 25° ～ 30°；左主支气管较细长，更趋水平位，与气管中轴延长线间夹角为 40° ～ 50°，长约 5cm。因此异物及吸入性病变如肺脓

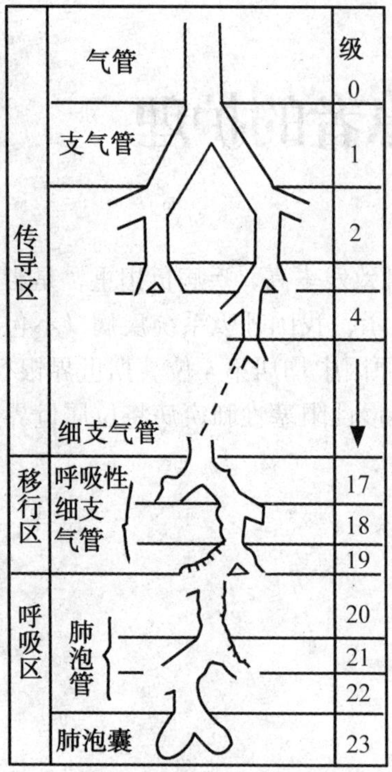

图 2-1 气管、支气管树的结构示意图

肿多发生在右侧，同样气管插管过深亦易误入右主支气管。

主支气管向下逐级分支成肺叶支气管（2 级）、肺段支气管（3 级）直至终末细支气管（16 级），均属传导气道。自呼吸性细支气管开始有少量肺泡参与气体交换。气管像树干，支气管似树枝，肺泡像树叶，故又称气管 - 支气管树（图 2-1）。

从气管到呼吸性细支气管，气道直径逐级减小，而分支数目逐渐增加，其相应的横断面积总和逐渐增大，如气管总面积约 $5cm^2$，至肺泡则为 $80m^2$。气道结构的这一特点使气流在运行过程中流速逐渐减慢，气体在肺泡内的分布基本均匀，混于气体中的微粒沉积于气道黏膜而不至于进入肺深部，但亦使小气道（直径≤ 2mm）疾病不易被觉察及早期诊断。

3．呼吸道的组织结构 气管和支气管壁的组织结构相似，主要由黏膜、黏膜下层和外膜构成。

（1）黏膜：黏膜表层几乎全由纤毛柱状上皮细胞构成，在纤毛柱状上皮细胞间，散在着杯状细胞。正常情况下，杯状细胞与黏液腺一起分泌黏液，每日约 100ml。

（2）黏膜下层：黏膜下层为疏松结缔组织层，支气管壁内的血管、淋巴管及神经纤维都走行于此。黏膜下层含有黏液腺和黏液浆液腺，在慢性炎症时，腺体增生肥大，分泌亢进；此层中的肥大细胞等细胞在哮喘的发病中有重要作用。

（3）外膜：外膜由软骨、弹性纤维和平滑肌构成，在气管与主支气管处平滑肌仅存在于 C 形软骨缺口部。随着支气管分支、软骨渐少而平滑肌增多，到细支气管时软骨消失，平滑肌呈螺旋状排列。平滑肌收缩可引起广泛的支气管痉挛，导致呼气性呼吸困难。

（二）肺和肺泡

肺为一弹性的海绵状器官，呈圆锥形，位于纵隔两侧。上端称肺尖，下端为肺底，内侧称膈面，外侧为肋面。正常人平静呼吸时，两肺下缘在锁骨中线处第 6 肋间，腋中线第 8 肋间，肩胛线第 10 肋间左右。左肺 2 叶，右肺 3 叶，外被胸膜，叶间有裂相隔。每叶又依支气管和血管分支再分为肺段，通常左肺有 8 个肺段，右肺有 10 个肺段。

1．肺泡 肺泡是气体交换的场所，肺泡周围有丰富的毛细血管网，肺泡壁上有直径 5 ~ 10μm 的小孔，称肺泡孔，与邻近肺泡或细支气管相通。成人肺泡总数为 3 亿～ 7.5 亿个，肺泡总面积有 $100m^2$，因而具有巨大的呼吸储备力。

2．肺泡上皮细胞 肺泡上皮细胞由两种细胞组成：①Ⅰ型细胞，覆盖着肺泡总面积的 95%，它与邻近的毛细血管内皮细胞紧密相贴，甚至两者基膜融合为一，构成气血屏障，是肺泡腔内与毛细血管血液内气体交换的场所。正常时此屏障厚度不足 0.5μm，在肺水肿和肺纤维化时厚度增加。②Ⅱ型细胞，散在于Ⅰ型细胞间，数量较少，它分泌表面活性物质，在肺泡表面形成一层薄薄的液膜，降低肺泡表面张力，防止肺泡萎陷。急性呼吸窘迫综合征发病与肺泡表面活性物质缺乏有关。

3．肺泡巨噬细胞 此细胞来自血液单核细胞，除吞噬进入肺泡的微生物和尘粒外，还可生成和释放多种细胞因子，如白细胞介素 -1、氧自由基和弹性蛋白酶等活性物质，在肺部疾病中起着重要作用。

4．肺间质 是指介于肺泡壁之间的组织结构，由弹性纤维、胶原纤维、网状纤维和基质构成，在肺内起着十分重要的支撑作用，使肺泡与毛细血管间的气体交换及肺的通气顺利进行。当疾病累及肺间质时，引起免疫炎症反应，最终会导致肺纤维化。

（三）肺血管

肺有双重血液供应，即肺循环和支气管循环。

1．肺循环　执行气体交换功能，由右心室 - 肺动脉 - 肺毛细血管 - 肺静脉 - 左心房构成。其特点为：①肺循环是一个低压力、低阻力系统，肺循环的阻力仅为体循环的 1/10；②肺毛细血管网最丰富，总面积约 $100m^2$，十分有利于气体交换；③肺动脉携带脱氧血，肺静脉输送氧合血。

2．支气管循环　营养各级支气管及肺。支气管动脉一般由胸主动脉分出，入肺后与支气管伴行，至呼吸性细支气管止，形成毛细血管网。支气管静脉与支气管动脉伴行，收纳各级支气管的静脉血，最后经上腔静脉回右心房。支气管动脉在支气管扩张等疾病时增生、扩张，可引起大咯血。

（四）胸膜腔和胸膜腔内压

胸膜腔是由胸膜围成的密闭的潜在性腔隙。正常情况下胸膜腔的脏层与壁层胸膜之间仅有少量浆液起润滑作用，以减少两层胸膜间的摩擦。

由于肺弹性回缩力的作用，正常人平静呼吸的全过程，胸腔内压都低于大气压，故称胸腔负压，深吸气时胸腔负压加大。胸腔负压的生理意义是使肺维持在扩张状态，不致因肺回缩力的作用而萎陷，同时也促进静脉血液及淋巴液的回流。如气体进入胸膜腔内（气胸），胸腔负压减小，甚至为正压，可造成肺萎陷，不仅影响呼吸功能，也将影响循环功能，甚至危及生命。

【呼吸系统的功能】

（一）肺的呼吸功能

呼吸是指机体与外环境之间的气体交换，由外呼吸、气体在血液中的运输及内呼吸三个同时进行又相互影响的环节组成。本章重点介绍外呼吸，包括肺通气与肺换气。

1．肺通气　肺通气是指肺与外环境之间的气体交换。通气动力为呼吸肌收缩引起的胸廓与肺内压的改变，其使气体有效地进入或排出肺泡。临床常用下列指标来了解肺的通气功能。

（1）每分通气量（Δ_E 或 MV）：每分通气量是指每分钟进入或排出呼吸器官的总气量，为潮气容积（Δ_T）与呼吸频率（f）的乘积。在基础代谢情况下所测得的每分通气量称每分静息通气量，正常成人为 6 ~ 8L。

（2）肺泡通气量（Δ_A）。Δ_A 指每分钟进入肺泡进行气体交换的气量，又称有效通气量。

$$\Delta_A=(\Delta_T-\Delta_D)\times f$$

Δ_D 为无效腔气量，主要由解剖无效腔构成，正常成年人平静呼吸时约为 150ml（2ml/kg 体重）。气管切开后无效腔气量减少 1/2，通气负荷减轻。正常的肺泡通气量是维持动脉血二氧化碳分压（$PaCO_2$）的基本条件。若代谢情况不变，肺泡通气量不足时 $PaCO_2$ 增高，肺泡通气量增大时 $PaCO_2$ 下降。呼吸频率和深度会影响 Δ_A，如同一个体，当 Δ_T 分别为 500ml 和 250ml，f 为每分钟 12 次和 24 次时，Δ_E 均为 6L，但 Δ_A 却由 4200ml 降至 2400ml。因而机械通气时，一般采用慢而深的呼吸方式。

2．肺换气　肺换气指肺泡与肺毛细血管血液之间的气体交换，气体交换是通过气血屏障（呼吸膜）以弥散的方式进行的。影响肺换气的主要因素为：①呼吸膜的面积及弥散功能；②肺通气与肺血流的比例；③呼吸膜两侧的气体分压差。

（二）肺的防御功能

1．上呼吸道的加温、湿化和机械拦阻作用　进入呼吸道的有害颗粒中，直径小于 0.5μm

者吸入后大部分被呼出，直径大于15μm的粗大颗粒95%～98%可在鼻腔被清除，较小的颗粒被吸入下呼吸道沉落于气管、支气管及肺泡。

2．黏液纤毛运载系统 纤毛柱状上皮细胞及其上面的一薄层透明黏液构成黏液纤毛运载系统，对清除进入呼吸道的有害颗粒起重要作用。黏液由黏液腺、浆液腺及杯状细胞分泌。支气管黏液层的厚度约5μm，分为两层，上层较黏，呈凝胶状，在纤毛顶部形成薄层，便于吸附外来颗粒，下层为稀薄的浆液层，便于纤毛自由运动。生理状态下，所有纤毛向同一方向（喉）呈节律性摆动（每秒22次左右），运载的颗粒到大气道即可通过咳嗽反射排出体外，亦可经喉至食管开口处而咽下。

3．肺泡的防御机制 肺泡中有大量的巨噬细胞，它在清除肺泡、肺间质及细支气管的颗粒中起重要作用，漂浮在肺泡液的颗粒也可经细支气管由黏液纤毛运载系统清除。

4．咳嗽反射 咳嗽可将气管和支气管内的异物或微生物排出体外。

5．呼吸道分泌的免疫球蛋白 如分泌型IgA、溶菌酶和干扰素等在抵御呼吸道感染中也起一定作用。

经口呼吸、理化刺激、气管切开或气管插管、缺氧、高浓度吸氧及药物（如肾上腺皮质激素、免疫抑制剂及麻醉药）等因素均可使呼吸道的防御功能降低，为病原体入侵创造条件。

（三）其他功能

呼吸系统有维持酸碱平衡、调节水及电解质平衡，以及激活、合成、释放和灭活一些生物活性物质或激素的功能，如合成磷脂、释放血管紧张素转化酶、生长因子等；另外还具有嗅觉和发声功能。

【呼吸运动的调节】

（一）呼吸中枢

呼吸中枢是指中枢神经系统内产生和调节呼吸运动的神经细胞群。基本呼吸节律产生于延髓，吸气和呼气两组神经元交替兴奋和抑制形成呼吸周期。脑桥有呼吸调整中枢，其作用为限制吸气，促使吸气向呼气转换。大脑皮质在一定限度内可随意控制呼吸。

（二）呼吸的神经反射调节

肺牵张反射属于神经反射，感受器位于支气管和细支气管的平滑肌中。吸气时气道扩张，刺激感受器，兴奋由迷走神经传入呼吸中枢抑制吸气，防止肺泡进一步充气。呼气时肺缩小，感受器刺激减弱，传入冲动减少，解除了吸气神经元的抑制状态，又进入吸气过程。因而肺牵张反射是一种负反馈调节。由于正常人肺牵张反射的阈值较高，其作用不明显，当肺部受损伤、肺充血或水肿时，肺的顺应性下降，牵张感受器发出更强的冲动抑制吸气，使呼吸变浅、频率增加。

（三）呼吸的化学性调节

呼吸的化学性调节主要指动脉血或脑脊液中氧、CO_2和H^+对呼吸的调节作用。参与化学性调节的感受器有外周化学感受器（位于颈动脉体和主动脉体）和中枢化学感受器（位于延髓）。

1．缺氧 缺氧对呼吸的兴奋作用是通过外周化学感受器，尤其是颈动脉体来实现的。颈动脉体和主动脉体的血液供应十分丰富，当动脉血氧分压（PaO_2）低于60mmHg时才出现通气增强，因而这一调节对正常人作用不大，但对慢性Ⅱ型呼吸衰竭患者有重要的临床意义。

2．二氧化碳 CO_2对中枢和外周化学感受器都有作用，中枢化学感受器对CO_2的变化尤为敏感。$PaCO_2$轻度升高时肺通气量立即增加，若$PaCO_2$低于正常，呼吸中枢兴奋性便降低，呼吸运动减弱甚至暂停，直至$PaCO_2$恢复正常后呼吸运动才正常。可见CO_2是维持和调节呼吸运动的重要化学因素。

病理情况下，$PaCO_2$对肺通气量的影响不但与$PaCO_2$升高程度有关，而且与升高速度也有关。当 $PaCO_2$ 急骤升高时，肺通气量明显增加，一直到呼吸中枢抑制点。$PaCO_2$ 缓慢升高时，由于机体的代偿作用，脑脊液中pH变化不大，中枢化学感受器对 $PaCO_2$ 刺激已不敏感，此时呼吸运动的维持主要依靠缺氧对外周化学感受器的刺激作用。若给患者吸入较高浓度的氧，反而使肺通气量进一步减少，加重 CO_2 潴留，因此，对慢性Ⅱ型呼吸衰竭患者应给予低浓度氧疗。

3．H^+ 浓度 H^+ 浓度的改变可以刺激外周及中枢化学感受器来调节呼吸运动。当 H^+ 浓度增高时，使呼吸加深加快，反之，呼吸运动受抑制。

（四）呼吸肌

呼吸肌为呼吸运动的效应器，也是肺通气的动力泵，分为吸气肌（膈肌及肋间外肌）和呼气肌（肋间内肌）。辅助呼吸肌如胸锁乳突肌、腹肌等，一般在剧烈运动或通气严重不足而用力呼吸时才参与呼吸运动。

呼吸运动的正常进行依赖于呼吸中枢、感受器和效应器在结构和功能上的完整性，任何部位发生障碍都会影响呼吸运动，导致通气障碍，甚至出现呼吸衰竭。

（五）呼吸运动的其他调节

体循环收缩压升高时，颈动脉窦和主动脉弓的压力感受器受刺激，反射性地抑制呼吸运动，使肺通气不足，当收缩压下降时可引起过度通气。右心房和腔静脉压力增高时，经迷走神经刺激呼吸中枢反射性地增加呼吸运动，如心力衰竭时可出现过度通气现象。体温升高可引起通气量增加。

【呼吸系统常见症状及体征】

（一）咳嗽、咳痰

咳嗽是一种反射性活动，因咳嗽感受器受刺激引起。咳嗽感受器主要分布在上呼吸道、气管和支气管。咳嗽时咽喉部、气管及大支气管内过多的分泌物或异物随之排出体外，一旦咳嗽减弱或消失将是十分有害甚至是致命的。因此，咳嗽是一种重要的防御机制。但是，频繁而剧烈的咳嗽不但是患病的信号，还会引起患者新的不适，甚至出现咳嗽并发症。可见，无论是咳嗽反射低下还是亢进，均应引起关注。

痰为从声门排出的喉以下呼吸道和肺泡的分泌物，其成分因病理情况而异，由黏液、浆液、细胞（白细胞、巨噬细胞等）、纤维蛋白、微生物、坏死组织、尘埃及异物等构成。正常情况下，呼吸道所分泌的黏液在呼吸过程中蒸发或不自觉咽下，无需通过咳嗽排出。因此，有痰便为异常。

1．病因 ①感染因素：呼吸道或肺部感染，局部的炎性刺激是引起咳嗽的常见原因，如上呼吸道感染、咽炎、喉炎、支气管炎、支气管扩张、肺炎、肺结核等。②理化因素：任何阻塞、压迫或牵扯呼吸道，使管壁受刺激或管腔被扭曲变窄的病变均可引起咳嗽。如呕吐物或异物吸入呼吸道、支气管肺癌阻塞气道、弥漫性肺间质纤维化、吸烟、冷空气及各种刺激性气体的吸入。③过敏因素：如过敏性鼻炎、支气管哮喘等。④其他：后鼻部分泌物滴流、胃食管反流、服用卡托普利等药物等。

2．临床表现

（1）咳嗽的性质：咳嗽分为干性咳嗽和湿性咳嗽两大类。前者为无痰或痰量甚少的咳嗽，见于咽炎及急性支气管炎、早期肺癌等；后者为伴有痰液的咳嗽，以慢性支气管炎及支气管扩张最常见。

（2）痰的性状和痰量：①性状——痰的颜色因其所含的物质而不同，无色透明痰多见于病毒感染，痰呈黄色提示有化脓菌感染，翠绿色痰多为铜绿假单胞菌（绿脓杆菌）感染，红棕色胶冻状痰多与肺炎杆菌感染有关，血痰要警惕肺癌，灰黑色痰多与大气污染或尘肺有关。刚咳出之痰液一般无臭味，若有恶臭则是厌氧菌感染的特征。痰液黏稠难以咳出时要警惕患者是否有体液不足。②痰量——痰量少时仅数毫升，多者达数百毫升，一般将24h痰量超过100ml定义为大量痰。大量痰液静置后出现分层现象（上层为泡沫，中层为浆液或黏液，下层为脓液及坏死性物质）是支气管扩张及肺脓肿的典型表现。若痰量原来较多而突然减少，伴发热，可能为支气管引流不畅所致。

(3) 咳嗽发生的时间及其与体位及进食的关系：咳嗽突然发作多与异物吸入或过敏有关。夜间咳嗽伴喘息应考虑左心衰竭、慢性阻塞性肺疾病、哮喘等。干咳伴咽部有明显异物感常为咽炎。当咳嗽、咳痰在某种体位或姿势时诱发并加重称位置性咳嗽、咳痰，如慢性支气管炎、支气管扩张患者往往在清晨起床或夜间刚躺下时咳嗽加剧并咳出大量脓痰。护士可以利用位置性咳嗽、咳痰的特点进行痰液的体位引流。

(4) 咳嗽伴随的症状及并发症：咳嗽伴发热提示有感染，咳嗽伴胸痛常表示病变已累及胸膜，伴呼吸困难显示有肺通气和（或）换气功能的障碍。

剧烈咳嗽可引起咳嗽晕厥、肌肉扭伤及气胸，对骨质疏松的老年人可引起肋骨骨折等并发症。咳嗽反射低下或消失可引起肺不张和肺部感染。

（二）咯血

咯血是指喉及喉以下呼吸道的血管、毛细血管破裂或渗透性增高导致的出血经咳嗽动作从口腔排出。咯血量可以从痰中带血到致死性大咯血。

1．病因 本症主要由呼吸系统疾病引起，也见于循环及其他系统疾病。在我国引起咯血的前三位病因是肺结核、支气管扩张和支气管肺癌。突发胸痛、呼吸困难，而后出现咯血者应警惕肺梗死。

2．临床表现 咯血者常有胸闷、喉痒和咳嗽等先兆，咯出的血色多数鲜红，伴泡沫或痰，呈碱性。一般将24h内咯血量在100ml以内、100～500ml、500ml以上（或一次300ml以上）分别定义为小量、中量及大量咯血。咯血持续时间长短不一，大咯血后常有持续数天的血痰。咯血时除有原发病的体征外，还可有出血部分呼吸音的减弱和湿啰音。大咯血患者常有紧张不安等表现。

咯血的并发症有窒息、失血性休克、肺不张、肺部感染等。窒息和失血性休克是咯血直接致死的主要原因，应及时识别与抢救，尤其对窒息的易患者应保持高度警惕。

以下情况易引起窒息：①极度衰竭无力咳嗽者；②急性大咯血；③高度紧张的患者，因极度紧张可导致声门紧闭或支气管平滑肌痉挛；④应用镇静、镇咳药使咳嗽反射受到严重抑制者。

窒息的临床表现：在咯血过程中，患者咯血突然减少或中止，表情紧张、惊恐、大汗淋漓，两手乱动或指喉头（示意空气吸不进来），很快发生发绀、呼吸音减弱、全身抽搐、心搏呼吸停止，患者死亡。

（三）呼吸困难

呼吸困难是指呼吸时有一种异常的不舒适感，患者主观上感到空气不足、发憋、呼吸费力，客观上可有呼吸节律、频率的改变及辅助呼吸肌参与呼吸运动等体征。

呼吸困难按其发作快慢分为急性、慢性和反复发作性。按其严重程度分为轻、中、重度呼吸困难。中度或中度以上体力活动引起的呼吸困难为轻度；轻度体力活动引起呼吸困难为中度；洗脸、穿衣，甚至休息时也有呼吸困难为重度。

常见原因及临床表现：

1．呼吸系统疾病 因呼吸系统疾病引起的呼吸困难（肺源性呼吸困难）临床最为常见。根据临床特点分为以下三种类型：①吸气性呼吸困难，以吸气显著困难为其特点。重症患者出现呼吸困难三凹征，即胸骨上窝、锁骨上窝及肋间隙在吸气时明显下陷，并伴有干咳及高调的吸气性哮鸣音，其发生与大气道狭窄梗阻有关。②呼气性呼吸困难，以呼气明显费力，呼气相延长伴广泛哮鸣音为特点。其发生与支气管痉挛、狭窄，肺组织弹性减弱，影响肺通气功能有关。典型疾病为慢性阻塞性肺疾病和支气管哮喘。③混合性呼吸困难，为吸气和呼气均感费力，呼吸浅而快。见于重症肺炎、广泛肺纤维化、大面积肺不张、大量胸腔积液和气胸等疾患。

2．其他系统疾病　心功能不全（心源性呼吸困难），中毒（中毒性呼吸困难），重症颅脑疾患（如严重的脑外伤、脑肿瘤、脑血管意外、脑炎），重症肌无力等肌肉疾患，焦虑、恐惧等大脑皮质功能紊乱（神经、精神性呼吸困难），重度贫血（血源性呼吸困难）。

【呼吸系统常用实验室及其他检查】

（一）血常规检查

呼吸系统疾病在血常规检查中以白细胞总数及分类最为常用。细菌感染性疾病时一般白细胞总数及中性粒细胞增多，有时可出现中毒颗粒，而病毒感染性疾病一般白细胞总数及中性粒细胞减少。支气管哮喘嗜酸性粒细胞增多。大咯血时可有血红蛋白降低。

（二）痰液检查

痰液是气管、支气管和肺泡所产生的分泌物。正常人痰液很少，在病理情况下，不仅痰量增加，而且其性质及成分也会发生变化，如可出现血液、细菌、寄生虫、肿瘤细胞等，因此，痰液检查有助于某些呼吸道疾病的诊断。

1．痰液检查项目

（1）一般检查：①痰量——当呼吸道有病变时痰量增加，细菌性感染痰量较病毒感染为多，大量痰液见于慢性支气管炎、支气管扩张等。②颜色——红色痰液系痰中含有血液或血红蛋白所致，血痰见于肺结核、肺癌等，粉红色泡沫样痰见于急性肺水肿，黄痰见于呼吸道化脓性感染。③性状——黏液性痰见于支气管炎、支气管哮喘等，浆液性痰见于急性肺水肿。④气味——肺脓肿、支气管扩张合并厌氧菌感染时痰有恶臭味。

（2）显微镜检查：常作痰涂片染色检查。①一般细菌检查：常用革兰氏染色法，痰中可见到的致病菌有葡萄球菌、肺炎链球菌、铜绿假单胞菌等。②分枝杆菌检查：常用抗酸染色法检查结核分枝杆菌。③脱落细胞检查：常用巴氏染色法检查肺癌患者痰中脱落的癌细胞，为肺癌提供组织学类型的早期诊断。

（3）细菌培养及药敏试验：根据所患疾病有目的地进行细菌、真菌和支原体培养并作药敏试验，可为临床提供病原学诊断及指导治疗用药。

2．标本采集方法　要采集来自下呼吸道的分泌物，防止标本污染。①自然咳痰法：即清晨醒后用清水漱口数次，然后用力咳出深部第一口痰液，盛于无菌容器中，加盖后尽快送检。对于咳痰困难者，可用生理盐水雾化吸入或服用祛痰剂，以稀释痰液和便于咳出。应尽可能在抗菌药物使用（或更换）前采集痰标本，连续送检痰标本3次。挑选可疑部分直接做痰涂片和细菌培养。②为防止咽喉部细菌污染，也可作环甲膜穿刺术或经纤维支气管镜防污染毛刷采样，由于技术要求高，不作为常规方法应用。一般多次检出同一细菌或痰培养菌量≥ 10^7cfu/ml可判定为致病菌。

（三）影像学检查

影像学检查在呼吸系统疾病中应用最为广泛，对诊断、观察疗效等具有重大作用。胸部透视、正侧位胸片有助于胸部疾病的诊断及观察疗效。支气管造影为支气管扩张、狭窄等提供诊断依据。肺血管造影用于肺栓塞等疾病的诊断。计算机断层扫描（computerized tomography，CT）、磁共振成像（magnetic resonance imaging，MRI）有助于进一步明确病变部位、性质等。超声显像可对胸腔积液、肺外肿块的诊断提供帮助，并可指导胸腔穿刺抽液或活检。

（四）动脉血气分析

动脉血气分析（简称血气分析或血气）是应用pH、$PaCO_2$、PaO_2电极直接测定pH、$PaCO_2$、PaO_2，再推算出以下参数：标准碳酸氢根（SB）、实际碳酸氢根（AB）、CO_2总量、剩余碱（BE）、缓冲碱（BB）和氧饱和度（SaO_2）。血气分析能客观反映呼吸衰竭的类型和程度、酸碱失衡的类型及代偿程度，对指导氧疗、调节机械通气的各种参数以及纠正电解质和酸碱失衡均有重要的意义。

1．适应证 ①急、慢性呼吸衰竭及进行机械通气的患者；②各种疾病、创伤或外科手术发生呼吸衰竭者；③心肺复苏患者。

2．护理

（1）检查前准备

1）用物准备：无菌治疗盘、皮肤消毒物品、一次性动脉血气分析穿刺包、化验单。若无一次性穿刺包可准备 2ml 干燥注射器一支、软木塞或橡胶塞一个，以 0.5ml 肝素液（一般为肝素锂 1500U/ml）均匀涂布于注射器管壁。

2）核对姓名后，向患者说明穿刺的目的、过程和配合的注意事项，使患者在安静状态下接受检查。

（2）检查过程

1）选择穿刺部位：一般可选择股动脉、肱动脉或桡动脉为穿刺部位，首选桡动脉。先用手指摸清动脉的搏动、走向和深度。常规消毒穿刺部位的皮肤及操作者的左手示指和中指，然后，用左手示指和中指固定动脉，右手持注射器将针头刺入动脉，采血 0.5 ~ 1.0ml。

2）拔出针头的同时用无菌棉签压迫穿刺部位，并立即将针头插入胶塞内，以隔绝空气（如果注射器内混入气泡应及时排除），还应用手转动针筒数次使血液与肝素溶液充分混匀，以防凝血。

（3）检查后护理

1）穿刺部位需按压至少 5min，以防局部出血或形成血肿。

2）详细填写化验单，注明采血时间、体温（默认 37℃）、吸氧方法及浓度、机械通气参数、使用的特殊药物如碳酸氢钠等。

3）标本立即送检，若不能及时送检，应将其保存于 4℃环境中，但不得超过 2h，以免影响测定结果。

成人血气分析正常值见表 2-1。

表2-1 动脉血液气体及酸碱分析正常值

项目（缩写）	正常值
酸碱度（pH）	7.35 ~ 7.45
动脉血二氧化碳分压（$PaCO_2$）	4.7 ~ 6kPa（35 ~ 45mmHg）
动脉血氧分压①（PaO_2）	11 ~ 13 kPa（85 ~ 100mmHg）
动脉血氧饱和度（SaO_2）	0.92 ~ 0.99
剩余碱（BE）	±3mmol/L（±3mEq/L）
实际碳酸氢盐（AB）	25±3 mmol/L（25±3mEq/L）
标准碳酸氢盐（SB）	SB=AB
缓冲碱（BB）	40 ~ 44mmol/L
肺泡 - 动脉氧分压差② [$A\text{-}aDO_2$ 或 $P(A\text{-}a)O_2$]	< 2.0kPa（15mmHg）

注：①随年龄增加而减小；②随年龄增加而增加

（五）纤维支气管镜检查

纤维支气管镜简称纤支镜，可经口腔、鼻腔、气管导管或气管切开套管插入段、亚段支气管，甚至更细的支气管，在直视下观察病变、作活检或刷检、吸引或清除阻塞物、钳取异物、作支气管肺泡灌洗、经纤支镜引导作支气管插管等，成为支气管、肺和胸腔疾病诊断、治疗和抢救不可缺少的手段。

1．适应证　①性质不明的肺部肿块、弥漫性肺部病变，需作活检者；②原因不明的咯血或痰中带血，需明确病因及出血部位或需局部止血及药物治疗者；③原因不明的刺激性咳嗽，经3周抗生素治疗不缓解，疑为异物或肿瘤者；④原因不明的局限性喘鸣音，特别是进行性加重者；⑤原因不明的肺不张、阻塞性肺炎、支气管狭窄或阻塞、胸腔积液；⑥寻找可疑或阳性痰细胞的起源；⑦清除气道内异常分泌物，包括痰液、脓栓、血块等；⑧纤维支气管镜引导下选择性支气管造影、支气管肺泡灌洗、去除异物、摘除息肉等。

2．禁忌证　①严重心脏病、心功能不全、频发心绞痛、近期发生的心肌梗死、严重心律失常者；②严重肺功能不全、2周内有支气管哮喘发作或大咯血者；③严重肝、肾功能不全者；④极度衰弱不能耐受检查者；⑤有明显出血倾向、肺动脉高压、上腔静脉阻塞者；⑥主动脉瘤有破裂危险者；⑦对麻醉药过敏，而又无其他药物代替者。

3．护理

（1）检查前准备

1）向患者及其家属说明检查目的、操作过程及有关配合的注意事项，以减少患者的紧张情绪，并由患者及其家属双重签署知情同意单。

2）详细了解病史和体格检查、胸片、肝功能、乙型肝炎表面抗原、丙型肝炎抗体和抗-HIV等检查结果，拟行活检者做凝血时间和血小板计数等检查。

3）对疑有肺功能不全者可行肺功能检查和血气分析，对高血压或有心律失常者应做心电图检查。

4）检查前4h禁食、禁水，术前半小时皮下注射阿托品1mg；精神紧张者，肌内注射地西泮10mg；年老体弱、病重或肺功能不全者，给予吸氧。

5）操作前仔细检查纤支镜各部件及吸引器等结构功能是否完好，准备好细胞刷、活检钳、取样物品。备好药物（1%麻黄碱、2%利多卡因、肾上腺素、阿托品、生理盐水）、氧气，必要时准备复苏设备。

（2）检查中护理

1）患者常取仰卧位，不能平卧者，可取坐位或半坐卧位，头稍向后仰，下颌抬高。

2）检查前10min进行局部麻醉，先用1%麻黄碱喷入鼻腔，继用2%利多卡因溶液喷雾鼻腔及咽喉部作黏膜表面麻醉，每2～3min喷雾1次，共3次，量约5ml。插入纤维支气管镜过程中，根据需要可再注入利多卡因2～3ml，总量不超过250mg。

3）一般采取经鼻腔插入纤支镜，若鼻腔狭小，可通过口腔插入。气管插管、气管切开患者可经导管处插入。

4）检查中注意观察患者生命体征，特别应注意监测脉搏、呼吸、面色的改变，一旦发现异常情况，立即报告医生，配合医生治疗、抢救。

5）按需要配合医生做好吸引、灌洗、活检、治疗等。

（3）检查后护理

1）检查后2h方可进食、水，以免造成误吸。第一餐以半流质温凉饮食为宜，禁食辛辣、刺激性食物。

2）检查后半小时内减少说话，使声带得以充分休息，如有声嘶或咽喉部疼痛，可给雾化吸入。

3）检查后24～48h内密切观察患者病情变化，尤其是呼吸频率、深度、节律的变化和口唇颜色，及时发现各种并发症，对症处理。若为痰中带血丝，一般不需特殊处理。当出血较多时，应通知医生，发生大咯血时应及时配合抢救。注意观察有无气急情况，因少数患者可并发气胸。

4）及时留取痰液标本送检。

5）必要时按医嘱应用抗菌药物，预防呼吸道感染。

（六）肺功能检查

肺功能检查可对患者呼吸生理功能的基本状况作出评价，明确肺功能障碍的程度和类型，对呼吸系统疾病的诊断、疗效评价以及评估患者对胸、腹部手术的耐受性等均具有重要意义。肺功能检查包括肺容积测定、通气功能检查、换气功能检查、小气道功能检查等。临床最常用的是肺通气功能检查。见表 2-2。

表2-2 成人肺功能检查正常参考值

项目（缩写）	正常参考值
潮气容积（V_T）	500ml 左右
肺活量[①]（VC）	男性约 3.5L，女性约 2.5L
肺活量占预计值的百分比（VC%）	≥ 80%
残气容积占肺总量的百分比[②]（RV/TLC%）	＜ 30% ～ 35%
时间肺活量（FVC）	1s 83%，2s 96%，3s 99%
第一秒用力呼气容积（FEV_1）	男性约 2.9L，女性约 2L
生理无效腔 / 潮气容积[②]（V_D/V_T）	0.3 ～ 0.4
每分静息通气量[③]（MV 或 V_E）	男性 6 ～ 8 L/min，女性 5 ～ 6L/min
肺泡通气量（V_A）	V_E 的 70%（约 4L/min）

注：①随年龄增加而减少；②随年龄增加而增加；③＞ 10L/min 为通气过度，＜ 4L/min 为通气不足

【呼吸系统护理评估要点】

（一）病史及心理社会资料

1．入院原因 呼吸系统疾病常见症状有咳嗽、咳痰、咯血、呼吸困难和胸痛等，应向患者详细询问每个症状发生、发展的全过程及已采取的治疗、护理措施，收集这些主观资料与护理诊断的确立和护理计划的制订密切相关，而且还对医疗诊断有提示作用。对上述症状应详细询问以下内容：

（1）咳嗽、咳痰：①发生及持续时间，咳嗽、咳痰的性质；②痰的性状、痰量、气味，是否易咳出；③咳嗽、咳痰与体位改变的关系；④是否伴有发热、呼吸困难、胸痛等症状；⑤发病诱因，如受凉、劳累、感染等；⑥用药情况，是否进行过胸部叩击等治疗及效果。

（2）咯血：评估的重点是咯血发生的时间、咯血量、次数、血液的颜色及性状；是否有发热、胸痛、心悸、头晕等伴随症状；发病诱因，如劳累、感染等；咯血后已采取的措施及效果。应注意鉴别呕血和咯血（表 2-3）。

（3）呼吸困难：发生的缓急、出现时间、严重程度及持续时间，是否有发热、咳嗽、咳痰、胸痛等伴随症状，症状发作、加重及缓解的因素，发生呼吸困难后的处理及效果等。

2．日常生活型态及自理程度 呼吸系统症状严重时可对患者日常生活包括饮食、休息、睡眠、排泄等方面有影响，如睡眠障碍、老年女性患者会有压迫性尿失禁等；呼吸困难患者常有进食、休息、排泄障碍，使生活自理能力下降等。

3．既往史 某些呼吸系统疾病易反复发作，故应询问既往病史、每次发病情况及发病诱因，是否有麻疹、百日咳、支气管肺炎、心血管系统疾病等病史。

表2-3　咯血与呕血的鉴别

	咯血	呕血
常见疾病	肺结核、支气管扩张、肺癌、二尖瓣狭窄等	消化性溃疡、肝硬化等
先兆或伴随症状	喉部发痒、咳嗽、胸闷等	上腹部不适、恶心、呕吐等
出血方式	咯出	呕出
出血症状	鲜红色，混有泡沫或痰液，呈碱性	黑褐色，呈咖啡渣样或暗红色血块（有时鲜红），混有食物残渣，常呈酸性
出血后情况	痰中带血（一般无黑粪，除非将血咽下）	黑粪，或柏油样便

4．个人史、家族史、过敏史　吸烟与呼吸系统疾病关系密切，应询问吸烟史，是否已戒烟或准备戒烟。某些呼吸系统疾病如支气管哮喘、α_1-抗胰蛋白酶缺乏症等与遗传因素有关，故应询问家族史。有些疾病与过敏因素有关，如支气管哮喘，应询问患者有无对吸入物或食物、药物过敏，对何种物质过敏。

5．心理社会资料　呼吸系统疾病多呈慢性迁延、反复发作、久治不愈，如长期咳嗽、咳痰，对患者的日常生活、学习、工作均会造成影响，易使患者产生焦虑、抑郁等心理障碍。咯血患者会有恐惧、紧张、焦虑等，特别是大量咯血患者，会产生对死亡的恐惧感，患者也会自认为预后不良，产生悲观、失望等心理障碍。呼吸困难患者生活常不能自理，或有沟通障碍，可使患者产生烦躁不安、恐惧甚至濒死感等。因此，护士应了解患者病后的心理、情绪反应，以及对疾病过程、防治、预后的认知程度。另外，疾病长期迁延也会造成家庭成员的精神、经济负担，使家庭对患者的关心、支持程度逐渐减低，使患者感到缺乏理解与帮助。因此，应了解家庭成员、亲朋、工作单位对患者的支持状况（包括经济、身体、心理等方面的帮助）。

（二）身体评估

1．全身状态、皮肤、淋巴结评估　全身状态应注意生命体征（尤其是体温，呼吸速率、节律、型态）、意识状态、营养状态、面容及表情、体位等。皮肤评估应注意皮肤、黏膜有无发绀、弹性、水肿。淋巴结评估应注意淋巴结肿大部位、大小、软硬度等。例如：呼吸衰竭患者常出现呼吸速率、节律变化。肺炎球菌性肺炎患者常呈急性病容。结核患者常呈慢性病容。重度支气管哮喘患者常出现发绀、辅助呼吸肌参与运动等。肺癌淋巴结转移时可出现淋巴结肿大。

2．头、颈部评估　应注意观察牙龈、扁桃体等处有无感染；评估气管位置，如大量胸腔积液、气胸时，气管可移向健侧。

3．胸部评估　为呼吸系统评估重点。应注意胸廓外形、两肺呼吸运动是否一致，肺部触诊有无语音震颤改变、胸膜摩擦感，肺部叩诊音变化，听诊呼吸音变化、有无干湿啰音及其分布。如肺实变时望诊可有患侧呼吸运动减弱，触诊语音震颤增强，叩诊浊音或实音，听诊有管状呼吸音及湿啰音。心脏评估注意心尖搏动位置变化，听诊注意心率、节律、心音等。如肺心病可有心尖搏动位置变化及心率、节律改变等。

4．腹部及四肢评估　注意有无肝大、肝颈静脉回流征等。四肢评估注意有无杵状指（趾）。如：慢性肺源性心脏病引起右心衰竭时可有肝大及肝颈静脉回流征阳性。支气管肺癌、肺脓肿可见杵状指（趾）。

（三）辅助检查

根据不同疾病选择不同检查项目，如肺炎常检查血常规、胸部X线、痰涂片、痰培养及药敏试验、血气分析等。肺癌常检查胸部X线、胸部CT、痰癌细胞检查、纤维支气管镜及开胸肺活检等。检查前向患者说明必要性、检查方法及注意事项等，检查中护士应与医生密切配合完成检查工作，检查后密切观察患者表现及有无并发症。

【呼吸系统常用护理诊断、护理计划及评价】

（一）常用护理诊断

1．清理呼吸道无效。

2．气体交换受损。

3．体温过高。

4．潜在并发症：窒息、休克。

5．知识缺乏。

6．焦虑或恐惧等。

（二）护理计划及评价

1．清理呼吸道无效（ineffective airway clearance） 与呼吸道感染、痰液黏稠滞留于呼吸道等有关

（1）护理目标

1）痰液变稀，容易咳出。

2）气道保持通畅，分泌物滞留减少或无滞留。

3）患者能正确运用深呼吸、咳嗽、胸部叩击、体位引流等物理治疗方法清除痰液。

（2）护理措施

1）环境：保持舒适、洁净，室温维持在 18 ～ 20℃，湿度在 50% ～ 60%。

2）休息：咳嗽剧烈、频繁时应注意休息。保持舒适体位，如患者能耐受，尽可能让患者采取坐位或半坐卧位，并注意脊柱尽量挺直以利于肺部扩张。

3）水和营养物质：应给予充足的水分及热量，无心、肾功能障碍的患者，每日饮水量应在 1.5 ～ 2L。适当增加蛋白质和维生素，尤其是维生素 C 及维生素 E 的摄入。

4）气道的湿化和雾化：适用于痰液黏稠不易咳出者。

湿化治疗法是通过湿化装置，将水或溶液蒸发成水蒸气或小液滴，以提高吸入气体的湿度，达到湿润气道黏膜、稀释痰液的目的。

雾化治疗又称气溶胶吸入疗法，应用特制的气溶胶装置将水分和药物形成气溶胶的液体微滴或固体颗粒，被吸入并沉积于呼吸道和肺泡靶器官，达到治疗疾病、改善症状的目的。雾化吸入同时也具有一定的湿化、稀释气道分泌物的作用。

注意事项：

A．防止窒息：干结的分泌物湿化后膨胀易阻塞支气管，操作后应帮助患者翻身、拍背，及时排痰，尤其是体弱、无力咳嗽者。

B．避免湿化过度：过度湿化可引起黏膜水肿、气道狭窄，呼吸道阻力增加，甚至诱发支气管痉挛；还可导致体内水潴留，加重心脏负荷。因而，湿化时间不宜过长，一般以 10 ～ 20min 为宜。

C．控制湿化温度：温度过高可引起呼吸道灼伤，温度过低可诱发哮喘、寒战反应，一般应控制湿化温度在 35 ～ 37℃。

D．防止感染：定期进行装置、病房环境消毒，注意无菌操作，加强口腔护理。

5）胸部物理治疗（chest physiotherapy，CPT）：CPT 包括深呼吸、咳嗽、胸部叩击、体位引流和机械吸痰等一组治疗措施。

A．深呼吸和咳嗽：深呼吸和有效咳嗽有助于防止或减少肺不张、肺炎的发生。适用于神志清醒能咳嗽的患者。

方法：护士应指导患者每 2 ～ 4h 进行数次（5 ～ 6 次）深而慢的腹式呼吸，吸气终末屏气片刻，然后进行咳嗽。对于因胸部伤口疼痛而不敢进行深呼吸和咳嗽的患者，可在患者进行有效咳嗽时对伤口部位进行固定或扶持：护士将双手放在伤口两侧（或用枕头按压在切口缝线

两侧），施加一个稳定、持续的阻力，使伤口两侧皮肤及软组织向伤口处皱起，从而避免深呼吸和咳嗽引起的伤口牵拉和疼痛，变无效咳嗽为有效咳嗽。伤口疼痛较重者，在进行深呼吸、咳嗽前 30min 按医嘱给予止痛剂，可明显减轻疼痛。

B．胸部叩击：借助叩击所产生的振动和重力作用，使滞留在气道内的分泌物松动，并移行到中心气道，最后通过咳嗽排出体外。适用于长期卧床、久病体弱、排痰无力的患者。

方法：患者取坐位或仰卧位，护士站在患者的后方或侧后方，两手手指并拢拱成杯状，用手腕的力量自下而上、由外向内、力量均匀地叩击胸背部。叩击时若发出空而深的拍击音则表示叩击手法正确。

注意事项：

- 叩击前确认无禁忌证（咯血、未引流的气胸、肋骨骨折等）。向患者说明叩击的意义及方法，以取得患者的配合，并进行肺部听诊。
- 叩击应在肺野进行，避开心脏、乳房。为预防直接叩击引起皮肤发红，可用单层薄布保护皮肤，勿用较厚的物质，因会降低叩击时所产生的震动而影响效果。叩击力量要适中，以不使患者感到疼痛为宜。叩击应在餐前进行，并至少在餐前半小时完成；如在餐后进行，至少要在餐后 2h。一次叩击时间一般在 3 ～ 5min。
- 叩击时注意观察患者的反应，叩击后询问患者的感受，观察咳嗽、咳痰情况，复查肺部呼吸音及啰音变化。

C．体位引流：是指患者采取一定的体位，使积滞在呼吸道某一部位的分泌物（痰液）在重力的作用下向中心气道移动而易于排出的治疗方法，因而又称重力引流，适用于大量脓痰患者。严重的心血管疾患、近期内有大咯血的患者禁忌体位引流。

体位引流的步骤与方法：

- 确定引流体位（图 2-2）：体位引流的效果与所选择的体位正确与否有关。根据体征、胸部 X 线片等显示的病变部位，再结合患者自身的体验（何种姿势有利于咳痰）来确定引流体位。引流体位选择的原则是使需引流的病变部位处于高处，引流支气管开口向下，如下叶后基底段支气管扩张应采用头低脚高、俯卧位的姿势。
- 引流时间：通常在餐前进行，每日 2 ～ 3 次，某一体位的引流需至少维持 5 ～ 10min，如能耐受，可适当延长，但每次体位引流的总时间不宜超过 30min。
- 为加强引流效果，引流前给予雾化吸入，引流时辅以胸部叩击，引流过程中及引流后鼓

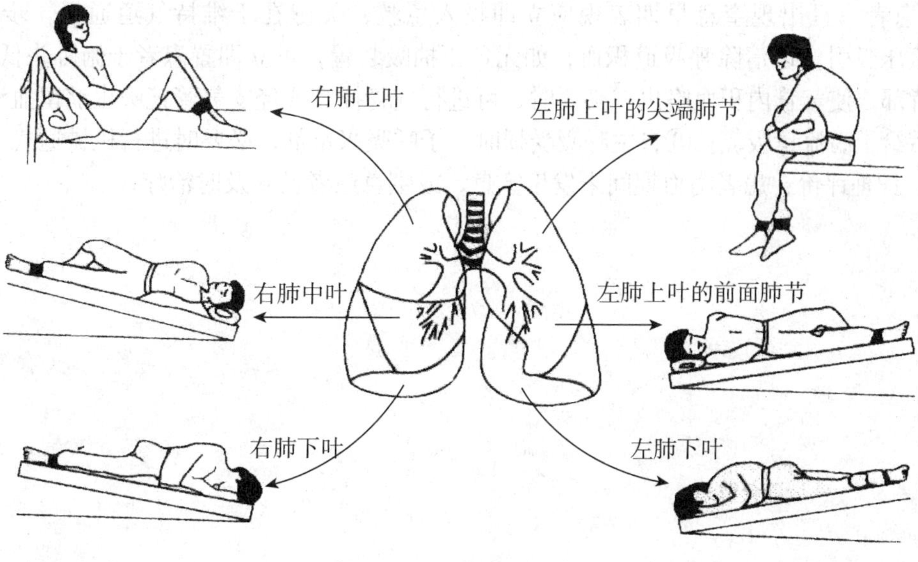

图 2-2　体位引流

励患者咳嗽以促进排痰。

- 引流过程中护士应密切观察患者心肺功能及咳痰情况，以防发生意外。
- 体位引流的效果体现在排痰量及痰液清除的程度，疗效的观察应持续到引流后 1 ~ 2h。

D．机械吸引（吸痰）：适用于咳嗽反射减弱或消失者、意识不清及分泌物黏稠无力咳出者。吸痰可经鼻、气管插管或气管切开处进行。详见本章第十二节呼吸衰竭和急性呼吸窘迫综合征。

6）药物治疗的护理：按医嘱使用消炎、止咳、祛痰药，如静脉滴注抗生素，超声雾化吸入，口服复方甘草口服溶液、溴己新等。用药期间注意药物的疗效及不良反应。注意湿性咳嗽患者勿用可待因等强效镇咳药。

（3）护理评价

1）患者自述痰易咳出，痰量减少。

2）患者已能正确配合深呼吸、咳嗽、体位引流等必要的胸部物理治疗。

3）呼吸较前平稳、呼吸音清晰、啰音减少或消失。

2．潜在并发症：窒息

（1）护理目标

1）患者的紧张心情放松，能按要求轻轻将血咯出。

2）咯血期间严密观察窒息先兆，或一旦发生窒息能及时发现并配合处理。

（2）护理措施

1）大咯血，尤其有窒息危险的患者应收入监护病房或有专人护理，协助患者采取舒适的患侧卧位。

2）观察患者咯血的频率、咯血量、意识状态，警惕窒息的发生。咯血患者发生窒息时如不及时抢救，可因窒息而死。

3）安慰患者，让患者知道咯血经药物治疗后会逐渐控制，心情放松有利于止血。

4）指导患者将积血轻轻咯出，不要屏气，也勿用力咳嗽。

5）按医嘱给予止血药（垂体后叶素）、镇咳药（如可待因，不可使用吗啡，以免引起呼吸抑制），观察疗效及不良反应。应用垂体后叶素时，应注意疗效及不良反应，静脉应用时速度勿过快，否则易引起恶心、心悸、面色苍白等。

6）备好抢救药和物品：如金属压舌板、开口器、吸痰管、负压吸引装置、氧气、垂体后叶素、气管插管、简易呼吸器等。

7）患者一旦出现窒息早期表现应立即投入急救，关键在于维持气道通畅，步骤如下：①立即负压吸引，以清除呼吸道积血；如无负压抽吸装置，可立即置患者于俯卧头低脚高位，并拍其背部，使气管内积血咯出；必要时，可进行气管插管或经支气管镜吸出潴留血液。②气道通畅后给予高流量吸氧。③自主呼吸受损时给予呼吸兴奋剂，必要时进行机械通气。

（3）护理评价：患者咯血期间未发生窒息，或窒息患者已获及时治疗。

（李　利）

第二节　急性上呼吸道感染、急性气管 - 支气管炎

学习目标

通过本节内容的学习，学生应能够：

◎ 识记

说出急性上呼吸道感染、急性气管 - 支气管炎的概念和病因。

◎ 理解

概括急性上呼吸道感染、急性气管 - 支气管炎的临床表现、有关检查和治疗要点。

◎ 运用

护理急性上呼吸道感染和急性气管 - 支气管炎的患者并进行健康教育。

一、急性上呼吸道感染

急性上呼吸道感染（acute upper respiratory tract infection）简称上感，是鼻腔、咽或喉部急性炎症的总称。常见病原体为病毒，少数由细菌引起。其发病无年龄、性别、职业和地区的差异；具有一定的传染性，多数预后良好，少数可引起严重并发症，应积极防治。

【病因和发病机制】

急性上呼吸道感染中 70% ～ 80% 由病毒引起。常见病毒有鼻病毒、流感病毒、副流感病毒、呼吸道合胞病毒、腺病毒等。细菌感染可直接或继病毒感染后发生，以溶血性链球菌多见，其次为流感嗜血杆菌、肺炎球菌和葡萄球菌等，偶见革兰氏阴性杆菌。

当机体和呼吸道局部防御功能降低时（如淋雨、受凉、过度疲劳等），原已存在于上呼吸道或从外界侵入的病毒或细菌迅速繁殖引起本病。病原体主要通过飞沫传播，也可通过被污染的手和用具传播。

本病全年均可发生，以冬春季节多发，多数为散发性，但常在气候突变时流行。由于引起本病的病毒类型很多，病毒表面抗原易发生变异，产生新的亚型，各种不同亚型之间无交叉免疫，各种病毒感染后产生的免疫力较弱且短暂，而且健康人群中有病毒携带者，因此，不仅一个人一年内可多次发病，而且间隔数年后易引起较大范围的流行。

【临床表现】

急性上呼吸道感染有以下几型：

（一）普通感冒

此病俗称“伤风”。成人多由鼻病毒、副流感病毒等引起。

1．症状　潜伏期短（1 ～ 3 天），起病急，初期有咽干、喉痒，继而出现打喷嚏、鼻塞、流涕，开始为清水样，2 ～ 3 天后变稠，可伴咽痛；有时由于耳咽管炎使听力减退，也可有流泪、呼吸不畅、声嘶、干咳或咳少量黏痰等症状；一般无发热及全身症状，或有低热、全身不适、轻度畏寒、头痛、食欲缺乏、便秘或腹泻。如无并发症，一般 1 周痊愈。

2．体征　可见鼻咽部黏膜充血、水肿、有分泌物。

（二）急性病毒性咽炎和喉炎

此病多由鼻病毒、腺病毒、流感病毒、副流感病毒及呼吸道合胞病毒等引起。

1．症状　急性咽炎临床特征为咽部发痒和烧灼感，持续时间不长，咽部疼痛不明显，当

有吞咽疼痛时常提示有链球菌感染，可伴有发热和乏力；腺病毒感染时可伴有眼结膜炎。急性喉炎以声音嘶哑、说话困难、咳嗽时疼痛为特征，常有发热、咽痛和咳嗽。

2．体征 咽部有明显充血、水肿、颌下淋巴结肿大并可有触痛，有时可闻及喘鸣音。

（三）急性疱疹性咽峡炎

此病主要由柯萨奇病毒 A 型所致。

1．症状 夏季好发，多见于儿童。临床表现为明显咽痛、发热，病程约为 1 周。

2．体征 咽部充血，软腭、咽及扁桃体表面有灰白色疱疹及浅溃疡，周围有红晕。

（四）急性咽结膜炎

此病主要由腺病毒、柯萨奇病毒引起。

1．症状 常发生于夏季，儿童多见，游泳者中易于传播。临床表现有发热、咽痛、畏光、流泪等。病程 4 ~ 6 天。

2．体征 体检可见咽部及结膜明显充血。

（五）细菌性咽扁桃体炎

此病多由溶血性链球菌引起，流感嗜血杆菌、肺炎链球菌、葡萄球菌等也可引起。

1．症状 起病急，有明显咽痛、畏寒、发热，体温可达 39℃以上。

2．体征 咽部明显充血，扁桃体肿大、充血，表面有黄色点状渗出物，颌下淋巴结肿大，有压痛。

（六）并发症

急性上呼吸道感染如未经及时恰当的治疗，部分患者可并发急性鼻窦炎、中耳炎、气管-支气管炎。以咽炎为表现的上呼吸道感染中，部分患者可继发溶血性链球菌感染引起的风湿热、肾小球肾炎，少数患者可并发病毒性心肌炎，应予以警惕。

【实验室及其他检查】

1．血常规 病毒性感染时白细胞正常或偏低，分类淋巴细胞升高。细菌感染时白细胞与中性粒细胞增多，可有核左移现象。

2．病原学检查 进行病毒分离和血清学检查，以确定病毒类型，细菌培养可确定细菌种类。

【诊断要点】

根据病史和体征，结合外周血象及阴性的胸部 X 线检查可作出临床诊断。一般无需病因诊断，特殊情况下可行病毒分离及细菌培养或病毒血清学检查以确定病因。应注意与流行性感冒、过敏性鼻炎、急性传染病前驱症状鉴别。

【治疗要点】

1．对症治疗 发热、全身酸痛可用复方阿司匹林等解热镇痛药；咳嗽时给予溴己新（必嗽平）、喷托维林（咳必清）；咽痛者可含消炎喉片，局部雾化治疗；鼻塞、流涕可用 1% 麻黄碱滴鼻。中成药可有一定疗效。

2．病因治疗 单纯病毒感染不应使用抗生素，利巴韦林、金刚烷胺等抗病毒药早期应用有一定效果。细菌感染可选用大环内酯类、氟喹诺酮及头孢菌素等抗菌药物。

【护理措施】

1．环境与休息 患者应适当休息，病情较重者以卧床休息为主。保持室内空气流通及适宜的温、湿度。

2．病情观察 观察体温、脉搏、咽痛、咳嗽、咳痰、胸痛等症状及血常规和胸部 X 线片改变。警惕并发症的出现。如耳痛、耳鸣、听力减退、外耳道流脓等提示中耳炎，如发热、头痛、脓涕、鼻窦有压痛等提示鼻窦炎。

3．症状护理 当体温 > 39℃时，应采取物理降温，如冷敷、温水或乙醇擦浴、冰水灌肠等。必要时遵医嘱应用药物降温。患者出汗后应及时更换衣服和被褥，保持皮肤的清洁和干燥，注意保暖。

4. 饮食护理 选择清淡、易消化、富含维生素的食物，保证足够的热量。发热者保持足够的饮水量（无禁忌者每日至少1.5L）和必要的摄盐量，维持水、电解质平衡。加强口腔护理，鼓励进食后漱口，防止因唾液分泌减少、抵抗力下降而引起的口腔感染。

5. 防止交叉感染 注意隔离，减少探视，避免交叉感染。指导患者咳嗽时避开他人，并用双层纸巾捂住口鼻。

6. 用药护理 遵医嘱用药，勿滥用抗生素。注意观察药物的不良反应。

【健康教育】

1. 疾病知识指导 指导患者和家属了解引起疾病的诱因及本病的有关知识。机体抵抗力低、寒冷季节或气候骤然变化时，应注意保暖，外出时可戴口罩，避免冷空气的刺激。

2. 日常生活指导 平时应加强耐寒锻炼，增强体质，提高机体免疫力。生活要有规律，避免过度劳累。保持室内空气新鲜、阳光充足。少去人群密集的公共场所。戒烟、戒酒。应给予清淡、易消化、富含维生素的饮食。

3. 病情监测 如药物治疗后症状不缓解，或出现耳鸣、耳痛、外耳道流脓等中耳炎症状，或出现胸闷、心悸、眼睑水肿、关节痛等心肌炎、肾炎或关节炎症状时，应及时就诊。

二、急性气管 - 支气管炎

急性气管 - 支气管炎（acute tracheobronchitis）是由感染、理化刺激或过敏引起的气管 - 支气管黏膜的急性炎症。

【病因及发病机制】

感染是最主要的病因，过度劳累、受凉是常见诱因。

1. 感染 病毒或细菌是本病最常见的病因，可直接引起感染，或由急性上呼吸道的病毒、细菌感染迁延而来。常见的病毒有腺病毒、流感病毒、呼吸道合胞病毒等。细菌以肺炎链球菌、流感嗜血杆菌、卡他莫拉菌常见。支原体感染近年明显增加。

2. 理化因素 过冷的空气、粉尘、刺激性气体或烟雾对气管 - 支气管黏膜的急性刺激。

3. 过敏反应 对花粉、有机粉尘、真菌孢子等吸入性致敏原过敏，或对细菌蛋白质的过敏。寄生虫（钩虫、蛔虫的幼虫）在肺内移行也可引起本病。

【临床表现】

1. 症状 起病较急，常见的先有急性上呼吸道感染症状，当炎症波及气管、支气管黏膜才出现咳嗽、咳痰，开始为频繁干咳，伴胸骨后不适，2 ~ 3日后痰由黏液性转为黏液脓性，偶有痰中带血；如伴有支气管痉挛，可出现气急和喘鸣；全身症状一般较轻，可有发热、全身不适；体温多在3 ~ 5天内恢复正常，咳嗽、咳痰可延续2 ~ 3周才消失，如迁延不愈，少数可演变为慢性支气管炎。

2. 体征 胸部听诊呼吸音正常或可有两肺呼吸音增粗，可闻及散在干湿啰音，啰音部位常不固定，咳痰后可减少或消失。

【实验室及其他检查】

病毒感染者血常规白细胞计数不增高，淋巴细胞相对轻度增加。细菌感染较重时，白细胞总数和中性粒细胞比例升高。痰涂片或培养、血清学检查可发现病原体。胸部X线片检查多为肺纹理增粗，少数无异常发现。

【诊断要点】

根据急性上呼吸道感染后出现咳嗽、咳痰症状，肺部有散在干、湿啰音，胸部X线检查正常或仅有肺纹理增粗等，可作出临床诊断。病毒和细菌检查有助于病因诊断。应注意与流行性感冒、急性上呼吸道感染等鉴别。

【治疗要点】

1．**一般治疗**　休息、保暖、多饮水，避免吸入粉尘和刺激性气体。

2．**对症治疗**　干咳可用右美沙芬、喷托维林（咳必清），痰黏稠不易咳出时宜用溴己新（必嗽平）、氨溴索（沐舒坦）、标准桃金娘油祛痰，或雾化吸入祛痰。复方甘草口服溶液有兼顾镇咳和祛痰的作用。喘息时加用止喘药。

3．**病因治疗**　首选新大环内酯类（如阿奇霉素等）或青霉素类药物，头孢菌素或喹诺酮类药物亦可。多数患者口服抗生素即可，必要时肌内注射或静脉滴注给药。

【护理措施】

参见本章第二节急性上呼吸道感染部分。

【健康教育】

1．教育患者预防感冒等诱发因素；开展体育活动，增强体质；改善劳动和生活环境，减少空气污染，以预防发生本病。

2．指导患者及时休息、多饮水、注意保暖、按医嘱用药。如2周后症状仍持续应及时就诊。

3．本病预后良好，多数患者在1周内恢复，少数可演变为慢性支气管炎。

小　结

1. 急性上呼吸道感染是鼻腔、咽或喉部急性炎症的总称。常见病原体为病毒。

2. 应熟悉各型上感的临床特点。

3. 病毒感染不应使用抗生素。

4. 急性气管-支气管炎是由感染、理化刺激或过敏引起的气管-支气管黏膜的急性炎症。其中感染是最主要的病因。

5. 急性气管-支气管炎的临床主要表现为持久、严重的咳嗽和咳痰，全身症状轻，可有散在干湿啰音。治疗主要为抗感染和对症治疗。

6. 应做好急性上呼吸道感染和急性气管-支气管炎患者的健康教育。

（郭丽梅　李　利）

第三节　慢性阻塞性肺疾病

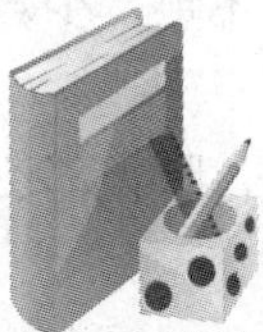

学习目标

通过本节内容的学习，学生应能够：

◎ 识记

说出慢性阻塞性肺疾病、慢性支气管炎的定义、常见病因、肺功能检查的意义。

◎ 理解

解释慢性阻塞性肺疾病的临床特点、治疗要点（特别是氧疗）。

◎ 运用

按护理程序护理慢性阻塞性肺疾病患者（特别是呼吸训练、营养支持等），并进行健康教育。

案例 2-1

患者，男性，63 岁。15 年前开始出现咳嗽、咳少量白痰，多在冬春季发病。5 年来咳嗽、咳痰常年持续不断，伴活动后气短，平地快走约 400m 即感气促，需停步休息，未予诊治。5 天前受凉后出现发热，痰黄、黏稠不易咳出、喘息加重就诊。门诊以“慢性阻塞性肺疾病，急性加重”收入院。患者有 30 年吸烟史，每天 20 支。查体：T 37.8 ℃，P 92 次 / 分，R 22 次 / 分，BP 130/80mmHg，H 173cm，W 54kg。神志清楚，呼吸费力，桶状胸，双肺叩诊过清音，双肺呼吸音减弱，呼气延长，双肺散在干湿啰音。心浊音界缩小，HR 92 次 / 分，律齐，各瓣膜听诊区未闻及杂音。腹软，肝脾肋下未及，双下肢不肿。胸片双肺野未见片状阴影；血白细胞 10×10^9/L，中性粒细胞比例 80%。

问题与思考：

1．该患者初步诊断的依据及确诊所需的检查是什么？

2．患者此次入院的原因及首要的治疗措施是什么？

案例 2-1 分析

慢性阻塞性肺疾病（chronic obstructive pulmonary disease，COPD）简称慢阻肺，是以持续气流受限为特征的可以预防和治疗的疾病。其气流受限多呈进行性发展，与气道和肺组织对香烟烟雾等有害气体或有害颗粒的异常慢性炎症反应有关。

COPD 是一种重要的呼吸系统疾病，患病率和病死率均高。我国 40 岁以上人群慢阻肺的患病率为 8.2%。由于肺功能的进行性减退，患者的劳动力和生活质量受到严重影响，并造成巨大的社会和经济负担。

COPD 与慢性支气管炎（简称慢支）和肺气肿密切相关。慢支是指支气管黏膜及其周围组织的慢性非特异性炎症。其诊断标准是：每年咳嗽、咳痰（或伴喘息）至少 3 个月，并连续 2 年或更长；除外其他原因引起的慢性咳嗽。肺气肿系指终末支气管远端气腔异常持久的扩张，并伴有肺泡壁和细支气管壁的破坏而无明显肺纤维化。当慢性支气管炎或肺气肿患者的病情严重到一定程度，肺功能检查出现持续气流受限时，则诊断为 COPD。

【病因和发病机制】

1．吸烟　吸烟为 COPD 最重要的危险因素，大多数患者有吸烟史，且吸烟量愈大，年限愈长，发病率愈高。烟草中的焦油、尼古丁和氢氰酸等化学物质可损伤气道上皮细胞和纤毛运动；支气管黏膜腺体增生，分泌增多，使气道净化能力下降；烟草的烟雾还可使氧自由基产生增多，诱导中性粒细胞释放蛋白酶，并抑制抗蛋白酶系统，破坏肺弹性纤维，诱发肺气肿形成。

2．职业性粉尘和化学物质　当职业粉尘及化学物质如烟雾、工业废气、过敏原及室内空气污染的浓度过大或接触时间过长时，也可引起 COPD。

3．空气污染　大气中的有害气体如二氧化硫、二氧化氮、氯气等对气道有损伤。大气中直径 2.5 ～ 10μm 的颗粒物，即 PM2.5 和 PM10 可能与慢阻肺的发生有一定关系。

4．感染　是 COPD 发生、发展的重要因素之一。病毒、细菌和支原体是本病急性加重的重要病原体。

5．蛋白酶 – 抗蛋白酶失衡　蛋白水解酶对组织有损伤、破坏作用；能分解弹性纤维，引起肺气肿病变。抗蛋白酶对弹性蛋白等多种蛋白酶有抑制作用。其中 α_1- 抗蛋白酶（α_1-AT）是功能最强的一种。蛋白酶和抗蛋白酶维持平衡是保证肺组织正常结构免受损伤和破坏的主要因素。蛋白酶增多或抗蛋白酶不足均可导致肺气肿。

造成平衡失调有两种情况：①后天性，如长期吸烟或吸入有害物质可刺激蛋白酶的释放，抑制 α_1-AT 活性；②先天性，如遗传性 α_1-AT 缺乏是家族性肺气肿的原因，但国内十分少见，西方国家报道较多。

6．其他 如自主神经功能失调，营养、气温突变（尤其是寒冷）等都可能参与 COPD 的发生和发展。

上述因素可引起肺内氧化应激、肺部炎症反应，其与蛋白酶 - 抗蛋白酶失衡及自主神经功能的紊乱共同作用，引起小气道和肺气肿病变，继而发展为持续气流受限。

【临床表现】

1．症状 起病缓慢，病程长，反复急性发作，逐渐加重是本病特点。主要症状表现为：

（1）慢性咳嗽：开始仅在冬春气候变化剧烈时发病，随病情进展一年四季均有咳嗽，而冬春加重。一般晨起咳嗽较重，白天较轻，临睡前有阵咳或排痰，痰液咳出后感胸部舒畅，咳嗽减轻。

（2）咳痰：一般为白色黏液或浆液性泡沫痰，合并感染时，痰量增多，转为黏液脓性痰。偶有血丝痰。

（3）气短或呼吸困难：早期在劳力时出现，以后逐渐加重，以至在日常生活活动甚至休息时也感气短。慢支患者在慢性咳嗽、咳痰基础上出现逐渐加重的呼吸困难是 COPD 的标志性症状。对 COPD 患者呼吸困难的评估可采用改良版英国医学研究委员会呼吸问卷（mMRC），见表 2-4。

表2-4 COPD患者呼吸困难评估量表（改良版英国医学研究委员会呼吸问卷）

呼吸困难评价等级	呼吸困难严重程度
0 级	只有在剧烈活动时感到呼吸困难
1 级	在平地快走或步行爬小坡时出现气短
2 级	由于气短，平地行走时比同龄人慢或者需要停下来休息
3 级	在平地行走约 100m 或数分钟后需要停下来喘气
4 级	因为严重呼吸困难而不能离开家或在穿脱衣服时出现呼吸困难

（4）其他：程度较重的患者可能有全身症状，包括疲乏无力、食欲下降、体重减轻等。焦虑、抑郁等心理障碍在 COPD 患者也十分常见。

2．体征 早期不明显，随病情进展出现桶状胸、语颤减弱、叩诊过清音、两肺呼吸音减弱、呼气延长等肺气肿体征。常有干、湿啰音。严重时有发绀、意识障碍等体征。

3．并发症 有自发性气胸、慢性呼吸衰竭、慢性肺源性心脏病。

【实验室及其他检查】

1．肺功能检查 是判断气流受限的主要客观指标，对 COPD 诊断、严重程度评价、疾病进展、预后及治疗有重要意义。

最常用的指标是第一秒用力呼气容积（FEV_1）与用力肺活量（FVC）之比（FEV_1/FVC）和 FEV_1 占其预计值的百分比。吸入支气管舒张剂后 $FEV_1/FVC < 0.7$，可确定为持续气流受限，是 COPD 诊断的必备条件。根据 FEV_1 占预计值的百分比可对气流受限程度进行分级。

其他肺功能指标：TLC、RV、RV/TLC 比值增加，VC 减低，表明肺过度充气。

2．胸部 X 线检查 胸片对 COPD 的诊断特异性不高，主要用于确定肺部并发症及与其他疾病的鉴别。

3．动脉血气分析　对确定低氧血症、高碳酸血症和酸碱失衡，判断呼吸衰竭的类型有重要价值。

4．其他　合并细菌感染时白细胞增高、核左移，痰培养对检出病原菌有一定帮助。部分患者可伴有红细胞和血红蛋白浓度的增高。

【诊断要点】

1．确定临床诊断　主要根据吸烟等高危因素史、临床症状和体征及肺功能检查等综合分析确定。持续气流受限是COPD诊断的必备条件。吸入支气管舒张剂后$FEV_1/FVC < 0.7$可判断为存在持续气流受限。

2．病程分期

（1）急性加重期：指在短期内咳嗽、咳痰、气短和（或）喘息加重，痰量增多，呈脓性或黏液脓性，可伴发热等炎症明显加重的表现，并须改变药物治疗方案。

（2）稳定期：指患者咳嗽、咳痰、气短等症状稳定或轻微。

3．病情严重程度评估　对稳定期COPD患者可采用综合指标对病情严重程度进行评估。包括症状评估（mMRC）、肺功能评估和急性加重风险的评估。

肺功能评估采用GOLD分级，即根据FEV_1占预计值的百分比对气流受限程度进行分级，见表2-5。

表2-5　慢性阻塞性肺疾病患者气流受限程度的肺功能分级

肺功能分级	气流受限程度	FEV_1占预计值百分比
Ⅰ级	轻度	≥ 80%
Ⅱ级	中度	$50\% \leq FEV_1 < 80\%$
Ⅲ级	重度	$30\% \leq FEV_1 < 50\%$
Ⅳ级	极重度	< 30%

急性加重风险评估是指上一年急性加重史≥2次或FEV_1占预计值百分比50%，均提示今后急性加重的风险大。

【治疗要点】

1．稳定期治疗

（1）戒烟；因职业或环境粉尘刺激性气体所致者，应脱离污染环境。

（2）预防接种：接种流感疫苗和肺炎球菌疫苗，预防感染。

（3）祛痰、平喘：常用氨溴索等口服或雾化吸入祛痰；液体入量过少会使痰液黏稠不易咳出，应注意补充液体。针对喘息，低风险患者可根据症状选用β_2受体激动剂/抗胆碱药物的短效或长效制剂，常用药物有沙丁胺醇、异丙托溴铵等；高风险患者首选吸入糖皮质激素和长效β_2受体激动剂的联合制剂如沙美特罗加氟替卡松等。详见本章第四节支气管哮喘患者的护理。

（4）长期家庭氧疗（long term oxygen therapy，LTOT）：LTOT可提高COPD慢性呼吸衰竭者的生活质量和生存率。LTOT的主要指征是稳定期患者$PaO_2 < 55mmHg$，一般采用鼻导管吸氧，氧流量控制在1～2L/min，吸氧时间≥15h/d。氧疗目标是使$PaO_2 \geq 60mmHg$和（或）$SaO_2 > 90\%$，并且CO_2潴留无明显加重。

（5）呼吸锻炼和营养支持见护理措施。

2．急性加重期治疗

（1）去除诱因：尤其是控制细菌感染、治疗气胸等。

（2）持续低浓度吸氧：氧疗的指征是$PaO_2 < 60mmHg$，常用鼻导管，也可用文丘里面罩

吸氧。应 24h 持续给氧，一般吸氧浓度为 25% ～ 30%（< 35%），应避免吸入氧浓度过高加重 CO_2 潴留。氧疗的目标同 LTOT 的氧疗目标。

（3）止喘、祛痰：患有严重喘息时可采用沙丁胺醇或异丙托溴铵雾化吸入。

（4）糖皮质激素：重症患者必要时可短期使用。

（5）机械通气：一般适用于经上述治疗呼吸衰竭仍不能缓解者。

【护理】

（一）护理评估

1．病史 详细评估患者的年龄、性别、职业接触史，特别要评估患者的吸烟情况（包括吸烟的时长、每天吸烟的支数等）；还应评估患者既往是否诊断为 COPD，其咳嗽、咳痰（痰的量、颜色、黏稠度，一日中何时咳痰、对睡眠的影响）和呼吸困难等症状、急性加重的因素及治疗经过（有无长期家庭氧疗、呼吸训练等）。

2．心理社会资料 COPD 是慢性病，由于呼吸困难、疲乏等影响患者生活质量，同时常常因感染等导致急性加重，造成沉重的心理负担和经济、社会负担。应评估患者及家属对疾病的认知情况、应对方式，重点评估患者的活动耐力，是否有焦虑、抑郁等心理状态，日常生活能力，患者的社会支持状况及患者对社会支持的利用度，以指导护理计划的制订。

3．身体评估

（1）呼吸系统体征：评估患者呼吸频率及呼吸型态，采取的体位，有无肺气肿体征，肺部是否有干、湿啰音。

（2）并发症：是否有发绀、意识障碍、颈静脉怒张等并发症。

（3）其他：评估体温的波动情况；记录身高、体重，评估患者是否达理想体重。

4．辅助检查 肺功能检查提示是否持续气流受限及气流受限的程度；动脉血气分析提示是否呼吸衰竭；血常规提示是否有细菌感染，做痰培养检出病原菌及药敏试验以进一步指导治疗。

（二）主要护理诊断

1．清理呼吸道无效 与肺部感染、痰液黏稠等有关。

2．气体交换受损 与肺部感染、通气和换气功能障碍有关。

3．活动无耐力 与低氧血症、营养不良等有关。

4．焦虑 与呼吸困难迁延、家庭支持不足或缺乏有关信息等有关。

5．潜在并发症：自发性气胸、呼吸衰竭等。

（三）护理计划及评价

活动无耐力 与呼吸困难、营养不良等有关

1．护理目标 患者呼吸困难减轻，活动耐力逐渐提高；能正确演示缩唇、腹式呼吸，进行呼吸训练；能够说出达到理想体重的意义；焦虑情绪缓解，能配合治疗。

2．护理措施

（1）病情观察：了解体温、咳嗽、咳痰情况，评估呼吸困难的严重程度，尤其要警惕呼吸衰竭、自发性气胸等并发症的发生。

（2）休息和活动：中、重度患者应休息，体位的选择应既节省体力又有利于呼吸，如半坐卧位或有支撑的坐位，注意脊柱尽量挺直以利于肺部扩张。病情缓解后应逐渐增加全身活动。

（3）保持呼吸道通畅：遵医嘱应用抗生素、支气管舒张药、止咳和祛痰药，注意观察疗效及不良反应。根据患者的情况选择适合的排痰措施，如有效咳嗽、咳痰、胸部叩击等。痰液黏稠者，给予超声雾化吸入。

（4）遵医嘱给氧：一般采用鼻导管持续低流量给氧，避免氧分压骤然升高引起呼吸抑制导致 CO_2 潴留及呼吸性酸中毒。吸入氧浓度为 25% ～ 29%，氧流量 1 ～ 2 L/min。提倡进行每日持续 15h 以上的家庭氧疗，吸氧装置应定期清洁、消毒、更换，预防感染。

（5）呼吸训练：鼓励 COPD 患者进行腹式呼吸和缩唇呼气，即做缓慢的深吸气动作，胸腹动作要协调，深呼气时要缩唇，以提高呼气相支气管内压，防止小气道过早陷闭，利于肺内气体的排出。

1）缩唇呼气：患者闭嘴经鼻吸气，然后再通过缩唇（吹口哨样）缓慢呼气，同时收缩腹部（图 2-3），吸气与呼气时间之比为 1：2 或 1：3，缩唇大小程度与呼气流量以能使距口唇 15 ～ 20 cm 处、与口唇等高位水平的蜡烛火焰随气流倾斜而不致熄灭为宜。

2）腹式呼吸：根据病情，锻炼时可取卧位、坐位或立位。如取卧位，两膝下可垫软枕，使之半屈，腹肌松弛。将左、右手分别放于上腹部和前胸部，即用一手按在上腹部，呼气时，腹部下沉，该手稍微加压用力，以进一步增加腹内压，促使膈肌上抬；吸气时，上腹部对抗该手的压力，徐徐隆起（图 2-4）。要求静息呼吸，经鼻吸气，从口呼气，呼吸气时应缓慢、均匀，吸气可见到上腹部鼓起，呼气可见到腹部凹陷。逐渐延长呼气时间，使吸气和呼气时间之比达到 1：（2 ～ 3）。腹式呼吸锻炼初期，每日 2 次，每次 10 ～ 15min。掌握动作要领以后，可逐渐增加次数和每次的时间。并在病情允许的情况下，在卧位、坐位或立位以及行走时，随时随地进行锻炼，力求形成一种不自觉的习惯呼吸方式。

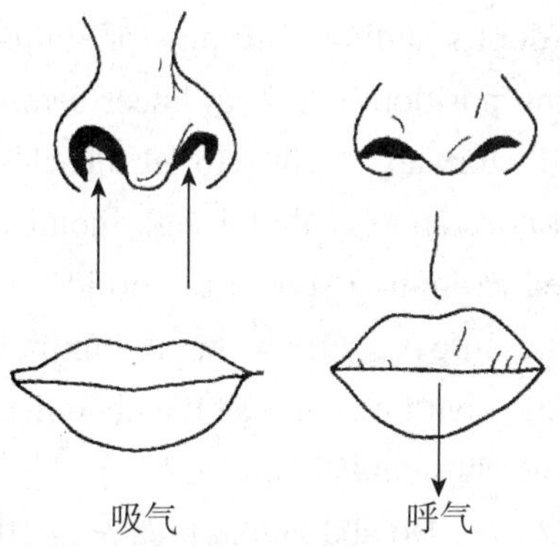

图 2-3　缩唇呼气

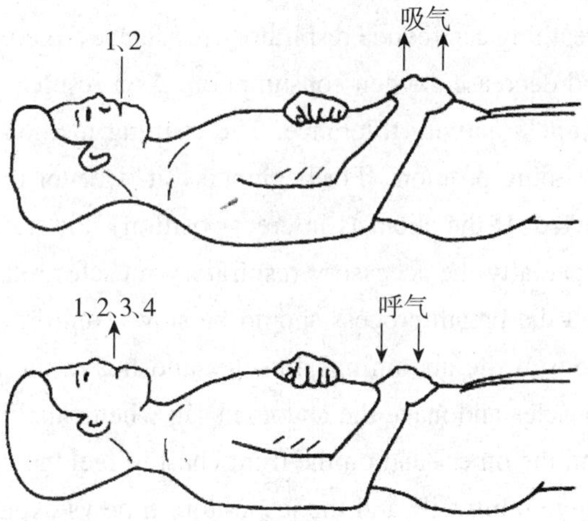

图 2-4　腹式呼吸

（6）营养支持：COPD 患者因呼吸负荷增加，能量消耗增多，但摄入减少，导致营养不良，可使呼吸肌功能减弱、机体免疫力降低。因而应注意：①摄入足够的热量、蛋白质和维生素，以达到理想体重；②避免产气食物（如豆类、薯类），以免腹部饱胀，使膈肌上抬而影响呼吸；③少量多餐，多饮水，无禁忌者每日饮水量应在 1.5 ～ 2L。

（7）心理支持：患者由于呼吸困难、疲乏等导致日常生活及社会活动受限，常有焦虑及抑郁表现，护理人员应给予患者更多的心理关怀及帮助，同时做好家属的工作，以给予患者生理、心理和社会支持。

3．护理评价　患者自述呼吸困难减轻，活动耐力逐渐提高；患者能正确演示缩唇、腹式呼吸；患者能够说出达到理想体重的意义；患者情绪平稳，表情自然，能配合治疗。

Interventions

1．Monitoring of the client's condition：Observe the cough & sputum，especially the appearance and volume of sputum and whether the sputum is easy to be expectorated. Monitor the respiratory frequency and consciousness status. Observe the symptoms of cyanosis and dyspnea (if the accessory respiratory muscles involve in the respiratory movement). In case the client has a suddenly chest-pain, pneumothorax needs to be considered.

2. Rest & activity: Bed-rest in a comfortable posture or in semi-sitting position is required during acute phase. Encourage the client to increase physical activity appropriately while his/her condition is improved.

3. Diet: Client with COPD is typically in poor nutrition status resulted from increased respiratory burden and energy consumption, decreased food intake because of dyspnea, hypoxia and adverse effects of drugs. Malnutrition could lead to weak respiratory muscles and decreased immunity function. Therefore, client should take high calorie and high protein diet to improve his/her nutrition status. Gas-produced food, such as beans and potatoes should be avoided. Foods easy to be chew and swallowed are preferred. If there is no contraindication, daily intake of water should be no less than 1.5L.

4. Respiratory muscles exercise

(1) Abdominal breathing: Clients with emphysema often breathe slightly and fast, and the breathing efficiency is very low. Teach the client to breathe deeply and slowly by contracting and relaxing abdominal muscles to increase the moving scope of the diaphragmatic muscle. Abdominal breathing can reduce respiratory resistance, increase alveolar volume, increase respiratory efficiency and decrease oxygen consumption. As a result, it can relieve the feeling of dyspnea and elevate the client's activity tolerance. The training method is as follows: Adopt standing, sitting, or semi-reclining position. For beginners, it is better to take semi-reclining position with both knees semi-flexed. If the client is in erect position, the upper body should tilt forward slightly to let muscles especially the accessory respiratory muscles relax. Inhale through nose and exhale through mouth, and the breath process should be slow, uniform and gentle. Forced expiration should be forbidden. Loosen the abdominal muscles and heave the abdomen when inhaling; contract the abdominal muscles and make the abdomen sag when exhaling. At the beginning, put one hand on the abdomen and the other hand on the front chest to feel the ups and downs of the chest and abdomen. Keep chest move minimally and the inspiratory time vs expiratory time is 1 : 2 to 3. Do abdominal breathing 10 times per minute and have a rest after several times. Exchange the position of two hands and exercise again. Exercise two times a day and 10 to 15 minutes once. Increase the exercise frequency and time. When becoming skillful in this kind of breathing, the client can do exercise in different position and at any time. If the client can combine abdominal breathing with pursed lips expiration, the effect of improving respiratory efficiency and ventilation potential will be much better.

(2) Expiration with pursed lips: Expiration with pursed lips is described as pursing lips when exhaling, in other words, the lips are pursed as if the client is whistling and the gas is breathed out slowly from the pursed lips. The inspiratory time vs expiratory time is 1 : 2 or 1 : 3. Breathe 7 to 8 times per minute and exercise 10 to 20 minutes every time, twice a day. Because alveolous elasticity of clients with emphysema decreases and the small airway pressure increases, premature closing of small airway when expiration leads to gas detained in lung. Expiration with pursed lips is believed to be able to increase endotracheal pressure and prevent small airways from caving in and closing prematurely and facilitate vent of gas from alveoli and improve alveolar volume.

5. Nursing of the long-term domiciliary oxygen therapy: Long-term domiciliary oxygen therapy could improve the quality of life among clients with COPD and lengthen their life span. Purpose, function and announcements should be explained. Generally continuous low flow oxygen

therapy through nasal catheter is adopted with flow rate of 1 to 2 L/min (oxygen concentration 25% to 29%). The oxygen therapy time should be more than 15 hours per day.

6. Drug treatment nursing: Administer antiinfection drugs, bronchodilators, mucolytics, detergents as orders. Observe the curative effects and adverse effects of the drugs.

7. Mental nursing: The patient may be in anxiety or depression caused by long-term dyspnea and degressive quality of life. At the same time the family's concern and attending to the client may decrease due to long-term caring for him/her. Therefore, nurses should care for the patients mental problems, help him/her build up self-confidence to live with the disease, help the patient communicate effectively with his/her family and employer and encourage the family and employer to support the patient emotionally and substantially.

【健康教育】

COPD 是一种难以逆转的疾病，病情呈进行性发展，开展健康教育可使患者生存期延长，生活质量提高。教育内容如下：

1．让患者及其家属树立长期治疗的信心　本病虽然难以治愈，但如积极参与 COPD 的长期管理，可减少急性发作，延缓疾病进程，提高生活质量，患者对此必须有信心和耐心。

2．避免各种致病因素　劝导患者戒烟，脱离环境污染，尽量避免去人群密集的公共场所，预防上感等。

3．坚持全身活动和呼吸肌训练　嘱患者进行适宜的全身活动，如散步、踏车等，从事力所能及的家务活动。全身活动不但可改善骨骼肌、心肺状况，还可调节情绪，进而增加活动的耐力，进行活动时的注意事项见本章第九节慢性肺源性心脏病。

4．家庭氧疗的指导　对有此医嘱的患者，在出院前应提供有关家庭氧疗的咨询与帮助，并提供购置、使用和保养等方面的知识和技能。详见本章第九节慢性肺源性心脏病。

5．指导患者合理饮食，达到理想体重。

小　结

1. 当慢性支气管炎或肺气肿患者病情严重到一定程度，肺功能检查出现持续气流受限时，则诊断为 COPD。

2. 吸烟是 COPD 最重要的危险因素。感染亦是 COPD 发生发展的重要因素之一，是 COPD 急性加重的最常见的原因。

3. 在慢性咳嗽咳痰的基础上出现逐渐加重的呼吸困难是 COPD 的标志性症状。肺气肿典型的体征是桶状胸，语颤减弱，叩诊过清音，两肺呼吸音减弱，呼气延长。

4. 控制感染是 COPD 急性加重期首要的治疗措施。COPD 急性加重期氧疗的原则是持续低浓度氧疗，稳定期 PaO_2 < 55mmHg 的患者应给予长期家庭氧疗。

5. 指导患者正确氧疗、进行呼吸训练和营养支持是护理的重点。

T2-2
第二章第三节思考题参考答案

思考题

结合本节案例请思考：

1．吸烟引起 COPD 的机制是什么？

2．该患者病情缓解后健康教育的主要内容是什么？

（李　利）

第四节　支气管哮喘

学习目标

通过本节内容的学习，学生应能够：

◎ 识记

说出支气管哮喘的定义、激发因素。

◎ 理解

概括支气管哮喘的发病机制、典型临床表现、治疗要点。

◎ 运用

指导支气管哮喘患者正确使用定量吸入器，识别并主动避免激发因素，进行病情的自我监测。

案例 2-2

T2-3
案例 2-2 分析

某患者，女性，25 岁。于打扫房屋时出现呼吸困难伴咳嗽 6h 来诊。查体：T 36.3℃，P 90 次 / 分，R 22 次 / 分，血压正常。神清，张口呼吸，口唇轻度发绀，双肺叩诊过清音，呼气相延长，伴广泛哮鸣音，HR 90 次 / 分，律齐，心音正常，未闻及杂音，腹部（－），双下肢无水肿。追问病史，患者既往体健，但近 2 年来每年均有 2 ~ 3 次类似发作，程度轻，可自行缓解，未予诊治。急诊以“支气管哮喘急性发作”给予沙丁胺醇吸入治疗后患者明显缓解。

问题与思考：

1．该患者的疾病临床特点是什么？

2．该患者此次发作可能的激发因素是什么？

支气管哮喘（bronchial asthma）简称哮喘，是由多种细胞（如嗜酸性粒细胞、肥大细胞、T 细胞、中性粒细胞、气道上皮细胞等）和细胞组分参与的气道慢性炎症性疾病。这种慢性炎症导致气道高反应性，通常出现广泛多变的可逆性气流受限，并引起反复发作的喘息、气急、胸闷或咳嗽等症状，常在夜间和（或）清晨发作、加剧，多数患者可自行缓解或经治疗缓解。

作为常见的慢性疾病，哮喘的发病率在全球呈上升趋势。全球哮喘防治倡议（global initiative for asthma，GINA）目前已成为哮喘防治的重要指南。

【病因和发病机制】

1．病因　不十分清楚，目前认为遗传和环境因素均起重要作用。

（1）遗传因素：已知哮喘与多基因遗传有关。资料表明，哮喘患者亲属患病率高于群体患病率，且亲缘关系越近，患病率越高；患者病情越严重，其亲属患病率也越高。目前，已鉴定出多个哮喘基因位点。

（2）环境因素：即激发因素。包括：①花粉、尘螨、真菌、动物毛屑、化妆品、鱼虾、蛋类、牛奶、抗生素等变应原性因素；②非变应原性激发因素如感染（尤其是呼吸道病毒感染）、药物（如阿司匹林、普萘洛尔等）、气候变化、大气污染、职业粉尘、烟雾以及运动、心理因素等都可能激发哮喘。

2．发病机制　尚未完全阐明。可概括为气道免疫 - 炎症机制、神经调节机制及其相互作用。

目前认为某些激发因素作用于遗传易感个体，通过体液（抗体）介导和细胞介导的免疫反应，调控免疫介质（细胞因子、炎症介质）的释放，作用于气道导致气道慢性炎症及气道高反应性；同时气道上皮损伤、神经末梢暴露以及气道神经调节的失衡均加重了气道高反应性，导致哮喘发作。详见图 2-5。

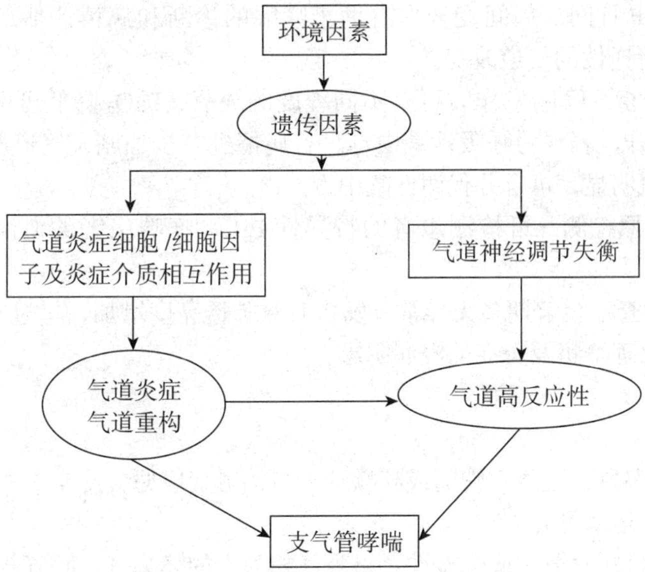

图 2-5　支气管哮喘发病机制示意图

哮喘气道的基本病理改变为气道炎症和气道重塑。早期免疫介质（如组胺、乙酰胆碱、白三烯、血小板活化因子及前列腺素等）通过以下三个方面引起支气管广泛狭窄、阻塞及哮喘发作：①支气管平滑肌痉挛；②气道黏膜水肿；③腺体分泌增多。随着哮喘长期反复发作，气道上皮反复损伤 - 修复，导致气道重塑。

【临床表现】

1．症状　典型表现为发作性伴有哮鸣音的呼气性呼吸困难，多在夜间或清晨发作和加重。严重者被迫端坐位、发绀。每次发作持续数分钟、数小时或数天，经支气管舒张剂或自行缓解，某些患者在缓解数小时后再次发作。

部分哮喘患者以发作性咳嗽为其唯一的临床表现而无喘息（称咳嗽变异性哮喘），易造成误诊。有些青少年则以运动后出现胸闷、咳嗽和呼吸困难为特征（运动性哮喘）。

2．体征 呼气相延长伴广泛的哮鸣音是哮喘发作时的典型体征，但严重哮喘患者哮鸣音可消失（称沉默胸）。发作时有肺部过度充气的体征，严重者可有发绀、大汗、颈静脉怒张、奇脉等体征。非发作期可无阳性体征。

3．并发症 哮喘发作时并发症有自发性气胸、肺不张，长期反复发作可致 COPD 及慢性肺源性心脏病等。

【实验室及其他检查】

1．痰液检查 部分患者痰涂片可见嗜酸性粒细胞增多。

2．肺功能检查

（1）通气功能检测：哮喘发作时与呼气流速有关的指标如 FEV_1、FEV_1/FVC、最大呼气流量（peak expiratory flow，PEF）均显著下降。

（2）支气管激发试验：用以测定气道反应性，常用吸入激发剂为醋甲胆碱和组胺，其他激发因素包括变应原、运动等。激发试验只适用于非哮喘发作期、FEV_1 占正常预计值 70% 以上患者的检查。

（3）支气管舒张试验：用以测定气道的可逆性。常用的吸入支气管舒张剂有沙丁胺醇、特布他林。吸入支气管舒张剂 20min 后重复测定肺功能，FEV_1 较前增加≥ 12%，且绝对值增加≥ 200ml，为支气管舒张试验阳性，提示存在可逆性气道阻塞。

（4）PEF 及其变异率测定：哮喘发作时 PEF 下降。由于哮喘有通气功能时间节律性变化的特点，监测 PEF 日间、周间变异率有助于哮喘的诊断和病情评估。若昼夜 PEF 变异率≥ 20%，提示存在可逆性的气道改变。

3．动脉血气分析 哮喘发作时可有不同程度的缺氧，PaO_2 降低可引起过度通气，可使 $PaCO_2$ 下降，pH 上升，表现为呼吸性碱中毒。若病情进一步加剧，气道严重阻塞，可出现呼吸性酸中毒。若缺氧明显，可合并代谢性酸中毒。

4．特异性变应原检测 可检测患者的特异性 IgE，哮喘患者的血清 IgE 较正常人明显升高。

5．胸部 X 线检查 缓解期多无异常。发作时双肺透亮度增加，呈过度充气状态，合并肺部感染时，可见肺纹理增粗及炎症的浸润阴影。

【诊断要点】

（一）诊断标准

1．反复发作的喘息、气急、胸闷或咳嗽，多与接触变应原、冷空气、物理或化学性刺激、上呼吸道病毒感染、运动等有关。

2．发作时双肺可闻及散在或弥漫性、以呼气相为主的哮鸣音，呼气相延长。

3．上述症状可经治疗缓解或自行缓解。

4．除外其他疾病所引起的喘息、胸闷或咳嗽。

5．临床表现不典型者（如无明显喘息或体征）需根据支气管激发、舒张试验或 PEF 变异率检查做出诊断。

（二）分期及分级

哮喘可分期为急性发作期和非急性发作期，各期有不同的分级。

1．急性发作期 指气促、咳嗽、胸闷等症状突然发生或加重，病情加重可在数小时或数天内出现，偶可在数分钟内危及生命，需紧急救治。急性发作时病情严重度分级见表 2-6。

表2-6　哮喘急性发作的病情严重度的分级

临床特点	轻度	中度	重度	危重
气短	步行、上楼时	稍事活动	休息时	
体位	可平卧	喜坐位	端坐呼吸	
讲话方式	连续成句	常有中断	单字	不能讲话
精神状态	可有焦虑 / 尚安静	时有焦虑或烦躁	常有焦虑、烦躁	嗜睡、意识模糊
出汗	无	有	大汗淋漓	
呼吸频率	轻度增加	增加	常＞ 30 次 / 分	
辅助呼吸肌活动及三凹征	常无	可有	常有	胸腹矛盾运动
哮鸣音	散在，呼吸末期	响亮、弥漫	响亮、弥漫	减弱，乃至无
脉率（次 / 分）	＜ 100	100 ～ 120	＞ 120	＞ 120 或脉率变慢或不规则
奇脉（收缩压下降）	无（10mmHg）	可有（10 ～ 25mmHg）	常有（＞ 20mmHg）	无
使用 β_2 受体激动剂后 PEF 预计值或个人最佳值（%）	＞ 80	60 ～ 80	＜ 60 或＜ 100L/min 或作用时间小于 2h	
PaO_2（吸空气）	正常	60 ～ 80mmHg	＜ 60mmHg	
$PaCO_2$	＜ 45mmHg	≤ 45mmHg	＞ 45mmHg	
SaO_2	＞ 95%	91% ～ 95%	≤ 90%	
pH	–	–	降低	降低

注：SaO_2，动脉血氧饱和度

2．非急性发作期　亦称慢性持续期，指患者虽然没有哮喘发作，但在相当长的时间内仍有不同频度和不同程度的喘息、咳嗽、胸闷等症状，可伴有肺通气功能下降。对该期哮喘的严重性评估，目前多采用哮喘控制水平分级方法，包括目前临床控制评估和未来风险评估。其中临床控制又可分为控制、部分控制和未控制 3 个等级。详见表 2-7。

表2-7　哮喘控制水平的分级

A．目前临床控制评估（最好 4 周以上）			
临床特征	控制（满足以下所有条件）	部分控制（出现以下任何 1 项临床特征）	未控制
白天症状	无（或≤ 2 次 / 周）	＞ 2 次 / 周	出现≥ 3 项哮喘部分控制的表现
活动受限	无	有	
夜间症状 / 憋醒	无	有	
需要使用缓解药或急救治疗	无（或≤ 2 次 / 周）	＞ 2 次 / 周	
肺功能（PEF 或 FEV_1）	正常	＜正常预计值或个人最佳值的 80%	
B．未来风险评估（急性发作风险，病情不稳定，肺功能迅速下降，药物不良反应）			
与未来不良事件风险增加相关的因素包括： ①临床控制不佳；②过去 1 年频繁急性发作；③曾因严重哮喘而住院治疗；④ FEV_1 低；⑤烟草暴露；⑥高剂量药物治疗			

【治疗要点】

目前哮喘不能根治，但通过长期规范化治疗可使大多数患者达到良好或完全的临床控制。治疗原则为避免接触激发因素、控制发作和预防复发。

（一）脱离激发因素

能够找到激发因素的患者，指导患者脱离并长期避免接触这些激发因素，是防治哮喘最有效的方法。

（二）药物治疗

1．药物分类和作用特点 哮喘治疗药物根据作用机制分为支气管舒张药和抗炎药，某些药物兼具舒张支气管和抗炎作用。根据药物在哮喘治疗中的地位，又可分为缓解性药物和控制性药物。缓解性药物又称急救药物，是指按需使用的药物，通过迅速解除支气管平滑肌痉挛从而缓解哮喘症状，包括短效 β_2 受体激动剂、短效吸入型抗胆碱药物、短效茶碱、全身用糖皮质激素；控制性药物又称维持治疗药物，需要长期每天使用，使哮喘维持在临床控制状态，包括吸入型糖皮质激素、白三烯调节剂、缓释茶碱、色甘酸钠、抗 IgE 抗体、联合药物（如吸入型糖皮质激素 / 长效 β_2 受体激动剂）等。以下按照作用机制介绍各类药物的作用特点。

（1）支气管舒张药物：亦称解痉平喘药。

1）β_2 受体激动剂：分为短效制剂（疗效维持 4 ～ 6h）和长效制剂（作用持续 10 ～ 12h）。

短效 β_2 受体激动剂（SABA）：是目前缓解哮喘急性发作症状的首选药物，应按需用药。给药途径有吸入、口服和静脉，首选吸入法。常用药物有沙丁胺醇、特布他林。吸入剂包括定量气雾剂（MDI）、干粉剂和雾化溶液。

长效 β_2 受体激动剂（LABA）：不可单独用药，主要与吸入型糖皮质激素（ICS）联合用于长期控制哮喘。常用沙美特罗、福莫特罗。

2）茶碱类药物：茶碱是中效支气管舒张剂，常用口服氨茶碱，一般日剂量 6 ～ 10mg/kg；必要时葡萄糖液稀释后缓慢静脉注射或滴注，负荷剂量 4 ～ 6mg/kg（每日不超过 1.0g）。缓释茶碱能较好地控制夜间哮喘的发作。

3）抗胆碱药物：有舒张支气管及减少黏液分泌的作用，但其舒张支气管作用弱于 β_2 受体激动剂。分为短效抗胆碱药（SAMA）和长效抗胆碱药（LAMA）。SAMA 多与 β_2 受体激动剂联用治疗哮喘的急性发作，有 MDI 和雾化溶液两种剂型，常用异丙托溴铵。LAMA 常用噻托溴铵，持续时间可达 24h，目前只有干粉吸入剂，用于 COPD 患者的长期治疗。

（2）抗炎药物

1）糖皮质激素（简称激素）：可分为吸入、口服和静脉用药，其中吸入治疗是目前推荐的长期抗炎治疗哮喘的首选方法。

ICS 如倍氯米松（商品名必可酮）、布地奈德、氟替卡松等，通常需规律吸入 1 周以上方能生效。

口服制剂如泼尼松，30 ～ 40mg/d，重症先静脉给予氢化可的松或甲泼尼龙（甲基强的松龙），症状缓解后逐渐减量，然后改口服或吸入剂维持。

2）白三烯调节剂：其抗炎作用不如 ICS，可作为轻度哮喘时 ICS 的替代治疗，治疗重度哮喘需与 ICS 联合用药。常用药有孟鲁司特和扎鲁司特。特别适用于阿司匹林哮喘、运动性哮喘和伴有过敏性鼻炎的哮喘患者的治疗。

3）其他：色甘酸钠、抗 IgE 单克隆抗体及抗组胺药在哮喘抗炎的治疗中均有一定的作用。

2．急性发作期的治疗 急性发作期的治疗目标是尽快缓解气道痉挛，纠正低氧血症，恢复肺功能，预防进一步恶化或再次发作，防治并发症。

（1）轻度：经 MDI 吸入 SABA，效果不佳时可加用缓释茶碱片，或加用短效抗胆碱气雾剂吸入。

（2）中度：雾化吸入SABA，联合应用雾化吸入SAMA、激素混悬液。也可联合静脉注射茶碱类。如疗效欠佳，特别是在应用控制性药物的基础上出现急性发作，应尽早应用激素，并给予氧疗。

（3）重度至危重：在前述雾化吸入治疗联合静脉注射茶碱类药物的基础上，尽早静脉应用激素，病情缓解后改为口服。早期给予氧疗，无效或恶化者，及时给予机械通气治疗。此外，注意维持水、电解质和酸碱平衡。

3．慢性持续期的治疗　应在监测哮喘控制水平的基础上，根据长期治疗分级方案进行调整，以维持患者的控制水平。哮喘的长期治疗方案分为5级，见表2-8。

表2-8　哮喘长期治疗方案

← 降　级　　　　　　　　　　　　升　级 →

第1级	第2级	第3级	第4级	第5级
哮喘教育、环境控制				
按需使用短效 β_2 受体激动剂				
控制性药物	选用1种	选用1种	在第3级基础上选1种或1种以上	在第4级基础上增加1种
	低剂量ICS*	低剂量ICS加LABA*	中等剂量或高剂量ICS加入LABA*	口吸最小剂量糖皮质激素
	白三烯调节剂	中等剂量ICS或高剂量ICS	白三烯调节剂	抗IgE治疗
		低剂量ICS加白三烯调节剂	缓释茶碱	
		低剂量ICS加缓释茶碱		

*推荐选用的治疗方案，但也要考虑患者的实际状况，如经济收入和当地的医疗资源等。低剂量ICS指每日吸入布地奈德（或其他等效ICS）200～400μg，中等剂量为＞400～800μg

对哮喘患者的健康教育和环境控制贯穿于哮喘治疗的全过程。从第2级到第5级的治疗方案中都有不同的哮喘控制药物可供选择，缓解药物则按需使用，以迅速缓解哮喘症状。对于多数未经治疗的持续性哮喘患者，初始治疗应从第2级方案开始，如果初始评估提示哮喘处于严重未控制，治疗应从第3级方案开始。若该级治疗方案不能够使哮喘得到控制，则升级方案直至哮喘得到控制。哮喘得到控制并至少维持3个月，可考虑降级治疗。

（三）免疫治疗

免疫治疗分为特异性和非特异性两种。前者又称脱敏疗法，通常采用特异性变应原如花粉，作定期反复皮下注射等，剂量由低至高，以产生免疫耐受性，使患者脱敏。非特异性免疫疗法包括卡介苗、转移因子等，有一定的疗效。

【护理】

（一）护理评估

1．病史　护士应了解哮喘发作主要表现为呼吸困难而不伴有喘息，呼吸困难的严重程度；何时发作、持续时间；是否存在花粉、动物毛屑、尘螨、运动等激发因素；病后的应对情况及应对效果，如用过哪些药、使用方法是否正确。还应关注患者的年龄、性别及吸烟史，既往有无过敏性鼻炎等病史；呼吸困难对日常生活能力的影响。

2．心理社会资料 哮喘的反复发作，容易使患者产生焦虑、恐惧等心理反应；而当病情控制，症状缓解后，又不遵循治疗方案，护士应注意哮喘患者这方面的特点，加以评估。护士还应评估患者及其家人对哮喘的认知、进一步学习的愿望及应了解的问题。

3．身体评估 在进行肺部评估的同时，应注意重症哮喘患者哮鸣音可消失，需结合症状及其他体征进行全面评估。同时应仔细评估患者发绀、大汗的程度，为护理计划的制订提供依据。

4．辅助检查 了解患者肺功能、动脉血气分析及胸部X线等的结果，有助于病情的评估。

（二）主要护理诊断

1．气体交换受损 与支气管平滑肌痉挛、气道炎症、气道阻塞有关。

2．清理呼吸道无效 与气道黏膜水肿分泌物增多、体液丢失及液体摄入不足致痰液黏稠不易咳出有关。

3．知识缺乏：缺乏预防和控制哮喘发作的知识。

4．执行治疗方案无效（个人） 与治疗方案复杂、缺乏使用吸入器的知识和技能、害怕激素副作用或未进行呼气流速峰值的测定有关。

5．焦虑 与担心疾病反复发作影响学习或工作有关。

6．恐惧 与严重呼吸困难有关。

（三）护理计划及评价

1．气体交换受损 与支气管平滑肌痉挛、气道炎症、气道阻塞有关

（1）护理目标：患者呼吸困难缓解，能进行有效呼吸，动脉血气分析结果有所改善。

（2）护理措施

1）环境：保持病室清洁，空气流通，避免放置花草、地毯、皮毛，整理床铺时避免尘埃飞扬等。

2）协助患者取舒适的体位：根据病情提供舒适体位，如为端坐呼吸者提供床上小桌以作支撑，减少体力消耗。

3）饮食护理：提供清淡、易消化、足够热量的饮食。患者若已证实对某种食物如鱼、虾、蟹、蛋类、牛奶等过敏，则应忌食该食品。不宜进食或饮用刺激性的食物或饮料。

4）病情观察：加强对急性期患者的监护，尤其在夜间和凌晨。动态观察呼吸困难、呼吸音、哮鸣音及动脉血气分析等变化，警惕气胸、呼吸衰竭等并发症。

5）保持呼吸道通畅：哮喘急性发作时，患者呼吸增快、出汗，常伴脱水、痰液黏稠，形成痰栓阻塞小支气管加重呼吸困难，因此，应鼓励患者每天饮水2500～3000ml，以补充丢失的水分，稀释痰液。重症者应建立静脉通道，遵医嘱及时、充分补液，纠正水、电解质和酸碱平衡紊乱。

6）氧疗护理：急性哮喘发作患者常伴有不同程度的低氧血症，应遵医嘱给予鼻导管或面罩吸氧，改善呼吸功能。一般吸入较高浓度（4～6L/min）氧，以及时纠正缺氧，当出现CO_2潴留时应按照Ⅱ型呼吸衰竭的氧疗原则给予持续低流量（1～3L/min）吸氧。

哮喘患者均存在气道高反应性，因此吸入的氧气应加温、加湿，避免呼吸道干燥和寒冷气流的刺激而加重呼吸道痉挛。

7）用药护理：观察药物疗效和不良反应。

A．ICS的全身不良反应少，少数患者可出现口咽部真菌感染和咽部不适，应指导患者吸药后以清水漱口，选用干粉吸入剂或加入贮雾器可减少上述不良反应。

B．β_2受体激动剂主要不良反应为偶有头痛、头晕、心悸、手指震颤等，停药或坚持用药一段时间后症状可消失；久用会产生耐药性，停药1～2周可恢复敏感性，应指导患者遵医嘱

按需用药。

C．茶碱类主要不良反应有恶心、呕吐、腹泻，药量过大可出现心律失常、血压下降、抽搐甚至死亡。应注意：①静脉注射浓度不宜过高，速度不宜过快，注射时间应在 10min 以上；②有条件者应监测血药浓度，安全血药浓度为 6 ~ 15mg/L；③茶碱控（缓）释片内有控释材料，必须整片吞服，不可嚼服。

D．患者应禁用 β_2 受体拮抗剂（普萘洛尔等）和其他能诱发哮喘的药物，慎用或禁用阿司匹林，以免诱发或加重哮喘。

8）心理护理：急性发作时患者常出现紧张、烦躁不安等心理反应，护士应适当陪伴并通过语言和非语言沟通，安慰患者，消除过度的紧张状态，对减轻哮喘发作和控制病情有重要意义。

（3）护理评价：患者呼吸频率较前减低，哮鸣音减少，动脉血气分析结果有明显改善。

2．执行治疗方案无效（个人） 与缺乏使用吸入器的知识和技能有关

（1）护理目标：患者能说出吸入器的使用步骤与方法并能够正确使用医生处方的吸入器。

（2）护理措施

1）指导前仔细评估患者使用吸入器的情况，找出使用中存在的问题及其相关因素，针对问题并结合其文化程度、学习能力，确定教育内容、方法及进度。

2）与患者及家属讨论吸入器的构造、使用方法及正确使用的意义。目前临床常见的定量吸入器有定量雾化吸入器（MDI）和干粉吸入器。MDI 价格便宜，但也存在着难以正确操作、吸入药量少及咽喉部不良反应多等缺点，在 MDI 上加用贮雾器（spacer），有助于克服这些缺点。干粉吸入装置如都保、准纳器具有便于操作、吸入药量多和不必用氟利昂作推进剂等优点。

3）医护人员演示吸入器的正确使用方法。

MDI 使用方法（图 2-6）：①开盖，摇匀药液；②缓慢呼气至不能再呼；③双唇包紧咬口，经口深吸气；④在吸气过程中按压驱动装置，并继续吸气至肺总容量；⑤在吸气末尽可能屏气 10s，使较小的雾粒沉降在气道远端，然后再缓慢呼气。MDI 的使用需要患者协调呼吸和按压动作，以保证吸入治疗成功。

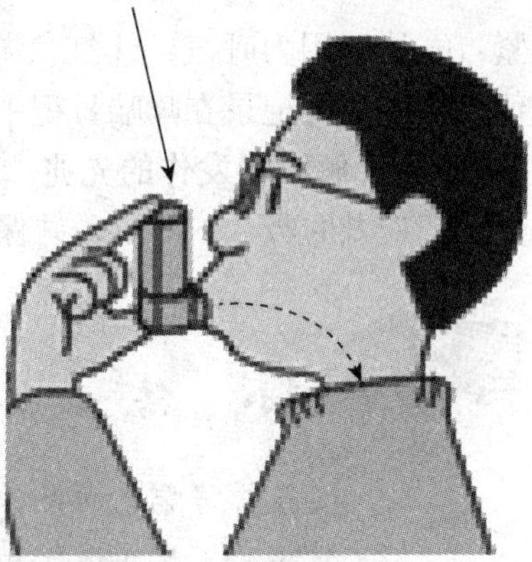

图 2-6　定量雾化吸入器

干粉吸入器常见的有都保装置和准纳器，下面以都保装置为例介绍干粉吸入器使用方法（图 2-7）：使用时移去瓶盖，一手握住瓶身，垂直竖立，将底座向右旋转再向左旋转至听到“喀嗒”一声，表明一次剂量的药粉已经装好。吸入前先呼气，用双唇包住吸嘴，用力深吸气，屏气 10s。

4）注意事项：①若需 1 次吸入 2 喷，第 2 喷应等待至少 1min 后再吸入（即推荐 3 ~ 5min 吸入 2 次），间隔一定时间是为了第 1 喷吸入的药物扩张狭窄的气道后，再次吸入的药物更容易到达远端受累的支气管。②几种气雾剂同时使用时，通常先用支气管舒张剂，后用抗炎气雾剂。

（3）护理评价：患者能说出吸入器的使用步骤与方法，并能够正确使用医生处方的吸入器。

【健康教育】

1．帮助患者树立信心 让患者了解哮喘虽不能根治，但通过长期规范的治疗是可以控制的，患者应主动参与哮喘的长期管理，以更好地控制哮喘。

2．指导患者识别激发因素 有针对性地采用相应的措施，如避免摄入引起过敏的食物，不养宠物，不使用皮毛制品，定期清洗空调，窗帘、床单、枕头及时清洁、更换；避免接触刺

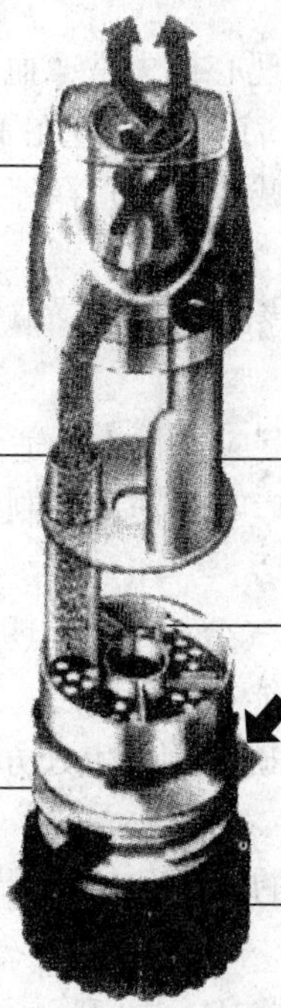

图 2-7　都保装置

激性气体；预防呼吸道感染；避免强烈的精神刺激和剧烈运动。

3．按医嘱合理用药　与医生共同制订一个有效、可行的治疗计划，支气管哮喘患者应了解自己所用的每一种药的名称、用法及使用时的注意事项，制订简明的用药表，使定期用药成为患者日常生活的常规。了解所用药物的主要副作用及出现时的处理原则，如何种药物可适当减量、何种情况下须立即就医。正确指导患者使用定量吸入器。

4．自我监测病情　哮喘日记（记录每日症状、用药及效果）是医患沟通和制订用药计划的重要依据。建议购买峰流速仪，记录最大呼气峰流速（PEFR）的变化，PEFR的下降早于哮喘症状的出现，有助于早期发现哮喘发作。峰流速仪的使用方法：①每次测量前将峰流速仪的红色游标指针轻拨至标尺最低处；②深吸气后，用嘴唇将口含器包紧；③快速用力呼气；④红色游标指针所指的刻度即为PEFR，每次测试可进行三次，选择数值最高的一次记录在哮喘日记中。

5．了解哮喘发作的先兆，及时控制急性发作　嘱患者随身携带药物，一旦出现哮喘发作先兆，应及时吸入SABA，并保持平静，以迅速控制症状，防止严重哮喘发作。

小　结

1．支气管哮喘是由多种炎症细胞和细胞组分参与的气道慢性炎症性疾病。

2．哮喘的发生受遗传和环境的双重影响，应识别环境中的激发因素。

3．哮喘发作时典型的症状为发作性伴有哮鸣音的呼气性呼吸困难，多在夜间或清晨发作，经支气管舒张剂或自行缓解；典型的体征是呼气相延长伴广泛的哮鸣音。

4．防治哮喘最有效的方法是脱离激发因素。应掌握哮喘药物治疗的分类、各类的代表药物、给药途径及药物的不良反应。

5．哮喘急性发作时，应保证每日液体入量大于2500 ~ 3000ml，以防止痰液黏稠堵塞气道。使用MDI时，为了使药物很好地发挥作用，应注意吸药后尽可能屏气10s，然后再吐气。几种气雾剂同时使用时，通常先用支气管舒张剂，后用抗炎气雾剂。

6．激发因素的识别、合理用药、自我监测病情及急性发作时的应对措施是哮喘患者健康教育的重点。

T2-4
第二章第四节思考题参考答案

思考题

结合本节案例请思考：
该患者哮喘缓解后应进行哪些健康教育？

（李　利）

第五节　肺　炎

学习目标

通过本节内容的学习，学生应能够：

◎ 识记

说出肺炎、社区获得性肺炎和医院获得性肺炎的定义。

◎ 理解

概括感染性肺炎的发病机制、肺炎的临床表现、并发症及治疗要点（特别是常见肺炎治疗首选的抗菌药）。

◎ 运用

按照护理程序护理肺炎患者并对肺炎患者进行健康教育。

案例 2-3

T2-5
案例 2-3 分析

某患者，男性，31 岁，3 天前于淋雨后出现寒战、高热伴咳嗽、咳痰，左侧胸痛 1 天就诊。痰液为白黏痰，量少易咳出，无痰中带血、憋气，无咽痛、头痛、腹泻及尿急、尿痛等。患者既往体健，无药物过敏史，无结核病史，否认吸烟史。查体：T 39.1℃，P 94 次 / 分，R 20 次 / 分，BP 110/80mmHg，神志清楚，急性病容，口角有单纯疱疹，左下肺呼吸运动减弱，触觉语颤增强，叩诊呈浊音，左肺呼吸音增强，可闻及支气管呼吸音及湿啰音，深吸气时可闻及胸膜摩擦音，右肺呼吸音清。血常规示 WBC 13.2×10^9/L，N87.3%。胸部 X 线：左下肺大片状密度增高影。门诊以“左下肺炎”收入院，入院后痰涂片染色呈 G^+，墨汁染色示菌体为带荚膜的双球菌。医嘱给予抗感染及对症支持治疗。

问题与思考：

1．该患者此次罹患肺炎最主要的易患因素是什么？

2．该患者抗感染治疗首选的药物是什么？

肺炎（pneumonia）是指终末气道、肺泡及肺间质的炎症。肺炎是常见病，可由病原微生物、理化因素、免疫损伤及过敏等引起。细菌性肺炎是最常见的肺炎类型，也是常见的感染性疾病之一。

一、概述

【分类】

1．按解剖学分类

（1）大叶性肺炎（肺泡性肺炎）：病原体先在肺泡引起炎症，经肺泡间孔（Cohn 孔）向其他肺泡扩散，致使肺段的一部分或整个肺段、肺叶发生炎症。典型表现为肺实质炎症，X 线表现为肺叶或肺段的实变阴影，一般不累及支气管。致病菌以肺炎链球菌最为常见。

（2）小叶性肺炎（支气管肺炎）：病原体经支气管入侵，引起细支气管、终末细支气管及肺泡的炎症。此型肺炎常继发于其他疾病如支气管炎、上呼吸道病毒感染以及长期卧床的危重患者。无肺实变体征，X 线表现为沿肺纹理分布的不规则的斑片状阴影，边缘密度浅而模糊。病原体有细菌、病毒及支原体等。

（3）间质性肺炎：以肺间质为主的炎症，病变主要累及支气管壁及其周围组织。由于病变在肺间质，故呼吸道症状常较轻微，病变广泛可出现呼吸困难。X 线表现为一侧或双侧肺下部不规则阴影，磨玻璃状或网格状。病原体有细菌、支原体、衣原体、病毒或肺孢子虫等。

2．按病因学分类

（1）细菌性肺炎：如肺炎链球菌、金黄色葡萄球菌、肺炎克雷伯菌、流感嗜血杆菌、大肠埃希菌、铜绿假单胞菌和鲍曼不动杆菌等肺炎。

（2）非典型病原体所致肺炎：如军团菌、肺炎支原体和衣原体等所致肺炎。

（3）病毒性肺炎：如冠状病毒、呼吸道合胞病毒、腺病毒、流感病毒及巨细胞病毒所致等肺炎。

（4）肺真菌病：如念珠菌、曲霉菌、肺孢子菌等感染。

（5）其他病原体所致肺炎：如立克次体、弓形体、寄生虫（如肺包虫、肺吸虫）等所致肺炎。

（6）理化及过敏因素所致肺炎：包括放射性损伤所致的放射性肺炎、胃酸吸入引起的化学性肺炎等。

3．按患病环境分类

（1）社区获得性肺炎（community acquired pneumonia，CAP）：是指在医院外罹患的感染性肺实质炎症，包括具有明确潜伏期的病原体感染而在入院后平均潜伏期内发病的肺炎。主要病原菌为肺炎链球菌、非典型病原体、流感嗜血杆菌等。

（2）医院获得性肺炎（hospital acquired pneumonia，HAP）：是指患者入院时不存在也不处于感染潜伏期，而在入院 48h 后在医院内（包括老年护理院、康复院）发生的肺炎，HAP 包括呼吸机相关性肺炎（ventilator associated pneumonia，VAP）。患者发生肺炎时往往有各种基础疾患，在医院接受各种药物（抗生素、抗癌药、激素、免疫抑制剂）治疗、有创性操作或在大手术后。多发生在老年、体弱、慢性病或危重症患者，临床症状常不典型，治疗困难，预后差，死亡率高。常见致病菌为革兰氏阴性杆菌（如铜绿假单胞菌、不动杆菌、肺炎克雷伯菌、肠杆菌等），其次为金黄色葡萄球菌、真菌等。

【感染性肺炎的病因和发病机制】

健康人气管隆凸以下的呼吸道是无菌的。是否发生肺炎决定于两个因素：病原体和宿主因素。如果病原体数量多、毒力强和（或）宿主呼吸道局部及全身免疫防御系统损害，即可发生肺炎。

1．病原体的侵入 病原体可经以下途径入侵下呼吸道：①上呼吸道定植菌的误吸；②直接吸入空气中的细菌；③血行播散；④邻近感染部位蔓延。其中上呼吸道定植菌的误吸是进入肺内的最常见途径。

2．机体防御机制降低　各种因素使机体防御功能受损时，肺炎容易发生，这些因素通常称肺炎的危险因素（易患因素），包括吸烟、醉酒、年老体弱、慢性肺部疾患（如COPD）或其他基础疾病如未控制的糖尿病、尿毒症、脑血管意外等以及应用免疫抑制剂。

【临床表现】

1．症状　常见症状有发热、咳嗽、咳痰，或原有呼吸道症状加重，并出现脓性痰或血痰，伴或不伴有胸痛。病变范围大者可有呼吸困难。

2．体征　早期肺部体征不明显。典型体征为肺实变征：肺部触诊有语颤增强，叩诊呈浊音或实音，听诊可闻支气管呼吸音或湿啰音等。重症患者有呼吸频率加快、发绀等。并发胸腔积液者可有相应体征。

【实验室及其他检查】

1．血常规　细菌性肺炎多有白细胞增高、中性粒细胞增多和核左移现象；病毒性肺炎和其他类型肺炎，白细胞计数可无明显变化。

2．痰液检查　最常用的是下呼吸道病原学标本检查。可涂片、镜检和培养。

3．胸部X线检查　后前位和侧位胸片可为肺炎发生的部位、严重程度和病原学提供重要线索，如呈叶或段分布的阴影，高度提示细菌性肺炎；非均匀性浸润，如斑片状或条索状阴影，多见于细菌或病毒引起的支气管肺炎；空洞性浸润，常见于葡萄球菌或真菌感染。

4．其他检查　免疫学检查、血生化检查等。

【诊断要点】

1．确定肺炎诊断　首先根据症状、体征及有关检查等确定肺炎诊断，胸部X线检查对鉴别肺炎和呼吸道感染有重要意义。需除外肺结核、肺肿瘤、肺水肿、肺不张、肺栓塞等。

2．评估肺炎严重程度　病情严重程度评价对于决定在门诊治疗抑或入院甚或ICU治疗至关重要。重症肺炎目前还没有普遍认同的诊断标准，主要是从肺部病变范围、器官灌注和氧合状态方面进行评价。2007年，美国感染疾病学会/美国胸科学会对于成人CAP重症肺炎标准如下。主要标准：①需要有创机械通气；②感染性休克需要血管收缩剂治疗。次要标准：①呼吸频率≥30次/分；②氧合指数（PaO_2/FiO_2）≤250；③多肺叶浸润；④意识障碍/定向力障碍；⑤氮质血症（BUN≥7.2mmol/L）；⑥白细胞减少（白细胞＜4.0×10^9/L）；⑦血小板减少（血小板＜10.0×10^9/L）；⑧低体温（肛温＜36℃）；⑨低血压，需要强力的液体复苏。符合1项主要标准或3项以上次要标准诊断为重症肺炎，建议收入ICU治疗。

3．确定病原体　明确病原体有助于临床治疗。常用的方法有：

（1）痰涂片镜检及痰培养：具有最简便、无创等优点，是最常用的病原学检查方法，采集标本时须规范操作。先直接涂片镜检，筛选合格标本接种培养。痰培养可确定病原体并指导用药。

（2）经纤维支气管镜或人工气道吸引：采集下呼吸道分泌物作病原体培养。

（3）防污染样本毛刷取样培养。

（4）血或胸腔积液培养：重症肺炎患者应作血培养，有胸腔积液时应作胸腔积液培养，有助于确定病原体。

（5）血清学检查：测定特异性IgM抗体滴度，急性期和恢复期之间抗体滴度有4倍增高可诊断，适用于支原体肺炎、军团菌肺炎等。

【治疗要点】

1．抗感染治疗　抗感染治疗是肺炎治疗的最主要环节，包括经验性治疗和抗病原体治疗。在发病初期病原体不明确的情况下，可根据本地区肺炎病原体的流行病学资料，选择可能覆盖病原体的抗生素进行经验性治疗。初始治疗后根据临床反应及细菌培养和药物敏感试验，给予特异性的抗病原体治疗。

青壮年、无基础疾病的社区获得性肺炎患者常用青霉素类、第一代头孢菌素等，我国肺炎链球菌对大环内酯类耐药率高，所以对该菌所致的肺炎，不单独使用大环内酯类药物治疗。老年人、有基础疾病的CAP，常用第二、三代头孢菌素，β-内酰胺类/β-内酰胺酶抑制剂，氟喹诺酮等。HAP常用第二、三代头孢菌素，β-内酰胺类/β-内酰胺酶抑制剂，碳青霉烯类（亚胺培南）等。重症肺炎首先选择广谱的强力抗菌药物，并足量、联合用药。

抗感染治疗尽早开始，越早治疗预后越好。病情稳定后可从静脉途径转为口服治疗。抗菌药的疗程一般为7～10天或更长，应根据病原体和宿主情况综合考虑。

治疗后48～72h应对病情进行评价。治疗有效表现为体温下降、症状改善，白细胞、C反应蛋白和降钙素原逐渐降低或恢复正常，而X线片病灶吸收较迟。

2．对症和支持治疗 包括维持水和电解质平衡、纠正缺氧、清除呼吸道分泌物，如体位排痰及雾化吸入排痰等。

3．预防和及时处理并发症 肺炎球菌肺炎、葡萄球菌肺炎、革兰氏阴性杆菌肺炎等出现严重败血症或毒血症可并发感染性休克，应及时给予抗休克、抗感染治疗。并发肺脓肿、呼吸衰竭等应给予相应处理。

【护理】

1．护理评估

（1）病史：了解患者起病的急缓，有无上呼吸道感染；评估患者的危险因素如年龄、吸烟、饮酒史，既往有无慢性阻塞性肺疾病、糖尿病、艾滋病等，是否使用过抗菌药、激素等药物。

（2）心理社会资料：包括对健康的认识和对疾病的认识，以及家庭成员和家庭的照顾能力，其他社会关系，收入状况和医疗支付状况，以及是否因肺炎致焦虑等表现。

（3）身体评估

1）症状：评估咳嗽为夜间咳嗽还是持续性咳嗽，为刺激性干咳还是伴有痰液排出，痰的颜色、黏稠度及量，痰液是否易于咳出，是否出现原有呼吸道症状加重，是否伴有胸痛及呼吸困难，是否出现意识障碍。大多数患者有发热，应评估发热程度，观察热型。

2）体征：早期肺部体征无明显异常，肺实变时有典型的体征，如叩诊浊音、语颤增强和支气管呼吸音等，注意评估有无湿啰音。

（4）辅助检查：常用的辅助检查包括胸部X线检查、实验室检查（全血细胞计数、血清学检查、痰涂片、痰培养及血培养等，必要时可行血气分析）。应评估患者胸片是否有边缘模糊的片状或斑片状浸润影，并动态观察；动态观察白细胞总数及中性粒细胞的变化情况；通过其他实验室检查了解病原体的类型。

2．主要护理诊断

（1）体温过高 与肺部感染有关。

（2）清理呼吸道无效 与气道分泌物多、痰液黏稠、胸痛及咳嗽无力有关。

（3）潜在并发症：呼吸衰竭、感染性休克。

（4）疼痛：胸痛 与肺部炎症累及壁胸膜有关。

（5）知识缺乏：缺乏肺炎预防、治疗及护理的相关知识。

3．护理计划及评价

知识缺乏：缺乏肺炎预防、治疗及护理的相关知识

（1）护理目标：能够复述肺炎的预防措施，能够理解肺炎治疗和护理的相关知识并积极配合治疗。

（2）护理措施

1）病情观察：①监测生命体征，对重症或老年肺炎患者还应密切观察神志及尿量的变化；②观察咳嗽、咳痰、胸痛的变化；③对重症患者应监测血气分析。

2）休息：应卧床休息，注意保暖。协助重症及老年患者采取舒适体位，每 2h 变换体位 1 次，以促进肺扩张，减少分泌物淤积在肺部而引起并发症。体温下降后应鼓励患者尽早下地活动，促进康复。

3）饮食：提供有足够热量、蛋白质和维生素的流质或半流质食物，以补充高热引起的营养消耗。鼓励患者多饮水，无禁忌时每日至少 1 ～ 2L，以保证足够入量并有利于稀释痰液。入量不足时给予静脉补液。

4）症状护理：①高热：以物理降温为主。慎用阿司匹林类药物，以免大量出汗、脱水及干扰真实热型。服药后患者出汗，应及时更换衣服和被褥，保持皮肤的清洁和干燥，并注意保暖。②咳嗽、咳痰：见本章概述一节“咳嗽、咳痰护理”。③胸痛：可采取患侧卧位，必要时遵医嘱应用镇痛、止咳药，缓解疼痛和改善肺通气，如口服可待因，注意评价用药后效果。④发绀：有发绀、低氧血症者给予吸氧。

5）抗菌药物治疗的护理：严格按医嘱使用药物，注意药物浓度、滴速、用药间隔和配伍禁忌，观察药物不良反应（包括毒性反应、过敏反应、二重感染）。一旦出现不良反应，及时与医生沟通，并作相应处理。

6）辅助检查的护理：痰标本留取详见本章第一节。血培养对败血症的诊断最为重要，在怀疑有败血症时，为提高培养阳性率，血培养应在抗菌治疗前短期多次采血（寒战及高热时采血 2 ～ 3 次），成人每次采血量至少 10ml，以提高培养的阳性率。

（3）护理评价：患者能够说出肺炎的预防措施，自述能够理解肺炎治疗和护理的相关知识，积极配合治疗。能说出肺炎抗菌药治疗的相关知识并积极配合治疗。

【健康教育】

1．教育群众加强体育锻炼、注意劳逸结合、增加营养、纠正不良的生活习惯，以增强体质。对易感人群如年老体弱者、慢性病患者，可接种流感疫苗、肺炎疫苗等，以预防发病。

2．对患者及家属进行有关肺炎的知识教育，使其了解肺炎的病因和诱因，避免受凉、淋雨、吸烟、酗酒、过度疲劳等，以预防肺炎发生；指导患者遵医嘱按时用药，勿自行停药或减量；出院后定期随访。

二、葡萄球菌肺炎

葡萄球菌肺炎（staphylococcal pneumonia）是由葡萄球菌引起的急性肺化脓性感染。多发生于原有慢性全身疾病患者，如糖尿病、血液病、肝病、艾滋病及肺部疾病者。HAP 中葡萄球菌感染占 11% ～ 25%，若治疗不及时或不当，病死率较高。

葡萄球菌为革兰氏阳性球菌，其致病物质主要是毒素与酶，如溶血毒素、杀白细胞素等，具有溶血、导致坏死、杀白细胞及致血管痉挛等作用。葡萄球菌中以金黄色葡萄球菌（简称金葡菌）致病力最强，血浆凝固酶阳性，是化脓性感染的主要原因。

葡萄球菌肺炎的感染途径有两种：一种为继发于呼吸道感染，如儿童患流感或麻疹时，葡萄球菌可经呼吸道进入而引起肺炎。另一种为血源性感染，多来自皮肤（如疖、痈、蜂窝织炎）、外伤、手术等感染，经血行播散至肺，引起肺炎，组织坏死，形成单个或多发肺脓肿。脓肿可破溃而引起脓胸或脓气胸。

【临床表现】

本病起病多急骤，有畏寒、高热、胸痛、咳嗽、咳痰，痰为脓性，量多，带血丝或呈粉红色乳状。毒血症症状明显，有全身关节、肌肉酸痛，精神萎靡等。病情严重者早期出现周围循环衰竭。院内感染者通常起病较隐匿，体温逐渐上升，有少量脓痰。病变范围大者可有肺实变体征，语颤增强、叩诊浊音、听诊有湿啰音。血源性感染者，呼吸系统症状和肺部体征多不明显，常以全身衰竭及中毒症状为主要表现。

【实验室及其他检查】

1．血常规 白细胞计数明显升高，中性粒细胞比例增多，有核左移及中毒颗粒。血、痰可培养出金黄色葡萄球菌。

2．胸部 X 检查 显示肺段或肺叶浸润性病变，常为多发，病变浓密不均匀，常有空洞及液平面，也常伴有胸腔积液。多数病例在起病 3 ～ 4 周后才完全吸收。

【治疗要点】

选择敏感抗生素是治疗的关键，首选耐青霉素酶的半合成青霉素或头孢菌素，如苯唑西林、氯唑西林、头孢呋辛等，联合氨基糖苷类抗生素，如阿米卡星等。对耐甲氧西林金黄色葡萄球菌（MRSA）应该选用万古霉素、替考拉宁等。

三、肺炎链球菌肺炎

肺炎链球菌肺炎（pneumococcus pneumonia）是由肺炎链球菌（肺炎球菌）所引起的肺炎，典型病变呈大叶性分布。临床表现以寒战、高热、咳嗽、血痰及胸痛为特征。为临床上最常见的肺炎，居 CAP 的首位。由于抗生素的广泛应用，发病率逐渐下降，不典型病例较前增多。

【病因和发病机制】

肺炎链球菌为革兰氏阳性球菌，多成双或呈短链排列，在体内能形成荚膜。按荚膜多糖抗原不同，分为 86 个血清型，其中引起成人肺炎的多属第 1 ～ 9 及 12 型，以第 3 型毒力最强。肺炎链球菌在干燥痰中可存活数月，但在阳光直射 1h 或加热至 52℃ 10min 即可被杀灭。这些细菌为上呼吸道正常菌群，只在机体免疫力降低或有免疫缺陷时才发病。细菌被吸入下呼吸道，在肺泡内繁殖，由于多糖荚膜对组织的侵袭作用，首先引起肺泡壁水肿，迅速出现白细胞、红细胞及纤维蛋白渗出，渗出液经肺泡孔向中央部分扩散，可累及几个肺段或整个肺叶。易累及胸膜而致渗出性胸膜炎。肺炎球菌不产生毒素，一般不引起原发组织坏死和形成空洞，炎症消散后肺组织结构多无破坏，不留瘢痕。

本病主要为散发，可借助飞沫传播，以冬季及初春多见。患者多为无基础疾病的青壮年、儿童与老年人，男性多于女性。感染后可获得特异性免疫力，同型菌二次感染少见。

【临床表现】

1．症状 常有受凉、淋雨、疲劳、酗酒等病史，大多数患者有数日上呼吸道感染的前驱症状。多急骤起病，出现寒战、高热，体温通常在 39 ～ 40℃。咳嗽，痰不多，可带血，典型者为铁锈色痰，现已不多见。可有胸痛，深呼吸时加重，并可放射至肩及腹部。感染严重者可并发感染性休克、急性呼吸窘迫综合征、胸膜炎、心肌炎等，但近年很少见。

2．体征 患者呈急性热病容，口角可有单纯疱疹，病变广泛者可出现发绀。早期肺部可无异常体征，肺实变期有典型的肺实变体征。

本病自然病程 1 ～ 2 周，发病 5 ～ 10 天，体温骤降或逐渐消退；使用有效抗菌药物后，体温于 1 ～ 3 日内恢复正常，其他症状及体征也随之消失。

【实验室及其他检查】

1．血常规 白细胞总数多在（10 ～ 30）$\times 10^9$/L，中性粒细胞增高，多在 80% 以上，伴有核左移，胞质内可见中毒颗粒。免疫功能低下者，可仅有中性粒细胞比例增高。

2．病原学检查 痰涂片作革兰氏染色及荚膜染色镜检，如发现革兰氏染色阳性、带荚膜的双球菌，可初步诊断。痰培养 24 ～ 48h 可确定病原体。聚合酶链反应检测和荧光标记抗体检测可提高病原学诊断率。

3．**胸部X线检查**　充血期可仅见肺纹理增粗，或受累肺段、叶略显模糊，肝变期可出现大片状致密阴影，病变不超过叶间胸膜。但近年来典型病变已不多见，多数病例经积极治疗后，阴影可完全消散。

【治疗要点】

1．**抗感染治疗**　首选青霉素，用药途径及剂量取决于病情轻重及有无并发症，轻症者可用青霉素80万U/次，3次/日，肌内注射，稍重者可用480万U/日，分3～4次静脉滴注，滴注时每次量尽可能在1h内滴完，以达到有效血浓度。对青霉素过敏者，可选用红霉素、林可霉素静脉滴注，或选用氟喹喏酮类药物。重症者可用头孢菌素类抗生素。如治疗有效，24～72h后体温即可恢复正常。抗菌治疗疗程一般为5～7天，或热退后3天即可停药。

2．**对症及支持治疗**　及时纠正脱水，维持水、电解质平衡。有剧烈胸痛时可给少量止痛剂，如可待因15mg。促进有效咳嗽和呼吸，当$PaO_2 < 60mmHg$时应给氧。如有腹胀、鼓肠可用肛管排气或胃肠减压，烦躁不安者可服小剂量镇静剂如地西泮（安定）5mg，不用抑制呼吸的镇静剂。有感染性休克时应积极抢救，给予抗休克抗感染治疗。

四、革兰氏阴性杆菌肺炎

革兰氏阴性杆菌肺炎常见于克雷伯菌（又称肺炎杆菌）、铜绿假单胞菌（又称绿脓杆菌）、流感嗜血杆菌等感染，是HAP的常见致病菌。其中克雷伯菌是HAP的主要致病菌。革兰氏阴性杆菌肺炎的共同点是肺实变或病变融合，易形成多发性脓肿。

【临床表现】

急性起病，有高热、咳嗽、咳脓痰和胸痛，痰量多且黏稠不易咳出，颜色可为灰绿色或砖红色、胶冻样（果冻痰）。也可伴有呼吸困难、发绀、心悸，可早期出现休克。肺部可有肺实变体征。

【实验室及其他检查】

由于病原体复杂、多变，且多重耐药频发，应特别强调开展病原学诊断及药敏试验。胸部X线表现常呈多样性，可呈小叶性或大片状实变阴影，好发于右肺上叶、双肺下叶，在病变区可见多发性蜂窝状小脓肿，叶间隙下坠。

【治疗要点】

及早选用有效抗菌药物是治疗的关键，常使用第二、三代头孢菌素联合氨基糖苷类抗生素，亦可选用哌拉西林（氧哌嗪青霉素）与氨基糖苷类联用。

五、军团菌肺炎

军团菌肺炎（legionnaires pneumonia）是由革兰氏阴性嗜肺军团菌引起的一种以肺炎为主的全身性疾病。军团菌存在于水和土壤中，常经供水系统、空调或雾化吸入等途径引起呼吸道感染，可呈小的暴发流行。年老体弱、慢性疾病、恶性肿瘤或接受免疫抑制剂治疗者易患本病，病死率高。夏季或初秋为多发季节。

【临床表现】

潜伏期2～10天，起病先缓慢后急骤，开始有乏力、低热，1～2天后出现寒战、高热、头痛、肌痛、咳嗽、咳痰，痰黏稠、量少，可带血丝或呈血痰，一般不呈脓性痰。严重者有呼吸困难，甚至发生呼吸衰竭。消化系统症状常较明显，有恶心、呕吐和水样腹泻。神经系统症状常有谵妄、定向障碍、反应迟钝等。可有急性病容、相对缓脉，肺部有湿啰音，重症者肺部出现实变体征。

【实验室及其他检查】

1．血常规 白细胞总数及中性粒细胞增高、核左移。血军团菌抗体检测恢复期较急性期增高 4 倍以上，或单份血清滴度在 1∶256 以上，则有诊断价值。痰、胸腔积液特殊培养获得嗜肺军团菌可确定诊断。

2．胸部 X 线检查 早期呈斑片状浸润阴影，可迅速出现叶、段肺实变征象（单侧或双侧），可伴空洞或肺脓肿。病变吸收较一般肺炎慢，在临床治疗有效时，其 X 线片病变仍呈进展状态，为其特征之一。

【治疗要点】

除支持治疗外，传统抗菌治疗首选大环内酯类抗生素，如红霉素 1 ~ 2g/ 日，静脉滴注或口服，疗程 2 ~ 3 周，以防复发。重症患者加用利福平。目前推荐新大环内酯类（阿奇霉素）和氟喹诺酮类治疗，效果确切，疗程可缩短。

【预防】

加强对医院、旅馆等环境和水源的监控，是控制本病发生流行的关键。

六、肺炎支原体肺炎

肺炎支原体肺炎（mycoplasmal pneumonia）是由肺炎支原体引起的呼吸道和肺部的急性炎症改变，常同时有咽炎、支气管炎和肺炎。本病占非细菌性肺炎的 1/3 以上。近年来，其发病率有所升高。本病好发于秋季，各年龄均可发病，但多见于儿童及青少年，可散发或造成小流行。

肺炎支原体是介于细菌和病毒之间、能在无细胞培养基上生长的最小微生物之一，无细胞壁。病原体通过呼吸道传播，健康人吸入患者咳嗽、打喷嚏时喷出的口、鼻分泌物而引起感染。发病前 2 ~ 3 天直至病愈，皆可在患者呼吸道分泌物中发现肺炎支原体。此病原体吸附于宿主呼吸道上皮细胞表面，抑制纤毛活动与破坏上皮细胞。肺炎支原体的致病性可能与患者对病原体或其代谢产物的过敏反应有关。

【临床表现】

潜伏期 2 ~ 3 周，起病缓慢，有发热、咳嗽、咽痛、乏力、肌痛、腹泻等，咳嗽多为刺激性干咳，有少量黏液痰。发热可持续 2 ~ 3 周，体温恢复正常后仍可能有咳嗽，咳嗽可长达 6 周。肺外表现更为常见，如可见斑丘疹或多形红斑。可在颈部、颌下发现肿大淋巴结，有压痛。肺部体征多不明显，偶有干、湿啰音。

【实验室及其他检查】

1．白细胞总数正常或稍高，嗜酸性粒细胞正常。红细胞冷凝集试验阳性（滴度＞1 ∶ 32），尤其是滴度逐步增高者有助于诊断。40% ~ 60% 患者链球菌 MG 凝集试验阳性。血清支原体 IgM 抗体的测定可进一步确诊。

2．胸部 X 线检查 肺部呈多种形态的浸润影，节段性分布，以肺下野多见，病变经 3 ~ 4 周后可自行消散。

【治疗要点】

本病有自限性，早期适当应用抗生素可减轻症状及缩短病程。抗菌治疗首选大环内酯类抗生素，如红霉素，成人 2g/d，或可选用罗红霉素、阿奇霉素、四环素等，一般疗程 2 ~ 3 周。

七、病毒性肺炎

病毒性肺炎（viral pneumonia）是由上呼吸道病毒感染向下蔓延所致的肺部炎症。引起成人病毒性肺炎的常见病毒为甲或乙型流感病毒、副流感病毒、腺病毒、呼吸道合胞病毒和冠状病毒等。呼吸道病毒可通过飞沫或直接接触传播，传播速度快。因病毒从呼吸道侵入，故病毒性肺炎常伴有气管 - 支气管炎。本病多发生于病毒疾病流行季节，如冬、春季，可暴发或散发流行。婴幼儿、老人或原有心肺疾病者病情较重，死亡率高。

【临床表现】

病毒性肺炎起病较急，但症状较轻，常有发热、头痛、全身酸痛、疲乏等上呼吸道感染症状，累及肺部时出现咳嗽、少痰或有白色黏液痰、咽痛等，胸痛不明显。小儿或老年人易出现呼吸困难、发绀、精神萎靡，甚至发生休克、呼吸衰竭、心力衰竭等重症肺炎表现，也可发生急性呼吸窘迫综合征。本病体征常不明显，重症者有呼吸浅速、发绀、心率增快、肺部干湿啰音等。

【实验室及其他检查】

1．**血常规检查**　白细胞总数正常、稍高或偏低。痰涂片白细胞中以单核细胞为多，痰培养无致病菌生长。血清学检查检测特异性 IgG 抗体，只能作回顾性诊断。

2．**胸部 X 线检查**　可见肺纹理增多，有小片状或广泛浸润，严重者可见双肺弥漫性结节性浸润。

【治疗要点】

本病以对症治疗为主，卧床休息，保持呼吸道通畅，酌情吸氧，预防交叉感染。选用病毒抑制剂如利巴韦林（病毒唑）、阿昔洛韦（无环鸟苷）、奥司他韦、阿糖胞苷等。如明确合并有细菌感染时，应及时选用敏感抗生素。

八、肺真菌病

肺真菌病（pneumonomycosis）可由念珠菌、放线菌、隐球菌等多种真菌引起。真菌孢子飞扬于空气中，可能被吸入肺部引起肺真菌感染（外源性），如隐球菌、曲霉菌、荚膜组织胞浆菌等。有些真菌为口腔、皮肤、肠道的寄生菌，如念珠菌、放线菌。健康人对真菌具有较强的抵抗力，很少患肺真菌病，当机体有基础疾病（如糖尿病、白血病等）或免疫功能受损时，尤其是长期应用广谱抗生素、糖皮质激素、免疫抑制剂、细胞毒性药物及体内留置导管时，可引起感染，发生肺真菌病。近年来由于人口老龄化及上述药物的广泛应用，肺真菌感染有逐渐增多趋势，而本病症状、体征及 X 线征象多无特征性，诊断有一定困难，至今尚无理想药物，预后差，死亡率高，因此预防更为重要。

【临床表现】

在有基础疾病患者（如白血病、恶性肿瘤等），使用糖皮质激素、免疫抑制剂、广谱抗生素的情况下，有发热、咳嗽、咳痰（黏液痰或呈乳白色、棕黄色痰，也可有血痰）、胸痛、消瘦、乏力等症状时，应考虑肺真菌感染的可能。肺部体征有呼吸音减低，出现干、湿啰音，或也可有肺部叩诊浊音。

【实验室及其他检查】

1．痰涂片可见真菌的菌丝或孢子。痰培养可鉴定菌种。特异性抗体检测有助于诊断。

2．**胸部 X 线检查**　可呈多种炎性阴影，如叶、段性的片状、块状或弥漫性小结节状阴影，但均无特异性。

【治疗要点】

轻症患者在停用广谱抗生素、糖皮质激素或撤除体内导管后，常能自行好转。重症者则需进行抗真菌治疗，临床观察 3 ～ 6 个月，抗真菌药物有氟康唑、两性霉素 B、氟胞嘧啶等，但均有不良反应，应用时需注意。

小　结

1. 肺炎是终末气道、肺泡及肺间质的炎症。

2. 临床上最常见的肺炎是感染性肺炎。应理解并区分社区获得性肺炎和医院获得性肺炎。

3. 肺炎常见的症状是发热、咳嗽、咳痰，可有胸痛，重症有呼吸困难，不同的病原体所致肺炎具有不同的临床特点，应注意区分。

4. 治疗的关键是针对可能或明确的致病菌选用敏感的抗菌药，同时给予对症和支持治疗。

5. 护理及健康教育应重点掌握：症状护理，如高热者，以物理降温为主，慎用阿司匹林类退热药；胸痛患者应采取患侧卧位；应能够正确留取痰标本和血培养标本；指导并监督患者遵医嘱、按疗程用药，并熟悉抗感染治疗的疗效评价时间及指标；应能够指导患者识别肺炎的易患因素。

思考题

第二章第五节思考题参考答案

结合本节案例请思考：

1. 观察患者抗感染治疗是否有效的指标有什么？

2. 该患者症状护理的要点有什么？

（王艳玲　李　利）

第六节　肺结核

学习目标

通过本节内容的学习，学生应能够：

◎ 识记

说出肺结核的定义。

◎ 理解

概括肺结核的病原学特点、发病机制、临床表现、常用的实验室和其他检查方法及其意义、治疗要点（特别是化疗原则、常用抗结核药物名称及其不良反应）和预防措施及胸腔穿刺术的护理配合。

◎ 运用

运用护理程序护理肺结核患者并进行健康教育。

案例 2-4 分析

案例 2-4

患者，男性，21 岁，发热、盗汗、乏力，偶尔干咳 10 天，下午体温 37.5 ~ 38℃，右侧胸闷痛 1 周入院。查体：气管移向左侧，右侧胸廓饱满，触觉语颤减弱，叩诊浊音，呼吸音消失。胸部 X 线检查示右侧大量胸腔积液。为确诊，医生为该患者做胸腔穿刺抽液，放液 700ml 时，患者突然诉说心慌、头晕，面色苍白，出冷汗，四肢凉，发绀。

问题与思考：

1．该患者最可能的诊断是什么？

2．患者目前出现了什么情况？该如何处置？

结核病是由结核分枝杆菌（简称结核菌）引起的慢性传染病，可侵犯多个脏器，其中以肺结核（pulmonary tuberculosis）最为常见。除少数起病急骤外，多呈慢性经过。临床表现为低热、消瘦、乏力、咳嗽、咯血等症状。

目前，全球约有 20 亿结核分枝杆菌感染者，结核病患者 2000 万例，每年新发病例 900 万，其中半数为传染性肺结核，每年约有 300 万人死于结核。

我国结核病疫情具有高感染率、高肺结核患病率、高耐药率、死亡人数多、中青年人患病多、地区患病率差异大等特点。全国大约有 5.5 亿感染者，其中肺结核患者 500 万，200 万为传染性肺结核。WHO 把我国列为结核病高负担、高危险性国家之一。故结核病是我国重点控制的主要疾病之一，作好防治工作十分重要。

【病原学】

结核病的病原菌是结核分枝杆菌，为需氧菌。包括人型、牛型、非洲型和鼠型 4 类，对人类致病的主要为人型结核分枝杆菌，其余型少见。结核分枝杆菌由于其涂片染色具有抗酸性，故又称抗酸杆菌。镜检呈细长、略弯曲的杆菌，痰标本中的细菌可呈 T、Y、V 字形等多种形态。此菌生长缓慢，增殖一代需 14 ~ 20h，在培养基中要 2 ~ 8 周才能繁殖成可见的菌落。细菌菌体成分复杂，主要是类脂质、蛋白质及多糖类，类脂质与结核病的组织坏死、干酪液化、空洞形成及变态反应有关。菌体蛋白质是结核菌素的主要成分，可诱发皮肤变态反应。多糖类参与某些免疫应答反应。

结核分枝杆菌对外界抵抗力较强，对干燥、冷、酸、碱等具有抵抗力，在阴湿环境中能生存 5 个月以上。但与 70% 乙醇接触 2min 或 100℃煮沸 5min 均被杀死。对紫外线也较敏感，在烈日下暴晒 2 ~ 7h 细菌可被杀死，10W 紫外线灯距照射物 0.5 ~ 1m 照射 30min 也有明显杀菌作用。

结核分枝杆菌具有耐药性，在繁殖过程中由于其染色体基因突变而产生耐药性，耐药性关系到治疗的成败。结核分枝杆菌在自然繁殖过程中存在极少量自然耐药菌，在治疗过程中如单用一种药物可杀死大量敏感菌，但自然耐药菌却不受影响，继续生长繁殖，最终呈优势生长，使该药物治疗失败。因此，目前化疗多采用联合用药，通过交叉杀菌作用防止细菌耐药性的产生。联合用药后中断治疗或不规律用药仍可产生耐药性。

根据结核分枝杆菌的代谢状态分为 A、B、C、D 4 群。①A 群：生长繁殖旺盛，致病力强，占细菌的绝大部分，大量的 A 群细菌多位于巨噬细胞外和肺空洞干酪液化部分，易被抗结核药所杀灭，尤以异烟肼效果最好。A 群易产生耐药变异菌。②B 群：处于半静止状态，多位于巨噬细胞内酸性环境中和空洞壁坏死组织中。③C 群：处于半静止状态，可发生突然间歇、短暂的生长繁殖，存在于干酪坏死灶中。④D群：为休眠菌，数量少，不繁殖，无致病力和传染性。上述分群对抗结核药物的选择有一定指导意义，通常大多数抗结核药物作用于A群，即在治疗的48h内迅速杀灭细菌，痰菌阴转，对防止耐药性的产生有重要作用。B群和C群处于半静止状态，抗结核药物的作用相对较差，杀灭B群和C群可以防止复发。对D群，抗结核药物无作用。

【流行病学】

（一）传染源

结核病的传染源主要是结核患者。痰结核菌阳性患者具有传染性，传染性大小取决于痰内细菌量的多少，痰直接涂片法检查阳性者属于大量排菌，直接涂片法阴性而仅培养阳性者属于微量排菌。

（二）传播途径

结核分枝杆菌主要通过呼吸道传播，排菌的肺结核患者在咳嗽、打喷嚏、大声谈话等时将含有结核分枝杆菌的微滴排到空气中，被健康人直接吸入后可引起感染。因此，飞沫传播是肺结核最重要的传播途径。经消化道或皮肤传播现已少见。

（三）易感人群

影响人群对结核病的易感因素分为机体非特异性免疫力和获得性特异性免疫力两大类。影响机体非特异性免疫力的因素，有遗传因素及营养不良、贫困、居住拥挤等社会因素。婴幼儿、老年人、慢性疾病患者、使用免疫抑制剂者、HIV感染者、移居到城市的山区及农村居民等都是结核病的易感人群。获得性特异性免疫力来自自然或人为感染结核分枝杆菌。

【结核病的发生与发展】

（一）原发感染

当人首次吸入含结核分枝杆菌的微滴后，是否感染取决于细菌的毒力和肺泡巨噬细胞的吞噬、杀菌能力。如果细菌能存活并在肺泡巨噬细胞内外生长繁殖，使肺组织出现炎性病变，称为原发病灶。原发病灶中的细菌沿淋巴管到达肺门淋巴结，引起肺门淋巴结肿大。肺部原发病灶、淋巴管炎及肺门淋巴结肿大统称为原发复合征或原发性结核，多见于小儿。原发病灶继续扩大，细菌可直接或经血流播散到其他组织器官，发生结核病。肺结核的发生、发展过程见图2-8。

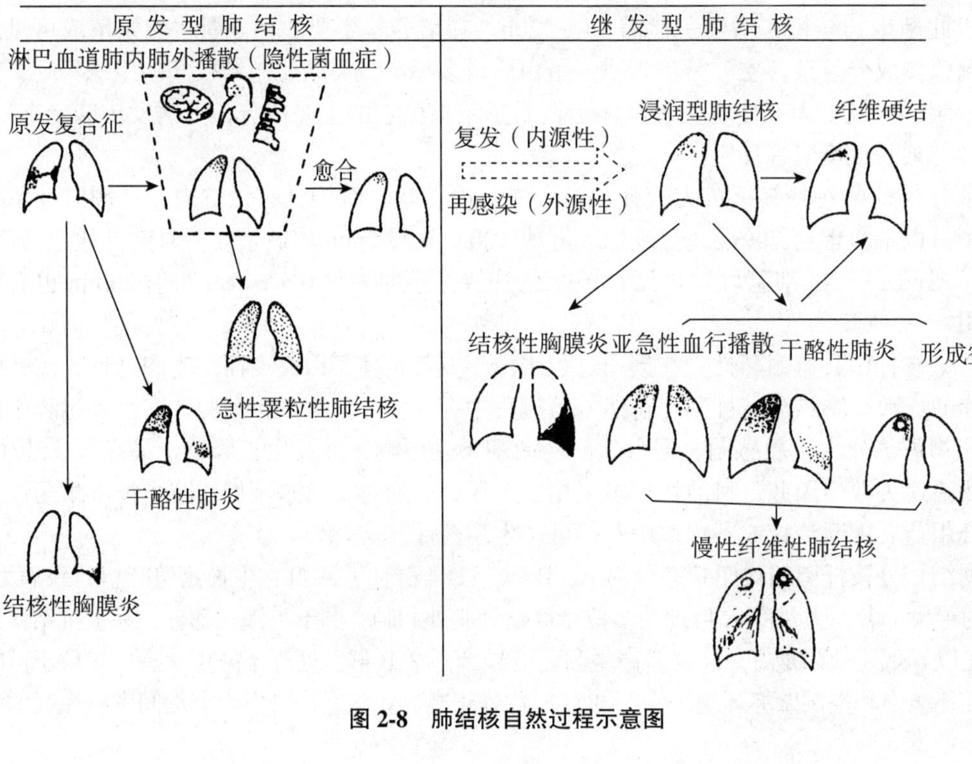

图2-8　肺结核自然过程示意图

人体可以通过免疫系统对结核分枝杆菌产生特异性反应，使侵入的细菌停止繁殖，原发复合征病变吸收或钙化，播散到全身的细菌大部分被消灭，这是原发感染最常见的良性过程。但仍有少量细菌没有被消灭，处于长期休眠状态，成为潜在病灶。当人体免疫功能降低时，潜在病灶中的细菌可重新生长、繁殖，发生结核病。

（二）结核病免疫和迟发性变态反应

1. 结核病免疫反应　结核病的免疫主要是细胞免疫，表现为淋巴细胞的致敏与巨噬细胞功能的增强。当结核分枝杆菌侵入人体被巨噬细胞吞噬后，将抗原信息传递给T淋巴细胞，使之致敏。当致敏的T淋巴细胞再次接触结核分枝杆菌时，可释放出多种淋巴因子，使巨噬细胞聚集到细菌入侵部位，吞噬并杀灭细菌，最终形成结核肉芽肿，使病变局限化。

2. 结核病变态反应　结核菌侵入人体后4～8周，机体对结核菌及其代谢产物所产生的一种过敏反应，称变态反应（迟发型变态反应）。此时如用结核菌素作皮肤试验，呈阳性反应。人体感染结核菌后发生的变态反应和获得性免疫同时存在。

（三）继发性结核

继发性结核病是指原发性结核感染时期遗留下来的潜在病灶中的细菌重新生长、繁殖而发生的结核病。约10%的结核分枝杆菌感染者，在一生的某个时期发生继发性结核病，此为内源性复发。由于受到结核分枝杆菌的再感染而发生的继发性结核病，称为外源性重染。继发性结核病有明显的临床症状，容易出现空洞和排菌，有传染性，必须给予积极治疗（图2-8）。

【病理变化】

结核病的基本病理改变为炎性渗出、增生（结核结节形成）和干酪样坏死，3种病理变化多同时存在，也可以某一种变化为主，而且还可相互转化。这与感染结核分枝杆菌的数量、毒力及机体免疫力和变态反应状态有关。渗出为主的病变主要出现在结核炎症初期阶段或病变恶化复发时，局部中性粒细胞化疗后早期浸润，由巨噬细胞和淋巴细胞取代；渗出病变可完全吸收消失或仅留下纤维索条。增生为主的病变表现为典型的结核结节，中间可出现小干酪样坏死，也可逐渐纤维化或形成小硬结灶，主要发生在机体抵抗力较强或病变恢复阶段。干酪样坏死的主要病变多发生在结核菌力强、感染数量多、机体超敏反应强、抵抗力低下的情况，病变中含脂质多，性质似奶酪。

【临床表现】

（一）症状

1. 呼吸系统症状

（1）咳嗽、咳痰：是肺结核最常见的症状。以轻度刺激性干咳为主，或伴有少量黏液痰，持续2周以上。合并细菌感染时，可有脓性痰。

（2）咯血：约有1/3患者有不同程度咯血，少量血痰系因炎性病灶中毛细血管通透性增加引起，中等量以上咯血系因干酪样坏死病变侵蚀造成血管损伤或空洞内的血管瘤破裂所致，大量咯血可引起失血性休克。当有血块阻塞大气道时可引起窒息，患者出现神色紧张、烦躁不安、胸闷气急、发绀等。

（3）胸痛：当炎症波及胸膜时可引起胸痛，随咳嗽和呼吸加重。

（4）呼吸困难：重症肺结核呼吸功能减退时可出现渐进性呼吸困难。结核性胸膜炎大量胸腔积液时，也常有呼吸困难。

2. 全身症状　多数患者起病缓慢，常有午后低热、盗汗、乏力、食欲不振、体重下降等结核中毒症状。育龄女性可出现月经失调、闭经。当肺部病灶进展播散时可有高热。

（二）体征

因病变范围和性质而异，病变范围小时，可无阳性体征或仅在肩胛间区闻及湿啰音。病变范围大而浅表者可有肺实变体征，如触觉语颤增强、叩诊浊音、听诊可闻及管状呼吸音和湿啰音。慢性纤维空洞型肺结核或胸膜增厚时可有胸廓塌陷、纵隔及气管向病侧移位。结核性胸膜炎早期有局限性胸膜摩擦音，以后出现典型胸腔积液体征，如患侧胸廓饱满，触觉语颤减弱，局部叩诊浊音，呼吸音减低或消失。可见气管向健侧移位。

【临床类型】

（一）原发型肺结核

此型包括原发复合征及胸内淋巴结结核。此型多见于儿童及初进大城市的成年人。多数患者可无任何症状，或仅有轻微类似感冒症状，历经数周即可好转。X线胸片表现为哑铃型阴影，即肺部原发病灶、引流淋巴管炎及肿大的肺门淋巴结，形成典型的原发复合征（图2-9）。大多数原发复合征预后较好，原发病灶可自行吸收或经纤维化、钙化而愈合。淋巴结内的干酪性病灶须逐渐通过纤维化、钙化而愈合，有时只部分愈合，其中结核菌可存活数年，具有复发的可能（形成继发结核病灶）。若胸部X线片只有肺门淋巴结肿大，则诊断为胸内淋巴结结核。

（二）血行播散型肺结核

1．急性血行播散型肺结核（急性粟粒型肺结核） 多见于婴幼儿和青少年，特别是有营养不良或长期应用免疫抑制剂等情况下，使机体免疫力低下，更易患急性粟粒型肺结核。本型起病急骤，全身中毒症状严重，可有高热，常伴结核性脑膜炎和其他脏器结核。有全身浅表淋巴结肿大，肝、脾大，可出现脑膜刺激征。胸部X线片可见两肺满布境界清晰的粟粒状阴影，有大小、密度和分布三均匀的特点，结节直径约2mm（图2-10）。

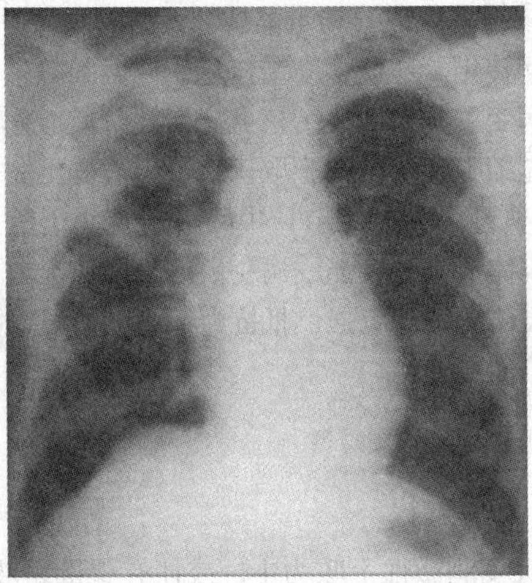

图2-9 原发复合征

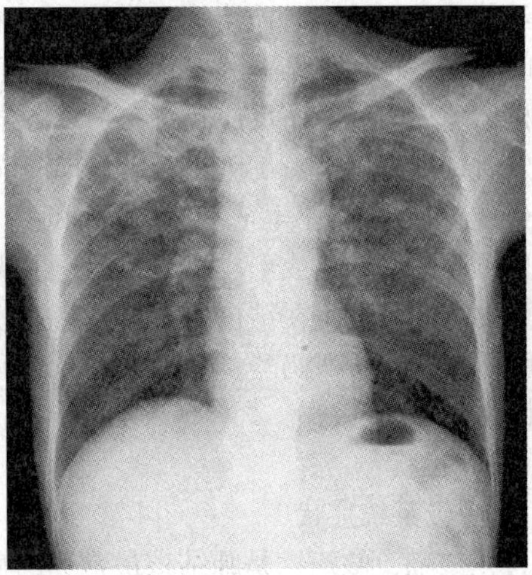

图2-10 急性血行播散型肺结核

2．亚急性、慢性血行播散型肺结核 本型发展缓慢，症状较轻或无明显自觉症状。胸部X线片可见大小不等、密度不同、分布不均、新鲜渗出与硬结或钙化共存的病灶，在双肺上、中肺野呈对称性分布。

（三）继发型肺结核

此型包括浸润性肺结核、空洞性肺结核、结核球、干酪性肺炎、纤维空洞性肺结核。

1．浸润性肺结核 此型为肺结核中最常见的一种类型，多见于成年人。早期及病灶较小者，常无明显症状及体征。肺部改变为浸润渗出性病变和干酪增殖性病变。胸部X线片显示在肺尖和锁骨上下有片状、絮状阴影，边缘模糊，可融合形成空洞。浸润渗出性病变易吸收，干酪增殖性病变吸收较慢。

2．空洞性肺结核 本型临床症状较多，常有发热、咳嗽、咳痰、反复咯血等，痰结核菌(+)。空洞形态不一，可有多个空腔、洞壁不明显的虫蚀样空洞，多由干酪渗出病变溶解形成；

也有周围有浸润病变的、新鲜的薄壁空洞等。

3．结核球　结核球直径多在 2 ~ 4cm。多由干酪样病变吸收和周边纤维膜包裹或干酪空洞阻塞性愈合而形成。结核球内有钙化灶或液化坏死形成的空洞，周围常有卫星灶。

4．干酪性肺炎　当人体处于免疫力明显低下，且有大量结核分枝杆菌感染时，病灶呈干酪样坏死、液化，进而形成空洞及支气管播散。患者出现明显结核中毒症状，痰结核分枝杆菌（+）。大叶性干酪性肺炎胸部 X 线表现为大叶性密度均匀的磨玻璃状阴影，出现溶解区时呈虫蚀样空洞，并可出现播散病灶。小叶性干酪性肺炎 X 线为小叶斑片状播散病灶，多发生在双肺中下部。

5．纤维空洞性肺结核　此型病程最长。多由于肺结核发现不及时或治疗不当，病灶吸收、修复与恶化、进展交替发生，使空洞壁逐渐增厚，病灶广泛纤维化，成为慢性纤维空洞性肺结核。临床表现为病程迁延，常有咳嗽、咳痰、反复咯血等，肺功能严重受损。患者痰中带有结核分枝杆菌且常耐药，成为结核病的重要传染源。胸部 X 线显示单侧或双侧肺有单个或多个厚壁空洞，肺门被牵拉向上，肺纹理呈垂柳状阴影，散在新旧不等的结核病灶，纵隔向病侧移位（图 2-11）。

（四）结核性胸膜炎

此型包括结核性干性胸膜炎、结核性渗出性胸膜炎（图 2-12）、结核性脓胸。

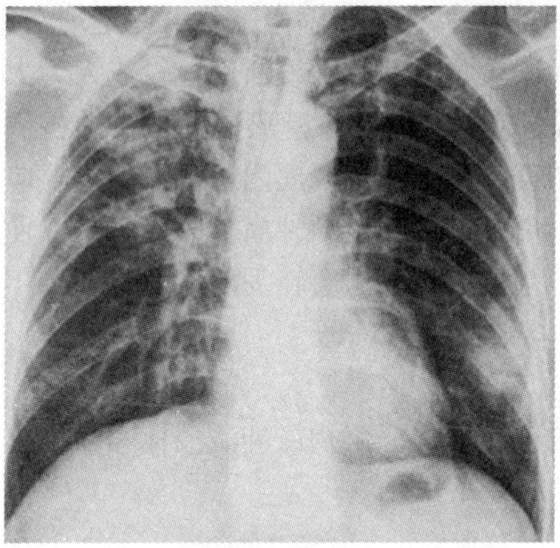

图 2-11　纤维空洞性肺结核

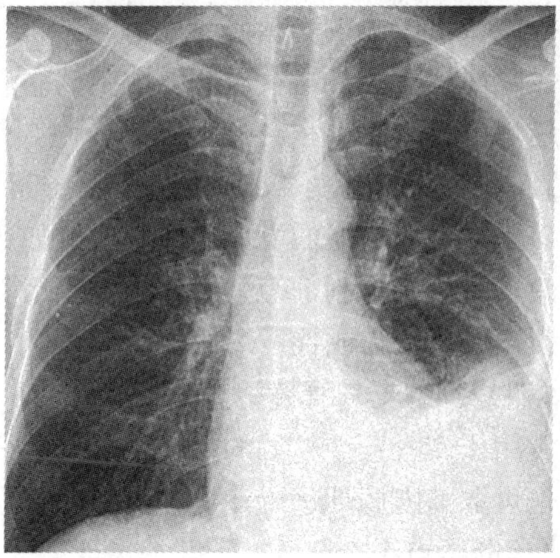

图 2-12　结核性渗出性胸膜炎

（五）其他肺外结核

此型如骨结核、肾结核、肠结核等，按部位和脏器命名。

（六）菌阴肺结核

菌阴肺结核是指 3 次痰涂片及 1 次痰培养阴性的肺结核，其诊断标准为：①典型肺结核临床症状和胸部 X 线表现；②抗结核治疗有效；③临床可排除其他非结核性肺部疾患；④结核菌素试验（5IU）强阳性，血清抗结核抗体阳性；⑤痰结核菌聚合酶链反应（PCR）和探针检测呈阳性；⑥肺外组织病理证实结核病变；⑦ BAL 液中检出抗酸分枝杆菌；⑧支气管或肺部组织病理证实结核病变。具备①～⑥中的 3 项或⑦～⑧中任何 1 项可确诊。

【实验室及其他检查】

（一）痰结核分枝杆菌检查

痰结核分枝杆菌检查是确诊肺结核最特异的方法，也是制订化疗方案和考核疗效的主要依据，每一个有肺结核可疑症状或肺部有异常阴影的患者都必须查痰。方法有：

1．直接涂片　用痰涂片作抗酸染色、镜检，是最常用、简单、易行、快速的诊断方法，但欠敏感。每毫升至少含有 5000 ～ 10000 个细菌才能呈现阳性结果。

2．培养法 更为准确、特异性高，并可进一步作药敏试验，是结核病诊断的金标准。但费时较长，一般需培养 2 ～ 8 周。

3．药物敏感性测定 主要是初治失败、复发以及其他复治患者应进行。为临床耐药病例诊断、制订合理化疗方案以及流行病学监测提供依据。WHO 把比例法作为药物敏感性测定的“金指标”。

4．其他检测技术 如 PCR、特异性抗原和抗体检测等方法，仍在研究阶段。

（二）影像学检查

胸部 X 线检查是诊断肺结核的常规首选方法，用于诊断、分型、指导治疗及了解病情变化。胸部 CT 检查能提高分辨率，发现微小或隐蔽性病变，了解病变范围及进行肺部病变鉴别，也可用于引导穿刺、引流及介入性治疗等。

（三）结核菌素试验

用于检出结核分枝杆菌的感染。目前多采用的结核菌素为纯蛋白衍化物（purified protein derivation，PPD）。通常取 0.1ml（5IU）结核菌素，在左前臂屈侧作皮内注射，注射 48 ～ 72h 后测量皮肤硬结的横径和纵径，得出平均直径 =（横径 + 纵径）/2。硬结直径 ≤ 4mm 为阴性（-），5 ～ 9mm 为弱阳性（+），10 ～ 19mm 为阳性（++），≥ 20mm 或虽 < 20mm 但局部出现水疱、坏死为强阳性（+++）。

我国城镇居民的结核感染率较高，故 5IU 阳性仅表示曾有结核感染，并不一定现在患病。若呈强阳性反应，常表示为活动性结核病。结核菌素试验对婴幼儿的诊断价值较成人为大，因年龄越小，自然感染率越低，3 岁以下强阳性反应者，应视为有新近感染的活动性结核病。结核菌素试验阴性除提示没有结核菌感染外，还见于初染结核菌 4 ～ 8 周内，机体变态反应尚未建立；机体免疫功能低下或受抑制时，如严重营养不良、重症结核、肿瘤、HIV 感染、使用糖皮质激素及免疫抑制剂等情况，一些患者随病情好转结核菌素试验会转为阳性反应。老年人结核菌素试验也常为阴性。

（四）纤维支气管镜检查

常用于支气管结核等的诊断，对于肺内结核病灶可以采集分泌物或冲洗液标本作病原学检查。也可取肺内病灶进行活检，提供病理学诊断。

【诊断要点】

根据病史、肺结核接触史、体格检查、胸部 X 线检查及痰结核分枝杆菌检查，肺结核的诊断一般不困难，但应注意与肺炎、慢性阻塞性肺疾病、支气管扩张、肺脓肿等鉴别。值得注意的是有部分病例无明显症状，故 X 线检查是发现早期肺结核的主要方法。

肺结核的诊断程序包括可疑症状患者的筛选，是否为肺结核，有无活动性，是否排菌，是否耐药，明确初治、复治。

1．肺结核的类型（见前述）。

2．病变范围 按右侧、左侧，分上、中、下肺野记述。

3．痰结核菌检查 痰菌阳性或阴性，分别以涂（+）、涂（-）、培（+）、培（-）表示。患者无痰或未查痰者，注明“无痰”或“未查”。

4．治疗状况

（1）初治：有下列情况之一者：①尚未开始抗结核治疗的患者；②正进行标准化疗方案治疗而未满疗程的患者；③不规则化疗未满 1 个月的患者。

（2）复治：有下列情况之一者：①初治失败的患者；②规则化疗满疗程后痰菌又复阳的患者；③不规则化疗超过 1 个月的患者；④慢性排菌患者。

5．肺结核的记录方式 应按肺结核类型、病变部位、范围、痰结核菌检查情况、化疗史程序书写。举例：原发型肺结核左中涂（-），初治。继发型肺结核（空洞性肺结核）左上涂（+），复治。血行播散型肺结核可注明“(急性)”或“(慢性)”，继发型肺结核可注明“(浸润性)”或“(干酪样肺炎)”等。并发症、合并症、手术（如肺叶切除术后）可在化疗史后按并发症、合并症、手术等顺序书写。

【治疗要点】

（一）结核病的化学药物治疗（化疗）

化疗对结核病的控制起着决定性作用。化疗药物可杀灭病灶内的细菌，缩短传染期；降低感染率、患病率及死亡率；使每个患者均达到临床和生物学治愈的目的。

1．化疗原则　肺结核的化疗原则是早期、规律、全程、适量、联合治疗。整个治疗方案分强化和巩固两个阶段。由于抗结核药用药量较大，用药时间长，患者很难坚持用药。但遵守原则是化疗成功的关键，否则非但不能完全治愈，还会出现继发性耐药这一严重问题，给今后的治疗带来更大的困难。目前推行全程督导短程化疗（directly observed treatment short-course，DOTS），指肺结核患者在治疗过程中，每次用药都必须在医务人员或经培训的家庭督导员的直接监督下进行，因故未用药时必须采取补救措施以保证按医嘱规律用药的策略，确保肺结核患者在全疗程中规律、联合、适量和不间断地实施规范化疗，减少耐药性的产生，最终获得治愈。即使患者不住院治疗，同样可以收到良好效果。

（1）早期：是指早期治疗患者，一旦发现和确诊后立即给予化疗。早期化疗有利于迅速发挥早期药物杀菌作用，促进病变吸收及减少传染性。

（2）联合：是指根据病情及抗结核药的作用特点，联合多种抗结核药物，以提高疗效，同时通过交叉杀菌作用减少和防止细菌耐药性的产生。

（3）适量：是指根据不同病情及不同个体，规定不同给药剂量，既应保证疗效，又应防止细菌产生耐药性和药物毒副作用。

（4）规律：是指患者必须严格按照化疗方案规定的用药方法，有规律地坚持治疗，不可随意更改方案或无故随意停药，也不可随意间断用药，以避免细菌产生耐药性。

（5）全程：是指患者必须按照所规定的方案，坚持完成治疗期。保证全程治疗是提高治愈率和减少复发率的重要措施。

2．常用的抗结核药物　抗结核药根据其杀菌能力分为杀菌剂和抑菌剂。常规剂量下药物在血液中（包括巨噬细胞内）的浓度达到试管内最低抑菌浓度10倍以上时才能起到杀菌作用，否则仅有抑菌作用。异烟肼和利福平在巨噬细胞内外均能达到杀菌浓度，称全杀菌剂。吡嗪酰胺和链霉素为半杀菌剂。吡嗪酰胺是巨噬细胞内酸性环境中的结核菌的最佳杀菌剂，而链霉素主要杀灭巨噬细胞外碱性环境中的结核分枝杆菌。乙胺丁醇为抑菌药，与其他抗结核药物联用可延缓其他药物耐药性的发生。

（1）异烟肼（H，INH）：其作用机制为抑制结核菌DNA的合成，并阻碍其细胞壁的合成。对不断繁殖的结核菌作用最强。可通过多种途径给药，口服吸收快，能渗入组织，透过血脑屏障。成人剂量为300mg/d，顿服。不良反应有：①肝损害：血清丙氨酸氨基转移酶（ALT）升高。②周围神经炎：引起四肢远端感觉异常。

（2）利福平（R，RFP）：其作用机制为抑制结核菌RNA聚合酶，阻碍mRNA的合成，对巨噬细胞内外的结核分枝杆菌均有快速的杀菌作用，尤其是对C菌群有独特的杀灭作用。成人剂量为450～600mg/d，顿服，空腹或早饭前半小时服用。服用利福平后，体液（尿、粪便、汗和泪液等）可呈橘黄色，但无毒性作用。主要不良反应：①肝功能损害；②过敏反应，如药热、皮疹等。其他利福霉素类药物还有利福喷汀等。

（3）吡嗪酰胺（Z，PZA）：对巨噬细胞内酸性环境中的B群结核分枝杆菌有杀菌作用。成人剂量为每次0.5g，3次/日。主要不良反应为肝损害、胃肠道反应、关节痛等。

(4) 链霉素 (S, SM): 本药能干扰结核菌的酶活性，阻碍蛋白质合成。成人剂量为0.75g/d, 5次/周，肌内注射；间歇疗法为每次0.75 ~ 1.0g，2 ~ 3次/周。主要不良反应：①听神经损害，引起听力障碍和前庭功能失调，出现耳鸣、耳聋、眩晕、共济失调等。②肾毒性。

(5) 乙胺丁醇 (E, EMB): 口服易吸收。成人剂量为0.75 ~ 1.0g/d，1次/日，口服。不良反应少，偶有球后视神经炎，表现为视力减退、中心盲点等，停药后多能恢复。

3. 统一标准化疗方案 由于患者对抗结核药物耐受性不一样、肝肾功能情况不同（尤其是老年患者）和存在耐多药肺结核（multi-drug-resistant tuberculosis，MDR-TB）患者，制订化疗方案时要注意应个体化，以确保化疗顺利完成及提高耐药结核痰菌阴转率。

(1) 初治涂阳肺结核化疗方案：含初治涂阴有空洞形成或粟粒型肺结核。

1) 每日用药方案：①强化期：异烟肼、利福平、吡嗪酰胺和乙胺丁醇，顿服，2个月。②巩固期：异烟肼、利福平，顿服，4个月。简写为：2HRZE/4HR。

2) 间歇用药方案：①强化期：异烟肼、利福平、吡嗪酰胺和乙胺丁醇，隔日1次或3次/周，2个月。②巩固期：异烟肼、利福平，隔日1次或3次/周，4个月。简写为：$2H_3R_3Z_3E_3/4H_3R_3$。

(2) 复治涂阳肺结核化疗方案：理想情况下，所有患者在启动治疗时都应接受药敏试验，以便确定最合适的治疗方案。WHO建议在治疗开始时应从以下患者组收集痰标本，用于检测异烟肼和利福平药敏性。

1) 每日用药方案：①强化期：异烟肼、利福平、吡嗪酰胺、链霉素和乙胺丁醇，顿服，2个月。②巩固期：异烟肼、利福平和乙胺丁醇，顿服，6 ~ 10个月。巩固期治疗4个月时，痰菌未转阴可继续延长治疗期6 ~ 10个月。简写为：2HRZSE/6 ~ 10HRE。

2) 间歇用药方案：①强化期：异烟肼、利福平、吡嗪酰胺、链霉素和乙胺丁醇，隔日1次或3次/周，2个月。②巩固期：异烟肼、利福平和乙胺丁醇，隔日1次或3次/周，6个月。简写为：$2H_3R_3Z_3S_3E_3/6 \sim 10H_3R_3E_3$。

(二) 一般治疗及对症处理

1. 一般治疗 结核病的中毒症状一般在有效抗结核治疗1 ~ 3周内消退，不需特殊处理。有干咳、胸疼、盗汗患者应对症治疗。

2. 咯血 患者应安静卧床休息，避免情绪紧张，必要时用小量镇静、止咳剂如喷托维林、可待因等。年老、体弱、肺功能不全者要慎用强效镇咳药，以免抑制咳嗽反射，发生窒息。小量咯血经上述处理常可自行停止。咯血较多时，患者应取患侧卧位，轻轻将气管内积血咳出，并给予垂体后叶素10U加入20 ~ 30ml生理盐水或葡萄糖液中缓慢静脉注射(15 ~ 20min)，或加入5%葡萄糖液中静脉滴注。垂体后叶素作用为收缩小动脉和毛细血管，使肺血流量减少而促进止血。此药同时引起冠状动脉、肠道和子宫平滑肌收缩，故高血压、冠心病患者及孕妇禁用此药。如滴速过快会出现头痛、恶心、心悸、面色苍白、便意等不良反应。咯血窒息是致死的原因之一，需注意防范，伴失血性休克时需及时纠正。

3. 胸腔穿刺抽液 结核性胸膜炎患者需及时抽液以缓解症状，防止胸膜肥厚，影响肺功能。

(三) 糖皮质激素的应用

在结核病中应用糖皮质激素的目的是抗炎、抗毒，仅用于结核中毒症状严重者，并应在有效抗结核药物治疗的情况下使用，剂量依病情而定。如干酪性肺炎、急性粟粒性肺结核、结核性脑膜炎有高热等严重中毒症状时，或伴有大量胸腔积液的结核性胸膜炎患者，可在有效抗结核药治疗的基础上短期加用糖皮质激素，以减轻中毒症状和炎症、减少纤维组织形成和浆膜粘连的发生。

（四）手术治疗

经合理化疗无效、大块干酪灶、结核性脓胸和大咯血保守治疗无效等，可采用手术治疗。

【预防】

建立和健全各级防结核组织是防治工作的关键，并应将结核病防治工作纳入到初级卫生保健工作中。

（一）控制传染源

1．早期发现和彻底治愈患者是控制传染源的关键。通过肺部X线检查早期发现患者，并按乙类传染病及时报告疫情。对确诊的结核患者进行直接面视下督导短程化疗（DOTS），并转至结核病防治机构进行统一管理，尤其是彻底治愈痰菌阳性患者，有助于控制传染源及改善疫情。

2．对结核易患者应定期检查，可疑患者应及时明确诊断。

（二）切断传播途径

结核菌主要通过呼吸道传播，患者咳嗽时应适当遮掩，不随地吐痰，痰液要进行灭菌处理。

（三）保护易感人群

1．卡介苗接种　卡介苗（BCG）是一种无致病力的牛型结核菌活菌疫苗，接种后可使未受过结核菌感染者获得对结核病的特异免疫力。接种对象为未受感染的新生儿、儿童及青少年，隔数年对结核菌素试验阴性者必须复种。

2．化学药物预防　主要应用于受结核分枝杆菌感染易发病的高危人群，如与涂阳肺结核患者有密切接触且结核菌素试验阳性者、HIV感染者、长期使用糖皮质激素及免疫抑制剂者、糖尿病者等，应服用异烟肼以预防发病。成人剂量为300mg/d，顿服，6～8个月；或利福平和异烟肼3个月，每日顿服或每周3次。

【护理】

（一）主要护理诊断

1．知识缺乏：缺乏有关肺结核的传播及化疗方面的知识。

2．营养失调：低于机体需要量　与机体消耗增加而营养摄入不足有关。

3．潜在并发症：大咯血、窒息。

（二）主要护理措施

1．消毒、隔离　涂阳肺结核患者应住院治疗并进行呼吸道隔离。病室保持良好通风，并每日进行空气消毒。患者在打喷嚏、咳嗽时要用双层餐巾纸捂住口鼻，然后将纸直接焚烧。痰液应进行灭菌处理，在痰杯内加入等量1%消毒灵浸泡1h后再弃去。单独使用餐具并定期煮沸消毒，患者使用过的物品可采取阳光下暴晒2h以上的方法灭菌。

2．合理休息　有高热等严重中毒症状、咯血、活动性肺结核等患者应卧床休息，恢复期可循序渐进适当进行活动及体育锻炼，以增强机体免疫功能。

3．病情观察　①观察发热、乏力、盗汗等全身症状；②观察咳嗽、咳痰、咯血、气短等呼吸道症状，特别是对于咯血患者更应密切观察咯血量、颜色、性状及有无窒息表现；③监测生命体征、体重变化；④注意痰结核菌、X线检查结果及变化等。

4．饮食　因结核病是一种慢性消耗性疾病，应重视饮食营养在结核病治疗中的作用，进食高能量、高蛋白质、富含维生素和钙质的食物，补充机体消耗及增强修复能力，应多食肉类、蛋类、牛奶等富含蛋白质食物，成人每日摄入蛋白质以15～20g/kg为宜，其中优质蛋白最好达到1/2。不宜食用过多脂肪，因为过多的脂肪可增加消化系统的负担，尤其是肝，有些抗结核药物即有肝损害，应注意保护肝功能。若患者有大量盗汗，应注意保证有足够的水分摄入。

5．指导患者坚持用药 ①抗结核化疗对控制结核病起决定性作用，护士应向患者及其家属反复强调化疗的重要性及意义，督促患者按医嘱服药，坚持完成规则、全程化疗，以提高治愈率、减少复发。②向患者说明化疗药的用法、疗程、可能出现的不良反应及表现，如胃肠道反应、肝损害、听神经损害等，督促患者定期检查肝功能及听力情况。出现不良反应后应及时就医，不可自行停药。③观察药物疗效：观察患者主观症状的改善情况、痰结核菌及X线检查的变化。

6．症状护理

（1）咳嗽、咳痰的护理：见本章第一节。

（2）盗汗的护理：盗汗时应及时用温毛巾擦干汗液，勤换内衣及床单、被单。

（3）咯血的护理：见本章第一节。

7．胸腔穿刺的护理 ①术前向患者说明目的、注意事项，并安慰患者，以减少恐惧；②抽液时注意观察患者有无头晕、出汗、面色苍白、心悸、脉细、四肢发凉等胸膜反应；③如发生上述症状应立即停止抽液，让患者平卧，必要时皮下注射0.1%肾上腺素0.5ml，并密切观察血压变化，预防休克发生；④一般每次抽液量不应超过1000ml，抽液过快、过多可发生肺水肿；⑤术后应嘱患者平卧休息，并注意观察呼吸、脉搏、穿刺部位有无渗血或液体流出等。

8．痰标本的采集 肺结核患者有间断且不均匀排菌的特点，故需多次查痰，通常初诊患者需留3份痰标本，包括清晨、夜间和即时痰，如无夜间痰，应在清晨痰后2 ～ 3h再留1份痰标本。复诊患者每次需留2份痰标本。无痰患者可采用痰诱导技术获取痰标本。

9．心理护理 了解患者、家属对结核病的认识；有无焦虑、孤独等心理反应；对本病治疗的长期性是否已有充分的心理及物质准备，并应针对他们存在的问题给予指导与帮助。

【健康教育】

1．预防肺结核的健康教育 使群众了解肺结核是经呼吸道传播，排菌的肺结核患者是主要传染源，故应作到早期发现结核患者、彻底治愈排菌患者，以控制传染源；作好患者的消毒、隔离工作。禁止随地吐痰，打喷嚏、咳嗽时不要对着他人，并用手帕遮住口鼻，以减少结核分枝杆菌的传播，切断传播途径。作好卡介苗接种工作，以增强机体特异性免疫力。

2．坚持按疗程用药的教育 向患者及家属说明结核病是一种慢性病，需有进行长期治疗的思想准备，并说明坚持规则、全程化疗的重要性，指导、督促患者坚持按疗程用药，以获得结核病的治愈。介绍有关药物不良反应的知识，督促患者定期进行肝功能检查等。

3．生活起居指导 告知患者饮食、休息、活动的注意事项，定期复查胸部X线片、痰结核菌等，以了解病情变化；对出现的心理障碍进行疏导。

4．高危人群的筛查 肺结核患者的密切接触者应及时进行胸部X线检查，以及早发现肺结核并进行治疗。

小　结

1. 结核病是由结核分枝杆菌引起的慢性传染病，可侵犯多个脏器，其中以肺结核最为常见。除少数起病急骤外，多呈慢性经过。临床表现为低热、消瘦、乏力、咳嗽、咯血等症状。

2. 结核病的基本病理改变为炎性渗出、增生（结核结节形成）和干酪样坏死。3种病理变化多同时存在并相互转化。

3. 结核病的传染源主要是痰结核菌阳性的结核病患者，飞沫传播是肺结核最重要的传播途径。

4. 肺结核临床表现为咳嗽、咯血等呼吸系统症状及午后低热、盗汗等全身中毒症状。继发性肺结核，尤其是浸润性肺结核是成人最常见的类型。

5. 肺结核常用的辅助检查特别是痰结核菌检查和PPD试验的做法、结果判定及意义等是临床护士必须掌握的内容。

6. 化疗对控制肺结核起决定性作用，化疗原则是早期、规律、全程、适量、联合，应熟悉常用抗结核药物的不良反应。

7. 控制传染源的关键是早期发现并彻底治愈肺结核患者。肺结核患者护理的重点是消毒隔离和督导化疗（DOTS），另外，胸腔穿刺术的护理配合也是应了解的内容。对不同层次的肺结核相关人群（可疑、确诊、开放性肺结核及密切接触者）提供有针对性的健康教育。

思考题

结合本节案例请思考：

1. 为明确患者诊断，还需进行哪些检查？
2. 如患者上述检查为阳性，护理的重点有哪些？

T2-6
第二章第六节思考题参考答案

（王艳玲　李　利）

第七节　原发性支气管肺癌

学习目标

通过本节内容的学习，学生应能够：

◎ 识记

说出原发性支气管肺癌的定义、危险因素及有关检查。

◎ 理解

总结原发性支气管肺癌的临床表现、治疗要点（特别是治疗原则及药物止痛的注意事项）。

◎ 运用

对原发性支气管肺癌患者进行整体护理，并指导高危人群进行早期诊断和治疗。

原发性支气管肺癌（primary bronchogenic carcinoma）简称肺癌（lung cancer），是起源于支气管黏膜或腺体的肺部原发性恶性肿瘤。其发病率居肿瘤的首位，且由于早期诊断的不足而预后差。

【病因和发病机制】

病因和发病机制至今未明，已知肺癌的发生与下列因素有关。

（一）吸烟

吸烟是肺癌的主要危险因素。研究表明近87%的肺癌与吸烟（包括被动吸烟）有关，与不吸烟者比较，吸烟者肺癌危险性高9～10倍。而且吸烟开始的年龄越早、时间越长、烟量越大，肺癌的死亡率越高。戒烟后患肺癌的危险性随戒烟年份的延长而逐渐降低。纸烟中含有多种致癌物质，其中苯并芘是致癌的主要物质。

（二）职业致癌因子

工业生产中，已确认的致人类肺癌的物质有石棉、无机砷化合物、铬、镍、铍、煤烟、煤焦油、芥子气、三氯甲醚、烟草的加热产物等。从接触到发生肺癌的时间与暴露的程度有关，通常超过10年，平均为16～17年。其中石棉是世界公认的致癌物质，可能是人类肺癌中最常见的职业因素。多数职业因素与吸烟有协同致癌作用。

（三）空气污染

空气污染包括室内和室外空气污染。室外空气污染主要来自于汽车尾气、工业废气、公路沥青等，这些物质中有苯并芘、氧化亚砷等致癌物质。大气中苯并芘含量每增加1～6.2μg/m^3，肺癌的死亡率可增加1%～15%。在污染严重的地区，经PM2.5吸入的苯并芘的量可超过20支烟的含量。小环境污染如烹调和燃料燃烧、被动吸烟、装修材料（如氡气等）的污染也是肺癌的危险因素。研究表明，室内接触煤烟或其不完全燃烧物、烹调时释放出的油烟雾均是肺癌的危险因素，特别对女性腺癌影响较大。

（四）电离辐射

大剂量电离辐射可引起肺癌。不同射线产生的效应也不相同。一般人群中的电离辐射部分来自于自然界，部分来自于医疗器械、X线诊断的电离辐射。

（五）饮食与营养

食物中维生素A含量低或血清维生素A低，患肺癌的危险性高。动物实验证明，维生素A及其衍生物β胡萝卜素能抑制化学致癌物诱发的肿瘤。

（六）其他

遗传、病毒感染、某些慢性肺部疾病（如肺结核）与肺癌的发生也有一定的关系。

【分类】

（一）按解剖学部位分类

1．中央型肺癌 指发生在段支气管至主支气管的癌肿，约占3/4，多为鳞状上皮癌和小细胞未分化癌。

2．周围型肺癌 指发生在段以下支气管的癌肿，约占1/4，以腺癌较多见。

（二）按组织病理学分类

1．非小细胞肺癌（non-small cell lung cancer，NSCLC）

（1）鳞状上皮细胞癌（鳞癌）：为最常见的肺癌，约占肺癌的1/2，多见于老年男性，与吸烟的关系最密切。鳞癌细胞生长缓慢，转移较晚，手术切除机会相对较多，5年生存率也高，但对化疗、放疗不如小细胞未分化癌敏感。

（2）腺癌：女性多见，占肺癌的1/4，多为周围型，出现症状相对较晚，恶性度介于鳞癌与小细胞癌之间，对化疗、放疗敏感性较差。

（3）大细胞癌：恶性度较高，但转移较小细胞癌晚，手术机会相对较大。

（4）其他：腺鳞癌、类癌、肉瘤样癌、唾液腺型癌等。

2．小细胞肺癌（small cell lung cancer，SCLC） 是肺癌中恶性度最高的一种，约占肺癌的1/5，患病年龄较小。因其胞质内含神经分泌颗粒，可引起异位内分泌综合征。多起源于大支气管，为中央型肺癌，肿瘤生长迅速，早期即出现血行和淋巴转移。癌细胞对化疗、放疗较其他类型敏感。

【临床表现】

肺癌的临床表现与其部位、大小、类型、发展阶段有密切关系。有 5% ~ 15% 的患者于发现肺癌时无症状。主要症状包括以下几个方面。

（一）原发肿瘤引起的症状和体征

1．呼吸系统症状　①咳嗽：为常见的早期症状，为刺激性干咳，当癌肿阻塞支气管继发感染时痰量增多；②咯血：多为痰中带血，侵蚀大血管则可引起大咯血；③气短或喘鸣：因肿瘤阻塞气道、继发感染及胸腔或淋巴结转移引起。

2．全身表现　可出现发热、体重下降等。

（二）胸腔内蔓延所致临床表现

1．胸痛　肿瘤直接侵犯胸膜、肋骨和胸壁，可引起不同程度的胸痛。

2．吞咽困难和声音嘶哑　癌肿侵犯或压迫食管，可引起吞咽困难，癌肿直接压迫或转移至纵隔淋巴结压迫喉返神经（多见左侧），可发生声音嘶哑。

3．上腔静脉阻塞综合征、霍纳（Horner）综合征等。

（三）胸腔外转移所致临床表现

癌肿转移至中枢神经系统、骨骼、肝及淋巴结可发生视力障碍、疼痛、肝大、黄疸、腹水、淋巴结肿大等。

（四）胸外表现

肺癌非转移性胸外表现，又称副癌综合征，常见表现有肥大性肺性骨关节病、促性腺激素分泌（引起男性乳房发育）、抗利尿激素分泌（引起水中毒）及其他如神经肌肉综合征等。

【实验室及其他检查】

（一）胸部 X 线及 CT 检查

胸部 X 线片是发现肺癌最重要的方法之一。CT 检查除证实胸片显示的病变外，还可深入分析病变的特征，肺门和纵隔淋巴结、胸膜、骨骼等邻近器官受累的情况。胸部 X 线片提示肺癌的直接征象是肺内有一块状阴影，呈分叶状，周边有细毛刺样放射，可有空洞（图 2-13、图 2-14、图 2-15）。肺癌的继发征象有阻塞性肺炎、肺不张、胸腔积液等。

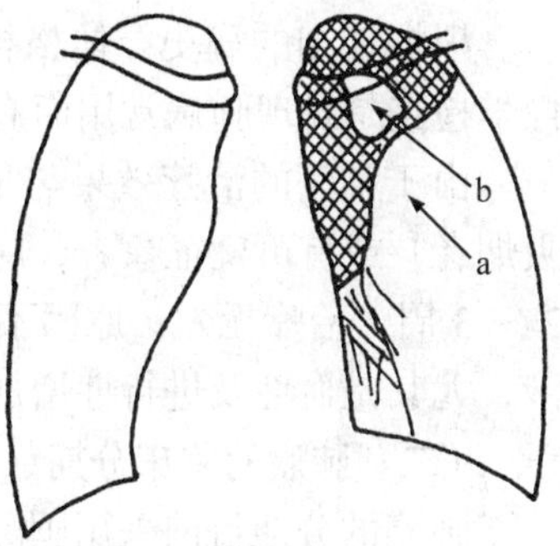

图 2-13　右肺上叶肺癌合并肺不张

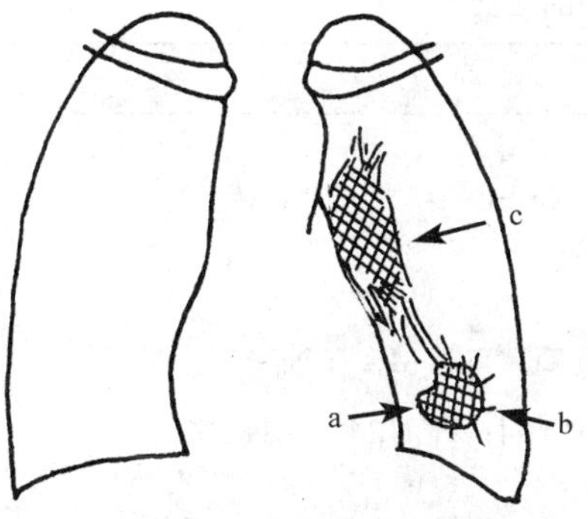

图 2-14　周围型肺癌

有切迹（a），周围有长短不等的毛刺（b），肺门淋巴结肿大（c）

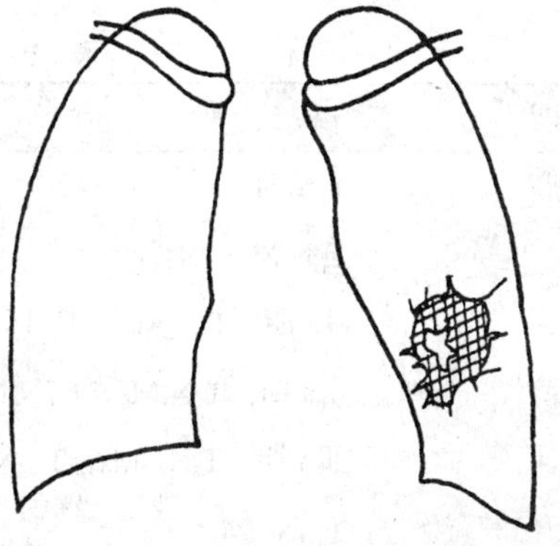

图 2-15　周围型肺癌

呈结节状，有毛刺，中央液化呈偏心空洞

（二）痰脱落细胞学检查

痰脱落细胞学检查是一种简便、易行的诊断方法，其阳性检出率与肿瘤所在部位、大小、痰的质量（来自深部或血性痰阳性率较高）、肿瘤组织类型有关，中心型肺癌的检出率高于外周型，可达 80%。送痰标本一般以 3 ~ 4 次为宜。若患者无痰，可通过吸入加温的 10% ~ 15% 的生理盐水或 20% 丙二醇导痰。

（三）纤维支气管镜检查

通过此检查可用直接观察、刷检、活检等手段诊断肺癌。近端气道肺癌诊断阳性率可达 90% ~ 93%。纤支镜不能直接窥视气道远端的病变，可在透视下经纤支镜作肺活检。纤支镜检查对肺癌的诊治具有重要意义。

（四）针吸细胞学检查

可经皮或经支气管镜进行针吸细胞学检查，还可在超声、X 线或 CT 引导下进行。目前常用的主要为浅表淋巴结和经超声引导针吸细胞学检查。

（五）其他

磁共振显像（MRI）与 CT 相比，在明确肿瘤与大血管之间的关系上有优越性，而在发现小病灶（< 5mm）方面不如 CT 敏感。正电子发射计算机体层显像（PET）利用肺癌细胞较正常细胞代谢及增殖加快，从而对葡萄糖的摄取增加的特点，反映肿瘤细胞的侵袭性及生长速度，可用于肺癌及淋巴结转移的定性诊断。对肺癌的敏感性和特异性均高，对发现转移病灶也很敏感，但对肺泡细胞癌的敏感性较差。胸腔积液癌细胞检查、淋巴结活检等亦有利于肺癌的诊断。

【诊断要点】

（一）肺癌的诊断

根据详细的病史、体格检查和辅助检查进行综合判断，80% ~ 90% 的患者可以确诊。影像学检查是发现肺癌常用而有价值的方法，细胞学和病理学检查是确诊肺癌的必要手段。

由于肺癌的治疗效果与早期诊断密切相关，因而对高危人群（特别是 40 岁以上长期重度吸烟者）或有可疑征象者，应及时进行相关检查。可疑征象有：无明显诱因的刺激性咳嗽持续 2 ~ 3 周，治疗无效；原因不明的痰中带血；反复发生同一部位的肺炎；无中毒症状的胸腔积液，尤其是血性及进行性增加者等。

（二）肺癌的临床分期

肺癌的分期目前采用国际抗癌联盟 2009 年制订的 TNM 分期法。T 代表原发肿瘤，N 代表区域淋巴结，M 代表远处转移，右下角数字代表病期，数字越大，病期越晚。TNM 与临床分期的关系见表 2-9。

表2-9　TNM与临床分期的关系

临床分期	TNM 分期
隐性肺癌	$T_xN_0M_0$
0 期	$T_{is}N_0M_0$
Ⅰ期	Ⅰa 期：$T_1N_0M_0$　Ⅰb 期：$T_{2a}N_0M_0$
Ⅱ期	Ⅱa 期：$T_1N_1M_0$；$T_{2b}N_0M_0$；$T_{2a}N_1M_0$　Ⅱb 期：$T_{2b}N_1M_0$；$T_3N_0M_0$
Ⅲ期	Ⅲa 期：$T_3N_{1-2}M_0$；$T_{1-3}N_2M_0$；$T_4N_{0-1}M_0$　Ⅲb 期：$T_{1-4}N_3M_0$；$T_4N_{2-3}M_0$
Ⅳ期	$T_{1-4}N_{0-3}M_1$

【治疗要点】

（一）抗肿瘤治疗

综合治疗是抗肿瘤治疗的发展趋势，以期最大限度地提高患者治愈率和生活质量。肺癌综合治疗的方案主要根据肿瘤的组织学类型，小细胞肺癌首选化疗辅以手术/放疗，非小细胞癌则先手术，然后是放疗和化疗。

1．化学治疗（化疗）　化疗是SCLC首选及主要的治疗，化疗后患者的生存期明显延长。辅助性化疗用于NSCLC，可提高手术和放疗的疗效。

肺癌常用的化疗药物有依托泊苷（VP-16，足叶乙苷）、顺铂、卡铂、长春瑞滨、吉西他滨、紫杉醇、多西他赛、异环磷酰胺（IFO）等。采用2种或2种以上化疗药物联合化疗的方案。

化疗后局部加放疗、手术及继续全身化疗对减少复发和消灭残存的微转移灶有重要意义。

2．手术治疗　对可耐受手术的Ⅰ、Ⅱ期NSCLC患者首选手术，术前化疗（新辅助化疗）可使许多原来不能手术者降期而可以手术。SCLC患者就诊时90%以上已发生转移，因此主张化疗为主，辅以手术。

3．放射治疗（放疗）　放疗分为根治性和姑息性两种。根治性放疗用于病灶局限，因解剖原因不宜手术或患者不愿手术者。姑息性放疗在于抑制肿瘤的发展，延迟肿瘤扩散和缓解症状。放疗对控制骨转移性疼痛、脊髓压迫、上腔静脉综合征、支气管阻塞及脑转移引起的症状有肯定的疗效。

4．分子靶向治疗　分子靶向治疗是以肿瘤组织或细胞中所具有的特异性分子为靶点，利用分子靶向药物特异性阻断该靶点的生物学功能，选择性地从分子水平来逆转肿瘤细胞的恶性生物学行为，使肿瘤的生长受抑制甚至消退。在晚期NSCLC的治疗中显示出较好的临床疗效，如吉非替尼、厄洛替尼等。

（二）控制疼痛

治疗癌痛的目的不仅是缓解疼痛，还要预防疼痛的发生（即持续地控制疼痛）。控制疼痛有药物和非药物治疗两大类。

1．药物止痛　药物是控制癌痛的基本方法，使用止痛药的原则是个体化，即针对患者的具体情况区别对待。使用止痛药应注意以下事项。

（1）药物的选择：应按世界卫生组织（WHO）推荐的癌痛控制的三阶梯方案用药。一阶梯，轻中度疼痛时，采用非甾体类抗炎药（NSAID），如布洛芬、吲哚美辛（消炎痛）等药（有NSAID使用禁忌者例外）；二阶梯，如疼痛持续存在或加重时，采用弱阿片类药物如可待因、曲马多、布桂嗪（强痛定）等药；三阶梯，如疼痛未缓解或出现重度疼痛时，用强阿片类药物如吗啡、美沙酮等药。

（2）按时给药：在24h内定时给药（如按钟点），而不是疼痛后才给药。按时给药可使药物在体内维持一定的浓度，有助于预防疼痛的再发作。

（3）给药途径：首选口服给药，如口服困难或严重呕吐才经直肠给药，上述方法无效或无法实施时考虑非胃肠道给药，应尽量避免肌内注射（吸收不完全与注射引起疼痛），有条件时可采用患者自控镇痛（patient controlled analgesia，PCA），即将计算机化的注射泵置入患者体内，从而经静脉、皮下或椎管内给药，患者可自行控制。

（4）预防及处理药物不良反应：如非甾体类抗炎药可出现胃肠不适、消化道溃疡、出血等异常；吗啡类止痛药常见的不良反应是恶心和便秘等，应注意预防及处理。

2．非药物止痛　非创伤性物理治疗和心理治疗（详见护理措施部分）。

（三）对症支持治疗

呼吸困难的患者可用β受体激动剂解除支气管痉挛，适当使用麻醉性镇咳药控制刺激性咳嗽；若胸腔积液较多，症状明显者，应进行胸腔引流（穿刺或置管），并作腔内化疗或同时给予生物反应调节剂（如干扰素等）治疗；还可经纤支镜行电切割或激光烧灼等。另外，止吐药，用顺铂时补充体液和水分，监测血细胞计数和出血、感染征象以及必要时给予促红细胞生成素和粒细胞集落刺激因子都是必要的。

【主要护理措施】

1．休息、营养 术后及化疗、放疗期间保证身心休息，合理营养。

2．化疗、放疗护理 按医嘱严格执行化疗方案的给药顺序，严密观察药物的不良反应，监测血象、肝肾功能，注意保护血管，严防药物外漏外渗，若发现此情况要及时处理。放疗期间帮助患者保护好照射野的标志，如出现标记不清应通知医生，重新标记；照射部位忌贴胶布或涂刺激性药物；出现皮肤脱屑时，禁用手撕剥。监测血象及局部皮肤的反应，有无呼吸困难、干咳等放射性肺炎的表现。

3．控制疼痛 当患者主诉疼痛时，应按以下程序进行护理。

（1）相信患者有关疼痛的主诉。疼痛是患者主观的体验，剧烈的癌痛使患者生活质量下降并产生恐惧，甚至绝望，因而护士应接受有关疼痛的主诉，并树立缓解疼痛是患者的权利的信念，这样才能建立良好的护患关系，为今后控制疼痛打下基础。

（2）全面评估疼痛。评估内容包括：

1）疼痛的部位、性质、程度及持续的时间：疼痛程度可用各种量表测定，如数字化疼痛量表，以数字 0 ~ 10 代表疼痛的程度，0 为无痛，5 为中度痛，10 为剧烈疼痛，让患者在横坐标上划出与自己疼痛程度相当的数字。

2）使疼痛加重或减轻的因素。

3）年龄、性别、种族、文化等因素会影响患者对疼痛的表达，护士应从语言、行为、表情等方面进行深入的观察。

4）使用止痛药前后要定时评估止痛效果及可能出现的不良反应。一般非胃肠道给药应在给药后 15 ~ 30min，口服给药应在服药后 1h 开始评估疼痛缓解的程度及镇痛持续的时间。

（3）疼痛控制：①药物止痛，按医嘱按时用药。在观察药物镇痛效果同时要警惕不良反应，如使用阿片类药物要注意多饮水，多食水果、蔬菜及富含纤维素的食物，必要时给予缓泻剂。②物理治疗，如按摩、针灸、经皮肤电刺激等。③心理治疗，调整患者的情绪和行为能帮助患者获得自我控制的能力，从而树立信心去控制自身的疼痛。此项治疗应尽可能在早期开始，让患者和家属了解多种控制情绪和行为的方法，从而选择一种或几种适合于患者的调整方法，如深呼吸松弛锻炼、愉快的回忆、音乐疗法等，必要时，尤其当患者合并抑郁症或有自杀倾向时，应及时与医生沟通，必要时请心理医生、精神科医生进行治疗。④配合医生作姑息性放疗或手术治疗，并作好护理工作。

4．维持气道通畅 多饮水，采取有利于呼吸的体位，定时进行深呼吸、咳嗽、胸部叩击，按医嘱给予止喘、祛痰剂，配合医生处理胸腔积液等。

5．心理与社会支持 当患者怀疑（或已知）自己有肺癌时会引起强烈的身心反应，护士应通过各种途径为患者与家属提供心理支持与帮助。

（1）帮助患者面对现实，调整情绪，以积极的态度对待疾病，接受必要的检查，尽早开始治疗。

（2）做好患者家属及社会支持系统工作，关心、帮助及鼓励患者。

（3）为患者提供更多的资源与信息，如友好访视、介绍抗癌协会如“中国抗癌协会”，提供有关抗癌的资料及活动等。

（4）对肺癌晚期患者同样要充满爱心，给予人文关怀，使患者能较安详、无憾、有尊严地离开人世。

【健康教育】

肺癌的预后不但取决于病期，还与细胞类型有关，一般鳞癌较好，腺癌次之，小细胞肺癌最差。近年来采用综合治疗后，小细胞癌的预后已有明显改善。

肺癌的预防一方面要积极宣传和采取有效措施，减少或避免被致癌物质污染的空气和粉尘，如戒烟、禁止公共场所吸烟、预防大气污染、加强有害粉尘作业的防护等；另一方面对高危人群进行重点普查，早发现、早治疗。

小　结

1. 原发性支气管肺癌，简称肺癌，指起源于支气管黏膜或腺体的肺部原发性恶性肿瘤。吸烟是肺癌首要的危险因素。

2. 肺癌的主要临床表现有刺激性咳嗽、痰中带血等呼吸道症状和肺内、肺外转移症状。

3. 影像学检查是发现肺癌常用而有价值的方法，病理学检查是确诊肺癌的必要手段。

4. 肺癌按组织学类型分为小细胞肺癌和非小细胞肺癌。应掌握 TNM 分期法。

5. 肺癌综合治疗的原则为小细胞肺癌首选化疗辅以手术 / 放疗，非小细胞肺癌则先手术，然后是放疗和化疗。

6. 疼痛是患者的主要护理问题，药物控制疼痛遵循尽量口服、按时、个性化、WHO 三阶梯等原则；做好肺癌放疗、化疗的相关并发症的预防和管理。

（李　利）

第八节　自发性气胸

学习目标

通过本节内容的学习，学生应能够：

◎ 识记

说出自发性气胸的定义、病因、有关检查。

◎ 理解

概括自发性气胸的发病机制、临床表现、治疗要点。

◎ 运用

按照护理程序护理自发性气胸患者（特别是排气疗法的护理）并进行健康教育。

胸膜腔是不含有空气的密闭的潜在腔隙，一旦胸膜腔内有气体聚集，即称为气胸(pneumothorax)。气胸分为自发性、外伤性和医源性 3 类。外伤性气胸由胸壁的直接或间接损伤引起，医源性气胸由诊断和治疗操作所致。自发性气胸（spontaneous pneumothorax）指肺组织及脏胸膜的自发破裂，或靠近肺表面的肺大疱、细小气肿疱自发破裂使肺及支气管内气体进入胸膜腔所致的气胸。自发性气胸按是否有基础肺疾病又分为原发性和继发性，前者发生在无基础肺疾病的健康人，后者常发生在有基础肺疾病的患者，如慢性阻塞性肺疾病患者。自发性气胸是内科常见急症之一，多发生于男性。本节介绍自发性气胸。

【病因和发病机制】

根据肺部有无原发疾病，通常将自发性气胸分为原发性自发性气胸和继发性自发性气胸。

（一）原发性自发性气胸

原发性自发性气胸指常规胸部X线检查肺部无明显异常者所发生的气胸，多见于瘦高体型的男性青壮年。气胸的发生常与肺尖部脏胸膜下细小的肺大疱破裂有关。

（二）继发性自发性气胸

继发性自发性气胸是在肺疾病基础上发生的气胸，以COPD最常见，其次是肺结核、尘肺、肺癌等。主要是病变致细支气管不完全阻塞，形成肺大疱破裂所致，也见于肺组织坏死波及脏胸膜等。

根据脏胸膜破裂口的情况以及胸膜腔内压力变化可将自发性气胸分为以下三种类型：

1．闭合性气胸 破裂口较小，一般积气量不大，抽气后胸腔可维持负压，提示破口已闭合。

2．交通性气胸 破裂口较大，胸腔内压力维持在 $0cmH_2O$ 上下，抽气后观察数分钟仍无变化。多因两层胸膜间有粘连和牵拉，致破口持续开启，呼吸时空气自由出入胸腔所致。

3．张力性气胸 胸腔内压为正压，抽气至负压后不久又恢复正压。多因胸膜破口呈单向活瓣性阻塞，空气只进不出所致。

以上三型可相互转换。

【临床表现】

（一）症状

病情轻重取决于气体进入胸腔的速度、肺萎缩的程度、肺部的基础疾病及并发症。

发病前部分患者可能有持重物、剧烈运动、剧咳、用力排便、打喷嚏等诱因，但多数患者无明显诱因，偶尔在睡眠中突发气胸。

典型表现为患侧突发胸痛、呈针刺样或刀割样，伴不同程度胸闷、呼吸困难。

张力性气胸胸膜腔内压力骤然升高，肺明显压缩，纵隔移位，对循环功能影响大，可出现严重呼吸困难、大汗淋漓、心悸、血压下降甚至休克。

（二）体征

典型体征有气管移向健侧，患侧胸廓饱满，呼吸运动减弱，叩诊鼓音，语颤及呼吸音均减低或消失。左侧气胸或并发纵隔气肿时可在左心缘处听到与心脏搏动一致的气泡破裂音，称为黑曼（Hamman）征。液气胸时，胸内有振水声。皮下气肿时有捻发音。血气胸时如失血量过多，可使血压下降，甚至发生失血性休克。

（三）并发症

可有血气胸、脓气胸，皮下气肿、纵隔气肿，复张后肺水肿等。

【实验室及其他检查】

（一）影像学检查

胸部X线检查是诊断气胸最准确、可靠的方法。征象是气胸部位透亮度增加、肺纹理消失、肺组织向肺门收缩。在肺边缘可见线状阴影（即气胸线）。气管、纵隔可向健侧移位。CT比胸部X线片更敏感和准确，表现为胸膜腔内出现极低密度的气体影，伴有肺组织不同程度的压缩萎陷改变。

（二）动脉血气分析

可有不同程度低氧血症。

【诊断要点】

1．突然胸痛，刺激性干咳和呼吸困难。

2．体检有胸腔积气的体征。

3．X 线或 CT 有气胸征象。

【治疗要点】

自发性气胸的治疗目的是促进患侧肺复张、消除病因及预防复发。应根据患者气胸类型、基础肺疾病、发生频次、肺压缩程度及有无并发症等选择治疗方法。

1．**保守治疗**　适用于稳定型小量气胸、首次发生的症状较轻的闭合性气胸。包括严格卧床休息、高浓度吸氧、酌情给予镇静和镇痛的药物、积极治疗肺基础疾病。保守治疗应密切监测病情变化，尤其是在气胸发生后 24 ～ 48h 内。

2．**排气疗法**

（1）紧急排气：张力性气胸患者病情危急，应立即胸腔穿刺排气，迅速解除胸腔内正压以避免发生严重并发症；无抽气设备时，为抢救患者生命，可将粗针头迅速插入胸膜腔，使胸腔内高压气体得以排出，以达到暂时减压的目的；亦可用粗注射针头，在其尾部扎上橡皮指套，指套末端剪一小裂隙，插入胸腔进行临时排气（图 2-16）。

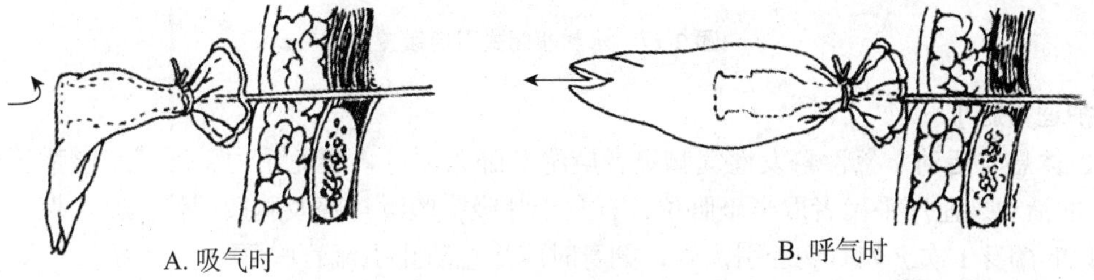

图 2-16　气胸紧急排气

（2）胸腔穿刺排气：适用于小量气胸（肺压缩程度＜ 20%）、呼吸困难较轻、心肺功能较好的闭合性气胸患者。抽气可加快肺复张，迅速缓解症状。通常选择患侧胸部锁骨中线第 2 肋间为穿刺点，局限性气胸则需根据胸片定位选择相应的穿刺点。一次抽气量不宜超过 1000ml，每天或隔日抽气 1 次。

（3）胸腔闭式引流：适用于不稳定型气胸、严重呼吸困难、肺压缩程度较重、胸腔穿刺效果不佳的交通性或张力性气胸、机械通气并发气胸的患者。插管部位常选取锁骨中线外侧第 2 肋间，或腋前线第 4 ～ 5 肋间，如为局限性气胸或需引流胸腔积液，应根据 X 线检查定位选择合适部位插管。插管成功则导管持续逸出气泡，呼吸困难迅速缓解，压缩肺可在几小时到数天内复张。对肺压缩严重、时间较长的患者，插管后应夹住引流管分次引流，避免胸腔内压力骤降产生复张后肺水肿。如未见气泡溢出 1 ～ 2 天，无呼吸困难、气急等症状，胸片示肺已全部复张时，可以拔除导管（图 2-17）。

3．**化学性胸膜固定术**　对于反复发生的气胸、肺功能欠佳、不宜手术的患者，可往胸腔内注入硬化剂，如多西环素、无菌滑石粉等，产生无菌性炎症，使脏胸膜和壁胸膜粘连、胸膜腔闭锁，以达到防治气胸复发的目的。

4．**手术治疗**　主要用于长期气胸、血气胸、双侧气胸、复发性气胸、张力性气胸引流失败者等。主要手术方法包括胸腔镜、开胸手术。手术治疗的成功率高，复发率低。

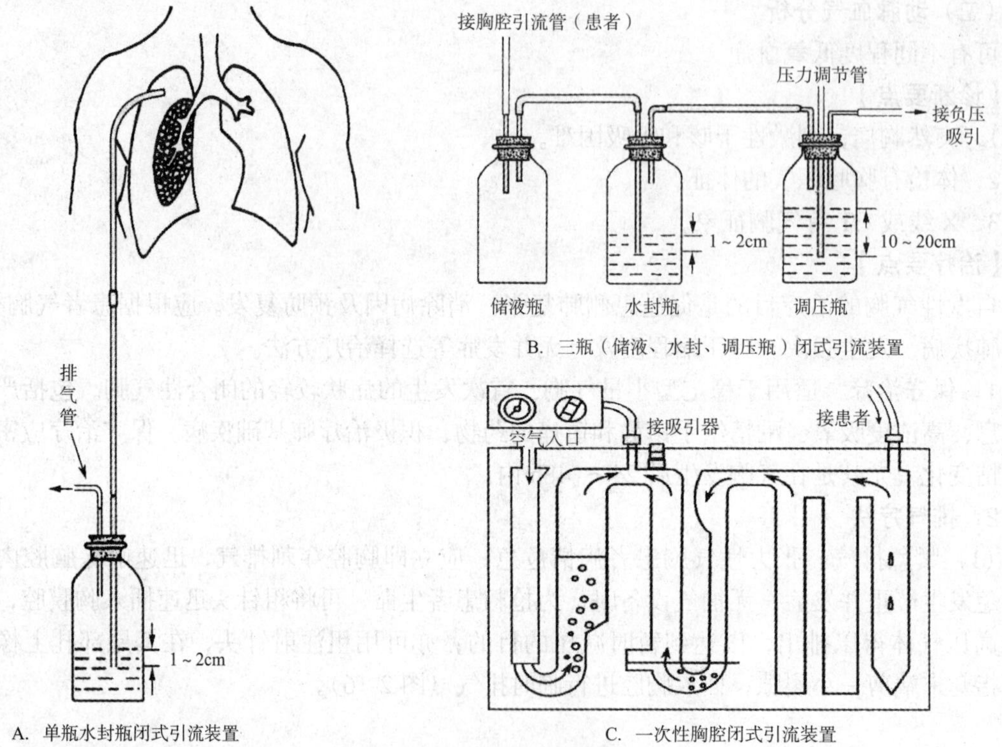

A. 单瓶水封瓶闭式引流装置

B. 三瓶（储液、水封、调压瓶）闭式引流装置

C. 一次性胸腔闭式引流装置

图 2-17　水封瓶闭式引流装置

【护理措施】

1．休息与活动　急性自发性气胸患者应绝对卧床休息，避免用力、屏气、咳嗽等增加胸腔内压的活动。血压平稳者取半坐卧位，有利于呼吸、咳嗽排痰及胸腔引流。卧床期间，协助患者每 2h 翻身 1 次。如有胸腔引流管，翻身时应注意防止引流管脱落。

2．吸氧　根据患者缺氧的严重程度选择适当的吸氧方式和吸入氧流量，保证患者 SaO_2 ＞ 90%。对于选择非手术治疗的患者，需给予高浓度吸氧，有利于促进胸膜腔内气体吸收。

3．病情观察　经常巡视病房，及时了解患者病情变化，观察患者胸痛、呼吸频率及节律、心率，监测血氧饱和度情况，必要时监测动脉血气。观察患者有无胸闷、呼吸困难，如患者出现明显呼吸困难、烦躁、发绀、出冷汗、心率加快、心律失常，甚至休克等应立即通知医师并配合处理。

4．排气疗法的护理

（1）术前准备：①向患者讲解排气疗法的目的、意义、过程及注意事项，以取得患者的理解与配合。②备好胸腔闭式引流术所需用品（一次性胸腔闭式引流瓶、引流管、胸腔切开引流包、消毒手套、消毒用物）等。③严格检查引流管是否通畅和整套胸腔闭式引流装置是否密闭。④引流瓶内注入适量无菌蒸馏水或生理盐水，标记好引流瓶内最初的液面，并旋紧引流瓶盖，如为非一次性闭式引流瓶，应将玻璃管一端置于水面下 1 ～ 2cm，以确保患者胸腔和引流装置之间为一密封系统；引流瓶塞上另一短玻璃管为排气管，其下端应距离液面 5cm 以上。必要时按医嘱连接好负压吸引装置，调节并保持压力在 −20 ～ −10cmH_2O，避免过大负压吸引对肺的损伤。

（2）保证有效引流：①确保引流装置安全：引流瓶应妥善置于低于患者胸部的地方，防止被踢到或打破；妥善固定引流管于床旁，以既方便患者翻身，又避免管道扭曲、受压、脱落为原则。②观察引流管通畅情况：观察引流管内的液体是否随呼吸上下波动及有无气体自液面逸出。必要时，请患者做深呼吸或咳嗽，如有液体波动，表明引流通畅。若液体波动不明显，液面也无气体逸出，患者无胸闷、呼吸困难，可能肺组织已复张；若患者呼吸困难加重，出现发绀、大汗、胸闷、气管偏向健侧等症状，应立即通知医生紧急处理。如同时引流液体，应观察和记录引流液的量、色和性状。③防止胸腔引流管堵塞：引流血液或黏稠液体时，应根据病情定时从胸腔端向引流瓶端方向捏挤引流管。④防止意外：搬动患者时用两把血管钳将引流管双重夹紧，防止在搬动过程中发生引流管滑脱、漏气或引流液反流等意外情况。若胸腔引流管不慎滑出胸腔，应嘱患者呼气，同时迅速用凡士林纱布及胶布封闭引流口，并立即通知医生进行处理。

（3）引流装置及伤口护理：严格执行无菌操作，引流瓶上的排气管外端应用 1 ~ 2 层纱布包好，避免空气中尘埃或脏物进入引流瓶内。每天更换引流瓶，做好连接管和接头处的消毒，更换前用双钳夹紧引流管近心端，更换完毕检查无误后再放开，以防止气体进入胸腔。伤口敷料每 1 ~ 2 天更换 1 次，有分泌物渗出或污染时应及时更换。观察伤口有无出血、漏气、皮下气肿及胸痛、肺不张和肺水肿等情况。

（4）肺功能锻炼：鼓励患者每 2h 进行 1 次深呼吸、咳嗽和吹气球练习，以促进受压萎陷的肺组织扩张，加速胸腔内气体排出，促进肺尽早复张。但应避免持续剧烈的咳嗽。

（5）拔管护理：观察引流管拔管指征，如引流管无气体逸出 1 ~ 2 天后，夹闭导管 1 天观察患者无气急、呼吸困难，复查胸部 X 线片示肺已全部复张，可拔除引流管。拔管前做好患者和物品的准备。拔管后观察有无胸闷、呼吸困难、切口处漏气、出血、皮下气肿等情况，发现异常应及时通知医生处理。

5．心理护理 由于紧张、焦虑等情绪反应可导致氧耗量增加，应对患者加以陪伴，给予心理支持。对于呼吸困难严重的患者，应及时解释病情和回应患者的要求。在做各项检查、操作前向患者解释其目的和效果，即使是在非常紧急的情况下，也应在实施操作的同时用简单明了的语言进行必要的解释。

【健康教育】

1．基础疾病的防治 介绍继发性自发性气胸发生的原因，使患者认识控制原发病对预防气胸发生的重要意义，自觉遵医嘱积极治疗肺部基础疾病。

2．避免诱发因素 ①避免抬举重物、剧烈咳嗽、屏气、用力排便等，并采取有效的措施预防便秘；②注意劳逸结合，在气胸痊愈后的 1 个月内，不进行剧烈活动，如打球、跑步等；③保持心情愉快，避免情绪波动；④对吸烟者应指导戒烟。

3．就医指导 一旦感到胸闷、突发性胸痛、气急时，提示可能为气胸复发，应及时就诊。

小 结

1. 自发性气胸是肺组织及脏胸膜的自发破裂，或靠近肺表面的肺大疱、细小气肿疱自发破裂使肺及支气管内气体进入胸膜腔所致的气胸，以继发于肺部基础疾病为多见。

2. 临床上以突发一侧针刺样或刀割样胸痛，继之出现呼吸困难、咳嗽为特点。

3. 胸部 X 线片是诊断气胸的重要方法。

4. 治疗包括保守治疗、排气疗法和手术，其中排气疗法主要包括胸腔穿刺排气和胸腔闭式引流。

5. 护理应重点掌握排气疗法的护理。

（郭丽梅 李 利）

第九节　慢性肺源性心脏病

学习目标

通过本节内容的学习，学生应能够：

◎ 识记

说出慢性肺源性心脏病的定义、常见病因、有关检查及治疗原则。

◎ 理解

概括慢性肺源性心脏病的发病机制、临床表现、低浓度给氧的依据及氧疗的注意事项。

◎ 运用

按照护理程序护理慢性肺源性心脏病患者并进行健康教育。

慢性肺源性心脏病（chronic pulmonary heart disease，简称慢性肺心病）是由于支气管 - 肺组织、胸廓或肺动脉血管的慢性病变导致肺血管阻力增加，产生肺动脉高压，继而右心室结构和（或）功能改变的疾病。本病是我国呼吸系统的常见病，农村高于城市，随年龄增加而增加。急性发作以冬春季多见。重症肺心病的病死率仍较高。

【病因和发病机制】

1．病因

（1）支气管、肺疾病：我国 80% ～ 90% 慢性肺心病患者是由 COPD 所致，其次见于支气管哮喘、支气管扩张、重症肺结核、间质性肺疾病等。

（2）严重的胸廓畸形：如严重的脊柱后凸、侧凸。

（3）肺血管疾病：特发性肺动脉高压、慢性栓塞性肺动脉高压和肺小动脉炎等。

（4）其他：神经肌肉疾病（如脊髓灰质炎），睡眠呼吸暂停综合征等。

2．发病机制　肺心病发生的关键环节是肺动脉高压形成，长期肺动脉高压使右心室后负荷增加，早期右心室代偿性肥厚，晚期出现失代偿性心脏扩大、心力衰竭。肺动脉高压的形成与下列因素有关：

（1）肺血管阻力增高的功能性改变：缺氧引起肺血管收缩，是肺动脉高压形成的主要原因。高碳酸血症使缺氧性肺血管收缩反应增强。

（2）肺血管阻力增高的解剖学改变：慢性缺氧除了引起肺血管收缩外，还可导致肺血管重构，造成肺血管阻力持续增加；肺气肿时毛细血管受压，管腔狭窄或闭塞也导致肺循环阻力增加，引起肺动脉高压；多发性肺微小动脉原位血栓形成亦可加重肺动脉高压。

（3）血液黏稠度增加和血容量增多：血液黏稠度增加与长期慢性缺氧引起促红细胞生成素分泌增加导致继发性红细胞增多有关。血容量增多与缺氧时醛固酮分泌增加及肾小动脉收缩，肾血流减少引起的水钠潴留有关。

以上三种因素以缺氧性肺血管收缩最为重要。

【临床表现】

本病发展缓慢，临床上除有肺胸疾病的各种症状和体征外，主要是逐渐出现肺、心功能不全及其他器官损害的征象。按其功能代偿分述如下：

1．肺、心功能代偿期　此期心功能一般代偿良好，主要是 COPD 的表现。

（1）原发病的表现：症状有咳嗽、咳痰、呼吸困难、乏力和劳动耐力下降等。急性感染可使上述症状加重。

（2）肺动脉高压和右心肥大的体征：如肺动脉瓣区第二心音（P_2）亢进、剑突下心脏搏动等。

2．肺、心功能失代偿期　主要表现是上述症状加重，出现心力衰竭和呼吸衰竭。

（1）呼吸衰竭：常因急性呼吸道感染诱发，患者呼吸困难加重，夜间尤甚，常有头痛、失眠、食欲下降、嗜睡，甚至出现球结膜充血水肿、昏迷、抽搐等肺性脑病的表现。

（2）右心衰竭：表现为心悸、气短、食欲不振、腹胀、恶心、尿少等。体征：发绀更明显、颈静脉怒张、心率增快，可出现心律失常，剑突下可闻及收缩期杂音，甚至出现舒张期杂音；肝大、肝区压痛、肝颈静脉回流征阳性，下肢水肿，严重者可有腹水。

3．并发症　肺性脑病、酸碱失衡、电解质紊乱、心律失常、消化道出血及弥散性血管内凝血（disseminated intravascular coagulation，DIC）等。

【实验室及其他检查】

1．X 线检查　除肺、胸基础疾患及可能的肺部感染征象外，尚有肺动脉高压和右心肥大的征象，如右下肺动脉扩张、右心室扩大。

2．心电图　右心室肥大和右心房扩大。诊断的主要依据有：电轴右偏，额面平均电轴 $\geqslant 90°$；重度顺时针转位，V_5 R/S $\leqslant 1$；$Rv_1+Sv_5 \geqslant 1.05mV$；肺性 P 波等。

3．血气分析　低氧血症、高碳酸血症，呼吸衰竭时出现 $PaO_2 < 60mmHg$，$PaCO_2 > 50mmHg$。pH 可正常或降低。

4．血液检查　红细胞和血红蛋白可增高、正常或降低。合并感染时白细胞总数升高，中性粒细胞升高。全血黏度及血浆黏度可增加。血小板明显下降时应警惕 DIC。可有肾功能、肝功能的异常及电解质紊乱。

【治疗要点】

1．急性加重期　积极控制感染；畅通呼吸道，改善呼吸功能；纠正缺氧和二氧化碳潴留；控制呼吸衰竭和心力衰竭。

（1）控制感染：呼吸道感染是导致肺心病急性加重的常见诱因，因此，控制感染是处理肺心病急性发作的重要环节。应根据可能或已知的病原选择敏感的抗生素，常用的抗生素有青霉素类、氨基糖苷类、喹诺酮类和头孢菌素类等。用药期间需注意可能的继发真菌感染。

（2）控制呼吸衰竭：给予祛痰剂、支气管舒张剂等，维持气道通畅；持续低浓度氧疗；无创正压通气，必要时建立人工气道进行有创正压通气。详见本章第三节慢性阻塞性肺疾病和第十二节呼吸衰竭。

（3）控制心力衰竭：多数患者经过积极抗感染、改善呼吸功能后，心力衰竭便能得到改善，患者尿量增多，水肿消退，肝缩小，肝压痛消失，不需加用利尿、强心药；对治疗无效的较重患者可适当选用利尿剂、血管扩张药及正性肌力药。利尿剂的使用原则是缓慢、小量和短程，以避免利尿过快而导致的电解质紊乱和因血液浓缩而致痰液黏稠不易咳出。通常采用氢氯噻嗪与螺内酯合用，水肿较重者可用呋塞米，同时口服氯化钾。利尿后心力衰竭控制不满意时可加用洋地黄类药物。由于肺心病患者长期处于缺氧状态，对洋地黄类药物的耐受性低，容易中毒，故使用洋地黄类药时应以快速、小剂量为原则，常用毒毛花苷 K、毛花苷丙（西地兰）或地高辛，剂量为常规剂量的 1/2 左右，用药前要积极纠正缺氧和低钾血症，用药过程密切观察毒性和不良反应。

（4）抗心律失常：一经抗感染、纠正缺氧等治疗，心律失常可自行消失。如持续存在，可根据心律失常的类型选用药物。详见第三章第三节心律失常。

（5）抗凝治疗：应用普通肝素或低分子肝素预防肺微小动脉原位血栓形成及肾静脉血栓形成。

2．缓解期　积极治疗原发病和预防呼吸道感染是缓解期肺心病的重点，也是减少急性发作的重要措施。采取中西医结合的综合措施，加强全身和呼吸肌锻炼及耐寒锻炼、改善营养状况、调整免疫功能、必要时长期家庭氧疗等，目的是增强患者的免疫功能、减少或避免急性加重期的发生，使肺心功能得到部分或全部恢复。

【主要护理措施】

1．**休息与活动** 急性加重期患者应绝对卧床休息，护士应协助采取舒适的体位（详见本节健康教育），减轻呼吸困难，减少机体耗氧量。缓解期应量力而行，采取循序渐进的原则，鼓励患者进行适量活动，加强全身锻炼（详见本节健康教育）和呼吸训练。卧床患者应定时翻身，作床上主动、被动运动，以防压疮和深静脉血栓形成。

2．**饮食护理** 参见本章第三节慢性阻塞性肺疾病。但对水肿患者应限制钠、水的摄入，每日钠盐＜3g、入量＜1500ml。

3．**病情观察** 除了解咳、痰、喘等变化外，还要关注患者头痛的主诉，有无意识障碍、球结膜水肿、皮肤出血点、瘀斑，出入量尤其是尿量，血气分析、电解质等的检查结果。有心力衰竭者应了解体重、皮肤水肿和盐摄入情况。评估家人对患者的关心和帮助情况。

4．按医嘱给予抗炎、止喘、祛痰、补液等治疗。

5．**做好持续低流量吸氧的护理** 流量1～2L/min，氧浓度一般为25%～30%，持续吸入，通常经鼻导管吸氧，也可用面罩给氧，吸入的氧必须湿化。

低浓度给氧的依据：慢性肺心病失代偿期患者多为慢性Ⅱ型呼吸衰竭，患者的呼吸中枢对CO_2刺激的敏感性降低，甚至已处于抑制状态，其兴奋性主要依靠缺氧对外周化学感受器的刺激作用。当吸入氧浓度过高时，随缺氧的短暂改善而解除其对中枢的兴奋作用，结果使呼吸受抑制，CO_2潴留加剧，甚至诱发肺性脑病。

氧疗期间的注意事项：

（1）保持气道（包括鼻塞/导管）通畅，防止管道堵塞或漏气。

（2）维持吸入氧流量/浓度的恒定，嘱患者不要自行调节流量等。

（3）吸氧后注意观察患者神志等的变化，一旦出现意识障碍或意识障碍加重应及时作血气分析。

（4）按医嘱及时、正确采取血标本作血气分析，并了解血气分析结果，如有明显异常应及时与医生联系。血标本应隔绝空气并及时送检。

（5）室内严禁明火。

6．**慎用催眠镇静剂** 患者烦躁不安时要警惕呼吸衰竭、电解质紊乱等，切勿擅自使用催眠镇静剂以免诱发或加重肺性脑病。

7．**心理护理** 肺心病患者多数经济收入较低，生活条件较差，加上疾病迁延不愈、劳动力丧失等，身心痛苦长期围绕患者，因而其常常对治疗丧失信心，甚至放弃或拒绝治疗。亲人对患者的痛苦也会渐渐习以为常，关心不够，因此，护士应亲近患者，理解他们的反应，做好患者、亲属与单位之间的沟通，调动各方面的潜能，促进有效应对，提高患者生活质量。

【健康教育】

1．**疾病知识指导** 肺心病多数预后差，病死率较高，原发病及呼吸衰竭为其主要死因，而经过积极治疗和康复可延长寿命，提高生活质量。应指导患者回避污染的环境，坚持戒烟。指导患者自我监测心、肺功能的变化。按医嘱用药、吸氧及随诊。有心功能不全时应限制水、盐的摄入。向患者和家属传授有关医疗设备（如雾化器、吸入器、给氧装置等）的使用、清洁及维护方面的信息和技巧。

2．**体位调整** 呼吸困难患者的姿势应既有利于气体交换又节省能量。如站立时，背倚墙，身体重量放在两髋和双足上，使横膈和胸廓松弛，全身放松。坐位时，凳高合适，两足正好平放在地，身体稍向前倾，两手摆在双腿上或趴在小桌上，桌上放几个枕头，使患者胸椎与腰椎尽可能在一直线上。卧位时抬高床头并略摇起床尾，使下肢关节轻度屈曲，防止身体下滑，在身体两侧放置枕头或床桌，让双手略抬高并有支撑处。

3．坚持全身锻炼、呼吸训练（腹式呼吸和缩唇呼气）及御寒训练

（1）全身锻炼：如进行呼吸操和有氧活动。呼吸操包括呼吸与扩胸、弯腰、下蹲和四肢活动在内的各种体操活动。有氧活动以步行和慢跑最常用，活动强度以每次运动后出现轻度呼吸短促，在停止活动后 10min 内呼吸恢复至运动前水平为宜。全身活动不但可改善骨骼肌、心肺状况，还可调节情绪，进而增加活动的耐力。进行活动时要注意：①活动前后患者应有充分的休息时间；②尽可能在平喘药发挥最大作用时进行活动；③注意患者的主诉、心率、呼吸等的变化，活动时如有明显不适，或运动后 3 ～ 5min 上述指标未能恢复到运动前水平，应与医生研究变更活动类型及运动量；④有条件时进行运动氧疗；⑤坚持进行腹式呼吸及缩唇呼气训练。

（2）呼吸训练：见本章第三节慢性阻塞性肺疾病。

（3）用冷水洗脸、洗鼻，按迎香穴，揉风池穴等进行御寒训练。

小　结

1. 慢性肺源性心脏病是由于支气管 - 肺组织、胸廓或肺动脉血管的慢性病变导致肺血管阻力增加，产生肺动脉高压，继而右心室结构和（或）功能改变的疾病。

2. COPD 是我国肺心病的首位病因。COPD 导致肺心病的关键环节是肺动脉高压，肺动脉高压的发生主要与长期缺氧引起肺血管收缩和重构有关。

3. 肺心病失代偿期的临床表现是呼吸衰竭，或伴心力衰竭。

4. 急性加重期的治疗中控制感染是关键。氧疗应采取持续低流量氧疗，有心力衰竭时利尿药缓慢给予，强心要慎重。

5. 护理中应理解慢性肺心病患者低浓度给氧的原因。应掌握氧疗的注意事项。慢性肺心病患者慎用催眠镇静剂以免诱发或加重肺性脑病。

（李　利）

第十节　肺血栓栓塞症

学习目标

通过本节内容的学习，学生应能够：

◎ 识记

说出肺血栓栓塞症的定义、继发性危险因素。

◎ 理解

概括肺血栓栓塞症的常见临床表现、确诊及求因的相关检查。

◎ 运用

按照护理程序护理肺血栓栓塞症患者，并对肺血栓栓塞症患者及高危人群进行健康教育。

肺栓塞是以各种栓子阻塞肺动脉系统为其发病原因的疾病或临床综合征，包括肺血栓栓塞、脂肪栓塞、羊水栓塞、空气栓塞等。其中肺血栓栓塞占肺栓塞的绝大多数，通常所称的肺栓塞即指肺血栓栓塞。

肺血栓栓塞症（pulmonary thromboembolism，PTE）为来自静脉系统或右心的血栓阻塞肺动脉或其分支所致的疾病，以肺循环和呼吸功能障碍为其主要病理生理特点和临床表现特征，是肺栓塞最常见的类型。

肺动脉发生栓塞后，若其支配区的肺组织因血流受阻或中断而发生坏死，称为肺梗死。由于肺组织的多重供血机制，PTE 中仅约不足 15% 发生肺梗死。

PTE 的栓子主要来源于深静脉血栓形成（deep venous thrombosis，DVT）。DVT 与 PTE 实质上为一种疾病过程在不同部位、不同阶段的表现，两者合称为静脉血栓栓塞症（venous thromboembolism，VTE）。

PTE 和 DVT 发病率较高，病死率亦高。但由于其发病和临床表现的隐匿性和复杂性，漏诊和误诊率较高。

【危险因素】

DVT 和 PTE 具有共同的危险因素，即 VTE 的危险因素，包括任何可以导致静脉血液淤滞、静脉系统内皮损伤和血液高凝状态的因素，分为原发性和继发性两类。还有相当比例的病例难以明确危险因素。

1．原发性危险因素 由遗传变异引起，常以反复静脉血栓形成和栓塞为主要临床表现，呈家族遗传倾向。

2．继发性危险因素 是指后天获得的易发生 DVT 和 PTE 的多种病理和病理生理改变。包括：①内外科疾病，如骨折、创伤、手术、恶性肿瘤、肿瘤静脉内化疗、肥胖、充血性心力衰竭、急性心肌梗死；②躯体活动受限，如各种原因的制动或长期卧床；③治疗操作，如静脉穿刺置管和静脉导管的使用以及介入性操作；④其他，如口服避孕药、长途航空或乘车旅行等。

对于存在危险因素，特别是同时存在多种危险因素的病例，应加强预防，并树立及时识别的意识，以提高早期诊断率。

【临床表现】

1．PTE 症状和体征

（1）症状：PTE 的症状多种多样，缺乏特异性。症状的严重程度亦有很大差别，可以从无症状、隐匿，到血流动力学不稳定，甚或发生猝死。

常见症状有：①不明原因的呼吸困难及气促，尤以活动后明显，为 PTE 最多见的症状；②胸痛，包括胸膜炎性胸痛或心绞痛样疼痛；③晕厥，可为 PTE 的唯一或首发症状；④烦躁不安、惊恐甚至濒死感；⑤咯血，常为小量咯血，大咯血少见；⑥咳嗽、心悸等。不同病例可出现以上症状的不同组合。临床上有时出现所谓“肺梗死三联征”，即同时出现呼吸困难、胸痛及咯血，但仅见于不足 30% 的患者。

（2）体征

1）呼吸系统：呼吸急促最常见；发绀；肺部有时可闻及哮鸣音和（或）细湿啰音，肺野偶可闻及血管杂音；合并肺不张和胸腔积液时出现相应的体征。

2）循环系统：心动过速，严重时可出现血压下降甚至休克；肺动脉瓣区第二心音（P_2）亢进或分裂，三尖瓣区收缩期杂音。

3）其他：可伴低热。

2．DVT 的症状与体征 在考虑 PTE 诊断的同时，必须注意是否存在 DVT，特别是下肢 DVT。其主要表现为患肢肿胀、周径增粗、疼痛或压痛、皮肤色素沉着，行走后患肢易疲劳或肿胀加重。但半数或以上的下肢 DVT 患者无自觉症状和明显体征。

【实验室及其他检查】

1．一般检查　对出现上述临床症状、体征的患者，特别是存在前述危险因素的病例应进行如下检查：血浆 D- 二聚体（D-dimer）、动脉血气分析、心电图、胸部 X 线片、超声心动图及下肢超声检查。

2．确诊性检查　CT 肺动脉造影（CT pulmonary angiography，CTPA）是确诊 PTE 的一线手段，其他包括放射性核素肺通气 / 灌注扫描、磁共振成像或肺动脉造影等检查。

3．病因检查　对疑诊 PTE 者均应行下肢深静脉加压超声等检查，以明确是否存在 DVT 及栓子的来源。

【治疗要点】

1．一般处理与呼吸循环支持治疗　严密监测呼吸、心率、血压、静脉压、心电图及血气的变化；绝对卧床，保持排便通畅，避免用力；可适当使用镇静、止痛、镇咳等相应的对症治疗。采用经鼻导管或面罩吸氧，以纠正低氧血症。出现血流动力学不稳定者，给予血管活性药物。

2．溶栓治疗　常用的溶栓药物有尿激酶（UK）、链激酶和重组组织型纤溶酶原激活剂（rt-PA）。溶栓治疗结束后，应动态观察疗效和并发症。

3．抗凝治疗　抗凝血药物主要有肝素、低分子肝素和华法林。

4．其他　根据病情可进行肺动脉血栓摘除术、肺动脉导管碎解和抽吸血栓，还可放置腔静脉滤器以防止静脉大块血栓再次脱落阻塞肺动脉。

【护理措施】

护理的重点在于治疗的配合以及并发症的预防和观察上。

1．休息与活动　在溶栓治疗期间应绝对卧床休息，以防栓子脱落出现再栓塞。卧床期间应保持排便通畅，避免用力排便，必要时给予缓泻剂。

2．症状护理　低氧血症患者给予鼻导管或面罩吸氧；由于病变累及胸膜，可导致剧烈胸痛，应根据疼痛程度及时给予止痛剂，以降低氧耗量，减轻呼吸困难。

3．病情观察　严密监测心率、心律、血压、血氧饱和度，观察意识状态、呼吸困难、胸痛等症状是否缓解。

4．药物护理　根据医嘱及时准确地给予溶栓和抗凝治疗，并观察药物的疗效和副作用，严密观察出血和再栓塞的征象。

5．心理护理　因该病发病急，病情重，多数患者出现焦虑、恐惧心理，因此护理人员应对患者做好解释、安慰工作，消除其焦虑、恐惧心理，使患者积极主动地配合治疗。

【健康教育】

1．对存在危险因素人群的健康教育　讲解危险因素和不良后果，提高预防观念。影响静脉血栓形成的主要因素有静脉血流淤滞、静脉壁损伤及血液高凝状态，预防也主要从干预危险因素入手：

（1）改善血液的高凝状态

1）采取适当的措施改变生活方式，如减肥。

2）进食低脂、高纤维素饮食，多饮水。

3）必要时按医嘱给予抗凝治疗，如小剂量肝素、低分子肝素和口服华法林。

（2）促进静脉回流

1）对于工作需要长期静坐者以及乘飞机长途旅行者，要经常活动下肢和避免交叉腿坐位。

2）长期卧床和制动的患者应加强患者床上运动，如定时翻身、协助患者做四肢的主动或被动锻炼，术后患者应尽早床上或下床活动。

3）机械预防措施，包括加压弹力袜、下肢间歇序贯加压充气泵等，可促进静脉回流。

(3) 减少静脉壁损伤

1) 避免吸烟等不良嗜好。

2) 积极治疗脚部感染。

3) 静脉置管应严格掌握适应证，做好置管后的护理，注意及时拔管。

应注意 DVT 患肢不得按摩或做剧烈运动，以免造成栓子脱落。

2. 对肺栓塞患者的健康教育 应告知患者及家属按医嘱服用抗凝药物的重要性，教会其观察皮肤黏膜是否有出血征象，如出现突发性的呼吸困难、咯血、胸痛、晕厥等可疑肺栓塞征象，应及时就医。

小 结

1. 肺血栓栓塞症系指来自静脉系统或右心的血栓阻塞肺动脉或其分支所致的疾病。应掌握继发性 VTE 的危险因素。PTE 的栓子主要来源于深静脉血栓形成。

2. PTE 的临床表现多种多样，缺乏特异性。

3. 目前多行 CT 肺动脉造影检查以确诊 PTE。

4. 溶栓和抗凝治疗是本病治疗的重点。

5. 护理中应掌握溶栓期间绝对卧床休息，避免用力排便；严密观察出血和再栓塞征象。从静脉血流淤滞、静脉壁损伤及血液高凝状态三方面对存在危险因素的人群及肺栓塞患者进行有针对性的健康教育。

（李 利）

第十一节 睡眠呼吸暂停低通气综合征

学习目标

通过本节内容的学习，学生应能够：

◎ 识记

说出睡眠呼吸暂停低通气综合征的概念、分型。

◎ 理解

概括睡眠呼吸暂停低通气综合征的临床特点、确诊方法及治疗要点。

◎ 运用

按照护理程序护理睡眠呼吸暂停低通气综合征患者，并对睡眠呼吸暂停低通气综合征高危人群进行健康教育。

睡眠呼吸暂停低通气综合征（sleep apnea hypopnea syndrome，SAHS）是指多种原因所致的睡眠状态下反复出现低通气和（或）呼吸中断，引起间歇性低氧血症伴高碳酸血症以及睡眠结构紊乱，进而使机体发生一系列病理生理改变的临床综合征。临床上以睡眠打鼾伴呼吸暂停及日间嗜睡为特征，随病情进展可出现高血压、冠心病、心律失常、脑血管意外、糖与脂代谢紊乱及肺动脉高压等严重并发症。

欧美等国家成人 SAHS 患病率为 2% ～ 4%，国内流行病学调查显示有症状的 SAHS 的患病率为 3.5% ～ 4.8%。男性多于女性，比例为（2 ～ 4）: 1，但进入更年期后女性患病率明显升高。老年人患病率亦高。

根据睡眠过程中发生呼吸暂停时胸腹运动的情况，可将睡眠呼吸暂停综合征分为：①阻塞型，即上气道完全阻塞，呼吸气流消失，但胸腹呼吸运动均存在，常呈现矛盾运动；②中枢型，是指无上气道阻塞，呼吸气流及胸腹部的呼吸运动均消失；③混合型，兼有两者的特点。临床上以阻塞型最为常见。

【病因和发病机制】

（一）中枢型睡眠呼吸暂停综合征

中枢型睡眠呼吸暂停综合征（central sleep apnea syndrome，CSAS）一般不超过睡眠呼吸暂停患者的 10%。多继发于中枢神经系统病变、脑外伤、充血性心力衰竭、麻醉和药物中毒等各种病因。其发病可能与呼吸中枢呼吸调控功能的不稳定性增强有关。

（二）阻塞型睡眠呼吸暂停低通气综合征

阻塞型睡眠呼吸暂停低通气综合征（obstructive sleep apnea hypopnea syndrome，OSAHS）占 SAHS 的大多数，有家族聚集性。患者多存在导致上呼吸道特别是鼻、咽部位狭窄的危险因素，如肥胖、变应性鼻炎、鼻息肉、扁桃体肥大、软腭松弛、腭垂过长过粗、舌体肥大、舌根后坠、下颌后缩、颞颌关节功能障碍和小颌畸形等。部分内分泌疾病如甲状腺功能减退症、肢端肥大症等常合并 OSAHS。其发病主要与上气道解剖学狭窄直接相关，呼吸中枢反应性降低及神经、体液、内分泌等因素亦与发病有关。

【临床表现】

本节重点介绍 OSAHS。其临床特点主要包括睡眠时打鼾、呼吸暂停和日间嗜睡，患者多伴发器官功能损害所致的相关并发症。

（一）夜间临床表现

1．打鼾　几乎见于所有的 OSAHS 患者。典型表现为鼾声响亮且不规则，伴间歇性呼吸暂停，往往是鼾声 - 气流停止 - 喘气 - 鼾声交替出现。

2．呼吸暂停　为主要症状。多由同眠者发现并报告，常因担心患者呼吸不能恢复而将其推醒。一般气流中断的时间为 20 ～ 30s，个别长达 2min 以上，此时患者可出现明显的发绀。呼吸暂停多随着喘气、憋醒或响亮的鼾声而终止。可见胸腹矛盾运动。

3．憋醒　多数患者只出现脑电觉醒波，严重者可突然憋醒而坐起，感觉心慌、胸闷或心前区不适。

4．多动不安　患者夜间频繁翻身，可出现四肢不自主运动甚至抽搐。

5．夜尿　部分患者诉夜间排尿次数增多，个别出现遗尿。

6．睡眠行为异常　表现为磨牙、惊叫、呓语、夜游、幻听等。

（二）白天临床表现

1．嗜睡　为主要症状和常见主诉。轻者表现为开会或看电视时困倦、瞌睡，严重者吃饭或与人谈话时即可入睡。

2．疲倦乏力　患者常感睡眠后不解乏，无清醒感。疲倦乏力，工作效率低下。

3．认知行为功能障碍　注意力不集中、精细操作能力下降、记忆力和判断力下降，症状严重时不能胜任工作，老年人可表现为痴呆。

4．头痛头晕 常在清晨或夜间出现，隐痛多见，不剧烈，可持续 1 ~ 2h。与血压升高、高 CO_2 致脑血管扩张有关。

5．个性变化 烦躁、易激动、焦虑等，家庭和社会生活均受一定影响，可以出现抑郁症。

6．性功能减退 约有 10% 的患者可出现性欲减退，甚至阳痿。

（三）全身器官损害的表现

OSAHS 患者由于夜间反复、间歇缺氧和睡眠结构紊乱，可引起一系列靶器官功能受损，如高血压、冠心病、心律失常、缺血性或出血性脑卒中、代谢综合征及心理和情绪障碍等症状和体征。儿童患有 OSAHS 可致发育迟缓、智力低下。

（四）体征

多数患者肥胖或超重，颈粗短。体检可见下颌短小、下颌后缩、鼻甲肥大、鼻息肉、鼻中隔偏曲、腭垂肥大下垂、扁桃体和腺样体肥大、舌体肥大等。

应测量体重指数（body mass index，BMI）、颈围，评定颌面形态并进行鼻、咽及喉的检查。

【实验室和其他检查】

（一）多导睡眠图

多导睡眠图（polysomnography，PSG）是确诊 SAHS 的主要手段，并能确定其类型及病情轻重。是通过多导生理记录仪同步记录脑电图、肌电图、心电图、口鼻气流、胸腹呼吸运动、动脉血氧饱和度等多项指标，以了解患者睡眠时的呼吸暂停及通气状况，为明确诊断和病情分度提供依据。

（二）其他

病程长、低氧血症严重者，血红细胞计数和血红蛋白可有不同程度增加，动脉血气分析示呼吸衰竭。并发肺动脉高压、高血压、冠心病时，血压监测、胸部 X 线检查、心电图及超声心动图可有相应表现。动态心电图检查发现夜间心律失常提示 OSAHS 的可能。

【诊断要点】

（一）临床诊断

根据患者睡眠时打鼾伴呼吸暂停、白天嗜睡、肥胖、颈围粗及其他临床症状可作出初步诊断。确诊应行 PSG 监测。

SAHS 的诊断标准是每夜 7h 睡眠过程中呼吸暂停和（或）低通气反复发作 30 次以上或睡眠呼吸暂停低通气发作≥ 5 次 / 时并伴有白天嗜睡等临床症状。

每小时呼吸暂停低通气的次数称为睡眠呼吸暂停低通气指数（apnea hypopnea index，AHI）。

呼吸暂停是指睡眠过程中口鼻呼吸气流完全停止 10s 以上。

低通气是指睡眠过程中口鼻气流较基础水平降低≥ 30% 伴动脉血氧饱和度（SaO_2）减低≥ 4%，或口鼻气流较基础水平降低≥ 50% 伴 SaO_2 减低≥ 3% 或微觉醒。

（二）SAHS 病情严重程度分级

见表 2-10。

表2-10 SAHS病情程度分级

病情分度	AHI（次 / 时）	夜间最低 SaO_2（%）
轻度	5 ~ 14	85 ~ 90
中度	＞15 ~ 30	80 ~ 84
重度	＞30	＜80

【治疗要点】

1．一般治疗

（1）减肥：包括饮食控制、药物或手术。

（2）睡眠体位改变：侧位睡眠，抬高床头。

（3）戒烟酒，避免服用镇静催眠剂。

2．无创气道正压通气治疗　是中、重度 OSAHS 患者首选的治疗方法。包括持续气道正压通气（continuous positive airway pressure，CPAP）、双水平气道正压通气（bilevel positive airway pressure，BiPAP）和智能型 CPAP（auto-CPAP）（详见本章第十三节机械通气）。

治疗原理主要是通过提供一个生理性压力支撑上气道，以对抗吸气负压、防止气道塌陷。同时肺容量的增加及刺激上气道感受器使上呼吸道肌张力增加，也可能起到一定的作用。

进行无创通气治疗应根据个体所需行压力滴定以达最适压力后，在家中坚持长期治疗。治疗过程中定期复诊，并根据病情变化调整治疗压力。

3．手术治疗　包括耳鼻喉科或口腔颌面外科手术。常用腭垂腭咽成形术（uvulopalatopharyngoplasty，UPPP），短期疗效尚好，远期（3 ~ 5 年）易复发，总有效率为 50% ~ 60%。其他包括正颌、鼻、扁桃体手术等。

4．口腔矫治器（oral appliance，OA）治疗　临床应用较多的是下颌前移器，通过前移下颌位置，使舌根部及舌骨前移，上气道扩大，在一定程度上减少打鼾，可用于轻、中度 OSAHS 患者，但其对 OSAHS 的治疗效果尚难评价。

5．药物治疗　疗效不肯定，目前尚无有效的治疗药物。

【主要护理措施】

1．一般护理

（1）体位：指导患者侧卧位睡眠，并适当抬高床头。可采用安眠枕或睡衣后缝制小球等措施维持侧卧位。

（2）戒烟酒，避免服用催眠药：吸烟可致咽喉炎，加重上呼吸道狭窄。乙醇及镇静催眠药可降低上气道肌肉张力，抑制觉醒反应，降低机体对低氧及高碳酸血症的反应，从而引起或加重 OSAHS，应避免。

（3）减肥：肥胖使口咽部黏膜下脂肪沉积，特别是软腭部位的脂肪沉积，可加剧上呼吸道阻塞。可指导患者控制饮食，适当运动。

2．无创气道正压通气的护理

（1）树立治疗信心：向患者介绍 OSAHS 的危害和治疗的必要性、无创气道正压通气的治疗原理、疗效以及治疗中的注意事项，帮助患者建立治疗信心。

（2）鼻罩或口鼻面罩的选择：常用鼻罩或口鼻面罩，鼻罩更为舒适。应协助患者选择大小合适、舒适柔软的鼻罩，以防漏气。

（3）防止皮肤破损：头带松紧适度、用力均衡，可使用气泡型鼻罩，或在鼻罩及皮肤间垫海绵等防止鼻背溃疡。每次佩戴之前清洗鼻罩，可防止皮肤过敏。

（4）气道湿化：指导患者使用配套的湿化器，以减轻口鼻干燥等不适，提高治疗依从性。

（5）保证夜间治疗时间 ≥ 4h，并长期坚持。

3．心理护理　由于反复、间歇缺氧和睡眠结构紊乱，患者可出现认知行为功能障碍及个性改变，表现为焦虑、易激动，甚至抑郁。应做好心理疏导，并与家属交流，增强社会支持。

【健康教育】

1．加强宣教，促进及早就医　OSAHS 患者由于其夜间症状存在一定的隐蔽性，而日间症状又缺乏特异性，加之对睡眠打鼾认知的误区，使患者难以及时就医，以至出现严重的并发症。应加强 OSAHS 相关知识的普及，特别是对难治性高血压等患者，应注意评估其是否存在夜间打鼾、呼吸暂停、日间嗜睡等症状，以及是否存在肥胖、腭垂过长过粗等危险因素，指导患者及时就医，早期诊断和治疗。

2．监测病情，坚持长期无创气道正压通气治疗 SAHS 病程长，随病情进展，全身器官组织不同程度受累，应定期随访，密切监测病情变化；使患者认知长期坚持无创气道正压通气治疗的重要性，并提供指导和支持，提高治疗依从性。

小 结

1. 睡眠呼吸暂停低通气综合征是指多种原因所致的睡眠状态下反复出现低通气和（或）呼吸中断，引起间歇性低氧血症伴高碳酸血症以及睡眠结构紊乱，进而使机体发生一系列病理生理改变的临床综合征。阻塞型为最常见类型。

2. 临床上以睡眠打鼾伴呼吸暂停及日间嗜睡为特征，随病情进展可出现高血压、冠心病、心律失常、脑血管意外、糖与脂代谢紊乱及肺动脉高压等严重并发症。

3. PSG 是确诊 SAHS 的主要手段。

4. 无创气道正压通气治疗是中、重度 OSAHS 患者首选的治疗方法。

5. 护士应加强健康教育，普及 OSAHS 相关知识，促进患者早期诊断和治疗；指导患者定期随访，监测全身器官组织受累状况；使患者认知长期坚持无创气道正压通气治疗的重要性，并提供指导和支持，提高治疗依从性。

（李　利）

第十二节　呼吸衰竭和急性呼吸窘迫综合征

学习目标

通过本节内容的学习，学生应能够：

◎ 识记

1．说出呼吸衰竭和急性呼吸窘迫综合征的概念、病因。

2．列举呼吸衰竭的分类。

◎ 理解

概括呼吸衰竭和急性呼吸窘迫综合征的发病机制、临床表现及治疗要点。

◎ 运用

按照护理程序对呼吸衰竭患者进行整体护理。

一、呼吸衰竭

案例 2-5

患者，女，71 岁。确诊 COPD 10 余年，咳嗽、咳痰四季反复发作，伴气促，已不能外出购物。3 天前受凉后喘息加重不能平卧，咳黄色黏痰，今晨起家属发现患者精神恍惚，遂送至急诊。查体：T 37.8℃，P 110 次 / 分，R 27 次 / 分，BP 140/80mmHg，兴奋多语，有定向障碍，唇颊发绀，球结膜水肿，皮肤湿暖，桶状胸，双肺叩诊过清音，呼气延长，伴干、湿啰音，余（－）。急诊以"COPD，Ⅱ型呼吸衰竭"收入院。

问题与思考：

1．该患者初步诊断为Ⅱ型呼吸衰竭的依据是什么？

2．确诊所需的检查是什么？

T2-9

案例 2-5 分析

呼吸衰竭（respiratory failure，简称呼衰）是指各种原因引起的肺通气和（或）换气功能严重障碍，以至在静息状态下也不能维持足够的气体交换，导致低氧血症伴（或不伴）高碳酸血症，从而引起一系列生理功能和代谢紊乱的临床综合征。其临床表现缺乏特异性，明确诊断有赖于动脉血气分析。

【分类】

（一）按动脉血气分析

1．**Ⅰ型呼吸衰竭**　即低氧性呼吸衰竭，血气分析特点是 $PaO_2 < 60mmHg$，$PaCO_2$ 降低或正常。主要见于肺换气功能障碍疾病，如严重肺部感染性疾病、间质性肺疾病、急性肺栓塞。

2．**Ⅱ型呼吸衰竭**　即高碳酸性呼吸衰竭，血气分析特点是 $PaO_2 < 60mmHg$，同时伴有 $PaCO_2 > 50mmHg$。系肺泡通气不足所致，如慢性阻塞性肺疾病。

（二）按发病的急缓

1．**急性呼吸衰竭**　是指由于某些突发的致病因素，如严重的肺疾病、创伤性休克、急性气道阻塞、颅脑病变等，使肺通气和（或）换气功能迅速出现严重障碍，在短时间内引起的呼衰，因机体不能很快代偿，抢救不及时会危及患者生命。

2．**慢性呼吸衰竭**　是指一些慢性疾病，造成呼吸功能损害逐渐加重，经过较长时间发展为呼衰，最常见的病因是 COPD。早期患者虽有缺氧，或伴二氧化碳潴留，但机体通过代偿适应，生理功能障碍和代谢紊乱较轻，动脉血气 pH 维持在正常范围，并保持一定的生活能力。另一种临床常见的情况是因呼吸系统急性感染或气道痉挛或并发气胸等情况，病情急性加剧，在短期内 PaO_2 显著降低和 $PaCO_2$ 显著升高，称为慢性呼衰急性加重。

（三）按发病机制

1．**泵衰竭**　由呼吸泵（驱动或制约呼吸运动的神经、肌肉和胸廓）功能障碍引起。主要引起通气功能障碍，表现为Ⅱ型呼吸衰竭。

2．**肺衰竭**　由肺组织、肺血管病变和气道阻塞引起。可引起通气或换气功能障碍，表现为Ⅰ型呼吸衰竭（常由肺组织或肺血管病变引起）或Ⅱ型呼吸衰竭（常由 COPD 等严重的气道阻塞性疾病引起）。

【病因和发病机制】

（一）病因

1．**气道阻塞性病变**　喉水肿，气管 - 支气管的炎症、痉挛、肿瘤、异物等如 COPD、重症哮喘、阻塞性睡眠呼吸暂停综合征等。

2．**肺组织病变** 各种累及肺泡和（或）肺间质的病变如肺炎、重症肺结核、肺气肿、弥漫性肺纤维化、肺水肿、硅沉着病等。

3．**肺血管病变** 肺栓塞、肺血管炎等。

4．**胸廓病变** 胸部外伤、严重的脊柱畸形、严重气胸或大量胸腔积液等。

5．**神经、肌肉疾病** 脑血管疾病、脑炎、颅脑外伤、药物（镇静催眠剂、有机磷农药等）中毒，脊髓高位损伤、重症肌无力、脊髓灰质炎等。

（二）发病机制

1．**肺泡通气不足** 各种原因导致肺泡通气不足，使进出肺的气体量减少，引起 PaO_2 下降，$PaCO_2$ 升高，且二者呈对应性变化（图 2-18），故此类呼衰只能通过增加肺泡通气量来解决。

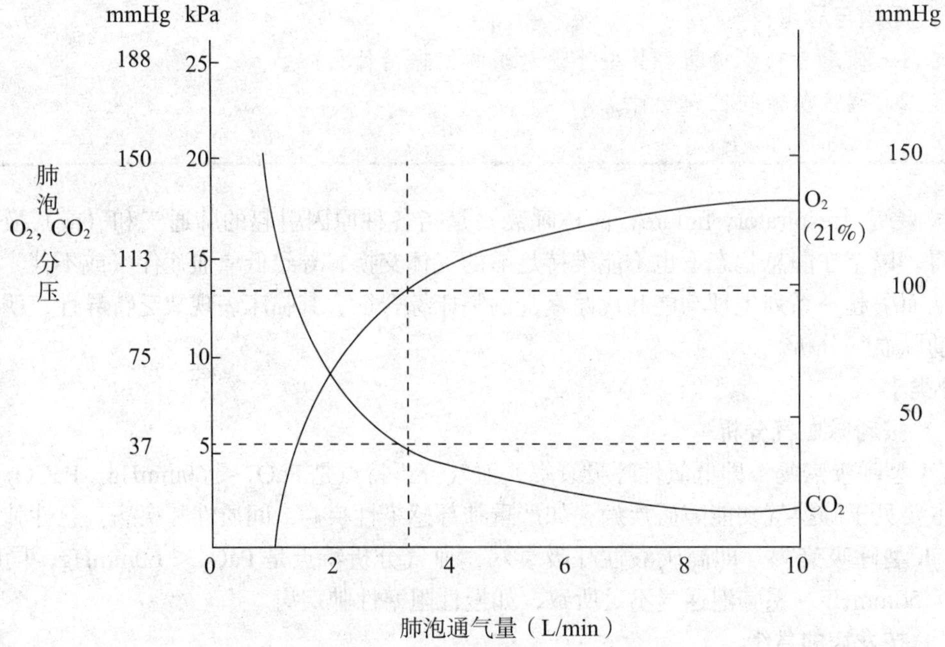

图 2-18 肺泡氧和二氧化碳分压与肺泡通气量的关系

2．**通气 / 血流（V/Q）比例失调** 肺泡通气与灌注周围的毛细血管血流的比例必须协调，才能保证有效的气体交换。正常成人静息状态时肺泡通气量（V_A）为 4L/min，肺毛细血管总血流量（Q）为 5L/min，两者之比为 0.8，这样才能保证有效的气体交换。通气 / 血流比例失调主要有下面 2 种形式：①部分肺泡通气不足：肺部病变如肺炎、肺不张、肺水肿等引起病变部位肺泡通气不足，V/Q ＜ 0.8，使部分未经充分氧合的静脉血（肺动脉血）通过肺泡的毛细血管或短路流入动脉血（肺静脉）中，故又称肺动 - 静脉样分流或功能性分流；②部分肺泡血流不足：肺血管疾病如肺栓塞使产生栓塞部位血流减少，V/Q ＞ 0.8，致肺泡通气不能被充分利用，故又称为无效腔通气。V/Q 失调通常仅产生缺氧，而无二氧化碳潴留。

3．**弥散障碍** 多见于呼吸膜的增厚（如肺水肿、肺间质病变）和呼吸面积减少（肺不张、肺实变），或肺毛细血管血量不足（肺气肿等）。由于氧的弥散能力仅为 CO_2 的 1/20，故弥散障碍主要影响氧的交换，通常以低氧血症为主要表现。

4．**氧耗量增加** 是呼吸功能不全时加重缺氧和二氧化碳潴留的原因之一。发热、寒战、抽搐和呼吸困难等皆可增加氧耗量。

临床上单一机制引起的呼吸衰竭很少见，往往是多种机制并存或先后参与发挥作用，其中肺泡通气不足是导致高碳酸血症的主要原因，而通气 / 血流比例失调则是低氧血症最重要的机制。

【缺氧、二氧化碳潴留对机体的影响】

（一）对中枢神经系统的影响

脑组织耗氧量大，占全身耗氧量的 1/5 ～ 1/4。中枢皮质神经元细胞对缺氧最为敏感。缺氧对中枢神经影响的程度与缺 O_2 的程度和发生的急缓有关。轻度缺氧可引起脑血管扩张、脑血流增多、脑细胞功能障碍，重度缺氧可导致脑水肿，甚至因脑疝而死亡。急性缺氧，如突然完全停止供氧，20s 即可出现抽搐、深昏迷，通常在 4 ～ 5min 内即可出现脑细胞不可逆损伤。如逐渐降低氧浓度则症状发展缓慢，轻度表现为注意力不集中、智力减退、定向障碍；随缺氧加重，逐渐出现烦躁、神志恍惚、谵妄、意识丧失，甚至发生不可逆脑细胞损伤。

CO_2 的升高可直抑制大脑皮质，降低兴奋性；随二氧化碳浓度增加，对皮质下层刺激增加，间接引起皮质兴奋；若 $PaCO_2$ 继续升高，皮质下层受抑制，使中枢神经处于麻醉状态。在出现 CO_2 麻醉前，患者往往有失眠、精神兴奋、烦躁不安等先兆兴奋症状。

缺氧和 CO_2 潴留均会使脑血管扩张，脑血流量增加。严重者会发生血管通透性增加，引起脑间质和脑细胞内水肿，导致颅内压增高，患者可因脑疝死亡。

（二）对循环系统的影响

一定程度的缺氧、CO_2 潴留可使心率加快和心排血量增加，血压上升。严重的缺氧和 CO_2 潴留可引起血压下降、心律失常。

而 CO_2 潴留对循环系统最突出的影响是血管扩张，因此，COPD 引起的Ⅱ型呼吸衰竭患者经常出现球结膜水肿、面部潮红、四肢皮肤温暖。

（三）对呼吸系统的影响

缺氧通过颈动脉体和主动脉体化学感受器刺激通气，通常 PaO_2 下降到 $< 60mmHg$ 才出现兴奋呼吸中枢作用。严重缺氧（$PaO_2 < 30mmHg$）则抑制呼吸中枢。

CO_2 是强有力的呼吸中枢兴奋剂，$PaCO_2$ 急剧升高，呼吸加深、加快；长期严重的 CO_2 潴留，会造成中枢化学感受器对 CO_2 的刺激作用发生适应；当 $PaCO_2 > 80mmHg$ 时，会对呼吸中枢产生抑制和麻醉效应，此时呼吸运动主要靠 PaO_2 的降低对外周化学感受器的刺激作用得以维持。因此对这种患者进行氧疗时，如吸氧浓度过高，由于解除了低氧对呼吸的刺激作用，可造成呼吸抑制，应注意避免。

（四）对肝、肾和造血系统的影响

严重缺氧可使胃壁血管收缩，胃黏膜屏障作用降低；CO_2 潴留增强了胃壁细胞碳酸酐酶活性，使胃酸分泌增多，出现胃肠黏膜糜烂、坏死、溃疡和出血。缺氧可直接或间接损害肝细胞，使丙氨酸氨基转移酶升高；也可使肾血管痉挛、肾血流量减少，引起肾功能不全。但这些症状均可随呼衰的缓解而消失。

长期缺氧使红细胞生成素增加，引起继发性红细胞增多，有利于血液携氧，但也增加血黏稠度，增加肺循环阻力和右心负担。

（五）对酸碱平衡和电解质的影响

严重缺氧抑制细胞能量代谢，产生大量乳酸，导致代谢性酸中毒；CO_2 潴留可导致呼吸性酸中毒；酸中毒时因细胞内外离子的转移，可造成细胞内酸中毒和高钾血症。慢性 CO_2 潴留时肾可通过减少 HCO_3^- 的排出以维持正常 pH，当 HCO_3^- 持续增加时，血液中 Cl^- 相应降低，产生低氯血症。

【临床表现】

除导致呼衰基础疾患的表现外，其临床表现主要与缺氧和高碳酸血症有关。

1．呼吸困难　是呼吸衰竭最早出现的症状。患者最常见的主诉有发憋、呼吸费力、喘息等，体检有呼吸频率、节律和幅度的变化，分为吸气性、呼气性和混合性呼吸困难（详见本章

第一节)。呼吸中枢受损时，呼吸频率变慢且常伴节律的变化，如潮式呼吸、间停呼吸、叹气或抽泣样呼吸等。当伴有呼吸肌疲劳时，可见胸腹矛盾运动。

2．发绀 发绀是缺氧的典型表现，因血中还原血红蛋白增加所致。一般当 SaO_2 低于 90% 时可在血流丰富的口唇、甲床等处出现发绀。应注意发绀的程度与还原型血红蛋白含量相关，因此，红细胞增多者发绀更明显，贫血者则不明显或不出现发绀。严重休克等引起末梢循环障碍的患者，即使 PaO_2 尚正常，也可出现发绀，称作外周性发绀；由于 SaO_2 降低引起的发绀，称作中央性发绀。发绀还受皮肤色素及心功能的影响。

3．精神神经症状 急性呼衰可迅速出现精神错乱、躁狂、昏迷、抽搐等症状。慢性呼吸衰竭伴 CO_2 潴留时，随 $PaCO_2$ 升高可表现为先兴奋后抑制现象。早期表现为昼夜颠倒（夜间失眠而白天嗜睡）、烦躁等兴奋症状，病情加重可出现谵妄、昏迷、抽搐、病理反射等，重症可因脑水肿、脑疝而死亡。注意兴奋期忌用镇静或催眠药，以免加重 CO_2 潴留，诱发肺性脑病。

4．循环系统表现 早期血压升高、脉压增大、心动过速，长期缺氧导致肺动脉高压。严重缺氧、酸中毒时可出现心力衰竭、血压下降、心律失常甚至心脏停搏。外周体表静脉充盈，皮肤湿暖、球结膜充血水肿与 CO_2 潴留引起外周血管扩张有关。

5．其他器官、系统表现 严重缺氧和 CO_2 潴留可引起丙氨酸氨基转移酶和尿素氮升高，出现蛋白尿、红细胞尿。上消化道出血多与胃肠道充血、水肿、糜烂或溃疡有关。若治疗及时，随缺氧、CO_2 潴留的改善，上述症状可消失。

【诊断要点】

1．有导致呼吸衰竭的病因、基础疾患及诱因。

2．有缺氧或缺氧伴 CO_2 潴留的临床表现。

3．动脉血气分析 此检查是诊断呼吸衰竭的主要依据，诊断标准是在海平面静息状态，呼吸空气时，$PaO_2 < 60mmHg$，伴或不伴 $PaCO_2 > 50mmHg$。单纯 $PaO_2 < 60mmg$ 为Ⅰ型呼衰，若伴有 $PaCO_2 > 50mmHg$ 为Ⅱ型呼吸衰竭。

【治疗要点】

呼衰的处理原则是在保持呼吸道通畅的条件下，维持基本的氧合和通气，从而为基础疾病和诱发因素的治疗争取时间和创造条件。

（一）保持呼吸道通畅

这是抢救呼吸衰竭基本又关键的一环，措施包括清除呼吸道、口咽分泌物和异物，昏迷者应取仰卧位，头后仰，托起下颌，放置口咽通气管，解除支气管痉挛等。若上述方法无效或需要机械通气，可采用简便人工气道（如口咽通气管）、气管插管或气管切开建立人工气道。

（二）氧疗

应用氧气来纠正缺氧的治疗方法称为氧疗，是改善低氧血症的重要手段。呼吸衰竭时，确定吸氧浓度的原则是保证 PaO_2 迅速提高到 60mmHg 或 SpO_2 达 90% 以上，尽量减低吸氧浓度。

1．急性呼衰低氧血症 可吸入较高浓度（亦称中等浓度，35% ~ 50%）甚至高浓度（大于 50%）氧气，以纠正低氧血症，减少通气过度。使动脉氧分压提高到 60 ~ 80mmHg，或脉搏容积血氧饱和度达 90% 以上。

2．慢性Ⅱ型呼衰 如 COPD 所致的呼吸衰竭患者应采取低浓度（25% ~ 35%）持续给氧，氧流量一般从 1L/min 开始，逐渐加大，一般不超过 3L/min。目标是控制动脉氧分压略高于 60mmHg（60 ~ 65mmHg），而对升高的 $PaCO_2$ 无明显加重趋势。

常用的给氧途径为鼻导管或鼻塞，也可经面罩给氧。经鼻导管或鼻塞吸氧时氧浓度（FiO_2）与氧流量的换算公式：$FiO_2 = 21 + 4 \times$ 吸入氧流量（L/min）。经鼻导管高流量吸氧时，对局部黏膜有刺激，氧流量不能大于 7L/min。

（三）机械通气

这是指患者自然通气和（或）氧合功能出现障碍时，运用器械（主要是呼吸机）使患者恢复有效通气并改善氧合的技术方法。通过增加通气量，改善换气和减少呼吸功，达到改善或纠正缺氧、CO_2潴留和酸碱失衡的作用。它起支持作用以维持生命，并为基础疾病的治疗、呼吸功能的改善和康复创造条件。临床上可根据病情选择有创或无创通气（详见本章第十三节机械通气）。

（四）病因治疗

针对不同病因采取恰当的治疗十分重要，对于慢性呼吸衰竭而言，抗感染治疗往往是决定患者预后的重要因素。

（五）一般支持治疗

重症患者应收入ICU，纠正电解质紊乱和酸碱失衡，加强体液的管理（防止血容量不足或体液负荷过大），保证血细胞比容在一定水平，有充足的营养和热量供给。

（六）防治多器官功能障碍综合征

防治多器官功能障碍综合征（multiple organ dysfunction syndrome，MODS）是严重创伤、感染和病理产科等原发病发生24h后，同时或序贯发生两个或两个以上脏器功能障碍以致衰竭的临床综合征。MODS已成为ICU患者的主要死因。因此，加强MODS的防治对改善患者的预后十分重要，其中尤其要注意心肾功能不全、消化道出血及弥散性血管内凝血（DIC）的防治。

【护理】

见本节急性呼吸窘迫综合征部分。

【健康教育】

呼衰的预后不仅取决于呼衰程度及抢救是否恰当，更取决于原发病或病因/诱因能否去除。急性呼衰处理及时、恰当，患者可以完全康复。慢性呼衰患者度过危重期后，关键是预防和及时处理呼吸道感染等诱因，以减少急性发作。有条件者应进行家庭氧疗以缓解肺动脉高压，减轻心脏负荷，使患者保持较长时间的生活自理，提高生活质量。在康复过程中，为患者及家人提供更多、更有效的身心支持也是十分必要的。

二、急性呼吸窘迫综合征

急性呼吸窘迫综合征（acute respiratory distress syndrome，ARDS）是指由心源性以外的各种肺内外致病因素所导致的急性、进行性、缺氧性呼吸衰竭。ARDS的临床特征为呼吸频数、呼吸窘迫和顽固性低氧血症。ARDS是最常见的呼吸衰竭，发生率有增加的趋势，病死率高。

【病因和发病机制】

多病因可引起此病，可分为肺内因素（直接因素）和肺外因素（间接因素）。

1．**肺内因素**　是指对肺的直接损伤，包括：①化学性因素，如吸入有毒气体或胃内容物、氧中毒；②物理性因素，如肺挫伤、放射性肺损伤等；③生物性因素，如重症肺炎。

2．**肺外因素**　包括严重休克、感染中毒症、严重胸外创伤、大面积烧伤、大量输血、急性胰腺炎、药物或麻醉品中毒等。

ARDS的发病机制至今尚未完全阐明。肺损伤的过程除有些致病因素对肺泡膜的直接损伤外，更重要的是多种炎症细胞（巨噬细胞、中性粒细胞）及其释放的炎性介质和细胞因子间接介导的炎症反应。

ARDS的主要病理改变是非心源性肺水肿和肺泡内透明膜形成。

【临床表现】

急性进行性呼吸窘迫（即呼吸困难主要表现为呼吸深快、费力，常有胸廓紧束和严重憋气感）和频数是最早、最客观的表现，多数患者于原发病后5天内发生，半数发生于24h内，呼吸频率一般大于28次/分。常伴烦躁、神志恍惚或淡漠。发绀是本病重要体征，且不能被通常的吸氧所改善。肺部体征早期可无异常，或仅闻及双肺少量湿啰音；中晚期可闻及干或湿啰音，可有管状呼吸音。

【实验室及其他检查】

（一）胸部X线检查

发病24h内多无明显异常，以后逐渐出现斑片状，以至融合成大片浸润阴影。其演变过程符合肺水肿的特点，但快速多变，后期可出现肺间质纤维化的改变。

（二）动脉血气分析

低氧血症是ARDS患者最重要的表现，早期即可出现，并且对常规氧疗反应不明显。目前临床上诊断本病最常用也是必须具备的指标是氧合指数（PaO_2/FiO_2）。氧合指数的计算方法为PaO_2（mmHg）除以吸入氧的分数值，正常值是400～500，ARDS时≤200。

【诊断要点】

根据ARDS柏林定义，满足如下4项条件方可诊断为ARDS。

1．明确诱因下1周内出现的急性或进展性呼吸困难。

2．胸部X线平片/CT显示双肺浸润影，不能完全用胸腔积液、肺不张和结节影解释。

3．呼吸衰竭不能完全用心力衰竭和液体负荷过重解释。

4．**低氧血症** $PaO_2/FiO_2 \leq 200$。

【治疗要点】

ARDS是一种急性呼吸系统危重症，其治疗应在严密监护下进行。治疗目标包括：改善肺氧合功能，纠正缺氧，保护器官功能，防治并发症和治疗基础疾病。治疗措施包括：

（一）原发病的治疗

积极寻找原发病灶，并予以彻底治疗。感染是本病常见的原因，而且ARDS患者又易并发感染，因此，应选用广谱抗生素迅速控制感染。

（二）氧疗

采取有效措施，尽快提高PaO_2。一般需高浓度氧疗，使$PaO_2 > 60mmHg$，$SaO_2 > 90\%$，轻症者可使用面罩给氧，但多数患者需使用机械通气。

（三）机械通气

机械通气可减少本病患者的肺不张和肺内分流，减轻肺水肿，同时保证高浓度吸氧和减少呼吸功，以达到改善换气和组织氧合，减少和防止肺损伤，因此机械通气是ARDS最重要的支持手段，一旦确诊或疑诊ARDS，应尽早开始。可先试用无创通气，多数患者需要经气管插管或切开做有创通气。对ARDS患者的机械通气应采用肺保护性通气策略，在小潮气量通气的基础上，给予适当的呼气末正压通气（positive end expiratory pressure，PEEP）。

（四）严格控制入液量

为减轻肺水肿，应严格限制液体入量，在血压稳定的前提下，液体出入量宜轻度负平衡（每天出入液量一般控制在入量比出量少500ml左右）。必要时可放置Swan-Ganz导管，动态监测肺毛细血管楔压（PAWP），随时调整输入液体量。

（五）营养支持

ARDS时机体处于高代谢状态，应补充足够的营养。静脉营养可引起感染和血栓形成等并发症，现提倡全胃肠营养，不仅可避免静脉营养的不足，而且能够保护胃肠黏膜，防止肠道菌群异位。

（六）患者的监护

ARDS患者应收入监护病房，动态监测呼吸、循环、水电解质及酸碱平衡等，以便及时调整治疗方案。

【护理】

（一）护理评估

1．病史　详细询问患者发病的时间、起病经过、病程长短、诊断治疗经过、呼吸困难诱发和缓解因素、既往有无慢性肺疾病或与肺疾病相关的住院史，既往治疗、服药情况和此次发病后的用药情况，有无食物、药物过敏史，是否有烟酒嗜好等，此次复发加重的原因。

2．心理社会资料　慢性阻塞性肺疾病由于长期反复发作，进行性发展，并随病情的发展肺功能发生不可逆的损害，因此，应评估患者是否有焦虑、恐惧、抑郁情绪；评估患者及家属对疾病的认知程度、疾病反复发作的频率、日常活动习惯和生活自理情况；了解患者的职业、家庭经济情况和社会保障情况。

3．身体评估

（1）一般状态：血压、脉搏、呼吸是否正常，呼吸困难程度，伴随症状，有无三凹征，是否有发绀和球结膜水肿，有无颈静脉充盈或肝颈静脉回流征阳性，有无精神神经症状，是否有心动过速、心律失常；是否有消化道出血，是否有双下肢水肿。

（2）营养状况：观察皮肤弹性，有无消瘦、身体下垂部位水肿。

（3）胸部体征：望诊有无桶状胸及双肺呼吸运动减弱，触诊有无语音震颤减弱，双肺叩诊有无过清音，肺下界是否下移，双肺听诊呼吸音有无减弱或消失，有无干湿啰音。

4．辅助检查　重点评估患者血气分析结果，同时注意血电解质、肾功能、心电图、胸部X线等结果，通过对实验室及其他检查的评估进一步明确诊断和判断疾病的程度。

（二）主要护理诊断

1．气体交换受损　与通气不足、肺内分流增加、通气/血流比例失调和弥散障碍有关。

2．清理呼吸道无效　与分泌物增加、意识障碍、无力咳嗽或人工气道等有关。

3．有皮肤完整性受损或组织完整性受损的危险　与意识障碍、排泄物刺激、人工气道及机械通气等有关。

4．营养失调：低于机体需要量　与食欲缺乏、呼吸困难、人工气道及机体的消耗增加有关。

5．语言沟通障碍　与人工气道及持续机械通气有关。

6．潜在并发症：休克、DIC、上消化道出血等。

（三）护理计划及评价

气体交换受损　与通气不足、通气/血流比例失调和弥散障碍等有关

1．护理目标　患者呼吸平稳，无发绀，呼吸功能改善。

2．护理措施

（1）基础疾病抢救的护理配合：协助控制感染，处理外伤、骨折，纠正休克等。

（2）病情观察

1）生命体征：尤其是呼吸频率的变化，如呼吸频率大于25次/分，常提示有呼吸功能不全，是ARDS先兆期的表现。观察意识状态、发绀、皮肤的温湿度、皮肤黏膜的完整性、出血倾向、球结膜有无充血及水肿、两侧呼吸运动的对称性，肺部叩诊音、呼吸音及啰音，心率、心律，腹部有无胀气及肠鸣音的情况。

2）准确记录出入量，注意电解质尤其是血钾的变化。

3）血气分析：血气分析是判断病情、指导治疗的重要指标。临床常采用以下方法：①动脉血气分析：最常用的采血部位是桡动脉，也可用肱动脉或股动脉。通过血气分析仪可获得血液气体和酸碱平衡两方面的分析数据，它是呼衰诊治中最常用、最可靠的指标。②脉搏容积血氧饱和度（SpO_2）的监测：SpO_2可通过脉搏血氧仪直接测得，即将血氧仪换能器夹在患者的耳垂或指端，在荧屏上直接显示患者的SpO_2及脉搏。它是一种无创性经皮连续监测，对评估缺氧程度、考核氧疗效果及调整吸氧浓度有一定的参考价值。

（3）保持呼吸道通畅：做好口咽部护理、防止误吸，保持呼吸道适当湿化，根据患者的具体情况选择恰当的胸部物理治疗（CPT）。实施有创通气的患者由于不能进行有效的咳嗽，必须借助机械吸引（吸痰）来清除呼吸道分泌物，维持呼吸道通畅。经人工气道吸痰的注意事项：①适时吸痰，即当大气道确实有分泌物滞留时才吸痰，如有痰鸣、SpO_2突然下降、气道压力突然上升、翻身前后、气囊放气前后等；②吸引前后给纯氧数分钟，以提高患者血氧饱和度，避免吸痰时发生的严重低氧血症；③严格无菌操作，传染病患者应采用密闭式吸痰管；④吸引负压成人一般不超过150mmHg；⑤吸痰动作要轻，插入吸痰管时关闭负压，使其超过气管导管前，在上提吸痰管时再打开负压，作旋转式间歇负压吸引，每次吸引时间应限制在15s以内；⑥吸引中密切观察患者的反应，当患者$SpO_2 < 90\%$或出现心律失常时应暂停吸痰。

（4）氧疗护理：按医嘱进行氧疗，记录吸氧方式（鼻塞/鼻导管、面罩、呼吸机）、吸氧浓度及吸氧时间，若吸入高浓度或纯氧要严格控制吸氧时间，一般不超过24h。密切观察氧疗的效果及不良反应（其他详见本章第九节慢性肺源性心脏病）。

常用的给氧途径为鼻导管或鼻塞，也可经面罩给氧。

鼻塞或鼻导管给氧简单、方便，不影响患者咳痰、进食；但吸入氧浓度不恒定，易受患者呼吸影响，且高流量对局部黏膜有刺激，故氧流量不能大于7L/min，适用于轻度呼吸衰竭和Ⅱ型呼吸衰竭的患者。

面罩给氧时，吸氧浓度相对恒定，可按需调节，对鼻黏膜刺激小，缺点是在一定程度上影响咳痰、进食，包括普通面罩（simple face mask）、文丘里面罩（Venture mask）和带储气囊无重复呼吸面罩（non-rebreather mask）。带储气囊无重复呼吸面罩带有储氧袋，在储氧袋和面罩之间有单向气阀，只允许氧气在吸气时进入面罩内；另外面罩上还有数个呼气孔，呼气孔亦有单向皮瓣，只允许废气在呼气时排出面罩。因此，该面罩的吸入氧分数可高达90%以上，适用于严重低氧血症、呼吸状态极不稳定的Ⅰ型呼衰和ARDS患者。文丘里面罩与氧源之间有调节器，因而可以精确地调节吸氧分数，对COPD引起的呼衰尤为适用。

（5）机械通气护理：详见本章第十三节机械通气。

（6）维持体液平衡及适当营养：鼓励患者进食高蛋白、高脂肪、低糖类食物，按医嘱做好营养支持，如全胃肠营养的护理。ARDS患者在保证血容量、血压稳定的前提下，使出量略多于入量（每日 −500ml）。

（7）药物治疗的护理：抗菌药物应按处方的浓度在规定时间内滴入，使用过程中应注意抗生素的毒副作用。使用糖皮质激素时要定期检查口腔黏膜等部位有无真菌感染，并做相应的处理。纠正低血钾时要严格按处方用药，并了解补钾后血钾等的变化。

（8）心理、社会支持：重症呼衰患者面临生死的考验，加上机械通气、进入ICU等应激，他们都有复杂的心理反应，又难以或不可能用语言来表达其感受与需求，因此医护人员应充分理解患者，主动亲近、关心患者，积极采用语言与非语言的沟通方式（手势、沟通板等）了解患者的心理障碍及需求，提供必要的帮助，同时安排其家人或朋友探访，以缓解患者心理压力，满足其爱与归属等方面的需求，促进康复。

3．护理评价 患者呼吸频率、幅度和节律正常，动脉血氧分压和二氧化碳分压在正常范围。

【健康教育】

ARDS的病死率为36%～44%，因此，对本病的高危患者要提高警惕，患者应尽早到医院就诊，以便早期发现、早期诊断并采取有效措施提高治愈率，降低病死率。ARDS患者大部分能完全康复，部分遗留肺纤维化，但多数不影响生活质量。

小　结

1. 呼吸衰竭的发病机制主要包括肺通气不足、弥散障碍和通气/血流比例失调，前者引起缺氧和二氧化碳潴留，后两者通常仅产生缺氧。

2. 呼吸衰竭的临床表现主要与缺氧、高碳酸血症有关，以呼吸困难、发绀及精神神经症状为主要特征。

3. 动脉血气分析是诊断呼衰的主要依据，诊断标准是在海平面静息状态，呼吸空气时，单纯 $PaO_2 < 60mmHg$ 为Ⅰ型呼吸衰竭；若 $PaO_2 < 60mmHg$ 伴有 $PaCO_2 > 50mmHg$ 为Ⅱ型呼吸衰竭。

4. 呼吸衰竭的处理原则是在保持呼吸道通畅条件下，迅速纠正缺氧、CO_2 潴留、酸碱失衡和代谢紊乱，防治多器官功能受损，积极治疗原发病，消除诱因，预防和治疗并发症。

5. 不同类型的呼吸衰竭，给氧原则及氧疗的目标不同。

6. ARDS 是心源性以外的各种肺内外致病因素所导致的急性、进行性、缺氧性呼吸衰竭。

7. ARDS 的临床特征为呼吸频数、呼吸窘迫和顽固性低氧血症，并且低氧血症对常规氧疗反应不明显。

8. 目前临床上诊断 ARDS 最常用也是必须具备的指标是氧合指数（PaO_2/FiO_2）。

9. ARDS 患者治疗应注意给予较高浓度氧疗、尽早开始机械通气（应用 PEEP、小潮气量通气）及液体出入量轻度负平衡。

思考题

T2-19

第二章第十二节思考题参考答案

结合本节案例请思考：

1. 此患者氧疗的原则是什么？

2. 对此患者病情观察的要点是什么？

（李　利）

第十三节　机械通气

学习目标

通过本节内容的学习，学生应能够：

◎ 识记

说出有创和无创机械通气常用模式及英文缩写。

◎ 理解

总结机械通气的原理、有创机械通气与无创机械通气的特点。

◎ 运用

按照护理程序护理机械通气患者。

机械通气（mechanical ventilation）是在患者自然通气和（或）氧合功能出现障碍时运用呼吸机使患者恢复有效通气并改善氧合的方法。随着呼吸生理研究的深入和呼吸机性能的不断完善，机械通气已是现代医学不可缺少的重要组成部分，广泛应用于急救医学、重症监护、麻醉、新生儿、心胸外科及康复等领域。

【机械通气的原理】

正常吸气时，延髓呼吸中枢兴奋，神经冲动沿神经下传，引起膈肌和肋间外肌等呼吸肌收缩，胸廓扩大，胸腔负压加大，肺泡内压下降，当肺内压低于大气压时，在气道开口 - 肺泡之间压力差的作用下，空气便进入肺泡；呼气时，在胸肺弹性阻力的作用下，胸廓被动回缩，胸腔负压减小，当肺内压高于大气压时，肺泡内气体排出体外。正常肺通气的动力是机体自主产生的肺泡内压与大气压之间的压力差。

机械通气的原理是利用机械装置建立气道口 - 肺泡压力差而产生肺通气，其吸气冲动可由患者触发，也可完全由呼吸机控制。

当今世界上使用的呼吸机有数百种。根据是否建立人工气道，可分为有创机械通气和无创机械通气（图 2-19）。根据产生肺通气机制的不同分为正压呼吸机、负压呼吸机和高频通气机。目前临床上广泛使用的是正压呼吸机，其产生肺通气的机制是按照预设的模式和参数，建立气道开口与肺泡间的正压差，将气体送入肺内完成吸气，再通过患者胸廓弹性回缩力和

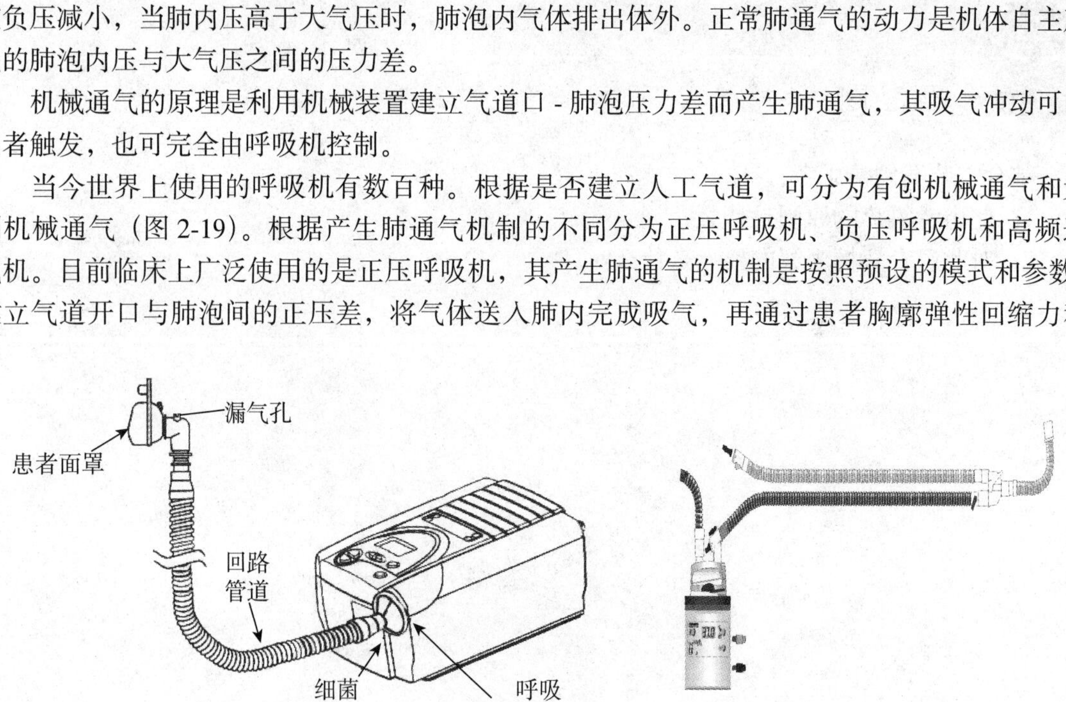

图 2-19　无创呼吸机（左）和有创呼吸机（右）

PEEP（呼气末正压）的调节，产生呼气，将肺内气体呼出。本节主要介绍正压呼吸机。

【机械通气的治疗作用、适应证及禁忌证】

1．机械通气的治疗作用

（1）改善通气：改善通气是机械通气最基本的作用，患者可依靠呼吸机提供部分或全部通气量，通过改善肺泡通气使 $PaCO_2$ 和 pH 得以改善。通常应使 $PaCO_2$ 和 pH 维持在正常水平。对于慢性呼吸衰竭急性加重者（如 COPD）应达到缓解期水平。

（2）改善换气：通过改善肺泡通气、提高吸入氧浓度、增加肺容积和减少呼吸功等手段纠正低氧血症。

（3）减少呼吸功：呼吸衰竭时，由于气道阻力增加、呼吸系统顺应性降低和内源性呼气末正压（PEEPi）的出现，呼吸功显著增加，严重者出现呼吸肌疲劳。对这类患者适时地使用机械通气可以减少呼吸肌做功，使机体的氧消耗大为减少，有利于缺氧的改善，达到缓解呼吸肌疲劳的目的。

（4）防止肺不张：对于可能出现肺膨胀不全的患者（如术后胸腹活动受限、神经肌肉疾病等），机械通气可通过增加肺容积而预防和治疗肺不张。

（5）为安全使用镇静和肌松剂提供通气保障：对于需要抑制或完全消除自主呼吸的患者，如接受手术或某些特殊操作者，呼吸机可为使用镇静和肌松剂提供通气保障。

（6）稳定胸壁：在某些情况下（如肺叶切除、连枷胸等），由于胸壁完整性受到破坏，通气功能严重受损，此时机械通气可通过机械性的扩张使胸壁稳定，以保证充分的通气。

2．适应证　任何疾病导致的通气和（或）氧合功能障碍。

（1）阻塞性通气功能障碍：如 COPD 急性加重、重症哮喘等。

（2）限制性通气障碍：如间质性肺疾病、运动神经元病、胸廓畸形等。

（3）肺实质病变：重症肺炎、ARDS 等。

（4）心肺复苏的后续生命支持。

（5）预防性通气：对于有发生呼吸衰竭高度危险的患者以及心脏术后等患者采用短期机械通气治疗，可使呼吸功和氧消耗量减少，进而减轻患者的心肺负荷，可有效预防呼吸障碍和心功能不全的发生。

（6）需强化气道管理：如需保持呼吸道通畅、防止窒息和使用某些呼吸抑制药物时。

（7）某些疾病的康复和肺功能的维护：如阻塞性睡眠呼吸暂停低通气综合征（OSAHS）的无创通气治疗。

3．相对禁忌证　机械通气无绝对禁忌证。存在下列相对禁忌证，宜慎重使用：气胸及纵隔气肿未行引流者，肺大疱及肺囊肿，呼吸道严重灼伤，严重肺出血，气管 - 食管瘘。

【机械通气的并发症】

机械通气的并发症主要与正压通气和建立有创人工气道有关。

1．呼吸机所致肺损伤（ventilator induced lung injury，VILI）　是指因机械通气引起的肺损伤或使原有的肺损伤加重。VILI 包括气压伤（barotrauma）、容积伤（volutrauma）、生物伤（biotrauma）、萎陷伤（atelectrauma）等。气压伤是由于气道压力过高导致肺泡破裂，临床因程度不同表现为肺间质气肿、皮下气肿、纵隔气肿、心包积气、气胸等，一旦发生张力性气胸，可危及患者生命，必须立即处理。容积伤是指过大的吸气末容积对肺泡上皮和血管内皮的损伤，临床表现为气压伤和高通透性肺水肿。萎陷伤是指肺泡周期性开放和塌陷产生的剪切力引起的肺损伤。生物伤即以上机械及生物因素使肺泡上皮和血管内皮损伤，激活炎症反应导致的肺损伤，其对呼吸机相关肺损伤的发展和预后产生重要影响。以上不同类型的呼吸机相关肺损伤相互联系、相互影响，不同原因呼吸衰竭患者可产生程度不同的损伤。

2．血流动力学影响　正压通气可使回心血量减少、心排出量下降，导致低血压。但这些作用对心功能正常的患者影响不大，机体可通过血液重新分配、血容量增加以及血管张力改变，增加回心血量，使心排出量和血压迅速恢复正常。因此，在机械通气初期，患者出现低血压多数为暂时性的，可自行恢复。但对心血管功能异常、血容量不足的患者，尤其是老年人，用呼吸机很容易发生低血压，因此对血容量不足的患者要及时纠正血容量不足，患者上呼吸机后要加强心率和血压的监测，并及时调整通气参数。

3．呼吸机相关肺炎（ventilator associated pneumonia，VAP） 是指机械通气超过 48h 所发生的肺炎。机械通气尤其是有创通气的患者更易并发 VAP。VAP 的发生与机械通气患者的防御功能受损，并暴露于大量病原菌（寄生菌和外来菌）有关。VAP 的发生不但延长了机械通气的时间，而且病死率高。因此，在医疗实践中预防 VAP 的发生尤为重要。

4．气道并发症

（1）人工气道梗阻：常为黏痰、呕吐物堵塞，也可因导管气囊滑脱引起。

（2）气管黏膜溃疡、感染、出血及以后的气道狭窄、气管 - 食管瘘：常见原因有插管时的损伤，气管导管固定不牢，与气管黏膜反复摩擦，吸痰不当及气囊压迫等。

（3）气管切口周围皮下气肿：多发生在气管切开及应用呼吸机的初期切口窦道尚未形成时，也可因气管导管位置不当，导管出口部分嵌入气管壁，正压送气时，部分气体压入气管壁疏松结缔组织所致。

预防上述并发症的措施为正确插管，使用高质量、低压气囊，以及做好人工气道护理。

5．肺不张 气管插管过深，滑入右侧主支气管引起左肺不张。正确处置是经胸部 X 线检查证实后，将插管外提，使插管顶端位于隆突上 1 ～ 2cm。气道湿化不足、引流不畅也是肺不张的常见原因。

6．氧中毒 长时间吸入高浓度氧，体内产生过多的氧自由基，导致组织细胞的损伤和功能障碍称为氧中毒。氧中毒可损害多个器官，成人以肺的损害最突出，病理改变为组织间隙及肺泡水肿、纤维蛋白渗出、透明膜形成，毛细血管内皮细胞肿胀破坏，Ⅱ型肺泡上皮细胞破坏，后期发生肺间质纤维化。氧中毒一般在吸入高浓度氧（> 50%）6 ～ 30h 后开始出现，患者有胸骨后疼痛或不适、干咳、呼吸困难，PaO_2 呈进行性下降，48 ～ 60h 后可致肺活量和肺顺应性下降，胸部 X 线片有斑片状模糊浸润性阴影。一般 FiO_2 应小于 50%，使 PaO_2 维持在 60 ～ 100mmHg 为目标。

【有创机械通气】

有创机械通气是指通过建立人工气道（经口、鼻气管插管、气管造瘘置管、气管切开置管）进行的机械通气方式。

（一）机械通气的实施

1．呼吸机和患者的连接 需建立有创人工气道，包括气管插管（经口或经鼻）和气管切开。目前最常用的人 - 机连接方式是气管插管，尤其是经口气管插管，必要时作气管切开。

2．通气模式与通气参数的设置与调整 现代呼吸机可提供多种通气模式，常用的通气模式和通气参数见表 2-11、表 2-12。控制通气用于无自主呼吸或自主呼吸极微弱的患者。辅助通气用于有一定自主呼吸，但尚不能满足需要的患者。辅助 - 控制通气模式是在患者无自主呼吸时，呼吸机能按预先设定的备用支持频率给患者进行机械通气。

临床上设置通气模式的原则是：能维持患者适当的氧合和肺泡通气，对心肺功能和循环灌注无明显影响，并发症的发生率最小。在机械通气过程中还应根据病情变化适时调整通气模式及参数。

表2-11　常用的通气模式

通气模式	英文缩写
控制通气	CMV（CV）
辅助通气	AMV（AV）
辅助 - 控制通气	A/CV（A/C）
同步间歇指令通气	SIMV
压力支持通气	PSV
呼气末正压	PEEP
双水平气道正压	BiPAP

表2-12　通气参数的设置（成人参考值）

通气参数	预置参考值	报警上、下限设定
分钟通气量（V_E）	6 ～ 8L/min*	±（10% ～ 15%）
呼吸频率（RR）	8 ～ 20 次 / 分**	
吸呼比（I ∶ E）	1 :（1.5 ～ 3.0）	
气道压力峰值（PIP）	15 ～ 25cmH_2O （一般＜ 30cmH_2O）	高于 10cmH_2O， 低于 5 ～ 10cmH_2O
氧浓度（FiO_2）	0.3 ～ 0.4 （一般＜ 0.6）	±（5% ～ 10%）
PEEP	5 ～ 10cmH_2O	低于设置值 3 ～ 5cmH_2O

*V_T 一般 8 ～ 10ml/kg，ARDS 6 ～ 8ml/kg

**COPD 偏慢，ARDS、限制性肺疾患偏快

（二）机械通气的撤离（撤机）

撤机是由机械通气状态恢复到自主呼吸的一个过渡过程，对于较长时间接受机械通气的患者而言，应是一个缓慢、逐步降低呼吸支持的过程。

选择撤机时间是一个重要问题。不恰当延迟撤机不但使机械通气并发症的发生率增加、患者负担加重，还会因呼吸肌的失用性萎缩和患者对呼吸机的依赖心理造成撤机困难。而过早撤机又会影响患者的心肺功能和精神状态，甚至加重病情。因此，当引起呼吸衰竭的原因已消除，患者自主呼吸能维持适当通气，生命体征平稳时就应及时撤机。

1．撤机筛查　基础疾病或诱因得到控制后应开始进行撤机的筛查试验，包括下列 4 项内容：①导致机械通气的病因好转或祛除。②氧合指标：PaO_2 /FiO_2 ＞ 150 ～ 200，PEEP ≤ 5 ～ 8 cmH_2O，FiO_2 ≤ 0.4 ～ 0.5，pH ≥ 7.25；COPD 患者，pH ＞ 7.30，PaO_2 ＞ 50mmHg，FiO_2 ＜ 0.35。③血流动力学稳定，没有心肌缺血动态变化，临床上没有显著的低血压［不需要血管活性药的治疗或只需要小剂量的血管活性药物如多巴胺或多巴酚丁胺＜ 5 ～ 10μg/(kg · min)］。④有自主呼吸的能力（表 2-13）。

2．撤机的技术方法　当患者已具备撤机的潜力时，即应开始刺激患者的自主通气功能，逐渐增加其呼吸肌的负荷，完成由机械通气支持到完全自主呼吸的过渡。短期使用呼吸机的患者，估计患者已有自主通气能力时，可在监护下将呼吸机直接撤离。机械通气时间较长的患者，目前较准确地预测撤机的方法是三分钟自主呼吸试验（SBT）。三分钟自主呼吸试验期间医生应在患者床旁密切观察患者的生命体征，当患者情况超出下列指标时应中止自主呼吸

试验，转为机械通气：①呼吸频率 / 潮气量（L）（浅快指数）应 < 105；②呼吸频率应 > 8 或 < 35 次 / 分；③自主呼吸潮气量应 > 4 ml/kg；④心率应 < 140 次 / 分或变化 < 20%，没有新发的心律失常；⑤氧饱和度应 > 90%。

表2-13　撤机常用的筛查标准

标准	说明
客观的测量结果	足够的氧合（如：$PaO_2 \geq 60mmHg$ 且 $FiO_2 \leq 0.35$，$PEEP \leq 5 \sim 10\ cmH_2O$，$PaO_2/FiO_2 \geq 150 \sim 300$） 稳定的心血管系统（如：HR ≤ 140 次 / 分，血压稳定）；不需（或最小限度的）血管活性药 没有高热 没有明显的呼吸性酸中毒 血色素 ≥ 8 ~ 10g/dl 良好的精神活动（如：可唤醒的，格拉斯哥昏迷量表评分 ≥ 13，没有连续的镇静剂输注） 稳定的代谢状态（如：可接受的电解质水平）
主观的临床评估	疾病的恢复期，医师认为可以撤机，咳嗽能力的评估

三分钟自主呼吸试验通过后，继续自主呼吸 30 ~ 120min，如患者能够耐受，可以预测撤机成功，准备拔除气管插管。自主呼吸试验常用方法：

（1）T 管试验：将 T 管与气管插管或气管切开管相连，以加温湿化器，对吸入气体加温加湿，保持吸入氧浓度与上机时一样，使患者脱离呼吸机，完全处于自主呼吸状态。

（2）低水平 CPAP 法：指将原有模式改为 CPAP，或单纯给予一定水平的 PEEP，CPAP 或 PEEP 水平为 $5cmH_2O$，吸入氧浓度保持不变。

（3）低水平 PSV 法：指将原有通气模式改为 PSV，压力支持水平在 5 ~ $8cmH_2O$，吸入氧浓度维持不变。所给的压力支持仅用于克服气管插管阻力，模拟患者拔管后呼吸状态。

（三）护理

1．上呼吸机前的准备　①备好清洁、功能完好的呼吸机、供氧设备。②与神志清醒的患者进行沟通，使患者了解：上呼吸机可以帮助他渡过难关、避免危险；可以逐渐适应人工气道和机械通气引起的不适；如何配合机械通气；如何以非语言方式表达其需要；护士会随时提供帮助。

2．上机后的监测和护理

（1）临床观察

1）呼吸：有无自主呼吸，与呼吸机是否同步，胸廓活动幅度及两侧呼吸运动的对称性，两侧呼吸音是否对称，有无啰音。如一侧胸廓起伏减弱、呼吸音消失，除与气管插管过深有关外，还可与插管固定不牢，在患者躁动或翻身后滑入一侧支气管引起肺不张有关，以及与并发的气胸有关。

2）心率、血压：机械通气开始时可出现血压轻度下降，如血压明显或持续下降伴心率增快，应及时通知医生。心率增快、心律失常常提示有通气不足或通气过度。

3）意识状态：上呼吸机后患者意识障碍程度减轻，表明通气状况改善。若有烦躁不安，自主呼吸与呼吸机不同步，多为通气不足。如患者病情一度好转，胸廓起伏一直良好，突然出现兴奋、多语甚至抽搐，应警惕通气过度引起的碱中毒。

4）体温：体温升高常提示感染。体温升高会使氧耗量和 CO_2 产生增加，故应酌情调节通气参数；高热时还应适当降低湿化器的温度以改善呼吸道的散热作用。

5）皮肤、黏膜及周围循环状况：注意皮肤的色泽、弹性、湿度及完整性。缺氧改善则发绀减轻。肤色苍白、四肢末端湿冷可能是因低血压、休克，皮肤潮红、多汗和浅表静脉充盈提示 CO_2 潴留尚未改善。皮下气肿，颈静脉充盈、怒张，常与气胸、气管切开有关。了解皮肤黏膜的完整性可及时发现并处理压疮、口腔溃疡及继发性真菌感染等情况。

6）检查腹部胀气及肠鸣音情况：气管插管或气管切开套管气囊漏气可引起腹胀，肠鸣音减弱应警惕低钾血症。

7）出入量情况：准确记录出入液量，尤其是尿量的变化，因为它是反映体液平衡及心肾功能的重要指标。上呼吸机后，随着低氧血症和高碳酸血症的缓解，肾功能改善，尿量增多，水肿逐渐消退。尿量减少或无尿要考虑体液不足、低血压和肾功能障碍等原因，尿量过多要注意电解质紊乱。

（2）呼吸功能监测

1）肺通气功能的监测：包括 V_T、RR、V_E、V_A、V_D/V_T 等。护士应重点监测 V_E、V_T 的变化。正常成人 V_E（分钟通气量）为 6 ～ 8L/min，V_E 大于 10L/min 或小于 4L/min 分别提示通气过度或通气不足。如呼出的 V_T 低于吸入的 V_T，提示呼吸回路中有漏气，如呼吸管道的滑脱，应检查是否存在呼吸管道破损、连接不紧密等情况。

2）气道压力的监测：最常用的指标是吸气峰压（PIP）。PIP 突然升高见于：①气道阻力增加，包括人工气道及小气道，常见于黏稠分泌物阻塞气道，插管打折、扭曲、受压，支气管痉挛等。②胸肺顺应性下降，常见于各种原因引起的肺实质及肺间质改变，如肺不张、肺实变、气胸等。气道压力过低报警常见于呼吸管路漏气、气囊漏气或充盈不足等。

3）血气监测：①动脉血气分析，是评价机械通气效果最客观、可靠的方法。评价肺氧合和换气功能最常用的指标是 PaO_2 和氧合指数（PaO_2/FiO_2）。动脉血气分析一般在上呼吸机后 20 ～ 30min 进行，然后根据分析结果对通气参数进行必要调整。②脉搏容积氧饱和度（SpO_2）的监测，是用脉搏血氧仪经皮测得的动脉血氧饱和度。它是一种无创、快速、连续监测方法，用来评价氧合功能，减少动脉血气分析次数，同时也可提供吸痰信息、低氧血症和心律失常的预警。它是利用氧合血红蛋白和还原血红蛋白吸收光谱不同而设计的。$SpO_2 > 94\%$ 为正常，小于 90% 提示低氧血症。影响 SpO_2 的因素有：低温、低血压；血管收缩使搏动减弱；搏动血管中存在亚甲蓝、高铁血红蛋白及碳氧血红蛋白的病理性增高；指套未戴好、监测部位选择不当等。

4）呼气末 CO_2 浓度监测：用 CO_2 监测仪监测呼气终末部分气体中 CO_2 分压或浓度（$PETCO_2/FETCO_2$）。现代呼吸机多有此功能。呼出气 CO_2 浓度在呼气末最高，接近肺泡气水平。健康人呼气末 CO_2 浓度与 $PaCO_2$ 有较好的相关性，即一个大气压下，1% 呼气末 CO_2 浓度大致相当于 $PaCO_2$ 7.6mmHg。如呼气末 CO_2 浓度为 4.5% ～ 5%，表示通气恰当；小于 4.5% 表示通气过度；大于 5% 表示通气不足。因此在采动脉血样时，同时记下呼气末 CO_2 浓度，然后将换算值与实测值加以比较，如两者大致相同，一般每日进行 1 ～ 2 次动脉血气分析即可，如实测值明显高于换算值，表示肺内有较大的动 - 静脉分流，此时不能用此值来评价通气效果。呼气末 CO_2 浓度测定的原理是利用 CO_2 吸收红外线的特性，在呼气管道中连接一个红外线传感器，不断监测呼气末的 CO_2 浓度。为获得准确的结果，必须按说明放置和清洁红外线传感器。

（3）心电、血流动力学监测：心电监测有助于发现心律失常和心肌缺氧，血流动力学监测常用于伴心功能不全、血容量不足时。

（4）人工气道的管理

1）人工气道的固定：妥善固定人工气道，防止脱落和移位。记录置管的时间、型号、外露长度，防止非计划性拔管。

2）气囊压的监测：每天 3 次监测气囊压（图 2-20），维持套囊压力在 25 ～ 30cmH_2O，既

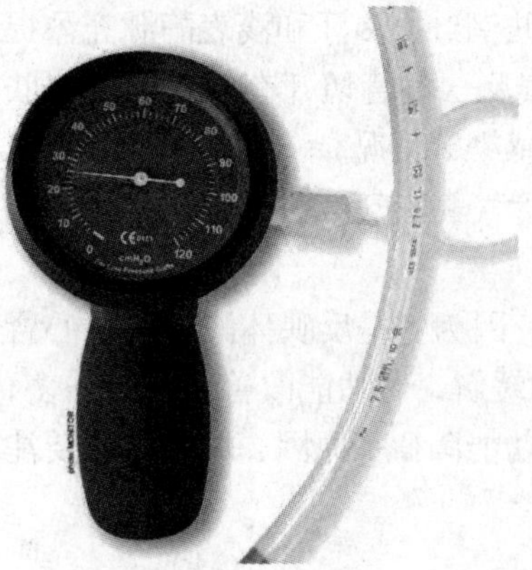

图 2-20 气囊测压表

可有效封闭气道，又不高于气道黏膜毛细血管灌注压，可预防气道黏膜缺血性损伤、气管 - 食管瘘及拔管后气管狭窄等并发症。

3）气道湿化：建立人工气道使呼吸道失水增加，纤毛运动障碍，分泌物排出不畅，易发生气道阻塞、肺不张、继发感染等，因此必须加强呼吸道的人工湿化。气道湿化包括主动加温湿化及被动加温湿化。主动加温湿化是通过对吸入气体加温并增加水蒸气的含量来进行加温、加湿。被动加热湿化器（人工鼻）的工作原理是通过储存患者呼出气体中的热量和水分来对吸入气体进行加热湿化。通常用主动加温湿化法，即将水加热后产生蒸气混入吸入气中，达到加温和加湿作用。一般使吸入气体（气道口气体）维持在 35 ～ 37℃，相对湿度 100%，绝对湿度 44mg/dl。现有的加温湿化器可以自动控制，保证到达患者气道开口的气体达到上述标准。吸入气温度过低影响加温、湿化效果；温度过高可引起喉痉挛、出汗、增加呼吸功，甚至引起气道烫伤。应注意，湿化罐内只能加无菌蒸馏水，不能用生理盐水或加入药物。湿化罐内水量要恰当，尤其要注意防止水蒸干，因为干热的气体进入气道比冷空气更为有害。

4）适时吸痰：正压通气患者不能进行有效咳嗽，必须借助机械吸引来消除呼吸道内分泌物，维持气道通畅。应采用合适型号的吸引导管（又称吸痰管），建议儿童和成人使用的吸痰管粗细不超过气管插管内径的 50%，婴儿不超过 70%。吸痰注意事项详见本章第十二节。在吸痰完成后，应吸引口咽部分泌物，然后再处理吸痰管。不推荐在气管内吸痰前常规实施生理盐水滴注。对于需要高吸入氧浓度、高 PEEP、肺不张及婴儿患者来说，建议使用密闭式吸痰管。使患者在不脱离呼吸机的情况下进行吸痰。为预防呼吸机相关性肺炎，应注意清除气囊上的滞留物，尤其是在气囊放气前。

（5）维持水、电解质平衡，改善营养状态，准确记录液体出入量，按时完成补液计划，注意尿比重和电解质的变化。

全胃肠外营养或静脉营养加鼻饲是机械通气患者常用的营养支持措施，为呼衰抢救成功及顺利撤机创造良好的物质基础。对气管切开连接呼吸机的患者，神志清醒后而一时难以撤机时应鼓励患者进流质或半流质饮食，进食前应将气囊维持充气状态，无禁忌证患者床头抬高 30° ～ 45°，以防止食物反流，减少误吸发生。

（6）预防感染：工作人员认真执行手卫生，严格无菌操作，鼓励患者作深呼吸、咳嗽，定时翻身。做好口腔护理、留置尿管及昏迷患者的护理。按要求定期更换、清洁、消毒呼吸管道及呼吸机部件（如湿化器等），对于呼吸系统传染病患者要实行呼吸道隔离、病室消毒，吸痰采用密闭式吸痰管。

（7）心理社会支持：对所有机械通气患者，无论其意识清醒与否，均应受到尊重。主动亲近患者，与其交谈，使他学会用非语言方式（如手势、沟通板等）表达其需求。介绍环境、解释操作，让患者了解医务人员一直在观察其病情，随时会提供所需的身心帮助，取得患者的理解配合。适当安排家人及密切相关者探视，以满足双方对安全、爱、归属等层面的需求，缓解焦虑、恐惧等心理反应。

3．撤机前后的护理 此阶段从准备停机开始，一直到完全停机，拔除气管插管后的一段时间。做好本阶段的护理可帮助患者安全、顺利地脱离呼吸机。

（1）帮助患者树立信心：长期接受呼吸机治疗的患者，因已习惯呼吸机的辅助呼吸，对自己的自主呼吸能力存在疑虑，担心撤机后出现呼吸困难甚至窒息，从而产生对呼吸机的依赖心理。因此，撤机前要向患者（必要时包括家人）说明其病情已明显好转，具备自主呼吸的能力；撤机过程是逐步的、安全的；精神紧张会增加撤机困难与时间；停机过程不要服用镇静催眠药，以免抑制呼吸中枢，使患者自主通气功能减低。总之，要使患者消除恐惧心理，树立信心，配合医务人员顺利撤机。

（2）按步骤有序撤离：当患者具备完全脱离呼吸机的能力后，还需按以下四个步骤进行，即撤离呼吸机→气囊放气→拔管→继续吸氧。为预防喉头水肿，可短期静脉滴注肾上腺皮质激素等。拔管后禁食 12 ～ 24h，以防进食时误吸，继续经面罩或鼻塞吸氧，直至病情完全稳定。

停机后患者可能有一过性痰量增多，或由于吸入冷空气的刺激，出现咳嗽、痰变黏稠，此时可采用雾化吸入，以加强湿化，减轻咽喉不适并鼓励患者进行有效咳嗽、咳痰，防止气道阻塞性病变。

（3）呼吸机的终末消毒与保养：患者停用呼吸机后按呼吸机说明书要求，拆卸管道，进行彻底的清洁和消毒，然后重新安装，使经过消毒、装机、检测、校正后的呼吸机处于完好备用状态。呼吸机的消毒与保养应由接受过专门训练的人员负责管理。

【无创机械通气】

无创正压通气（non-invasive positive pressure ventilation，NPPV，NIPPV）是通过鼻罩或面罩等方法连接患者与呼吸机的通气方式。

NPPV 可以避免人工气道的不良反应和并发症（气道损伤、呼吸机相关性肺炎等），同时也不具有人工气道的一些作用（如气道引流、良好的气道密封性等）。由于 NPPV 不可避免地存在或多或少的漏气，使得通气支持不能达到与有创通气相同的水平。NPPV 与有创通气各自具有不同的适应证和临床地位，两者相互补充，而不可相互替代。

较之有创机械通气，行 NPPV 的患者必须有较好的意识状态、咳痰能力、自主呼吸能力、血流动力学稳定和良好的配合 NPPV 的能力。

呼吸机的选择，要求能提供双水平正压通气模式，提供的吸气压力可达到 20 ~ 30cmH_2O，能满足患者吸气需求的高流量气体（＞ 100L/min），具备一些基本的报警功能；若用于Ⅰ型呼吸衰竭，要求能提供较高的吸氧浓度（＞ 50%）和更高的流速需求。

（一）NPPV 的实施

1．患者与呼吸机之间的连接　通过鼻罩或面罩等方式连接患者与呼吸机（图 2-21）。应准备不同型号的鼻罩和口鼻面罩以供不同患者使用（图 2-22）。鼻罩和口鼻面罩都能成功地用于急性呼吸衰竭的患者，在应用 NPPV 的初始阶段，应首先考虑应用口鼻面罩，患者病情改善 24h 后还需较长时间应用者，可更换为鼻罩。

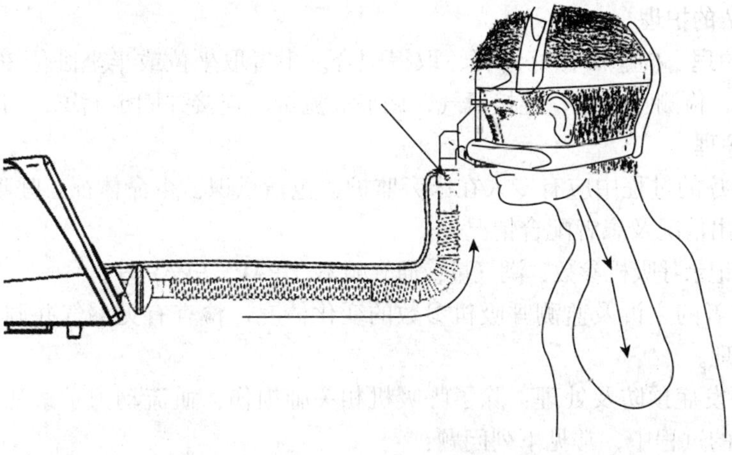

图 2-21　无创正压通气连接方式

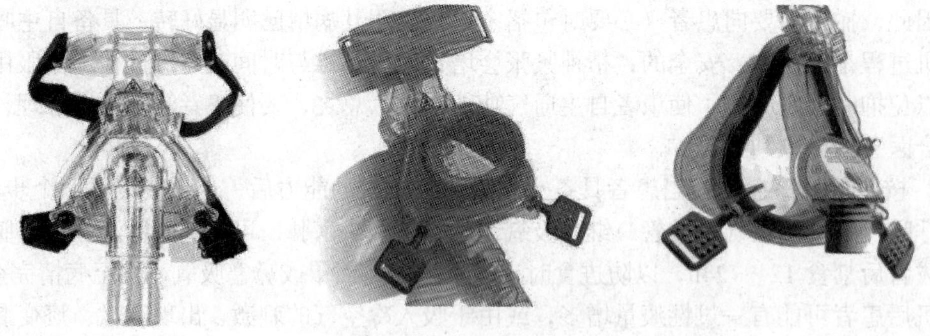

图 2-22　鼻罩和口鼻面罩

2．通气模式与参数调节

（1）通气模式：持续气道正压（CPAP）和双水平正压通气（BiPAP）是常用的两种通气模式，后者最为常用。

（2）BiPAP 参数调节原则：BiPAP 的参数设置包括吸气压（IPAP）、呼气压（EPAP）及后备控制通气频率。IPAP/EPAP 均从较低水平开始，患者耐受后再逐渐上调，直到达满意的通气和氧合水平，或调至患者可能耐受的水平。BiPAP 模式通气参数设置的常用参考值如表 2-14。

表2-14　NPPV常用的通气参数的参考值

参数	常用值
潮气量	6 ~ 12ml/kg
呼吸频率	12 ~ 20 次 / 分
吸气时间	0.8 ~ 1.2s
吸气压力（IPAP）	10 ~ 25cmH_2O
呼气压力（EPAP）	依患者情况而定（常用 4 ~ 5cmH_2O，Ⅰ型呼吸衰竭时需要增加）
持续气道内正压（CPAP）	6 ~ 10cmH_2O

（二）NPPV 的撤离

NPPV 的撤离指标主要依据患者临床症状及病情是否稳定。在逐渐降低压力支持水平的同时，逐渐减少通气时间。

（三）NPPV 的护理

1．上机前护理　向患者做好解释，取得配合。患者取坐位或半坐卧位 30° 以上，选择合适的鼻罩或面罩，检测呼吸机，连接氧气，调节氧流量，连接并固定面罩，与呼吸机连接。

2．上机中护理

（1）开始治疗的过程中应有专人在床旁监护，包括意识、生命体征、呼吸困难缓解情况、呼吸道分泌物排出情况及患者配合情况等。

（2）监测并记录呼吸机参数：潮气量、通气频率、IPAP、EPAP 等。

（3）根据患者的主诉及监测呼吸机参数的变化情况，检查有无漏气并调整面罩松紧，检查报警原因并处理。

（4）常见并发症预防及处理：除了呼吸机相关肺损伤、血流动力学紊乱等并发症外，患者在进行 NPPV 的过程中，常见下列问题：

1）焦虑、恐惧：是无创通气治疗的患者最常出现的心理反应，多见于初次使用患者。耐心解释无创呼吸通气的目的、意义及注意事项，告知患者可能出现的不适，陪伴患者。

2）口咽干燥：由于鼻罩及口鼻面罩漏气时，无创通气机通过漏气补偿通气，造成患者口咽水分丢失。及时向呼吸机湿化罐中补充湿化液，及时帮助患者饮水。

3）面部皮肤损伤：由鼻罩或口鼻面罩的局部压迫所致。通气时使用保护膜或减压垫，定时评估并调试固定带，松紧以放进 1 ～ 2 指为宜。

4）胃胀气：主要是由于口鼻面罩不合适、吸气压力过高、患者呼吸方法不当等导致气体直接进入胃内所致。指导患者正确的呼吸方法：闭嘴缓慢均匀呼吸，给患者呼吸的口令。吸气压力和呼气压力从较低水平开始，逐渐增加至合适的治疗压力，在保证疗效的前提下吸气压力应＜ 25cmH_2O。给轻症患者先使用鼻罩，明显胀气者进行胃肠减压。

小　结

1. 机械通气常见的并发症是气胸、呼吸机相关性肺炎及气道阻塞和损伤等，并发症的发生与正压通气和建立人工气道有关。

2. 脉搏血氧仪和呼气末 CO_2 浓度监测是机械通气时常用的无创监测方法。

3. 气道的管理包括固定、气囊管理、湿化及经人工气道吸痰。

4. 撤机步骤：撤离呼吸机 - 气囊放气 - 拔管 - 继续吸氧。

（张会芝　李　利）

第三章　循环系统疾病患者的护理

第一节　概　述

学习目标

通过本节内容的学习，学生应能够：

◎ 识记

复述循环系统的解剖结构及生理功能。

◎ 理解

归纳循环系统的常见症状护理。

◎ 应用

对循环系统常见疾病患者进行护理。

【循环系统的解剖和生理】

循环系统由心脏、血管和调节血液循环的神经、体液组成。心脏是血液循环的动力器官，与动脉、毛细血管和静脉构成一个密闭的管道系统。

（一）心脏

心脏是中空肌性器官，位于胸腔纵隔内，2/3 居前正中线左侧，1/3 居右侧，前有胸骨体和第 2 ～ 6 肋软骨，后有第 5 ～ 8 胸椎。心脏结构根据其功能可分为 3 个部分：动力系统、传导系统和供血系统。

1．动力系统　由心腔、瓣膜和心壁组成，主要功能是推动血液的循环。心腔包括左右心房和心室，同侧房室间及心室与大动脉间由瓣膜确保血液作单向流动。其中房室瓣（二尖瓣、三尖瓣）通过腱索与心室乳头肌相连，控制瓣膜的开放与关闭，防止心室收缩时血液向心房倒流；半月瓣（主动脉瓣、肺动脉瓣）的开放与关闭则受瓣膜两侧压力差的控制，防止心室舒张时血液向心室倒流。左、右心房及左、右心室间由房间隔和室间隔相隔，互不相通。心壁分三层，内层为心内膜，由内皮细胞和薄的结缔组织组成；中层为心肌，各心腔壁肌层厚度不一，左心室最厚、心房最薄；外层为心外膜，即心包的脏层，紧贴于心脏表面，与心包壁层形成一个间隙，称为心包腔，其内含少量浆液，在心脏收缩、舒张时起润滑作用。

2．传导系统　由特殊分化的心肌细胞组成，其主要功能是产生并传导冲动，维持心脏的正常节律。传导系统包括窦房结、结间束、房室结、房室束（希氏束）、左右束支和浦肯野纤维网。正常人由窦房结发出冲动，沿着传导系统将冲动迅速传到心肌使之兴奋而收缩。心脏传导系统的细胞均能发出冲动，但以窦房结自律性最高，成为心脏的正常起搏点，其后依次为房室结、房室束、左右束支。

3．供血系统　心脏的营养由冠状动脉供给，左、右冠状动脉分别起源于主动脉根部的左、右冠窦，其大分支分布于心肌表面，小分支进入心肌，经毛细血管网汇成心脏静脉，最后形成冠状静脉窦，进入右心房。左冠状动脉主要分为前降支和回旋支，营养心脏前壁、左室侧壁及室间隔的前2/3；右冠状动脉主要营养右心室、左室下壁、后壁、室间隔后1/3及窦房结等。

（二）血管

血管分动脉、毛细血管和静脉三种。动脉主要输送血液，其管壁有肌纤维和弹性纤维，能保持一定的张力和弹性，故又称“阻力血管”；毛细血管主要是血液和组织液交换营养物质和代谢产物的场所，故又称“功能血管”；静脉主要汇集从毛细血管来的血流，运回心脏，其容量大，故又称“容量血管”。

（三）调节血液循环的神经、体液

调节循环系统的神经有两组，一组是交感神经，兴奋时通过肾上腺素α和β受体使心率加快、心肌收缩力增强和周围血管收缩而升高血压；另一组是副交感神经，兴奋时通过乙酰胆碱受体使心率减慢、心肌收缩力减弱和周围血管扩张而降低血压。激素、电解质和一些代谢产物是调节循环系统的体液因素，如儿茶酚胺、钠和钙可加速心率，加强心肌收缩力，而乙酰胆碱、钾、镁及心肌抑制因子则起相反作用。

【循环系统疾病的分类】

循环系统疾病的分类包括病因、病理解剖和病理生理分类。

1．病因分类　循环系统疾病的病因可以分为先天性和后天性两大类。先天性心脏病如房间隔或室间隔缺损、法洛四联症等，后天性心脏病如冠状动脉粥样硬化性心脏病、风湿性心瓣膜病、肺源性心脏病等。

2．病理解剖分类　不同病因可分别或同时引起心内膜、心瓣膜、心肌、心包或大血管等具有特征性的病理解剖变化，反映不同病因所致循环系统疾病的特点，如心内膜炎、瓣膜狭窄、心肌梗死、心包炎、动脉粥样硬化等。

3．病理生理分类　不同病因可以引起不同或相同的病理生理变化，如心力衰竭、心律失常、休克、冠状循环功能不全（心肌缺血）等。

由于不同病因的循环系统疾病可引起相同或不同的病理解剖和病理生理变化，为了更好地了解、治疗循环系统疾病、估计预后，在诊断循环系统疾病时应依次包括病因、病理解剖和病理生理三个方面的诊断，如：

风湿性心瓣膜病	（病因诊断）
二尖瓣狭窄	（病理解剖诊断）
心脏增大	（病理解剖诊断）
心房颤动	（病理生理诊断）
心功能Ⅲ级	（病理生理诊断）

【循环系统的常见症状及护理】

（一）常见症状

循环系统疾病常见的症状包括胸痛、呼吸困难、发绀、水肿、心悸和晕厥。

1．胸痛　导致胸痛的循环系统疾病包括心肌缺血、心脏炎症、心包疾患、主动脉夹层和心脏神经症等，以心肌缺血最为常见。心肌短暂性缺血引起胸痛称为心绞痛，典型表现是：患者在体力活动、情绪激动或饱餐等诱因作用下发生胸骨后或心前区疼痛，呈压榨、紧缩或憋闷感，可向左肩、颈、上肢放射，疼痛一般持续数分钟，经休息或使用硝酸甘油后缓解。严重而持续的心肌缺血导致心肌梗死时的胸痛特征同心绞痛，但程度剧烈，持续时间在30min以上，休息与硝酸甘油不能缓解。主动脉夹层以前胸或胸背部突发持续性撕裂样剧痛为特征。急性心包炎的胸痛常随咳嗽和呼吸运动而加剧，患者常取坐位，身体前倾，以缓解疼痛。心脏神经症的胸痛为心前区针刺样疼痛，部位不固定，且常在休息时出现，活动后消失。

2．呼吸困难和发绀 呼吸困难是指患者感到空气不足、呼吸费力、憋气。循环系统疾病患者出现呼吸困难主要见于左心功能不全，由于肺淤血导致肺泡气体交换减少所致，其特点为活动或仰卧时发生或加重，休息或坐位时缓解或减轻。中、重度呼吸困难患者常因卧位时呼吸困难加重而被迫采取半坐卧位或坐位，称为端坐呼吸。有些患者还常在夜间熟睡后 1 ~ 2h 突然因严重胸闷、气急而憋醒，被迫坐起，称为夜间阵发性呼吸困难。轻者历时数分至数十分钟后缓解，重者可伴有咳嗽、咳泡沫痰、气喘、发绀、肺部闻及哮鸣音，此时称心源性哮喘。有些严重右心功能不全的患者出现胸腔大量积液时也有呼吸困难。

发绀是指血液中还原血红蛋白增多，致皮肤、黏膜呈现青紫色的现象。患者出现发绀时一般都有呼吸困难存在。发绀在皮肤较薄、色素较少和毛细血管丰富的循环末梢，如口唇、甲床、鼻尖、颊部等处较为明显，易于观察。由循环系统疾病引起的发绀可分为中心性、周围性和混合型。中心性发绀主要是由于心脏输出的血液中含氧不足所致，因此发绀是全身性的，主要有 2 个原因：①左心功能不全导致肺淤血、肺水肿，造成肺氧合不足，使体循环毛细血管中还原血红蛋白增多。②发绀型先天性心脏病，由于心腔或大血管之间存在异常通道，导致体循环静脉血混入动脉血，使体循环毛细血管中还原血红蛋白增多。周围性发绀是由于周围循环血流障碍使组织摄取过多的氧所致，因此呈局部性，不伴有呼吸困难，常见于肢体末端和下垂部分，见于右心衰竭、缩窄性心包炎、严重休克等。临床上，充血性心力衰竭患者的发绀既可以是中心性，也可以是周围性，称为混合性发绀。

3．水肿 水肿是指过多的液体积聚在组织间隙。由心脏原因引起的水肿称为心源性水肿，为右心衰竭（右心衰）的主要表现，其发生机制是：①右心衰致静脉血回流减少，使有效循环血量减少，肾血流量减少，继发醛固酮增多，引起水钠潴留；②静脉回流减少导致静脉淤血，使毛细血管滤过压增高，液体向组织间隙渗出增多，而回吸收减少。心源性水肿的特点是水肿首先出现在身体低垂部位，常下床活动的患者易出现在双下肢，卧床患者则见于枕部、肩胛部及腰骶部等，严重水肿患者可出现胸、腹腔积液。

4．心悸 是指患者自觉心脏搏动的不适感或心慌感。主要原因包括：①心脏搏动增强：除健康人在强烈体力活动、精神过度紧张、大量吸烟、饮酒时可发生外，多见于贫血、高热、甲状腺功能亢进（甲亢）以及各种疾病所致的心室肥大。②心律失常：各种原因导致的心动过速、心动过缓、期前收缩、心房颤动（房颤）等。③心脏神经症：女性患者多见，除心悸外，常有胸痛、头痛、失眠等其他神经症症状。

5．晕厥 是一时性广泛性脑供血不足引起的短暂意识丧失，常突然发生，迅速恢复，不留后遗症。常见的循环系统原因包括：①血管舒缩障碍如直立性低血压、颈动脉窦综合征；②导致突发性心排血严重不足的心脏疾病如严重心律失常（室上性心动过速、高度房室传导阻滞等）、急性广泛性心肌梗死等，这种由于心排血量突然下降出现的晕厥称为阿 - 斯综合征。

（二）护理

1．胸痛

（1）护理评估

1）病史及心理社会资料：当患者以胸痛为主要就诊原因时，需要评估胸痛的部位、性质、程度、持续时间、诱发因素和缓解因素、伴随症状，以鉴别胸痛的原因。同时还要了解患者既往是否有类似的发作，是否患有冠心病、主动脉夹层动脉瘤等疾病。胸痛患者在急性期常有焦虑和恐惧等情绪反应，导致心率加快、心肌耗氧增加，因此需耐心询问患者的感受，了解有无四肢麻木、口干等感觉。

2）身体评估：对于因胸痛就诊的患者，应进行以下有针对性的检查：

A．生命体征：有无心动过速或心动过缓，有无血压偏低或过高，是否有动脉血氧饱和度低于 90% 等，如患者出现这些表现，说明处于高危状态。

B．一般情况：是否有面色苍白和出汗。与患者交谈时注意患者的面部表情和非言语动作，有无紧张不安、过多的无目的动作、思维跳跃、注意力不集中等征象，检查有无手足发凉、出汗、颤抖等表现。

C．心肺检查：可否闻及第三心音（S_3）或 S_3 奔马律，肺部有无湿啰音。

3）辅助检查：当患者以胸痛就诊时或在住院过程中出现胸痛时，应协助医生做以下检查，排除是否有心肌急性缺血和坏死。

A．心电图：应在患者就诊后 10min 内完成心电图检查，了解是否有 ST 段的抬高或压低。

B．心肌坏死标记物：及时抽血测定肌钙蛋白及其他心肌坏死标记物，了解有无心肌坏死。

C．影像学检查：床旁胸片检查可以了解是否有肺淤血或肺水肿存在，怀疑主动脉夹层的患者需做 CT 或 MRI 检查。

（2）主要护理诊断

1）疼痛　与心肌供血不足或中断有关。

2）焦虑　与胸痛诊断不明、预后不祥有关。

3）恐惧　与疼痛剧烈伴濒死感有关。

（3）护理计划及评价

胸痛　与心肌供血不足或中断有关

对以胸痛就诊的患者，首先须明确胸痛的原因，方可采取有针对性的处理和护理，但在明确诊断前对冠心病患者或高危人群应首先按缺血性胸痛处理，常在急诊室进行。一旦明确胸痛的原因确为急性缺血所致时，常收住心脏病监护病房（cardiac care unit，CCU）或送导管室进行直接冠状动脉介入治疗，其护理措施将在本章第六节和第十二节介绍，此处主要介绍患者在急诊室的护理措施。

1）护理目标：患者胸痛原因在 10min 内得以明确诊断，30min 内疼痛缓解或消失。

2）护理措施：当怀疑患者的胸痛是由心肌缺血引起时，须立即采取以下护理措施。

A．协助患者卧床休息，避免活动。

B．协助医生在患者就诊后 10min 内确定或排除胸痛由心肌急性缺血所致，以进行及时有效的处理和护理。

C．开放静脉通路：如患者诊断为心肌梗死，一般需开放 2 条静脉通路，以确保药物治疗及时进行。

D．给氧：如怀疑胸痛由急性心肌缺血所致，尤其是当动脉血氧饱和度低于 90% 或伴有呼吸困难时，需给予氧气吸入。

E．遵医嘱给药：①立即给患者舌下含服硝酸甘油：硝酸甘油具有较强的扩张冠状动脉作用，如患者为稳定型心绞痛，一般在含服 0.5mg 硝酸甘油后 1 ~ 2min 缓解，如疼痛在 5min 后仍不缓解，需再含服 1 片，可连服 3 片，或遵医嘱静脉滴注硝酸甘油。由于硝酸甘油可降低血压，因此需让患者在卧床情况下含服，防止血压骤降造成摔倒，服药后需密切观察患者的血压和胸痛缓解情况。②立即给患者（除外禁忌使用阿司匹林的患者）嚼服水溶性阿司匹林 162 ~ 300mg，具有抗血栓作用，可以降低心肌梗死患者的死亡率。③止痛剂：吗啡 5 ~ 10mg 皮下注射或 2 ~ 4mg 静脉注射，一方面可以缓解胸痛，另一方面可以缓解因胸痛引起的焦虑情绪，降低心肌氧耗，缩小心肌坏死面积。④ β 受体阻断剂：可以通过减慢心率、降低血压和心肌收缩力来降低心肌氧耗。

F．病情监测：了解患者胸痛缓解情况，监测心率、心律、ST 段、血压和动脉血氧饱和度的变化，有条件的医院需进行 12 导联心电和 ST 段监测。

G．饮食：严重胸痛患者常伴有恶心、呕吐，可暂时禁食。需行直接冠状动脉介入治疗的患者，也须暂时禁食。其他患者进低脂、低钠、低胆固醇饮食。

3）护理评价：患者胸痛的原因在10min内得到明确诊断，30min内疼痛缓解或消失。

焦虑　与胸痛诊断不明、预后不祥有关

1）护理目标：焦虑程度减轻，患者在心理上和身体上都感觉比较舒适。

2）护理措施

A．减少刺激：①注意休息，保持情绪稳定，防止活动和激动而引起心悸加重。②饮食应清淡，限制烟、酒、咖啡、浓茶等刺激性食物的摄入。③与患者交谈时，讲话速度要慢，语气要镇静。工作应紧张有序，避免忙乱而带给患者不信任感和不安全感。④焦虑具有传染性，因此需避免患者与焦虑的家属或其他焦虑患者接触。

B．心理支持：护士应尽量陪伴患者或让他人陪伴，避免患者独处。在陪伴患者或进行各种操作时应多与患者交谈，鼓励患者说出自己的感受和担心，交谈时可以配合适当的非言语技巧如自然放松的表情、握着患者的手或轻拍患者肩膀等，让患者感受到医护人员的关心和重视，从而减轻焦虑和害怕情绪。

C．接纳患者的行为：中度以上焦虑时，患者会使用一些防卫机制，如哭泣、不停地说话等，此时要认可患者的这些防卫机制，不要设法阻断患者或否定患者的防卫机制。

D．药物护理：遵医嘱给予吗啡，如患者有中度以上的焦虑，可遵医嘱给予抗焦虑药物。

E．患者指导：当患者焦虑程度降低到轻度焦虑时可向患者解释胸痛的原因、病情严重程度、诊断结果、预后、可选的治疗方法和效果、医护人员目前所做的努力、各项检查和操作目的，使患者对自己的疾病有正确的认识。

3）护理评价：焦虑程度减轻，患者无心理和生理的不适感。

2．呼吸困难和发绀

（1）护理评估

1）病史及心理社会资料：当患者以呼吸困难和（或）发绀为主要就诊原因时，需要评估呼吸困难的严重程度、能否平卧、夜间睡眠所需的枕头数、呼吸困难影响哪些生活活动和功能、有无夜间阵发性呼吸困难等、既往有无类似发作。呼吸困难的严重程度可采用数字模拟评分法或观察患者能够连续说完一句话来评估。了解患者是否伴有发绀、发绀的明显程度及部位。了解诱发呼吸困难症状加重的因素如停药、摄入过多的钠盐、呼吸道或泌尿系感染等。了解是否伴有食欲不振、恶心、呕吐、腹胀及上腹部疼痛等胃肠道淤血表现，有无少尿、夜尿增多，有无体重增加及身体低垂部位的水肿。询问患者是否患有可引起左心衰竭而致呼吸困难的心血管系统基础疾病，如冠心病、高血压、风湿性心瓣膜病、心肌炎、心肌病、慢性肺源性心脏病、先天心脏畸形等。

由于呼吸困难可直接影响患者的活动耐力，且症状反复出现，病情漫长，患者常陷入内疚、不安、绝望的负性情绪。而长期活动受限也易使患者家属忽视或漠视患者的病情，评估时加以注意。

2）身体评估：对于因循环系统疾病引起的心源性呼吸困难和发绀，护士应重点检查患者的体位、脉搏、脉搏血氧饱和度（SaO_2）、呼吸速率和深浅度、心率、心律以及发绀的部位等，如是否采取半坐卧位或端坐体位，有无交替脉，心率是否增快。听诊两肺底是否可闻及湿啰音或哮鸣音，有无心脏扩大和心尖区舒张期奔马律。检查患者是否有水肿、颈静脉充盈、肝大、肝颈静脉回流征阳性，有无胸水征和腹水征等。

3）辅助检查：了解动脉血气分析、血清电解质、胸部X线片、心电图、超声心动图等检查结果有助于判断病情和病因，应用洋地黄治疗的患者需了解血浆洋地黄浓度。

（2）主要护理诊断

1）气体交换受损　与左心功能不全致肺循环淤血有关。

2）活动无耐力　与氧的供需失衡有关。

（3）护理计划及评价

气体交换受损　与左心功能不全致肺循环淤血有关

1）护理目标：患者呼吸困难的数字模拟评分降低，呼吸平稳，可以平卧，发绀消失，$SaO_2 > 92\%$。

2）护理措施

A．卧床休息：患者应安静休息，采取半坐卧位或坐位，给予相应的舒适措施，拉起床档。宽松患者的衣服和盖被以减少憋闷感。

B．给氧：根据血氧饱和度及患者的呼吸困难严重程度确定给氧方式和流量，一般采用双鼻塞吸氧，流量 2 ～ 4L/min，血氧饱和度低于 90% 时需采用面罩吸氧，依据患者的血氧饱和度调整吸氧浓度，保证血氧饱和度在 92% 以上。

C．建立静脉通路：入院后应马上开放静脉通路，如患者呼吸困难严重、发绀明显、$SaO_2 < 90\%$ 时准备静脉用药。

D．遵医嘱给药：及时按医嘱给予利尿剂、洋地黄、血管扩张剂等，如为急性左心衰竭引起的呼吸困难，还可以给予吗啡。

E．病情观察：注意监测呼吸困难严重程度、呼吸频率和节律、血氧饱和度、肺部啰音、发绀程度、血气分析结果及心率、心律和血压的变化，记录液体出入量，保证出量大于入量，同时需严密监测药物的作用和副作用。

F．协助患者翻身、咳嗽、进行深而慢的呼吸。

G．饮食：给予清淡、易消化的低钠、低胆固醇饮食，少食多餐。

3）护理评价：患者呼吸困难的数字模拟评分较基线降低，平卧时呼吸平稳，无发绀，$SaO_2 > 92\%$。

活动无耐力　与氧的供需失衡有关

1）护理目标：患者能够采取适当的保存体力措施，根据自己的体力调整日常生活，报告活动耐力增加。

2）护理措施

A．了解患者过去和现在的活动方式，与患者一起制订活动目标和计划。

B．鼓励卧床患者在床上进行主动或被动的肢体活动，以保持肌肉张力和关节的活动范围，预防静脉血栓形成。

C．若患者在休息时无呼吸困难和发绀，可遵循以下顺序逐渐增加活动量。①离床坐于床旁椅上，并进行基本的双腿活动，观察患者活动时的生理反应。②病室内行走，一般在开始离床活动后的第二天进行，活动前后均需测量患者的血压、脉搏、血氧饱和度，如果血压变化超过 20mmHg 或脉搏增加 20 次 / 分或患者出现呼吸困难、疲倦、胸痛等症状，提示活动过量，应适当减慢活动的进程。③病室外行走，如果患者能够耐受病室内行走活动，就可以逐渐延长行走距离，直到能够一次行走 60 ～ 120m，一天 3 次，无任何不适。每次活动的观察内容和临床意义同上。

D．测定 6min 步行距离：当患者能够一次完成上述步行距离时，可以进行 6min 步行试验，让患者尽量以最快的速度和比较舒适的步态行走 6mim，测定 6min 的步行距离，可用以确定患者的心功能水平和制订活动计划。

E．在患者活动耐力可及的范围内，鼓励患者尽可能自理，并说服患者家属对患者自理给予理解和支持。

F．当患者活动量增加时应给予鼓励。

3）护理评价：患者能够采取适当的保存体力措施，根据自己的体力调整日常生活，报告活动耐力增加。

3．水肿

（1）护理评估

1）病史及心理社会资料：了解水肿开始或加重的时间，是否伴有夜间不能平卧或夜间阵发性呼吸困难、尿量减少等现象，既往是否有类似的症状发生，最近是否有感染、饮食中钠盐摄入增多、过度劳累或心理压力过大等因素存在，是否需长时间卧床休息。了解患者的治疗方案和药物的服用情况、患有何种心脏疾病。同时还需了解患者对水肿的看法。

2）身体评估：测量体重和坐立位血压，评估是否有体重增加、直立性低血压等情况。评估水肿的部位、范围和程度，水肿部位皮肤的颜色、质地、弹性，是否有皮肤破损等。评估呼吸速率和深浅度、心率、心律，有无肺底湿啰音和心脏扩大等；评估是否有颈静脉怒张、肝大、肝颈静脉回流征阳性，有无胸水征、腹水征等。

3）辅助检查：了解患者心电图、血清电解质、胸部 X 线片、超声心动图等的检查结果有助于明确水肿的原因。

（2）主要护理诊断

1）体液过多　与钠盐摄入过多或治疗中断有关（这里要说明每个患者的具体原因）。

2）有皮肤完整性受损的危险　与长时间卧床、尾骶部水肿导致皮肤过薄有关。

（3）护理计划及评价

体液过多　与钠盐摄入过多或治疗中断有关

1）护理目标：患者水肿减轻，知道导致水肿加重的因素及预防水肿加重的方法。

2）护理措施

A．限制水钠的摄入量：患有慢性心力衰竭的患者每天钠盐的摄入量不应超过 2g（即 5g 盐，相当于可口可乐瓶盖的半瓶盖），但当患者水钠潴留增加时，需进一步将摄入水分限制在每天 2L 以内。向患者说明限钠限水对于控制水钠潴留、缓解心衰症状的重要性。

B．药物治疗的实施与护理：遵医嘱给予利尿剂和正性肌力药物，根据患者的生活习惯安排好利尿剂的服用时间，一般早晨的药安排在 6 时左右服用，晚上的药安排在下午 4 点左右服用，以防止晚上排尿过多而影响睡眠。应用排钾利尿剂的患者应按时补钾，定期测量血清钾浓度。

C．病情观察：记录 24h 液体出入量，每天测体重，了解水钠潴留的减轻情况。并教会患者自己观察水钠潴留的情况。

D．饮食指导：①协助患者列出所有经常吃的食物，向患者分析哪些属于含钠较高的食物而需要避免，哪些属于含钠较低的食物，可以继续吃。应用排钾利尿剂的患者还应选择含钾高的食物如橙子或鲜榨橙汁、香蕉、西红柿、菠菜、西兰花等。②教会患者及家属在购买加工食品时阅读成分含量表，选择含钠低的食品。③教会或协助患者及家属做菜时使用含钠低的调味品替代食盐。

E．增加治疗的依从性：如患者水肿加重是由于中断治疗所致，需了解患者中断治疗的确切原因，采取有针对性的护理措施以增加治疗的依从性，同时应告诉患者和家属心衰是一种慢性进展性疾病，但如果按医嘱长期坚持正规治疗，配合适当的活动和锻炼，可以延缓心衰的进程，提高生活质量，降低死亡率。

3）护理评价：患者及家属知道控制钠盐摄入和坚持正规治疗的重要性及方法，水肿减轻。

有皮肤完整性受损的危险　与长时间卧床、尾骶部水肿导致皮肤过薄有关

1）护理目标：患者受压部位无压疮发生。

2）护理措施

A．翻身：由于水肿部位处于身体的最低点，因此卧床时需加强翻身，翻身时间缩短为每 30min ～ 1h 一次。变换体位时，需抬起患者使皮肤离开床面，避免在床上拖拉或推动患者。

B．活动：卧床时鼓励和协助患者进行床上活动，增加受压局部血液循环。同时根据病情每天协助患者离床活动几次，以减轻受压部位的水肿。

C．体位：如病情允许，患者卧床时床应尽量保持水平位，减少剪切力。

D．减少局部受压：患者卧床时可以在压疮好发部位的上、下两侧垫上软垫，避免压疮好发部位直接受压。但注意不能使用气圈。

3）护理评价：患者受压部位无压疮发生。

小　结

1. 循环系统由心脏、血管和调节血液循环的神经、体液组成。心脏是血液循环的动力器官，与动脉、毛细血管和静脉构成一个密闭的管道系统。心脏传导系统确保心脏维持正常节律。心脏的营养由冠状动脉供给，包括左前降支、左回旋支和右冠状动脉。

2. 胸痛、呼吸困难、发绀、水肿、心悸和晕厥是循环系统疾病常见的症状和体征。

3. 导致胸痛的循环系统疾病包括心肌缺血、心脏炎症、心包疾患、主动脉夹层和心脏神经症等，以心肌缺血最为常见。

4. 呼吸困难主要见于左心功能不全的患者，由于肺淤血导致肺泡气体交换减少所致，其特点为活动或仰卧时发生或加重，休息或坐位时缓解或减轻。当血液中还原血红蛋白增多超过5%时，皮肤、黏膜就会呈现青紫色，称为发绀。

5. 水肿为右心衰竭的主要表现，是右心衰竭致静脉血回流减少使静脉淤血，并继发醛固酮增多引起水钠潴留所致。

6. 当患者发生各种类型的心律失常时均感到心悸，严重的心律失常和血管舒缩障碍可导致一时性广泛性脑供血不足，引起短暂意识丧失，称为晕厥。

7. 胸痛、呼吸困难、晕厥均代表患者病情危重，可能危及生命，需及时处理和抢救。

（吴　瑛）

第二节　心功能不全

学习目标

通过本节内容的学习，学生应能够：

◎ 识记

说出心功能分期。

◎ 理解

1．概括慢性心功能不全的病因及病理生理、临床表现、治疗要点（药物的分类及作用机制）。

2．分析急性心功能不全的临床表现、治疗要点和主要护理措施。

◎ 运用

按护理程序护理心功能不全患者并进行健康教育。

T3-1
案例 3-1 分析

案例 3-1

患者，男性，75 岁，因慢性心功能不全长期服用地高辛、氢氯噻嗪、卡托普利、美托洛尔等药物治疗。2 周前受凉后出现反复胸闷、气急伴双下肢水肿，右侧高枕卧位入睡，伴咳嗽、咳白痰，量较多。常在夜间熟睡后突发胸闷、气喘等不适，坐起半小时后上述症状可缓解。纳差，腹胀，近期体重增加明显。查体：P 96 次 / 分，R 30 次 / 分，BP 100/60mmHg，神清合作，精神差，视物模糊，绿视。口唇发绀，双侧颈静脉怒张，双肺底可闻及细湿啰音。心律不齐，心音低钝，腹膨，移动性浊音（±），肠鸣音正常。双下肢中度可凹性水肿。心电图示频发室性期前收缩，呈二联律。

问题与思考：

1．该患者出现上述表现最可能的原因是什么？

2．该患者为什么采取坐位后可减轻症状？

心功能不全（cardiac dysfunction）又称心力衰竭（heart failure），是由于各种心脏结构或功能异常导致心室充盈和（或）射血功能受损，心排血量不能满足机体组织代谢需要而引起的一组临床综合征。其主要临床表现为呼吸困难、疲乏和体液潴留。心功能不全按发病缓急可分为慢性心功能不全和急性心功能不全，以慢性居多；按发生的部位可分为左心功能不全、右心功能不全和全心功能不全。

一、慢性心功能不全

慢性心功能不全，是大多数心血管疾病的最终归宿，也是最主要的死亡原因。在发达国家，引起慢性心功能不全的基础心脏病以缺血性心肌病为主，占 50% ~ 70%。我国以冠心病和高血压为主要病因，风湿性心脏病所致的心功能不全近年来已趋下降。慢性肺心病和高原性心脏病也具有一定的地域高发性。

【基本病因】

导致慢性心功能不全的主要病因有两方面，即原发性心肌损害和心脏负荷过重，这两方面病因可单独存在，亦可同时存在或先后出现。

1．原发性心肌损害 包括缺血性心肌损害如冠心病心肌缺血或心肌坏死；心肌炎和心肌病；心肌代谢障碍性疾病，以糖尿病心肌病最常见；其他如继发于甲状腺功能亢进或减退的心肌病、心肌淀粉样变性等。

2．心脏负荷过重 包括容量负荷（前负荷）过重和压力负荷（后负荷）过重。

（1）容量负荷过重：临床可见于以下疾病。①心脏瓣膜反流性疾病，如二尖瓣、三尖瓣、主动脉瓣关闭不全等；②心内外分流性疾病，如房间隔缺损、室间隔缺损、动脉导管未闭；③全身血容量增多，如甲状腺功能亢进、慢性贫血、动静脉瘘、脚气病等。

（2）压力负荷过重：左心室压力负荷过重常见于高血压、主动脉瓣狭窄，右心室压力负荷过重常见于肺动脉高压、肺动脉瓣狭窄、肺栓塞等。

【诱因】

有基础心脏病的患者，其心功能不全的症状常由某些加重原发疾病或增加心脏负荷的因素所诱发，常见的诱因有：

1．感染 感染可通过多种途径增加心脏负担和（或）妨碍心肌的舒缩功能。呼吸道感染是最常见、最重要的诱因。感染性心内膜炎作为心功能不全的诱因也不少见。

2．**心律失常**　心房颤动是器质性心脏病最常见的心律失常之一，也是诱发心功能不全最重要的因素。其他各种类型的快速型心律失常以及严重的缓慢型心律失常也可诱发心功能不全。

3．**妊娠和分娩**　妊娠和分娩可加重心脏负荷和心肌耗氧量。妊娠期血容量增多，至临产期可比妊娠前增加 20% 以上，特别是血浆容量增加比红细胞增加更多，可出现稀释性贫血，加上心率增快和心排血量增大，使机体处于高动力循环状态，心脏负荷加重。分娩时由于精神紧张和疼痛的刺激，使交感神经系统兴奋增强，同时外周血管收缩，射血阻抗增大，心脏后负荷加重，心率加快使心肌耗氧量增加，导致心功能不全的发生。

4．**临床治疗不当**　如洋地黄药物过量或不足，因洋地黄用药安全窗很小，易发生中毒，在心肌缺血、缺氧情况下则中毒剂量更小；过多、过快输液也会诱发心功能不全。

5．**其他**　如劳累、紧张、情绪激动、精神压力过大、环境和气候的变化等也可诱发心功能不全。

【病理生理】

心功能不全的病理生理改变十分复杂，当基础心脏病导致心脏功能障碍时，机体首先发生多种代偿调节，促使心功能在一定时间内维持在相对正常的水平，但任何一种代偿机制均作用有限，随着病情进展，尤其在某些诱因作用下最终进入失代偿期。

1．**代偿机制**　当心肌收缩力受损和（或）心室超负荷血流动力学因素存在时，机体通过以下代偿机制使心功能在短时间内维持相对正常的水平。

（1）Frank-Starling 机制：各种病因及诱因损害心脏功能，使心排血量降低，机体代偿性增加心脏的前负荷及心肌收缩力，使回心血量增加，心室舒张末期容积增加，从而增加心排血量及心脏做功量，但同时也导致心室舒张末期压力增高，心房压、静脉压随之升高，达到一定程度时可出现肺循环和（或）体循环静脉淤血。图 3-1 示左心室功能曲线，在心功能不全时，心功能曲线向右下偏移。当左心室舒张压＞ 18mmHg 时，出现肺充血的症状和体征；若心脏指数＜ 2.2L/（min · m^2），出现低心排血量的症状和体征。

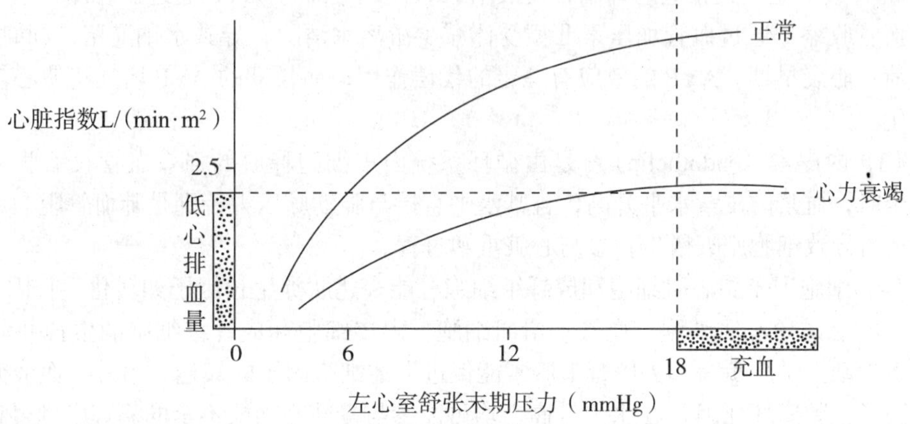

图 3-1　左心室功能曲线

（2）神经体液机制

1）交感神经兴奋性增强：心肌收缩力下降，心排血量减少时，交感神经兴奋增强，从而使心功能不全患者血中去甲肾上腺素水平升高，作用于心肌 β_1 受体，从而增强心肌收缩力，提高心率和心排血量。但同时周围血管收缩，心脏后负荷增加及心率加快，均使心肌耗氧量增加。去甲肾上腺素还对心肌细胞有直接毒性作用，促使心肌细胞凋亡，参与心室重塑，加剧心功能不全的恶化。

2）肾素 - 血管紧张素 - 醛固酮系统（renin-angiotensis-aldosterone system，RAAS）：心排血量降低致肾血流量减低，RAAS 激活，一方面促使心肌收缩力增强，周围血管收缩维持血压，调节血液重新分配，保证心、脑等重要脏器的血供；另一方面促进醛固酮分泌增加，使水钠潴留，通过增加体液量和心脏前负荷起到代偿作用。但 RAAS 激活的同时可促进心脏和血管重塑，加重心肌损伤和心功能恶化。

（3）心肌肥厚：当心脏后负荷增高时，常以心肌肥厚作为主要的代偿机制，以增强心肌收缩力，克服后负荷阻力的影响，使心排血量在相当长时间内维持正常水平，但心室顺应性下降，舒张功能降低，心室舒张末期压力升高。心肌肥厚以心肌细胞肥大、心肌纤维化为主，但心肌细胞数量并不增多，且细胞核及线粒体的增大和增多均落后于心肌的纤维化，导致心肌能源供应不足，继续发展终致心肌细胞死亡。

2．体液因子的改变 心功能不全时可引起一系列复杂的神经体液变化。除了上述两个主要神经内分泌系统的代偿机制外，近年来不断发现一些新的肽类细胞因子参与心功能不全的发生与发展过程。

（1）利钠肽类：主要有心房钠尿肽（atrial natriuretic peptide，ANP）、脑钠尿肽（brain natriuretic peptide，BNP）和 C 型钠尿肽（C-type natriuretic peptide，CNP）。ANP 主要由心房分泌，心室肌也有少量表达，当心房压力增高，心房壁受牵拉时，ANP 分泌增多。BNP 主要由心室肌细胞分泌，其分泌量随心室壁张力而变化，对心室充盈压具有负反馈调节作用。ANP 和 BNP 生理作用相似，但 BNP 相对较弱，均具有利尿、利钠、扩张血管、抑制肾素 - 血管紧张素 - 醛固酮系统和交感神经系统以及抗血管平滑肌细胞、内皮细胞的增殖等作用。CNP 主要位于血管系统内，生理作用尚不明确，可能参与或协同 RAAS 的调节作用。心功能不全时，ANP 和 BNP 分泌增加，其增高的程度与心功能不全的严重程度呈正相关，可作为评定心功能不全和判断预后的指标。

（2）精氨酸加压素（arginine vasopressin，AVP）：由垂体分泌，具有抗利尿和外周血管收缩作用。其释放受心房牵张受体的调控。心功能不全时，心房牵张受体的敏感性下降，使 AVP 的释放不能受到相应的抑制，血液中 AVP 水平升高。AVP 通过血管加压素Ⅰ型受体引起全身血管收缩，通过血管加压素Ⅱ型受体减少游离水清除，导致水钠潴留，同时增加心脏前、后负荷。心衰早期，AVP 的效应有一定的代偿作用，而长期的 AVP 增加将使心功能不全进一步恶化。

（3）内皮素（endothelin）：是由循环系统内皮细胞释放的强效血管收缩肽类物质，心功能不全时，血浆内皮素水平升高，且其水平直接与肺动脉压力特别是肺血管阻力增高有关。内皮素还可导致细胞肥大增生，参与心脏重塑过程。

（4）细胞因子：心肌细胞和成纤维细胞等能表达肽类生长因子如转化生长因子 β，在心功能不全时能诱导心肌细胞、血管平滑肌细胞、内皮细胞和成纤维细胞的生长并调节基因的表达，血流动力学超负荷和去甲肾上腺素能促进上述细胞因子的表达。另外，血液循环中的炎性细胞因子、肿瘤坏死因子 α 水平升高，均可能参与慢性心功能不全的病理生理过程。

3．心室重塑 心脏功能受损后，在导致心室扩大和肥厚过程中，心肌细胞、胞外基质、胶原纤维网等均发生相应变化，使心脏的结构、代谢和功能都经历了一个模式改建的过程，称心室重塑（ventricular remodeling），是心功能不全发生发展的基本病理机制。心室重塑的结构基础是心肌细胞和细胞外基质的变化。心肌细胞的变化表现在心肌细胞丧失（坏死和凋亡同时存在），致心肌细胞数量减少，使心肌整体收缩力下降；心肌细胞外基质的变化主要是胶原沉积和纤维化，使心室顺应性下降，重塑更趋明显，心肌收缩力不能发挥其应有的射血效应，如此形成恶性循环，最终导致不可逆转的终末阶段。

4．舒张功能不全 一种是主动舒张功能障碍，与胞质中的钙不能及时复位有关。如冠心病明显心肌缺血时，在出现收缩功能障碍前即可出现舒张功能障碍。另一种是由于心室肌的顺应性减退而发生充盈障碍，主要见于心室肥厚如高血压及肥厚型心肌病。

【临床表现】

临床上左心功能不全最为常见，单纯右心功能不全较少见。

1．左心功能不全　以肺淤血和心排血量降低为主要表现。

（1）症状

1）呼吸困难：不同程度的呼吸困难是左心功能不全最主要的症状。可表现为劳力性呼吸困难、夜间阵发性呼吸困难或端坐呼吸。

2）咳嗽、咳痰、咯血：左心功能不全导致肺淤血和肺水肿，肺泡内或支气管内浆液或浆液血性渗出刺激引起咳嗽、咳痰。开始常于夜间发生，坐位或立位时咳嗽可减轻，痰液以白色浆液性泡沫状为特点，偶可见痰中带血丝。长期慢性肺淤血致肺静脉压力升高，导致肺循环和支气管血液循环之间形成侧支，在支气管黏膜下形成扩张的血管，一旦破裂可引起咯血。

3）低心排血量症状：主要是由于心排血量降低，器官、组织血液灌注不足及代偿性心率加快所致。患者可有疲倦、乏力、头晕、心悸等。严重左心功能不全时血液再分配，肾血流量随之明显减少，可出现少尿。慢性的肾血流量减少可出现血尿素氮、血肌酐升高并可有肾功能不全的相应症状。

（2）体征

1）一般情况：皮肤黏膜苍白或发绀；脉搏加快，出现交替脉；脉压减小，甚至血压下降；呼吸浅促；并发感染者体温可升高。

2）肺部湿啰音：由于肺毛细血管压增高，液体渗出到肺泡而出现湿啰音。湿啰音的多少及其分布范围的大小，常与肺淤血及其呼吸困难的严重程度有关。开始多局限于肺底部，随着病情的进展，双肺满布湿啰音，甚至可伴有哮鸣音。

3）心脏体征：除基础心脏病的固有体征外，一般均有心脏扩大（单纯舒张性心功能不全除外）、心率增快、心尖部第一心音减弱，并可闻及舒张期奔马律。

2．右心功能不全　以体循环静脉淤血为主要表现。

（1）症状

1）消化道症状：胃肠道及肝淤血引起的腹胀、纳差、恶心、呕吐等是右心功能不全最常见的症状。

2）呼吸困难：除原发病的原因外，由于右心功能不全导致的体循环淤血、酸性代谢产物排出减少、淤血性肝硬化、腹水等导致腹压增加等，均可导致或加重呼吸困难。

（2）体征

1）颈静脉征：颈静脉搏动增强、充盈、怒张是右心功能不全时的主要体征，肝颈静脉回流征阳性则更具特征性。

2）肝大：肝因淤血而肿大，常伴压痛，持续慢性右心功能不全可致心源性肝硬化，晚期可出现黄疸甚至腹水。

3）水肿：早期水肿不明显，多在颈静脉充盈和肝大较明显后才出现。其特征为对称性、下垂性、凹陷性水肿，重者可延及全身。可伴有胸腔积液，以双侧多见；若为单侧则以右侧更为多见，可能与右膈下肝淤血有关。

4）心脏体征：除原有心脏病的相应体征外，常因右心室增大或全心增大导致心浊音界向两侧扩大，三尖瓣区可有收缩期吹风样杂音。心率增快，胸骨左缘第 3 ~ 4 肋间可闻及舒张早期奔马律。

3．全心功能不全　心功能不全早期常是一侧性的，临床先发生左心功能不全为多见，而后波及右心，导致右心功能不全，从而出现全心功能不全。此时左、右心功能不全的临床表现同时存在，亦可以某一侧心功能不全表现为主。右心功能不全时右心排血量减少，因此阵发性呼吸困难等肺淤血症状反而减轻。

【实验室及其他检查】

1．实验室检查 钠尿钛是近年来心功能不全诊断、管理、临床事件风险评估的重要指标，包括 BNP 和氨基末端 B 型钠尿肽前体（NT-proBNP）。血尿常规、肝肾功能和电解质检查可帮助了解药物治疗情况。

2．X 线检查 X 线检查是了解心脏大小及外形和有无肺淤血及其程度、确诊左心功能不全是否合并肺水肿的主要依据。心功能不全时可出现左心室或右心室增大或心脏向两侧增大。早期肺静脉压增高时，主要表现为肺门血管影增强，出现间质性肺水肿可使肺野模糊，可见 Kerley B 线，即在肺野外侧出现的水平线状影，此为慢性肺淤血的特征性表现。急性肺泡性肺水肿时，肺门呈蝴蝶状，肺野可见大片融合的阴影。

3．超声心动图 超声心动图能更准确地评价各心腔大小变化及心瓣膜结构和功能。以收缩末期及舒张末期的容量差计算左心室射血分数（left ventricular ejection fraction，LVEF），可反映心脏收缩功能，正常 LVEF ＞ 50%。LVEF ≤ 40% 提示收缩功能障碍；多普勒超声可显示心动周期中舒张早期与舒张晚期心室充盈速度最大值之比（E/A），是临床上最实用的判断舒张功能的方法，正常人 E/A 不应小于 1.2，中青年人更大。舒张功能不全时，E 峰下降，A 峰增高，E/A 降低。

4．放射性核素检查 核素心室造影可相对准确地评价心脏大小和 LVEF、左心室最大充盈速率以反映心脏舒张功能。

5．有创性血流动力学检查 此检查用于指导心功能严重损害患者的抢救和治疗。经静脉将肺动脉导管［又称漂浮导管（Swan-Ganz 导管）］插至肺小动脉，测定右心房和肺动脉的压力、肺毛细血管楔压（pulmonary capillary wedge pressure，PCWP）、血液含氧量，计算心脏指数（cardiac index，CI），直接反映左心功能。正常时 CI ＞ 2.5L/(min · m^2)，PCWP ＜ 12mmHg。也可采用脉搏指示连续心排血量（pulse indicator continuous cardiac output，PiCCO）动态监测，经外周动、静脉置管，应用指示剂热稀释法估测血容量、外周血管阻力、全心排血量等指标。

6．心–肺吸氧运动试验 在运动状态下测定患者对运动的耐受量，仅适用于慢性稳定型心功能不全患者。可测定最大耗氧量［VO_2max，ml/(min · kg)］和无氧阈值。最大耗氧量，即运动量虽继续增加，耗氧量不再增加时的峰值，表明心排血量已不能按需要继续增加。心功能正常时，此值应＞ 20ml/(min · kg)，轻至中度心功能受损为 16 ～ 20ml/(min · kg)，中至重度受损为 10 ～ 15ml/(min · kg)，极重度受损时＜ 10ml/(min · kg)。无氧阈值即呼气中 CO_2 的增加超过了氧耗量增加时氧耗量的值，标志着无氧代谢的出现，正常值＞ 14ml/(min · kg)，此值越低说明心功能越差。

【诊断要点】

慢性心功能不全的诊断主要依据：①心脏病的体征，如心脏增大；②肺淤血的症状和体征；③外周体循环淤血的症状和体征；④其他辅助检查指标。

左心功能不全应与支气管哮喘发作相鉴别，右心功能不全应与心包疾患、肝硬化、肾病综合征等引起水肿、胸腹水的疾病作鉴别。

临床上诊断心功能不全时必须同时作出心功能不全的分级诊断。

1．纽约心脏病协会（NYHA）心功能分级 是目前通用的心功能分级方案，根据心脏病患者自觉的活动能力划分为四级：

Ⅰ级：日常活动量不受限制，一般活动不引起疲乏、心悸、呼吸困难或心绞痛。

Ⅱ级：体力活动轻度受限，休息时无自觉症状，但一般活动下可出现疲乏、心悸、呼吸困难或心绞痛。

Ⅲ级：体力活动明显受限，低于平时一般活动即引起上述症状。

Ⅳ级：不能从事任何体力活动，休息状态下也出现心功能不全症状，体力活动后加重。

这种分级方案的优点是简便易行，但其缺点是仅凭患者的主观陈述和（或）医护人员的主观评价，有时症状与客观检查有很大差距，同时患者个体之间的差异也较大。

2．心功能不全分期　根据心功能不全相关的危险因素、心脏的器质性与功能性改变及心功能不全的症状分为 A、B、C、D 4 期（表 3-1）。此评估方法是以客观检查发现为主要依据，揭示心功能不全发生发展的基本过程，有利于指导临床工作，尽早而有针对性地进行防治性干预，从而减少心功能不全的发生。

表 3-1　ACC/AHA 心功能不全分期

分期	判断标准
A 期	存在发生心功能不全的基础疾病（如患有冠状动脉疾病、高血压、糖尿病等），但没有左心室功能受损、左室肥厚和扩大的证据
B 期	存在发生心力衰竭的心功能不全基础疾病且有左心室功能受损、左室肥厚和扩大的证据，但无症状
C 期	有器质性心脏病且目前或既往有心功能不全症状
D 期	难治性心功能不全，需要特殊干预治疗，尽管患者采用严格优化内科治疗，但静息状态时患者仍有明显心功能不全症状，需反复住院治疗

3．6min 步行试验　是一项安全、简单易行的评定心功能不全严重程度的方法。测量方法是：请患者在平直走廊内尽可能快地行走，测定其 6min 的步行距离。若＜ 150m 为重度心功能不全，150 ～ 425m 为中度心功能不全，426 ～ 550m 为轻度心功能不全。临床上除用于评价患者运动耐力以及心脏储备功能外，还可用来评价心功能不全的治疗效果。

【治疗要点】

慢性心功能不全的治疗原则为：①去除心功能不全发生发展的始动机制；②稳定心功能不全的代偿机制，防止发展至失代偿阶段；③缓解心室功能异常，减轻心脏负荷，增加心排血量。

慢性心功能不全治疗要达到的目的是：①纠正血流动力学异常，缓解症状；②提高运动耐量，改善生活质量；③防止心肌进一步损害；④降低死亡率。通常需要通过综合治疗达到上述目标。

1．一般治疗

（1）休息与活动：对急性期或病情不稳定者应限制体力活动，卧床休息。但长期卧床易发生深静脉血栓形成甚至肺栓塞，还可能出现消化功能减退、肌肉萎缩、坠积性肺炎、压疮等，适宜的活动能提高骨骼肌功能，改善活动耐量。因此，应鼓励病情稳定的心功能不全患者主动运动，根据病情轻重不同，在不诱发症状的前提下从床边小坐开始逐步增加有氧运动。

（2）饮食管理：心功能不全患者血容量增加，体内水钠潴留，限制钠盐及含钠食物的摄入，以减少水钠潴留，降低心脏前负荷。由于心功能不全患者常同时使用具有强大排钠作用的利尿剂，故限钠不必过严，以免发生低钠血症，但每日钠盐的摄入量仍以＜ 5g 为宜。

（3）体重管理：日常体重监测能简便直观地反映患者体液潴留情况及利尿剂疗效，帮助指导调整治疗方案。

（4）吸氧：给予 2 ～ 4L/min 低流量持续吸氧，增加血氧饱和度。

2．病因治疗

（1）基本病因治疗：积极控制引起心功能不全的原发病，如控制高血压、治疗冠心病和瓣膜病，对少数病因未明的疾病如原发性心肌病等亦应早期干预。

（2）消除诱因：积极控制感染和心律失常，及时纠正甲状腺功能亢进、贫血等可引起心功能不全加重的原因。

3．药物治疗

（1）利尿剂：利尿剂是心功能不全治疗中最常用的药物。通过排钠排水减轻心脏前负荷，改善心功能。在利尿的同时，常伴有体内电解质的排出，容易出现低血钾、低血钠等电解质紊乱，并容易诱发心律失常、洋地黄中毒等。因此临床上应避免滥用利尿剂。

1）排钾利尿剂

A．噻嗪类：常用氢氯噻嗪（双氢克尿噻），每日口服 25 ～ 100mg；氯噻酮，每次口服 100mg，每日 2 ～ 3 次。

B．呋塞米（速尿）和依他尼酸（利尿酸）：为作用较强的袢利尿剂，有较强的排钾、排钠作用，易出现低血钾、低血钠、低氯血症，并可出现低血容量。需注意监测电解质变化。呋塞米口服每次 20 ～ 40mg，每日 2 ～ 3 次，亦可缓慢静脉注入，每次 20 ～ 100mg。依他尼酸静脉注入每次 25mg，稀释于 20ml 葡萄糖液内缓慢静注。

2）留钾利尿剂

A．螺内酯类：如螺内酯（安体舒通），为醛固酮拮抗剂，利尿作用较弱，常与噻嗪类药合用。常用剂量为每次 20 ～ 40mg，每日 2 ～ 3 次。

B．氨苯蝶啶：有留钾排钠作用，常与噻嗪类利尿剂合用，常用量每次 50 ～ 100mg，每日 2 ～ 3 次。

（2）RAAS 抑制剂

1）血管紧张素转换酶抑制剂（angiotensin converting enzyme inhibitors，ACEI）：是目前治疗慢性心功能不全的首选用药。其主要作用机制一方面通过抑制 ACE 减少血管紧张素Ⅱ（angiotensin Ⅱ，AT Ⅱ）生成而抑制 RAAS；另一方面通过抑制缓激肽降解而增强缓激肽活性及缓激肽介导的前列腺素生成，发挥扩张血管、改善血流动力学、抑制交感神经兴奋性的作用，在改善和延缓心室重塑中起关键作用。临床研究证实 ACEI 早期足量应用除可缓解症状，还能延缓心功能不全进展、降低远期死亡率。ACEI 目前种类很多，如卡托普利 12.5 ～ 25mg，每天 2 次；贝那普利（5 ～ 10mg）、培哚普利（2 ～ 4mg）等为长效制剂，每天 1 次，可提高服药的依从性。ACEI 的副作用主要包括低血压、肾功能一过性恶化、高血钾、干咳和血管性水肿等。

2）血管紧张素受体拮抗剂（angiotensin receptor blockers，ARB）：ARB 可阻断经 ACE 和非 ACE 途径产生的 AT Ⅱ与 AT_1 受体结合，阻断 RAS 的效应，但无抑制缓激肽降解作用，因此干咳和血管性水肿的副作用相对较少。常用药物有氯沙坦、缬沙坦、坎地沙坦、厄贝沙坦等。

3）醛固酮受体拮抗剂：螺内酯是应用最广泛的醛固酮拮抗剂，对抑制心血管重塑、改善慢性心功能不全的远期预后有很好的作用。依普利酮是一种新型选择性醛固酮受体拮抗剂，可显著降低轻度心功能不全患者心血管事件的发生风险、减少住院率、降低心血管病死亡率。

（3）β 受体阻滞剂：β 受体阻滞剂主要用于抑制代偿机制中交感神经兴奋性增强的效应对心功能不全代偿的不利作用，抑制心室重塑，长期应用能显著改善预后，从而提高运动耐量，降低死亡率，尤其是猝死发生率。常用药物有：美托洛尔，起始剂量为 6.25mg/d，可增加至 50mg/d；比索洛尔，起始剂量为 1.25mg/d，可增至 10mg/d；卡维地洛，起始剂量为 6.25mg/d，可增至 50mg/d。使用 β 受体阻滞剂的注意事项：①应从小剂量开始，根据病情发展逐渐缓慢递增剂量（可每 1 ～ 4 周递增一次）；②在同时充分应用 ACEI 及利尿剂的基础上，特别要保持患者体重恒定，即“干体重”；③应在患者血流动力学相对稳定的条件下应用；④应长期稳定使用，一般维持3个月以上。β受体阻滞剂的禁忌证为支气管痉挛性疾病、严重心动过缓、二度及二度以上房室传导阻滞、严重周围血管疾病和中度急性心功能不全。

（4）正性肌力药物

1）洋地黄类药物：洋地黄可增强心肌收缩力，抑制心脏传导系统，因此在增加心肌收缩力的同时并不增加心肌耗氧量，是临床最常用的强心药物。

A．适应证：洋地黄适用于各种心脏病所致的充血性心力衰竭，对伴有心房颤动和心室率增快的心力衰竭效果尤为显著。

B．禁忌证：洋地黄过量或中毒、过敏者禁用；在预激综合征伴心房颤动或扑动、严重房室传导阻滞患者未植入起搏器前及肥厚性梗阻型心肌病等情况下不宜使用。

C．洋地黄类药物的常用制剂及给药方法：口服制剂常用地高辛，适用于中度心力衰竭或维持治疗，常以每天0.125～0.25mg开始并维持。毛花苷丙（西地兰）为快速制剂，每次0.2～0.4mg稀释后静脉注射，5～10min起效，0.5～2h达高峰。毒毛花苷K每次静注0.25～0.5mg，5min起效，0.5～1h达高峰。用于急性心衰或慢性心衰加重时。

2）其他正性肌力药物

A．肾上腺素受体激动剂：多巴胺和多巴酚丁胺主要用于顽固性心功能不全及心源性休克的治疗。多巴胺是去甲肾上腺素前体，较小剂量2μg/（kg·min）时激动多巴胺受体，可降低外周阻力，扩张肾血管、冠脉和脑血管；中等剂量多巴胺2～5μg/（kg·min）激动β_1和β_2受体，表现为心肌收缩力增强，血管扩张，特别是肾小动脉扩张，肾血流量及肾小球滤过率增加，尿量及钠排泄量增加，心肌产生正性肌力作用，使心肌收缩力及心排血量增加，心率增快不明显；大剂量5～10μg/（kg·min）则兴奋α受体，出现缩血管效应，增加左心室后负荷。多巴酚丁胺增加心排血量的机制是通过正性肌力作用及其微弱的血管扩张作用（β_2受体活性），因此动脉压不发生改变。多巴酚丁胺对缺血性心脏病引起的慢性心功能不全最有价值，在治疗心肌梗死后的心功能不全方面与多巴胺和硝普钠合用一样有效。

B．磷酸二酯酶抑制剂：包括米力农、氨力农等，通过抑制磷酸二酯酶活性促进钙通道膜蛋白磷酸化，钙内流增加，从而增强心肌收缩力。因其长期使用死亡率较不用者更高，新的指南不推荐使用，因此，仅对心脏术后急性收缩性心功能不全、难治性心功能不全及心脏移植前的终末期心功能不全患者短期使用。

4．心脏再同步化治疗（cardiac resynchronization therapy，CRT）　对于部分慢性心功能不全患者存在的左右心室间和（或）室内收缩不同步，可进一步降低心肌收缩力，此时，可通过植入三心腔起搏装置，用同步化方式刺激右心房、右心室和左心室，从而治疗心脏的非同步收缩，不仅可以缓解症状，提高生活质量，而且可显著减小患者住院率并明显降低死亡率。适用于使用CRT治疗的慢性心功能不全患者主要包括：非完全性左束支传导阻滞（QRS间期＞150ms）、窦性节律者、已接受最佳药物治疗仍持续存在心功能不全症状、LVEF≤35%、心功能NYHA分级Ⅲ～Ⅳ级。

5．舒张性心功能不全的治疗　舒张性心功能不全是由于心室舒张不良使左心室舒张末压（LVEDP）增高并导致肺淤血。客观检查（超声心动图）示左心室不大，LVEF正常，最常见于肥厚型心肌病。治疗原则为寻找和治疗基本病因、降低肺静脉压、改善舒张功能。主要治疗药物有：

（1）β受体阻滞剂：主要通过减慢心率使舒张期相对延长而改善舒张功能，同时降低高血压，减轻心肌肥厚，改善心肌顺应性。

（2）钙通道阻滞剂：通过降低心肌细胞内钙浓度，改善心肌主动舒张功能，主要用于肥厚型心肌病。

（3）ACEI：能有效降低血压，改善心肌及小血管重构，有利于改善舒张功能，最适用于高血压性心脏病及冠心病。尽量维持窦性心律，保持房室顺序传导，保证心室舒张期充分的容量。

(4) 利尿剂：对肺淤血症状明显者，应限制钠盐摄入，适量应用利尿剂降低心脏前负荷。另外，在无收缩功能障碍的情况下，禁用正性肌力药物。

6．其他治疗 包括左室辅助装置和埋藏式心脏复律除颤器（ICD）治疗、细胞替代治疗，对于顽固性心衰患者可采用心脏移植治疗。

【护理】

1．护理评估

(1) 病史

1) 患病与诊治经过：了解患者有无冠心病等基础心脏疾病病史，有无呼吸道感染、心律失常、过度劳累等诱因。询问患者病程经过，如首次发病的时间；呼吸困难的特点和严重程度；有无咳嗽、咳痰或痰中带血；有无疲乏、头晕、失眠等。以上症状常是左心功能不全患者的主诉。还应了解患者是否有恶心、呕吐、食欲不振、腹胀、体重增加及身体低垂部位水肿等右心功能不全表现。了解相关检查结果、用药情况及效果。

2) 目前病情与一般情况：询问此次发病情况、病情是否有加重趋势。询问患者食欲、饮水量、摄盐量；睡眠状况；有无夜尿增多或尿量是否减少，有无便秘；目前生活是否能自理，活动受限的程度。

3) 心理社会状况：生活中的应激事件也是引起心功能不全的诱因，护士应询问患者近期生活中是否有较强的应激源和较大的生活事件发生。心功能不全往往是心血管病发展至晚期的表现。长期的疾病折磨和心功能不全反复出现，体力活动受到限制，甚至不能从事任何体力活动，生活上需他人照顾，家属和亲人可因长期照顾患者而产生沉重的身心负担或漠视患者的心理感受。因此，需要关注患者是否存在焦虑不安、内疚、绝望等心理状态，耐心询问患者的感受。

(2) 身体评估

1) 一般状态：①生命体征：有无呼吸困难、有无心动过速、脉律是否整齐、有无交替脉和血压降低。②意识和精神状况。③是否采取高枕卧位、半坐卧位或端坐位。

2) 心肺：①双肺有无湿啰音或哮鸣音。②心脏是否扩大，心尖搏动的位置和范围，心率是否加快，有无心尖部舒张期奔马律、病理性杂音等。

3) 其他：有无皮肤黏膜发绀；有无颈静脉怒张、肝颈静脉反流征阳性；肝的大小、质地；水肿的部位及程度，有无胸水征、腹水征；有无压疮等。

(3) 辅助检查：了解心电图、胸部X线片、超声心动图等检查，有助于判断患者是否有心功能不全及其严重程度。查看血常规、电解质、肝肾功能、血气分析结果。

2．常用护理诊断

(1) 气体交换受损 与左心功能不全致肺循环淤血有关。

(2) 活动无耐力 与心排血量下降有关。

(3) 体液过多 与右心功能不全致体循环淤血有关。

(4) 焦虑/恐惧 与慢性心功能不全反复发作、疾病带来的不适感、意识到自己的病情较重及不适应监护室环境等有关。

(5) 潜在并发症：洋地黄中毒的危险。

3．护理计划及评价

焦虑/恐惧 与慢性心功能不全反复发作、疾病带来的不适感、意识到自己的病情较重及不适应监护室环境等有关

(1) 护理目标：焦虑/恐惧程度减轻，患者在心理上和身体上都感觉比较舒适。

（2）护理措施

1）加强沟通：护士多与患者交谈，观察患者有无失眠、紧张、烦躁不安、心悸等焦虑恐惧表现。及时了解患者的心理状态和对诊断及治疗的理解程度。根据患者的年龄、职业、文化程度、性格等情况，鼓励患者表达自己的感受，耐心倾听患者的诉说，与患者建立良好的护患关系，调整患者的情绪，使患者以积极的心态面对疾病。

2）心理支持：护士应尽量陪伴患者或让他人陪伴，避免患者独处。在陪伴患者或进行各种操作时应多与患者交谈，鼓励患者说出自己的感受和担心，交谈时可以配合适当的非言语技巧如自然放松的表情、握着患者的手或轻拍患者肩膀等，让患者感受到医护人员的关心和重视，从而减轻其焦虑和害怕情绪。

3）接纳患者的行为：中度以上焦虑时，患者会使用一些防卫机制，如哭泣、不停地说话等，此时要认可患者的这些防卫机制，不要设法阻断患者或否定患者的防卫机制。

4）患者指导：当患者焦虑程度降低到轻度焦虑时可向患者解释心功能不全的原因、病情严重程度、诊断结果、预后、可选的治疗方法和效果、医护人员目前所做的努力、各项检查和操作目的，使患者对自己的疾病有正确的认识。

（3）护理评价：焦虑 / 恐惧程度减轻，患者无心理和生理的不适感。

潜在并发症：洋地黄中毒的危险

（1）护理目标：护士及时发现和纠正使洋地黄中毒易于发生的因素，患者不发生洋地黄中毒或在发生时及时发现和处理。

（2）护理措施

1）观察并告知患者洋地黄中毒的表现：洋地黄的治疗量与中毒量很接近，容易发生中毒。常见的中毒反应主要表现在以下几个方面：①心脏反应，是洋地黄中毒最常见也是最严重的反应，可威胁患者的生命，以房室传导阻滞、窦性心动过缓、室上性心动过速、室性期前收缩最为常见，严重者可出现室性心动过速和心室纤颤；②胃肠道反应，如食欲下降、恶心、呕吐等；③神经系统反应，有头痛、头晕、视物模糊、黄绿视等。

2）预防洋地黄中毒

A．识别并纠正洋地黄中毒的易患因素：高龄、心肌缺血缺氧、重度心力衰竭、低钾血症、肾功能减退等情况对洋地黄较敏感，因此需全面评估患者的情况。使用利尿剂的患者除需常规补钾和进食含钾丰富的食物外，还需定期测定血钾浓度，如存在易患因素，需适当减小剂量，并严密观察患者用药后反应。洋地黄与奎尼丁、胺碘酮、维拉帕米、阿司匹林等药物合用时会增加中毒机会，应尽量避免。

B．正确用药：指导患者按时间、按剂量服药。每天需在同一时间服用洋地黄制剂，防止两次服药时间间隔过短使血清地高辛浓度达到中毒量而导致中毒。如果药物漏服后在12h内发现，应立即补服，但如果发现时已过了12h，不再补服，应在下次服药时间正常服药，不可服用双倍剂量。稀释后缓慢静脉推注，推注时间不得低于10 ～ 15min。同时监测心率、心律及心电图变化。

C．观察用药后的反应：每次给药前计数脉率，当脉率＜ 60次 / 分或节律不规则时应暂停服药并告诉医师；严密观察消化系统和神经系统的反应；必要时监测血清地高辛浓度。

3）洋地黄中毒的处理：①立即停用洋地黄类药物；②停用排钾利尿剂；③补充钾盐，可口服或静滴氯化钾；④纠正心律失常，除使用氯化钾外，可给予苯妥英钠或利多卡因治疗室性心律失常，缓慢型心律失常可使用阿托品0.5 ～ 1.0mg皮下或静脉注射。

（3）护理评价：使洋地黄中毒易于发生的因素得到识别和纠正，患者未发生洋地黄中毒。

Activity Intolerance: Related to Decreased Cardiac Output.

1. Goal: The patient will

(1) identify that fatigue is caused by heart failure, and is willing to adhere to regimen;

(2) report improved activity tolerance, and maintains pulse and respiration rates within predetermined ranges during activity.

2. Nursing Interventions

(1) Rest: Having rest is an important way to reduce cardiac workload. Depending on the classification of heart failure, class 1 patient needs to avoid high-intensity activities. Class 2 patient should have adequate rest, by taking naps and increasing sleeping time. Class 3 patient needs to increase bed-rest, but may perform basic activities of daily living (ADL), for example, using bathroom. Class 4 patient needs to be confined to bed-rest. Patient's ADLs have to be performed by nurse or other care providers. The patient needs to be positioned in a semi-Fowler's position to relieve the symptoms of dyspnea.

(2) Diet: Low-salt, low-fat diets and smaller, more frequent meals are recommended for patients with chronic heart failure. For patient who is taking loop diuretics, restricted sodium intake less than 5g daily is usually prescribed.

(3) Oxygen: Oxygen is usually administered continuously and at low flow rates (2-4L/min).

(4) Bed-confinement is a risk factor of pressure sore, respiratory infection and deep vein thrombosis. Frequently changing the positions in bed, taking deep breaths and moving legs may prevent patient from these complications.

(5) Improving activity tolerance: As the acute stage resolves, the patient may progress gradually to sitting, ambulating in the room, and finally ambulating out of the room. The duration and frequency of activity are determined by patient's condition and his or her responses to activity. Once symptoms, such as palpitation or dyspnea, occur during activity, the patient needs to stop the activity immediately and have bed-rest in semi-Fowler's position.

(6) Give patient prescribed medications, such as digoxin and diuretics, which play a central role in the management of heart failure and the improvement of activity tolerance. When administering digoxin, the nurse needs: ① to check patient's heart rate. If the heart rate is less than 60 beats per minute, or bigeminy premature ventricular beats are present, the nurse can not give digoxin to the patient; ② to instruct patient to avoid digoxin toxicity. Don't double the dosage of digoxin even though the patient missed last dose; ③ to assess for presence of digoxin toxicity, by assessing for the symptoms of anorexia, nausea and visual disturbances, and by monitoring ECG and serum concentrations of digoxin. For the patient who is taking loop diuretics, the nurse needs to evaluate patient's urine output and monitor serum levels of potassium.

(7) Educate patient and significant others about the following: heart failure is the cause of activity intolerance; reducing cardiac workload (e.g. low-salt diet, rest, diuretics) and increasing cardiac output (e.g. digitalis) are the principles of heart failure treatment; the risk factors of heart failure include respiratory infection, emotional tension, and physical exertion.

(8) Inform patient about the guidelines for self-care: ① have low-salt diet; ② balance rest and activity; ③ take prescribed medications; ④ comply with follow-up appointments; ⑤ go to see doctors once the following symptoms occur: anorexia, nausea, palpitation, or visual disturbances; ⑥ avoid risk factors of heart failure.

3. Evaluation

(1) The patient demonstrates adherence to the guidelines of self-care.

(2) The patient reports improved activity tolerance.

【健康教育】

1. **知识宣教**　向患者及家属讲解本病的基本知识，如慢性心功能不全的病因、诱因、常见症状，学会自我护理的方法。

2. **避免诱因，防止复发**　绝大多数心功能不全患者的基本病因不易根除，避免诱因和防止复发就十分重要。避免感冒，尽早治疗呼吸道感染；避免劳累、情绪激动；育龄女患者应避孕。

3. **活动、休息与饮食**　根据患者心功能情况适度安排活动量，如散步、打太极拳、练气功等，以不出现心悸、气急为原则。保证足够的睡眠时间。合理饮食，宜进清淡、富营养、易消化饮食，每餐不宜过饱，戒烟酒等刺激物。

4. **用药指导**　告知患者及其家属药物的名称、作用、剂量、用法、服药时间、可能出现的不良反应、预防方法。向患者强调严格遵医嘱用药，不得随意增减或撤换药物。

5. **病情监测**　嘱患者定期门诊随访，教会患者自我监护，当发现体重增加、足踝部位水肿、气急加重等病情变化时，应及时就医。

二、急性心功能不全

急性心功能不全是指由于急性的心脏病变引起心排血量在短时间内显著、急骤下降，甚至丧失排血功能，导致组织器官灌注不足和急性淤血综合征。可表现为急性新发或慢性心功能不全急性失代偿。急性心功能不全分为急性左心功能不全和急性右心功能不全，后者即急性肺源性心脏病，常由右心室梗死、急性大面积肺栓塞所致。临床上以急性左心功能不全较为常见，本部分主要讨论急性左心功能不全。

【病因和发病机制】

1. 急性弥漫性心肌损害、急性心肌梗死、急性心肌炎等，导致左心室排血量急剧下降，肺循环压力骤然升高而出现急性肺水肿。

2. 严重而突发的心排血受阻，如严重二尖瓣狭窄、左房黏液瘤。

3. 严重心律失常，尤其是快速型心律失常，由于左心室舒张期过短，左心室充盈障碍而导致肺循环压升高，出现急性肺水肿。

4. 过快或过量静脉输液，使心脏前负荷突然明显增加从而导致急性肺水肿。

【临床表现】

急性肺水肿为急性左心功能不全的最常见表现。由于肺毛细血管楔压急剧上升，故患者症状及体征突然出现，进展迅速，如突发严重呼吸困难，呼吸频率可达 30 ~ 40 次 / 分，患者端坐呼吸，有窒息感，面色青灰，口唇发绀，大汗淋漓，极度烦躁不安。亦有患者频频咳嗽，咳粉红色泡沫样痰。听诊患者心率增快，心尖部可闻及奔马律，肺动脉瓣第二心音亢进。双肺对称性布满湿啰音和哮鸣音。动脉压早期可升高，严重者可出现心源性休克及猝死。

急性心功能不全的临床严重程度常用 Killip 分级：

Ⅰ级：无急性心功能不全的临床症状与体征。

Ⅱ级：有急性心功能不全的临床症状与体征，肺部 50% 以下肺野湿啰音，心脏第三心音奔马律，胸片见肺淤血。

Ⅲ级：有严重急性心功能不全的临床症状与体征，严重肺水肿，肺部 50% 以上肺野湿啰音。

Ⅳ级：心源性休克。

【诊断要点】

根据典型的症状和体征，一般不难作出诊断。急性肺水肿所致的心源性哮喘应与支气管哮喘急性发作相鉴别。

【抢救配合与护理】

急性肺水肿属急危重症，应迅速采取有效措施，缓解症状，以免危及患者的生命。

1. **体位** 立即协助患者取坐位，两腿下垂，减少静脉回流，减轻心脏负荷。患者常烦躁不安，需注意安全，谨防跌倒受伤。

2. **吸氧** 保证有开放的气道前提下，立即给予高流量（6 ~ 8L/min）鼻导管吸氧，并可给患者吸入 50% 乙醇湿化的氧气，以降低肺内泡沫的表面张力，使泡沫破裂，有利于肺泡通气改善。无效时采用无创呼吸机持续加压（CPAP）或双水平气道正压（BiPAP）给氧。上述措施无效时行气管插管进行呼吸机辅助通气。使动脉血氧饱和度迅速恢复到 92%。

3. **迅速建立 2 条静脉通道，遵医嘱正确用药**

（1）吗啡：3 ~ 5mg 静脉注射，3min 内推完，必要时可重复。老年患者应减量或改为肌内注射。吗啡的镇静作用可减轻患者的烦躁不安，对呼吸的抑制作用可减少呼吸做功，而且吗啡还具有扩张静脉和小动脉的作用。观察患者有无呼吸抑制或心动过缓、血压下降等不良反应。呼吸衰竭、昏迷、严重休克者禁用。

（2）快速利尿剂：呋塞米 20 ~ 40mg 静脉注射，2min 内推完，4h 可重复 1 次。可快速利尿，从而有效降低心脏前负荷。

（3）正性肌力药物：洋地黄制剂最适用于快速心房颤动或已知有心室扩大伴左心室收缩功能不全者，可用毛花苷丙稀释后静脉注射，首剂 0.4 ~ 0.8mg，2h 后可酌情再给 0.2 ~ 0.4mg。无效或发展为心源性休克时可使用多巴胺和多巴酚丁胺。

（4）血管扩张剂：严格按医嘱定时测量血压，小剂量慢速给药并合用正性肌力药物。

1）硝普钠：为动静脉血管扩张剂，静脉注射后 2 ~ 5min 起效，起始剂量为 0.3μg/(kg · min)。根据血压逐渐增加剂量。硝普钠见光易分解，应现配现用，避光滴注，溶液的保存与应用不应超过 24h，因其代谢产物含有氰化物和硫氰酸盐，连续使用 1 周及以上者应警惕中毒。

2）硝酸酯类：常用药物有硝酸甘油、双硝酸异山梨酯，扩张小动脉，降低回心血量。硝酸甘油一般从 10μg/min 开始，每 10min 调整 1 次，每次增加 5 ~ 10μg。由于此类药物具有扩张外周血管和降低血压的作用，因此告诉患者可能会出现颜面潮红、头痛、头胀等症状，这些症状是由药物造成头面部血管扩张所致，属正常现象，不必紧张。另外告诉患者使用硝酸甘油时避免突然改变体位，防止发生直立性低血压。

3）α 受体阻滞剂：选择性结合 α 肾上腺素受体，扩张血管，降低外周阻力，减轻心脏后负荷，并降低肺毛细血管压，减轻肺水肿，也有利于改善冠状动脉供血。常用药物有乌拉地尔。

（5）氨茶碱：具有平喘、强心、扩血管、利尿作用。常用 0.25g 稀释后缓慢静脉注射。1 ~ 2h 可重复一次。适用于伴有支气管痉挛的患者。

4. **机械辅助治疗** 对急危重症患者，有条件的医院可采用主动脉内球囊反搏（intra-aortic balloon counterpulsation，IABP）和临时心肺辅助系统。

5. **病因治疗** 积极治疗原发心脏病，去除诱发因素。必须指出，对急性左心功能不全患者，应先进行患者抢救，在抢救处理过程中，再分析寻找发病原因及诱发因素。

6. **病情观察** 严密观察患者生命体征变化、呼吸困难程度、咳嗽及咳痰情况、肺内啰音变化。观察患者意识、精神状态，皮肤颜色、温度及出汗情况，记录出入量。对安置漂浮导管者，严密监测血流动力学指标变化，严格交接班。

7. **心理护理** 恐惧或焦虑可导致交感神经系统兴奋性增高，使呼吸困难加重。医护人员在抢救过程中必须镇定、操作熟练、忙而不乱，使患者产生信任与安全感。避免在患者面前讨论病情，以减少误解。护士应与患者及家属保持密切接触，提供情感支持。

8．做好基础护理与日常生活护理。

小　结

1. 心功能不全又称心力衰竭，是由于各种心脏结构或功能异常导致心室充盈和（或）射血功能受损，心排血量不能满足机体组织代谢需要而引起的一组临床综合征。分为急性心功能不全和慢性心功能不全。

2. 慢性心功能不全是大多数心血管疾病最主要的死亡原因。最常见的诱因为呼吸道感染。

3. 左心功能不全以气喘为主，表现为呼吸困难、咳嗽、咳痰和咯血等肺淤血症状；右心功能不全以水肿为主，表现为食欲减退、恶心呕吐、水肿、颈静脉征、肝大等体循环淤血表现。

4. 根据患者自觉的活动能力，心功能可划分为4级。主要治疗要点包括：病因治疗、强心、利尿、扩管。护理要点包括休息、低盐清淡易消化饮食、少量多餐、限制钠盐、合理氧疗、用药护理（洋地黄、利尿剂、扩血管药）。

5. 急性心功能不全以急性左心功能不全较为常见，表现为急性肺水肿或心源性休克等，为急危重症，需及时抢救。主要表现为突发严重呼吸困难、频繁咳嗽、咳大量白色或粉红色泡沫痰，患者面色灰白、发绀、大汗、烦躁不安，听诊两肺满布湿啰音和哮鸣音。

6. 积极抢救配合措施包括患者取坐位、双腿下垂、高流量吸氧、迅速开放2条静脉通路，遵医嘱使用镇静、利尿、扩管等药物，密切观察病情变化。

思考题

结合本节案例请思考：

1．诱发慢性心功能不全症状加重的因素有哪些？

2．该患者护理要点及健康教育内容有哪些？

（吴芳琴）

T3-2

第三章第二节思考题参考答案

第三节 心律失常

学习目标

通过本节内容的学习，学生应能够：

◎ 识记

说出心律失常的概念、分类和各类心律失常的心电图特点。

◎ 理解

总结各类心律失常的病因、临床表现、治疗及护理要点。

◎ 运用

识别恶性心律失常并进行抢救，按护理程序对心律失常患者进行护理及健康教育。

案例 3-2

患者，男性，56 岁，因“急性广泛前壁心肌梗死”入院，心电监护显示偶见提前出现的宽大畸形的 QRS 波，QRS 波时限 > 0.12s，其前无相关的 P 波。

问题与思考：

1．该患者出现了哪种类型的心律失常？

2．对该患者应该注重哪方面的监测和护理？

T3-3

案例 3-2 分析

正常心脏以一定范围的频率产生基本上有规律的收缩，其收缩的冲动起源于窦房结，窦房结发放的冲动经由结间束、房室结、希氏束、左右束支及浦肯野纤维网传导至心房与心室，引起一次心动周期。凡各种原因引起心脏冲动形成异常或冲动传导异常，均能使心脏活动的规律发生紊乱，导致心律失常（cardiac arrhythmia）。

【心肌的主要生理特性】

（一）自律性

心肌起搏细胞在没有外来刺激的条件下，能自动而有规律地产生冲动。这类起搏细胞主要存在于窦房结与房室结中。正常情况下，窦房结的自律性最强，它是心脏正常窦性心律的起搏点，每分钟产生冲动 60 ~ 100 次。其次为房室结，每分钟产生冲动 40 ~ 60 次。其他传导组织自律性较低，如心室内浦肯野纤维的自律性仅每分钟 30 ~ 40 次。当多种原因引起窦房结冲动不能控制心脏时，其他起搏点可取而代之控制心脏，形成异位心律。

（二）兴奋性

心肌受刺激后可引起兴奋反应，在每次兴奋后可出现绝对不应期和相对不应期的规律性的时相变化：在绝对不应期，心肌对任何刺激均不起反应；但当心肌处于相对不应期时，对较强刺激可起兴奋反应，但兴奋传导速度缓慢，容易出现单向阻滞及形成折返激动，发生心律失常。

（三）传导性

心肌细胞具有将冲动自一处传向相邻部位的性能。传导速度以浦肯野纤维为最快，每秒可达 4m，其次为心房肌，每秒 0.8 ~ 1.0m，心室肌为每秒 0.4m，最慢的为房室结，每秒仅 0.2m。

心脏自律性、兴奋性、传导性的异常可引起各种类型的心律失常。

【心律失常的分类】

（一）冲动形成异常

1．窦性心律失常　①窦性心动过速；②窦性心动过缓；③窦性心律不齐；④窦性停搏。

2．异位心律

（1）被动性异位心律：①逸搏（房性、房室交界性、室性）；②逸搏心律（房性、房室交界性、室性）。

（2）主动性异位心律：①期前收缩（房性、房室交界性、室性）；②阵发性心动过速（房性、房室交界性、室性）；③心房扑动、心房颤动；④心室扑动、心室颤动。

（二）冲动传导异常

1．生理性　干扰及干扰性房室分离。

2．病理性　①窦房传导阻滞；②房内传导阻滞；③房室传导阻滞；④束支或分支阻滞（左、右束支及左束支分支传导阻滞或室内阻滞）。

3．房室间传导途径异常　预激综合征。

【心律失常发生机制】

（一）冲动形成异常

1．异常自律性　自主神经系统兴奋性改变或心脏传导系统的内在病变，均可导致原有正常自律性心肌细胞不适当冲动的发放。此外，原来无自律性的心肌细胞（如心房、心室肌细胞）亦可在病理状态下出现异常自律性，如心肌缺血、药物、电解质紊乱、儿茶酚胺增多等均可导致自律性异常增高而形成各种快速型心律失常。

2．触发活动　指心房、心室与希氏束 - 浦肯野组织在动作电位后产生除极活动，称为后除极。若后除极的振幅增高并达到阈值，便可引起反复激动，持续的反复激动即构成快速型心律失常。它可见于局部出现儿茶酚胺浓度增高、心肌缺血 - 再灌注、低血钾、高血钙及洋地黄中毒时。

（二）冲动传导异常

折返是快速型心律失常最常见的发病机制。产生折返需要以下基本条件：①心脏两个或多个部位的传导性与不应期各不相同，相互联结形成一个闭合环；②其中一条通道发生单向传导阻滞；③另一通道传导缓慢，使原先发生阻滞的通道有足够时间恢复兴奋性；④原先阻滞的通道恢复激动，从而完成 1 次折返激动。冲动在环内反复循环，产生持续而快速的心律失常（图 3-2）。

【心律失常的诊断】

心律失常的类型多样，病因多数是病理性的，但亦可见生理性的。因此心律失常的诊断必须是综合分析的结果。

1．病史及体格检查　详细的病史常能对诊断提供有用的线索，特别对病因诊断意义更大。体格检查时除认真检查心律、心率外，对心脏的体征应作细致检查。部分心律失常依靠心脏的物理诊断检查手段亦能基本确诊，如心房颤动等。

2．特殊检查　心电图是诊断心律失常最重要的一项无创性检查技术，几乎所有的临床心律失常都能通过心电图检查得到正确的诊断。临床其他辅助诊断的检查还有：动态心电图（Holter monitoring ECG）、心电图运动试验、食管心电图（结合电刺激技术）等。心腔内心电生理检查和三维心脏电生理标测及导航系统对心律失常的诊断、治疗、判断预后均有很大作用。

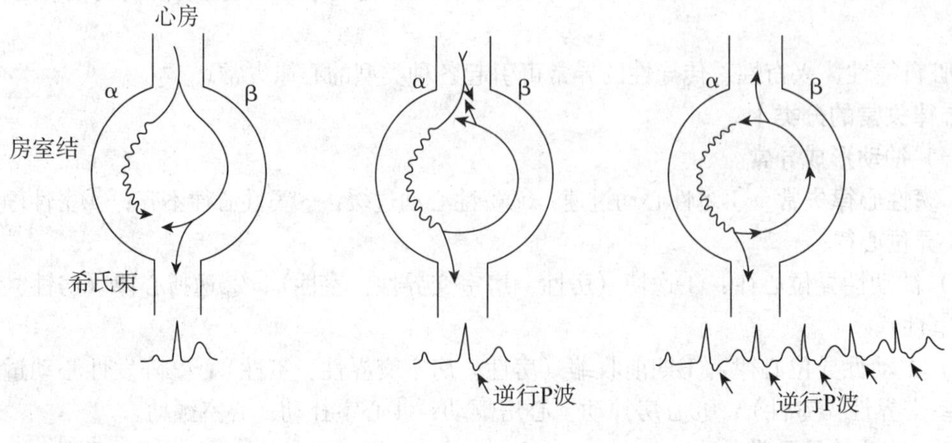

图 3-2 房室结内折返示意图

一、窦性心律失常

正常心脏起搏点位于窦房结，由窦房结冲动引起的心律称为窦性心律。正常窦性心律的频率为 60 ~ 100 次 / 分。心电图示窦性 P 波在 Ⅰ、Ⅱ、aVF 导联直立，aVR 导联倒置，P-R 间期 0.12 ~ 0.20s（图 3-3）。

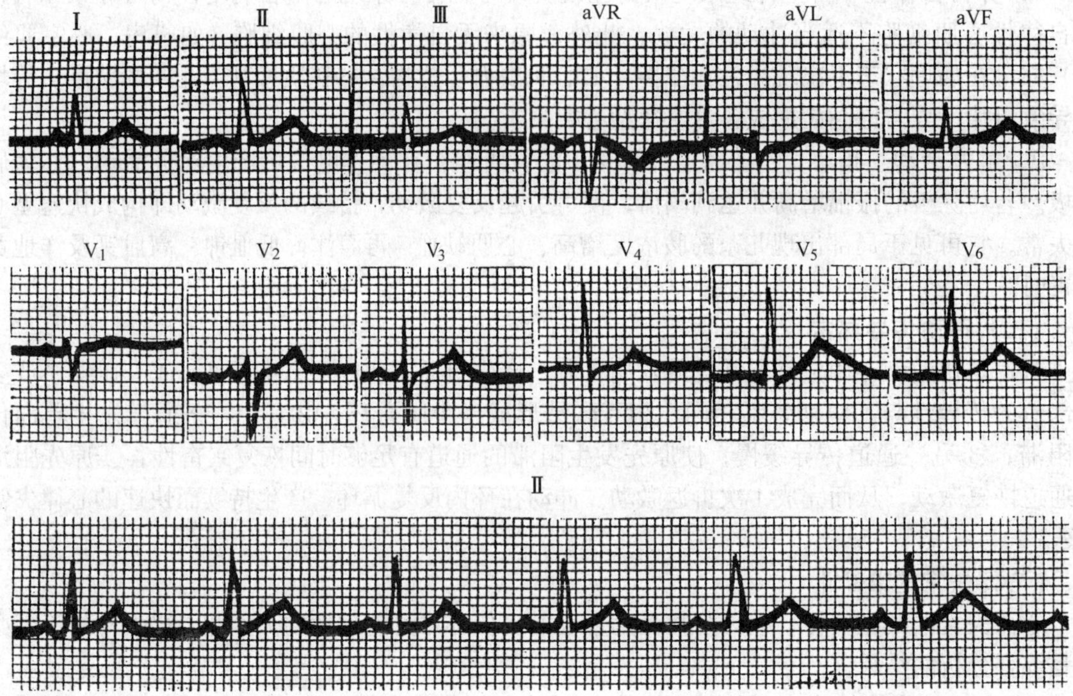

图 3-3 正常窦性心律

（一）窦性心动过速

当窦性心律的心率超过 100 次 / 分时即称为窦性心动过速（图 3-4）。常见于健康人吸烟，饮茶、咖啡、酒，剧烈运动后，情绪激动等，某些病理状态如发热、甲状腺功能亢进、贫血、休克、充血性心力衰竭以及应用肾上腺素、阿托品等药物后。

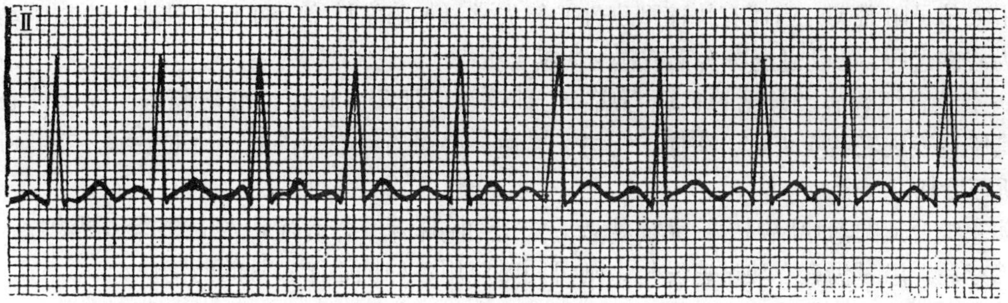

图 3-4　窦性心动过速

窦性心动过速的治疗应针对病因和去除诱发因素，如治疗心力衰竭、纠正贫血、控制甲状腺功能亢进等。必要时可应用β受体阻滞剂（如普萘洛尔、阿替洛尔、美托洛尔）或非二氢吡啶类钙通道阻滞剂（如地尔硫䓬）减慢心率。

（二）窦性心动过缓

当窦性心律的心率低于 60 次 / 分时，称为窦性心动过缓（图 3-5）。常见于健康的青年人、运动员、睡眠状态。亦可见于颅内高压、甲状腺功能低下、阻塞性黄疸、服用洋地黄及抗心律失常药物，如β受体阻滞剂、胺碘酮、钙通道阻滞剂等，器质性心脏病中常见于冠心病、心肌炎、心肌病。窦性心动过缓多无自觉症状，当心率过慢，出现心排血量不足时，患者可有胸闷、头晕甚至晕厥等症状。

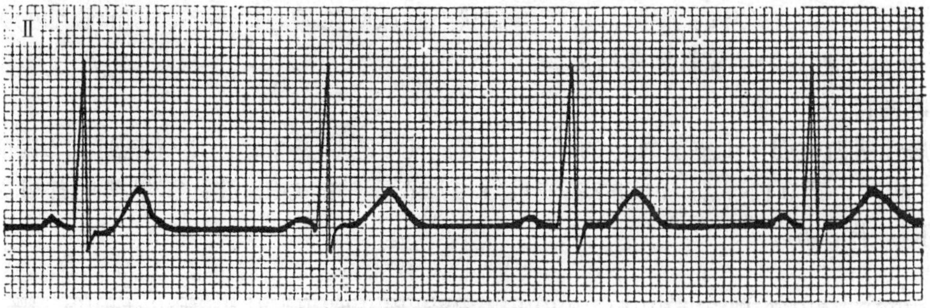

图 3-5　窦性心动过缓

无症状的窦性心动过缓通常无需治疗。但因心率过慢，使心排血量不足，出现胸闷、晕厥、心悸等症状，可应用阿托品或异丙肾上腺素等药物，症状不能缓解者可考虑心脏起搏治疗。

（三）窦性停搏

窦性停搏是指窦房结不能产生冲动，下位的潜在起搏点（如房室结或心室）逸搏取代，发生冲动控制心室。心电图上可见很长一段时间内无 P 波，其后常可见异位节律点逸搏。

窦性停搏一般属病理性的，各种病因所致的窦房结功能低下是其主要原因，除常见的各类器质性心脏疾患外，还可见于药物中毒，如洋地黄、奎尼丁、β受体阻滞剂等。非病理性的窦性停搏可见于迷走神经张力过高或颈动脉窦过敏症。窦性停搏时间过长（> 3s）而又不能及时出现逸搏者，常可发生黑矇、短暂意识障碍或晕厥，严重者可发生阿 - 斯综合征（Adams-Stokes 综合征），甚至死亡。

窦性停搏的治疗可参照窦性心动过缓。

（四）病态窦房结综合征

病态窦房结综合征（sick sinus syndrome，SSS），简称病窦综合征，是由窦房结病变导致功能减退，从而产生多种心律失常的综合表现。主要特征为心动过缓，伴有窦性停搏、窦房阻滞、房室传导阻滞等。当伴有快速型房性心律失常（如阵发性室上性心动过速、心房颤动）时则称为心动过缓 - 心动过速综合征或慢 - 快综合征。

病窦综合征的病因常见的有冠心病、心肌病、心肌炎、风湿性心瓣膜病、先天性心脏病等，其临床表现轻者有头晕、头痛、乏力、晕厥、心绞痛等心脑供血不足的症状，重者可出现阿 - 斯综合征。

病窦综合征的治疗原则为：无症状者应作密切临床观察，有症状者应选择起搏治疗。应用起搏治疗后，患者仍有心动过速发作，则可同时应用各种抗心律失常的药物。

二、期前收缩

期前收缩又称过早搏动或早搏，是临床上最常见的心律失常。过早搏动是由于窦房结以外的异位起搏点过早发出冲动控制心脏收缩所致。根据异位起搏点的部位不同，可将过早搏动分为房性、房室交界性、室性三类，其中以室性期前收缩最为常见。

【病因】

期前收缩可发生于健康人，常在精神或体力过分疲劳、情绪紧张、过量吸烟、饮酒或饮茶时出现，故属生理性期前收缩。但各种心脏病，如冠心病、风湿性心脏病、心肌炎、心肌病、二尖瓣脱垂常可引起期前收缩，属病理性。此外，药物、电解质紊乱、心脏器械检查等亦可引起各种类型的期前收缩。

【临床表现】

偶发的期前收缩一般无特殊症状，部分患者可有漏跳的感觉。当期前收缩频发或连续出现时可有心悸、乏力、心绞痛、胸闷、气短等症状。临床听诊呈心律不齐，期前收缩的第一心音常增强，而第二心音相对减弱甚至消失。

【心电图特点】

1．房性期前收缩　①提前发生的异位 P′ 波，其形态与窦性 P 波稍有差别；②提前发生 P′ 波的 P′-R 间期大于 0.12s；③提前的 P′ 波后继以形态正常的 QRS 波；④早搏后常可见一不完全代偿间歇（图 3-6）。

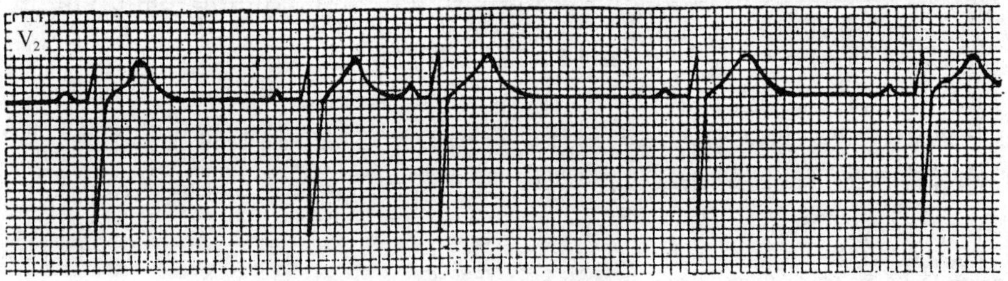

图 3-6　房性期前收缩

2．房室交界性期前收缩　①提前出现的 QRS 波，其前无 P 波，该 QRS 波形态与正常窦性激动的 QRS 波基本相同；②逆行 P′ 波可位于 QRS 波之前（P-R 间期< 0.12s）、之中或之后（P-R 间期＞ 0.20s）；③早搏后多见有一完全代偿间歇。

3．室性期前收缩　①提前出现一宽大畸形的 QRS 波，前无 P 波；② QRS 波时限＞ 0.12s；③ T 波方向多与主波方向相反；④早搏后可见一完全代偿间歇（图 3-7）。

【治疗要点】

1．病因治疗　应针对期前收缩的病因积极治疗原发病，解除诱因，如缓解过分紧张或疲劳过度，改善心肌供血，控制心肌炎症，纠正电解质紊乱等。

2．抗心律失常药物治疗　对不同类型的期前收缩可选用不同的药物。房性期前收缩、交界

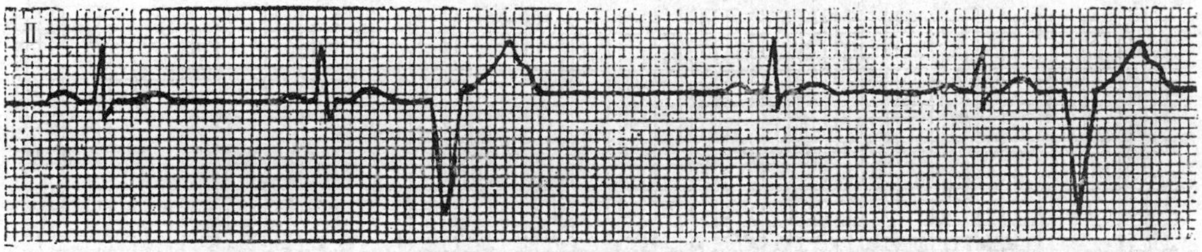

图 3-7　室性期前收缩

性期前收缩可选用维拉帕米（异搏定）、普罗帕酮（心律平）、胺碘酮等药物。室性期前收缩常选用美西律、普罗帕酮（心律平）、胺碘酮等。对于急性心肌梗死并发室性期前收缩者，目前不主张预防性应用利多卡因等抗心律失常药物，若患者发生窦性心动过速与室性期前收缩，早期应用β受体阻滞剂可能减少心室颤动的发生。心肌梗死后或心肌病患者常伴室性期前收缩，应避免使用Ⅰ类抗心律失常药物，因其本身有致心律失常作用，虽能有效减少室性期前收缩，但总死亡率和猝死的风险反而增加。目前认为用胺碘酮治疗有效，其致心律失常作用甚低。β受体阻滞剂对室性期前收缩的疗效不显著，但能降低心肌梗死后猝死发生率、再梗死率和总死亡率。

3．其他　洋地黄中毒所致的室性期前收缩可选用苯妥英钠或利多卡因，及时补充钾盐。

三、心动过速

当期前收缩连续发生达到 3 个或 3 个以上时形成心动过速，具有突然发生、突然停止的特点，因此称为阵发性心动过速。根据异位起搏点的部位，可分为房性、房室交界性和室性阵发性心动过速。由于房性与房室交界性阵发性心动过速在临床上常难以区别，故统称为阵发性室上性心动过速。

【病因】

阵发性室上性心动过速（简称室上速）可发生于无明显器质性心脏病的患者，也可见于冠心病、风湿性心脏病、甲状腺功能亢进、洋地黄中毒等患者，患有预激综合征的患者常伴发阵发性室上性心动过速。大部分室上速由折返机制引起，其中房室结折返性心动过速与利用隐匿性房室旁路通道的房室折返性心动过速占全部室上速病例的 90% 以上。

阵发性室性心动过速多见于有器质性心脏病的患者，最常见的为冠心病急性心肌梗死，其他如心肌病、心肌炎、风湿性心脏病、洋地黄中毒、电解质紊乱、奎尼丁或胺碘酮中毒，亦有个别为病因不明的室性心动过速。

【临床表现】

阵发性室上性心动过速的临床特点为：突然发作、突然终止，大多心律绝对匀齐，心室率可达 150 ～ 250 次 / 分，持续数秒、数小时甚至数日。发作时患者可感心悸、头晕、胸闷、心绞痛，甚至发生心功能不全、休克，症状轻重取决于发作时的心率及持续时间。听诊心尖部第一心音强度恒定，心律绝对规整。刺激迷走神经或按摩颈动脉窦可使发作突然中止。

阵发性室性心动过速发作时的临床症状轻重可因发作时心室率、发作持续时间、原有心脏病变而各有不同。由于室性心动过速可严重影响心室排血量，使心、脑、肾血流供应骤然减少，临床上可出现严重心绞痛、呼吸困难、低血压、晕厥、休克甚至猝死。听诊心率多在 140 ～ 220 次 / 分，心律稍不规则，第一心音强度不一致，患者可出现发绀、意识障碍、休克等表现。

【心电图特点】

1．阵发性室上性心动过速　①心率 150 ～ 250 次 / 分，节律规则；② QRS 波形态及时限正常（伴有室内差异性传导或原有束支传导阻滞者除外）；③往往不易辨认出 P 波（因 P 波小、P 波与 T 波重叠、埋于 QRS 波内或根本无 P 波）；④起始突然，通常由一个期前收缩触发（图 3-8）。

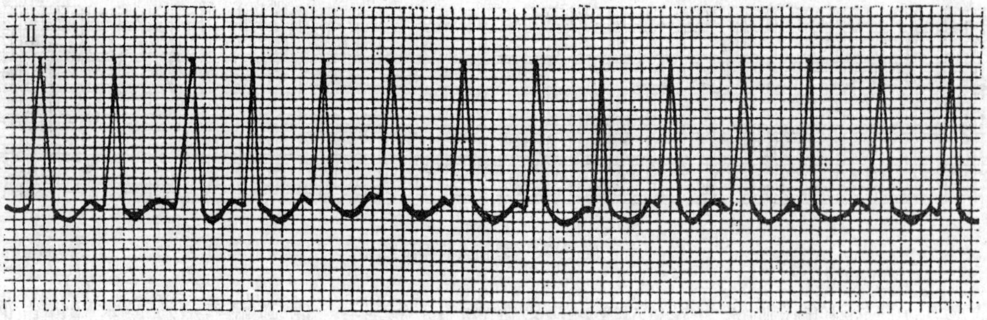

图 3-8　阵发性室上性心动过速

2．室性心动过速　①3 个或 3 个以上连续而迅速出现的室性期前收缩；② QRS 波形态畸形，时限大于 0.12s，有继发 ST-T 改变，T 波方向常与 QRS 波主波方向相反；③心室率一般为 140 ～ 220 次 / 分，心律不规则；④如能发现 P 波，则 P 波与 QRS 波无关，且频率比 QRS 波慢，即有房室分离现象；⑤常可见到心室夺获或室性融合波（图 3-9）。

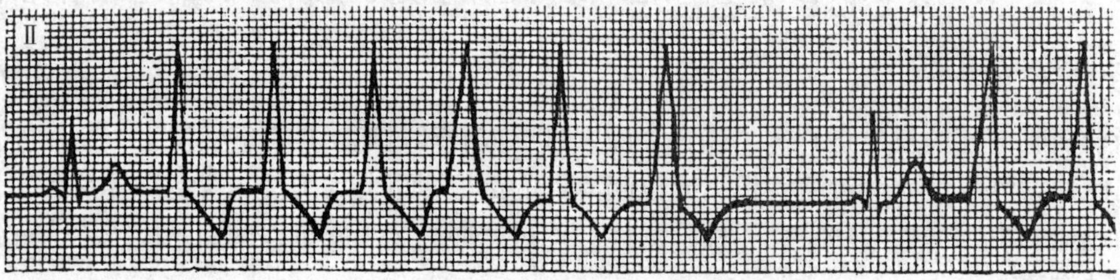

图 3-9　室性心动过速

【治疗要点】

1．阵发性室上性心动过速　急性期治疗原则为：①刺激迷走神经，如患者心功能与血压正常，可先尝试刺激迷走神经，具有减慢心率和终止发作的作用。方法包括刺激腭垂诱发恶心呕吐、压迫眼球、按摩颈动脉窦（患者取仰卧位，先行右侧，每次 5 ～ 10s，切勿双侧同时按摩）、将面部浸于冰水内等。②升压药物，如去氧肾上腺素、甲氧明等，但临床上现已很少应用。对冠心病、高血压、老年人等禁用。③洋地黄类，如毛花苷丙（西地兰）首次静脉注射 0.4mg，2h 后不缓解可再静脉注射 0.2 ～ 0.4mg，总量不超过 1.2mg/d，目前除伴有心功能不全者可作首选外，其他患者已较少应用。④抗心律失常药物：维拉帕米（异搏定），5mg 经稀释后静脉缓注，无效时隔 10min 后可重复 5mg；普罗帕酮（心律平），70mg 经稀释后静脉缓注；其他可选用艾司洛尔、胺碘酮等药物。ATP 5 ～ 20mg 静脉注射也能取得一定疗效，但 ATP 用后偶可引起短阵室性心动过速。⑤如出现血流动力学改变症状，应该立即采用同步直流电复律术，不适宜电复律的患者，可用心房或心室起搏恢复窦性心律，或尝试食管调搏方法。

特别强调指出，在应用抗心律失常药物转复心律时，必须在严密的心电监护之下进行，以免发生心室颤动或心搏骤停等意外。

对于长期频繁发作，且症状较重，口服药物预防效果不佳者，建议行射频消融术以求根治。

2．室性心动过速　因极容易发展成心室颤动，故必须给予紧急处理。药物首选胺碘酮，20 ～ 50mg/min 静脉滴注，直到转复窦性心律，如患者在治疗过程中出现低血压、休克、心绞痛、脑血流灌注不足等危重表现，或胺碘酮达到最大剂量（17mg/kg）仍不能转复为窦性心律，应立即给予同步直流电复律。对尖端扭转型室性心动过速，应努力寻找和去除导致 QT 间期延长的病变和停用有关药物，治疗可试用镁盐、异丙肾上腺素，也可使用临时心房或心室起搏，ⅠA或Ⅲ类抗心律失常药物（如普鲁卡因胺、胺碘酮、索他洛尔）可使QT间期更加延长，应禁用。针对室性心动过速持续发作者，可经静脉插入电极导管至右室，应用超速起搏终止心动过速。

四、扑动与颤动

当自发性异位搏动的频率超过阵发性心动过速的范围时，则形成扑动或颤动。根据异位搏动起源的部位不同，可分为心房扑动与颤动或心室扑动与颤动。心房颤动是仅次于期前收缩的常见心律失常，远比心房扑动多见。心室扑动与颤动是致命性心律失常，一旦发生，应立刻抢救。

【病因】

心房扑动与颤动的病因基本相同，绝大多数见于器质性心脏病，最常见于风湿性心脏病二尖瓣狭窄、冠心病、心肌病，还常见于甲状腺功能亢进、洋地黄中毒。心室扑动与颤动常为器质性心脏病及其他疾病临终前发生的心律失常，临床多见于急性心肌梗死、心肌病、严重低血钾、洋地黄中毒以及胺碘酮、奎尼丁中毒等。

【临床表现】

1．心房扑动与颤动

（1）心房扑动：临床上往往具有不稳定倾向，可恢复呈窦性心律，亦可进展呈心房颤动，亦可持续数月或数年。其临床症状取决于心室率的快慢，如心室率不快可无任何症状，心室率快者则可有心悸、胸闷、诱发心绞痛及心功能不全。听诊时心律可规则亦可不规则。

（2）心房颤动：其症状亦取决于心室率的快慢，心室率大于150次/分时，患者可发生心绞痛、左心功能不全的表现；当心室率不快时，患者可无症状。但由于房颤时心房有效收缩消失，心排血量比窦性心律时减少25%或更多，故患者可有易疲劳、乏力、头晕等症状。

心房颤动是左心功能不全最常见的诱因之一。此外心房颤动发生后还易引起心房内血栓形成，部分血栓脱落可引起体循环动脉栓塞，常见脑栓塞、肢体动脉栓塞、视网膜动脉栓塞等。心房颤动患者的典型体征为第一心音强弱不等，心室律绝对不整，脉搏短绌。

2．心室扑动与颤动　其临床表现无差别。一旦发生，患者迅速出现意识丧失、抽搐，继之呼吸停顿，听诊心音消失，脉搏触不到，血压无法测到，即为临床死亡。

【心电图特点】

1．心房扑动　①P波消失，代之以每分钟250～350次间隔均匀、形状相似的F波；②QRS波与F波成某种固定的比例，最常见的比例为2∶1，有时比例关系不固定，则引起心室律不规则；③QRS波形态正常（图3-10）。

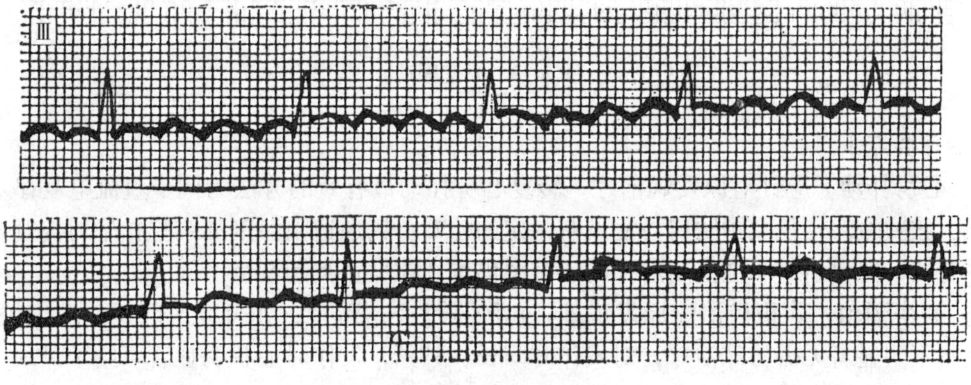

图3-10　心房扑动

2．心房颤动 ①P 波消失，代之以频率为 350 ~ 600 次 / 分、形状大小不同、间隔不均匀的 f 波；② QRS 波间隔绝对不规则，心室率通常可在 100 ~ 160 次 / 分；③ QRS 波形态正常（图 3-11）。

3．心室扑动 心电图呈匀齐的、连续大幅度的正弦波图形，其频率为 150 ~ 300 次 / 分，难以区分 QRS-T 波群（图 3-12）。

4．心室颤动 心电图表现为形态、频率及振幅均完全不规则的波动，其频率在 150 ~ 500 次 / 分，QRS-T 波群完全消失（图 3-13）。

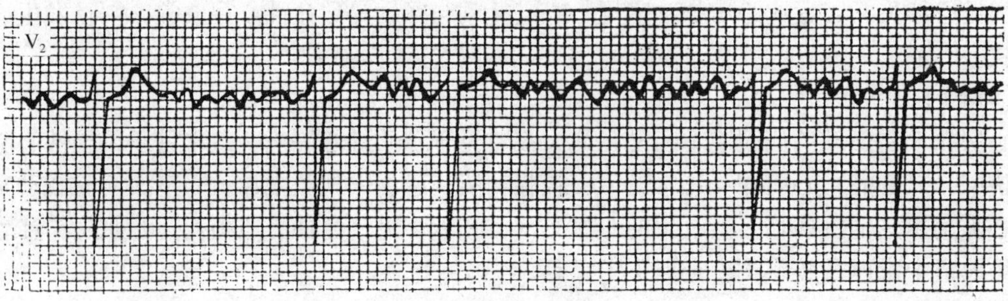

图 3-11 心房颤动

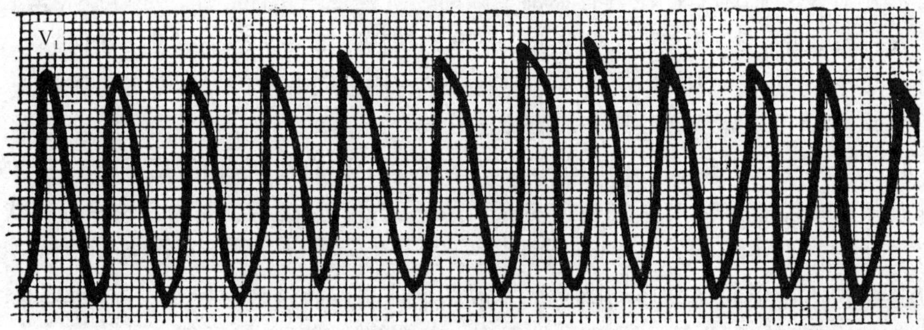

图 3-12 心室扑动

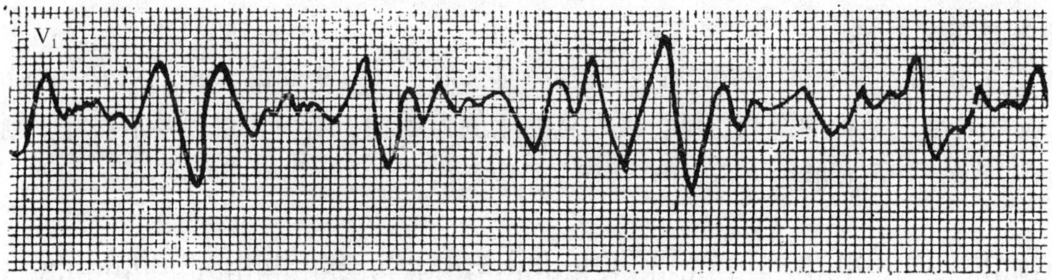

图 3-13 心室颤动

【治疗要点】

1．心房扑动 应针对原发病治疗。转复心房扑动最有效的方法为同步直流电复律术。普罗帕酮、胺碘酮对转复及预防房扑复发有一定的疗效。钙通道阻滞剂如维拉帕米对控制房扑心室率亦有效，但目前对单纯控制房扑的心室率仍首选洋地黄类制剂。

2．心房颤动 除积极治疗原发病外，对阵发性心房颤动，如持续时间短、发作频度小、自觉症状不明显者无需特殊治疗，对发作时间长、频繁，发作时症状明显者可给予洋地黄、维拉帕米、普罗帕酮、胺碘酮治疗。对持续心房颤动者，可应用洋地黄类药物控制心室率。由于胺碘酮导致心律失常发生率最低，是目前常用的维持窦性心律药物，特别适用于合并器质性心脏病的患者。药物复律无效时，可采用同步直流电复律术。如患者发作开始时已呈现急性心力衰竭或血压下降明显，宜紧急实施电复律。近年来采用射频消融术对心房颤动进行根治已取得明显疗效，并已逐步在临床推广应用。

3．心室扑动及颤动　应争分夺秒地进行抢救，尽快恢复有效心脏收缩，包括胸外心脏按压、人工呼吸、立即实施非同步直流电除颤，具体参阅本章第四节心搏骤停与心脏性猝死。

五、房室传导阻滞

房室传导阻滞是指冲动从心房传入心室过程中受到不同程度的阻滞，阻滞部位可在心房、房室交界区、房室束、束支等。发生在心房与心室之间的阻滞称房室传导阻滞。依据阻滞的程度又可分为 3 度。一度、二度称为不完全性房室传导阻滞，三度则为完全性房室传导阻滞。

【病因】

虽然正常人在迷走神经张力增高时也可出现不完全性的房室传导阻滞，但临床上最常见的病因仍为器质性心脏病，如冠心病（急性心肌梗死）、心肌炎（病毒性或风湿性）、心内膜炎、心肌病、先天性心脏病、原发性高血压等，其他亦可见于药物（洋地黄）中毒、电解质紊乱及甲状腺功能低下等全身性疾患。

【临床表现】

一度房室传导阻滞患者除可有原发病症状外，无其他症状。二度房室传导阻滞可分为Ⅰ型与Ⅱ型，Ⅰ型又称文氏现象，患者可有心悸与心搏脱漏感，听诊第一心音强度可随心率间期改变而改变。Ⅱ型又称莫氏现象，患者可有乏力、头晕、心悸、胸闷等症状。Ⅱ型易发展成完全性房室传导阻滞。三度房室传导阻滞的临床症状取决于心室率的快慢，如因心室率过慢导致脑缺血，可发生意识丧失，甚至抽搐，称为阿 - 斯综合征。另外亦可因组织器官灌注不足而出现疲乏、晕厥、心绞痛、心功能不全等症状。听诊第一心音强度不等，可闻心房音，心率通常在 20 ～ 40 次 / 分，血压偏低。

【心电图特点】

1．一度房室传导阻滞　P-R 间期大于 0.20s，无 QRS 波脱落（图 3-14）。

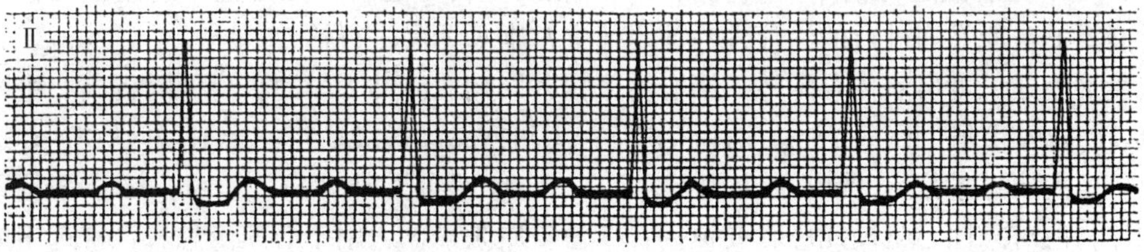

图 3-14　一度房室传导阻滞

2．二度房室传导阻滞

（1）Ⅰ型：①P-R 间期逐渐延长，直至 QRS 波脱落；②相邻的 R-R 间期逐渐缩短，直至 P 波后 QRS 波脱落；③包含 QRS 波脱落的 R-R 间期比 2 倍 P-P 间期短；④最常见的房室传导比例为 3∶2 或 5∶4（图 3-15）。

（2）Ⅱ型：①在传导的心动周期中，P-R 间期固定，可正常亦可延长；②有间歇性的 P 波与 QRS 波脱落，其常呈 2∶1 或 3∶1；③QRS 波形态一般正常，亦可有形态异常（图 3-16）。

3．三度房室传导阻滞　①P-P 间隔相等，R-R 间隔相等，P 与 QRS 波间无关；②P 波频率大于 QRS 波频率；③QRS 波形态取决于阻滞部位，如阻滞在房室束分支以上，则 QRS 波形态正常，如阻滞在双束支部或以下，则 QRS 波增宽、畸形（图 3-17）。

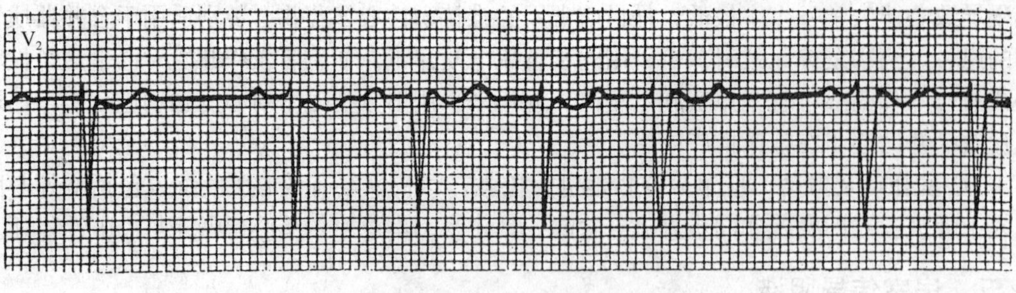

图 3-15　二度Ⅰ型房室传导阻滞

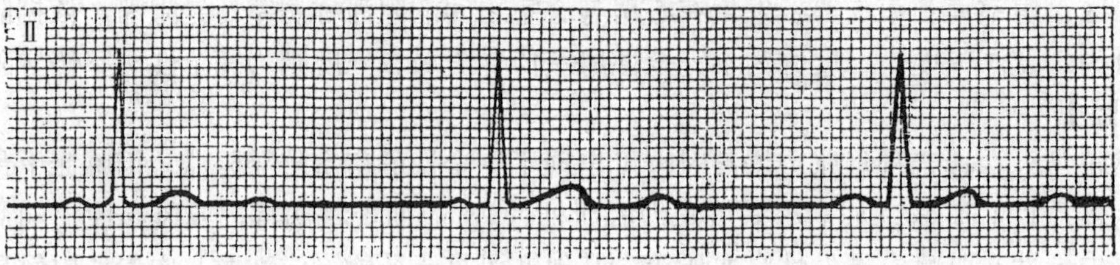

图 3-16　二度Ⅱ型房室传导阻滞

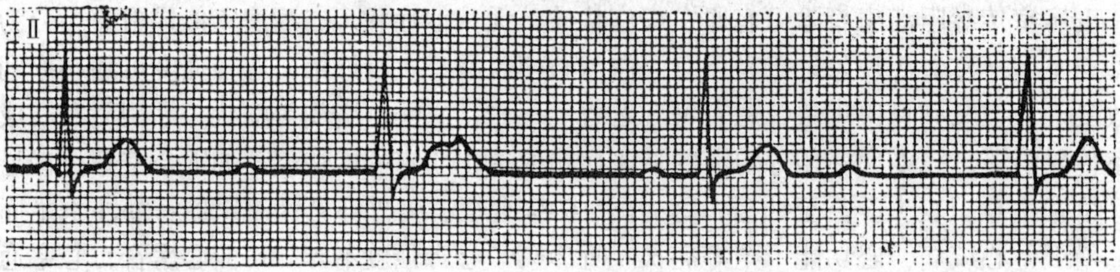

图 3-17　三度房室传导阻滞

【治疗要点】

应针对不同病因进行治疗。一度或二度Ⅰ型房室传导阻滞，无心室率过慢且无临床症状者，除必要的对原发病进行的治疗外，就心律失常本身无需进行治疗。

二度Ⅱ型或三度房室传导阻滞，当心室率慢并影响血流动力学时，应及时提高心室率以改善症状，防止发生阿 - 斯综合征。常用药物有：①阿托品，每次 0.5 ~ 2mg，静脉注入，适用于阻滞位于房室结的患者；②异丙肾上腺素，5 ~ 10mg，舌下含服，每 4 ~ 6h 一次，病情重者可静脉滴注，但对急性心肌梗死患者要慎用；③糖皮质激素，适用于心肌炎患者，常选用地塞米松 10 ~ 20mg/d，静脉注入，亦可口服泼尼松，每天 20 ~ 60mg。对心室率低于 40 次 / 分、症状严重者，特别是曾有阿 - 斯综合征发作者，应首选临时性或永久性心脏起搏治疗。

六、预激综合征

预激综合征（pre-excitation syndrome，W-P-W）是指心房冲动提前激动心室的一部分或全部，或心室冲动提前激动心房的一部分或全部。发生预激的解剖学基础是在房室间除有正常的传导组织以外，还存在附加的房 - 室肌束连接，称为房室旁路通道或 Kent 束。另外尚有较少见的旁路通道，如房 - 希氏束（James 束）、结室纤维束（Mahaim 束）。

【临床表现】

预激综合征本身无任何症状，但常引起快速型室上性心律失常，与一般阵发性室上性心动过速相似，亦可并发快速心房颤动，从而诱发心悸、胸闷、心绞痛、休克及心功能不全，甚至发生猝死。

【心电图特点】

由房室旁路通道引起的典型预激综合征心电图表现为：①窦性搏动的 P-R 间期缩短小于 0.12s；② QRS 波时间延长至 0.11s 以上；③ QRS 波起始部分粗钝，称为预激波或 δ 波（delta）；④可见继发性 ST-T 波改变（图 3-18）。

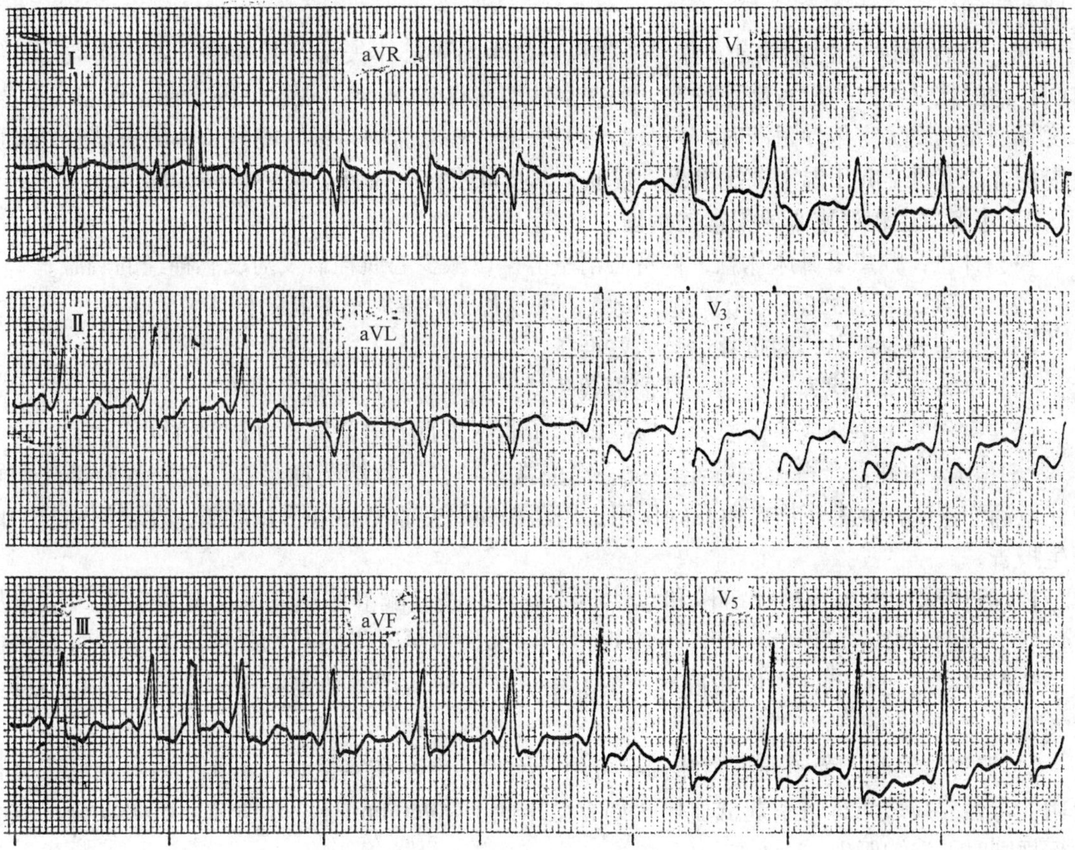

图 3-18　预激综合征

【治疗要点】

预激综合征患者如无心动过速发作，或偶有轻微发作者，无需治疗。如发作频繁、症状明显则应积极治疗，目前应首选射频消融术。无条件患者亦可试用药物治疗，方法可参照阵发性室上性心动过速处理，首选药物为维拉帕米或腺苷类静脉注射，其他可选用普罗帕酮或胺碘酮。一般禁用洋地黄类。当预激伴发快速心房颤动时，应首选普罗帕酮或胺碘酮，如无效应及早采用同步直流电复律。应当注意，维拉帕米静注会加速预激综合征合并心房颤动患者的心室率，甚至还会诱发心室颤动，故应禁用。

七、心律失常患者的护理

【主要护理措施】

1．病情观察

（1）询问心律失常患者有哪些不适，如心悸、乏力、胸闷、头晕、晕厥等，并了解症状持续时间及严重程度，发病前有无诱因，如过度紧张、劳累或生气着急等，发病时及发病后对日常生活是否有影响。

（2）定期测量心率和心律，判断是否存在心动过速、心动过缓、期前收缩、房颤等。患者存在房颤时应由两位护士同时分别测量 1min 的心率和脉率，以观察脉搏短绌情况，脉搏短绌次数逐渐减少，说明病情好转，或使用洋地黄维持量较合适。此外，还要观察神志状态、血压、呼吸频率。

（3）心电图检查是判断心律失常类型及鉴别心律失常病情变化的最主要手段，护士应学会使用心电图机，当患者突然发作心律失常时，应会及时描记心电图，并在心电图记录单标明日期和时间。

（4）进行连续心电监测的患者，注意观察是否出现心律失常及其类型、发作次数、持续时间、治疗效果等。当患者出现频发、多源室性期前收缩，R on T 现象，阵发性室性心动过速，二度Ⅱ型及三度房室传导阻滞时，应及时通知医生。心电监测持续时间过长，电极贴敷处皮肤会损伤，故应每 24h 用温水擦拭电极处皮肤，若皮肤发红、发痒，应更换贴敷部位。

2．患者发生较严重心律失常的护理

（1）休息：嘱患者卧床休息，保持心情平静，以减少心肌耗氧及对交感神经的刺激。

（2）给氧：给予 35% ～ 50% 持续吸氧，可改善因心律失常引起的机体缺氧。

（3）迅速开放静脉，为抢救用药做好准备。

（4）准备好抗心律失常药物、其他抢救药品、除颤器、临时起搏器等。

（5）突然发生室扑或室颤患者，应立即给予非同步直流电除颤，并同时呼叫医生。

（6）用药护理：严格遵医嘱给予抗心律失常药物，注意给药途径、剂量，静脉滴注药物应注意滴注速度，观察药物作用及副作用。用药期间严密监测心电图和血压，发现问题及时向医生报告。

1）胺碘酮：可用于治疗房性和室性心律失常。胺碘酮静脉用药易引起静脉炎，应选择大血管，配制药物浓度不宜过高，严密观察穿刺部位情况，谨防药物外渗。有条件时最好通过中心静脉导管进行滴注以防止静脉炎的发生。使用时应严密监测心律、心率，防止不良反应发生。

2）普鲁卡因胺：为钠通道阻滞剂，可用于治疗室上性和室性心律失常。常与奎尼丁交替使用，毒性反应较重，可引起低血压，如有血压低于 90/60mmHg，心率慢于 60 次 / 分，或心律不规则时需告知医生。

3）利多卡因：剂量过大可引起震颤、抽搐，甚至呼吸抑制和心脏停搏等，应注意给药的剂量和速度。

4）奎尼丁：毒性反应较重，故在给药前要测量血压、心率、心律，如有血压低于 90/60mmHg，心率慢于 60 次 / 分，或心律不规则时需告知医生。

5）普罗帕酮：餐中或餐后服用可减少胃肠道刺激。

6）β 受体阻滞剂：常用美托洛尔和普萘洛尔，对于有支气管哮喘、慢性阻塞性肺疾病患者可使用选择性强的 β_1 受体阻滞剂如阿替洛尔。如出现低血压、显著心动过缓（心率低于 45 次 / 分）、重度或急性心力衰竭等应停止服药并就医。

7）钙通道阻滞剂：用于抗心律失常的钙通道阻滞剂为非双氢吡啶类如维拉帕米（异搏定）、地尔硫䓬（硫氮䓬酮），使用时注意直立性低血压、心动过速、头痛、便秘等不良反应。

8）洋地黄：慢性充血性心力衰竭患者伴有房颤宜使用洋地黄进行治疗，常用药物为地高辛，药物护理参阅本章第二节。

【健康教育】

1．疾病知识指导 向患者及家属讲解心律失常的常见病因、诱因及防治知识，获得患者和家属与医护人员配合，共同控制疾病。

2．日常生活的指导 告诉患者要注意劳逸结合，生活规律，保持情绪稳定，快速心律失常者应特别注意戒烟，不要进食刺激性食物，如烈酒、浓茶、咖啡、可乐等；心动过缓者应避免屏气用力动作，如用力排便等，以免因兴奋迷走神经而加重心动过缓。

3．**用药指导**　告诉患者应遵医嘱服用抗心律失常药物，不可随意增减剂量，以防药物中毒或剂量不足。教会患者观察药物的疗效和不良反应，必要时提供书面材料，嘱患者一旦发现异常应及时就医。

4．**监测病情**　教会患者及家属测量脉搏的方法，自觉不适时，可测脉搏，并每日做记录，门诊复查时可供医生参考。

5．**指导家属学习心肺复苏技术**　对发生致命性心律失常的高危者，应教家属学会心肺复苏技术以备紧急需要时应用。

小　结

1. 心律失常是由各种原因引起心脏冲动形成异常或冲动传导异常使心脏活动的规律发生紊乱。

2. 心律失常的诊断从患者的病史、体格检查、心电图检查、心腔内电生理检查等来进行判断。

3. 对于心律失常患者应密切观察生命体征及病情，若出现危及患者生命的心律失常，出现血流动力学改变情况，应立即进行处理。

4. 注重指导患者及家属了解病因，指导患者进行生活习惯、服药、病情的自我管理和监测。

5. 指导家属学习心肺复苏技术以备紧急需要时应用。

（邓　颖　毛节明　陈卫红）

第四节　心搏骤停与心脏性猝死

学习目标

通过本节内容的学习，学生应能够：

◎ 识记

说出心搏骤停与心脏性猝死的概念、病因。

◎ 理解

总结心搏骤停的临床表现和处理要点。

◎ 运用

抢救心搏骤停的患者并实施复苏后的护理措施。

心搏骤停（sudden cardiac arrest，SCA）是指心脏射血功能的突然终止。SCA发生后，由于脑血流中断，10s左右即可出现意识丧失，如抢救及时可获存活，否则将发生生物学死亡。导致心搏骤停的最常见的病理生理机制为快速型室性心律失常（室性心动过速和心室纤颤），其次为缓慢型心律失常或心脏停顿，较少见的为无脉性电活动。80%以上的心搏骤停发生在院外，是心脏性猝死的直接原因。

心脏性猝死（sudden cardiac death，SCD）是指急性症状发作后1h内发生的以意识突然丧失为特征的、由心脏原因引起的自然死亡，无论是否知道患有心脏病，其死亡发生的时间和形式未能预料。我国每年心脏性猝死的总人数约54.5万人。

【病因和发病机制】

器质性心脏病是心搏骤停最常见的原因，其中80%由冠心病所致，尤其是在急性心肌梗死的早期。其他可引起心搏骤停的心脏病还包括心肌病和离子通道病，如长QT综合征、Brugada综合征等。

心搏骤停主要为致命性心律失常所致，包括室速、室颤、严重缓慢型心律失常、心脏停顿和无脉性电活动。器质性心脏病导致的心脏结构异常被认为是发生致命性心律失常的基础，而一些功能性因素常常被认为是致命性心律失常得以发生的促成因素，包括：①急性冠状动脉内血栓形成和冠状血流的一过性改变如冠状动脉痉挛，前者在心脏性猝死患者中的发生率达15%～64%；②全身性因素，如循环衰竭、低氧血症、酸中毒、电解质紊乱；③神经生理的相互作用，如α受体活性的改变；④毒性作用，如药物的致心律失常作用和心脏的毒性作用。

【临床表现】

心搏骤停的临床经过分为4期，即前驱期、终末事件期、心搏骤停期和生物学死亡期。

1．前驱期 许多患者在心搏骤停发生前的数天至数月内有胸痛、呼吸困难、疲乏无力、心悸以及其他非特异性症状，但也可无前驱症状表现。

2．终末事件期 是指心血管状态的急性改变至发生心搏骤停之间的一段时间，一般在1h内。此时患者常出现心电活动的急剧改变，如心率加快、频发室性期前收缩，临床上表现为严重胸痛、急性呼吸困难、突发心悸或眩晕等。

3．心搏骤停期 终末事件后患者迅速发展为室颤、持续性室速、缓慢型心律失常或心脏停顿，此时，由于脑组织供血急剧减少，患者意识突然丧失，伴有抽搐，呼吸断续，呈叹息样，随后呼吸停止。皮肤苍白或发绀，瞳孔散大，二便失禁。

4．生物学死亡期 从心搏骤停发展为生物学死亡的时间长短取决于心搏骤停的机制（室颤、持续性室速、缓慢型心律失常、心脏停顿）、原发疾病的性质、复苏开始的时间。一般心搏骤停发生后如不进行及时复苏，大脑在4～6min内发生不可逆转的损害，数分钟内即过渡到生物学死亡期。

【心搏骤停的处理】

心搏骤停的生存率在5%～50%，但国际上院外心搏骤停（out-fo-hospital cardiac arrest，OHCA）的生存率最高仅为8.3%，而我国OHCA的生存率更低，仅为1.3%，其抢救成功的关键在于尽早进行心肺复苏和除颤。美国心脏协会用5个环连成一条生存链来说明及时复苏的重要性，这条生存链包括：①早期识别心搏骤停并启动急救系统；②尽早进行心肺复苏（cardiopulmonary resuscitation，CPR），着重于实施高质量的胸外心脏按压；③快速除颤；④有效高级生命支持；⑤综合的心搏骤停后处理。其中前3个环节称为基本生命支持（basic life support，BLS），即初级心肺复苏。

（一）基本生命支持

1．识别心搏骤停 当发现患者突然倒地时，首先需判断是否由心搏骤停引起。心搏骤停的诊断标准包括：突发意识丧失、大动脉搏动消失，特别是心音消失。但是在现场急救时，为了使生存链上的每一个环节都能够在最短的时间内实施，目击者首先应检查患者是否有反应，方法是拍打患者的肩膀，并大声询问"喂，您怎么了？"同时观察患者是否有呼吸，如没有反应且无呼吸或无正常呼吸，便认为此人发生了心搏骤停。

2．**启动急救系统**　如果发现患者无反应时只有1个人在场，应首先拨打120，然后回到患者身边实施CPR。假如现场配备自动体外除颤器，应获得自动体外除颤器（automatic external defibrillation，AED），并即刻连接AED，以便必要时进行除颤，同时实施高质量的胸外心脏按压（胸外按压）。如果有2人在场，1人拨打120和获得AED或除颤仪，另一人应立即开始CPR。如果心搏骤停是由溺水或窒息所致，当只有一个人在场时，在拨打120前首先要做5个循环的CPR（约2min，一个循环的CPR是指30次胸外按压和2次人工呼吸）。如果心搏骤停发生在医院内，应大声呼救（如医院在患者的床边配有急救按钮，应先按下急救按钮），启动院内急救系统。

3．**检查脉搏**　由于医务人员在判断患者是否存在大动脉搏动时通常要花较长的时间，为了避免延误CPR，要求将检查大动脉（颈动脉）搏动的时间控制在10s以内，如触诊10s未能肯定是否有大动脉搏动，应判断为无大动脉搏动，立即开始胸外按压。颈动脉的定位方法是：用一只手放在患者的前额以保持头部后倾，用另一手的示指和中指先找到喉结，然后滑向气管与胸锁乳突肌之间的凹陷即可触及经动脉的搏动。

4．**胸外按压（circulation，C）和早期快速除颤**　胸外按压通过增加胸腔压力和直接按压心脏而产生血流，不仅给大脑和心脏提供必要的血供，同时可以提高室颤性心搏骤停的除颤成功率。因此，一旦确定患者无意识、无呼吸和大动脉搏动，需立即进行30次胸外按压。在进行CPR前，首先要使患者仰卧于坚硬的平面上（硬板床或地面）。正确的胸外按压可以使收缩压达到60～80mmHg，但舒张压非常低，因此，正确实施胸外按压至关重要。

（1）部位：胸骨的中下1/3交界处，采用乳头连线与胸骨相交点进行定位。

（2）手法及幅度：施救者将一手的掌根部放在按压部位，将另一手的掌根部重叠放在该手背上，手指上翘离开胸壁，按压时肘关节伸直，依靠肩部和背部的力量垂直向下按压，使胸骨压低至少5cm，然后突然放松，按压与放松的时间大致相等，使胸壁完全复原，保证静脉回流，以确保每次按压有足够的排血量。

（3）次数：为了确保有足够的前向血流，胸外按压的频率至少应达到100次/分。如与人工呼吸同时进行，不管是1人抢救还是2人抢救，胸外按压与人工呼吸的比例均为30∶2。在实施CPR的过程中，应尽量减少胸外按压中断的频率和时间，必须中断时，如实施人工呼吸，每次中断的时间不超过10s。如人工呼吸通过气管插管进行，在进行人工呼吸时不需中断胸外按压，人工呼吸和胸外按压分别以8～10次/分和100次/分的频率进行。由于疲劳是影响胸外按压效果的主要原因，因此，在进行CPR时，如有2人以上进行抢救，进行胸外按压者应每2min更换一次。

5．**除颤（defibrillation）**　由于大多数成人的非创伤性心搏骤停由室颤所致，因此，一旦获得AED或除颤仪，应立即进行除颤（见高级生命支持），普通除颤器的使用方法见本章第十二节。

6．**人工呼吸（breathing，B）**　完成30次胸外按压后，立即给予2次人工呼吸。人工呼吸的方法可以是口对口/面罩人工呼吸或采用人工气囊。口对口人工呼吸的方法是：采用仰头举颏法开放气道，施救者一手捏住患者的鼻子，掌根部置于患者前额用力加压，使头后仰；另一手的示、中两指抬起下颏，使下颌尖、耳垂的连线与地面呈垂直状态，以开放气道；施救者的口紧紧包住患者的口并吹气，然后正常吸气（避免深吸气），再吹一口气，每次吹气时间持续1s，并能够看到胸壁抬高，如第一次吹气没有看到胸壁抬高，通常为气道未开放所致，重新采用仰头举颏法开放气道，再吹第二口气。不管是1人抢救还是2人抢救，人工呼吸的频率都是每30次胸外按压给予2次人工呼吸。在院内进行抢救时，通常采用气囊-面罩，面罩常有氧气接口，可同时给予氧气，流量一般设在10～12L/min。人工通气的方式只是临时性抢救措施，应争取马上气管内插管，以人工气囊挤压或呼吸机进行辅助通气，纠正低氧血症。进行人工呼吸的原则是：

（1）每次人工呼吸必须持续1s。

（2）不管采用何种人工呼吸的方法（口对口/面罩、人工气囊给予或不给予氧气），每次人工呼吸必须给予足够的潮气量，以能够看到胸壁抬高为度。

（3）避免快速用力吹气，防止过度吹气引起胃胀气。由于胸外按压时的心排血量仅为正常的25%～33%，从肺摄取氧气的量也相应减少，因此，每分通气量不能过大，一般在CPR时维持潮气量在500～600ml即可满足需要，在人工呼吸时，以能够看到胸壁抬高即可。人工呼吸频率过快，如＞12次/分，可以导致胸腔内压力过高，使静脉回心血量减少，致每次胸外按压的排血量减少。

（二）高级生命支持

高级生命支持（advanced life support，ALS）是BLS的延续，是在良好的基本生命支持基础之上，应用辅助设备、特殊技术等建立更为有效的通气和血运循环。主要措施包括建立通气（高级气道）、除颤及复律、建立静脉通路和药物治疗，并进行持续心电、血压、脉搏血氧饱和度和呼气末二氧化碳（P_{ETCO_2}）波形监测，以优化心肺复苏质量、监测是否恢复自主循环，如P_{ETCO_2}＜10 mmHg，舒张期压力＜20 mmHg，表示CPR质量差。

1．除颤和复律 当专业急救人员赶到现场或患者被运送到医院后应立即连接心电监护仪。如果施救者目击患者发生心搏骤停，且除颤仪就在身边，应立即贴上除颤垫，连接除颤器，如为VF/无脉VT则立即除颤，除颤后立即进行5个循环的CPR，从胸外按压开始，然后再观察心律是否为VF/无脉VT，如是，再进行1次除颤，如此反复进行。如专业人员未目击心搏骤停的发生，在进行除颤前应先给予5个循环的CPR。

2．药物治疗 心搏骤停患者在进行心肺复苏时应尽早开通静脉通路，但在患者心搏恢复以前不应因为进行中心静脉插管而中断CPR，因此可选择大的外周静脉。由于外周静脉给药作用较慢，可在静脉推注药物后再推注20ml的液体（一般用生理盐水），并将肢体抬高10～20s，加速药物进入中央循环。如果无法建立静脉通路，可采用骨内给药法。

（1）肾上腺素：如患者为VF/无脉VT，可在除颤后、CPR过程中给予肾上腺素1mg，每3～5min重复1次。

（2）血管升压素：血管升压素40 U可用于替代第1次或第2次肾上腺素。

（3）胺碘酮和利多卡因：首选胺碘酮，是心搏骤停的一线药物，可以增加自主循环恢复率，在VF/无脉VT不能被CPR、除颤和肾上腺素逆转时使用。胺碘酮首剂300mg，然后再给150mg。无胺碘酮时使用利多卡因。

3．建立有效通气 一旦条件允许应尽早气管插管，给予纯氧，并采用气囊或呼吸机维持通气。如气管插管有困难，应避免反复气管插管而中断胸外按压，无法建立气管插管者可使用喉罩或食管-气管联合导管（三者均称为高级气道）。

4．持续高质量CPR 在实施上述高级生命支持的措施时，持续进行高质量的CPR仍然是抢救成功的关键，并且不能因为以上任何操作使胸外按压中断的时间超过10s。在未建立高级气道前，胸外按压和人工呼吸比例始终按照30∶2进行。一旦建立高级气道，胸外按压按照每分钟至少100次的频率进行，并确保每次按压深度大于5cm，每次按压后要使胸廓完全回弹；人工呼吸按照每6～8s给予一次的频率进行（每分钟8～10次人工呼吸），每次人工呼吸持续1s，在进行人工呼吸时无需中断胸外按压。

5．及时识别和纠正诱发因素 包括5H5T，5H即为低血容量、缺氧、酸中毒、低钾或高钾血症、低温状态，5T 为张力性气胸、心脏压塞、中毒、肺栓塞和急性心肌梗死。

（三）心搏骤停后处理

心搏骤停后处理是最新心肺复苏指南新增加的环节，是指在恢复自主循环（ROSC）后采取的系统化、结构化、多学科综合处理方案，以提高 ROSC 患者入院后的存活率。由于患者复苏成功恢复自主循环后的死亡率仍然较高，早期主要死因是血流动力学不稳定和多器官功能衰竭，晚期死亡的最常见原因是脑损伤。因此，心搏骤停后早期处理的主要目标是优化心肺功能和重要脏器的灌注；转入具有实施综合治疗措施（如紧急介入治疗、神经科处理、低温治疗）能力的医院和重症监护病房；识别和处理导致心搏骤停的病因，防止再发心搏骤停。随后的处理目标是：降低体温以提高生存率，促进神经功能恢复；识别和治疗 ACS；优化机械通气，预防肺损伤；降低多器官损伤的危险；客观评估预后；协助生存者康复。

1．优化通气和氧合　恢复自主循环后，一些患者可能仍然需要机械通气和氧疗，对肺功能不全合并左心衰竭的患者可采用呼气末正压通气（PEEP），但需根据动脉血氧饱和度（SaO_2）调节吸氧浓度，使 $SaO_2 \geqslant 94\%$，避免过度通气和长时间高浓度给氧。机械通气的呼吸频率最初设为每分钟 10 ～ 12 次，然后根据 P_{ETCO_2} 或 $PaCO_2$ 逐步调节呼吸频率，使 P_{ETCO_2} 维持在 35 ～ 40 mmHg 或 $PaCO_2$ 维持在 40 ～ 45 mmHg。

2．维持有效循环　心搏骤停及除颤均会导致心肌功能障碍，影响心排血量，因此，复苏后患者常存在血流动力学不稳定，需评估全身循环血量和心功能状态，必要时放置肺动脉导管监测血流动力学，指导补充血容量和应用血管活性药物及正性肌力药物，以维持有效的心排血量和组织灌注压。当收缩压低于 90 mmHg 时，可以考虑快速补液（低温治疗者用冷盐水），必要时可给予升压药使收缩压维持在 90 mmHg 及以上或平均动脉压维持在 65 mmHg 及以上。

3．心搏骤停原发疾病的治疗　大多心搏骤停由心脏疾病和心肌缺血引起，应及早做 12 导联心电图，如为急性心肌梗死，需及时启动冠状动脉血运重建治疗。

4．促进神经功能恢复　亦称脑复苏，是心肺复苏最后成功的关键措施，包括：

（1）维持足够的脑血流：在缺氧状态下，脑血流的自主调节功能丧失，脑血流的维持主要依赖脑灌注压，因此，对于昏迷患者应维持正常或轻微偏高的平均动脉压。

（2）低温治疗：复苏成功后，患者可能会出现体温降低，此时不必积极采取复温措施，轻度的低温状态有利于神经系统功能的恢复。如患者在自主循环恢复后仍处于昏迷状态或不能执行指令，在血流动力学稳定的情况下应采取适当的降温措施，最好能够在 ROSC 后 10 ～ 20min 内开始，可采用降温毯或冰袋，或静脉输注冷盐水。在低温治疗过程中，应持续监测体核温度，使体温降至 32 ～ 34℃，维持 12 ～ 24h，将有利于神经系统功能的恢复。如在复苏后患者体温升高，提示可能合并感染或存在脑损伤，因此在复苏后，应严密监测体温，避免或处理发热。

（3）防止寒战：低温治疗过程中，为了防止寒战、躁动和呼吸肌抵抗，可以适当使用镇静剂和肌松剂。

（4）治疗抽搐：对于有抽搐的患者可考虑使用抗癫痫药物。

5．防治急性肾衰竭　如果心搏骤停时间较长或复苏后持续低血压，则易发生急性肾衰竭，多为急性肾缺血所致。由于抢救时通常使用大剂量脱水剂和利尿剂，临床上也可没有少尿甚至表现为尿量增多，但有血肌酐升高（非少尿型急性肾衰竭）。防治急性肾衰竭的主要处理措施包括维持有效的心脏和循环功能、避免使用对肾有损害的药物，一旦发生肾衰竭，按急性肾衰竭处理（见第五章第五节急性肾衰竭部分）。

6．控制血糖　患者复苏后，可能会出现高血糖或低血糖反应，因此需严密监测血糖，如血糖过高，可采用短效胰岛素将血糖控制在正常范围。

7．其他　抬高床头 30°，可以减轻脑水肿、防止误吸和呼吸机相关性肺炎，同时需及时发现和纠正水电解质紊乱、酸碱失衡，防治继发感染。

小 结

1. 心搏骤停是指心脏射血功能的突然终止，是心脏性猝死的直接原因。快速型室性心律失常（室性心动过速和心室纤颤）为最常见的病理生理机制，80% 以上的心搏骤停发生在院外。

2. 心脏性猝死是指急性症状发作后 1h 内发生的以意识突然丧失为特征的、由心脏原因引起的自然死亡，无论是否知道患有心脏病，其死亡发生的时间和形式未能预料。

3. 器质性心脏病是心搏骤停最常见的原因，其中 80% 由冠心病所致。

4. 心搏骤停的临床经过分为前驱期、终末事件期、心搏骤停期和生物学死亡期。

5. 心搏骤停的抢救过程由 5 个环连成的生存链组成，包括：①早期识别心搏骤停并启动急救系统；②尽早进行心肺复苏（CPR）；③快速除颤；④有效的高级生命支持；⑤综合的心搏骤停后处理。其中前 3 个环节称为基本生命支持。

6. 高质量的 CPR 是指胸外按压的深度至少 5 cm、频率至少 100 次 / 分钟、中断时间不超过 10s、放松时确保胸壁完全回弹、人工呼吸时能看到胸壁抬高。

7. 早期高质量的 CPR 和早期除颤是提高心搏骤停患者生存率的重要措施。

8. 高级生命支持是 BLS 的延续，是在良好的 BLS 基础上应用辅助设备和特殊技术等建立更为有效的通气和血运循环。

9. 心搏骤停后处理是指在恢复自主循环后采取的系统化、结构化、多学科综合处理方案，其主要目标是优化心肺功能和重要脏器的灌注；转入具有实施综合治疗措施（如紧急介入治疗、神经科处理、低温治疗）能力的医院和重症监护病房；识别和处理导致心搏骤停的病因，防止再发心搏骤停。

（吴　瑛）

第五节　心脏瓣膜病

学习目标

通过本节内容的学习，学生应能够：

◎ 识记

说出心脏瓣膜病的概念、病因和病理生理。

◎ 理解

比较常见四种心脏瓣膜病的临床表现、辅助检查和治疗要点。

◎ 运用

护理心脏瓣膜病患者并进行健康教育。

心脏瓣膜病（valvular heart disease，VHD）是指心脏的瓣膜由于结构和（或）功能异常引起的心脏损害。近年来风湿性心脏瓣膜病发病率虽然明显下降，但仍是我国常见的心脏瓣膜病。随着社会经济发展、人口老龄化、心脏瓣膜退行性病变患者逐年增加，发生心脏瓣膜病变时，各个瓣膜均有可能受累，风湿性心脏病（风心病）患者以二尖瓣的病变最为多见，其次为主动脉瓣，而老年退行性瓣膜病以主动脉瓣膜病变最为常见。临床上常见到 2 个或 2 个以上瓣膜病变同时存在，称联合瓣膜病，如二尖瓣狭窄伴主动脉瓣关闭不全等。

2014 年美国心脏协会和美国心脏病学会（AHA/ACC）等专家共同完成了《心脏瓣膜病患者管理指南及执行摘要》，新版指南依据瓣膜的形态改变、血流动力学改变及其结局和相关症状，将瓣膜疾病分为 A、B、C、D 四期，分别是危险期、进展期、无症状重度病变期和有症状重度病变期。本节主要介绍二尖瓣和主动脉瓣病变。

一、二尖瓣狭窄

几乎全部的风湿性心脏病患者均有二尖瓣狭窄（mitral stenosis，MS），其中大多数为女性。

03-4

新版指南中瓣膜疾病的分期

【病因和病理生理】

二尖瓣狭窄最常见的病因为风湿热，女性患者约占 2/3，老年性二尖瓣环或环下钙化造成的退行性 MS 的发生率呈上升趋势，少见病因为先天性畸形。二尖瓣狭窄的主要病理解剖改变包括瓣叶增厚僵硬，瓣膜交界处相互粘连、融合，腱索和乳头肌融合、缩短等，上述改变导致瓣口变形、狭窄，瓣膜活动受限，常伴不同程度的关闭不全。瓣叶钙化进一步加重狭窄，甚至呈孔隙样，可引起血栓形成和栓塞。

正常二尖瓣口面积为 4 ～ 6cm^2。瓣口面积减少至 1.5 ～ 2cm^2 时为轻度狭窄，1.0 ～ 1.5cm^2 时为中度狭窄，＜ 1.0cm^2 时为重度狭窄。二尖瓣口的狭窄及面积的减小，使舒张期血流自左房进入左室受阻，导致左房压升高，左房代偿性扩张充盈以维持正常的心排血量。当瓣口进一步狭窄，左房扩张超过代偿极限时，则造成肺静脉压及肺毛细血管楔压升高，血流受阻，肺循环充血，甚至发生急性肺水肿。由于肺循环压力长期增高，使右心室后负荷过重，最终导致右心功能不全。

【临床表现】

1．症状　风心病 MS 病情缓慢进展，临床症状隐匿或不明显，病程晚期进展迅速。临床上可见的症状多始于二尖瓣中度狭窄时。

（1）呼吸困难：是最常见的早期症状，由低心排血量和肺血管病变所致。首先出现劳力性呼吸困难，随着狭窄加重，出现静息时呼吸困难，夜间阵发性呼吸困难甚至端坐呼吸，严重狭窄的患者可反复发生急性肺水肿，致死率较高。

（2）咳嗽、咯血：二尖瓣狭窄患者还常出现咳嗽，多在夜间或劳累后出现，部分患者有咳血丝痰或大咯血的表现。一些严重 MS 患者由于左房压力突然增高，支气管静脉破裂出血，以大咯血为首发症状。

（3）心房颤动：是由于左房扩大及房壁纤维化引起，为二尖瓣狭窄最常见的心律失常。开始常为阵发性，以后逐渐发展为慢性心房颤动，患者常因此而诱发心力衰竭。

（4）栓塞：多发生于伴房颤的患者，栓子多产生于左心房或左心耳，脱落后引起动脉栓塞，其中以脑动脉栓塞最多见，亦可发生于四肢、脾、肾和肠系膜等动脉。

（5）右心衰竭：病程晚期出现，是导致二尖瓣狭窄患者死亡的主要原因，常因呼吸道感染而诱发。当发生右心衰竭时，可出现食欲不振、腹胀、水肿等症状。

2．体征　严重狭窄患者可呈现颧赤唇绀的“二尖瓣面容”，心脏听诊可闻及二尖瓣狭窄特征性的心脏杂音——心尖区舒张期隆隆样杂音，常伴有舒张期震颤。瓣膜活动度较好的患者可在心尖部舒张早期听到高调的二尖瓣开放拍击音（开瓣音）。右心衰竭发生时，可出现颈静脉怒张、肝颈静脉反流征阳性、肝大、双下肢水肿等体循环淤血的体征。

【辅助检查】

1. **X 线检查** 中度以上狭窄患者可出现左房增大，肺动脉段突出，并可有右心室增大、心脏呈梨形等表现。

2. **心电图** 左房明显扩大后心电图上可出现增宽且伴切迹的“二尖瓣型 P 波”。病程晚期多见房颤。

3. **超声心动图** 是确诊二尖瓣狭窄最敏感可靠的方法。M 型超声心动图可显示二尖瓣前叶活动曲线双峰消失，呈“城墙样”改变。二维超声心动图可显示瓣膜的形态、活动度、瓣口面积。多普勒超声有助于测定血流速度及方向。

【诊断要点】

心尖部舒张期隆隆样杂音伴左心房增大，提示二尖瓣狭窄，超声心动图检查可进一步明确诊断。

二、二尖瓣关闭不全

二尖瓣关闭不全（mitral regurgitation，MR）可分为原发性 / 器质性（由二尖瓣结构异常引起）和继发性 / 功能性（继发于左室扩张和功能减退）。根据病程可分为急性 MR 和慢性 MR。

【病因和病理生理】

风湿热是引起原发性慢性 MR 的最常见原因，而非风湿性单纯性二尖瓣关闭不全的病因以腱索断裂最常见，其次是感染性心内膜炎、二尖瓣黏液样变性、缺血性心脏病等。

二尖瓣关闭不全患者心脏收缩时，左心室部分血液可通过关闭不全的二尖瓣反流入左心房，使其容量负荷加大，引起左心房扩大。在心室舒张期，左心房过多的血液又流入左心室，使左心室也因负荷过大而逐渐扩大，从而引起一系列血流动力学的变化，最终导致心功能不全的发生。

【临床表现】

1. **症状** 急性 MR 者常表现为急性左心衰竭或肺水肿及心源性休克；慢性 MR 轻者常无症状，逐渐出现左室功能异常，一旦出现心衰，则进展迅速。常见症状为疲乏无力，有活动后呼吸困难等肺淤血的表现，咯血和栓塞少见。发展至晚期则出现右心衰竭的表现。合并冠脉疾病者可出现心绞痛症状。

2. **体征** 急性 MR 心尖搏动有力，呈抬举样搏动。慢性 MR 心界向左下扩大，心尖搏动亦向左下移位。二尖瓣关闭不全的典型心脏杂音为心尖区全收缩期高调吹风样杂音，并可伴有收缩期震颤。

【辅助检查】

1. **X 线检查** 轻度二尖瓣关闭不全者，无明显异常，严重者可见左房和左室的增大，甚至推移和压迫食管。急性 MR 心影正常或左房轻度增大，伴肺淤血甚至肺水肿征。

2. **心电图** 严重者可出现左室肥厚和劳损表现。

3. **超声心动图** M 型超声心动图及二维超声心动图不能确定二尖瓣关闭不全。脉冲多普勒超声可通过探及收缩期左房内的高速射流而诊断二尖瓣关闭不全。彩色多普勒血流显像诊断敏感性可达 100%，并能够对反流进行半定量和定量诊断。

【诊断要点】

诊断主要根据心尖区收缩期吹风样杂音及超声心动图表现确定。

三、主动脉瓣狭窄

【病因和病理生理】

主动脉瓣狭窄（aortic stenosis，AS）病因有三种，即先天性病变、退行性病变和炎症性病变。炎症性病变所致的 AS 主要为风湿热，风湿性炎症可侵犯主动脉瓣，使瓣叶交界处发生粘连、融合，导致瓣口狭窄。单纯性主动脉瓣狭窄常为先天性瓣叶畸形或退行性瓣叶钙化，极少数为炎症性病变。

正常成人主动脉瓣口面积 3 ~ 4cm^2，当瓣口面积减小一半时，临床可以代偿；当瓣口面积≤ 1cm^2 时，才可能出现临床表现。此时，由于左心室射血受阻，导致左心室壁向心性肥厚，左室舒张末期压力进行性升高，进一步引起左房负荷增加，最终导致左心室衰竭。此外，严重主动脉瓣狭窄还因左室舒张末期压力增高使心内膜下血管受压，致冠状动脉灌注减少，造成心肌缺血、缺氧和心绞痛发作。因左心射血受阻，左心排血量减少，使脑动脉供血减少，还可导致头晕、黑矇及晕厥等脑缺血症状。

【临床表现】

1．症状　病程长，可长期无明显症状，一旦出现症状，进展迅速。早期表现多不典型，老年人或失能患者症状易被忽视或误判为衰老造成的体能下降。劳力性呼吸困难、心绞痛和晕厥等是典型主动脉瓣狭窄的常见三联征。劳力性呼吸困难是晚期患者常见的首发症状。心绞痛是重度患者最早出现也是最常见的症状。部分患者以晕厥或黑矇为首发症状，晕厥发生多与劳累有关，休息时发生的晕厥多由于心律失常所致。劳累、情绪激动、房颤、感染等心衰的诱因可诱发急性肺水肿。有症状的 AS 如未及时进行手术治疗，随病情进展和心功能损害加重，晚期可出现心衰。

2．体征　心界可正常，心衰时向左扩大。心尖区可触及收缩期抬举样搏动，收缩压和脉压可降低。典型杂音为主动脉瓣区闻及粗糙、响亮的收缩期喷射性杂音，向颈部传导，常可触及收缩期震颤。

【辅助检查】

1．X 线检查　心影早期不大，继发心衰时，左心缘下 1/3 处稍向外膨出。可见主动脉钙化、升主动脉扩张。

2．心电图　轻者心电图正常，严重者可呈左心室肥厚及劳损表现。部分患者可见各种心律失常。

3．超声心动图　是 AS 首选的评价手段，可确定和定量诊断主动脉瓣狭窄。

【诊断要点】

典型的主动脉瓣区收缩期喷射性杂音和超声心动图表现可明确诊断。

四、主动脉瓣关闭不全

主动脉瓣关闭不全（aortic regurgitation，AR）主要由主动脉瓣本身病变或主动脉根部疾病引起，根据发病情况分为急性和慢性 AR。

【病因和病理生理】

慢性 AR 可由主动脉瓣本身病变或主动脉根部扩张引起。约 2/3 主动脉瓣本身病变导致的瓣膜关闭不全由风湿热所致，多合并主动脉瓣狭窄和二尖瓣病变；另外如感染性心内膜炎、先天性瓣膜畸形等也可引起关闭不全。急性 AR 多见于感染性心内膜炎导致的瓣叶穿孔、外伤或医源性损伤及升主动脉夹层。

关闭不全可导致主动脉内血液在舒张期反流入左心室，使左心室扩大、肥厚，最终发生左室衰竭。另由于舒张期血液反流回左心室，可引起外周动脉供血不足，导致主要脏器如脑、冠状动脉等灌注不足而出现相应临床表现。

【临床表现】

1．症状 急性AR主要表现为急性左心衰竭或肺水肿、心源性休克、心肌缺血甚至猝死。慢性AR可较长时间无症状，随反流量增大，出现因心排血量增加而导致的心悸，头部强烈搏动感，随病变进展，可出现左心衰竭表现，早期为劳力性呼吸困难，晚期可出现明显的左心衰竭症状及右心衰竭症状。

2．体征 急性AR缺乏典型体征，重者可出现面色灰暗、唇甲发绀、脉搏细数、血压下降等休克表现；听诊肺部可闻及细小水泡音，严重时满肺均有水泡音。慢性AR可出现面色苍白，心尖搏动向左下移位。典型杂音为：胸骨左缘第3、4肋间闻及舒张早期高调叹气样杂音，坐位前倾，呼气末明显。血管检查发现脉压增大，并因此而产生周围血管征如颈动脉搏动明显、毛细血管搏动征、水冲脉等。

主动脉关闭不全常见周围血管征

【辅助检查】

1．X线检查 慢性AR可见左室增大，升主动脉结扩张，呈“主动脉型”心脏，即靴形心。急性AR心界正常或左心室增大，常伴肺淤血或肺水肿表现。

2．心电图 可有左室肥厚及劳损，晚期左房增大。亦可见束支传导阻滞。

3．超声心动图 多普勒超声可探及主动脉瓣心室侧出现舒张期高速射流，是确定主动脉瓣关闭不全最敏感的方法。

【诊断要点】

诊断主要根据典型的舒张期杂音和超声心动图表现。

五、心脏瓣膜病的治疗要点

心脏瓣膜病是不可逆的，只会渐进性加重。在心脏功能代偿期无症状，此时往往无需特殊治疗。只需定期随访，预防及治疗控制可使疾病发展的因素，因此，应对每一个心脏瓣膜病患者进行综合管理，使诊断和治疗真正实现个体化。2014年版的AHA/ACC指南强调了早期干预的价值，可以达到改善症状和降低死亡率的目的。

【随访】

对于疑诊或已确诊为心脏瓣膜病的患者需定期进行随访。超声心动图是随访首选检查手段，以明确诊断、病因、分期，评价血流动力学状态、预后，评估干预时机等。

2014年AHA/ACC指南中推荐的无症状及左心室功能正常的瓣膜病患者超声心动图随访频率

【药物治疗】

无特异性治疗方法，主要是对并发症进行预防和治疗。对发生心力衰竭者应给予相应治疗；对肺部感染、感染性心内膜炎应注意预防和控制；对房颤者的治疗原则是控制心室率，争取恢复窦性心律，同时可使用华法林或阿司匹林预防血栓栓塞；由于风湿热的反复发作可加重瓣膜损害，故风心病患者应积极预防风湿热。

【介入和手术治疗】

介入治疗包括经皮球囊瓣膜成形术/分离术和经导管瓣膜植入术。前者通过充气扩张的球囊分离瓣膜交界处的融合、粘连而扩大瓣口，适用于瓣膜狭窄的患者，尤其是儿童和青少年的非钙化性的先天性瓣膜狭窄治疗；后者主要用于存在外科手术高风险或禁忌证者。手术治疗是根本解决瓣膜病的手段，常用方法为瓣膜分离术、修补术、人工瓣膜置换术等。

六、主要护理措施

1．给予患者高热量、高蛋白、高维生素、易消化饮食，增强患者抵抗力。为减轻心脏负担，应注意限制钠盐摄入，少量多餐。

2．根据心功能情况合理安排活动与休息，预防便秘，避免屏气用力动作以免加重心脏负担。

3．嘱患者保持情绪稳定、乐观。

4．定期测量生命体征，注意心脏大小、杂音以及风心病伴房颤患者脉搏短绌的变化情况；风湿性心脏瓣膜病可因风湿热的反复发作而加重，故应注意观察患者是否出现发热、关节疼痛，有无环形红斑、皮下结节等风湿活动的表现。

5．加强对并发症的观察，及时发现并协助医生处理。风心病患者最易出现的并发症是心力衰竭，护士应评估患者是否出现呼吸困难、乏力、食欲减退、腹部不适、肢端肿胀、尿少等心力衰竭的症状，检查有无肺部湿啰音、颈静脉怒张、肝大、下肢水肿等体征，对于心脏瓣膜病合并房颤的患者，应注意有无体循环动脉栓塞的表现。此外，心脏瓣膜病患者还可并发感染性心内膜炎、心律失常、感染甚至猝死等，出现上述并发症需采取相应的治疗、护理措施。

七、健康教育

心脏瓣膜病的预后主要取决于：①瓣膜病变的程度；②并发症，如心房颤动、肺动脉高压、感染性心内膜炎、栓塞等可加速病情恶化；③对于风湿性心脏瓣膜病患者，风湿热的反复发作可使瓣膜病变进展，影响预后。因此应教育患者做到：

1．**避免增加心脏负荷**　告知患者过度劳累、情绪激动、摄钠过多、便秘等可增加心脏负荷。心脏瓣膜病患者易并发感染，尤其是肺部感染，而感染常会诱发心力衰竭，患者可通过合理饮食、加强营养、适当锻炼等方式增加抵抗力，预防呼吸系统感染。

2．**协调休息、活动与工作**　瓣膜损害影响心脏功能，使患者耐力下降，日常活动受到限制。患者应依据个人目前心功能情况合理安排休息、活动与工作，宜量力而行。因心脏瓣膜病是慢性疾病，护士还需教育患者家属，使他们理解患者的病情并给予支持。

3．**坚持服药，积极控制并发症**　心脏瓣膜病患者服用的药物，如地高辛，主要用于控制心衰。心力衰竭是心脏瓣膜病患者的主要死因，应告诉患者坚持服药的重要性及服药注意事项。

4．**预防风湿热反复发作**　患者应尽可能改善居住环境中潮湿、寒冷等不利条件，以免诱发风湿热。风湿热的发生与链球菌感染密切相关，患者应避免与上呼吸道感染、咽炎患者接触，有龋齿或牙周炎应积极治疗，一旦发生上呼吸道感染、扁桃体炎、咽炎应立即用药治疗。

5．风心病患者中约 2/3 为女性患者，其中部分处于育龄期。若心功能尚处于Ⅰ级或Ⅱ级，可以妊娠，但需做好孕期监护；心功能Ⅲ级、Ⅳ级的妇女，则不宜妊娠，以免孕产期心脏负担进一步增加，造成生命危险。

附：风湿热

【概述】

风湿热是一种全身性变态反应性结缔组织疾病，可侵犯心脏、关节、皮肤和皮下组织，偶可累及中枢神经系统、血管、浆膜及肺、肾等内脏。本病呈自限性，急性发作时通常以关节炎较为明显，反复发作后，易遗留心瓣膜的损害而形成慢性风湿性心脏瓣膜病。

【病因及发病机制】

一般认为，风湿热与 A 组乙型溶血性链球菌感染有密切关系，但并非链球菌直接侵犯所致，而是患者机体对链球菌的某些成分产生抗体。这些抗体不仅作用于链球菌，也作用于心肌、心内膜、结缔组织，从而引起炎性病变。临床表现以心脏炎和关节炎为主。

【临床表现】

（一）前驱症状

在典型症状出现前 1 ～ 6 周常有急性扁桃体炎、咽喉炎等链球菌感染史。绝大多数患者发病时有发热、脉率加快、大量出汗，往往与体温升高不成比例。还可出现疲乏、食欲不振、体重下降等表现。

（二）主要受累器官的典型表现

1．心脏炎

(1) 心肌炎：是心脏炎的最早表现，患者常出现运动后心悸、气短、心前区不适。窦性心动过速（入睡后心率仍＞ 100 次 / 分）是心脏炎的常见早期表现，心率与体温升高不成比例。体检发现心脏增大，心脏杂音；心电图表现为 P-R 间期延长，ST-T 改变；严重者可发生心力衰竭。

(2) 心内膜炎：风湿热常易侵犯二尖瓣和主动脉瓣，如心内膜炎严重或反复发作，可形成慢性风湿性心脏病。

(3) 心包炎：是严重心脏炎的指征之一，患者可出现心前区疼痛、心包摩擦音和心包积液。

2．关节炎　最常见。典型特点是：①多发性；②对称性；③游走性；④大关节受累为主，尤其是膝、踝、肘、腕及肩关节，受累关节出现红、肿、热、痛及运动障碍；⑤炎症消退后不遗留关节畸形；⑥常反复发作，可继气候变冷或阴雨而出现或加重。

3．皮肤病变

(1) 环形红斑：淡红色环形皮疹是风湿热的特殊表现，多见于躯干。

(2) 皮下结节：是一种稍硬、无痛性结节，与皮肤不粘连，黄豆大小。主要分布于肘、膝关节伸侧、头枕部，可数个或数十个不等。常与心脏炎同时出现，是风湿活动的表现之一。

4．舞蹈症　是风湿热侵犯中枢神经系统的特殊表现，常发生于 4 ～ 7 岁儿童，多见于女孩，症状为四肢不自主、不协调、无目的的运动，入睡后消失。重症者面肌也发生难以自控的活动，面部可表现为挤眉眨眼、摇头转颈、努嘴伸舌，甚至出现语言障碍。

【辅助检查】

1．血常规　白细胞轻、中度增高，中性粒细胞增多。

2．链球菌抗体测定　在急性风湿热时，滴度增高，常用抗链球菌溶血素“O”（ASO），在感染后 2 周左右出现。抗体滴度增高仅表明患者近期有过链球菌感染，不能肯定有风湿活动。

3．红细胞沉降率　风湿热活动期可有红细胞沉降率增快。

4．C 反应蛋白　风湿热活动期此蛋白为阳性。

5．心电图及影像学检查　心电图检查有助于发现窦性心动过速、P-R 间期延长和各种心律失常。超声心动图可发现早期、轻症心脏炎及亚临床心脏炎，对轻度心包积液较敏感。

【诊断要点】

临床采用 1984 年修订的琼斯标准，即以心肌炎、关节炎、舞蹈症、环形红斑、皮下结节为主要表现，曾患风湿热或风心病、关节痛、发热、红细胞沉降率加快、C 反应蛋白阳性、白细胞增高、P-R 间期延长为次要表现，出现 2 项主要表现，或 1 项主要表现加 2 项次要表现，则提示有急性风湿热的高度可能性，做出诊断必须综合分析，全面考虑。

【治疗要点】

治疗原则为去除病因，消灭链球菌感染灶；抗风湿治疗，迅速控制临床症状；治疗并发症，改善预后。

（一）一般治疗

风湿热活动期应卧床休息，注意增加营养，补充维生素。

（二）抗链球菌感染

首选青霉素，每日用量 240 万～ 480 万 U，共用 10 ～ 14 日。对青霉素过敏者可给予口服红霉素或阿奇霉素。

（三）抗风湿治疗

1．水杨酸制剂　单纯关节受累首选水杨酸制剂，常用阿司匹林，开始剂量成人每日 3 ～ 4g，分 3 ～ 4 次口服。因该药对胃肠道有刺激作用，宜饭后服用。

2．糖皮质激素　对发生风湿性心脏炎的患者宜加用激素治疗以防止或减轻心脏瓣膜病变的发生。常用泼尼松（强的松），开始剂量成人每日 30 ～ 40mg，小儿 1.0 ～ 1.5mg/kg，待症状、体征基本消失后，逐渐减量至 10 ～ 15mg/d 维持治疗。病情严重者可静脉给予地塞米松，每日 5 ～ 10mg，病情控制后改口服激素治疗。

抗风湿治疗的疗程，单纯关节炎为 6 ～ 8 周，心脏炎最少 12 周，如风湿热活动仍未控制，应根据临床表现及实验室检查，延长疗程至病情完全恢复。

【主要护理措施】

1．病情观察　观察患者发热、心悸、气短、心律失常情况，以及关节病变的部位及特点，注意血常规、红细胞沉降率、C 反应蛋白等实验室检查结果的变化。

2．休息　有心脏受累者应卧床休息，心动过速控制后或心电图异常明显改善后，继续卧床 2 ～ 3 周，总卧床时间不少于 4 周，然后逐步恢复活动。急性关节炎患者早期亦应卧床，至红细胞沉降率、体温正常后开始逐步活动。要为舞蹈症患儿创造较安静的休息环境，避免各种刺激。

3．饮食　摄入高蛋白、高热量、高维生素、易消化饮食。

4．药物护理　服用水杨酸制剂如阿司匹林时，由于此药对胃肠道的不良反应，故应注意患者是否有食欲下降、上腹部疼痛、黑便等情况发生。患者需服用糖皮质激素时，应首先向患者讲明服用该药的目的，并嘱其按医嘱定时、定量服药，不可随意加量、减量或突然停药。用药期间注意激素不良反应，如血压升高、血糖升高、诱发或加重溃疡及感染等。

5．减少关节疼痛　将肿痛关节保持在舒适位置，鼓励患者使用辅助器械减轻受损关节的负重，采取热敷、按摩、频谱仪、微波等理疗方法改善关节局部血液循环，减轻疼痛。

【健康教育】

初发风湿热，若诊断及时，治疗彻底则可治愈。风湿热的反复发作主要造成心瓣膜的损害，最终形成慢性风湿性心脏瓣膜病。

1．告诉患者风湿热反复发作的危害，因风湿热发作与链球菌感染有关，应使患者意识到积极防治链球菌感染的重要性。居室宜保持良好通风以避免链球菌的传播。

2．加强体育锻炼，增强体质，提高对上呼吸道感染的抵抗力。

3．彻底治疗咽炎、扁桃体炎，对反复发生扁桃体感染的患者劝其及早行摘除术。

小　结

1. 心脏瓣膜病是心脏的瓣膜由于结构和（或）功能异常引起的心脏损害。风湿性心脏瓣膜病是我国常见的心脏瓣膜病，以二尖瓣的病变最为多见，其次为主动脉瓣。老年退行性瓣膜病以主动脉瓣膜病变最为常见。

2. 二尖瓣狭窄最常见的病因为风湿热，呼吸困难是最常见的早期症状，由低心排血量和肺血管病变所致。典型体征包括二尖瓣面容、心尖区舒张期隆隆样杂音。超声心动图是确诊二尖瓣狭窄最敏感可靠的方法。

3. 风湿热是原发性慢性二尖瓣关闭不全最常见的原因，非风湿性单纯性二尖瓣关闭不全的病因以腱索断裂最常见。典型心脏杂音为心尖区全收缩期高调吹风样杂音。彩色多普勒血流显像诊断敏感性高，并可进行半定量和定量诊断。

4. 主动脉瓣狭窄病因包括先天性病变、退行性病变和炎症性病变。炎症性病变主要为风湿热。呼吸困难、心绞痛和晕厥等是典型主动脉瓣狭窄的常见三联征。典型杂音为主动脉瓣区闻及粗糙、响亮的收缩期喷射性杂音，向颈部传导。超声心动图是首选评价手段，可确定和定量诊断主动脉瓣狭窄。

5. 主动脉瓣关闭不全主要由瓣膜本身病变或主动脉根部疾病引起。约2/3主动脉瓣本身病变由风湿热所致。典型杂音为胸骨左缘第3、4肋间闻及舒张早期高调叹气样杂音，坐位前倾，呼气末明显。血管检查可见周围血管征。多普勒超声是最敏感的确定主动脉瓣关闭不全的方法。6. 风湿性心脏瓣膜病可因风湿热的反复发作而加重，故应注意观察患者是否出现发热、关节疼痛，有无环形红斑、皮下结节等风湿活动的表现。

7. 心脏瓣膜病不可逆，在心脏功能代偿无症状期无需特殊治疗，需定期随访、预防及控制治疗诱发疾病发展的因素。对于疑诊或已确诊为心脏瓣膜病的患者需定期进行随访。超声心动图是随访首选检查，药物治疗主要是对并发症进行预防和治疗，外科治疗是根本解决瓣膜病的手段。

8. 护理上应着重加强并发症的观察，对于心脏瓣膜病合并房颤的患者，应注意有无体循环动脉栓塞的表现。对患者的健康教育重点在于活动指导和教会其避免加重心脏负荷的因素。

（李湘萍）

第六节　冠状动脉粥样硬化性心脏病

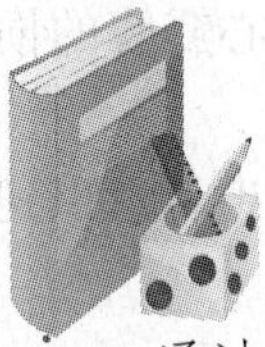

学习目标

通过本节内容的学习，学生应能够：

◎ 识记

说出冠状动脉粥样硬化性心脏病的概念、病因（危险因素）、临床分型。

◎ 理解

比较心绞痛、急性心肌梗死的临床表现、辅助检查、治疗要点。

◎ 运用

运用护理程序护理冠心病患者并进行健康教育。

案例3-3分析

案例 3-3

陈某，男，52岁，某合资企业销售经理。近几个月来公司销售量下降，陈经理在今天上午9时召集部门会议讨论如何提高销售量，讨论非常热烈。约10时，陈经理开始分析近几个月来工作中出现的一些问题，突然感到左侧胸部压榨样闷痛和左侧颈部、左臂酸痛感，同时突然中断说话，且面色苍白，额头上还有少量汗珠，同事即将陈经理送到医院就诊。

陈经理每天开车上下班，除了与客户见面外，大多时间就是伏案工作，经常出差。既往无类似发作史，高血压史15年，糖尿病史10年，间断用药。吸烟35年，每天1～2包。3个月前体检结果：HR 86次/分，偶有期前收缩，BP 164/96mmHg，BMI 28，TC 8.3 mmol/L，LDL-C 5.6 mmol/L，空腹血糖8.2 mmol/L。诊断为急性冠状动脉综合征收入CCU。

问题与思考：

1．如果你要对陈经理的诊断做出判断，你还需要进一步收集哪些信息？请说明理由。

2．陈经理的心血管病危险因素有哪些？还有哪些危险因素目前不清楚而需要进一步评估？

3．根据现有信息，你至少可以确定目前陈经理存在哪些主要护理问题？你作为陈经理的责任护士，如何护理陈经理？

冠状动脉粥样硬化性心脏病（coronary atherosclerotic heart disease）是指冠状动脉粥样硬化使血管腔狭窄或阻塞，导致心肌缺血缺氧或坏死而引起的心脏病，简称冠心病（coronary heart disease，CHD）。临床上，心肌缺血缺氧也可由冠状动脉功能性改变（痉挛）和药物等因素引起，与冠状动脉粥样硬化性心脏病一起统称为冠状动脉疾病（coronary artery disease，CAD），也称为缺血性心脏病。

冠心病是一个全球性的健康问题，20世纪50年代以来，冠心病成为西方发达国家致死的首因。我国冠心病的发病率也呈逐年增加趋势，近10年内增加2～3倍，急性心肌梗死在近10年内的发生率增加2倍以上，目前我国冠心病的致死率仅次于肿瘤、脑血管意外居第三位。

【病因和发病机制】

（一）病因

冠心病的病因尚未完全明确，目前认为是多种因素作用于不同环节所致，这些因素亦称为危险因素或易患因素。冠心病的危险因素中有的是无法改变的，称为不可改变因素；有些可以通过医疗和护理的干预降低或消除其致病的危险性，从而降低CAD的发病危险，称为可改变因素。

1．不可改变因素

（1）年龄、性别：本病多见于40岁以上人群，男性与女性相比，女性发病率较低，但在更年期后发病率增加。

（2）CAD家属史：近亲家属中有CAD患者，尤其是50岁以前发生急性心肌梗死或死于CAD者，CAD的发病率增加。

2．可改变因素

（1）血脂异常：脂质代谢异常是冠状动脉粥样硬化最重要的危险因素，包括总胆固醇、三酰甘油（甘油三酯）、低密度脂蛋白或极低密度脂蛋白增高，高密度脂蛋白减低，载脂蛋白A（Apo A）降低和载脂蛋白B（Apo B）增高，脂蛋白（a）[Lp（a）] 增高。

（2）高血压：高血压患者的冠心病发病率较血压正常者高 3 ～ 4 倍，收缩压和舒张压增高均与本病关系密切。

（3）吸烟：吸烟者与不吸烟者比较，本病的发病率和病死率增高 2 ～ 6 倍，且与每日吸烟的支数呈正比，被动吸烟也是冠心病的危险因素。

（4）糖尿病和糖耐量异常：糖尿病患者中本病发病率较非糖尿病者高 2 倍，且冠心病患者常合并糖耐量减低。

（5）其他：上述因素被称为冠心病的主要危险因素，其他可改变的危险因素还有缺少体力活动，肥胖，进食过多的动物脂肪、胆固醇、糖和钠盐，A 型性格等。

（二）动脉粥样硬化的发病机制

动脉粥样硬化的发生机制尚不明确，有多种学说从不同的角度来阐述，包括脂肪浸润学说、血栓形成学说、平滑肌细胞克隆学说和内皮损伤反应学说。目前大多学者支持内皮损伤反应学说，认为由于各种危险因素的综合作用，造成动脉内膜损伤，进而继发一系列炎症 - 纤维增生性反应，导致动脉粥样硬化病变的形成。其过程包括以下几个阶段。

1．脂质点和脂质条纹形成　由于动脉内膜长期在血脂异常等危险因素的作用下出现内膜受损，使低密度脂蛋白胆固醇（LDL-C）进入到动脉内膜下并形成氧化 LDL-C（ox LDL-C）；随后单核细胞等从内皮细胞间移入内膜下成为巨噬细胞，并吞噬 ox LDL-C 形成泡沫细胞。在病变初期，泡沫细胞散在分布，在动脉内膜出现小黄点，称为脂质点。当泡沫细胞成层出现时，则在动脉内膜形成黄色条纹，称为脂质条纹。

2．斑块前期　充满 ox LDL-C 的巨噬细胞可以合成和分泌多种生长因子和炎症介质，促使动脉内膜斑块的生长和炎症反应，并促使平滑肌细胞从中膜迁移至内膜并增殖，这种迁移和增殖的平滑肌细胞亦可吞噬脂质形成泡沫细胞，使泡沫细胞在动脉内膜和中膜平滑肌之间积聚增多形成脂核（但尚未形成脂质池），此时称为斑块前期。

3．粥样斑块形成　生长因子和炎症介质进一步促进平滑肌细胞的增殖和单核细胞的吸附，脂质积聚增多，形成脂质池，使动脉内膜结构破坏，动脉壁变形。

4．纤维粥样斑块期　随着粥样斑块不断增大，斑块表面内膜破坏，纤维增生覆盖于脂质池上面形成纤维帽，并向管腔内突出，管腔变窄。

5．复合病变　炎症介质可促使组织因子的表达，使纤维帽变薄、破裂，血小板聚集，形成附壁血栓。血栓吸收后可促使结缔组织和平滑肌细胞增生，粥样斑块钙化，导致动脉壁硬化、弹性减弱、管腔逐渐狭窄甚至完全闭塞。

从临床的角度，动脉粥样斑块分为稳定型斑块和不稳定型斑块。稳定型斑块是指纤维帽较厚而脂质池较小的斑块，因此不易破裂。不稳定型斑块的纤维帽较薄，脂质池较大而容易破裂，是急性冠状动脉综合征发生的病理基础。

【分型】

1979 年，WHO 将冠心病分为无症状性心肌缺血、心绞痛、心肌梗死、缺血性心肌病和猝死。随着对冠心病发病及疾病发展过程理解的深入以及治疗方法和手段不断发展，对冠心病的分类也进行了相应的调整。目前临床上根据其发生机制和治疗手段的不同将冠心病分为慢性冠心病和急性冠状动脉综合征（acute coronary syndrome，ACS）。慢性冠心病也称为稳定型缺血性心脏病（stable ischemic heart disease，SIHD），包括稳定型心绞痛、新发心绞痛、稳定型胸痛综合征，也包括已经实施过冠状动脉介入治疗和冠状动脉旁路移植术后的患者等。ACS 又包括不稳定型心绞痛（unstable angina，UA）、非 ST 段抬高型心肌梗死（non-ST-segment elevation myocardial infarction，NSTEMI）及 ST 段抬高型心肌梗死（ST-segment elevation myocardial infarction，STEMI），也包括冠心病猝死。

一、稳定型心绞痛

稳定型心绞痛（stable angina pectoris）是在冠状动脉狭窄的基础上，由于心肌负荷的增加而引起心肌急剧的、暂时的缺血与缺氧的临床综合征，又称为劳力性心绞痛。其典型特点为阵发性的胸骨后或心前区压榨性疼痛，可放射至下颌及左上肢尺侧，常发生于劳力负荷增加时，持续数分钟，休息或用硝酸酯类制剂后消失。

【病因和发病机制】

稳定型心绞痛的基本病因是冠状动脉粥样硬化。正常情况下，冠状循环血流具有很大的储备力量，其血流量可随身体的生理情况发生显著的变化。当剧烈体力活动、情绪激动等对氧的需求增加时，冠状动脉适当扩张，血流量增加（可增加 6 ～ 7 倍），达到供求平衡。当冠状动脉粥样硬化致冠状动脉狭窄或部分分支闭塞时，其扩张性减弱，在休息时尚能满足心肌对氧的需求，因而无心绞痛症状。一旦心脏负荷突然增加，如劳累、激动等，心肌耗氧量增加，对血液的需求增加，而冠脉的供血已不能相应增加，即可引起心绞痛。这种心脏缺血称为需氧增加性心肌缺血（demand ischemia）。

【临床表现】

1．症状　以发作性胸痛为主要临床表现，典型的疼痛特点为：

（1）部位：主要在胸骨体中段或上段之后，可波及心前区，界限不很清楚，常放射至左肩、左臂内侧达环指和小指，或至颈、咽或下颌部。

（2）性质：为压迫、发闷、紧缩、烧灼感，但不尖锐，不像针刺或刀割样痛，偶伴濒死感，发作时患者常不自觉地停止原来的活动。有些患者仅仅感到胸闷不适而不是真正的疼痛感。

（3）诱因：常由体力劳动、情绪激动、饱餐、寒冷、吸烟、心动过速、休克等诱发。胸痛常发生在劳力或情绪激动的当时。

（4）持续时间：疼痛出现后常逐渐加重，3 ～ 5min 内逐渐消失，可数月发作一次，亦可数天或数周发作一次。

（5）缓解方式：休息或含服硝酸甘油可缓解。

2．严重程度　加拿大心血管病学会（CCS）把心绞痛的严重程度分为 4 级（表 3-2）。

表 3-2　CCS心绞痛分级

分级	一般体力活动（步行、登楼）受限情况	诱发心绞痛的活动
Ⅰ级	不受限	强、快或持续用力的活动
Ⅱ级	轻度受限（平地步行 200m 以上或登一层楼以上）	快步、饭后、寒冷或风中、精神应激
Ⅲ级	明显受限	平地步行 200m 或登一层楼
Ⅳ级	完全受限	轻微活动或休息时

3．体征　心绞痛发作时，患者面色苍白、出冷汗、心率增快、血压升高，心尖部听诊有时出现第四心音奔马律，可有暂时性心尖部收缩期杂音。

【辅助检查】

1．心电图

（1）静息时心电图：胸痛缓解期约有半数患者静息心电图为正常，亦可出现非特异性 ST 段和 T 波异常或陈旧性心肌梗死的改变。

（2）心绞痛发作时心电图：可出现暂时性心肌缺血引起的 ST 段压低（≥ 0.1mV），有时出现 T 波倒置，发作缓解后恢复。

(3) 心电图运动试验：通过踏板或蹬车等运动，增加心脏负担以诱发心肌缺血，协助对可疑心绞痛者的诊断。阳性标准为运动中出现典型心绞痛，心电图出现ST段水平型或下斜型压低≥ 0.1mV，持续2min。运动过程中出现心绞痛、步态不稳、血压下降、室性心动过速等应立刻停止运动，并视情况作适当处理。

(4) 心电图连续动态监测：可记录24h动态心电图，从中发现心电图ST-T改变和各种心律失常，出现时间还可以与患者的活动和症状相对照。

2．多层螺旋CT冠状动脉成像（CTA） CTA可进行冠状动脉二维或三维重建，以判断冠状动脉腔狭窄程度和管壁钙化情况。

3．冠状动脉造影 选择性冠状动脉造影可使左、右冠状动脉及其主要分支得到清楚的显影，目前仍然是诊断冠心病较准确的方法（详见本章第十二节），可以发现狭窄的病变部位，并可估计狭窄的程度，根据直径变窄的比例分为4级：Ⅰ级，25% ~ 49%；Ⅱ级，50% ~ 74%；Ⅲ级，75% ~ 99%，为严重狭窄；Ⅳ级，100%，即完全闭塞。一般血管之间狭窄70% ~ 75%或以上就会严重影响血供。

4．其他 放射性核素检查利用放射性铊心肌显像所示灌注缺损提示心肌供血不足或消失，对心肌缺血诊断较有价值。超声心动图常无异常。

【诊断要点】

根据典型的发作性胸痛，结合年龄和存在的冠心病危险因素，除外其他原因所致的心绞痛，一般即可建立诊断。如仍不能诊断者，可考虑作心电图运动试验，CTA有助于无创性评价冠状动脉管腔狭窄程度及管壁病变的性质和分布，冠状动脉造影可以明确诊断及病变严重程度，并可指导治疗决策。

【治疗要点】

（一）发作时的治疗

心绞痛发作时的治疗目标是立即缓解疼痛，具体方法包括：

1．休息 发作时应立即休息，一般患者停止活动后症状即可消除。

2．药物治疗 选用作用较快的硝酸酯类制剂，除可扩张冠状动脉，增加冠状动脉血流量外，还可扩张周围血管，减轻心脏负荷，从而缓解心绞痛。①硝酸甘油，0.5mg，舌下含化，1 ~ 2min内显效，约30min后作用消失。②硝酸异山梨酯，5 ~ 10mg，舌下含化，2 ~ 5min显效，作用维持2 ~ 3h。

（二）缓解期的治疗

1．药物治疗 治疗目的包括缓解症状和预防急性心肌梗死（acute myocardial infaction，AMI）及死亡。

(1) 改善缺血、减轻症状的药物

1）硝酸酯类制剂：硝酸酯类制剂为内皮依赖性血管扩张剂，可减少心肌需氧和改善心肌灌注，降低心绞痛的发作频率和程度。常用硝酸甘油皮肤贴剂（5mg，贴于胸前或上臂皮肤，要定时揭去）、硝酸异山梨酯（普通片5 ~ 20mg，每日3 ~ 4次口服；缓释片20 ~ 40mg，每日1 ~ 2次口服）和单硝酸异山梨酯（普通片20mg，每日2次口服；缓释片40 ~ 60mg，每日1 ~ 2次口服）。

2）β受体阻滞剂：通过降低心率、心肌收缩力和血压减少心肌耗氧，起到减少心绞痛发作的作用。常用药物有美托洛尔25 ~ 100mg，每日2次；阿替洛尔12.5 ~ 25mg，每日1次；也可以用比索洛尔、卡维地洛等。

3）钙通道阻滞剂：通过抑制钙离子进入细胞内来抑制心肌收缩，减少氧耗；并通过扩张冠状动脉，扩张周围血管，减轻心脏负荷，从而缓解心绞痛；还可以降低血黏度，抗血小板聚集，改善心肌的微循环。常用药物有维拉帕米（普通片40 ~ 80mg，每日3次口服；缓释片

240mg，每日 1 次口服）、硝苯地平控释剂（拜新同，30mg，每日 1 次口服）、地尔硫䓬（普通片 30 ～ 60mg，每日 3 次口服；缓释片 90mg，每日 1 次口服）。

4）中医中药治疗：常用活血化瘀和祛痰通络的方法。

（2）预防 AMI 和死亡、改善预后的药物治疗

1）抗血小板治疗：抗血小板黏附和聚集的药物可防治血栓形成，有助于防止 AMI 的发生，常用阿司匹林 75 ～ 150mg，每日 1 次，可使 AMI 和死亡的危险性降低 33% ～ 34%，对不能服用阿司匹林的患者可给予氯吡格雷。

2）他汀类药物：可降低低密度脂蛋白胆固醇（LDL-C）和总胆固醇（TC）水平，延缓斑块进展，稳定斑块，减少心血管事件的发生率和降低 CAD 死亡率。LDL-C 每降低 1.0mmol/L 可使 CAD 死亡率和心肌梗死发生率降低 20% ～ 25%，治疗目标水平应达到 LDL-C ＜ 1.8mmol/L（70mg/dl）。常用药物包括辛伐他汀（20 ～ 40mg，每晚服用）和阿托伐他汀（10 ～ 80mg，每天 1 次）等。

3）β 受体阻滞剂：可降低心肌耗氧、降低心血管事件和死亡发生率。

4）血管紧张素转换酶抑制剂（ACEIs）或 ARB：可降低 CAD 患者 AMI 和死亡事件的发生率。常用卡托普利（12.5 ～ 50mg，每天 3 次）和依那普利（5 ～ 10mg，每天 2 次）等。

2．血管重建治疗　包括经皮冠状动脉介入治疗（见本章第十二节）和冠状动脉旁路移植术（见《外科护理学》）。

3．控制或减少危险因素　研究表明，合理控制危险因素可以使动脉粥样硬化延缓甚至逆转消退。

（1）合理的膳食

1）控制膳食总热量：膳食总热量应根据患者的体重指数（BMI）和腰围决定，以维持正常体重为度。目标是 BMI 维持在 20.0 ～ 24.9；腰围：男性≤ 101cm，女性≤ 87cm。超过正常体重者，应减少每日进食的总热量。

2）低脂、低胆固醇、低钠饮食：每餐膳食的脂肪摄入量不超过总热量的 30%，其中饱和脂肪酸不超过 10%，每天胆固醇的摄入量不超过 500mg。避免食用动物脂肪、反式脂肪酸和含胆固醇较高的食物，如肥肉、肝、脑、肾、肺等内脏，猪油、蛋黄、蟹黄、鱼子、奶油及其制品、椰子油、可可油等。以食用低胆固醇、低动物性脂肪食物，如鱼肉、鸡肉、各种瘦肉、蛋白、豆制品等为宜，同时，限制酒、蔗糖及含糖食物的摄入。多食富含维生素 C（如新鲜蔬菜、瓜果）和植物蛋白（如豆类及其制品）的食物。尽量以植物油为食用油。食盐的摄入量应限制在每天 5g 内。

（2）适当的体力劳动和体育运动：见护理部分。

（3）戒烟限酒：对吸烟者应帮助其戒烟。习惯饮酒的患者建议其饮红葡萄酒，每天饮酒量控制在男性 20g 乙醇、女性 10g 乙醇以内。

（4）减少应激：合理安排工作和生活，保持乐观、愉快的情绪，避免过度劳累和情绪激动，注意劳逸结合，保证充分睡眠。有心理紧张、焦虑、压抑等情绪反应的患者，应指导患者进行放松训练和生物反馈训练等，并给予适当的心理支持。

（5）积极治疗与本病有关的一些疾病：包括高血压、糖尿病、高脂血症、肥胖症等，使血压、血糖、血脂控制在目标水平。

【护理】

（一）主要护理诊断

1．活动无耐力　与活动增加心肌耗氧造成氧气供求平衡失调有关。

2．知识缺乏：缺乏冠心病自我管理的知识。

3．焦虑　与频繁发作心前区疼痛有关。

（二）护理措施

1．评估 评估患者由于心绞痛发作而带来的活动受限程度、焦虑的严重程度及患者的疾病知识需求。

2．休息与活动

（1）休息：心绞痛发作时应立即停止活动，协助患者安静卧床休息。缓解期的患者一般不需要卧床休息。

（2）制订合理的活动计划：根据患者的活动能力制订合理的活动计划，鼓励患者参加适当的体力劳动和体育运动，一方面有利于促进侧支循环的建立，提高体力活动的耐受量而改善症状，另一方面有利于降低体重和血脂，减缓动脉粥样硬化的进程。运动量应根据原来身体情况和心脏功能状态而定，以不过多增加心脏负担和不引起胸部不适为原则，最好通过运动负荷试验来决定运动量。鼓励患者每天进行 30 ～ 60min 的锻炼，如做不到每天，至少每周活动 3 ～ 4 次。运动方式可根据患者的运动习惯选择散步、慢跑、骑车、做保健体操、打太极拳或其他有氧活动，体育活动要循序渐进，不宜勉强做剧烈活动，避免竞赛活动和屏气用力动作，同时每天可做一些家务劳动。

（3）观察和处理不良反应：监测患者活动过程中有无胸痛、呼吸困难、脉搏增快、血压增高或降低等反应，出现异常情况应立即停止活动，并给予含服硝酸甘油、吸氧等处置。

3．避免诱因 与患者一起寻找导致心绞痛发作的诱因，通常过度体力劳动，做屏气用力动作如推、拉、抬、举、用力排便等，情绪激动，饱餐，寒冷是引起心绞痛发作的常见诱因，应注意避免。对于规律性发作的劳力性心绞痛，在必须从事已知诱因的活动如就餐、排便前可预防性含服硝酸甘油。

4．患者教育 对患者进行教育的目的是帮助患者理解疾病和治疗方案，使患者全身心参与治疗和预防、增加依从性、减少危险因素、减轻紧张与焦虑情绪，从而改善和提高生活质量，提高生存率。患者教育的内容应包括：

（1）冠心病的一般知识：危险因素、发病机制和病理生理改变及有关并发症。

（2）患者相关的个体化信息：如预后，要根据患者本人的危险分层，将近期内发生 MI 或心血管事件和死亡危险的估计告诉患者。同时要告诉患者目前采用什么治疗、药物名称、作用机制、使用方法、副作用，给予的信息要具体，与病理生理相联系。如阿司匹林可以减少血小板的积聚、防止血凝块的形成，β 受体阻断剂可以减少心肌耗氧。

（3）硝酸甘油的有关信息

1）告诉患者舌下含服硝酸甘油用于终止心绞痛或从事可诱发心绞痛活动前预防性用药。

2）告诉患者由于硝酸甘油具有扩张外周血管和降低血压的作用，因此含服硝酸甘油时应取坐位或卧位，防止发生直立性低血压。硝酸甘油的其他副作用包括颜面潮红、头痛、头胀、心悸等症状，这些症状是由药物造成头面部血管扩张所致，属正常现象，不必紧张。

3）硝酸甘油的保管：硝酸甘油在心绞痛发作时使用，因此，任何时候都要随身携带，以备急用。硝酸甘油应放在棕色的玻璃瓶内保存，放置在固定的地方，用后立即盖紧瓶盖并放回原处，硝酸甘油药瓶一旦开启后，需每 3 ～ 5 个月更换一次，或当舌下含服无麻刺感时立即更换，以确保硝酸甘油的治疗作用。

（4）体力活动：详细讨论有关限制体力活动的问题，如对从事极其紧张的活动或高危职业的患者进行特殊的咨询。

（5）减少危险因素：评估患者存在的危险因素，与患者一起制订一份有效的行为改变计划，以减少心血管事件的发生率。一般来说，一个人往往同时存在几个危险因素，护理时应注意不要一起全部纠正。原则上从最有可能消除的危险因素开始，或从最有可能获益的危险因素开始，如对于一个肥胖的吸烟者，应该是先戒烟，而不是先减肥。具体内容见治疗要点部分。

（6）就诊时机：明确告诉患者和家属当心绞痛发作时，应立即卧床休息，舌下含服硝酸甘油，如 5min 后疼痛不缓解或恶化，立即拨打 120 急救电话，在等待救护车的同时含服第 2 片硝酸甘油，如 5min 后疼痛仍不缓解，再含服一次，一共 3 次。同时要告诉患者及家属，急性心肌梗死引起的胸痛或不适可能不像电视剧或电影中表演得那么严重，而且有时并不是感觉真正的疼痛，而是表现为憋气、气短、出冷汗、恶心、头晕等。有时疼痛可能不在胸前区，而是位于下颌、颈部、耳朵、肩部、背部或胃部的不适，应引起重视。

Chest Pain：Related to Myocardial Ischemia and Myocardial Infarction.

1．Goal：The patient will verbalize relief of chest pain.

2．Nursing Interventions：

（1）Maintain bed-rest in the first 1 to 3 days after myocardial infarction. Assist the patient with activities of daily living. Educate patient and significant others that restricted activity reduces oxygen demand and workload of the heart. Instruct patient to progress the activity gradually.

（2）Pain management：Because pain may cause patient restless，increase cardiac workload and further cause complications，pain relief strategies must be implemented immediately. Interventions include subcutaneous or intramuscular morphine sulfate，intravenous nitroglycerin drip or oral isosorbide dinitrate. Patient's chest pain and response to medications must be reassessed continuously.

（3）Oxygen therapy：Administer oxygen at 2 to 4 L/min.

（4）When the patient is experiencing severe chest pain，there should be at least one nurse accompanying the patient，providing psychological support and assuring patient that chest pain will be relieved by multiple treatment strategies.

（5）Diet：Within the first 2 to 3 days after the onset of myocardial infarction，the patient needs to be provided with liquid food. Then the patient may progress from semi-liquid food，soft food，to regular diet. Small meals of low-fat，easily digested food should be provided on a frequent basis.

（6）ECG monitoring：Using a cardiac monitor，continuously assess patient's ECG，blood pressure and respiratory rate for 3 to 5 days. Once the arrythmias such as multifocal premature ventricular beats（PVBs），PVBs with high frequency（>5 PVBs/min），R-on-T PVBs，or dangerous atrioventricular block are observed，the nurse should report to physician immediately because these types of arrythmias may precipitate ventricular fibrillation or cardiac arrest.

（7）Teach patient to avoid straining with bowel movement because it may increase cardiac workload and further cause dangerous complications. Offer patient stool softners and laxatives as ordered.

（8）Administer thrombolytics as prescribed within 6 hours of symptom onset. Thrombolytics are used emergently to open the coronary artery，and thus to restore coronary blood flow and minimize infarct size. Nursing interventions include：① screen for contraindications to thrombolytic therapy，such as recent surgery or trauma，active peptic ulcer，severe renal or liver failure，and recent history of bleeding；② administer thrombolytics as prescribed；③ continue assessment for bleeding and allergic reactions；④ monitor pain status，ECG and cardiac isoenzymes for successful reperfusion.

3．Evaluation：The patient states that chest pain is relieved.

二、急性冠状动脉综合征

急性冠状动脉综合征是一组由急性心肌缺血引起的临床综合征，包括 UA、NSTEMI 和 STEMI，是由于动脉粥样硬化不稳定斑块破裂或糜烂导致冠状动脉血栓形成所致。

【发病机制】

急性冠脉综合征的病理生理学机制是由于不稳定粥样斑块破裂或糜烂，导致血小板的聚集、血栓形成和血管痉挛收缩所致急性心肌缺血引起的一组临床症状，这种心肌缺血称为供氧减少性心肌缺血（supply ischemia）。破裂粥样斑块的大小决定了冠状动脉阻塞的程度和特异的疾病过程。UA、NSTEMI 和 STEMI 是病因和临床表现相似但严重程度不同的临床类型，其主要不同表现在缺血是否严重到有引起足够的心肌损害，以至于能够监测到心肌损害的标记物。如果 ACS 患者的心脏标记物浓度在正常范围，则诊断为 UA，当标记物浓度超过正常范围时则诊断为心肌梗死，心肌梗死的患者如在 ECG 上出现 ST 段抬高，则为 STEMI，否则为 NSTEMI。

（一）不稳定型心绞痛和非 ST 段抬高型心肌梗死

【临床表现】

不稳定型心绞痛和非 ST 段抬高型心肌梗死在美国 2014 年的指南中称为非 ST 段抬高型急性冠状动脉综合征（NSTE-ACS），胸痛或胸部不适是其主要表现。UA 的胸痛部位、性质与典型的稳定型心绞痛相似，胸痛持续时间一般在 10min 以上，休息和硝酸甘油不能有效地缓解疼痛。在临床上有 3 种表现形式：

1．静息性心绞痛 休息状态下发作心绞痛或较轻微活动即可诱发，发作时表现为 ST 段抬高的变异型心绞痛也包括在内。

2．新发严重心绞痛 2 个月之内新发生的较轻负荷所诱发的心绞痛（程度至少达 CCS Ⅲ级）。

3．恶化性心绞痛 原有稳定型心绞痛在 1 个月内疼痛发作的频率增加、程度加重（CCS 分级至少增加一级）、时限延长、诱因改变，硝酸酯类药物缓解作用减弱。

NSTEMI 与 UA 的主要区别在于是否有心脏标记物的升高。

【辅助检查】

1．心电监护 疑有 ACS 的胸痛患者就诊后应在 10min 内做 12 导联心电图，可表现为 ECG 正常或有非特异性 ST-T 改变如 ST 段压低、T 波低平或倒置。有些患者在疼痛发作时可出现一过性的 ST 段抬高或压低（≥ 0.1mV），为严重冠状动脉疾病的表现。连续心电监护尤其是 12 导联心电监测可发现无症状或心绞痛发作时的 ST 段改变。

2．心脏标记物 所有疑有 ACS 的胸痛患者均需在入院时和症状发生后 3 ～ 6h 测定心肌损伤的生物标记物，包括肌钙蛋白（TnI 或 TnT）、CK-MB 和肌红蛋白。胸痛发作 6h 内心脏标记物阴性的患者，应在 6 ～ 12h 内再次测定。在症状发生后 24h 内，cTn 的峰值超过正常对照值 99% 需考虑 NSTEMI 的诊断。

3．冠状动脉造影 冠状动脉造影能提供详细的血管相关信息，帮助判断治疗和评估预后。

【诊断要点】

根据典型的缺血性胸痛，持续时间在 15min 以上，符合 UA 的 3 种表现特征之一，12 导联心电图无 ST 段抬高，即可诊断为 UA，如有心肌坏死标记物的升高则诊断为 NSTEMI。

由于 UA/NSTEMI 患者基础冠状动脉粥样硬化的严重程度及病变累及的范围不同，形成急性血栓的危险性也不同，因此，需要针对患者的具体情况进行危险分层，以便选择个性化的治疗护理方案。危险分层评估需在患者入院时进行，可应用 TIMI 危险得分和 GRACE 危险模型进行评估。TIMI 危险得分是根据入院时 7 个因素得分的总和预测 30 天和 1 年的死亡风险（表 3-3），包括年龄≥ 65 岁、CAD 危险因素≥ 3 个、既往冠状动脉狭窄≥ 50%、ECG 上有 ST 段改变、在入院前 24h 内发生 2 次及以上心绞痛、入院前 7 天使用阿司匹林、心脏标记物升高，以上 7 个因素每存在 1 个得 1 分。GRACE 危险模型根据年龄、Killip 心功能等级、入院时心搏骤停、静息时心率、收缩压、血清肌酐、ECG 上 ST 段改变、心脏标记物升高 8 个预测因子预测院内和出院后 6 个月内发生死亡和 MI 的风险。

表 3-3　NSTE-ACS TIMI 危险得分

TIMI 危险得分	全因死亡率、新发或复发 MI、复发需要紧急血运重建的缺血事件（%）
0 ~ 1	4.7
2	8.3
3	13.2
4	19.9
5	26.2
6 ~ 7	40.9

【治疗要点】

诊断为 UA/NSTEMI 的患者由于其发展为 ST 段抬高型心肌梗死和死亡的危险性较大，因此这些患者通常需要住院监测心律和缺血症状并进行适当的处理。其治疗主要有两个目的：即刻抗缺血治疗、抗血栓治疗和根据危险分层进行有创治疗。

1．抗缺血治疗

（1）一般治疗：包括休息、吸氧和监测，见护理部分。

（2）抗缺血药物：主要目的是减少心肌耗氧、扩张冠状动脉，缓解心绞痛。

1）硝酸酯类药物：心绞痛发作时立即舌下含服硝酸甘油 0.5mg，5min 后疼痛不缓解重复 1 次，连续 3 次后疼痛仍不缓解者，可开始静脉滴注硝酸甘油或硝酸异山梨酯。硝酸甘油以 5 ~ 10μg/min 开始，5 ~ 10min 增加 10μg/min，使用时应密切观察患者的胸痛程度和血压变化，逐渐调整剂量至缺血症状和体征减轻或血压开始下降，最大剂量为 200μg/min。硝酸甘油不能突然停用，应逐渐减量至停止，防止缺血加重。

2）β 受体阻滞剂：可以降低心肌耗氧，应早期使用，可以静脉使用，也可以口服，视患者病情严重程度而定。常用美托洛尔和阿替洛尔，有房室传导阻滞、哮喘病史和严重左心功能障碍的患者不应急诊使用 β 受体阻滞剂。

3）吗啡：连续 3 次舌下含服硝酸甘油胸痛症状不能缓解者，应给予吗啡 1 ~ 5mg 静脉注射（或 5 ~ 10mg，皮下注射），必要时每 5 ~ 30min 重复使用一次。吗啡具有强烈的止痛和抗焦虑作用，并可以引起静脉扩张、降低心率和降低血压，达到降低心肌耗氧的目的。

4）钙通道阻滞剂：用于硝酸甘油和 β 受体阻滞剂治疗后仍有进行性胸痛或胸痛反复发作或诊断为变异型心绞痛的患者。

2．抗血小板与抗凝治疗

（1）阿司匹林和 ADP 受体拮抗剂：诊断为 ACS 的患者入院后应立即给予阿司匹林，首次嚼服非肠溶制剂 162 ~ 300mg，以后 75 ~ 150mg 口服，每天 1 次，同时给予 ADP 受体拮抗剂氯吡格雷或替格瑞洛可增加疗效。

（2）血小板糖蛋白Ⅱb/Ⅲa 受体拮抗剂（GPⅡb/Ⅲa）：作用于血小板聚集的最后公共通路，具有较强的抗血小板聚集作用，用于准备行冠状动脉造影和经皮冠状动脉介入治疗的患者，常用阿昔单抗。

（3）抗凝药物：静脉滴注普通肝素或皮下注射低分子肝素，静脉滴注普通肝素时应根据活化部分促凝血酶原激酶时间（aPTT）的监测结果调整剂量。另外，比伐芦定是直接抗凝血酶制剂，通过抑制Ⅱa 因子活性、延长活化凝血酶时间而发挥抗凝作用，可预防接触性血栓形成，作用短暂可逆，出血事件发生率低。

3．冠状动脉血运重建治疗　包括冠状动脉介入治疗和外科手术治疗。

4．缓解期治疗（二级预防）　同稳定型心绞痛。

【护理】

1．主要护理诊断

（1）急性疼痛：胸痛　与心肌缺血缺氧有关。

（2）潜在并发症：急性心肌梗死、猝死。

（3）活动无耐力：与冠脉供氧减少造成氧气供求平衡失调有关。

（4）焦虑　与心绞痛反复频繁发作有关。

2．护理措施

（1）卧床休息：胸痛发作时应卧床休息，胸痛缓解后可以下床坐在床旁椅上或在床旁洗漱、使用便器等。

（2）监测：患者应进行连续心电监护，及时发现心律失常和急性心肌缺血。为了能够有效地发现 ST 段的改变，有条件的 CCU 应对患者进行标准 12 导联或 EASI 导联衍生 12 导联 ST 段监测，无条件的 CCU 应根据病变血管选择 2 个相应的监护导联进行监测，同时还应监测动脉血氧饱和度和血压的变化，做好记录。

（3）吸氧：有发绀、呼吸困难、动脉血氧饱和度＜ 90% 或患者有其他高危表现时，应遵医嘱给予吸氧。

（4）用药护理：遵医嘱及时给药，密切观察药物的治疗作用和副作用，如胸痛的缓解情况，心律、心率、ST 段、血压和血氧饱和度的改变等。

（5）行冠状动脉造影和经皮冠状动脉介入治疗的护理见本章第十二节。

（6）恢复期护理：患者教育、恢复活动、减少危险因素的各项措施同稳定型心绞痛。

（二）急性 ST 段抬高型心肌梗死

STEMI 是指急性心肌缺血性坏死。在冠状动脉病变的基础上，由于不稳定斑块破裂、糜烂导致血栓形成，冠状动脉血供急剧减少或中断，使相应的心肌严重而持久地急性缺血导致心肌坏死。导致斑块破裂出血和血栓形成的诱因包括：

1．晨起 6 ～ 12 时交感神经活动增强，机体应激反应增强，心肌收缩力增强，心率加快，血压增高，冠状动脉张力增高。

2．在饱餐特别是进食大量脂肪后，血脂升高，血液黏稠度增高。

3．体力活动、情绪过度激动、血压剧升或用力排便时，致左心室负荷加重。

4．休克、脱水、出血、外科手术或严重心律失常，致心排血量急剧下降，冠状动脉灌注量锐减。

【临床表现】

临床表现与梗死面积的大小、部位及侧支循环情况有密切关系。

1．先兆　50% ～ 81.2% 的患者在发病前数日有乏力，胸部不适，活动时心悸、气急、烦躁、心绞痛等前驱症状，多数患者在发病前 2 个月内（尤其是 1 周内）有 UA/NSTEMI 发生，心电图示 ST 段一过性明显抬高或压低，T 波倒置或增高。

2．症状

（1）疼痛：为最早出现也是最突出的症状。疼痛的性质和部位与心绞痛相似，但程度更剧烈，伴有大汗、烦躁不安、恐惧及濒死感，持续时间在 30min 以上，休息和服用硝酸甘油不能缓解。部分患者疼痛可向上腹部放射而被误诊为急腹症或因疼痛向下颌、颈部、背部放射而误诊为其他疾病。少数患者无疼痛，一开始即表现为休克或急性心力衰竭。

（2）全身症状：一般在疼痛发生后 24 ～ 48h 出现，表现为发热、心动过速、白细胞增高和红细胞沉降率增快等，由坏死心肌吸收所致。

（3）胃肠道症状：疼痛剧烈时常伴恶心、呕吐、上腹胀痛，与迷走神经受坏死心肌刺激和心排血量降低致组织灌注不足等有关。

（4）心律失常：大部分患者会发生心律失常，多发生在起病 1 ～ 2 天，24h 内最多见。心律失常以室性心律失常最多，尤其是室性期前收缩。如出现频发（每分钟 5 次以上）、多源、成对出现、短阵室速或呈 R on T 现象的室性期前收缩，常为心室颤动的先兆。室颤是急性心肌梗死早期，特别是入院前的主要死因。前壁心肌梗死者易发生室性心律失常，下壁心肌梗死者易发生房室传导阻滞及窦性心动过缓。

（5）心力衰竭：主要为急性左心衰竭，为心肌梗死后心肌收缩力显著减弱或不协调所致。右心室心肌梗死者可一开始就出现右心衰竭的表现，伴血压下降。AMI 时的心功能状态采用 Killip 分级进行评估。

Ⅰ级　无明显心力衰竭。

Ⅱ级　有左心衰竭，肺部啰音＜ 50% 肺野。

Ⅲ级　有急性肺水肿，全肺大、小干湿啰音。

Ⅳ级　有心源性休克等不同程度或阶段的血流动力学变化。

（6）低血压和休克：疼痛发作期间可出现血压下降，当大面积梗死导致心肌广泛坏死时，心排血量急剧下降，可出现心源性休克。

3．体征　心脏浊音界可正常或轻至中度增大；心率多增快，也可减慢；可有心律不齐；心尖部第一心音减弱，可闻及第三或第四心音奔马律；部分患者在心前区可闻及收缩期杂音或喀喇音，为二尖瓣乳头肌功能失调或断裂所致；除急性心肌梗死早期血压可增高外，几乎所有患者都有血压下降。可有心力衰竭、休克等体征。

4．并发症

（1）乳头肌功能失调或断裂：二尖瓣乳头肌因缺血、坏死等使收缩功能发生障碍，造成二尖瓣脱垂及关闭不全。轻者可以恢复，重者可严重损害左心功能致使发生急性肺水肿，在数日内死亡。

（2）心脏破裂：少见，常在起病 1 周内出现，多为心室游离壁破裂，造成心包积血引起急性心脏压塞而猝死。

（3）栓塞：见于起病后 1 ～ 2 周，如为左心室附壁血栓脱落所致，则引起脑、肾、脾或四肢等动脉栓塞。由下肢静脉血栓脱落所致，则产生肺动脉栓塞。

（4）心室壁瘤：主要见于左心室，较大的室壁瘤体检时可见左侧心界扩大，超声心动图可见心室局部有反常运动，心电图示 ST 段持续抬高。

（5）心肌梗死后综合征：于心肌梗死后数周至数月内出现，表现为心包炎、胸膜炎或肺炎。

【有关检查】

1．心电图　ST 段抬高型急性心肌梗死心电图呈特异性动态改变。

（1）在起病数小时内可无异常或出现异常高大两支不对称的 T 波，为超急性期改变。

（2）数小时后，ST 段明显抬高，弓背向上，与直立的 T 波连接，形成单相曲线，为急性期改变（图 3-19）。

（3）数小时至 2 天内出现病理性 Q 波。

（4）抬高的 ST 段可在数日至 2 周内逐渐回到基线水平，T 波逐渐平坦或倒置，为亚急性期改变。

（5）数周至数月后，T 波呈 V 形倒置，两支对称，为慢性期改变。

临床上，可以根据出现上述变化的导联对梗死的部位做出诊断（表 3-4）。

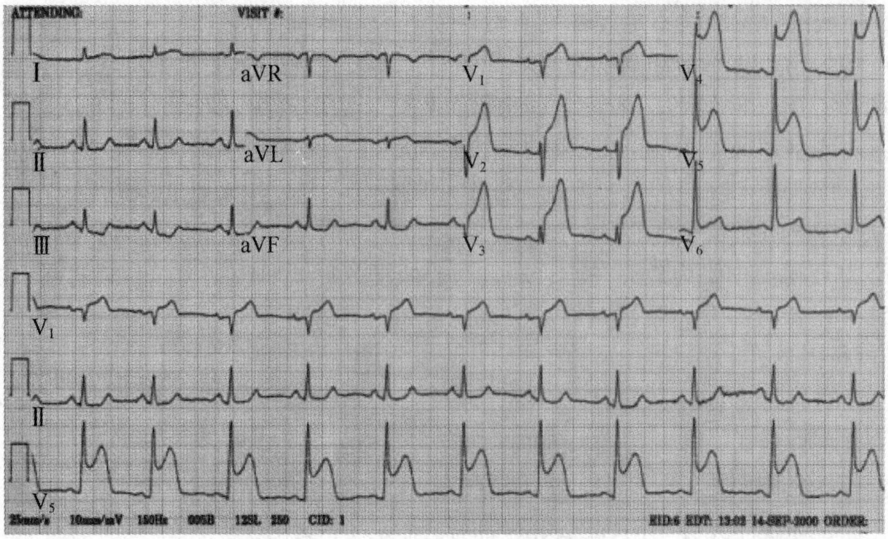

图 3-19　急性广泛前壁心肌梗死心电图

表 3-4　ST段抬高的导联与梗死部位的关系

ST 段抬高的导联	心肌梗死的部位	ST 段抬高的导联	心肌梗死的部位
V_1、V_2、V_3	前间壁	Ⅱ、Ⅲ、aVF	下壁
V_3 ~ V_5	局限前壁	Ⅰ、aVL	高侧壁
V_1 ~ V_5	广泛前壁	V_7 ~ V_8	正后壁
V_5 ~ V_6	侧壁	V_{3R}、V_{4R}	右室

2．**心脏标记物**　心肌梗死早期可有心肌肌钙蛋白 I（cTnI）或 T（cTnT）、肌红蛋白的升高，4 ~ 6h 后 CK、CK-MB 开始升高（表 3-5）。

表 3-5　血液中心肌坏死标记物的出现及恢复时间

心肌坏死标记物	开始升高时间	高峰时间	恢复正常时间
cTnI	3 ~ 6 h	12 ~ 24h	7 ~ 10 天
cTnT	3 ~ 6 h	24 ~ 48h	10 ~ 14 天
肌红蛋白	2 h	12h	24 ~ 48h
CK	6 h 以内	24 h	48 ~ 72 h
CK-MB	4 ~ 6h 以内	12 ~ 20 h	36 ~ 48 h

3．**其他检查**　如 ECG 表现为左束支阻滞的图形，可做超声心动图检查，了解心室壁的运动，或进行放射性核素检查。怀疑有左心功能障碍的患者可行床边胸部 X 线检查。

【诊断要点】

急性 ST 段抬高型心肌梗死的诊断标准为：①缺血性胸痛的临床病史，持续时间在 30min 以上；②心电图上相邻 2 个或以上导联 ST 段抬高 > 0.1mV，并呈动态演变；③血清心肌坏死标记物浓度升高。对老年患者，如胸痛症状不明显，但后 2 条标准均为阳性者，应考虑本病的可能，并按急性心肌梗死处理。AMI 与稳定型心绞痛的鉴别诊断要点见表 3-6。

表 3-6　稳定型心绞痛与AMI的鉴别诊断要点

鉴别诊断项目	心绞痛	AMI
疼痛特征		
1．部位	胸骨后，心前区	同心绞痛
2．性质	压榨性或窒息性	同心绞痛，但程度更剧烈
3．诱因	劳力、情绪激动、饱餐、寒冷	不常有
4．时限	短，1 ~ 5min，不超过 15min	长，> 30min，常达数小时
5．休息和硝酸甘油效果	有效	常无效
血压	升高或无明显改变	可降低，甚至休克
心包摩擦音	无	可有
心脏标记物	正常	升高
心电图变化	无变化或暂时性 ST-T 变化	特征性 ST-T 动态改变

【治疗要点】

对 ST 段抬高的急性心肌梗死，强调及早发现、早入院治疗，加强入院前的就地处理，并尽量缩短患者就诊、各种检查、处置、转运等延误的时间。治疗原则是尽早使心肌得到再灌注，以挽救濒死的心肌，防止梗死面积扩大或缩小心肌缺血范围，保护和维持心脏功能，及时处理严重心律失常、泵衰竭和各种并发症，防止猝死。

1．一般治疗　包括立即卧床休息、给氧和进行心电、血压、呼吸及心肌缺血状况的监测，详见护理部分。

2．常规药物治疗　对所有 ACS 患者入院后都应给予硝酸甘油、吗啡、阿司匹林和 β 受体阻断剂，具体给药方法参照 UA/NSTEMI 的治疗部分。

3．再灌注心肌　应在起病 3 ~ 6h（最多 12h）内使闭塞的冠状动脉再通，心肌得到再灌注，濒临坏死的心肌可能得以存活或使坏死范围缩小，改善预后。

（1）直接冠状动脉介入治疗：有条件的医院对具备适应证的患者应尽快实施直接经皮冠状动脉介入治疗（percutaneous coronary intervention，PCI），争取就诊 - 气囊充气时间在 90min 以内，可获得较好的治疗效果（详见本章第十二节）。

（2）溶栓疗法：所有在症状发作后 12h 内就诊的有 ST 段抬高的心肌梗死患者，若无禁忌证均可考虑溶栓治疗。由于溶栓治疗的效果具有时间依赖性，以症状发生后 1 ~ 2h 以内进行溶栓治疗效果最好，因此患者入院后应简化一切程序，争取将就诊 - 给药时间控制在 30min 以内。有的患者发病虽已超过 12h，但若仍有进行性胸痛和心电图 ST 段抬高者，也可考虑溶栓治疗。有脑卒中病史，近期出血、创伤、手术史，严重而未控制的高血压（> 180/110mmHg）等患者禁用溶栓制剂。

溶栓药物为纤溶酶激活剂，可以溶解冠状动脉内的血栓，达到使闭塞的冠状动脉再通，心肌得到再灌注的目的。常用的溶栓药物有：①尿激酶，150 万 ~ 200 万 U，30min 内静脉滴注；链激酶，150 万 U 静脉滴注，60min 内滴完。②组织型纤溶酶原激活剂（t-PA），主要溶解已形成的纤维蛋白血栓。③重组组织型纤溶酶原激活剂（rt-PA），具有半衰期长、血浆清除慢的特点，一般以 100mg 在 90min 内静脉给予，先静脉注射 15mg，继而 30min 内静脉滴注 50mg，其后 60min 内再滴注 35mg。

（3）紧急冠状动脉旁路移植术：介入治疗失败或溶栓治疗无效但有手术指征的患者，宜争取在 6 ~ 8h 内施行冠状动脉旁路移植术。

4．**抗凝治疗** 溶栓治疗后采用抗凝治疗可以防止梗死面积扩大和再梗死的发生，从而降低死亡率。常用药物为肝素或低分子肝素，口服抗凝药物有阿司匹林或氯吡格雷。行直接 PCI 的患者术前需给予血小板 GP Ⅱb / Ⅲa 受体抑制剂。

5．**消除心律失常** 心律失常必须及时消除，以免演变为严重心律失常甚至猝死。出现频发室性期前收缩或 R on T 现象或短阵 VT，立即用利多卡因 50 ～ 100mg 静脉注射，必要时可重复使用，继以 1 ～ 3mg/min 的速度静脉滴注维持，如室性心律失常反复发作者可用胺碘酮。持续 VT 或发生 VF 时应立即按心搏骤停处理（见本章第五节），缓慢型心律失常可用阿托品 0.5 ～ 1mg 肌内或静脉注射，必要时采用临时心脏起搏器。

6．**控制休克** 主要为心源性休克，也有血容量不足、周围血管舒缩障碍等因素存在，因此，应在血流动力学监测下，采用升压药、血管扩张剂、补充血容量和纠正酸中毒等抗休克处理。如上述处理无效时，应选用在主动脉内气囊反搏术的支持下，即刻行直接 PCI，使冠状动脉及时再通，也可做急诊冠脉旁路移植术。

7．**治疗心力衰竭** 主要是治疗急性左心衰竭，以应用吗啡和利尿剂为主，也可选用血管扩张剂减轻左心室的前、后负荷。心肌梗死发生后 24h 内不宜用洋地黄制剂。右心室梗死造成急性右心衰竭的患者以扩容为主，一般不用利尿剂和硝酸酯类制剂，防止引起严重的低血压和休克。

8．**其他治疗** ACEIs 中的卡托普利有助于改善恢复期心肌的重构，降低心力衰竭的发生率，从而降低死亡率。

9．**出院后二级预防药物治疗** 见稳定型心绞痛部分。

【护理】

1．**护理评估** 患者就诊时进行评估的主要目的是明确患者是否为 STEMI，确保在 30min 内给予溶栓治疗或 90min 内给予 PCI 治疗，详见本章第一节。

2．**主要护理诊断**

（1）急性疼痛：胸痛 与心肌供血供氧突然中断有关。

（2）活动无耐力 与心肌坏死、心脏功能下降导致组织供血供氧不足有关。

（3）潜在并发症：心律失常、猝死、心力衰竭。

3．**护理计划及评价**

急性疼痛：胸痛 与心肌供血供氧突然中断有关

（1）护理目标

1）患者知晓并能够主动避免引起疼痛加剧的诱因。

2）患者及时获得抗缺血和再灌注治疗，疼痛程度减轻或消失。

（2）护理措施：STEMI 患者急性胸痛的护理分两个阶段，在明确诊断前的护理常在急诊室进行，具体措施见本章第一节胸痛的护理。明确诊断为 STEMI 后的护理常在 CCU 进行，护理措施包括：

1）休息：急性期 12h 内应卧床休息，保持环境安静，并告知患者和家属休息可以降低心肌耗氧量，减少心肌损害，有利于缓解疼痛，以取得合作。由于卧床时间超过 6h 后就会出现去适应效应，易发生直立性低血压或原发性晕厥，因此，对血流动力学稳定且无并发症的患者一般卧床时间不超过 12 ～ 24h，卧床期间应鼓励患者在床上进行肢体活动，24h 后可进行低运动量的活动，如起床坐在床边椅上，第 3 天可在病房内慢走，以预防生理性去适应。梗死后第 4 ～ 5 天逐步增加活动量，直至每天行走 3 次，每次 100 ～ 150m。卧床期间及时协助患者进行洗漱、进食、二便及个人卫生等生活护理，将常用物品及呼叫器放置于患者伸手可及的位置，护士听到铃响立即给予答复。由于排尿排便时需要做 Valsalva 动作（紧闭声门用力呼气），尤其采用卧位排便时，使患者易于发生室性心律失常，因此无禁忌的稳定患者应在床边排便。对于血流动力学不稳定或有持续缺血的患者，12 ~ 24 h 后可允许床边排便。并每天给予通便制剂。

2）给氧：所有患者入院后都要给予吸氧，2 ~ 4L/min，以增加心肌氧的供应，6h 后，如患者的 $SaO_2 < 90\%$，需继续吸氧。

3）监测：持续监测心率、心律、ST 段、血压、血流动力学、血氧饱和度及急性心肌缺血症状，有条件时最好进行标准 12 导联或 EASI 导联衍生 12 导联监测 ST 段的变化，无条件的医院应根据梗死部位或 PCI 治疗血管选择监护导联进行监测，并同时监测 2 个导联，及时发现和报告胸部疼痛不适、心律失常、ST 段变化、血流动力学异常和低氧血症。

4）饮食护理：患者需禁食至胸痛消失，然后给予流质、半流质饮食，逐步过渡到普通饮食。给予低脂、低胆固醇饮食，伴有糖尿病的患者要保持食物搭配的平衡，伴有高血压、心力衰竭的患者需限制钠盐的摄入。

5）药物治疗方案的实施及护理：入院后应迅速建立 2 条静脉通路，按医嘱及时给予各种药物（见治疗部分）。对应用吗啡止痛的患者应注意观察有无呼吸抑制和低血压的发生，对应用硝酸甘油的患者需严密监测血压和心率的变化，对静脉给药者需告知患者及家属不可随意调节输液速度。对溶栓治疗的患者应按下列措施进行护理：

A．给药前准备：询问患者是否有脑血管病史、活动性出血和出血倾向、近期大手术或外伤史等溶栓禁忌证，测量血压以了解是否有严重且尚未控制的高血压，并获得血常规、血小板、出凝血时间和血型的检查结果。

B．及时给药：确保自患者进入医院至溶栓药物注入患者体内的时间（进门 - 推药时间）不超过 30min。

C．观察药物的副作用：溶栓治疗最主要的副作用是出血，因此需严密观察各种出血征象，包括皮肤黏膜出血、血尿、便血、咯血、颅内出血等，一旦出血，应紧急处置。对应用链激酶的患者还应注意观察有无寒战、发热、皮疹等过敏反应表现。

D．观察溶栓治疗的效果：溶栓治疗有效的临床指标包括：①胸痛 2h 内基本消失；②心电图 ST 段于 2h 内回降 > 50%；③ 2h 内出现再灌注性心律失常；④血清 CK-MB 酶峰值提前出现（14h 以内）。

6）直接 PCI 患者的护理：应抓紧时间做好各项术前准备，确保在入院后 90min 内进行第一次球囊充气，具体措施见本章第十二节。

7）心理护理：评估患者的心理状态，根据疾病的不同时期和不同的心理状态给予有针对性的心理支持。一般急性期的患者以焦虑和恐惧为主，护理措施见本章第一节胸痛患者焦虑的护理。恢复期患者以抑郁为主，护理措施见本节心肌梗死患者的健康教育部分。

8）健康教育：除参见心绞痛患者的健康教育内容外，还应注意以下方面。

A．调节血脂：采用低饱和脂肪和低胆固醇饮食，要求饱和脂肪占总热量的 7% 以下，胆固醇每天少于 200mg，低密度脂蛋白应控制在 100mg/dl 以下。

B．控制血压：STEMI 后患者的血压应控制在 140/90mmHg 以下（维持在 130 ~ 139/80 ~ 85 mmHg），包括合并糖尿病或慢性肾疾病的患者。

C．控制血糖：合并糖尿病的患者应通过饮食控制、运动和降血糖治疗，使糖化血红蛋白控制在 7.0% 以下。

D．体力活动的恢复：出院后鼓励患者每天活动，可根据个人爱好采用散步、慢跑、骑车、打太极拳或其他有氧活动，避免剧烈活动、竞赛性活动、举重或活动时间过长。如有条件可以参加心脏康复项目，以增加活动的依从性。心肌梗死后 6 ~ 8 周可恢复适度的性生活，如性生活后出现心率、呼吸增快持续 20 ~ 30min，感到胸痛、心悸持续 15min 或疲惫等情况，应节制性生活。经 2 ~ 4 个月的体力活动锻炼后，酌情恢复部分或轻度工作，以后部分患者可恢复全天工作，但需避免从事重体力劳动、驾驶、高空作业及其他精神紧张或工作量过大的工种。

E. 心理支持：心肌梗死患者出院后常常会出现抑郁的情绪反应，发生率为 15% ~ 20%，可鼓励患者采用认知 - 行为治疗并积极参与社会活动以减轻抑郁。告诉家属对患者要积极配合和支持，并创造一个良好的身心休养环境，当患者出现紧张、焦虑或烦躁等不良情绪时，应予以理解并设法进行疏导，必要时要争取患者工作单位领导和同事的支持。对社会活动较少的患者采用电话随访和参加心脏康复计划可以有效减轻抑郁。

【预后】

STEMI 的预后取决于梗死部位、梗死面积和再灌注治疗开始的时间，若再灌注治疗在症状发生的 1h 内进行，大部分梗死部位的心肌可以存活，死亡率极低。STEMI 患者的死亡率随着再灌注治疗开始时间的延长而增高，发生严重心律失常、心力衰竭或心源性休克者，病死率尤高。

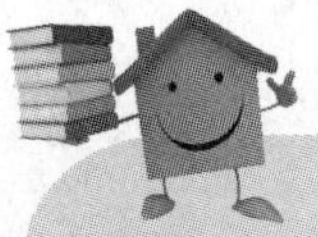

小 结

1. 冠心病是缺血性心脏病的最常见原因，是西方发达国家的第一位死因，我国的冠心病致死率也仅次于肿瘤、脑血管意外居第三位。

2. 冠心病的危险因素包括不可改变和可改变两大类，年龄、性别和冠心病家属史为不可改变的危险因素。血脂异常、高血压、吸烟、糖尿病和糖耐量异常以及心理因素是冠心病最主要的可改变危险因素，是冠心病一级预防和二级预防重点干预对象。

3. 临床上根据冠心病发生机制和治疗手段的不同分为慢性冠心病和急性冠状动脉综合征（ACS），慢性冠心病包括稳定型心绞痛、新发心绞痛、稳定型胸痛综合征。ACS 包括不稳定型心绞痛（UA）、非 ST 段抬高型心肌梗死（NSTEMI）及 ST 段抬高型心肌梗死（STEMI，AMI），也包括冠心病猝死。

4. 稳定型心绞痛是在冠状动脉狭窄的基础上，由于心肌负荷的增加而引起心肌急剧的、暂时的缺血与缺氧的临床综合征，又称为劳力性心绞痛。其典型特点为阵发性的胸骨后或心前区压榨性疼痛，可放射至下颌及左上肢尺侧，常发生于劳力负荷增加时，持续数分钟，休息或用硝酸酯类制剂后消失。

5. 稳定型心绞痛的治疗包括发作时的治疗和缓解期的治疗。发作时的治疗目标是立即缓解疼痛；稳定期的治疗目的包括缓解症状和预防 AMI 及死亡，也包括药物治疗、血管重建治疗和控制或减少危险因素。护理人员可以在提升药物治疗依从性和减少危险因素方面发挥重要作用。

6. 急性冠脉综合征是由于不稳定粥样斑块破裂或糜烂，导致血小板的聚集、血栓形成和血管痉挛收缩所致急性心肌缺血引起的一组临床症状。

7. 不稳定型心绞痛在临床上有 3 种表现形式：静息性心绞痛、新发严重心绞痛和恶化性心绞痛。NSTEMI 与 UA 的主要区别在于 NSTEMI 有心脏标记物的升高。

8. 诊断为 UA/NSTEMI 的患者由于其发展为 AMI 和死亡的危险性较大，因此通常需要住院监测心律和缺血症状并进行适当的处理，其治疗目的包括即刻抗缺血治疗、抗血栓治疗和根据危险分层进行有创治疗。

9. STEMI 通常又称 AMI，是由于不稳定斑块破裂、糜烂导致血栓形成，冠状动脉血供急剧减少或中断，使相应心肌严重而持久地急性缺血导致心肌坏死。

10. AMI 的诊断标准为：①缺血性胸痛的临床病史，持续时间在 30min 以上；②心电图上相邻 2 个或以上导联 ST 段抬高 > 0.1mV，并呈动态演变；③血清心肌坏死标记物浓度升高。满足其中两条即可诊断。

11. AMI是临床急诊，一旦发生，需要在患者到达急诊室30min内给予溶栓治疗或90min内给予冠状动脉介入治疗。

12. 对AMI患者的护理主要包括：确保在规定时间内给予再灌注治疗、密切监测患者的病情变化、给予心理支持、做好出院患者的二级预防指导。

（吴　瑛）

第七节　原发性高血压

学习目标

通过本节内容的学习，学生应能够：

◎ 识记

说出高血压的诊断标准及分类。

◎ 理解

1. 归纳原发性高血压的病因及危险分层、临床表现、治疗要点（降压药物的分类及作用机制）。
2. 归纳原发性高血压急症的临床表现及治疗要点。

◎ 运用

按护理程序护理原发性高血压患者并进行健康教育。

案例 3-4

患者，女性，65岁，15年前查体发现血压增高，最高达190/95mmHg，间断服用降压药。近5年来经常感头晕、头痛，睡眠差，测血压150～180/85～95mmHg，半年来出现下肢水肿。3天来突感左侧肢体乏力，行走不稳来院。患者既往有高血脂，父母均有原发性高血压。查体：P 68次/分，BP 180/80mmHg，神清合作，颜面部检查（－），双肺（－），心脏向左扩大，心律整，心音增强，$A_2 > P_2$，腹软，未闻及血管杂音，双足背轻度可凹性水肿，左上肢及左下肢肌力下降。尿常规：尿蛋白（＋）、尿糖（－）。心电图示左心室肥厚。

问题与思考：

1. 该患者高血压分级及危险分层是什么？
2. 该患者高血压导致了哪些靶器官损害？

案例3-4分析

高血压（hypertension）是一种常见的以体循环动脉压增高同时伴有不同程度的心排血量和血容量增加为主要表现的临床综合征。长期血压增高可引起严重心、脑、肾等靶器官的损害，并最终导致功能衰竭。目前在世界范围内，高血压仍是一种高患病率、高致残率、高死亡率及低知晓率、低服药率、低控制率的疾病，是导致人类残疾及死亡的重要疾病。

高血压可分为原发性及继发性两类。原发性高血压占总高血压患者的95%以上，通常简称为高血压。继发性高血压是某些疾病的临床表现之一，此类患者仅占高血压总数的5%左右。

【病因和发病机制】

原发性高血压的病因及发病机制未完全阐明。其病因为多因素，尤其是遗传和环境因素交互作用的结果。研究显示高血压与遗传、腹型肥胖、摄盐过多、精神应激、吸烟、药物等因素有关。因此，高血压是多因素、多环节、多阶段和个体差异性较大的疾病。目前认为其发病机制是在各种因素的影响下通过以下环节致使血压的调节功能失调而产生：

1．神经机制 各种原因使大脑皮质下神经中枢功能发生变化，各种神经递质浓度与活性异常，最终使交感神经系统活性亢进，血浆儿茶酚胺浓度升高，阻力小动脉收缩增强而导致血压升高。

2．肾机制 该机制提出血压升高是机体维持体内水、钠平衡的一种代偿调节方式。高盐饮食合并遗传性或获得性肾排钠能力的下降是许多高血压患者的基本病理生理异常。

3．肾素－血管紧张素－醛固酮系统（RAAS）激活 血管紧张素Ⅱ（ATⅡ）是RAAS的主要效应物质，作用于血管紧张素Ⅱ受体（AT_1），使小动脉平滑肌收缩，刺激肾上腺分泌醛固酮，这些作用均可使血压升高。近年来发现很多组织也有RAAS的各种组成成分。组织RAAS对心脏、血管的功能和结构所起的作用，可能在高血压的发生和维持中有更大影响。

4．血管机制 大动脉和小动脉结构和功能的变化在高血压发病中发挥着重要作用。年龄增长以及各种心血管危险因素，导致血管内皮功能发生异常，使氧自由基产生增加，NO灭活增强，发生血管炎症及氧化应激反应，从而影响动脉弹性和结构，导致收缩压升高，舒张压降低，脉压增大。目前认为血管内皮功能障碍是高血压最早期和最重要的血管损害。

5．胰岛素抵抗 近年来认为胰岛素抵抗（insulin resistance，IR）是2型糖尿病和高血压共同的病理生理基础。IR的发生是由于机体组织中胰岛素处理葡萄糖的能力减退，必须以高于正常的胰岛素释放水平来维持正常的糖耐量。多数学者认为IR造成的继发性高胰岛素血症使肾对水钠的吸收增强，交感神经系统活性亢进，动脉弹性减退，从而使血压升高。

【临床表现】

（一）一般表现

原发性高血压起病缓慢，病程常达10～20年或以上。早期多无特殊症状，可于查体时测量血压，或精神紧张、情绪激动、劳累后发现血压增高，多在休息后恢复正常。随血压升高，常见头晕、头痛、耳鸣、失眠、乏力等症状，也可出现视物模糊、鼻出血等较重症状，典型的高血压头痛在血压下降后即可消失。

未经治疗的原发性高血压患者中，约1%表现为急进型高血压。其病情发展迅速，起病急骤，典型表现为血压显著升高，舒张压持续≥130mmHg，伴有头痛、视物模糊、眼底出血、渗出和视盘水肿，预后很差，肾损害最为显著。

（二）体征

高血压患者体征较少，体检可无特殊阳性发现，应重点检查周围血管搏动、血管杂音、心脏杂音等项目。病程较长者可出现心脏扩大，心脏听诊可有心尖部第四心音、主动脉瓣区收缩早期喷射性杂音等。

（三）并发症

长期、持久血压升高可导致心、脑、肾等靶器官受损。

1．脑部表现　以头痛、头晕为常见；血压急剧升高可发生脑血管痉挛，导致一过性脑缺血，出现头痛、失语、肢体瘫痪，历时数分钟至数天恢复。在长期的高血压血管病变基础上，可致脑出血、脑血栓形成、脑梗死等。

2．心脏表现　长期高血压可引起心脏形态和功能的改变，如心肌肥厚、心脏增大。早期在心功能代偿时期症状可不明显。后期心功能失代偿，则出现左心衰竭的临床表现。合并冠状动脉粥样硬化的患者可有不同程度的心绞痛或心肌梗死。查体可有心脏扩大，主动脉瓣第二心音亢进。心电图呈左心室肥厚。

3．肾表现　长期高血压导致肾小动脉硬化，肾功能减退，晚期可出现氮质血症及尿毒症。

（四）高血压急症和亚急症

1．高血压急症（hypertensive emergencies）　是指血压在短期内（数小时至数天内）急剧升高（> 180/120mmHg），并伴发进行性的心、脑、肾等靶器官功能不全的表现。包括高血压脑病、颅内出血、脑梗死、急性冠脉综合征、急性左心衰竭伴肺水肿、主动脉夹层等。患者可出现剧烈头痛、恶心、心悸、出汗、视物模糊等征象。

高血压脑病（hypertension encephalopathy）是指血压突然或短期内明显升高，同时伴有严重头痛、呕吐、神志改变，重者意识模糊、抽搐、昏迷等中枢神经功能障碍征象。其机制可能为脑血管自主调节舒缩功能减弱，血管由收缩转为扩张，过高的血压导致脑灌注过多，出现脑水肿所致。

2．高血压亚急症（hypertensive urgencies）　是指血压明显升高但不伴严重临床症状及进行性靶器官损害。患者可以有血压明显升高造成的症状，如头痛、胸闷、鼻出血和烦躁不安等。

血压升高的程度不是区别高血压急症与亚急症的标准，区别两者的唯一标准是有无新近发生的急性进行性靶器官损害。

【高血压的分类及危险分层】

我国原卫生部（现卫生计生委）和高血压联盟2010年发布了“中国高血压防治指南（第三版）”，血压水平的定义和分类见表3-7。高血压及血压水平是影响心血管事件发生和预后的独立危险因素，但是并非唯一决定因素。因此，高血压患者的诊断和治疗不能只根据血压水平，必须对患者进行心血管风险的评估并分层，以便确定启动降压治疗的时机，采用优化的降压治疗方案，确立合适的血压控制目标，并实施危险因素的综合管理。高血压的危险分层见表3-8。

表3-7　血压水平的定义和分类

类别	收缩压（mmHg）		舒张压（mmHg）
正常血压	< 120	和	< 80
正常高值	120 ~ 139	和（或）	80 ~ 89
高血压	≥ 140	和（或）	≥ 90
1级高血压（轻度）	140 ~ 159	和（或）	90 ~ 99
2级高血压（中度）	160 ~ 179	和（或）	100 ~ 109
3级高血压（重度）	≥ 180	和（或）	≥ 110
单纯收缩期高血压	≥ 140	和	< 90

注：当收缩压与舒张压分属不同的级别时，以较高的分级为准；
单纯收缩期高血压也可按收缩压水平分为1、2、3级

表 3-8　高血压危险分层

心血管危险因素和病史	高血压		
	1 级	2 级	3 级
Ⅰ. 无其他危险因素	低危	中危	高危
Ⅱ. 1 ~ 2 个危险因素	中危	中危	极高危
Ⅲ. ≥ 3 个危险因素或靶器官损害	高危	高危	极高危
Ⅳ. 临床并发症或合并糖尿病	极高危	极高危	极高危

注：心血管危险因素包括：高血压（1 ~ 3 级）；年龄 > 55（男性），> 65（女性）；吸烟；糖耐量受损和（或）空腹血糖受损；血脂异常；早发心血管病家族史；腹型肥胖等

【诊断要点】

诊断主要依据诊室测量的血压值。在未用抗高血压药情况下，不同时间测量 3 次血压，收缩压≥ 140mmHg 和（或）舒张压≥ 90mmHg，即可诊断高血压。此外，应结合病史、临床表现等对患者做出危险分层。动态血压监测对诊断有较高的价值。

在做出原发性高血压的诊断时，应排除其他疾病所致的继发性高血压。常见的有肾疾病（如肾小球肾炎、多囊肾、肾结核等肾实质性病变）、血管性疾病（如肾动脉狭窄、主动脉缩窄等）、内分泌疾病（如嗜铬细胞瘤、原发性醛固酮增多症、皮质醇增多症等）等。

【治疗要点】

治疗目的：降低血压，防止和减少并发症所致的病死率和病残率。

治疗原则：在患者能耐受的情况下，逐步降压达标。一般需长期甚至终身治疗。

治疗目标：一般人群降压目标为< 140/90mmHg；65 岁及以上的老年人的收缩压应控制在 150mmHg 以下，如能耐受还可进一步降低；对有糖尿病、肾病或病情稳定的冠心病的高血压患者治疗更宜个体化，一般可以将血压降至 130/80mmHg 以下，脑卒中后的高血压患者一般血压目标为< 140/90mmHg。

1．非药物治疗　适合于各型高血压患者，尤其对轻者，单纯非药物治疗亦可使血压有一定程度的下降。

非药物治疗包括：①限制钠摄入，一般以每天摄入食盐 6g 左右为宜；②减轻体重，控制 BMI ≤ 24kg/m^2，方法主要为限制每日热量摄入，辅以适当的体育活动；③运动，适量的运动有利于恢复中枢神经功能失调；④戒烟限酒；⑤减轻精神压力，保持心理平衡。

2．降压药物治疗　目前常用的一线降压药物有五大类：利尿剂、β 受体阻滞剂、钙通道阻滞剂（CCB）、血管紧张素转换酶抑制剂（ACEI）、血管紧张素Ⅱ受体拮抗剂（ARB）。

（1）利尿剂：通过利尿排钠，降低容量负荷而降压。适用于轻、中度高血压，对更年期女性和老年人高血压有较强的降压效应。常用药物有：①排钾类利尿剂，如噻嗪类（如氢氯噻嗪，每次 25mg，每日 1 ~ 3 次）、袢利尿剂类（如呋塞米，每次 20mg，每日 1 ~ 2 次；托拉塞米，每次 5 ~ 10mg，每日 1 次）。使用排钾类利尿剂时应注意补钾。②兼有排钾及扩血管作用的利尿剂，如吲达帕胺，每次 2.5mg，每日 1 次。③留钾利尿剂，如氨苯蝶啶，每次 50mg，每日 1 ~ 2 次；螺内酯，每次 20 ~ 40mg，每日 1 ~ 2 次。

（2）β 受体阻滞剂：通过降低心率及交感活性使心排血量降低，从而起到降压作用。适用于轻中度高血压，尤其是静息时心率较快（> 80 次 / 分）者。也适用于伴有心绞痛或心肌梗死的患者。常用药物有阿替洛尔，每次 12.5 ~ 25mg，每日 1 ~ 2 次；美托洛尔，每次 25 ~ 50mg，每日 1 ~ 2 次；比索洛尔，每次 2.5 ~ 5mg，每日 1 次。其副作用有头晕、心动过缓、心收缩力减弱，另可使血三酰甘油（甘油三酯）增加，HDL 下降，并使胰岛素敏感性

下降等。伴有糖尿病及高血脂的患者慎用。

（3）钙通道阻滞剂：通过拮抗平滑肌上的钙离子通道从而扩血管（二氢吡啶类）及降低心排血量（非二氢吡啶类），起到降压作用。适用于各种程度的高血压，尤其是老年高血压患者。目前临床优选长效、缓释或控释二氢吡啶类制剂，如硝苯地平控释片，每次 30 ～ 60mg，每日 1 次；缓释硝苯地平，每次 10 ～ 20mg，每日 2 次；非洛地平，每次 5 ～ 10mg，每日 1 ～ 2 次；氨氯地平，每次 5 ～ 10mg，每日 1 次等。其作用时间长，对外周血管作用较明显，且副作用小，值得推广。

（4）血管紧张素转换酶抑制剂（ACEI）：通过抑制 ACE 使血管紧张素Ⅱ减少，增加缓激肽生成而降压。适用于轻中度或严重高血压，尤其适用于伴有心力衰竭、心室肥厚、糖尿病、肾损害有蛋白尿的患者。常用药物有卡托普利，每次 12.5 ～ 50mg，每日 3 次；依那普利，每次 2.5 ～ 5.0mg，每日 2 次；贝那普利每次 10 ～ 20mg，每日 1 次；福辛普利每次 10 ～ 20mg，每日 1 次；培哚普利每次 4 ～ 8mg，每日 1 次等。此类药物最常见的副作用是咳嗽，对严重肾功能不全、肾动脉狭窄、高钾血症患者禁用。

（5）血管紧张素Ⅱ受体拮抗剂（ARB）：通过抑制血管紧张素Ⅱ的 AT_1 受体发挥降压作用。其适应证与 ACEI 相同。常用药物有氯沙坦，每次 50 ～ 100mg，每日 1 次；缬沙坦，每次 80 ～ 160mg，每日 1 次；厄贝沙坦，每次 150 ～ 300mg，每日 1 次；替米沙坦，每次 40 ～ 80mg，每日 1 次。此类药物作用与 ACEI 类相似，但不产生咳嗽等副作用，适用于不能耐受 ACEI 类药物患者。

除上述五大类主要的降压药物外，在降压治疗中，α_1 受体阻滞剂如哌唑嗪，可选择性阻滞突触后 α_1 受体而扩张周围血管，降低血压。但因副作用较多，目前不主张单独使用，但可用于复方制剂或联合用药。

临床上单用一种降压药物不能有效降低血压时，可加用其他种类的降压药，即联合用药，其优点是不同降压药物可从不同途径起到降压作用，提高疗效，同时可减少每种药物的剂量，减轻药物不良反应。临床推荐的联合治疗方案是：ACEI/ARB 与钙通道阻滞剂合用、ACEI/ARB 与噻嗪类利尿剂合用、钙通道阻滞剂与 β 受体阻滞剂合用。

使用降压药物时，应使普通高血压患者的血压缓慢降低为宜，且不宜将血压降至过低，以避免减少对心、脑、肾等重要脏器的供血。

3．高血压急症的治疗　治疗原则：合理选择降压药物，及时控制性降低血压。

（1）卧床休息、抬高床头、吸氧。

（2）持续监测血压和尽快应用适合的降压药：在严密监测血压、尿量和生命体征的情况下，应视临床情况的不同使用短效静脉降压药物。常用药物有：①硝普钠：高血压急症首选药物，开始剂量 10μg/min 静脉滴注，以后可根据血压情况逐渐加量直至血压降至安全范围，临床常用最大剂量为 180 ～ 200μg/min [3μg/(kg·min)]；②尼卡地平：二氢吡啶类钙通道阻滞剂，可改善脑血流量，开始剂量为 0.5μg/min 静脉滴注，主要用于高血压急症合并急性脑血管病。此外还可应用硝酸甘油 10μg/min 静脉滴注，治疗高血压急症合并急性心力衰竭或急性冠脉综合征。上述治疗一旦达到初始靶目标血压，可以开始口服药物，静脉用药逐渐减量至停用。

T3-9

高血压急症患者控制性降压策略

（3）出现脑水肿时应给予脱水剂，如甘露醇、山梨醇，亦可用快速利尿剂，如呋塞米静注，以减轻脑水肿。

（4）患者有烦躁、抽搐，则给予镇静剂，如地西泮、巴比妥类等药物。

【护理】

（一）护理评估

1．病史　了解患者血压增高时主要出现哪些不适症状，如头痛、头晕、心悸、失眠、恶心、呕吐等，这些症状的出现是否存在诱发因素，如情绪激动、过度劳累、紧张等，症状持续多长时间，如何缓解，发病过程中是否出现过一过性失语、偏瘫、心前区疼痛、胸闷、视物模糊、晕厥等表现。

询问患者最初何时被确诊为高血压，早期血压控制在何种水平，是否服用降压药，了解药物种类和剂量，以及是否坚持服药。

因血压的增高受多种因素的影响，故还应了解患者的膳食热量，食盐、脂类的摄入量，是否有吸烟、饮酒史，体重控制情况和运动情况。

2．心理社会资料 高血压属慢性疾病，在血压增高、症状明显时，患者易产生烦躁、易怒、焦虑等心理反应，而当病情控制、症状缓解后，又容易忽略疾病，不遵循治疗方案，护士应注意高血压患者这方面的特点，加以评估。

3．身体评估 血压的测量对高血压患者是一项非常重要的体检内容，为使测得的血压能代表患者平时的血压水平，护士在测量血压时应注意：①患者在测血压前30min不要吸烟，避免喝刺激性饮料如浓茶、可乐、咖啡等；②患者应在安静状态下休息5min后再测血压；③应连续测2次血压取平均值。除血压外，也需评估患者靶器官的受损情况，包括心脏有无向左扩大，心率、心律情况，肺部呼吸音是否正常，双下肢有无水肿等。

4．辅助检查 了解患者血糖、血脂、血清电解质、肌酐、尿素氮以及心电图、超声心动图、X线的检查结果，这些资料有助于判断靶器官受损情况及发现引起该患者血压增高的因素。

（二）主要护理诊断

1．疼痛：头痛 与血压增高有关。

2．活动无耐力 与长期血压高致心功能减退有关。

3．有受伤的危险 与血压增高致头晕有关；与血压增高致视物模糊有关。

4．潜在并发症：高血压急症、脑血管意外、心力衰竭、肾衰竭。

5．不依从行为 与不了解长期坚持药物治疗的意义有关；与担心药物治疗产生的副作用有关。

（三）护理计划及评价

疼痛：头痛 与血压增高有关

1．护理目标 主诉头痛减轻，能复述引起血压增高的诱发因素。

2．护理措施

（1）评估患者头痛的程度、持续时间以及是否伴有头晕、耳鸣、恶心、呕吐等其他症状。

（2）监测血压并做好记录，测量血压时应固定使用同一血压计，嘱患者在测量时采用同一体位，测量同一侧上肢血压以保证得到准确的血压值。

（3）患者应卧床休息，保证充分的睡眠时间。病室保持安静，环境中的声、光刺激应减少，限制探视，护士的操作应集中进行以免过多打扰患者。

（4）遵医嘱给予降压药物，注意用药后的血压变化以判断药物效果，并注意观察药物不良反应，特别是有无低血压的发生。

（5）待患者头痛缓解后，与其一起讨论引起头痛的诱发因素，以便在以后的生活中加以避免。

3．护理评价 患者诉头痛程度减轻，能说出引起血压增高的诱因。

潜在并发症：脑血管意外

1．护理目标 护士密切观察患者病情变化，出现脑血管意外时能及时通知医生并配合处理。

2．护理措施

（1）监测并发症的发生：定期监测血压，严密观察病情变化，发现血压急剧升高、剧烈头痛、呕吐、大汗、视物模糊、面色及神志改变、肢体活动障碍等症状，立即通知医师。

（2）脑血管意外的处理：①休息：取半坐卧位，避免活动，安定情绪，遵医嘱给予镇静剂；②给氧：保持呼吸道通畅，吸氧；③监护：立即给予心电、血压、呼吸监护；④药物护理：开放静脉通路，新鲜配制并避光输注硝普钠，控制滴速，最好使用输液泵输注。给药期间密切监测血压，根据血压情况遵医嘱正确调节滴速。硝普钠在体内红细胞中代谢产生氰化物，长期（> 72h）给药速度超过 5μg/(kg · min) 时可能导致氰化物和（或）硫氰酸盐中毒，尤其是肾功能损害者更易发生，应注意观察用药后变化。给药速度若达 10μg/(kg · min)，仍不能在 10min 内明显降低血压，则应降低给药速度，以避免潜在毒性。

3．护理评价 患者发生脑血管意外时得到及时的处理，且病情稳定。

Knowledge Deficit：Self-Management of High Blood Pressure.

1．Goal：The patient will describe the self-management activities to be followed.

2．Nursing Interventions：

（1）Instruct patient and significant others that although the causes of primary hypertension are not clearly determined，it has been demonstrated that the development of primary hypertension is related to both genetic predisposition as well as environmental factors，for example，excess sodium intake and stress. Educate patient that irreversible damage to major body organs，such as heart，kidney and brain，is the most serious complication related to hypertension. Treatment adherence thus is important.

（2）Encourage patient to have adequate sleeping，and balance work and rest based on his or her condition.

（3）Recommend patient to take low-fat，low-salt diet，and limit daily salt intake under 6g. Overweight patient needs to reduce the intake of calories.

（4）Encourage patient to quit smoking and reduce alcohol intake.

（5）Caution patient to avoid weight lifting，push-up，and other forms of exercise that involve bursts of activity or incorporate the Valsalva maneuver. Aerobic exercises，such as Tai Chi or jogging，are usually recommended. Encourage patient to exercise for at least 30 minutes，3 to 5 times per week. Instruct patient if palpitation，shortness of breath，dizziness or other discomforts are present during exercise，the patient needs to stop the exercise immediately，have a rest，and adjust the level of exercise.

（6）Explain the role of emotional tension and stress in elevating blood pressure. Educate patient the importance of emotional calmness for blood pressure control. Offer patient strategies of relaxation and stress management.

（7）Inform patient of the benefits of blood pressure control to the prevention of damage of major body organs，and thus encourage patient to adhere to prescribed regimen.

（8）Teach patient and significant others to take blood pressure and record the readings. These records can be kept and brought to the physician's office on each visit，which will help the physician to make adjustments of treatment regimen.

（9）Include significant others in explanations and teaching，encourage them to provide physical and emotional support to patient.

3．Evaluation：The patient understands and implements self-management activities.

【健康教育】

1．休息与运动 根据病情选择骑自行车、健身操、快步行走等有氧运动，避免参加举重、俯卧撑等力量型活动以及比赛、竞争性质的活动，运动锻炼应做到持之以恒。注意劳逸结合，保证充分睡眠。

2．**饮食与嗜好** 每天摄盐量应低于6g，肥胖者还需限制热量和脂类的摄入。吸烟者应戒烟，限制饮酒。

3．**情绪管理** 应保持情绪轻松、稳定。

4．**用药指导** 指导患者为预防靶器官的损害应坚持服药，即使血压降至正常也不能擅自停药。服药的剂量应遵医嘱，不可随意增加，以防因血压降得过低而致重要脏器供血不足。

5．**自我监测** 教会患者或家属测量血压，在家中定期测量血压。此外，还需门诊随访检查靶器官受损情况。

小 结

1. 高血压是一种常见的以体循环动脉压增高同时伴有不同程度的心排血量和血容量增加为主要表现的临床综合征。

2. 遗传和环境两个因素的相互作用与高血压的发病密切相关。

3. 在未用抗高血压药情况下，收缩压≥140mmHg和（或）舒张压≥90mmHg，即可诊断高血压。定期检查血压是早期诊断高血压的主要方法，但需在不同时间测量3次血压方能确定。应掌握高血压水平的分级标准及危险分层。

4. 原发性高血压起病缓慢，持久血压升高可导致心、脑、肾等靶器官受损。

5. 高血压急症是指血压在短期内急剧升高，并伴发进行性的心、脑、肾等靶器官功能不全的表现。高血压脑病的机制可能是过高的血压导致脑灌注过多，出现脑水肿所致，表现为血压突然或短期内明显升高，同时伴有中枢神经功能障碍征象。

6. 高血压需长期甚至终身治疗。治疗目的在于降低血压，防止和减少并发症。降压目标是一般人群＜140/90mmHg，对有糖尿病或肾病的高危患者，血压目标为＜130/80mmHg。ACEI/ARB可保护高血压患者的肾功能。

思考题

第三章第七节思考题参考答案

结合本节案例请思考：

1．患者高血压治疗药物的选择是什么？

2．患者护理要点及健康教育内容是什么？

（李湘萍）

第八节　病毒性心肌炎

学习目标

通过本节内容的学习，学生应能够：

◎ 识记

说出病毒性心肌炎的概念和病因。

◎ 理解

总结病毒性心肌炎的临床表现、有关检查和治疗要点。

◎ 运用

护理病毒性心肌炎患者并进行健康教育。

病毒性心肌炎（viral myocarditis）是指由病毒感染所致的局限性或弥漫性非特异性心肌炎症病变。

【病因及发病机制】

（一）病因

几乎所有人类病毒感染均可累及心脏，引起病毒性心肌炎。其中最常见的病毒是柯萨奇B组病毒，其次是腺病毒、埃可病毒、流感病毒、脊髓灰质炎病毒和HIV病毒，上述病原约占病毒性心肌炎的50%。此外还可见于肝炎病毒、EB病毒、麻疹病毒、腮腺炎病毒、狂犬病病毒、水痘病毒、单纯疱疹病毒等。

（二）发病机制

人类病毒性心肌炎确切的发病机制尚不十分清楚，可能与病毒感染和自身免疫反应有关。目前多数学者认为急性期病毒的直接损伤及随后发生的免疫损伤是病毒性心肌炎发病的主要机制。病变可涉及心肌与间质，也可累及心脏传导系统，成为心律失常的发病基础。

【临床表现】

（一）症状

半数以上患者在发病前1～3周有病毒感染的临床表现，如发热、头痛、咽痛、全身倦怠感等上呼吸道感染症状，或有恶心、呕吐、腹痛、腹泻等消化道症状。确诊患者多数以心律失常为主诉或首见症状。轻者可无明显症状，重症患者可出现心力衰竭、休克、晕厥、阿-斯综合征（Adams Stokes syndrome），甚至猝死。

（二）体征

体检可发现与发热程度不平行的心动过速、各种心律失常，以房性和室性期前收缩最常见，心界可正常或扩大，常可闻及第三心音，心尖区第一心音低钝，心音呈胎心样，可闻及收缩期或舒张期杂音，若波及心包，可闻及心包摩擦音，合并心力衰竭时可有心力衰竭体征。

【实验室及其他检查】

1．实验室检查

（1）血常规：白细胞轻度升高，红细胞沉降率加快。

（2）血清心肌损伤标志物：急性期CK、CK-MB、cTnT、cTnI、AST等增高。其中cTnT、cTnI的敏感性及特异性最强，并且检测时间窗也最宽（可达2周）。

（3）病毒血清学检测：仅对病因有提示作用，不能作为诊断依据。

2．心电图检查 可见各种类型的心律失常（以窦性心动过速、房性或室性期前收缩、房室传导阻滞常见）、非特异性的 ST-T 改变。重症患者可有类似急性心肌梗死样的心电图表现，系病变心肌坏死所致。也可出现窦性停搏、完全性房室传导阻滞、室性心动过速、心室颤动等。

3．胸部 X 线检查 正常或不同程度心影扩大，心包积液时可呈烧瓶样改变，心衰时有肺淤血、肺水肿征。

4．超声心动图 正常或可见心脏扩大，室壁运动减弱。若合并心包炎，可见心包积液。

5．放射性核素检查 ^{201}Tl 或 ^{99m}Tc-MIBI 心肌灌注显像检查可通过心肌血流灌注情况，提示心肌受损部位及程度。

6．心内膜心肌活检 可用于疾病的诊断，且有助于对病情预后的判断。因其有创，轻症患者不作为常规检查项目。

【诊断要点】

采用综合性诊断，依据发病前病毒感染史、临床表现及心电图、实验室检查等综合分析。若能做心肌活检，并从中分离出病毒，则可确诊。

【治疗要点】

病毒性心肌炎无特效治疗，治疗目的在于减轻心脏负荷、控制心律失常和防治心力衰竭。

1．休息 休息是治疗急性病毒性心肌炎最重要的措施，急性期应卧床休息，尤其是心脏扩大或心力衰竭者，至少应休息 3 个月，待心界恢复正常或不再缩小、体温正常方可活动。

2．改善心肌代谢，促进心肌恢复治疗

（1）静脉滴注维生素 C 5 ~ 10g + 5% 葡萄糖液 500 ~ 1000 ml，每日 1 次，2 周为 1 个疗程。

（2）极化液（ATP、辅酶 A、维生素 C）静脉滴注，加强心肌营养。

（3）辅酶 Q_{10} 每次 10mg，每日 3 次口服；曲美他嗪每次 20mg，每日 3 次口服。

3．抗病毒治疗 对于原发病毒感染，干扰素具有广谱抗病毒能力，可抑制病毒繁殖，用法为 100 万 ~ 300 万 U，每日一次肌内注射，2 周为 1 个疗程；黄芪注射液可能有抗病毒、调节免疫功能，可口服或静滴。

4．抗生素应用 治疗初期应常规应用青霉素 400 万 ~ 800 万 U/d 或克林霉素 1.2g/d 静脉滴注 1 周。

5．并发症治疗 并发心力衰竭、心律失常者按相应常规治疗。但在急性心肌炎时洋地黄制剂用量宜偏小，因此时易引起洋地黄中毒。

6．激素应用 病程早期不主张应用糖皮质激素，但在重症病例，如伴难治性心力衰竭或Ⅲ度房室传导阻滞者可少量、短期内试用。

病毒性心肌炎大多数预后良好，重症者死于心力衰竭、严重心律失常；少数转为慢性，或发展为扩张型心肌病。

【主要护理措施】

1．病情观察 监测患者脉搏、心律的变化情况，及时发现患者是否发生心力衰竭、严重心律失常等危重情况。

2．充分休息 对病毒性心肌炎患者来说，休息是减轻心脏负荷的最好方法。症状明显、血清心肌酶增高或出现严重心律失常的患者应卧床 3 个月以上，心脏增大者最好卧床半年至 1 年，待症状、体征、心脏大小、心电图恢复正常后，逐渐增加活动量。

3．饮食 给予高热量、高蛋白、高维生素、丰富矿物质饮食，增加营养，满足机体消耗并促进心肌细胞恢复。

4．心理支持　病毒性心肌炎患者中青壮年占一定比例，且在疾病急性期心悸等症状明显，影响患者的日常生活和工作，使患者产生焦急、烦躁等情绪。故应向患者讲明本病的演变过程及预后，使患者安心休养。

【健康教育】

1．活动指导　当患者静息时心动过速消失，心律失常得到控制及心脏体积缩小，并经适当时期休息后可逐渐增加活动量，体力活动以不引起症状为度。一般经休息 3 ~ 6 个月可逐渐恢复轻度工作。

2．避免加重心脏负荷因素　应避免妊娠、较剧烈活动、饮酒及其他对心脏有害的因素，并注意预防感冒等病毒感染。

3．预后　大部分急性心肌炎患者可完全恢复，少数患者病变可发展为心肌病，甚至猝死。

小　结

1. 病毒性心肌炎是嗜心肌性病毒感染所致，以非特异性间质性的心肌炎症为主要病变，可呈局限性或弥漫性改变。最常见的病毒是柯萨奇病毒。

2. 临床表现可有心前区不适及心肌标志物异常。

3. 治疗急性病毒性心肌炎最重要的措施是休息，待心界恢复正常或不再缩小、体温正常方可活动。

4. 患者的健康教育重点在于活动指导和教会其避免加重心脏负荷的因素。

（李湘萍）

第九节　心 肌 病

学习目标

通过本节内容的学习，学生应能够：

◎ 识记

说出心肌病的概念及临床分类。

◎ 理解

1．总结扩张型心肌病的临床表现和治疗要点。

2．总结肥厚型心肌病的临床表现和治疗要点。

◎ 运用

护理心肌病患者并进行健康教育。

心肌病（cardiomyopathy）是由不同病因引起的心肌病变导致心肌机械和（或）心电功能障碍的一组异质性心肌疾病，常表现为心室肥厚或扩张。病变可局限于心脏，亦可为系统性疾病的表现之一。其他心血管疾病引起的心肌病理改变不包括在心肌病范畴，如高血压心脏病、冠心病、先天性心脏病、心脏瓣膜病等所致心肌病变。

AHA 对心肌病的分类方法

随着对心肌病发病机制认识的不断深入，美国心脏学会（AHA）和欧洲心脏病学会（ESC）分别于 2006 年和 2007 年提出了原发性心肌病新的定义和分类。AHA 的定义克服了单纯从解剖形态学进行分类的局限性，将心肌病分为原发性和继发性两大类，并首次将离子通道病纳入原发性心肌病范畴。ESC 不按原发性和继发性分类，而按心室的形态和功能表型将心肌病分为肥厚型心肌病、扩张型心肌病、致心律失常性右心室心肌病、限制型心肌病、未定型心肌病 5 型。目前对心肌病这一大组疾病的分类，仍然没有统一的意见。

ESC 对心肌病的分类方法

本节仅介绍原发性心肌病中临床上较常见的两种类型：扩张型心肌病和肥厚型心肌病。

一、扩张型心肌病

扩张型心肌病（dilated cardiomyopathy，DCM）是一类以左心室或双心室扩大伴心室收缩功能障碍为特征的心肌病。扩张型心肌病是临床诊断中最常见的心肌病，也是造成心力衰竭和心脏移植的最主要病因。

【病因及发病机制】

原因不清楚，部分患者有家族遗传性，遗传方式主要为常染色体显性遗传。致病因素可能包括感染、炎症、药物中毒、内分泌和代谢异常等多种心肌损害因素。近年来研究证实，病原体直接侵袭和由此引发的慢性炎症及免疫反应是造成心肌损害的机制，以病毒为最常见病原体。

【临床表现】

（一）症状

起病缓慢，早期即可出现心脏扩大，但多无明显症状。此后出现的临床表现以心室收缩功能不全为特征，常见活动后气短、胸闷、乏力、夜间阵发性呼吸困难、水肿、肝脾大等心功能不全症状。此外，部分患者可有附壁血栓，发生脑、心、肾等脏器的栓塞，出现相应脏器受累表现。个别患者因心律失常出现头晕、心悸、黑矇，甚至发生猝死。

（二）体征

心脏普遍扩大，主要为心室扩大，以左心室为主，叩诊心浊音界向两侧扩大，常伴有奔马律及各类心律失常。合并心衰时，可见肺循环和体循环淤血征。

【实验室及其他检查】

1．胸部 X 线　心脏中度至重度普遍扩大，心胸比 > 50%。可见肺淤血、肺水肿及肺动脉压增高的 X 线征象。

2．心电图　缺乏诊断特异性。可出现心房颤动、期外收缩及房室传导阻滞等各种心律失常，可见心电图 ST-T 变化，少数人可见病理性 Q 波。

3．超声心动图　后期左心室、左心房、右心室腔均明显扩大，左心室流出道增宽，室间隔及心室壁活动普遍减弱，并发二尖瓣或三尖瓣关闭不全。超声心动图是诊断和评估扩张型心肌病最常用的检查手段。

心脏再同步化治疗

【诊断要点】

临床上有心脏明显增大、心律失常、伴有或不伴有心功能不全，而无其他病因可解释的病变应考虑本病的诊断。X 线、超声心动图检查可协助诊断。

【治疗要点】

本病无特殊防治方法。治疗目的在于阻止致病因素（感染、乙醇、内分泌或自身免疫病等）介导的心肌损害，防治心衰的恶化、进展，预防栓塞、猝死，提高患者生活质量。

扩张型心肌病患者发生心力衰竭的治疗原则与一般心衰基本相同，应依照慢性心衰治疗指南进行治疗。近年来大量循证医学证明，ACEI 类、β 受体阻滞剂和盐皮质激素受体拮抗剂（包括依普利酮和螺内酯）长期合理应用可明显延缓病情发展、改善症状及预后、提高生活质量。由于本病易引发洋地黄中毒，对上述三种药物应用后仍有症状或不耐受 β 受体阻滞剂者须谨慎应用。

此外，必须有效控制各类心律失常，加强抗血小板聚集治疗（应用阿司匹林等），防治栓塞及猝死。对部分晚期重症患者可在药物治疗的基础上选择三腔心脏同步起搏器植入，即心脏再同步化治疗（cardiac resynchronization therapy，CRT），其对改善血流动力学有良好的效果。

【护理】

常见护理诊断和主要护理措施参见肥厚型心肌病。

【健康教育】

1．尚未发生心衰的患者应该避免劳累，注意预防呼吸道感染，戒烟、酒，女性患者不宜妊娠。

2．一旦发生心衰应注意充分休息、充足营养，坚持服药，延缓病情恶化。

【预后】

预后不良，确诊后 5 年生存率约 50%。主要死亡原因是顽固性心力衰竭。

二、肥厚型心肌病

肥厚型心肌病（hypertrophic cardiomyopathy，HCM）是以心肌非对称性肥厚为解剖特点的遗传性心肌疾病。HCM 可见于任何年龄段，是青少年和运动员心源性猝死的主要原因之一。心室肌的不对称性肥厚多见于左心室，约 1/4 患者存在左心室流出道梗阻。临床根据左心室流出道有无梗阻分为梗阻性肥厚型心肌病（obstructive hypertrophic cardiomyopathy）及非梗阻性肥厚型心肌病（nonobstructive hypertrophic cardiomyopathy）。

【病因】

病因不完全清楚。目前认为 HCM 是由于编码肌小节和其他肌纤维蛋白基因突变引起的常染色体显性遗传性疾病。个体间表现的多样性与基因的异质性相关，涉及至少 8 个基因和 1400 多个突变。

【临床表现】

（一）症状

常见症状为劳力性呼吸困难和乏力。左心室流出道梗阻程度较重者则可有劳累后气短、心悸、乏力、头晕及晕厥，部分可出现心绞痛、左心衰竭等。无症状性室性心动过速发生率较高，严重心律失常可导致猝死。最常见的持续性心律失常是房颤。一些患者可无明显症状，因猝死或体检中发现。

（二）体征

心界正常或轻度增大，心尖部常可闻及第四心音。有左室流出道梗阻者，可在胸骨左缘第 3 ～ 4 肋间听到收缩中、晚期喷射性杂音，是本病的重要体征。此杂音可向心尖传导，增加心肌收缩力或减轻心脏后负荷可使杂音增强，如吸入硝酸甘油、作 Valsalva 动作或取站立位等；反之如下蹲位、服用 β 受体阻滞剂则减弱心肌收缩力，增加左室容量，使杂音减弱。

【实验室及其他检查】

1．**胸部 X 线**　心影正常或左缘突出，升主动脉无扩张。有心衰时可见肺淤血征。

2．**心电图**　可呈现左心室肥厚、非特异性 ST-T 改变及病理性 Q 波（可出现在Ⅱ、Ⅲ、aVF、$V_{4\sim6}$ 导联上）。并有各类心律失常。

3．**超声心动图**　对本病诊断有重要的价值。检查可见特征性不伴室腔增大的心室不对称性肥厚，室间隔厚度与左室后壁厚度之比≥ 1.3。有梗阻者可见室间隔流出道部分向左心室内突出，二尖瓣前叶在收缩期前向运动（即 systolic anterior motion，SAM 征），形成流出道狭窄。

SAM 征产生的机制

4. 心脏磁共振检查、左心导管及左室造影对本病确诊有重要价值。

【诊断要点】

对不能用已知的心脏病来解释的心肌肥厚、病理性Q波、明显的ST-T改变，应考虑本病。超声心动图、心脏磁共振检查可提供有确诊价值的诊断依据。若有阳性家族史更有助于诊断。

【治疗要点】

本病治疗目的是弛缓肥厚的心肌，减轻流出道梗阻，控制严重的心律失常，防止晕厥或猝死，缓解心衰症状。

（一）药物治疗

1. 减轻左室流出道梗阻 目的在于解除症状。轻者若无症状则无需特殊处理，但应避免激烈运动、突然用力、持重或屏气等动作，以减少猝死的发生。凡增强心肌收缩力的药物如洋地黄、β受体激动药等，以及减轻心脏负荷的药物如硝酸酯类药物等，均可能加重左室流出道的梗阻，应尽量避免应用。对有症状者常选用β受体阻滞剂（如美托洛尔）及钙通道阻滞剂（非二氢吡啶类，如地尔硫䓬）治疗。β受体阻滞剂是梗阻性HCM的一线治疗用药，可减慢心率，减弱心肌收缩力，降低室壁张力，改善心室充盈，减少室性和室上性心动过速，应用时应从小剂量开始，逐步增加剂量，以避免在改善症状时，造成血压和心率过低。钙通道阻滞剂也具有负性频率和减弱心肌收缩力作用，可提高心肌顺应性进而改善心室舒张功能，尤其适用于不耐受β受体阻滞剂或哮喘患者。但血压过低、窦房功能或房室传导功能障碍者慎用。

2. 心衰及心律失常的治疗 合并心衰时按心力衰竭指南进行治疗，但一般禁用硝酸酯类与洋地黄类药物。防治血栓栓塞可选用阿司匹林100mg/d。房颤是肥厚型心肌病最常并发的心律失常，可应用胺碘酮减少阵发性房颤的发作，对于持续性房颤，可给予β受体阻滞剂控制心室率，如无禁忌，需同时口服抗凝药物治疗。

（二）非药物治疗

部分患者药物治疗无效且存在严重流出道梗阻，如符合外科手术适应证则室间隔部分心肌切除术是首选治疗。药物治疗效果不佳，且年龄大、不耐受手术、并发症较多患者也可选用介入手术（导管室间隔化学销蚀术）。近年来应用双腔永久起搏器作右心房室顺序起搏，在缓解流出道梗阻者症状方面取得一定疗效。

【护理】

（一）主要护理诊断

1. 气体交换受损 与心肌病致充血性心力衰竭有关。

2. 活动无耐力 与心肌病致心排血量下降有关。

（二）主要护理措施

1. 病情观察 评估患者有无心力衰竭症状、体征及其心功能状况，注意患者心率和心律的变化。

2. 尚未发生心力衰竭的患者 应注意避免劳累，预防上消化道感染，戒烟、酒，女性患者不宜妊娠。应合理安排活动与休息，坚持治疗。

3. 发生心力衰竭的患者 随心脏病的进展，患者一旦出现心力衰竭的表现，应按照心力衰竭的护理措施进行护理。

4. 药物护理 扩张型心肌病患者极易发生洋地黄中毒，故用药期间需密切监测洋地黄中毒的反应，必要时检查血药浓度以便及时发现中毒的先兆，及时处理。有左室流出道梗阻患者应禁用洋地黄及硝酸甘油等药物。

【健康教育】

1. 教育患者合理安排活动量、坚持药物治疗。平日应注意避免剧烈运动、持重、屏气动作，以减少猝死的发生。

2. 提示患者的直系亲属进行超声心动图检查，以及早发现病情。有条件情况下，应进行遗传筛选，可发现有基因突变（基因型阳性）而无心肌肥厚（表型阴性）的年轻的家族成员。

基因型阳性表型阴性患者临床评估的推荐意见

【预后】

本病预后差异性较大，疾病进展缓慢，多数患者症状轻微，预期寿命可接近常人，无能力受限，也不需要特殊临床干预；少数患者合并其他的并发症，导致疾病进展为终末期心衰和过早死亡。若病情进展迅速或心室舒张末期压过高则预后不好。

小　结

1. 心肌病是由不同病因引起的心肌病变导致心肌机械和（或）心电功能障碍的一组异质性心肌疾病，常表现为心室肥厚或扩张。

2. 扩张型心肌病以左心室或双心室扩大伴心室收缩功能障碍为特征，在临床最常见，也是造成心力衰竭和心脏移植的最主要病因。心脏扩大及心力衰竭是最主要的临床特点。控制心力衰竭是治疗的基本环节。

3. 肥厚型心肌病以心肌非对称性肥厚为解剖特点，目前认为遗传因素为主要病因，是青少年和运动员心源性猝死的主要原因之一。临床根据左心室流出道有无梗阻分为梗阻性肥厚型心肌病及非梗阻性肥厚型心肌病。超声心动图检查对确诊有较高的价值。改善左室流出道梗阻、预防晕厥及猝死是治疗的重点。

4. 扩张型心肌病患者应用洋地黄期间需密切监测洋地黄中毒的反应。有左室流出道梗阻患者应禁用洋地黄及硝酸甘油等药物。

5. 教育肥厚型心肌病患者注意避免剧烈运动、持重、屏气动作，以减少猝死的发生。

（李湘萍）

第十节　感染性心内膜炎

学习目标

通过本节内容的学习，学生应能够：

◎ 识记

说出感染性心内膜炎的概念和病因。

◎ 理解

归纳感染性心内膜炎的临床表现、有关检查和治疗要点。

◎ 运用

护理感染性心内膜炎患者并进行健康教育。

感染性心内膜炎（infective endocarditis，IE）指因细菌、真菌和其他病原微生物（如病毒、立克次体、衣原体、支原体、螺旋体等）直接感染而产生的心瓣膜或心室壁内膜的炎症，伴赘生物形成。赘生物为大小不等、形状不一的血小板和纤维素团块，内含大量微生物和少量炎症细胞。

【病因及发病机制】

（一）病因

主要由金黄色葡萄球菌引起，其次为草绿色链球菌、肠球菌。随着内外科治疗水平的提高，初发 IE 患者的存活率有了明显的提高。退行性瓣膜病变以及静脉药物滥用已成为感染性心内膜炎最常见的致病因素。

（二）发病机制

本病多发生在器质性心脏病的基础上，以心脏瓣膜病为主，尤其是二尖瓣和主动脉瓣；其次为先天性心脏病，如动脉导管未闭、室间隔缺损、法洛四联症和主动脉缩窄。发病主要与以下因素有关。

1．血流动力学因素 ①存在血液反流；②血液反流经过狭窄的瓣口或异常的小通道；③血液反流发生于两侧心腔或血管腔之间存在较大压力阶差。

2．机械因素造成心内膜的原始损伤 赘生物常位于血流从高压腔经病变瓣口或先天缺损至低压腔产生高速射流和湍流的下游，高速射流冲击导致相应部位的局部损伤，易于感染。

3．非细菌性血栓性心内膜炎（nonbacterial thrombotic endocarditis，NBTE） 当内膜的内皮受损，暴露其下结缔组织的胶原纤维时，血小板聚集，形成血小板微血栓和纤维蛋白沉着，成为结节样无菌性赘生物，是细菌定居瓣膜表面的重要因素。

4．暂时性菌血症 各种感染或细菌寄居的皮肤黏膜的损伤（如手术、器械操作等）常导致暂时性菌血症，以口腔黏膜，特别是牙龈感染或创伤最常见。口腔组织损伤常致草绿色链球菌菌血症，葡萄球菌菌血症见于皮肤和远离心脏部位的感染。

5．细菌感染无菌性赘生物 取决于致病微生物的数量、毒力、侵袭性和黏附于黏膜的能力等。

【分类】

根据 2009 年欧洲心脏病学会（ESC）公布的有关 IE 预防、诊断和治疗指南，将 IE 从以下两方面进行分类：

（一）根据感染部位和是否存在心内异物分类

1．左心自体瓣膜 IE

2．左心人工瓣膜 IE（prosthetic valve endocarditis，PVE） 早期人工瓣膜 IE，瓣膜置换术后＜ 1 年发生；晚期人工瓣膜 IE，瓣膜置换术后＞ 1 年发生。

3．右心 IE

4．器械相关性 IE 发生在起搏器或除颤器导线上的 IE，可有瓣膜受累。

（二）根据感染来源分类

1．医疗相关性 IE ①院内感染：患者在入院 48h 以后出现 IE 相关的症状和体征。②非院内感染：患者在入院 48h 以内出现 IE 相关的症状和体征，IE 发病前 30 天内接受家庭护理或静脉治疗、血透或静脉化疗；IE 发病前 90 天内入住急诊监护室或护理院或长期住监护室。

2．社区获得性 IE 患者入院 48h 内出现 IE 相关症状和体征，但不符合医疗相关性标准。

3．经静脉吸毒者的 IE 没有其他感染来源的静脉吸毒者。

【临床表现】

1．发热 为最常见的症状，热型多不规则，可为间歇型或弛张型，也可仅为低热，体温大多在 37.5 ～ 39℃，伴有畏寒和出汗，可有寒战。3% ～ 15% 患者体温正常或低于正常，多见于老年并伴有栓塞或真菌性动脉瘤破裂引起脑出血和蛛网膜下腔出血以及严重心力衰竭、尿毒症的患者。此外，未确诊本病前已应用过抗生素、解热药、激素者也可暂不发热。

2．心脏杂音的改变 80% ～ 85% 的自体瓣膜心内膜炎有病理性杂音，可由基础心脏病和（或）心内膜炎导致瓣膜损害所致，腱索断裂或瓣膜穿孔等急剧损害是感染性心内膜炎急速出现新的杂音或原有杂音性质改变的重要原因，常提示预后不良。约有 15% 患者开始时无心脏杂音，而在治疗期间出现杂音，少数患者直至治疗后 2 ～ 3 个月才出现杂音，偶见治愈后多年一直无杂音出现者。2/3 的右侧心脏心内膜炎，特别是侵犯三尖瓣者，赘生物增殖于心室壁的心内膜以及主动脉粥样硬化斑块上时，也可无杂音，但后者罕见。老年人心脏杂音可不明显，而表现为神经、精神改变，心力衰竭或低血压。易发生神经系统的并发症和肾功能不全。

3．贫血 贫血是常见症状之一，70% ～ 90% 的患者可出现进行性贫血，多表现为正细胞正色素性贫血，无网织红细胞增生。多为轻中度贫血，后期可达重度贫血，主要与感染抑制骨髓相关。

4．疼痛 疼痛是另一常见表现，关节痛、低位背痛和肌痛于初期较常见，与局部感染无关，主要累及腓肠肌和股部肌肉，踝、腕等关节，也可多部位关节受累。病程较长者常有全身疼痛。严重的骨痛可由骨膜炎、骨膜下出血或栓塞、骨血管动脉瘤引起。

5．周围体征 多为非特异性，近年已不多见，可能与微血管炎或微栓塞有关。包括：①瘀点：常见，可出现在任何部位，以锁骨以上皮肤、口腔黏膜和睑结膜多见。②指（趾）甲下线状出血：多为指甲远 1/3 处的线状出血，可有压痛，新鲜为红色，后为褐、黑色。③ Osler 结节：在指和趾垫出现的豌豆大的红或紫色痛性结节，稍高于皮面。④ Roth 斑：罕见，视网膜的卵圆形出血斑，中心呈白色。⑤ Janeway 损害：为手掌和足底处直径 1 ～ 4mm 的无痛性出血红斑，由化脓性栓塞引起。⑥杵状指（趾）：指甲两面弯曲，伴指末端肿胀，现已很少见。

6．脾大 常有轻至中度肿大，质软，可有压痛，少数严重时可达脐水平。脾大是感染性心内膜炎与风湿性心脏病鉴别诊断的重要依据之一。

【实验室及其他检查】

1．实验室检查

（1）血培养：是最重要的诊断方法，75% ～ 85% 患者血培养阳性，药物敏感试验可为治疗提供依据。

（2）血、尿常规检查：白细胞计数在无并发症的患者可正常或轻度增高，分类计数中性粒细胞轻度左移。红细胞沉降率大多增快。半数以上患者可出现轻度蛋白尿和镜下血尿。肉眼血尿提示肾梗死，红细胞管型和大量蛋白尿提示弥漫性肾小球肾炎。

（3）免疫学检查：常显示免疫功能的应激和炎症反应。患者可有高丙种球蛋白血症、循环中出现免疫复合物。病程超过 6 周的患者可检出类风湿因子。

2．其他检查

（1）超声心动图：经胸壁超声心动图检查（TTE）可诊断出 50% ～ 75% 的赘生物，经食管超声心动图检查（TEE）可检出＜ 5mm 的赘生物，敏感性高达 95% 以上。较大赘生物（直径＞ 10mm）发生栓塞的危险性高。未发现赘生物时需密切结合临床。

（2）X 线检查：胸部 X 线仅对并发症如心力衰竭、肺梗死的诊断有帮助。

（3）心电图检查：一般无特异性。在并发栓塞性心肌梗死、心包炎时可显示特征性改变。局灶性心肌炎，心肌脓肿累及传导系统可表现为房室、室内传导阻滞。

【诊断要点】

根据 Duke 诊断标准，凡符合 2 项主要诊断标准，或 1 项主要诊断标准 +3 项次要诊断标准，或 5 项次要诊断标准可确诊。

1．主要诊断标准 ① 2 次不同时间血培养标本出现同一病原菌，为典型的 IE 致病菌；②超声心动图发现赘生物，或新的瓣膜关闭不全。

2．次要诊断标准 ①基础心脏病或静脉滥用药物史；②发热：体温≥38℃；③血管征象：栓塞、细菌性动脉瘤、颅内出血、结膜斑点以及Janeway损害；④免疫反应：肾小球肾炎、Osler结节、Roth斑及类风湿因子阳性；⑤血培养阳性：但不符合主要诊断标准；⑥超声心动图：发现符合感染性心内膜炎，但不符合主要诊断标准。

【治疗要点】

治疗的原则是消除致病微生物，减少并发症，降低死亡率，防止复发。

1．抗微生物药物治疗 在连续多次采集血培养标本后应尽早、足剂量、长疗程地应用杀菌性抗生素。以静脉给药方式为主，保持高而稳定的血药浓度。病原微生物不明时，据临床征象、体检及经验推测最可能的致病菌，选用广谱抗生素。本病大多数致病菌对青霉素敏感，可作为首选药物。联合用药以增强杀菌能力，如氨苄西林、万古霉素、庆大霉素或阿米卡星等。真菌感染者选两性霉素B。

2．手术治疗 对抗生素治疗无效、严重心内并发症者应考虑手术治疗。

【主要护理措施】

1．体温过高

（1）监测体温及皮肤黏膜变化：每4～6h测量体温一次并准确绘制体温曲线，判断病情进展及治疗效果。评估患者有无皮肤瘀点、Osler结节等周围体征及变化。

（2）正确采集血标本：告知患者及家属为提高血培养结果的准确率，需多次采血，且采血量多，在必要时甚至需暂停抗生素，以取得其理解和配合。本病的菌血症为持续性，无需在体温升高时采血。每次采血10～20ml，同时做需氧菌和厌氧菌培养。

（3）饮食护理：给予清淡、高蛋白、高热量、高维生素、易消化的半流质或软食，以补充发热引起的机体消耗。鼓励患者多饮水，做好口腔护理。

（4）发热护理：嘱患者卧床休息，病室的温度和湿度适宜。可予以冰袋物理降温，并记录降温后的体温变化。出汗较多时可在衣服与皮肤之间垫以柔软毛巾，便于潮湿后及时更换，增加舒适感，防止因频繁更换衣物导致受凉。

（5）抗生素应用的护理：遵医嘱应用抗生素治疗，观察药物疗效、可能产生的不良反应，及时报告医生。告知患者抗生素是治疗本病的关键，病原菌隐藏在赘生物内和内皮下，需坚持大剂量长疗程的抗生素治疗才能杀灭。严格按照时间用药，以确保维持有效的血药浓度。注意保护静脉，避免多次穿刺增加患者痛苦。

2．预防栓塞 心脏超声可见巨大赘生物的患者，应绝对卧床休息，防止赘生物脱落。观察患者有无栓塞征象，重点观察瞳孔、神志、肢体活动和皮肤温度。患者突然出现胸痛、气急、发绀和咯血，考虑肺栓塞的可能；出现腰痛、血尿，考虑肾栓塞；患者出现神志和精神改变、失语、吞咽困难、肢体功能障碍、瞳孔大小不对称、抽搐或昏迷征象时，警惕脑血管栓塞；突发肢体剧烈疼痛，局部皮肤温度下降，动脉搏动减弱或消失，考虑外周动脉栓塞。出现以上征象，及时报告医生并协助处理。

【健康教育】

1．疾病知识指导 向患者及家属讲解本病的病因与发病机制、致病菌侵入途径、坚持足够剂量和足够疗程抗生素治疗的重要性。在施行口腔手术如拔牙、扁桃体摘除术、上呼吸道手术或操作、泌尿生殖消化道侵入性诊治或其他外科手术治疗前，应说明自己患有心瓣膜病、心内膜炎等病史，以预防性使用抗生素。

2．生活指导 嘱患者平时注意防寒保暖，避免感冒，加强营养，增强机体抵抗力，合理安排休息。保持口腔和皮肤清洁，少去公共场所。勿挤压痤疮、疖、痈等感染病灶，减少病原体侵入的机会。

3．病情自我监测指导 教会患者自我监测体温变化，有无栓塞表现，定期到门诊进行随访。

小 结

1. 感染性心内膜炎为心脏内膜表面的微生物感染，伴赘生物形成。应注意预防栓塞的发生。

2. 临床表现可有发热和心脏的病理性改变，应预防相关并发症的发生，做好症状护理。

3. 治疗感染性心内膜炎最重要的是抗生素的应用，应做好体温的监测及抗生素应用的护理。

4. 掌握健康教育的内容。

（王 爽）

第十一节 心包炎

学习目标

通过本节内容的学习，学生应能够：

◎ 识记

说出心包炎的概念和病因。

◎ 理解

归纳心包炎的临床表现、辅助检查和诊疗要点。

◎ 运用

护理心包炎患者并进行相关健康教育。

心包的作用主要是帮助心脏在胸腔内的固定，防止心脏随体位改变而过度移动。心包还可以减少心脏与周围组织的摩擦，是阻止炎症和恶性肿瘤向心脏转移的天然屏障。而心包炎（pericarditis）作为最常见的心包病变，可由多种致病因素引起，也可以是全身疾病的一部分，或由邻近组织病变蔓延而来。根据病程，心包炎可分为急性和慢性两种，前者常伴有心包渗液，后者常引起心包缩窄。

一、急性心包炎

急性心包炎（acute pericarditis）是心包脏层和壁层的急性炎症，常伴有胸痛和心包渗液，可由细菌、病毒、自身免疫、物理、化学等因素引起。可以同时合并心肌炎和心内膜炎，也可作为唯一的心脏病损而出现。

【病因及发病机制】

1. 病因 过去常见的病因为风湿热、结核及细菌性感染。近年来，随着抗生素的使用，发病率已明显减少。病毒感染、肿瘤、尿毒症性及心肌梗死性心包炎发病率明显增大。

（1）感染性：病毒、细菌、真菌、寄生虫、立克次体等感染引起。

（2）非感染性：常见的有急性非特异性心包炎，自身免疫性（风湿热、系统性红斑狼疮、结节性多动脉炎、类风湿关节炎等）、肿瘤性、代谢性疾病如尿毒症、痛风等，外伤或放射性等物理因素及心肌梗死等邻近器官疾病。

2．发病机制 心包腔是心包脏层和壁层之间的间隙，正常腔内约有50ml浆液，以润滑心脏，减少搏动时的摩擦。急性炎症反应时，脏层和壁层出现纤维蛋白、白细胞和少量内皮细胞组分的炎性渗出，此时尚无明显液体积聚，为纤维蛋白性心包炎。随着心包腔渗出液的增多，转变为渗出性心包炎，常为浆液纤维蛋白性，液体量由100ml至2000～3000ml不等，可呈血性或脓性。当渗出液短时间内大量增多时，心包腔内压力迅速上升，导致心室舒张期充盈受限，使外周静脉压升高，最终导致心排血量降低，血压下降，出现急性心脏压塞的临床表现。

【临床表现】

1．胸痛 胸骨后、心前区疼痛是急性心包炎的主要症状，主要见于炎症变化时的纤维蛋白渗出阶段，缓慢进展的结核性或肿瘤性心包炎疼痛症状可能不明显。疼痛位于心前区，性质尖锐，与呼吸运动有关，常因咳嗽、变换体位或吞咽动作而加重。疼痛也可为压榨性，位于胸骨后，需注意与心肌梗死相鉴别。典型的心包疼痛可在坐起或者前倾后缓解，平卧后加重。

2．心包摩擦音 是纤维蛋白性心包炎最主要的体征，呈抓刮样粗糙的高频声音，多位于心前区，以胸骨左缘第3、4肋间最明显，坐位时身体前倾、深吸气或将听诊器胸件加压更易听到。心包摩擦音常常仅出现数小时，也可持续数天或数周不等。当渗液将心包两层完全分开时，摩擦音消失；如两层心包有部分粘连，虽有大量心包积液，有时仍可闻及摩擦音。在心前区听到心包摩擦音，就可作出心包炎的诊断。

3．心包积液 症状与液体积聚的速度和积液量有关。

（1）心脏体征：心尖搏动减弱、消失，心音低钝而遥远，心脏叩诊浊音界向两侧扩大，皆为绝对浊音区。

（2）左肺受压征象：大量心包渗液，使心脏向后移位，压迫左侧肺部，引起左肺下叶不张。在肩胛骨下出现浊音及左肺受压迫所引起的支气管呼吸音，称为心包积液征（Ewart征）。

（3）心脏压塞：由于心包内液体积聚导致严重的血流梗阻称为心脏压塞。主要特征包括心内压增高、心脏充盈受限和心排血量下降。急性心脏压塞表现为心动过速、血压下降、脉压减小和静脉压明显上升，如心排血量显著下降可引起急性循环衰竭、休克。亚急性和慢性心脏压塞表现为体循环静脉淤血、颈静脉怒张、静脉压升高、奇脉等。

4．全身症状 心包炎本身亦可引起发冷、发热、心悸、出汗、食欲不振、倦怠、乏力等症状，与原发疾病的症状常难以区分。

【实验室及其他检查】

1．实验室检查 取决于原发病，感染性者常有外周血白细胞计数增加、红细胞沉降率增大和C反应蛋白升高等炎症反应。

2．X线检查 对无并发症的急性心包炎的诊断价值不大。当心包渗液超过250ml时，可出现心影增大，呈水滴状或烧瓶状，心影随体位改变而移动。

3．心电图 常规导联（除aVR外）普遍ST段抬高呈弓背向下型，1至数天后，ST段回到基线，出现T波低平及倒置，持续数周至数月后T波逐渐恢复正常。渗出性心包炎时可有QRS波群低电压及电交替，无病理性Q波。

4．超声心动图 是一种简便、安全、灵敏和正确的无创性诊断心包积液的方法。M型或二维超声心动图中均可见液性暗区。舒张末期右心房塌陷和舒张期右心室游离壁塌陷，是诊断心脏压塞的最敏感而特异的征象。

5．心包穿刺及活检　心包穿刺的主要指征是心脏压塞和未能明确病因的渗出性心包炎，可在心包镜下抽取心包积液进行常规涂片、细菌培养和寻找肿瘤细胞等，有助于病原学和病因学诊断。约有1/3结核性心包炎患者心包渗液中可找到结核分枝杆菌，测定腺苷脱氨酶（ADA）活性≥30U/L，对诊断结核性心包炎具有高度特异性。

【诊断要点】

一般根据临床表现、X线检查、心电图、超声心动图可做出心包炎的诊断，再结合心包穿刺、心包活检等做出病因诊断。

【治疗要点】

急性心包炎的治疗包括对症治疗、病因治疗和解除心脏压塞。

1．对症治疗　患者宜卧床休息，直至胸痛消失与体温消退。胸痛时可给予非甾体类抗炎药（NSAID）如阿司匹林、吲哚美辛或布洛芬等镇痛剂，常首选布洛芬，根据患者症状的严重程度及对药物的敏感度来调节剂量，直至心包积液消失。因使用剂量较大，应保护胃肠道，预防消化道出血等。疼痛严重时可考虑使用吗啡类药物或左侧星状神经节封闭。

2．病因治疗　对风湿性心包炎应加强抗风湿治疗，一般用肾上腺皮质激素。对结核性心包炎应尽早开始抗结核治疗，并给予足够剂量和较长的疗程，直至结核活动停止后1年左右再停药。对化脓性心包炎应选用足量对致病菌有效的抗生素，并反复心包穿刺抽脓和心包腔内注入抗生素。激素治疗时建议心包内用药以避免全身的副作用，提高疗效。尽早应用布洛芬或秋水仙碱可减少泼尼松的应用。对初发心包炎及预防反复发作者可考虑单用秋水仙碱，或与NSAID合用。避免应用抗凝剂，因其可能会引起心包内出血甚至致命性心脏压塞，但继发于急性心肌梗死的心包炎和房颤者除外。在恢复期避免剧烈运动。

3．解除心脏压塞　如出现心脏压塞症状，应行心包穿刺放液，如渗液继续产生或有心包缩窄表现，及时作心包切开引流或心包切除术。主动脉夹层是心包穿刺的绝对禁忌证。相对禁忌证：凝血功能异常；抗凝治疗中；血小板计数＜50000/mm^3；积液量少，局限在后壁或包裹性积液等。

二、缩窄性心包炎

心包炎症持续3个月以上称为慢性心包炎。在急性心包炎症之后，心包可发生瘢痕粘连和钙质沉着。少数患者由于形成了坚而厚的瘢痕组织，心包失去伸缩性，明显影响心脏的收缩和舒张功能，称为缩窄性心包炎，表现为心脏压塞和心包缩窄。

【病因及发病机制】

1．病因　大多继发于急性心包炎，病因目前尚不清楚。在我国，以结核性心包炎最为常见，其次是化脓性心包炎或创伤性心包炎后演变而来。少数与心包肿瘤、急性非特异性心包炎及放射性心包炎等有关。

2．发病机制　随着渗出液逐渐吸收可有纤维组织增生，心包增厚、粘连、钙化，最终形成坚厚的瘢痕，使心包失去伸缩性，致使心室舒张期扩张受阻、充盈减少，心排血量下降而产生血液循环障碍。长期缩窄，心肌可萎缩。

【临床表现】

心包缩窄多于急性心包炎1年内形成，少数可达数年。体征常比症状显著，即使在后期，亦可如此。其症状和体征类似于心力衰竭。

1．呼吸困难　劳累后呼吸困难为最早期症状，由于心排血量相对固定，活动时不能相应增加所致。后期可因大量胸腔积液、腹水导致休息时也发生呼吸困难，甚至端坐呼吸。

2．咳嗽　主要因为肺静脉压力升高，使得液体进入小气道所致。

3．乏力　因心包阻塞，回心血量减少，心排血量降低所致。

4．水肿 由于静脉压升高，液体积聚在腔静脉系统，引起大量腹水和下肢水肿。可伴有肝大，产生腹部膨胀感。应与肝硬化或腹腔内肿瘤相鉴别。

5．全身症状 可有食欲不振、眩晕、衰弱，还可有心悸、上腹疼痛等症状。

缩窄性心包炎不会产生疼痛。但由于心排血量减少或增厚的心包压迫冠状动脉，可导致冠脉灌注不足，产生心绞痛症状。

【实验室及其他检查】

1．血常规及生化检查 无特征性改变，可有轻度贫血。病程较久者可有肝功能损害。

2．胸、腹腔积液检查 通常为漏出液。周围静脉压显著增高，且在吸气时进一步上升。循环时间延长。

3．心电图 QRS波群低电压，在肢体导联为甚；T波平坦或倒置。两者同时存在是诊断缩窄性心包炎的强力佐证，仅有T波变化而无低电压对临床诊断有帮助，仅有低电压而无T波改变则无意义。

4．X线检查 心包钙化是曾患过急性心包炎的最可靠的X线征象，有半数患者存在心包钙化。半数以上患者可有心影轻度扩大，其余心影大小正常。可表现为普遍性增大呈三角形或球形，心缘变直或形成异常心弓。

5．CT和MRI CT对心包增厚具有相当高的特异性和分辨率，图像曲线呈现致密组织现象，提示增厚。MRI可分辨心包增厚以及有无缩窄存在。

6．超声心动图 是目前用于诊断的最主要的无创伤手段。心脏超声可见心包增厚、粘连、反射增强，心房增大而心室不大，室壁舒张受限，室间隔舒张期呈矛盾运动，以及下腔静脉和肝静脉增宽等表现。

7．心导管检查 可以明确诊断。右心导管检查的主要特点为肺微血管压、肺动脉舒张压、右心室舒张末期压、右心房平均压和腔静脉压均显著增高和趋向于相等，心排血量减低。右心室压力曲线呈现舒张早期下降和舒张后期的高原波。右心室舒张末期压是收缩压的1/3，有轻微的肺动脉高压。

8．活组织检查 可以利用心包腔的内镜做探查，并做活组织检查，对了解患者病因更有帮助，心内膜活检有助于与限制型心肌病相鉴别。

【诊断要点】

典型缩窄性心包炎根据病因、临床表现及实验室检查可明确诊断。

【治疗要点】

早期实施心包剥离术以避免病情发展而影响手术效果。通常在心包感染基本控制后，及早手术。结核性心包炎应在结核活动已静止后手术，以免过早手术造成结核播散，并在术后继续用药1年。手术前应改善患者一般情况，严格休息，低盐饮食，使用利尿药或抽取胸水和腹水，必要时给予少量多次输血。进行其他相关对症处理，降低术中风险。

【预后】

急性心包炎的预后取决于病因，也与是否早期诊断及正确治疗有关。除肿瘤性心包炎外，大多数患者预后良好，结核性心包炎如不积极治疗可演变为慢性缩窄性心包炎。缩窄性心包炎如诊断明确，应及早进行心包的彻底剥离手术，大部分患者可获满意的效果。但少数患者因病程较久，有明显心肌萎缩和心源性肝硬化等严重病变，则预后较差。

三、心包疾病患者的护理

【护理措施】

1．一般护理 保持病室环境安静、适宜的温湿度，限制探视，避免患者受凉，以免发生呼吸道感染而加重呼吸困难。穿着宽松衣物，以免妨碍胸廓运动。严格遵医嘱用药，控制输液速度，防止加重心脏负荷。对胸闷气急者给予氧气吸入。对疼痛明显者给予止痛剂，以减轻疼痛对呼吸功能的影响。

2．疼痛的护理　评估患者胸痛的部位、性质及其变化情况，是否可闻及心包摩擦音。指导患者卧床休息，勿用力咳嗽、深呼吸或突然改变体位，以免导致疼痛加重。必要时遵医嘱给予解热镇痛剂，观察患者有无胃肠道反应、出血等不良反应。若疼痛加重，可应用吗啡。应用糖皮质激素、抗菌药、抗结核药、抗肿瘤药治疗时做好相应观察与护理。

3．呼吸状况监测　观察患者呼吸困难的程度，有无呼吸浅快、发绀，血气分析结果。协助患者取舒适卧位，如半坐卧位或坐位，使患者膈肌下降，利于呼吸。出现心脏压塞的患者常被迫采取前倾坐位，适当提供可依靠的床上小桌，满足患者对舒适卧位的需求。

4．心包穿刺术的配合与护理　配合医生行心包穿刺或切开引流术，以缓解压迫症状或向心内注射药物达到治疗的目的。

（1）术前护理：备齐用物，向患者说明手术的意义和必要性，解除患者思想顾虑，必要时应用少量镇静剂；询问患者是否咳嗽，必要时给予可待因镇咳治疗；提供屏风或隐蔽的空间以维护患者隐私；开放静脉通路，准备抢救药品以备急需；进行心电、血压监测；术前行超声检查，确定积液量和穿刺部位，对最佳穿刺点做好标记。

（2）术中配合：嘱患者勿剧烈咳嗽或深呼吸，穿刺过程中有任何不适应立即告知医护人员。严格无菌操作，抽液过程中注意夹闭管路，防止空气进入心包腔；抽液要缓慢，每次抽液不宜过快过多（≤ 1L），以防急性右室扩张，一般第一次抽液量不宜超过 200 ~ 300ml，若抽出新鲜血，应立即停止，密切观察有无心脏压塞症状；记录抽液量、性质，及时送检。密切观察患者的反应和主诉，如面色、呼吸、血压、脉搏、心电变化，如有异常，及时协助医生处理。

（3）术后护理：术毕拔除穿刺针后，穿刺部位覆盖无菌纱布，妥善固定；穿刺后 2h 内继续心电、血压监测，嘱患者卧床休息，严密观察生命体征变化。对心包引流者需做好引流管的护理，每 4 ~ 6h 开放一次，每天引流量＜ 25ml 后可考虑拔管。

【健康指导】

1．疾病知识指导　嘱患者注意休息，加强营养，增强机体抵抗力。进食高热量、高蛋白、高维生素的易消化软食，限制钠盐的摄入。注意防寒保暖，防止呼吸道感染。

2．用药与治疗指导　告知患者坚持足够疗程药物治疗（如抗结核治疗）的重要性，不可擅自停药，防止复发；注意药物的不良反应；定期随访检查肝肾功能。向缩窄性心包炎患者讲明行心包剥离术的重要性，解除思想顾虑，尽早接受手术治疗。术后患者仍应坚持休息半年左右，加强营养，以利于心功能的恢复。

小　结

1. 心包炎可由多种因素导致，应积极病因治疗，控制疾病进展，减少并发症。

2. 临床表现可有胸痛和心脏的病理性改变，注意做好症状护理，严密监测病情变化，观察相应的全身症状。

3. 治疗心包炎最重要的是对症和对因治疗，针对病情不同发展时期采用不同的治疗措施，尽早控制病情。

4. 掌握健康教育的内容。

（王　爽）

第十二节　循环系统常用诊疗技术及护理

一、心脏起搏治疗

【目的】

人工心脏起搏器是最常用的心脏植入性电子装置。已逐渐从单纯刺激心脏使其激动、免于心脏停搏的最初设计理念发展为具有诊断、存储、预防、治疗缓慢及快速型心律失常，以及治疗其他非心律失常疾病的先进手段。

【原理】

通过脉冲发生器（简称起搏器，pacemaker）发放一定频率的脉冲电流，经导线和电极传输到电极所接触的心肌（心房或心室），从而刺激局部心肌细胞产生兴奋，通过传导系统使整个心房或心室兴奋而产生收缩活动，替代正常心脏起搏点，控制心脏按一定节律收缩。需要强调的是，心肌必须具备兴奋、传导、收缩功能，心脏起搏器才能发挥作用。

【起搏器编码及类型】

1．起搏器命名代码　为便于叙述起搏器的种类和工作方式，现广泛使用北美心脏起搏电生理学会（NASPE）和英国心脏起搏与电生理学组（BPEG）共同制订的起搏器编码（表 3-9）。

表3-9　起搏器编码方式

位置	Ⅰ	Ⅱ	Ⅲ	Ⅳ	Ⅴ
功能	起搏心腔	感知心腔	反应方式	程控、频率适应和遥测功能	抗心动过速和除颤功能
代码字母	O A V D	O A V D	O T I D	O P M C R	O P S D
制造商专用	S= 单腔（A 或 V）	S= 单腔（A 或 V）			

表中自左至右，各个位置字母代表的意义为：

位置Ⅰ：表示起搏的心腔，分别由 A、V 和 D 代表心房、心室和双心腔

位置Ⅱ：表示感知的心腔，分别由 A、V 和 D 代表心房、心室和双心腔，O 代表无感知功能

位置Ⅲ：表示起搏器感知心脏自身活动后的反应方式。T 表示触发型，I 表示抑制型，D 表示兼有 T 和 I 两种反应方式，O 为无感知后反应功能

位置Ⅳ：代表起搏器程序控制调节功能的程度。分别有 O（无程控功能）、P（1 ~ 2 个简单的程控功能）、M（2 种以上参数的多功能程控）、C（遥测功能）和 R（频率适应功能）

位置Ⅴ：代表抗快速心律失常的起搏治疗能力。有 O（无此功能）、P（抗心动过速起搏）、S（电转复）和 D（两者都有）

2．起搏器类型

（1）根据起搏器电极导线植入的部位分为：①单腔起搏器：只有一根电极导线置于一个心腔。如 AAI（R）、VVI（R），起搏导线单独植入心房或心室。②双腔起搏器：两根电极导线分别置于心房和心室，进行房室顺序起搏。③三腔起搏器：目前主要分为双房 + 右室三腔起搏器治疗房室传导阻滞合并阵发性心房颤动和右房 + 双室三腔起搏器治疗心力衰竭。

（2）根据应用方式分为：①临时心脏起搏：采用体外携带式起搏器。②植入式心脏起搏：

起搏器一般埋在患者胸部（偶尔植入其他部位）的皮下组织内。

2015 年 2 月国家心血管中心阜外医院心律失常中心完成了国内首例无导线起搏器植入，开启了无导线起搏器治疗缓慢型心律失常的新时代。

【适应证】

1．植入式心脏起搏

（1）伴有临床症状的任何水平的完全或高度房室传导阻滞。

（2）伴有症状的束支 - 分支水平阻滞，间歇性二度Ⅱ型房室传导阻滞。

（3）病态窦房结综合征或房室传导阻滞，有明显临床症状或无症状，但逸搏心率＜ 40 次 / 分，或心脏停搏时间＞ 3s。

（4）有窦房结功能障碍或房室传导阻滞的患者，必须采用具有减慢心率作用的药物治疗时，应该植入起搏器。

（5）反复发生的颈动脉窦性晕厥、血管迷走性晕厥和心室停顿，以心脏反应为主者。

（6）药物治疗效果不满意的顽固性心力衰竭（可行心脏再同步起搏治疗）。

2．临时心脏起搏

（1）超速抑制治疗异位快速型心律失常或外科手术前后需“保护性”应用的患者，以预防心动过缓发生。

（2）作为某些临床诊断及电生理检查的辅助手段。

（3）急需起搏、房室传导阻滞有可能恢复的患者。

【护理】

1．术前护理

（1）心理护理：采用适当的方式向患者及家属介绍手术的意义、手术过程、方法和注意事项，解除患者的思想顾虑和精神紧张。必要时使用镇静剂，保证充足睡眠。

（2）辅助检查：指导患者完成必要的实验室检查、胸片、心电图等。

（3）皮肤准备：经股静脉临时起搏，会阴部及双侧腹股沟备皮；植入式起搏备皮范围是左上胸部，包括颈部和腋下，备皮后注意局部皮肤清洁。

（4）青霉素皮试。

（5）训练患者平卧床上二便，以免术后出现排便困难。

（6）术前应用抗凝剂者需停用至凝血酶原时间恢复至正常范围。

（7）近期发作急性心肌梗死者，若符合永久性心脏起搏器植入适应证则应在心肌梗死 3 ～ 4 周后再植入起搏器。

2．术中配合

（1）严密监测生命体征变化，发现异常立即通知医生。

（2）关注患者感受，了解患者术中疼痛情况及不适，做好安慰解释工作，帮助患者顺利配合手术。

3．术后护理

（1）休息与活动：术后将患者平移至床上，绝对卧床休息，嘱患者保持平卧位或略向左侧卧位 1 ～ 3 天，可适当抬高床头 30°～ 60°。术侧肢体不宜过度活动，勿用力咳嗽，防止电极脱位，必要时尽早应用镇咳药。卧床期间做好生活护理。术后 6 周后可恢复正常活动。

（2）监测：术后行心电监护 24h，监测起搏和感知功能。及时发现有无电极导线移位或起搏器起搏感知障碍。

（3）伤口护理与观察：伤口局部沙袋加压 6h，每间隔 2h 解除压迫 5min。定期更换敷料，术后 7 天拆线，临时起搏器每天换药一次。观察起搏器囊袋有无出血或血肿，伤口有无渗血、炎症表现。监测体温变化，常规应用抗生素，预防感染。

(4) 避免穿太紧的衣服，以免对伤口及起搏器产生过度的压力。

【健康指导】

1. 起搏器知识指导 告知患者起搏器的设置频率及使用年限。随身携带卡片，写明何时安装起搏器及其类型，以便于治疗。避免强磁场和高电压场所（除家庭用电）。一旦接触某种环境或电器后出现胸闷、头晕等不适，应立即离开或不再使用该种电器。建议将移动电话放在远离起搏器至少 15cm 处，拨打或接听时采用对侧。

2. 病情自我监测指导 教会患者每天自数脉搏 2 次，若脉搏比设置频率低 10% 或再次出现安装起搏器前的症状，应立即就诊。不要随意抚弄起搏器植入部位。自行检查该部位有无炎症反应或出血现象，出现不适立即就医。

3. 活动指导 避免剧烈运动，装有起搏器的一侧上肢避免用力过度或幅度过大的动作，以免影响起搏器功能或使电极脱落。

4. 定期随访 出院后半年内每 1 ～ 3 个月随访 1 次以测试起搏器功能，情况稳定后每半年随访 1 次，接近起搏器使用年限时，应缩短随访间隔时间，在电池耗尽之前及时更换起搏器。

5. 乘坐飞机对起搏器系统无大的影响，但需随身带有起搏器安装证，以便登机前顺利通过金属检测仪的检查。

6. 如植入起搏器的部位需要接受放射线治疗，应将起搏器重新变换位置。

7. 患者死后，火葬前应取出起搏器，以免发生爆炸。

二、心脏电复律和电除颤

【定义】

心脏电复律和电除颤是用高能电脉冲直接或经胸壁作用于心脏，使多种快速型心律失常转为窦性心律的方法。

【原理】

心脏电复律是指在严重快速型心律失常时，异位起搏点的自律性增强，造成部分心肌的电活动位相不一致。在短时间内用外加的高能量脉冲电流直接或经胸壁作用于心脏，人为地使全部或大部分心肌细胞在瞬间同时除极，使心脏电活动短暂停止，然后由最高自律性的起搏点（通常为窦房结）重新主导心脏节律。心室颤动时的电复律治疗也常被称为电击除颤。

【适应证】

1. 心室颤动和扑动是电复律的绝对指征。

2. 心房颤动和扑动伴血流动力学障碍者。

3. 药物及其他方法治疗无效或有严重血流动力学障碍的阵发性室上性心动过速、室性心动过速、预激综合征伴快速型心律失常者。

【禁忌证】

1. 病史多年，心脏（尤其是左心房）明显增大及心房内有新鲜血栓形成或近 3 个月有栓塞史。复律后难以维持窦性心律者。

2. 伴高度或完全性房室传导阻滞的心房颤动或扑动。

3. 伴病态窦房结综合征的异位性快速型心律失常。

4. 由洋地黄中毒所致房颤，伴或不伴低钾血症时，暂不宜电复律。

【电复律种类】

1. 同步电复律 电复律器的同步触发装置能利用患者心电图中的 R 波来触发放电，使电流仅在心动周期的绝对不应期中发放，避免诱发心室颤动，可用于转复心室颤动以外的各种异位性快速型心律失常，如房颤、房扑、室上性或室性心动过速等。

2．非同步电复律　非同步触发装置可在任何时间放电，用于转复心室颤动。

3．埋藏式自动心脏复律除颤器（ICD）　是一种能终止危及生命的快速型室性心律失常的多功能、多程控参数的电子装置。通过置于心内膜的电极感知室性心动过速或心室颤动，然后通过抗心动过速起搏或除颤终止快速型室性心律失常。

【护理】

1．复律前护理

（1）向患者及家属解释电复律的目的和必要性等，消除患者的恐惧心理，取得配合。

（2）遵医嘱作术前检查（血电解质等）。

（3）遵医嘱停用洋地黄类药物 24 ～ 48h，给予改善心功能、纠正低血钾和酸中毒的药物。有房颤的患者复律前行抗凝治疗。

（4）复律术前当天晨禁食，排空膀胱。

（5）物品准备：除颤器、生理盐水、导电糊、纱布垫、地西泮、心电和血压监护仪及心肺复苏所需的抢救设备和药品。所有物品均处于备用状态。

2．复律中配合

（1）患者仰卧于硬板床上，取下义齿、松解衣裤，开放静脉通路，给予氧气吸入。术前作全导联心电图。

（2）清洁电击处皮肤，连接心电导联，心电监测电极片避开除颤部位。

（3）连接电源、打开开关，选择一个 R 波高耸的导联进行示波观察。选择“同步”或“非同步”。按几次“放电”，观察放电是否落在 R 波下降处，即下降处出现亮点。

（4）清醒患者给予地西泮 0.3 ～ 0.5mg/kg 缓慢静注，至患者睫毛反射开始消失的深度。麻醉过程严密观察呼吸。

（5）两电极板上涂满导电糊，或包以生理盐水浸湿的纱布。分别置于胸骨右缘第 2 ～ 3 肋间和心尖部，两电极板间距离应＞ 10cm，与皮肤紧密接触，并有一定压力，以降低阻抗。电击能量：房扑、室速 50 ～ 100J，室上速 100 ～ 200J，房颤 100 ～ 360J，室颤 200 ～ 360J。

（6）嘱所有人远离患者及病床，同时按下放电按钮，当患者身体和四肢抽动一下后，立刻移去电极板，观察患者心律是否转为窦性。

（7）根据患者情况决定是否再次电复律，间隔 3 ～ 5min，一般不超过 3 次。

3．复律后护理

（1）绝对卧床休息 24h，清醒后 2h 内避免进食，以免恶心、呕吐。

（2）持续心电监护 24h，注意心律、心率变化，每半小时记录一次。

（3）密切观察病情变化，如神志、瞳孔、血压、呼吸、皮肤及肢体活动情况，及时发现患者有无栓塞征象。

（4）遵医嘱服用奎尼丁、洋地黄或其他抗心律失常药物以维持窦性心律，严密观察用药反应。

（5）及时发现有无因电击而致的各种心律失常及栓塞、局部皮肤灼伤、肺水肿等并发症，及时协助医生给予处理。

（6）患者清醒后给予安慰和帮助，做好心理护理。

（7）处理用物：擦净电极板，整理电源线、地线等，并放回原处备用。除颤器保持充电备用状态。

三、心导管检查术

【定义】

心导管检查是通过心导管插入术（cardiac catheterization）由外周血管将心导管送入心脏各

腔、瓣膜和血管，进行构造及功能的检查。包括右心导管检查与选择性右心造影、左心导管检查与选择性左心造影，是一种非常有价值的诊断方法。

【目的】

明确诊断心脏和大血管病变的部位与性质、病变是否引起了血流动力学改变及其程度，为介入性治疗或外科手术提供依据。

【适应证】

1．血流动力学检测，从静脉置入漂浮导管至右心及肺静脉。

2．先天性心脏病，特别是有心内分流的先心病诊断。

3．心内电生理检查，心肌活检。

4．室壁瘤瘤体大小、位置，以明确手术指征。

5．主动脉弓、肺动静脉及冠脉病变评价。

【禁忌证】

1．感染性疾病，如 IE、败血症、肺部感染等。

2．严重心律失常、高血压未经控制者。

3．电解质紊乱、洋地黄中毒。

4．现有出血疾病或行抗凝治疗者。

5．外周血栓性静脉炎者。

6．严重肝、肾损害者。

【护理】

1．术前准备

(1) 向患者家属解释手术过程，取得其配合，消除紧张和焦虑，必要时给予镇静药，保证睡眠。

(2) 指导患者完成实验室检查、胸片、超声心动图等。

(3) 根据需要行双侧腹股沟及会阴部或上肢、锁骨下静脉穿刺术区备皮及清洁皮肤。

(4) 青霉素皮试及碘造影剂过敏试验。

(5) 穿刺股动脉者检查两侧足背动脉搏动情况，注意变化。

(6) 训练患者床上排尿，术前排空膀胱，穿合身衣物。

(7) 术前一餐以六成饱为宜，不需禁食，不宜食牛奶、海鲜和油腻食物，以免术后卧床时出现腹胀、腹泻。

2．术中配合

(1) 严密监测生命体征、心率、心律，记录，异常时及时协助处理。

(2) 术中局麻，注意安慰患者，消除其焦虑。

(3) 维持静脉通路畅通，准确及时给药，准确传递器械，完成术中记录。

(4) 备齐抢救药品、物品、器械。

3．术后护理

(1) 卧床休息，术侧制动 10 ~ 12h，做好生活护理。

(2) 压迫止血，静脉伤口处沙袋压迫 4 ~ 6h；动脉穿刺处压迫止血后加压包扎，1kg 沙袋压迫 6h，观察伤口出血情况及足背动脉搏动情况，比较两侧肢端颜色、温度、感觉与运动功能。

(3) 监测生命体征，观察术后并发症。

(4) 常规应用抗生素，预防感染。

四、心导管射频消融术

心导管射频消融术（radio frequency catheter ablation，RFCA）是在心腔内放置多根多极电极导管，通过心脏电生理技术在心内标测定位后，将消融导管电极置于引起心律失常的病灶处或异常传导路径区域，应用高能射频电流，使该区域心肌升温至坏死或损坏，达到治疗顽固性心律失常的目的。

【适应证】

房室结折返性室上速、房室折返性室上速、房性心动过速、典型心房扑动、房颤、特发性室速。

【并发症】

血管穿刺部位血肿、气肿、血气胸、房室传导阻滞、心肌穿孔、心脏压塞、冠状动脉痉挛、心肌梗死等。

【操作过程及护理】

1．术前准备　同冠状动脉造影术，但应注意：

（1）术前停用抗心律失常药物 5 个半衰期以上。

（2）术前描记常规 12 导联心电图，必要时行食管调搏、Holter 心电监测等检查。

（3）颈部、腋下和双侧腹股沟进行清洁备皮。

2．操作过程　用经皮穿刺下肢（股静脉、股动脉）、颈部（颈内静脉）和（或）胸部（锁骨下静脉）血管的方法将电极导管沿血管放置于心腔内行电生理检查以明确诊断和所需消融的部位。选用大头导管引入射频电流。消融左侧房室旁路时，大头导管经股动脉逆行置入；消融右侧房室旁路或改良房室结时，大头导管经股静脉置入。

3．术后护理　术后心电监护 24h，以后每日查心电图 1 次，连续 3 ～ 5 天；观察有无并发症发生；其他同冠脉造影术。

五、冠状动脉介入性诊断及治疗

（一）冠状动脉造影术

冠状动脉造影术（coronary arterial angiography，CAG）是将造影剂用特殊的导管经动脉送至左、右冠状动脉口，使冠状动脉及其主要分支显影的一种技术操作。常选用股动脉、桡动脉或肱动脉。造影剂一般选用含碘浓度低的非离子型造影剂。

【目的】

可提供冠状动脉病变的部位、性质、范围、侧支循环状况等的准确资料，有助于选择最佳的治疗方案，是诊断冠心病最可靠的方法。

【适应证】

1．持续或反复发作的缺血症状，明确病变情况以及考虑介入性治疗。

2．心电图 ST 段动态演变（压低＞ 0.1mV 或短暂抬高）。

3．合并充血性心衰或血流动力学不稳定。

4．有严重的可危及生命的室性心律失常。

【禁忌证】

躯体有感染性疾病、出血倾向、严重肝肾损害，还有严重心功能不全，外周动脉、静脉血栓性脉管炎，造影剂过敏等为造影禁忌。

【并发症】

最常见的是心律失常，一般呈一过性，无需处理，严重者可出现室性心动过速或心室颤动、猝死（发生率 1% ～ 5%）。其他并发症可有急性心肌梗死、感染、外周穿刺动脉出血、栓塞、造影剂过敏等。必须指出，冠状动脉造影术的并发症发生率高低与操作者的技术熟练程度有直接关系。

【护理】

1．**术前准备** 完成一般常规临床检查，包括详细体检、血尿常规检查、出凝血时间、电解质、肝肾功能检查、心电图或运动心电图，有条件应做超声心动图检查及胸片。术前还需了解外周动脉搏动情况（股动脉、足背动脉搏动），做碘过敏试验，备皮。术前4h禁食。对情绪紧张者可给予镇静剂。

2．**术后处理及护理** 动脉穿刺部位加压包扎防止出血；股动脉穿刺部位压沙袋6～8h，患者平卧24h，避免术侧下肢弯曲，保持足背动脉搏动良好；继续服用常规药物。

（二）经皮腔内冠状动脉成形术

经皮腔内冠状动脉成形术（percutaneous transluminal coronary angioplasty，PTCA）是用心导管技术疏通狭窄甚至闭塞的冠状动脉管腔，改善心肌的血流灌注的方法。

【血管的入路】

血管入路包括股动脉、桡动脉、肱动脉。股动脉穿刺成功率高，适合需要大腔指引导管的介入操作；桡动脉止血方便，术后无须制动，局部出血并发症发生率低；个别情况使用肱动脉，压迫止血时应避免邻近神经损伤，发生血管并发症可影响上肢供血。目前，桡动脉入路为首选。

【目的】

采用特制的球囊导管扩张狭窄的冠状动脉，解除其狭窄，使相应的心肌供血增加，缓解症状，改善心功能。

【适应证】

1．冠状动脉不完全狭窄，程度＞75%者。

2．冠状动脉单支或多支近端、孤立、向心性、局限、长度＜15mm的无钙化病变。

3．有临床症状的PTCA术后再狭窄病变。

4．新近发生的单支冠状动脉完全阻塞病变。

5．冠状动脉旁路移植血管再狭窄病变。

6．临床有心绞痛症状，药物治疗效果不佳，且心功能较好者。

【并发症】

1．**急性期并发症** 冠状动脉急性闭塞，发生在术后即刻至24～72h内，可导致急性心肌梗死。发生原因多由于血管内夹层、血栓形成等，目前广泛采用支架植入术及加强抗血小板治疗，发生率已大大下降。

2．**后期并发症** 术后6个月内有30%～40%发生再狭窄，主要为血管内膜平滑肌增生所致。目前采用PTCA后植入支架，尤其是药物涂层支架可使术后再狭窄率降低至10%左右。

【护理】

1．**术前准备** 基本与冠状动脉造影相同，但做PTCA前必须口服抗血小板聚集药物，如阿司匹林、氯吡格雷、噻氯匹定（抵克力得）。

2．**术后处理** 应坚持抗凝治疗，常用肝素静滴，使患者凝血时间延长至正常的1.5～2倍，持续3～5天，亦可用低分子肝素。继续服用硝酸酯类、钙通道阻滞剂、ACEI类等药物。

（三）冠状动脉内支架植入术

冠状动脉内支架植入术（coronary stenting）利用穿刺、导管、球囊导管扩张形成和金属内支架植入等技术，使狭窄、闭塞的血管或腔道扩张、再通。

【目的】

为防止和减少PTCA后急性冠状动脉闭塞和后期再狭窄，在血管病变部位植入一金属支架以保持血管通畅。近年来较多患者植入药物涂层支架。

【适应证】

1．冠状动脉支起始部或近端病变（为预防和减少再狭窄）。

2．凡做 PTCA 后夹层形成或弹性回缩病变者。

3．血管直径≥ 2.5mm。

【护理】

1．术前准备及术后处理　与 PTCA 相同，为防止急性或亚急性支架内血栓形成，支架术后需强调抗凝治疗，且要彻底。一般用肝素或低分子肝素，持续 3 ～ 7 天，后继续服用抗血小板聚集药，如阿司匹林、氯吡格雷等。植入药物涂层支架的患者，应用抗凝药不应少于 6 个月。

2．PTCA 及冠脉支架术后护理　①介绍有关 PTCA 支架术后的注意事项，鼓励与有同种经历的病友进行交流。②观察患者神志、视力、心率、心律、体温、血压变化及伤口有无出血、渗血，足背动脉搏动，尿、便的颜色（有无出血问题）；有无心慌、大汗、头晕等不适；有无胸痛及疼痛的性质、部位、程度、持续时间，有无放射痛等。③拔管后，股动脉穿刺点沙袋压迫 6h，绝对卧床休息，患侧肢体制动；6 ～ 12h 可床上翻身，尽量使患侧肢体足趾上、下、左、右活动；24h 后带绷带可下床活动；48h 拆除绷带。注意观察双侧下肢皮肤温度、颜色、动脉搏动情况。限制患者活动期间，应协助患者做好生活护理，将常用物品及呼叫器置于易取处，以满足患者的基本需要。绷带拆除后嘱患者逐渐增加活动量，起床下蹲时动作应缓慢，不要突然用力咳嗽、排便，防止伤口裂开。④术后保证患者入量（因术前禁食），防止血液过于黏稠，并使患者多饮水（6 ～ 8h 饮水 1000 ～ 2000ml），以利造影剂尽快自尿中排出。给予低盐、低脂、易消化、不含高维生素 K 的饮食，如绿茶、西兰花、包心菜、菠菜、牛肝、猪肝，防止其减低抗凝药物的疗效。⑤由于术中及术后应用大量抗凝剂，故在每次静脉穿刺时，穿刺部位应延长按压时间 3 ～ 5min，防止皮下淤血。各种操作要轻柔，嘱患者不用硬、尖物剔牙、挖鼻孔及耳道。⑥及时了解患者有无焦虑，让患者倾诉，护理人员认真倾听，然后耐心做好解释，解除患者的思想负担，以使其配合治疗和护理。⑦术后无并发症者 1 周内避免抬重物，2 周后可恢复日常生活。

【健康教育】

1．在患者能适应的范围内，逐渐增大活动量，不可作剧烈的运动，保持情绪稳定，保证充足睡眠。

2．注意保暖，预防感冒，积极预防并控制感染。

3．规律进餐，低盐、低脂，每餐不宜过饱，可适当增加粗纤维饮食和黑木耳。保持排便通畅。

4．戒烟，可少量饮酒，不喝浓茶、浓咖啡。

5．严格遵医嘱服药，随身携带保健卡、保健盒。

6．定期门诊复查，支架术后半年做冠脉造影复查，便于了解血管再通情况。

六、经皮穿刺球囊二尖瓣成形术

经皮穿刺球囊二尖瓣成形术（percutaneous balloon mitral valvuloplasty，PBMV）是缓解单纯二尖瓣狭窄的首选方法，可获得与二尖瓣闭式分离术相似的效果。

【适应证】

1．中至重度二尖瓣狭窄，瓣叶无明显钙化，心功能Ⅱ～Ⅲ级者。

2．外科分离术后再狭窄。

【禁忌证】

1．二尖瓣狭窄伴中至重度二尖瓣反流及主动脉瓣病变。

2．左心房血栓或近期（半年内）有体循环栓塞史。

3．严重的瓣下结构病变，二尖瓣明显钙化。

4．风湿活动。

【护理】

1．术前护理 同心导管检查术。术前行食管超声探查有无左心房血栓，适当应用抗凝药。

2．术中配合 同心导管检查术，另应注意扩张前测量右房压力，扩张前后测量并记录左房压力。

3．术后护理 基本同心导管检查术，注意以下几点：

（1）术后第2天复查超声心动图，评价扩张效果。

（2）伴房颤者继续服用地高辛控制心室率及华法林等抗凝剂。

（3）观察术后并发症。

七、经皮穿刺球囊肺动脉瓣成形术

经皮穿刺球囊肺动脉瓣成形术（percutaneous balloon pulmonary valvuloplasty，PBPV）是治疗单纯肺动脉瓣狭窄的首选治疗方法，具有创伤小且相对安全等优点。

【适应证】

1．以单纯肺动脉瓣狭窄伴有狭窄后扩张者效果最佳。

2．狭窄程度以跨瓣压差≥ 50mmHg 为介入指征，由于手术技术进展，安全性提高，目前有文献报道趋向将介入指征降为≥ 30mmHg。

3．肺动脉瓣狭窄，手术治疗后出现再狭窄者。

4．复杂先心病手术前的缓解治疗，或不能接受手术者的姑息治疗，如肺动脉瓣狭窄合并房间隔缺损等。

5．肺动脉瓣狭窄合并其他可介入治疗的先心病如 ASD、PDA 等。

【禁忌证】

1．肺动脉瓣下型狭窄，即右心室流出道漏斗部狭窄者。

2．肺动脉瓣上型狭窄，瓣膜发育不良，无肺动脉狭窄后扩张者。

【护理】

1．术前护理 同心导管检查术，注意以下几点：

（1）术前行超声心动图检查，测肺动脉瓣收缩压力阶差。

（2）小儿需实施全麻者，按全麻护理常规向家属交代禁食、禁饮等注意事项，遵医嘱给予适当补液及完成术前给药。

2．术中配合 同心导管检查术，应注意以下两点：

（1）严密监测并准确记录扩张前后的右心室压、肺动脉至右心室压力阶差。

（2）对全麻患儿应注意观察呼吸、意识、心率、心律、血压、血氧饱和度等变化。

3．术后护理 同心导管检查术，还应注意：

（1）对全麻患儿按全麻护理常规护理。

（2）术后第2天复查超声心动图，评价效果。

（3）观察术后并发症。

八、主动脉内球囊反搏术

主动脉内球囊反搏术（intra-aortic balloon counterpulsation，IABCP）装置包括主动脉内球

囊导管、气泵、压力测定系统和心电图触发系统。

【原理】

舒张早期主动脉内压力开始下降时球囊迅速充盈，提高主动脉舒张压，增加冠状动脉的血流灌注，使心肌的供血量增加，并改善脑和外周血管的灌注。舒张末期主动脉瓣开放之前球囊快速回缩，主动脉舒张末期压力急骤下降，使收缩期左心室射血阻力明显下降，降低左心室后负荷，减少心肌耗氧量，增加每搏输出量和射血分数。

【适应证】

急性心肌梗死伴心源性休克，急性心肌梗死伴急性二尖瓣反流，急性心肌梗死伴室间隔穿孔，药物治疗难以控制的不稳定型心绞痛，难以控制的心律失常，难治性心衰，冠状动脉介入治疗过程中的支持治疗，冠状动脉旁路移植术和术后支持治疗，心脏外科术后低心排血量综合征，心脏移植的支持治疗。

【禁忌证】

主动脉瓣关闭不全，主动脉夹层动脉瘤或主动脉瘤，不可逆的脑损害，严重的主动脉或髂动脉血管病变，慢性终末期心脏病，心脏停搏、室颤、严重低血压等。

【护理】

1．术前护理

（1）做好解释工作，介绍可能的并发症，尽早手术，以免错过最佳抢救时机。

（2）检查双侧足背动脉、股动脉搏动情况并标记。

（3）完善实验室检查，必要时备血。

（4）备皮，遵医嘱给予抗凝药和镇静药。

（5）备齐抢救药品、物品、器械。

2．术中配合

（1）记录 IABCP 前各项指标，以利于术后评价。

（2）术中严密监测病情变化，积极配合抢救。

3．术后护理

（1）卧床休息，肢体制动，做好生活护理和安全护理。

（2）每小时使用肝素盐水冲洗测压管道，防止血栓形成，严格无菌；每小时检查穿刺局部有无出血和血肿；每小时观察足背动脉搏动情况、皮肤温度和患者自觉症状。

（3）持续监测生命体征、意识状态、尿量、心排血量、心脏指数、心电图变化、搏动压力情况等。

（4）遵医嘱行实验室检查，及时报告结果。

九、先天性心血管病介入性治疗

常用方法有：①房间隔缺损（atrial septal defect，ASD）封闭术：一般缺损最大伸展直径＜30mm，缺损上下房间隔边缘不少于 4mm 为手术指征。②室间隔缺损（ventricular septal defect，VSD）封闭术：缺损口直径＜10mm 为手术指征。③动脉导管未闭（patent ductus arteriosus，PDA）封堵术：绝大多数动脉导管未闭均适用。

【护理】

1．术前护理　同心导管检查术，对全麻患儿按全麻术前常规护理。

2．术中配合　同心导管检查术，对全麻患儿按全麻术中常规护理。封堵前后测量并记录好压力图形。

3．术后护理

（1）常规实验室检查，以观察有无溶血。

（2）术后次日拍摄胸片、超声心动图检查封堵器的位置和残余分流情况。

（3）观察术后并发症，如血栓与栓塞、IE 等。

（4）抗凝治疗：ASD 和 VSD 术后遵医嘱进行 3 ~ 6 个月的抗凝治疗。

（5）复查：术后 3 ~ 6 个月或根据医嘱进行复查。

（吴　瑛）

第四章　消化系统疾病患者的护理

第一节　概　述

学习目标

通过本节内容的学习，学生应能够：

◎ 识记

说出消化系统的解剖和生理功能。

◎ 理解

归纳消化系统常见症状和体征、常用的实验室及其他检查。

◎ 运用

对消化系统常见疾病患者进行护理评估及提出护理问题，并制订针对性的护理措施。

消化系统疾病包括口腔、食管、胃、肠、肝、胆、胰等脏器的器质性和功能性疾病。消化系统种类多，为临床常见病和多发病，其中胃肠炎、胆道结石和胆囊炎、消化性溃疡居我国居民慢性疾病患病率的前十位，胃癌和肝癌则分别位于恶性肿瘤患者死因的第二位和第三位。近年来，随着社会和医学科学的发展、生活方式和饮食习惯的改变，我国消化系统的疾病谱发生了一系列变化，如因幽门螺杆菌的发现和研究进展，消化性溃疡发病率有下降趋势，而胃食管反流病、急慢性胰腺炎、功能性胃肠病、脂肪肝、结直肠癌、胰腺癌等疾病的发病率则有上升趋势。

【消化系统的解剖及生理功能】

消化系统由消化管、消化腺以及腹膜、肠系膜、网膜等脏器组成。消化管包括口腔、咽、食管、胃、小肠和大肠等部分，消化腺包括唾液腺、肝、胰腺、胃腺和肠腺等。消化系统的基本生理功能是摄取和消化食物、吸收营养和排泄废物。

（一）食管

食管（esophagus）是连接咽和胃的肌性管道，长约25cm，其主要功能是接受来自口腔的食团，将其运送到胃。食管末端的环形肌束，称为食管下括约肌。生理情况下，吞咽时，括约肌松弛，食物进入胃内；非吞咽时，括约肌呈收缩状态，产生高压带，防止胃内容物反流入食管。括约肌功能失调可引起反流性食管炎和贲门失弛缓症。

（二）胃

胃（stomach）由贲门、胃底、胃体和幽门四部分组成，其主要功能是暂时贮存食物，通过胃蠕动和胃液分泌对食物进行机械性和化学性消化，并通过幽门括约肌控制胃内容物排空至十二指肠及阻止十二指肠内容物反流入胃。

胃壁由黏膜、黏膜下层、肌层和浆膜层组成。胃黏膜上皮向内凹陷，形成胃腺。胃的外分泌腺主要包括贲门腺、幽门腺和泌酸腺。贲门腺分布于胃贲门附近，主要分泌黏液；幽门腺分布于胃窦及幽门部，主要分泌黏液及促胃液素；泌酸腺也称胃底腺，分布于胃底和胃体，由主细胞、壁细胞等细胞组成。壁细胞分泌盐酸和内因子，前者能激活胃蛋白酶原转变为胃蛋白酶，使蛋白质变性，并可杀灭细菌；后者可协助维生素 B_{12} 的吸收。主细胞分泌胃蛋白酶原，在酸性环境下转化为有活性的胃蛋白酶，可将蛋白质消化分解为多肽。黏液细胞分泌碱性黏液，可中和胃酸以保护胃黏膜。由幽门腺中的内分泌细胞——G 细胞分泌的促胃液素可促进壁细胞和主细胞分泌胃酸和胃蛋白酶。

（三）小肠

小肠（small intestine）起于幽门括约肌，止于回盲瓣，由十二指肠、空肠和回肠组成，全长约 6m，是消化道中最长的一段。十二指肠又分为球部、降部、水平部和上升部四段。其中球部是消化性溃疡的好发部位。降部的内后侧壁黏膜上有一乳头状突起，称十二指肠乳头，胆总管和胰管分别或汇合开口于此，使胆汁和胰液由此处流入十二指肠。升部与空肠相连，连接处被屈氏（Treitz）韧带所固定，此处是上、下消化道的分界线。小肠内有十二指肠腺和肠腺。前者分泌含有黏蛋白的碱性液体，保护十二指肠上皮不被胃酸腐蚀，后者的分泌液为小肠液的主要部分。

小肠是食物消化和吸收的主要场所。通过胆汁、胰液和小肠液的化学性消化及小肠运动的机械性消化作用，食物中的蛋白质、脂肪、糖被分解为较简单的物质如氨基酸、脂肪酸、葡萄糖后被肠壁吸收。维生素 B_{12} 和内因子在回肠吸收，铁离子在十二指肠和空肠吸收。

（四）大肠

大肠（large intestine）包括盲肠（含阑尾）、结肠和直肠三部分，全长约 1.5m。回肠末端与盲肠交界处的环形肌明显增厚，形成回盲括约肌，其作用一方面使回肠中的食物残渣间歇地进入结肠，延长其在小肠停留的时间，利于充分消化和吸收，另一方面具有活瓣作用，可阻止结肠内容物向回肠反流。大肠的主要功能是吸收水分和电解质，并能吸收肠内细菌产生的维生素，最后使食物残渣形成粪便排出体外。

（五）肝

肝（liver）是人体最大的消化腺，是维持生命的重要器官。肝有门静脉和肝动脉双重血液供应，血流量约为 1500ml/min，占心排血量的 1/4。肝的生理功能主要包括：①参与物质代谢：糖、蛋白质、脂质、维生素等的合成代谢均需要肝的参与。肝还是合成清蛋白和某些凝血因子的唯一场所，肝功能减退时可出现低清蛋白血症和凝血酶原时间延长。②解毒作用：肝是人体内主要的解毒器官，由肠道吸收或体内代谢产生的有毒物质在肝内经氧化、还原、水解、结合等过程可转变为无毒物质或毒性减低，最后随胆汁或尿排出体外。③生成胆汁：胆汁由肝细胞生成，消化期胆汁直接进入十二指肠，非消化期胆汁则流入胆囊贮存。胆汁中的胆盐对脂肪的消化吸收具有重要作用。各种原因引起胆汁酸合成、转运、分泌、排泄障碍均可导致胆汁淤积性肝病和脂溶性维生素缺乏。④其他：肝分泌的胆汁酸可协助脂溶性维生素的吸收；肝还参与体内多种激素代谢，如雌激素、醛固酮和抗利尿激素在肝灭活。

（六）胆道

胆道系统（biliary tract）由胆囊和与之连接的胆管组成。胆道系统开始于肝细胞间的毛细胆管，毛细胆管集合成小叶间胆管，然后汇合成左右肝管自肝门出肝。左右肝管出肝后汇合成肝总管，并与胆囊管汇合成胆总管，开口于十二指肠降部。

胆囊的主要功能是贮存及浓缩胆汁，胆管的作用为运输和排泄胆汁。

（七）胰腺

胰腺（pancreas）为腹膜后器官，分头、体、尾三部分。胰的输出管为胰管，主胰管与胆总管合并或分别开口于十二指肠乳头，开口处有 Oddi 括约肌控制胆汁和胰液流入肠道，此处若发生梗阻，胆汁可反流入胰管而引发急性胰腺炎。

胰腺既是外分泌腺，也是内分泌腺。其外分泌功能主要是分泌胰液，胰液中含有胰淀粉酶、胰蛋白酶、胰脂肪酶等重要成分，能对三大营养物质进行消化分解。此外，胰液中的碳酸氢盐含量也很高，不仅可以中和进入十二指肠的胃酸，使肠黏膜免受酸的侵蚀，还给小肠内多种消化酶的活性提供了适宜的碱性环境。胰腺的内分泌功能为参与糖代谢，由散在胰腺组织中的胰岛 α 细胞和 β 细胞分别分泌的胰高血糖素和胰岛素完成。

（八）胃肠的神经内分泌调节

胃肠道的运动、分泌、血流及免疫功能受自主神经系统支配，下丘脑是自主神经的皮质下中枢，是联络中枢神经系统和低位神经系统的重要环节。消化道本身还具有肠神经系统（enteric nervous system，ENS），由胃肠道壁内神经成分组成，是调节控制胃肠道功能的独立复杂的内在调节系统。ENS 直接从肠道获得信息，在或不在自主神经系统的参与下迅速产生相应的应答，又被称为“肠道的微型大脑”。中枢神经系统、自主神经系统和 ENS 通过神经 - 体液免疫机制联系，称为“脑 - 肠轴”。包括精神因素在内的各种因素，可以通过影响脑 - 肠轴而引起胃肠道运动障碍和感觉异常，进而导致胃肠道的功能异常。

胃肠道和胰腺内存在多种内分泌细胞，它们和 ENS 的神经细胞分泌的各种具有生物活性的化学物质统称为胃肠激素。胃肠激素对于维持消化道正常生理功能不可或缺，分泌紊乱可以导致胃肠运动和分泌的异常。其中一些肽类激素也存在于中枢神经系统内，作为神经信息的传递物质，称为脑肠肽，如促胃液素、生长抑素等。

【消化系统疾病常见症状及体征】

（一）腹痛

1．概念　腹痛是腹腔内脏器病变或功能紊乱的主要症状，表现为不同性质的疼痛和不适感。临床上可根据起病急缓和病程长短分为急性和慢性腹痛。

2．常见原因　急性腹痛多由腹腔器官急性炎症、扭转或破裂，空腔脏器梗阻或扩张，腹膜炎症，腹腔内血管阻塞等引起；慢性腹痛多由腹腔器官慢性炎症、空腔脏器的张力变化、消化性溃疡、胃肠神经功能紊乱等引起。某些全身性疾病和其他系统疾病也可引起腹痛，如泌尿生殖系统疾病、急性心肌梗死、下叶肺炎等。

3．临床特点　不同病因所致腹痛的性质、部位和范围、程度、频率、放射等表现均不相同。①部位：胃十二指肠疾病、急性胰腺炎的疼痛多在中上腹部，胆囊炎、胆石症、肝脓肿等疼痛多在右上腹，小肠疾病疼痛多位于脐周，结肠疾病疼痛多在下腹或左下腹部。②性质、程度：隐痛或钝痛多由胃肠张力变化或轻度炎症引起，胀痛可能为实质脏器的包膜牵拉所致，突发剧烈刀割样痛、烧灼样痛多为消化性溃疡穿孔，持续性剧痛或阵发性加剧常是急性胃炎、急性胰腺炎的表现，胆石症常为阵发性绞痛，阵发性剑突下钻顶样疼痛是胆道蛔虫症的典型表现，持续性、广泛性剧烈腹痛伴肌紧张常提示急性弥漫性腹膜炎。③伴随症状：伴反酸、嗳气提示消化性溃疡或胃炎；伴呕吐多为食管、胃肠病变，呕吐量大提示胃肠道梗阻；伴腹泻多提示消化吸收障碍或肠道炎症、溃疡或肿瘤；伴黄疸可能与肝胆胰疾病有关；伴发热、寒战提示有炎症存在。

（二）恶心与呕吐

1．概念　恶心为上腹部不适、紧迫欲吐的感觉，呕吐是胃或部分小肠内容物经口排出体外的现象。

2．常见原因　①胃肠疾病：急慢性胃炎、消化性溃疡、幽门梗阻、肠梗阻、急性阑尾炎等；②肝胆胰疾病：急性肝炎、肝硬化、急性胆囊炎、急性胰腺炎等；③腹膜及肠系膜疾病：如急性腹膜炎；④胃肠功能紊乱引起的神经性呕吐。

3．临床特点　消化系统疾病所致呕吐多为反射性呕吐，呕吐前常有恶心先兆，两者也可单独发生。恶心常伴面色苍白、出汗、流涎、血压降低及心动过缓等迷走神经兴奋症状。幽门梗阻时多为餐后呕吐，量大，呕吐物多为宿食；低位肠梗阻者呕吐物常有粪臭味；上消化道出血时呕吐物呈咖啡色或鲜红色；急性胰腺炎多表现为剧烈呕吐胃内容物，甚至胆汁。长期频繁呕吐可致脱水、代谢性碱中毒、低血氯、低血钾等水电解质及酸碱平衡紊乱，儿童、老人和意识障碍者易误吸而致肺部感染、窒息。

（三）腹泻

1．概念 腹泻是指排便次数较平时习惯增多，粪质稀薄，水分增加，常伴排便急迫感及腹部不适或失禁等症状。

2．常见原因 腹泻多由肠道疾病引起，也可由某些药物、全身性疾病、过敏或心理因素引起。急性腹泻多见于因病毒、细菌、真菌、原虫、蠕虫等感染引起的肠炎及急性出血坏死性肠炎、克罗恩病、食物中毒、急性中毒、过敏性紫癜、变态反应性肠炎等。慢性腹泻多见于肠结核、结核性腹膜炎、结肠恶性肿瘤、炎性肠病、吸收不良综合征、慢性萎缩性胃炎、胃大部切除后胃酸缺乏、慢性胰腺炎等。

3．临床特点 ①病程：急性腹泻起病急骤，病程较短，在2～3周内；慢性腹泻起病缓慢，病程至少4周，常超过6～8周。②伴随症状：急性腹泻常伴有腹痛、发热、里急后重等症状。小肠病变引起的腹泻疼痛常在脐周，便后腹痛缓解不明显；结肠疾病疼痛多在下腹，且便后疼痛常可缓解。急性腹泻伴发热者可见于肠结核、克罗恩病、溃疡性结肠炎急性发作期，伴里急后重者见于结肠直肠病变，伴明显消瘦、脱水者多见于小肠病变，伴腹部包块者见于胃肠道恶性肿瘤、肠结核、克罗恩病等。③粪便性状：小肠病变引起的腹泻，粪便呈糊状或水样，可含有未完全消化的食物成分。大肠病变引起的腹泻，粪便可含脓、血和黏液。

（四）便秘

1．概念 便秘是指排便频率减少，1周内排便次数少于2～3次，排便困难，粪便干结。

2．常见原因 ①功能性便秘：多见于进食量少或食物中缺乏纤维素和水分；环境改变、精神因素等导致排便习惯经常受干扰或抑制；结肠运动功能障碍；腹肌及盆肌张力不足，排便动力缺乏；结肠冗长及某些药物影响。②器质性便秘：多见于直肠或肛门病变引起肛门括约肌痉挛，排便疼痛惧怕排便；结肠肿瘤、各种原因引起的肠梗阻、肠粘连、克罗恩病；腹腔或盆腔内肿瘤压迫及全身性疾病所致肠肌松弛，排便无力。

3．临床特点 粪块长时间停留在肠道内可引起腹胀及下腹部疼痛，在直肠停留过久，可有下坠感和排便不尽感；粪便过于坚硬，可引起排便时肛门疼痛及肛裂；便秘还可造成直肠、肛门过度充血，久之易致痔疮。患者亦可因此感到紧张、焦虑。器质性便秘者还可同时伴有呕吐、腹胀、腹痛、腹泻、腹部包块等表现。肠结核、溃疡性肠炎、肠易激综合征便秘与腹泻常交替出现。

（五）黄疸

1．概念 黄疸是由于血清中胆红素浓度增高，致皮肤、黏膜和巩膜发黄的症状和体征。

2．常见原因 ①肝细胞性黄疸：见于各种肝损害性疾病，如肝炎、肝硬化等；②胆汁淤积性黄疸：见于结石、肿瘤等因素引起的胆道阻塞；③溶血性黄疸：见于各种原因引起的溶血性疾病，如溶血性贫血、输血等。

3．临床特点 ①肝细胞性黄疸：皮肤、黏膜浅黄至深金黄色，常伴有乏力、食欲减退、肝区不适或疼痛等症状，重者可有出血倾向。②胆汁淤积性黄疸：黄疸多较严重，皮肤呈暗黄色，完全梗阻者可呈黄绿或绿褐色。尿色深如浓茶，粪便颜色变浅，典型者呈白陶土色。因血中胆盐潴留，有皮肤瘙痒与心动过缓；因脂溶性维生素K吸收障碍，常有出血倾向。③溶血性黄疸：急性溶血时可有高热、寒战、头痛及腰背痛，并有明显贫血和血红蛋白尿（尿呈酱油色）。重者可有急性肾衰竭。慢性溶血多为先天性，可有贫血和脾大。

（六）呕血与黑便

1．概念　呕血是指屈氏韧带以上的消化器官，包括食管、胃、十二指肠、肝、胆和胰出血，或全身性疾病所致急性上消化道出血，血液经口腔呕出。部分血液经肠道排出，因血红蛋白在肠道内与硫化物结合形成黑色的硫化亚铁，形成黑便。由于黑便附有黏液而发亮，类似柏油，又称柏油样便。

2．常见原因　常见原因为消化性溃疡、急性胃十二指肠黏膜损害、食管胃底静脉曲张破裂和胃癌。食管的炎症、肿瘤和各种损伤，肝胆疾病，胰腺疾病，血液疾病如白血病，急性传染病如流行性出血热、钩端螺旋体病、败血症等也可引起消化道出血而表现为呕血和（或）黑便。

3．临床特点　①呕血前多有上腹部不适及恶心，随之呕出血性胃内容物，继而排出黑便。②一般呕血均伴有黑便，而黑便不一定有呕血，幽门以上出血者常有呕血和黑便，出血量少和速度慢者可仅表现为黑便；幽门以下出血者或可仅表现为黑便，但出血量大、速度快者也可因血液反流引起恶心、呕吐而同时伴呕血。③呕血的颜色、性质取决于出血量的多少及血液在胃肠道停留时间的长短。出血量大、速度快时，血液在胃内停留时间短，未与胃酸充分混合，呕血呈鲜红色或暗红色，亦可混有血块；出血量少或胃内停留时间长，血红蛋白经胃酸作用，则呈咖啡样。④黑便的颜色和性质取决于出血的速度与肠蠕动的快慢，出血量大、速度快时，黑便在肠道内停留时间短，呈暗红色甚至鲜红色；出血量小，肠道内停留时间长，呈黑色。

【消化系统常用的实验室及其他检查】

（一）实验室检查

1．血液、尿液检查　常用检查项目包括：①血常规：可反映有无脾功能亢进、有无恶性贫血等；②红细胞沉降率：可反映炎性肠病、肠结核或结核性腹膜炎的活动性；③淀粉酶及胆红素测定：血清、尿液及腹水中淀粉酶测定有助于诊断急性胰腺炎，血清胆红素定量测定可初步鉴别黄疸的性质；④肝功能检查：包括血清酶（如 ALT、AST、AKP、γ-GT 等）测定、蛋白质代谢试验（如血清总蛋白、清蛋白、清 / 球比例、血清蛋白电泳等）、脂类代谢试验、胆红素代谢试验、凝血因子测定等，可反映肝损害的情况，对肝疾病的诊断有帮助；⑤肿瘤标志物检测：用于消化道肿瘤的诊断和疗效估计，如甲胎蛋白（AFP）对原发性肝细胞癌有较特异的诊断价值，癌胚抗原（CEA）对胃癌、大肠癌和胰腺癌具有辅助诊断价值；⑥各型病毒性肝炎标志物检测：可用于确定肝炎的类型，如通过乙型肝炎病毒（HBV）的 5 项血清免疫标志物测定可以了解患者是否感染及处于复制状态，HBV-DNA 定量检测反映了病毒复制水平，上述检测可用于决定是否进行抗病毒治疗及疗效评价。

2．粪便检查　粪便常规对肠道感染、某些寄生虫病有确诊价值；隐血试验主要用于评估有无消化道出血存在。

3．腹水检测　包括腹水中蛋白质、细胞数及种类、电解质浓度等的测定，对鉴别肝硬化、腹腔内恶性肿瘤及结核性腹膜炎等有价值。

4．幽门螺杆菌（Hp）检测　对于胃癌前疾病及病变、消化性溃疡、胃肠黏膜相关淋巴瘤等疾病的诊疗具有重要作用。

（二）脏器功能试验

1．胃液分析　对胃、十二指肠疾病尤其是胃泌素瘤的诊断、治疗有意义。

2．胃肠运动功能检查　是诊断胃肠道动力障碍性疾病的重要手段。包括食管、胃、胆道、直肠等处的压力测定，食管下端和胃内 24h pH 监测或 24h 胆红素监测，胃排空测定，胃肠道经过时间测定等。

（三）影像学检查

1．超声检查 可探查消化系统脏器，如肝、脾、胆囊、胰腺等，对肝癌和肝脓肿、胰腺癌、胆道结石等有诊断价值，必要时可引导经皮肝穿刺或肿块穿刺，还可帮助了解腹腔内有无腹水、肿块等。

2．X线检查 是诊断胃肠道疾病的重要手段。腹部平片对于判断腹腔内有无游离气体、有无胃肠道穿孔和肠梗阻等有价值；X线钡餐检查可发现胃肠道的溃疡、肿瘤、炎症、静脉曲张、结构畸形以及运动异常等；X线胆道造影可显示胆道结石和肿瘤、胆囊浓缩和排空功能障碍；经皮肝穿刺胆管造影术对于鉴别肝内胆汁淤积、肝外阻塞性黄疸、肝外胆管狭窄或受压的定位和寻找病因有帮助；选择性腹腔动脉造影主要用于腹腔内肿瘤（如肝和胰腺肿瘤）的诊断和鉴别诊断，并可用于消化道出血的定位和定性诊断。

3．CT CT增强扫描对于消化系统脏器的小病灶、等密度病灶、需定位定性的病变以及血管性病变的诊断具有重要价值，对明确空腔脏器的恶性肿瘤有无转移病灶也有一定价值。

4．MRI MRI不含放射线，能显示消化系统脏器病变的血供状态，适用于微小病变的观察以及病变的定性诊断，尤其是对鉴别肝内肝门部病变组织学来源和胆道、胰腺疾病的诊断具有很大价值。磁共振胰胆管成像（magnetic resonance cholangiopancreatography，MRCP）是借助MRI进行胰胆管检查的一种技术，可以清楚显示含有液体的胆管和胰管管腔全貌，是胆、胰疾病的重要检查方法。

（四）内镜检查

临床常用的消化道内镜检查包括胃镜、结肠镜、胶囊内镜、推进式小肠镜、经内镜逆行胰胆管造影（endoscopic retrograde cholangio-pancreatography，ERCP）和超声内镜（endoscopic ultrasonography，EUS）检查。胃镜是食管、胃、十二指肠疾病最常用和最准确的检查方法；结肠镜主要用于观察从肛门到回盲瓣的所有结直肠病变。在胃肠内镜的直视下，还可完成各种出血病变的止血治疗，取胃内异物，通过套圈、电凝等切除较小良性肿瘤，内镜下较大良性肿瘤和早期癌性黏膜切除或剥离术等治疗。胶囊内镜能动态、清晰地显示小肠腔内病变，突破了原有的小肠检查盲区，目前成为疑诊小肠疾病的重要检查方法。经胶囊内镜初筛发现的小肠病变，如需进行活组织检查或内镜治疗时可采用推进式小肠镜。ERCP技术是在十二指肠镜直视下，经十二指肠乳头向胆总管或胰管内插入造影导管，逆行注入造影剂后，在X线下显示胆系和胰管形态的诊断方法。除诊断外，ERCP目前更多地用于治疗胰胆管疾病。EUS可以在直接观察腔内病变的同时实施超声扫描，了解病变来源管道壁的某个层次及周围邻近脏器的情况。还可在超声内镜引导下，对病灶进行穿刺取活检、肿瘤介入治疗、囊肿引流及实施腹腔神经丛阻滞。

【消化系统疾病护理评估要点】

（一）病史及心理社会资料

1．入院原因 护理评估时应首先了解疾病发生的时间、主要症状及其特点（包括症状发生的时间、持续时间，其性质和特性、严重程度，有无诱发因素及缓解方法，对患者及其家庭产生的心理等方面的影响等）；有无并发症发生，目前仍存在的最主要不适表现。对于消化系统疾病常见症状的评估内容如下：

（1）腹痛：评估时应注意腹痛发作频率、部位、性质、严重程度、持续时间，有无诱发因素、加重及缓解因素，腹痛时伴随的症状如恶心、呕吐、腹胀、腹泻等，以及腹痛对患者心理的影响。评估既往有无类似发作，腹痛有无节律性。若疼痛以通常方法处理仍不缓解反而程度加重，需观察有无并发症的可能，如穿孔、腹膜炎、麻痹性肠梗阻等。

（2）恶心与呕吐：评估时应注意呕吐发生的时间和持续时间，呕吐次数及呕吐特点，呕吐物的量、颜色、气味及混合物，呕吐是否与进食、服药、饮酒及情绪激动等有关，是否存在腹痛、腹泻、发热等伴随症状，每日进食、进液情况及体重变化，有无水、电解质及酸碱平衡紊乱。根据呕吐的量和性质判断有无消化道梗阻，并估计体液的丢失量。注意有无焦虑、恐惧、不安等情绪变化。

(3) 腹泻：评估时应包括患者平时的饮食及排便习惯，腹泻发生的时间、次数、病程长短、伴随症状（如腹痛、恶心、呕吐、发热、里急后重等），粪便的量、颜色、性状、气味，有无不洁食物、旅行、聚餐等诱发因素。对急性严重腹泻者应着重评估是否因短时间丢失大量水分及电解质而引起脱水、电解质紊乱及代谢性酸中毒；对长期慢性腹泻则关注有无营养不良、维生素缺乏、体重下降等表现。排便频繁及粪便刺激可导致肛门周围皮肤糜烂及破损，应给予评估。此外，还需评估腹泻对患者休息、睡眠及学习和工作的影响以及由此带来的心理状态的改变。

(4) 便秘：评估时需注意平时的排便习惯，目前排便次数、性状和量的改变及病程、排便是否费力、有无伴随症状；平时饮食、饮水情况，工作、生活及活动情况，是否存在致便秘的诱发因素，是否因生活无规律影响正常排便时间；是否经常服用泻药或灌肠助排便，所用药物的种类、剂量、效果等；目前诊断、治疗及护理情况，包括促进排便措施及效果；并注意有无因长期排便困难而致烦躁不安、精神紧张、焦虑、失眠等情绪反应。

(5) 黄疸：评估皮肤、巩膜黄染的色泽深浅，是否伴有瘙痒及其程度；尿与粪便颜色的变化；有无诱发因素和其他伴随症状；并注意评估有无因皮肤瘙痒所致的舒适的改变及皮肤的搔抓破损，有无因脂溶性维生素 K 吸收不良所致的出血倾向，对黄疸病因不明者，是否因面临各种检查以及对疾病预后不了解而产生的紧张、焦虑等心理反应。

(6) 呕血与黑便：评估时应首先确定是否为呕血，呕血与黑便的次数、量、色泽及性状变化，有无诱发因素，有无因呕血或黑便所致的紧张、焦虑甚至恐惧等情绪反应。对呕血量大的患者还应注意有无血块误吸导致窒息的危险、有无急性大失血造成的休克危险。

2．日常生活及自理程度　评估患者平时饮食习惯及食欲改变情况，有无特殊的食物嗜好或禁忌；平素排便排尿的习惯，有无排便排尿的异常；日常生活有无规律，休息和睡眠的习惯如何；有无烟酒嗜好等。同时应注意患病对其日常生活习惯及自理能力的影响。

3．既往史、家族史、过敏史及服药情况　评估患者既往身体状况，有无消化道慢性疾病如肝炎、肝硬化等，家族中有无消化性溃疡、结肠炎、消化道恶性肿瘤、肝炎等遗传性疾病或传染病病史，既往检查、治疗经过和效果，是否遵从医嘱治疗。评估患者有无药物、食物过敏情况，详细了解药物治疗者应用药物种类、剂量和用法。

4．发病相关因素　通过评估患者的出生地和生活地、职业、工作环境等情况可以确认有无环境及职业因素所致某些消化系统疾病患病率的增加；生活无规律、精神紧张、睡眠质量差等因素在胃肠道功能紊乱、消化性溃疡等疾病的发生和发展中具有重要作用；某些药物如非甾体类抗炎药可致急性胃黏膜损害而引起消化道出血，有些药物可引起肝功能损害等。此外，年龄、性别等也与某些疾病的发生有关。

5．心理社会资料

(1) 疾病知识：评估患者及其家属对健康与疾病性质、过程、预后及防治知识的认识情况，对事物了解的能力及对应激产生的反应性，从而判断其对健康教育的需求和健康指导的接受程度，以确立健康教育的方式。

(2) 心理状况：评估患病对患者日常生活、工作的影响，消化系统疾病的常见症状给患者带来不适和痛苦，明确患者是否存在焦虑不安、烦躁紧张，甚至恐惧、悲观等心理状态。尤其是症状反复发作、持续存在，或疗效不佳、预后不良者。

(3) 社会支持系统：评估患者在家庭中扮演的角色、家庭成员彼此间的关系、家庭经济能力、文化教育背景等以了解家庭对患者可能的关怀与支持程度。评估医疗费用来源和支付方式，慢性疾病患者出院后的继续就医条件，居住地的初级卫生保健设施等资源。

（二）身体评估

1．一般状态 注意观察患者神志、生命体征是否稳定；皮肤及末梢循环状况是否正常，消化道出血的患者有无脉搏加快、血压下降等周围循环衰竭的表现；面部表情和体位可反映患者疼痛的程度及对机体的影响；通过体重、皮脂厚度、皮肤弹性、头发光泽度等指标综合评估患者的营养状况。

2．皮肤和黏膜 观察皮肤黏膜色泽，有无黄染、蜘蛛痣、肝掌等表现；对频繁呕吐或腹泻者应注意有无皮肤干燥、弹性减退等失水征象。

3．腹部检查 腹部视诊注意腹部外形有无膨隆或凹陷，有无胃、肠型及蠕动波，有无静脉曲张及曲张静脉的分布与血流方向。触诊评估腹肌紧张度，有无包块、肝脾大、压痛及反跳痛。叩诊检查有无移动性浊音。听诊检查有无肠鸣音亢进或减弱。此外，还应注意检查患者有无痔疮、肛裂、直肠脓肿等病变。

（三）实验室及其他检查

检查前准备工作：应评估患者及家属对所做检查的认识程度，是否能配合检查；向患者交代特殊事项，如粪便隐血试验应在素食 3 天后留取标本；进行有关肝功能的检查、X 线钡餐、上消化道动力检查、B 超等检查时应空腹；钡剂灌肠或肠镜前要进行肠道准备；造影检查前需做碘过敏试验等。检查中应评估患者的配合情况，协助医生共同完成检查。检查结束后应评估患者有无任何不适或并发症的发生，同时评估检查结果的意义并向患者进行解释。

【消化系统常用的护理诊断、护理计划及评价】

（一）常用护理诊断

1．急性疼痛 与腹腔内脏器炎症、溃疡、缺血、梗阻、肿瘤等病变有关。

2．活动无耐力 与上消化道大出血所致的疲乏有关。

3．体液不足或有体液不足的危险 与呕吐、腹泻所致液体量丢失及消化道出血有关。

4．体液过多：腹水 与肝硬化所致肝功能减退和门脉高压有关。

5．营养失调：低于机体需要量 与消化道炎症、肿瘤等引起摄入不足、消化吸收功能障碍及呕吐、腹泻所致营养素丢失有关。

6．腹泻 / 便秘 与消化道炎症、溃疡、肿瘤、结核等病变有关。

7．皮肤完整性受损或有皮肤完整性受损的危险 与大量腹水、消化道出血及黄疸所致皮肤瘙痒有关。

（二）护理计划及评价（举例）

急性疼痛　与腹腔内脏器炎症、溃疡、缺血、梗阻、肿瘤等病变有关

1．护理目标 患者能掌握一些减轻疼痛的方法或技术，主诉腹痛减轻或消失，由此引起的焦虑明显缓解。

2．护理措施

（1）急性剧烈腹痛患者应卧床休息，以减少疲劳感和体力消耗；协助患者采取合适体位，以减轻疼痛。对烦躁不安者应采取防护措施，以防坠床等意外发生。

（2）观察和记录患者腹痛的部位、性质、程度、持续时间及其他伴随症状等，动态了解病情的发展情况。如出现疼痛加重、性质改变，且一般处理疼痛不能减轻时，应警惕穿孔、弥漫性腹膜炎等并发症的发生。

（3）指导患者采取有节奏的呼吸、默默数数、听音乐等方法，分散患者的注意力，降低焦虑、紧张情绪，提高其疼痛阈值和对疼痛的控制感。

（4）遵医嘱准确给予止痛药物，注意观察药物的不良反应。未明确诊断的剧烈腹痛者，不应随意使用止痛药物，以免掩盖症状。

（5）加强巡视，及时了解和满足患者的需要，做好生活护理。

（6）护士应对患者进行细致全面的心理评估，针对性地进行心理疏导，以减轻紧张恐惧心理，稳定情绪，增强其对疼痛的耐受性。

3．护理评价　患者采取了一些减轻疼痛的方法或技术，诉腹痛减轻或消失，焦虑较前缓解。

腹泻　与肠道炎症、溃疡等病变有关

1．护理目标　患者排便次数减少，粪便性状恢复正常。

2．护理措施

（1）急性腹泻、全身症状明显的患者应卧床休息，为其创造安静舒适的环境，避免紧张不安和恐惧。注意腹部保暖，可用热水袋热敷，以减缓肠道运动，减少排便次数，并有利于腹痛的缓解。

（2）饮食以清淡、少渣、无刺激性为宜，如面条、稀饭，不吃粗纤维过多的食物，如芹菜、豆芽，不吃产气多的食物如红糖、牛奶、汽水等。避免摄入乳制品、脂肪、高纤维食物（全麸制品、新鲜水果和蔬菜），逐渐增加半固体或固体食物（饼干、酸乳酪、米饭、香蕉等）。少食多餐，保持足够的饮水量，鼓励摄入富含钾、钠的液体（口服补液盐），注意防止饮入过热或过冷的液体。

（3）观察并记录排便的次数、性状、颜色、量、气味及伴随症状如腹胀、腹痛等，监测生命体征、皮肤黏膜湿润程度，注意有无脱水、酸中毒等表现。

（4）遵医嘱予以抗感染、止泻及补液支持治疗，纠正水电解质酸碱平衡紊乱，注意观察药物的作用与副作用。指导并协助患者正确留取粪便标本，及时送检。

（5）协助患者便后温水坐浴或肛门热敷，保持肛门清洁、干燥及床单位的清洁、整齐，保证患者舒适。

3．护理评价　患者排便次数减少，粪便性状恢复正常。

便秘　与饮食中纤维素量过少和（或）饮水量不足、运动量少、排便环境改变、长期卧床、肠道病变等有关

1．护理目标　患者排便情况改善，1 ~ 2 天排便 1 次，无排便费力；能说出便秘的预防措施，便软且成形。

2．护理措施

（1）观察并记录排便型态、排便困难的程度及伴随症状（如不安、下腹饱胀感），了解患者的排便习惯和拖延排便的原因。

（2）增加食物中纤维素的含量，告诉患者含纤维素高的食物包括粗粮，如玉米面、荞麦面、豆类等，以及芹菜、白菜、萝卜、洋葱、香蕉、苹果等。此外增加植物油的摄入可起到润滑肠道的作用。

（3）鼓励每日至少摄入 2000ml 液体（除非禁忌）以软化粪便。建议早餐前 30min 喝一杯热水，以刺激排便。

（4）详细解释排便的生理机制，指导患者养成定时排便的习惯，排便时间最好安排在餐后，即使排不出也需定时坐便盆，以便逐渐恢复正常排便，但需避免排便时坐的时间过长和过分用力。指导患者维持半蹲位状态排便，以更好地利用腹肌、肛门括约肌的力量和重力作用。

（5）放松心情，并安排舒适无干扰的排便环境。每天做适度的运动。指导患者沿肠蠕动方向，围绕脐周顺时针进行按摩，每日可做数次。

（6）遵医嘱用粪便软化剂或缓泻剂等，并注意用药后的效果，必要时行人工取便。

3．护理评价　患者每 1 ~ 2 天排黄软便 1 次，无排便费力；已养成定时排便习惯。

有皮肤完整性受损的危险　与皮肤瘙痒有关

1．护理目标　患者皮肤完整，未出现破损现象，能说出皮肤瘙痒的原因及预防皮肤破损的方法。

2．护理措施

(1) 检查皮肤是否有破损、发红的区域，以及是否出现皮肤瘙痒和黄疸。

(2) 鼓励并协助患者每 2h 翻身 1 次，每 1 ~ 2h 协助更换姿势，如局部皮肤黏膜出现发红可增加翻身次数，并给予按摩，以促进舒适和预防皮肤破损发生。

(3) 保持床铺清洁、平整、干燥、舒适，经常更换柔软、干燥、吸湿性和透气性良好的内衣，以减少或避免对皮肤局部的刺激。

(4) 解释导致皮肤瘙痒的原因及预防皮肤破损的方法。协助用温水擦洗皮肤，减轻胆红素对皮肤的刺激；剪短并磨平指（趾）甲，必要时嘱患者戴手套或将手包起来以防抓伤皮肤。

(5) 遵医嘱使用止痒剂，严密观察患者有无皮肤抓伤、擦伤等现象，一旦发生皮肤损伤，及时处理，以防继发感染。

3．护理评价　患者能说出皮肤瘙痒的原因，采取了预防皮肤破损的方法，皮肤完整无损伤、无感染。

小　结

1. 消化系统疾病常见症状及体征主要包括腹痛、恶心呕吐、腹泻、便秘、黄疸、呕血和黑便等，应掌握其概念、临床特点。

2. 内镜检查是消化系统疾病最重要的检查手段，不仅能够直视黏膜病变，还可取活检及进行相应治疗。

3. 消化系统疾病患者的护理评估应涵盖病史、身体评估、实验室及其他检查和心理社会评估 4 个方面。

4. 护理中要掌握消化系统常见症状及体征的护理评估要点。

（王　瑞　陈　昼）

第二节　胃食管反流病

学习目标

通过本节内容的学习，学生应能够：

◎ 识记

说出胃食管反流病的概念和病因。

◎ 理解

总结胃食管反流病的临床表现、有关检查和治疗要点。

◎ 运用

护理胃食管反流病患者并进行健康教育。

胃食管反流病（gastroesophageal reflux disease，GERD）指胃十二指肠内容物反流入食管引起胃灼热感等症状，根据是否引起食管黏膜糜烂、溃疡，分为反流性食管炎（reflux esophagitis，RE）和非糜烂性反流病（nonerosive reflux disease，NERD）。胃食管反流病还可引起咽喉、气管等食管邻近的组织损害。

【病因和发病机制】

食管下括约肌（lower esophageal sphincter，LES）是食管和胃连接处抗反流的高压带，能防止胃内容物反流入食管。胃食管反流病是由多种因素造成的以LES功能障碍为主的胃食管动力障碍性疾病。直接损伤因素包括胃酸、胃蛋白酶及胆汁（非结合胆盐和胰酶）等反流物。

1．抗反流屏障结构与功能异常　导致LES结构受损的因素包括：食管裂孔疝、贲门失弛缓症手术后、腹内压增高（如妊娠、肥胖、腹水、呕吐、负重劳动等）及长期胃内压增高（如胃扩张、胃排空延迟等）。引起LES功能障碍或一过性松弛延长的因素包括：上述部分原因、某些激素（如缩胆囊素、胰高血糖素、血管活性肠肽等）、食物（如高脂肪、巧克力等）、药物（如钙通道阻滞剂、地西泮）等。

2．食管清除作用降低　一般而言，即使发生胃食管反流，大部分反流物也能通过1～2次食管蠕动性收缩被排入胃内，剩余的则由唾液慢慢中和。因此，各种原因造成的食管蠕动和唾液产生异常也可引起GERD，如干燥综合征、食管裂孔疝等。

3．食管黏膜屏障功能降低　长期吸烟、饮酒等刺激性物质或药物将会影响食管黏膜的防御功能。

【临床表现】

胃食管反流病的临床表现多样，轻重不一，主要表现有：

（一）食管症状

1．典型症状　胃灼热感和反酸是最常见、最典型的症状。常在餐后1h出现，卧位、弯腰或负压增高时可加重，部分患者可在夜间入睡时发生。

2．非典型症状　主要有胸痛、吞咽困难或胸骨后异物感。胸痛由反流物刺激食管引起，严重时为剧烈刺痛，可放射到后背、胸部、肩部、颈部、耳后，可伴有或不伴有胃灼热感和反流。本病引起的胸痛是非心源性胸痛的常见病因之一。进食固体或液体食物均可发生吞咽困难或胸骨后异物感，见于部分患者，多由食管痉挛或功能紊乱所致，症状呈间歇性，少数由食管狭窄引起。

（二）食管外症状

食管外症状由反流物刺激或损伤食管以外的组织或器官引起，如咽喉炎、慢性咳嗽和哮喘，少部分患者可以此为首发或主要表现。严重者可发生吸入性肺炎，甚至出现肺间质纤维化。

（三）并发症

1．上消化道出血　由食管黏膜糜烂及溃疡所致，表现为呕血和（或）黑便，伴有不同程度的缺铁性贫血。

2．食管狭窄　食管炎反复发作致使纤维组织增生，最终导致瘢痕狭窄。

3．Barrett食管　正常食管黏膜在胃镜下呈均匀粉红色，当其被化生的柱状上皮替代后呈橘红色，此为Barrett食管，多发生于胃食管连接处的齿状线近端，可为环形、舌形或岛状。其腺癌的发生率较正常人高10～20倍。

【实验室及其他检查】

1．胃镜　是诊断反流性食管炎最准确的方法，并能判断反流性食管炎的严重程度及是否存在并发症。

2．24h食管pH监测　是诊断胃食管反流病的重要方法，可提供食管是否存在过度酸反流的客观证据，并了解酸反流的程度及其与症状发生的关系。

3．食管X线钡餐 该检查对诊断反流性食管炎敏感性不高，适用于不愿接受或不能耐受胃镜检查者，还可以帮助排除食管癌等其他食管疾病，可发现严重反流性食管炎阳性X线征。

4．食管测压 可测定LES的压力、显示频繁的一过性LES松弛和评价食管体部的功能。LES压＜6mmHg易导致反流。

【诊断要点】

胃食管反流病的诊断是基于：①有反流症状；②胃镜下发现反流性食管炎；③食管过度酸反流的客观证据。如患者有典型的胃灼热感和反酸症状，可疑诊为反流性食管炎。胃镜检查如发现有反流性食管炎并能排除其他原因引起的食管病变，可明确诊断。

【治疗要点】

目的在于控制症状、治愈食管炎、减少复发和防治并发症。

（一）去除诱因

改变不良的生活方式和饮食习惯，谨慎使用降低LES压的药物及引起胃排空延迟的药物。

（二）药物治疗

1．促胃肠动力药 可增加LES压力、改善食管蠕动功能、促进胃排空，只适用于轻症患者，或作为与抑酸药合用的辅助治疗。临床常用药物如多潘立酮、伊托必利等。

2．抑酸药 是目前治疗本病的主要用药，可以有效降低损伤因素的作用。

（1）质子泵抑制剂（PPI）：如奥美拉唑、兰索拉唑、泮托拉唑等。适用于症状重、有严重食管炎的患者。

（2）H_2受体拮抗剂（H_2RA）：能减少胃酸分泌，但不能有效抑制进食刺激引起的胃酸分泌，因此适用于轻、中症患者。

（3）抗酸药：仅对症状轻、间歇发作的患者作为临时缓解症状用，临床常用药物如氢氧化铝、铝碳酸镁等。

（三）维持治疗

目的在于减少症状复发，防止食管炎复发引起的并发症。停药后很快复发且症状持续者，以及有食管炎并发症如食管溃疡、食管狭窄、Barrett食管者，往往需要长程维持治疗。PPI和H_2RA均可用于维持治疗，PPI效果更优。

（四）抗反流手术治疗

对需要长期使用大量PPI维持治疗者，根据患者的意愿考虑抗反流手术；确诊由反流引起严重呼吸道疾病者及PPI疗效欠佳者，宜考虑抗反流手术。

（五）并发症治疗

1．食管狭窄 绝大多数在胃镜下行食管扩张术，之后予以长程PPI维持治疗可防止狭窄复发；对年轻患者亦可考虑抗反流手术。

2．Barrett食管 包括使用PPI及长程维持治疗和定期随访。其中，定期随访是目前预防Barrett食管癌变的唯一方法。

【主要护理措施】

1．病情观察 注意观察患者胃灼热感和反酸情况，疼痛的部位、性质、程度、持续时间及伴随症状；有无吞咽困难或胸骨后异物感；是否有咽喉炎、慢性咳嗽和哮喘等表现；注意呕血和（或）黑便的发生。

2．去除和避免诱发因素 ①谨慎应用降低LES压的药物及引起胃排空延迟的药物如激素、抗胆碱药物、茶碱、地西泮、钙通道阻滞剂等。②避免饭后剧烈运动或睡前2h进食；白天进餐后不宜立即卧床，睡眠时将床头抬高15～20cm，以改善平卧位食管的排空功能。③应避免进食高脂肪、巧克力、咖啡、浓茶等会使LES压降低的食物，以高蛋白、低脂肪、无刺激、低渣饮食为宜，少量多餐。戒烟禁酒。④避免或纠正引起腹内压增高的因素，如肥胖、便秘、紧束腰带等。

3．疼痛护理　注意观察患者疼痛的部位、性质、程度、持续时间及伴随症状。指导患者疼痛时尽量深呼吸，以腹式呼吸为主，减轻胸部压力；采取半坐卧位或坐位；保持情绪稳定，避免加重疼痛。教会患者一些缓解疼痛的技巧，如做深呼吸、听音乐、看小说等。

4．用药护理　遵医嘱使用促胃肠动力药、抑酸药。抑酸药的具体用药方法和护理见本章第四节消化性溃疡相关内容。

【健康教育】

1．疾病知识指导　向患者及家属介绍胃食管反流病的有关知识，帮助患者改变不良生活方式或生活习惯。指导其了解并避免导致本病的各种因素，如避免摄入过多高脂肪食物；适当控制体重，减少由于腹部脂肪过多引起的腹压增高；平时避免重体力劳动和高强度体育锻炼等。鼓励患者咀嚼口香糖，增加唾液分泌，中和反流物。

2．用药指导与病情监测　嘱患者遵医嘱正确用药，不可随意停药，向患者讲解药物的主要不良反应。应用抑酸药的患者，治愈后逐渐减少剂量直至停药或者改用缓和的其他制剂再逐渐停药。平时可自备铝碳酸镁（达喜）、硫糖铝等碱性药物，出现不适症状时可服用。出现胸骨后灼热感、胸痛、吞咽不适等症状加重时，应及时就诊。

3．预后　GERD的预后良好，但易复发，须长期服药。

小　结

1. 胃食管反流病（GRED）是以食管下括约肌功能障碍为主的胃食管动力障碍性疾病，导致胃十二指肠内容物反流入食管。直接损伤因素是胃酸、胃蛋白酶及胆汁等反流物。

2. GRED临床典型症状为胃灼热感和反流。

3. GRED以抑酸药治疗为主，还可用促胃动力药等辅助治疗。

4. 护理中要帮助患者去除和避免诱发因素及掌握健康教育的内容。

（邹智杰　陈　垦）

第三节　胃　炎

学习目标

通过本节内容的学习，学生应能够：

◎ 识记

说出急性胃炎和慢性胃炎的概念和病因。

◎ 理解

比较急性胃炎和慢性胃炎的临床表现、有关检查和治疗要点。

◎ 运用

运用护理程序护理急慢性胃炎患者，并进行健康教育。

胃炎（gastritis）是指由各种原因引起的胃黏膜炎症，常伴有上皮损伤和细胞再生，是消化系统的常见病。根据临床发病缓急、病程长短及临床表现，将胃炎分为急性、慢性胃炎和特殊类型胃炎。特殊型胃炎种类很多，如感染性胃炎、化学性胃炎、嗜酸性粒细胞性胃炎和梅内特里耶（Menetrier）病等，但临床上较少见。本节主要介绍急性和慢性胃炎。

一、急性胃炎

急性胃炎（acute gastritis）是由多种病因引起的急性胃黏膜非特异性炎症，病理上以中性粒细胞浸润为主要特点。在胃镜下可见胃黏膜充血、水肿、出血、糜烂和浅表溃疡等一过性急性病变。根据黏膜损害的程度，分为急性单纯性胃炎、急性腐蚀性胃炎、急性化脓性胃炎和急性胃黏膜病变。后者以胃黏膜不同程度的糜烂、出血、浅表溃疡病变为特征，并据主要病变特征分为急性糜烂性胃炎、急性出血性胃炎和以多发性溃疡表现为主的应激性溃疡。

【病因和发病机制】

1．理化因素 物理因素如进食过冷、过热、粗糙或刺激性食物，化学因素包括药物（非甾体抗炎药、肾上腺皮质激素、某些抗肿瘤药及抗生素等）、乙醇、胆盐、胰酶等，均可刺激并损伤胃黏膜引起炎症。化学物质如非甾体类抗炎药（non-steroid anti-inflammatory drug，NSAID）还可抑制环氧化酶活性，干扰前列腺素合成，削弱对胃黏膜的保护作用，引起胃黏膜的损伤而发生出血及糜烂。

2．应激 严重创伤、大面积烧伤、大手术、颅内病变、败血症及其他严重脏器病变或多器官功能衰竭等均可使机体处于应激状态。发病机制尚未明了，但多数认为胃黏膜缺血和 H^+ 反弥散进入黏膜为主要的发病因素。应激状态下交感神经和迷走神经兴奋，胃黏膜血管收缩、黏膜下动静脉短路开放，导致胃黏膜缺血、缺氧，也可增加胃酸分泌，大量氢离子反弥散进入黏膜，从而引起急性胃黏膜损害，表现为出血和糜烂。

3．生物因素 某些细菌、病毒，甚至寄生虫，或它们的毒素均可造成胃黏膜的急性炎症。细菌和（或）其毒素常同时累及肠道，引起急性胃肠炎。幽门螺杆菌感染可引起急性胃炎，但主要是在慢性胃炎的基础上有急性活动的表现。

【临床表现】

急性起病，症状轻重不一。轻症患者可无症状，仅在胃镜检查时发现。部分幽门螺杆菌感染引起的急性胃炎患者可表现为一过性的上腹部症状，不洁食物所致者通常起病较急，在进食污染食物后数小时至 24h 发病，表现为上腹部不适、隐痛、食欲减退、恶心、呕吐等，伴发肠炎者有腹泻，常有发热。急性糜烂出血性胃炎起病前多无不适，或仅有消化不良的症状，但常为原发病掩盖，通常以上消化道出血为主要表现，一般出血量较少，呈间歇性，但也可发生大出血引起呕血和（或）黑便。

【实验室及其他检查】

1．粪便检查 粪便隐血试验为阳性。

2．胃镜检查 由于胃黏膜修复很快，应尽早行胃镜检查确诊。一般在大出血后 24 ~ 48h 内进行，镜下可见胃黏膜多发性糜烂、出血灶和浅表溃疡，表面可见黏液和炎性渗出物。

【诊断要点】

有上述临床症状及相关病因者应疑诊，确诊有赖于胃镜检查发现糜烂及出血病灶。

【治疗要点】

去除病因，积极治疗原发疾病和创伤，纠正其引起的电解质紊乱及酸碱失衡。对症处理可给予胃黏膜保护剂如硫糖铝、胶体铋和米索前列醇等促进胃黏膜修复和止血。细菌感染所致者应予以抗生素治疗。腹痛者可给予阿托品或山莨菪碱解痉止痛。急性糜烂出血性胃炎可在给予黏膜保护剂的同时，给予 H_2 受体拮抗剂或质子泵抑制剂抑制胃酸分泌。

【主要护理措施】

1．休息与活动　保持病区环境安静、舒适，保证患者充分的休息和睡眠。对由急性应激因素致病的患者应耐心解释，缓解其紧张的情绪，促进身心早日康复。

2．饮食护理　进食应定时、有规律，以少渣、温凉半流质饮食为宜，提倡少量多餐，避免辛辣、刺激性食物。腐蚀性胃炎患者可进食牛奶、蛋清等以保护胃黏膜，利于黏膜的修复。剧烈呕吐、呕血者应禁食以避免误吸。

3．用药护理　指导长期服用非甾体类抗炎药者首选肠溶片、选择性 COX-2 抑制药，饭后服用，或加用质子泵抑制药、H_2 受体拮抗剂。

4．病情观察　除原发病外，应密切观察患者生命体征及有关症状体征的变化，如观察腹痛的程度、性质及腹部体征的变化，呕吐及排便的次数、量及性质，观察有无水电解质酸碱平衡紊乱的表现等。对有上消化道出血者更要注意出血量和性状、尿量等的观察。上消化道出血的护理参见本章第十二节上消化道大量出血。

【健康教育】

1．疾病知识教育　向患者及家属介绍急性胃炎的相关知识、预防方法和自我护理措施。告诫患者尽可能不用非甾体类抗炎药等对胃黏膜有刺激的药物，如必须服用者，可同时服用抑酸药；对嗜酒者劝告其戒酒；进食要有规律，避免过冷、过热、辛辣等刺激性食物及浓茶、咖啡等饮料；生活要有规律，保持轻松愉悦的心情。对腐蚀剂要严格管理，以免误服或被随意取用。

2．预后　告知患者及家属本病应及时治疗及预防复发，防止由急性发展为慢性胃炎。多数胃黏膜糜烂和出血可自行愈合及止血；少数患者发展为溃疡，但药物治疗效果良好。

二、慢性胃炎

慢性胃炎（chronic gastritis）是由多种病因引起的胃黏膜慢性炎症，最常见的病因为幽门螺杆菌（Hp）感染。其胃黏膜呈非糜烂的炎性改变，如黏膜色泽不均、颗粒状增殖及黏膜皱褶异常等。病变轻者不需治疗，若有上皮增殖异常、胃腺萎缩时应积极治疗。

【病因和发病机制】

1．Hp 感染　是慢性胃炎最主要的病因。Hp 的致病机制包括：① Hp 可依靠其鞭毛穿过胃窦部黏液层，定居于黏液层与胃窦黏膜上皮细胞表面，一般不侵入胃腺和固有层内。因而，一方面避免了胃酸的杀菌作用，另一方面难以被机体的免疫功能清除。② Hp 产生的尿素酶可分解尿素产生氨，以中和反渗入黏液内的胃酸，形成有利于定居和繁殖的局部微环境，使感染慢性化。③ Hp 产生的氨和空泡毒素，能导致细胞损伤、促进上皮细胞释放炎症介质。④ Hp 菌体胞壁可作为抗原引起自身免疫反应。上述多种机制使炎症反应迁延加重。

2．免疫因素　胃体萎缩为主的慢性胃炎发生在自身免疫基础上，又称自身免疫性胃炎（或称 A 型萎缩性胃炎）。患者体内可检测出壁细胞抗体和内因子抗体，从而破坏壁细胞，使胃酸分泌减少乃至缺失，内因子抗体阻断维生素 B_{12} 的吸收，导致恶性贫血。

3．化学因素　长期大量服用非甾体抗炎药可抑制胃黏膜前列腺素的合成，破坏胃黏膜屏障；烟草中的尼古丁不仅可影响胃黏膜的血液循环，而且能使幽门括约肌松弛，故长期吸烟者可助长胆汁反流而造成胃窦炎。

4．饮食因素　长期饮浓茶、烈酒、咖啡，吃过热、过冷或过于粗糙食物，可导致胃黏膜的反复损伤。食物单一、营养缺乏、长期消化吸收不良均可使胃黏膜修复再生功能降低，炎症慢性化，上皮增殖异常及胃腺萎缩。幽门螺杆菌感染者，若饮食中高盐和缺乏新鲜蔬菜、水果，可导致胃黏膜萎缩、肠化生以及胃癌的发生。

5．其他因素　胃肠慢性炎症、消化吸收不良及动力异常等原因造成的长期十二指肠液反流可导致胃黏膜慢性炎症。

【临床表现】

大多数患者无明显症状。有症状者主要表现为非特异性的消化不良症状，如中上腹痛或不适、饱胀、烧灼痛、食欲不振、嗳气、反酸、恶心等。体征多不明显，可有上腹轻压痛。自身免疫性胃炎者可出现厌食、体重减轻、贫血，一般消化道症状较少。

【实验室及其他检查】

1．胃镜及胃黏膜活组织检查 为本病最可靠的诊断方法。胃镜下，非萎缩性胃炎可见黏膜呈红黄相间、皱襞肿胀、粗糙不平；萎缩性胃炎可见黏膜色泽变淡，皱襞细小，黏膜血管显露。两种胃炎均可见糜烂、胆汁反流。

2．幽门螺杆菌检测 可通过侵入性（包括快速尿素酶测定、组织学检查等）和非侵入性（如 ^{13}C 或 ^{14}C 尿素呼气试验等）方法检测。

3．血清学检查 自身免疫性胃炎患者的抗壁细胞抗体和抗内因子抗体可呈阳性，血清促胃液素水平显著升高，空腹血清维生素 B_{12} 的浓度 $< 200ng/L$。

【诊断要点】

慢性胃炎的确诊关键有赖于胃镜及胃黏膜活组织检查。幽门螺杆菌检测、血清抗壁细胞抗体、抗内因子抗体及维生素 B_{12} 水平测定等有助于病因诊断。

【治疗要点】

无症状慢性非萎缩性胃炎，不需药物治疗。

对 Hp 感染引起的慢性胃炎，尤其有活动性者应给予灭菌治疗。目前根除方案很多，但可归纳为以胶体铋剂为基础和以质子泵抑制剂为基础的两大类，具体根除方案见消化性溃疡一节。

对未能检出 Hp 的慢性胃炎，应分析其病因进行治疗。有胆汁反流者，可用中和胆汁的黏膜保护药，如考来烯胺（消胆胺）或铝碳酸镁。此外，对消化不良、腹胀明显者可给予胃肠促动力药如多潘立酮（吗丁啉），以加速胃排空。因非甾体抗炎药引起的，应立即停服并用抑酸剂或硫糖铝等胃黏膜保护药。有烟酒嗜好者，应嘱戒除。自身免疫性胃炎无特殊治疗方法。有恶性贫血者，可注射维生素 B_{12} 加以纠正。

【主要护理措施】

1．休息与活动 急性发作或症状明显时应卧床休息。注意劳逸结合，避免晚睡晚起或过度劳累，保持心情愉快。

2．饮食护理 注意饮食规律及卫生，选择营养丰富、易于消化的食物，少量多餐，不暴饮暴食。避免刺激性和粗糙食物，勿食过冷过热过辣和易产气的食物等。养成细嚼慢咽的习惯，使食物和唾液充分混合，以帮助消化。胃酸高者忌食酸性、多脂肪食物；胃酸缺乏者可进食刺激胃酸分泌的食物，如肉汤、鸡汤等，也可酌情食用酸性食物如山楂等。

3．疼痛护理 患者上腹疼痛时可给予局部热敷，解除胃痉挛，指导患者按摩合谷、足三里等穴位，缓解疼痛。也可采用一些放松和转移注意力的方法如深呼吸、听音乐等减轻焦虑，缓解疼痛。

4．用药护理 遵医嘱进行根除 Hp 感染治疗时，注意观察药物的疗效及不良反应。①常用枸橼酸铋钾，由于其仅在酸性环境中起作用，应在餐前半小时服用。注意采用吸管吸入，减轻齿、舌变黑程度。短期治疗不良反应少，部分患者服药后出现便秘和粪便变黑，停药后可自行消失。少数患者有恶心、一过性血清转氨酶升高等。由于铋主要由肾排泄，虽然极少出现急性肾衰竭，但用药期间注意监测肾功能，肾功能不良者忌用。②抗菌药物：阿莫西林服用前应询问患者有无青霉素过敏史，并注意在使用过程中有无迟发性过敏反应（如皮疹）出现。甲硝唑可引起恶心、呕吐等胃肠道反应，应在餐后半小时服用，并可遵医嘱使用维生素 B_{12}、甲氧氯普胺等药物拮抗。

5．**病情观察**　注意观察患者生命体征及有关症状体征的变化（参考急性胃炎相关内容），并注意对患者进行营养状态评估。

6．**心理护理**　因腹痛等症状加重或反复发作，患者往往表现出紧张、焦虑等心理，有些患者因担心发展为胃癌而恐惧不安。护理人员应根据患者的心理状态，给予关心、安慰，耐心细致地讲授有关慢性胃炎的知识，指导患者规律生活和正确饮食，消除患者紧张心理，使患者认真对待疾病，积极配合治疗，安心养病。

【健康教育】

1．**向患者介绍胃炎的病因及诱发因素**　帮助患者确认易导致胃炎产生的食物和饮料，并鼓励患者避免食用这些物质。对嗜烟酒者应帮助其认清烟酒的危害，与患者、家属一起制订戒烟酒的计划并督促执行。

2．**定期复查**　告知定期胃镜检查的必要性。

3．**预后**　慢性胃炎一般预后良好，但伴有萎缩、肠上皮化生和不典型增生者应定期随访胃镜检查和病理组织学检查。

小　结

1. 胃炎按其病理和临床表现可分为急性胃炎、慢性胃炎和特殊型胃炎。

2. 急性胃炎是由多种原因如理化、应激及生物因素引起的急性胃黏膜炎症，常急性发病，表现为上腹隐痛、不适、恶心、呕吐等，胃镜检查具有确诊价值。

3. 慢性胃炎的症状多不明显，有症状者常有腹痛等消化不良症状；自身免疫性胃炎者维生素 B_{12} 吸收不良，可导致恶性贫血。

4. 临床治疗应去除病因，同时给予抑制胃酸分泌制剂、胃黏膜保护药和抗菌药等药物。

5. 对胃炎患者的护理着重于缓解腹痛、合理饮食的具体措施及健康教育的内容。

（邹智杰　陈　垦）

第四节　消化性溃疡

学习目标

通过本节内容的学习，学生应能够：

◎ 识记

说出消化性溃疡的概念、病因及发病机制。

◎ 理解

总结消化性溃疡的临床表现、诊断和治疗要点。

◎ 运用

运用护理程序护理消化性溃疡患者并进行健康教育。

案例 4-1 分析

案例 4-1

患者，男性，42 岁，因“反复上腹部疼痛 1 年半”入院。患者近 1 年半常于餐后 2 ~ 3h 出现上腹部烧灼样疼痛，进食可缓解，内镜检查提示“十二指肠球部溃疡”，幽门螺杆菌测试（+），社区卫生服务中心初步诊断为消化性溃疡，予以口服西咪替丁等药治疗。近半个月来，患者因工作压力增大，感头痛不适，自行在药店购买了吲哚美辛（消炎痛）治疗。患者今日凌晨突感腹痛不适，口服抑酸药物效果不佳，晨起后排大量黑色稀便。遂急诊就诊。急诊查体：患者面色苍白、大汗淋漓、呼吸浅快，诉腹部刀割样剧烈疼痛，弯腰屈膝位稍缓解。

患者吸烟 20 余年，每天 1 包；已戒酒；每天喝咖啡 3 ~ 4 杯（约 900ml）。从事投资证券业，工作压力大。

问题与思考：

1．该患者可能出现了消化性溃疡的哪些并发症？

2．导致其出现上述并发症的可能诱因是什么？

消化性溃疡（peptic ulcer，PU）指消化道黏膜被胃酸和胃蛋白酶消化而形成的溃疡，好发于胃和十二指肠球部，由于溃疡的形成与胃酸和胃蛋白酶的消化作用有关，故称为消化性溃疡。

消化性溃疡可发生于任何年龄段。胃溃疡（gastric ulcer，GU）多见于中老年人，十二指肠溃疡（duodenal ulcer，DU）多见于青年人，好发于男性，前者的发病高峰一般比后者晚 10 年。临床上 DU 多于 GU，DU 与 GU 发生率的之比约为 3 : 1。

【病因和发病机制】

在导致各类胃炎的病因持续作用下，黏膜糜烂可进展为溃疡。消化性溃疡发病的机制是胃酸、胃蛋白酶的侵袭作用与黏膜的防御 / 修复因素之间失去平衡。GU 主要是防御 / 修复因素减弱，DU 则主要是侵袭因素增强。近来认为 Hp 与消化性溃疡有密切关系。此外胃肠黏膜防御作用削弱以及药物、神经精神等因素与消化性溃疡的发病有密切关系

1．幽门螺杆菌（Hp）感染 是消化性溃疡的主要病因。十二指肠球部溃疡患者中 Hp 感染率高达 90% ~ 100%，胃溃疡患者中 Hp 感染率为 80% ~ 90%。同样，在 Hp 感染率高的人群中消化性溃疡的患病率也较高。根除 Hp 治疗后，消化性溃疡的复发率显著降低。

2．非甾体类抗炎药（non-steroid anti-inflammatory drug，NSAID） 如阿司匹林、吲哚美辛（消炎痛）、保泰松等，除具有直接损伤胃黏膜的作用外，还能抑制前列腺素和前列环素的合成，从而削弱黏膜的保护作用，使溃疡者出现出血、穿孔等严重并发症的危险性增加 4 ~ 6 倍。

3．胃酸和胃蛋白酶 消化性溃疡的最终形成是由于胃酸和胃蛋白酶的自身消化所致。胃酸由胃体壁细胞所分泌，胃酸的分泌主要取决于壁细胞总数，这由遗传因素决定。壁细胞表面有 3 种受体，即乙酰胆碱受体、组胺 H_2 受体和促胃液素受体，这些受体与相应的刺激物结合而引起胃酸分泌。胃蛋白酶是主细胞分泌的胃蛋白酶原经盐酸激活转变而来，它能降解蛋白质分子，对黏膜有侵袭作用，其活性受到胃酸制约，胃酸的存在是溃疡发生的决定因素。

4．其他因素 消化性溃疡的发生还与下列因素有关。

（1）吸烟：研究证明吸烟可增加 GU 和 DU 的发病率，同时可以影响溃疡的愈合，但机制尚不清楚。可能与吸烟增加胃酸、胃蛋白酶分泌，减少十二指肠碳酸氢钠分泌，影响胃十二指

肠协调运动，黏膜损害性氧自由基增加等因素有关。

（2）遗传因素：研究发现，家族中有患消化性溃疡倾向者，其亲属患病机会比没有家族倾向者高 3 倍。O 型血型者比其他血型容易患 DU。但是，O 型血者上皮细胞表面的黏附受体有利于 Hp 的定植，提示家族聚集现象与 Hp 感染有关，而不仅仅是遗传作用。

（3）胃十二指肠运动异常：部分 DU 患者的胃排空比正常人快，尤其是液体排空，使十二指肠的酸负荷增加，黏膜易受损伤。部分 GU 患者存在胃运动障碍，表现为胃排空延缓和十二指肠 - 胃反流，前者使胃窦部的张力过高，刺激胃窦黏膜 G 细胞分泌促胃液素进而增加胃酸分泌，后者主要由胃窦 - 十二指肠运动协调和幽门括约肌功能障碍所致，反流液中的胆汁、胰液和溶血卵磷脂对胃黏膜有损伤作用。

（4）应激和精神因素：急性应激可引起应激性溃疡已是共识。持久和过度的精神紧张、情绪激动等精神神经因素可引起大脑皮质功能紊乱，使迷走神经异常兴奋和肾上腺皮质激素分泌增加，导致胃酸和胃蛋白酶分泌增多，促使溃疡形成。

（5）饮食失调：粗糙和刺激性食物或饮料可引起黏膜的物理性和化学性损伤，不定时的饮食习惯会破坏胃酸分泌规律。饮料与烈酒除直接损伤黏膜外，还能促进胃酸分泌，咖啡也能刺激胃酸分泌。这些因素均可能与消化性溃疡的发生和复发有关。

【病理】

消化性溃疡大多为单发，也可多个，呈圆形或椭圆形。大多数活动性溃疡直径＜ 10mm，边缘光整，基底由肉芽组织构成，表面覆有灰黄色渗出物，周围黏膜常有炎性水肿。溃疡深者可累及胃壁肌层、浆膜层，导致出血，甚至穿孔。GU 多见于胃角和胃窦小弯，DU 多发于球部，前壁和后壁较常见。溃疡愈合形成瘢痕，十二指肠球部因瘢痕挛缩可形成假性憩室。

【临床表现】

本病的临床表现多种多样，多数消化性溃疡患者临床上以慢性病程、周期性发作、节律性上腹痛为特点。典型的上腹部疼痛是消化性溃疡主要的临床症状；少数患者可无任何临床表现，称无症状性溃疡；约 10% 的患者以出血、穿孔等并发症作为首发症状。

（一）症状

1．上腹痛　上腹痛或不适为本病的主要症状。其疼痛性质多为灼痛，亦可为钝痛、胀痛、剧痛或饥饿样不适。一般为轻到中度持续性疼痛。疼痛的部位、发作时间、缓解等依溃疡部位的不同而有其特殊性，见表 4-1。

表4-1　DU和GU的疼痛比较

	胃溃疡	十二指肠球部溃疡
疼痛部位	剑突下正中或偏左	上腹正中或稍偏右
发作时间	餐后痛：多于餐后 1h 内发生	空腹痛：餐后 2 ～ 4h 及午夜痛
持续时间	1 ～ 2h 后逐渐缓解	多为进食或服用抗酸药所缓解
一般规律	进食→疼痛→缓解	疼痛→进食→缓解

2．其他　部分病例无上述典型症状，仅表现为无规律的上腹隐痛不适。具有或不具有典型疼痛者均可伴反酸、嗳气、腹胀等其他胃肠道症状，但缺乏特异性。

（二）体征

溃疡活动期剑突下可有局限性压痛，少数患者可因慢性失血或畏食而有贫血、营养不良体征。缓解期无明显体征。

（三）特殊类型溃疡

1．复合性溃疡　指胃和十二指肠同时存在活动性溃疡，DU 往往先于 GU 发生，幽门梗阻发生率较高。

2．幽门管溃疡 较少见，常伴胃酸分泌过高。餐后很快发生疼痛，早期出现呕吐，易出现幽门梗阻、出血和穿孔等并发症。

3．球后溃疡 指发生在十二指肠球部以下的溃疡，多位于十二指肠乳头近端。疼痛可向右上腹及背部放射，夜间痛较常见，内科治疗效果不佳，易并发出血。

4．巨大溃疡 指直径＞2cm的溃疡。多见于有NSAIDs服用史及老年患者。巨大十二指肠球部溃疡常在后壁，易引起穿孔，周围有大的炎性团块，疼痛顽固而剧烈，多放射至背部。

5．老年人溃疡 常无任何症状或症状不明显、不典型，疼痛多无规律，食欲不振、恶心、呕吐、消瘦、贫血等症状较突出，需与胃癌鉴别。

6．无症状性溃疡 可见于任何年龄，以长期服用NSAIDs患者及老年人多见。常以上消化道出血、穿孔等并发症为首发症状，无腹痛或消化不良症状。

（四）并发症

1．出血 是本病最常见的并发症，DU比GU易发生。约50%的上消化道出血是由消化性溃疡所致。轻者表现为黑便，重者出现呕血，还可出现周围循环衰竭，甚至低血容量性休克。有慢性腹痛的患者，出血后腹痛可减轻。

2．穿孔 当溃疡向深处发展，穿透浆膜层则并发穿孔，可引起以下后果：①溃破入腹腔引起弥漫性腹膜炎（急性穿孔）：患者突发剧烈腹痛，持续而加剧，先出现于上腹，继之延及全腹。体征有腹壁板样僵直，压痛、反跳痛，肠浊音界消失，部分患者出现休克。②溃破穿孔并受阻于毗邻实质性器官（穿透性溃疡）：发生较慢，腹痛规律改变，变得顽固而持续。若穿透至胰腺，腹痛放射至背部，血淀粉酶可升高。③穿入空腔器官形成瘘管：如胃溃疡可穿破入十二指肠或横结肠，十二指肠球部溃疡可穿破胆总管。

3．幽门梗阻 多由DU或幽门管溃疡引起。患者常有明显上腹胀痛、餐后加重，呕吐后腹痛可稍缓解，呕吐物可为酸腐味的宿食；严重呕吐可致脱水，低氯、低钾性碱中毒；体重下降、营养不良。体检可见胃蠕动波及振水声。

4．癌变 少数GU可发生癌变，DU则极少见。

【实验室及其他检查】

1．胃镜及黏膜活检 是消化性溃疡诊断的首选方法，可确定有无病变、病变部位及分期，鉴定是否存在癌变及其良恶性，评价治疗效果，对合并出血者给予止血治疗。

2．X线钡餐 溃疡的直接X线征象为龛影，对溃疡诊断有确诊价值。

3．Hp检测 有消化性溃疡病史者，无论溃疡处于活动期还是瘢痕期，均应检测Hp。可通过侵入性和非侵入性（如^{13}C或^{14}C尿素呼气试验、粪便幽门螺杆菌抗原检测等）方法检测出幽门螺杆菌。由于^{13}C或^{14}C尿素呼气试验检测幽门螺杆菌感染的敏感性及特异性均较高，常作为根除治疗后复查的首选方法。

4．粪便隐血试验 活动性DU或GU常有少量渗血，使粪便隐血试验阳性，经治疗1～2周内转阴。若GU患者粪便隐血试验持续阳性，应怀疑有癌变可能。

【诊断要点】

有慢性病程、周期性发作、节律性上腹疼痛者可疑诊消化性溃疡，胃镜检查可确诊。X线钡餐发现龛影，也具确诊价值。

【治疗要点】

治疗目标为：消除病因，缓解症状，促进溃疡愈合，预防复发和防治并发症。

（一）药物治疗

1．抑制胃酸药物 疗程一般为4～6周，部分患者需8周。

（1）H_2受体拮抗剂（histamine-2 receptor antagonist，H_2RA）：能阻止组胺与其H_2受体相

结合，使壁细胞分泌胃酸减少。常用药物有西咪替丁、雷尼替丁和法莫替丁等，服药后基础胃酸分泌减少，特别是夜间胃酸分泌明显减少。不良反应较少，主要为乏力、头昏、嗜睡和腹泻。由于该类药物价格较质子泵抑制剂便宜，临床多用于根除幽门螺杆菌疗程结束后的后续治疗及使用半量作长程维持治疗。

（2）质子泵抑制剂（proton pump inhibitors，PPI）：作用于壁细胞分泌胃酸终末步骤中的关键酶 H^+-K^+-ATP 酶（质子泵），使其不可逆失活，从而有效地减少胃酸分泌，其抑酸作用较 H_2RA 更强而持久，是已知的作用最强的胃酸分泌抑制剂。可使胃内达到无酸水平，且抑酸时间长达 72h。PPI 在酸性胃液中不稳定，口服时不易破坏外裹的保护膜。在肝内代谢，由尿中排出。常用药物有奥美拉唑、兰索拉唑和泮托拉唑等。

2．保护胃黏膜

（1）铋剂：在酸性溶液中呈胶体状，与溃疡面的蛋白质形成蛋白铋复合物，覆盖在溃疡表面，防止胃酸、胃蛋白酶对黏膜的自身消化。此外，铋剂还可通过包裹 Hp 菌体，干扰 Hp 代谢，发挥杀菌作用。常用药物如枸橼酸铋钾（胶体次枸橼酸铋，colloidal bismuth subcitrate，CBS）、胶体果胶铋等。由于铋主要由肾排泄，故肾功能不良者忌用铋剂。枸橼酸铋雷尼替丁（ranitidine bismuth citrate，RBC）为近年来问世的抗溃疡病新药，是雷尼替丁与枸橼酸铋化合所形成的盐，具有抑制胃酸分泌、保护胃黏膜、抑制胃蛋白酶活性及抑制幽门螺杆菌生长等抗溃疡作用。

（2）弱碱性抗酸药：可中和胃酸，短暂缓解疼痛，常用硫糖铝、铝碳酸镁、磷酸铝、氢氧化铝凝胶等。碱性抗酸剂能促进前列腺素合成，增加黏膜血流量，刺激胃黏膜分泌 HCO_3^- 和黏液，目前更多被视为黏膜保护剂。硫糖铝抗溃疡作用与 CBS 相仿，但不能杀灭幽门螺杆菌。它是一种硫酸化蔗糖的氢氧化铝盐，在酸性环境中离子化形成硫酸蔗糖复合阴离子，后者可聚合成带负电的不溶性胶体，与溃疡面上带阳性电的渗出蛋白质相结合，形成一覆盖溃疡的保护膜。它还可能刺激局部内源性前列腺素的合成，对黏膜起保护作用。由于该药在酸性环境中作用强，故应在三餐前及睡前 1h 服用，且不宜与抑酸剂同服，不良反应轻，主要为便秘。

3．根除 Hp　不论溃疡初发还是复发，不论活动还是静止，不论有无并发症史，均应该进行抗幽门螺杆菌治疗。目前根治 Hp 感染通常采用以 PPI 和（或）铋剂为基础联合应用 2 种抗生素的三联或四联疗法（表 4-2），每日 2 次，疗程 7 ～ 14 天。部分患者胃内的 Hp 难以根除，故应因人而异制订多种根除 Hp 方案。对有并发症和经常复发的消化性溃疡患者应追踪抗 Hp 的疗效，一般应在治疗后至少 4 周复检 Hp。

表4-2　根治Hp感染的推荐治疗方案

一线方案	PPI/RBC 标准剂量 + 克拉霉素 0.5g+ 阿莫西林 1.0g
	PPI/ RBC 标准剂量 + 克拉霉素 0.5g/ 阿莫西林 1.0g+ 甲硝唑 0.4g/ 呋喃唑酮 0.1g
	PPI 标准剂量 + RBC 标准剂量 + 克拉霉素 0.5g+ 阿莫西林 1.0g
	PPI 标准剂量 + RBC 标准剂量 + 克拉霉素 0.5g+ 甲硝唑 0.4g/ 呋喃唑酮 0.1g
补救治疗方案	PPI 标准剂量 + 铋剂标准剂量 + 呋喃唑酮 0.1g + 阿莫西林 1.0g
	PPI 标准剂量 + 阿莫西林 1.0g+ 左氧氟沙星 0.2g

（二）外科手术

大多数患者不需手术治疗，对于大量出血经药物、胃镜及血管介入治疗无效，或出现急性穿孔、慢性穿透溃疡、瘢痕性幽门梗阻以及胃溃疡疑有癌变者可进行手术治疗。

【护理】

（一）护理评估

1．病史　详细询问患者的患病经过、目前病情与一般情况、治疗经过等。包括疼痛首次发作时间，疼痛的部位、性质、持续时间，疼痛与进食的关系，有无明显规律性及诱发因素，何种方法能缓解；有无其他伴随症状，有无呕血、黑便，目前的粪便性状如何；有无暴饮暴食，喝咖啡、浓茶，喜食酸辣等刺激食物的习惯；有无长期服用非甾体抗炎药情况；既往有无类似发病，治疗情况如何；家族中有无溃疡病患者等。

2．心理社会状况 评估患者工作性质是否常造成精神紧张状态，生活中有无承受较大压力情况，有无不协调的人际关系，是否在工作生活中遇到挫折而造成焦虑、抑郁等不良情绪存在；住院有无经济、家庭、工作等方面的顾虑；患者及家属对疾病知识方面的了解程度如何，是否存在由于病情反复影响工作和生活，使患者处于焦虑状况；患者所能得到的社区资源与服务如何等。

3．身体评估 评估患者的生命体征；一般情况，体重、营养状况，有无消瘦、贫血貌；上腹有无压痛、反跳痛，有无胃型和胃蠕动波，全腹有无压痛、反跳痛，有无腹肌紧张，有无肠鸣音减弱或消失，有无振水音等。

4．实验室及其他检查 评估患者做过哪些检查，各项检查结果是否在正常范围。血常规有无血红蛋白减少，粪便隐血试验是否阳性，Hp 检测是否为阳性，有无做过上消化道钡餐或胃镜检查，结果如何。此外，还应了解患者对相关检查的了解程度及配合程度。

（二）主要护理诊断

1．疼痛：腹痛 与胃酸刺激溃疡面，引起炎症反应有关。

2．营养失调：低于机体需要量 与疼痛、恶心、呕吐导致摄入量减少及消化吸收障碍有关。

（三）护理计划与评价

疼痛：腹痛 与胃酸刺激溃疡面，引起炎症反应有关

1．护理目标 主诉腹痛减轻或消失，能描述引起腹痛的因素及防治措施。

2．护理措施

（1）协助患者认识和去除病因：向患者解释疼痛的原因和机制，指导其减少或消除加重和诱发疼痛的因素。①对服用 NSAIDs 的患者，若病情允许，应停药；若必须用药，可遵医嘱使用对胃黏膜损伤小的 NSAIDs，如塞来昔布或罗非昔布，也可遵医嘱同时服用抑酸剂和胃黏膜保护剂。②避免暴饮暴食和进食刺激性食物。③与吸烟、饮酒患者共同制订切实可行的戒烟、戒酒计划，并督促其执行。

（2）指导缓解疼痛：观察患者腹痛的规律、性质、程度、部位及特点，针对性地指导缓解疼痛的方法。如 DU 表现为空腹痛或午夜痛，指导患者在疼痛前或疼痛时进食碱性食物（如苏打饼干等），或服用抑酸剂。也可采用局部热敷或针灸等止痛。

（3）休息与活动：病情较重、溃疡活动期患者应卧床休息以缓解疼痛，注意减轻精神压力。病情较轻者则应鼓励其适当活动，以分散注意力。

（4）用药护理：遵医嘱正确给予药物治疗，并注意观察药物的疗效及不良反应。① H_2 受体拮抗剂：应在餐中或餐后立即服用，也可在睡前顿服。若需同时服用碱性抗酸药，两药应间隔 1h 以上。若静脉给药应注意控制速度，避免引起低血压和心律失常。西咪替丁可导致男性乳腺发育、阳痿、性功能障碍，损害肾，少数患者还可有一过性肝损害和粒细胞缺乏，出现头痛、头晕、疲倦、腹泻及皮疹等反应，故用药期间应注意观察不良反应及监测肾功能，发现不良情况要及时报告医生并协助医生进行处理。另外，哺乳期要停止用药。②弱碱性抗酸药：抗酸药可与乳制品形成络合物，应避免与其同时服用；也不宜与酸性食物及饮料一同服用，以免减轻效果。氢氧化铝凝胶应在饭后 1h 和睡前服用。服用氢氧化铝可导致患者出现磷缺乏，有食欲不振、软弱无力等症状，甚至可导致骨质疏松。长期大量服用氢氧化铝还可引起严重便秘、代谢性碱中毒与钠潴留，甚至造成肾损害。服用镁制剂则易引起腹泻。硫糖铝片宜在进餐前 1h 服用，可有便秘、口干、皮疹、眩晕、嗜睡等不良反应。③其他药物：PPI、铋剂用药注意事项见本节药物治疗部分，抗菌药物的用药护理参见本节治疗的相关内容。

3．护理评价　患者主诉腹痛减轻或消失，并能说出腹痛的诱因、表现及防治措施。

营养失调：低于机体需要量　与疼痛、恶心呕吐导致摄入量减少及消化吸收障碍有关

1．护理目标　饮食卫生，饮食结构和习惯合理。

2．护理措施

（1）选择营养丰富、易消化的食物。除并发出血或症状较重外，一般无需特殊食谱。症状较重者宜以半流质饮食为主，适当摄取蛋白质和脂肪，避免食用机械性和化学刺激性强的食物，如洋葱、韭菜、芹菜、咖啡、浓茶等。

（2）指导患者有规律进餐。在溃疡活动期，以少食多餐为宜，避免餐间零食和睡前进食，使胃酸分泌有规律。饮食不宜过饱，注意细嚼慢咽。

（3）营养监测：监督患者采取合理的饮食方式和结构，定期测量体重、监测血清清蛋白和血红蛋白等营养指标。

3．护理评价　患者饮食规律，建立了合理的饮食结构和方式，营养指标在正常范围内。

1. Pain related to potential ulceration of gastric or duodenal mucosa，and stimulation of gastric acid to ulcer mucosa.

（1）Goals：

1）The client's pain will berelieved or disappear.

2）The client will recite causes of pain and measures of prevention and treatment.

（2）Nursing Intervention：

1）Encourage bed rest if the symptom is worse and peptic ulcer is active. Clients with mild symptoms can keep working during therapy. Teach the client the importance of regular daily life and enough rest after working. Keep environment quiet， comfort. Limit visitors to ensure enough sleep.

2）Small frequent meals can neutralize gastric acid and promote the healing of gastric ulcers. Have 4-5 meals a day during peptic ulcer active phase and eat on time. Chaw carefully and swallow slowly. Eat too much at one time will cause stomach excessive extension and stimulate gastric acid secretion. Encourage bland，soft and digestible foods such as porridge and noodles. Protein can neutralize gastric acid. Drink small amount of milk between two meals can dilute gastric acid. But excessive milk should be avoided since calcium in milk can stimulate gastric acid secretion. Avoid rough，cold，hot and irritating foods and beverages such as tea，coffee etc. Encourage the client and relatives participate in diet planning.

3）Assess aggravating and alleviating factors：

Observe location，intensity，and characteristic of pain. Observe characteristic of stool. Observe appearance of complication.

4）Administer medicines such as H^+, K^+-ATPase inhibitor，H_2-receptor antagonists，antacids，antibiotics for *H.pylori* correctly under prescription. Observe effects and side effects of medicines. Antacids should be taken 1/2-1 hour after meals and at bedtime to prolong gastric acid neutralization and neutralize gastric acid produced during night. H_2-receptor antagonists should be taken with food during meal and at bedtime. Colloidal bismuth and sucralfate are mucosal protective agents and should be taken 1 hour before meal and at bedtime（on an empty stomach）. They should not be taken with antacids together. The smaller the medicine granule is，the faster it is resolved，and the stronger its acid neutralization effect is. So the effect of the gel and the solution is the best，the powder is inferior，and the tablet is the worst and should be chewed.

5）Discuss aggravating factors of abdominal pain with client. Instruct the client to identify peptic ulcer recurrence and complications such as hemorrhage，perforation，pyloric obstruction，etc.

（3）Nursing evaluation：

The client's pain is alleviated or disappears.

The client can state aggravating factors，clinical manifestations and prevention measures.

2. Knowledge deficit related to unfamiliarity with prevention and treatment of peptic ulcer

（1）Nursing Goals：

The client can repeat the prevention and treatment methods of peptic ulcer.

The client can conduct self-care.

（2）Nursing interventions：

1）Assess clients and their relatives for their knowledge about peptic ulcer，the clients' characters，their living and working environments. Provide specific health education to clients and their relatives，observe their responses，and correct wrong knowledge in time.

2）Tell clients to live regularly and relax physically and psychologically. Bad working environments and facilities and long-time brainwork may result in spiritual fatigue and sleep deficit. All of them may result in excessive psychological tension which may in turn lead to peptic ulcer.

3）Tell clients to eat regularly and keep balance of nutrition. Avoid mechanical and chemical irritation to stomach. Coffee，tea，fried foods，too cold or too hot foods，and spicy foods may increase gastric acid and should be avoided.

4）Stopping smoking and drinking. By impairing the ability of duodenum fluid of neutralizing gastric acid，smoking may result in countercurrents of the fluid，which may lead to exacerbation or prolonged healing. By destroying the barrier of stomach mucous membrane，alcohol may aggravate symptoms and affect the healing of ulcer.

5）The episodes and development of peptic ulcer is to some extent related to psychosocial factors，such as stress，unpleasant moods，characters of individuality，and behavior modes. So nurses should help clients to identify the relationship between stress and peptic ulcer. Teach them relaxation techniques.

（3）Nursing evaluation：

The client can state the prevention and treatment methods of peptic ulcer.

The client can adhere to his/her self-care plan.

【健康教育】

1．疾病知识指导 向患者及其家属讲解引起和加重消化性溃疡的相关因素。指导患者适当休息，减轻精神压力，选择合适的锻炼方式，提高机体抵抗力。指导患者建立合理的饮食习惯和结构，戒烟、戒酒及少饮浓咖啡等。

2．用药指导和病情监督 停服不必要的NSAIDs，或换用对胃黏膜损害小的药物，也可遵医嘱同时加用抑酸和保护胃黏膜的药物。溃疡愈合后，大多数患者可停药，但部分反复溃疡复发者应遵医嘱进行维持治疗，不可随意停药。嘱患者定期复诊，当上腹疼痛节律变化并加剧时，或出现呕血、黑便等情况时，应立即就医。

3．预后 有效使用药物治疗后预后良好，死亡主要见于老年患者，系大出血、急性穿孔等并发症所致。

小　结

1. 消化性溃疡指胃肠道黏膜被自身消化而形成的溃疡，最常见的好发部位为胃和十二指肠球部。

2. 消化性溃疡的主要症状是上腹痛，具有慢性过程，发作有周期性、季节性、与进餐相关的节律性等特点，如胃溃疡常表现为餐后痛，十二指肠溃疡常表现为空腹痛、夜间痛。

3. 消化性溃疡主要有出血、穿孔、幽门梗阻和癌变等并发症。

4. 临床主要应用抑酸剂（H_2受体拮抗剂和质子泵抑制剂）、胃黏膜保护剂（铋剂、氢氧化铝凝胶、硫糖铝等）及抗菌药物治疗溃疡、根除幽门螺杆菌。

5. 护理中要掌握如何帮助患者去除和避免诱发因素、缓解患者疼痛和健康教育的内容。

思考题

结合本节案例请思考：

1. 患者消化性溃疡的发生可能与哪些因素有关？

2. 患者护理观察要点及健康教育内容有什么？

（邹智杰　陈　垦）

第四章第四节思考题参考答案

第五节　胃　癌

学习目标

通过本节内容的学习，学生应能够：

◎ 识记

说出胃癌的病因。

◎ 理解

分析胃癌的临床表现、有关检查和治疗要点。

◎ 运用

按护理程序护理胃癌非手术治疗的患者并进行健康教育。

胃癌（gastric cancer）是起源于胃黏膜上皮细胞的恶性肿瘤，占胃部恶性肿瘤的95%以上。在2008年全球新诊断的恶性肿瘤病例中，胃癌病例数居第四位，病死率居第二位。胃癌的发病率因年龄、性别、地区和种族不同差异较大。本病多见于男性，55～70岁为高发年龄段；男性胃癌的发病率和死亡率均高于女性，男女比约为2∶1；2/3胃癌病例分布在发展中国家，日本、中国、俄罗斯等国家高发。胃癌是我国最常见的恶性肿瘤之一，发病率北方高于南方，农村高于城市。其中西北地区发病率最高，其次为华北及华东，中南、西南地区最低。全国平均年死亡率约为16/10万。

【病因和发病机制】

1．环境因素 环境因素在胃癌的发生中具有重要作用。流行病学资料显示，从胃癌高发国家（日本）向低发国家（美国）的移民，第一代胃癌发病率下降约25%，第二代下降约50%，第三代则与当地居民接近。不同地区土壤和水源中所含微量元素种类、含量，金属成分比例，酸碱度，化学污染及生活习惯等因素也可直接或间接参与胃癌的发生。

2．饮食因素 流行病学资料显示，多食新鲜蔬菜和水果可降低胃癌的发生，而经常食用霉变食物、咸菜、腌制和烟熏食物、过多摄入食盐等均可增加胃癌发生的危险。其中，霉变食物中含有黄曲霉素，腌制和烟熏食物中含有高浓度的亚硝酸盐或硝酸盐，后者可在胃内被细菌还原成亚硝酸盐，再与胺结合成致癌物亚硝胺。胃内细菌的增加也可促进亚硝酸盐类致癌物质的产生，长期作用于胃黏膜而增加致癌的危险。如慢性胃炎、胃部分切除、老年人泌酸腺体萎缩等原因均可导致胃酸分泌减少而有利于胃内细菌繁殖。

此外，某些不良饮食习惯，如进餐速度过快、饮食不规律、喜烫食、喜硬食、暴饮暴食等也与胃癌的发生有一定关系。

3．感染因素 Hp感染是胃癌发病的重要因素。流行病学资料显示，胃癌高发区人群Hp感染率高，Hp抗体阳性人群发生胃癌的危险性高于阴性人群。其致癌机制可能为：① Hp感染后产氨，中和胃酸而利于细菌生长；② Hp感染可导致胃黏膜慢性炎症，在环境致病因素的综合作用下引起DNA损伤，诱发基因突变；③ Hp的代谢产物直接损伤胃黏膜，促进上皮细胞变异。此外，EB病毒和其他感染因素也可能参与胃癌的发生。

4．遗传因素 胃癌有明显的家族聚集倾向，家族发病率高于正常人群2～3倍，其中，浸润型胃癌更高。一般认为致癌物质对有遗传易感性者可能更易致癌。

5．癌前变化 胃癌的癌前变化包括癌前疾病（即癌前状态）和癌前病变。前者指与胃癌相关的胃良性疾病，有发生胃癌的危险性，如慢性萎缩性胃炎、胃息肉、胃溃疡和残胃炎等；后者指较易转变为癌组织的病理学变化，主要是异型增生。

胃癌的发生是一个多因素参与、多步骤、多阶段进行性发展的过程。在正常情况下，胃黏膜上皮细胞的增殖和凋亡保持动态平衡，这种平衡的维持有赖于癌基因、抑癌基因及一些生长因子的共同调控。在上述不良环境、饮食、Hp感染等多种因素作用下，打破了正常的动态平衡状态，基因发生突变，癌基因活化，抑癌基因被抑制，使胃黏膜上皮细胞过度增生却又不能启动凋亡信号，从而逐渐进展为胃癌。

【病理】

胃癌的好发部位依次为胃窦（58%）、贲门（20%）、胃体（15%）、全胃或大部分胃（7%）。

（一）胃癌的大体类型

根据胃癌的进程可分为早期胃癌和进展期胃癌。前者指病变局限于黏膜或黏膜下层，不论病灶大小及有无淋巴结转移，根据形态可分为隆起型（Ⅰ型）、表浅型（Ⅱ型）和凹陷型（Ⅲ型）。后者指病变浸润深度超过黏膜下层，其中侵入肌层者为中期，侵及浆膜或突破浆膜者为晚期。按Borrmann分型法分为息肉型（Ⅰ型）、溃疡局限型（Ⅱ型）、溃疡浸润型（Ⅲ型）和弥漫浸润型（Ⅳ型）。若全胃受累致胃腔缩窄、胃壁僵硬如革囊状时，称皮革胃，恶性度极高，早期发生转移。

（二）胃癌的组织学类型

WHO于2000年将胃癌分为腺癌、乳头状腺癌、管状腺癌、黏液腺癌、印戒细胞癌、腺鳞癌、鳞状细胞癌、小细胞癌、未分化癌等10种组织学类型，其中腺癌最为多见。

（三）胃癌的扩散与转移

1．直接蔓延　侵袭至相邻器官，如胃底贲门癌常侵犯食管、肝及大网膜；胃体癌易侵犯大网膜、肝和胰腺。

2．淋巴转移　是胃癌的主要转移途径，进展期胃癌的淋巴转移率高达70%。通常循序逐步渐进转移，即先转移至局部淋巴结，再转移至远处淋巴结，亦可发生跳跃式转移。晚期可经胸导管转移到左锁骨上淋巴结，此时称为Virchow淋巴结。

3．血行转移　晚期患者可占60%以上，最常转移至肝，其次是肺、胰腺、骨骼、肾上腺，也可转移至肾、脑和骨髓。

4．种植转移　癌细胞侵及浆膜层后，可脱落入腹腔，种植于腹膜和脏器浆膜上，如女性患者可种植于卵巢，称为Krukenberg瘤，也可在直肠周围形成结节状板样肿块。当腹膜广泛转移时，可出现癌性腹水。

【临床表现】

（一）症状

胃癌起病多隐匿，早期常无特异症状，或仅有轻微上腹不适、食欲下降等消化不良症状，常误诊为慢性胃炎。进展期胃癌可有上腹痛、食欲减退、恶心呕吐及各种并发症和转移症状。

1．上腹痛　是进展期胃癌最早出现的症状。开始表现为上腹部饱胀不适，餐后加重，之后出现疼痛。疼痛时轻时重，与饮食关系不大，偶呈节律性溃疡样；且不会因进食或服用抑酸剂而缓解或消失。晚期疼痛加重并呈持续性。

2．食欲减退　表现突出，常伴有逐渐消瘦、体重下降。胃壁受累时可出现虽有饥饿感，但稍进食即饱胀不适的早饱感。

3．恶心、呕吐　胃窦癌引起幽门梗阻时可有明显的恶心、呕吐，呕吐物为隔夜宿食。

4．呕血与黑便　常见于溃疡型胃癌。呕血量通常不大，呕吐物多呈咖啡样。黑便少见，但粪便隐血试验多呈持续阳性。

5．转移症状　贲门癌累及食管下端时可出现吞咽困难；胃癌转移至肝时可出现右上腹疼痛、黄疸和（或）发热；转移至肺可出现咳嗽、咯血、呃逆等症状；累及胸膜时可出现胸痛，并可因胸腔积液而引起呼吸困难。

（二）体征

早期胃癌无明显体征，进展期可在上腹部偏右触及质地坚硬的可移动结节状肿块，有压痛。癌肿转移时可出现相应脏器受累的体征。如转移至肝可致肝大、黄疸，肝可扪及质硬结节；腹膜转移时可出现腹水，叩诊有移动性浊音；远处淋巴结转移时可扪及质硬固定的Virchow淋巴结；门静脉或脾静脉受侵犯时可有脾大；转移至直肠时可在直肠前凹触及板样肿块。

（三）并发症

并发症主要包括出血、幽门或贲门梗阻以及穿孔。

【实验室及其他检查】

1．血液检查　常有不同程度的贫血、红细胞沉降率增快、清蛋白降低等。

2．粪便隐血试验　长期少量出血者，粪便隐血试验可呈阳性。

3．内镜检查　胃镜检查加病灶处黏膜活组织检查是目前最可靠的诊断手段。超声内镜检查可帮助判断肿瘤在胃壁内的浸润深度以及向壁外浸润和淋巴结转移情况，进而指导胃癌的术前临床分期及手术方式的选择。

4．X线钡餐检查　当无条件进行胃镜检查或存在禁忌证时，可采用此方法，虽不及胃镜直观且不能取活检，但仍可发现胃内的溃疡及隆起型病灶，从而辅助诊断。此外，钡餐检查对胃上部癌是否侵犯食管也有一定的诊断价值。气钡双重造影痛苦小、易被患者接受，是目前常用的方法。

5．CT 检查 在评价胃癌病变范围、局部淋巴结转移和远处转移方面具有较高价值，是判断胃癌术前临床分期的首选方法。

6．肿瘤标志物 可用于判断肿瘤预后和治疗效果，如 CEA、CA19-9 和 CA125 在部分胃癌患者中可见升高。

【诊断要点】

胃癌的早期诊断是根治的前提。凡中年或中年以上患者，既往身体健康，短期内出现上腹不适、疼痛、食欲不振、消瘦等征象时，应及时进行有关检查。胃癌的诊断主要依赖胃镜加黏膜活检和 X 线钡餐检查。

【治疗要点】

1．手术治疗 是胃癌的主要治疗手段，也是目前唯一可治愈胃癌的方法。手术方式根据肿瘤部位、进展程度及临床分期而定，早期发现治愈率很高。进展期胃癌如无远处转移，尽可能根治性切除；伴有远处转移者或伴有梗阻等并发症者，可行姑息性手术，以缓解症状，改善生存质量。

2．内镜下治疗 早期胃癌特别是黏膜内癌，可行内镜下黏膜切除术或黏膜下剥离术，适用于直径小于 1cm 的凹陷型和直径小于 2cm 的隆起型黏膜癌。需常规对切除的组织进行病理检查，如切缘发现癌变或表浅型癌肿侵袭到黏膜下层，需追加手术治疗。

3．化学治疗 常用于根治性手术的辅助治疗。术前、术中及术后化疗，可缩小肿瘤、抑制癌细胞的扩散、杀死残存的癌细胞，从而提高手术效果、降低复发率、延长生存期。姑息性手术后、不能手术或术后复发等晚期患者也可采用化疗，以延缓肿瘤进展速度，改善症状。常用药物有氟尿嘧啶（5-Fu）、替加氟（TF-207）、丝裂霉素（MMC）、多柔比星（阿霉素，ADM）、亚硝脲类（CCNU，MeCCNU）、顺铂（DDP）等。现主张 2 ~ 3 种药物联合化疗，以减少药物毒副作用。

4．其他治疗 包括放疗、免疫治疗、靶向治疗、中医中药治疗和营养支持治疗等。

【主要护理措施】

1．休息与活动 保持安静、整洁和舒适的环境，以利于睡眠和休息。早期胃癌患者经过治疗后可从事一些轻度工作和锻炼，应注意劳逸结合。中晚期胃癌患者需卧床休息，以减少体力消耗。

2．饮食护理 宜进食高热量、高蛋白、丰富维生素与易消化的食物，禁食霉变、腌制、熏制食品。化疗患者往往食欲减退，应多鼓励进食，采用少食多餐的方式进食，同时注意增加食物的色、香、味，以促进食欲。如有吞咽困难者或合并幽门梗阻需禁食或进行胃肠减压者，予以静脉输液以维持营养需要。恶心、呕吐的患者，应立即清除呕吐物，并协助进行口腔护理，以减轻不适所引起的食欲不振。呕吐严重者，可遵医嘱饭前给予止吐剂。

3．疼痛的护理 注意评估疼痛的性质、部位，是否伴有严重的恶心、呕吐、吞咽困难、呕血和黑便等症状。如出现剧烈腹痛和腹膜刺激征，应考虑发生穿孔的可能性，及时协助医师进行有关检查和治疗。可采用转移注意力或松弛疗法，如听音乐等，以减轻患者对疼痛的敏感性，增强其对疼痛的耐受力。疼痛剧烈时，遵医嘱给予止痛药物，给药时注意遵循 WHO 推荐的三阶梯止痛疗法，给药后注意观察患者反应，评估止痛效果。

4．化疗的护理 遵医嘱进行化学治疗，化疗期间应注意保护血管，严密观察药物引起的局部及全身反应，一旦出现异常应及时报告医生并配合处理。具体措施参见本书第六章白血病部分的护理相关内容。

5．病情观察　观察患者生命体征的变化，观察腹痛、腹胀及呕血、黑便的情况，观察化疗前后症状及体征改善情况。定期测量体重，监测血清清蛋白和血红蛋白等营养指标。

6．并发症的预防和护理　晚期胃癌患者抵抗力下降，身体各部分易发生感染，应加强护理与观察，保持口腔、皮肤的清洁。对长期卧床患者，要定期翻身、按摩，指导并协助进行肢体活动，以预防压疮及血栓性静脉炎的发生。对恶病质患者做好皮肤护理，定时翻身并按摩受压部位。做好生活护理和基础护理，使患者能心情舒畅地休息治疗。

7．心理护理　疾病的不良预后以及造成的躯体不适和痛苦往往使患者出现悲伤、愤怒、抑郁甚至绝望等负性情绪，甚至拒绝接受治疗，因此，护理人员应与患者建立良好的护患关系，耐心听取患者对自身感受的叙述，及时给予其心理上的支持和鼓励。对晚期患者，应予以临终关怀，使患者能愉快地度过最后时光。

【健康教育】

1．疾病预防指导　健康人群应注意饮食卫生，多食含有维生素 C 的新鲜蔬菜、水果，不食霉变食物，少食腌制及熏制食物、油煎及高盐食物。指导患有胃息肉、萎缩性胃炎、胃溃疡等癌前变化的患者积极治疗原发病及根治 Hp。

2．指导胃癌的高危人群进行定期检查和随访，以便及时诊断和治疗。对下列人群应及时进行胃镜检查：①中年或中年以上既往身体健康，短期内出现上腹不适、疼痛、消化不良、消瘦、呕血或黑便等征象者；②有溃疡病史，但症状和疼痛规律明显改变者；③有原因不明的消化道慢性失血或短期内体重明显减轻者。对以下高危人群应定期胃镜随访：①有胃癌家族史者；②有胃癌癌前变化者；③良性溃疡经正规治疗 2 个月无效者；④胃切除术后 10 年以上者。

3．疾病知识指导　生活规律，保持充足睡眠，根据病情和体力，适量活动，增强机体抵抗力。注意个人卫生，特别是对体质衰弱者，应做好口腔、皮肤黏膜的清洁，防治继发性感染。患者应保持乐观态度和良好的心理状态，以积极的心态面对疾病。因疾病、治疗引起的急慢性疼痛者，指导其通过非药物方法提高其对疼痛的耐受和控制感，必要时合理使用止痛药物，以缓解疼痛。教会患者及家属早期识别并发症，一旦发生应及时就诊。定期复诊，不适时随诊。

4．预后　我国胃癌早期诊断率较低（约 10%），总体预后不佳，5 年生存率仅为 7% ~ 34%。早期胃癌预后佳，黏膜内癌 5 年生存率达 100%，侵及黏膜下者为 82% ~ 95%。进展期胃癌根治术后 5 年生存率取决于胃壁受侵程度、淋巴结受累范围和肿瘤生长方式。

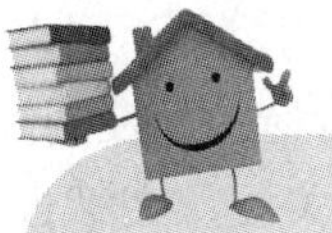

小　结

1. 胃癌的发生是环境因素、饮食因素、感染因素、遗传因素以及癌前变化等多种因素综合作用的结果。

2. 胃癌起病隐匿，早期常无特异症状和体征，进展期胃癌可有上腹痛、食欲减退、恶心呕吐、上腹部肿块等临床表现，其中腹痛是出现最早的症状。

3. 早期诊断是根治胃癌的前提，胃癌的确诊依赖于内镜加活组织检查。

4. 手术治疗是胃癌的主要治疗手段，手术方式根据肿瘤部位、进展程度及临床分期而定。

5. 疼痛是晚期胃癌患者的主要痛苦，护理人员应做好疼痛的评估和护理。

（王　瑞　陈　垦）

第六节 炎症性肠病

学习目标

通过本节内容的学习，学生应能够：

◎ 识记

说出炎症性肠病的概念、分类和病因。

◎ 理解

归纳炎症性肠病的临床表现、有关检查和治疗要点。

◎ 运用

护理炎症性肠病患者并进行健康教育。

炎症性肠病（inflammatory bowel disease，IBD）指一组病因尚不十分清楚的、异常免疫介导的、慢性及复发性肠道炎性疾病，有终生复发倾向，主要包括溃疡性结肠炎（ulcerative colitis，UC）和克罗恩病（Crohn disease，CD）两种疾病类型。

【病因和发病机制】

病因和发病机制至今尚未完全明确。目前认为本病的发病是由环境、遗传、感染和免疫等多种因素相互作用所致，其中，免疫因素在IBD的发病机制中尤为重要。

1．环境因素 农药、食品添加剂、烟草、辐射或暴露于某些不明因素，都是可能的环境因素。近几十年来，本病在全球的发病率持续增高，这一现象首先出现在经济高度发达的北美、北欧，然后是西欧、南欧，近期是日本、南美。我国尚无普通人群的流行病学资料，但近10多年来本病就诊人数逐步增加的趋势非常明显。这一明显的地域差异也提示环境因素在本病的发病中起重要作用。

2．遗传因素 IBD发病的种族差异、家庭聚集现象以及单卵双生子的高共患率，表明遗传因素在IBD的发病中起着重要作用。基于大量的研究，目前认为本病为多基因病，且不同人由不同基因引起（又称遗传异质性疾病），患者在一定的环境因素作用下由于遗传易感而发病。

3．感染因素 在IBD发病机制中，微生物感染引发肠道炎症反应一直备受关注。文献报道了副结核分枝杆菌、幽门螺杆菌、麻疹病毒、李斯特菌、风疹病毒、巨细胞病毒、艰难梭菌和大肠埃希菌等病原体与IBD有关。近年的研究认为，IBD因自身正常肠道菌群的异常免疫反应引起。

4．免疫因素 近年来免疫因素被公认为在IBD发病、持续发展和转归过程中起重要作用。参与免疫炎症过程的因子和介质很多，但相互作用的确切机制不完全清楚。

综上所述，IBD的发病机制主要为环境因素作用于遗传易感者，在肠道菌群的参与下，启动了肠道免疫与非免疫系统，导致肠道黏膜屏障损伤、溃疡经久不愈、炎性增生等改变。UC和CD组织损伤的基本病理过程相似，但可能由于致病因素不同，发病的具体环节不同，最终导致组织损害的表现不同。

一、溃疡性结肠炎

溃疡性结肠炎是一种病因不明的直肠和结肠慢性非特异性炎症性疾病。UC 多见于 20 ~ 40 岁，可发生于任何年龄，男女发病率无明显差别。近年，我国 UC 患病率明显增加。

【病理】

病变主要限于大肠黏膜与黏膜下层，很少深入肌层，呈连续性弥漫性分布，且多自直肠开始，逆行向近段发展，可累及全结肠甚至末段回肠。活动期时结肠黏膜糜烂、溃疡，发生隐窝炎、隐窝脓肿等。慢性期时隐窝结构紊乱、腺体萎缩变形、数目减少，大量新生肉芽组织增生，常出现炎性息肉。少数重症患者病变累及结肠壁全层，发生中毒性巨结肠，肠腔膨大，肠壁重度充血、变薄，可致急性肠穿孔。少数患者可有结肠癌变。

【临床表现】

多数为亚急性起病，少数急性起病。病程长，呈慢性经过，可迁延数年至 10 余年，常有发作期与缓解期交替。精神刺激、劳累、饮食失调多为本病的发作诱因。临床表现与病变范围、临床分型及病程等有关。

（一）消化系统表现

1．腹泻和黏液脓血便　见于绝大多数患者。腹泻的主要原因是炎症造成大肠黏膜对水钠吸收障碍和结肠运动功能失常。黏液脓血便是黏膜炎性渗出、糜烂及溃疡所致，是本病活动期的重要表现。排便次数及便血程度可反映病情轻重，轻者每日排便 2 ~ 4 次，便血轻或无；重者可达每日 10 次以上，多为脓血便，甚至血水样粪便，常有里急后重感。若病变限于直肠或累及乙状结肠，除可有排便频繁、便血外，偶可表现为便秘，系病变引起直肠排空功能障碍所致。

2．腹痛　多有轻度或中度的左下腹或下腹部阵痛。腹痛亦可发生于右下腹或累及全腹。多伴有里急后重感，为直肠炎症刺激所致，一般排便后疼痛可减轻或缓解。若并发中毒性巨结肠或炎症波及腹膜，可有持续性剧烈腹痛。

3．其他症状　可有腹胀、食欲减退、恶心、呕吐等。

4．体征　轻、中型患者有左下腹轻压痛，有时可触及痉挛的降结肠或乙状结肠。重症及暴发型患者常有明显压痛和肠型。若出现腹肌紧张、压痛及反跳痛、肠鸣音减弱，应注意肠穿孔、中毒性巨结肠等并发症。直肠指诊可有触痛和指套带血。

（二）全身表现

中、重型患者活动期可出现低热或中等热，高热多提示有并发症、严重感染或见于急性暴发型。重症或病情持续活动可出现贫血、消瘦、衰弱、水和电解质平衡失调、低白蛋白血症等表现。

（三）肠外表现

包括皮肤结节红斑、坏疽性脓皮病、巩膜外层炎、口腔黏膜溃疡、外周关节炎等，这些肠外表现在结肠炎控制或结肠切除后可缓解或恢复。

（四）并发症

1．中毒性巨结肠　多见于暴发型或重症患者，此时病变广泛严重，一般以横结肠最为严重。常因低钾、钡剂灌肠、使用抗胆碱能药物或阿片类药物诱发。其临床表现为高热、心动过速、血压降低、嗜睡、全身衰竭；腹部迅速膨胀，肠鸣音微弱或消失，有压痛，叩诊呈鼓音，并偶发下消化道大出血。易引起急性肠穿孔，预后差。

2．直肠结肠癌变　多见于病变累及广泛、幼年起病且病程长者。

3．其他　如肠道大出血、肠穿孔、肠梗阻等。

（五）临床分型

根据疾病的病程、病情严重程度、病变范围及病情分期进行综合分型。

1．根据病程 ①初发型：首次发作，无既往史；②慢性复发性型：最多见，发作期与缓解期交替；③慢性持续型：症状持续，间以急性发作时症状加重；④急性暴发型：起病急，病情严重，全身毒血症症状显著，常伴中毒性巨结肠、肠穿孔、败血症等并发症。各型间可相互转化。

2．根据病情程度 ①轻型：腹泻每日4次以下，便血轻或无，无发热，红细胞沉降率正常，贫血轻或无；②重型：腹泻频繁，每日大于6次，有明显黏液血便，有发热、脉速等全身症状，红细胞沉降率加快、血红蛋白减少；③中型：介于轻型与重型之间。

3．根据病变范围 分为直肠炎、直肠乙状结肠炎、左半结肠炎、全结肠炎等。

4．根据病情分期 分为活动期和缓解期。缓解期患者可因精神刺激、劳累、饮食失调等症状加重，转为活动期。

【实验室及其他检查】

1．血液检查 中、重度患者可有血红蛋白及红细胞减少，本病活动期标志为白细胞计数增加、红细胞沉降率增快和C反应蛋白增高。严重或病情持续较长可有血清清蛋白降低。

2．粪便检查 常有黏液脓血便，镜下可见红细胞和脓细胞，急性发作期可见巨噬细胞。通过粪便病原学检查如常规致病菌培养等可排除感染性结肠炎。

3．自身抗体检测 由于外周血中抗中性粒细胞胞质抗体和抗酿酒酵母抗体分别是UC和CD的相对特异性抗体，上述抗体的检测，对UC和CD的诊断和鉴别诊断有帮助。

4．结肠镜检查 是本病诊断的最重要手段之一，应尽可能对全结肠及回肠末段进行镜检，必要时可取黏膜活检。UC病变常呈连续性、弥漫性分布，内镜下可见病变黏膜充血、水肿、粗糙呈细颗粒状，明显处可见弥漫性糜烂和多发性表浅溃疡，表面附有黏液和脓性渗出物。也可见炎性息肉、结肠变形缩短，结肠袋变浅、变钝或消失。

5．X线钡剂灌肠检查 当结肠镜检有困难时应辅以钡剂灌肠检查，但重型或暴发型患者不宜作该项检查，以免加重病情或诱发中毒性巨结肠。X线征主要有：黏膜粗乱和（或）颗粒样改变；可见多发性小龛影或多个小的圆或卵圆形充盈缺损；结肠袋变浅或消失，肠壁变硬，肠管缩短，可呈铅管状。

【诊断要点】

根据持续或反复发作的腹泻及黏液脓血便、腹痛、里急后重感，伴有（或不伴有）不同程度的全身症状，结合结肠镜检查及黏膜活检，诊断本病不难，但要除外细菌性痢疾、阿米巴痢疾、慢性血吸虫病、克罗恩病、缺血性肠炎及放射性肠炎等。

【治疗要点】

目的在于控制急性发作，促进黏膜愈合，缓解病情，减少复发，防治并发症。

（一）控制炎症反应

1．5-氨基水杨酸类（5-ASA） 5-ASA几乎不被吸收，但有显著的抗肠道炎症作用。其中，柳氮磺吡啶（简称SASP）是治疗本病的常用药物，该药口服后大部分到达结肠，经肠菌分解为5-ASA与磺胺吡啶，适用于轻型、中型或重型使用糖皮质激素治疗已有缓解者，疗效较好。其他5-ASA制剂有奥沙拉秦、美沙拉秦、巴柳氮等。5-ASA的灌肠剂适用于直肠及乙状结肠病变者，栓剂适用于仅有直肠病变者。

2．糖皮质激素 本药能非特异性抗炎及抑制免疫反应。对急性发作期患者的疗效较好。适用于对5-ASA疗效不佳的轻、中型患者，尤其适用于重型患者。一般给予口服泼尼松0.75～1mg/kg，重症患者常先用氢化可的松300mg/d或甲泼尼松48mg/d静脉滴注，待病情稳定后可改为口服泼尼松60mg/d，随病情好转可逐渐减量至停药，在减药期间应配合应用5-ASA逐渐替换激素治疗。病变局限于直肠乙状结肠者，可以局部用药，以减少不良反应，常用方法有氢化可的松（或地塞米松）加生理盐水保留灌肠、布地奈德泡沫灌肠剂保留灌肠。

3．免疫抑制剂 对糖皮质激素疗效不佳或依赖性强者，可加用硫唑嘌呤或巯嘌呤；对严重 UC 急性发作而静脉糖皮质激素治疗无效者，可用环孢素静脉滴注。

（二）对症治疗

及时纠正水、电解质平衡失调，对低蛋白血症者补充白蛋白，贫血者可输血。病情严重者应禁食，给予完全胃肠外营养治疗。腹痛、腹泻的对症治疗要权衡利弊，慎重使用抗胆碱能药物或止泻药如地芬诺酯等，重症患者应禁用这类药物，因其可诱发中毒性巨结肠。重症有继发感染者，应给予广谱抗生素。

（三）手术治疗

对并发大出血、肠穿孔、中毒性巨结肠、结肠癌，经内科药物治疗效果不理想者，可采用手术治疗。一般采用全结肠切除加回肠肛门小袋吻合术。

【主要护理措施】

1．休息与活动 给患者提供安静、舒适的休息环境，且向患者说明身心休息可以减少胃肠蠕动及体力消耗。同时应鼓励患者进行适当的主动或被动运动，以保持肌肉张力和预防血栓栓塞等并发症。

2．饮食护理 指导患者少量多餐，进食易消化、低渣又富含营养、有足够热量的食物，以利于吸收、减少对胃肠道刺激并提供足够热量。避免食用生冷及其他刺激性食物，忌食牛乳和乳制品。急性发作期患者应进食无渣流质或半流质饮食，病情严重者应禁食并给予胃肠外营养，使肠道得以休息，减轻炎症。由于肠外营养可引起高血糖，注意监测血糖。当病情稳定不再恶化，患者体重不再下降时，应停止肠外营养，建议使用富含蛋白质、低脂肪、低渣的要素饮食，其主要在空肠消化，不刺激结肠分泌，使肠道得以休息。

3．腹泻护理 严密观察患者腹泻的次数、性状，有无肉眼脓血和黏液，是否伴里急后重等，协助医生积极给予药物治疗。由于急性发作期或重症患者腹泻次数较多，里急后重症状严重，应在床旁放有便器，且要指导患者和家属做好肛门及周围皮肤的护理，如手纸要柔软、擦拭动作轻柔、便后用肥皂与温水清洗肛门及周围皮肤，必要时给予抗生素软膏涂擦以保护皮肤的完整性。

4．疼痛护理 应密切观察患者腹痛的性质、部位、伴随症状及生命体征的变化，评估疼痛时间与进食、排便的关系等。遵医嘱使用抗胆碱能药物、止痛药等减轻疼痛。变换体位、局部热敷、转移注意力和预防疲劳等也有助于减轻疼痛。

5．药物护理 遵医嘱使用 5-ASA、糖皮质激素、免疫抑制剂、抗胆碱能药、止泻药等控制病情。护理人员应向患者及家属说明药物的用法、作用、副作用等。指导患者宜饭后服用柳氮磺吡啶，以减少其恶心、呕吐、食欲不振等消化道副作用，同时注意定期复查血象，及时发现粒细胞减少、自身免疫性溶血等副作用。嘱使用激素的患者不可随意减量或停药，防止反跳现象。对采用灌肠疗法者，应指导患者适当抬高臀部，从而延长药物在肠道内的停留时间。使用硫唑嘌呤或巯嘌呤时患者可出现骨髓抑制，给药期间应监测白细胞计数。使用抗胆碱能药物者，应指导其在餐前 30min 使用。

6．病情观察 除了重点观察生命体征、腹泻、腹痛及有无口渴、口唇干燥、皮肤弹性下降、尿量减少、神志淡漠等脱水的表现，还应观察有无肌肉无力、腹胀、肠鸣音减弱、心律失常等低钾血症表现，有无出现肠型、肠鸣音消失、腹痛加剧等中毒性巨结肠的表现等。

7．心理护理 由于该病病程较长，症状反复出现，患者易丧失治疗的信心或产生抑郁或焦虑情绪。护理人员应耐心向患者解释治疗、护理知识，使其能积极配合治疗，注意自我调节饮食、心态，使疾病得到长期缓解，帮助患者树立战胜疾病的信心。

【健康教育】

1．疾病知识教育 向患者、家属讲解溃疡性结肠炎病程长，症状易反复，故患者对此病必须有正确认识，要树立信心，以平和心态应对疾病，积极配合治疗。指导患者合理休息与活动，注意活动期充分休息。指导患者合理饮食，注意补充营养，同时减少对肠道的刺激。注意饮食卫生，不宜长期饮酒。

2．用药指导和病情监测 应告知患者及家属遵医嘱坚持服药的重要性，不要随意换药或停药。指导患者识别药物的不良反应，若出现异常情况如头痛、发热、手脚发麻、腹泻、腹痛加剧、粪便带血等异常情况，应及时到医院就诊。

3．预后 本病呈慢性过程，易反复发作，轻型及长期缓解者预后较好，急性暴发型、有并发症及年龄超过 60 岁者预后较差。

二、克罗恩病

克罗恩病是一种病因未明的胃肠道慢性炎性肉芽肿性疾病。CD 多见于 15 ～ 30 岁，但可首次发作于任何年龄段，男女患病率近似。近年，我国 CD 发病率逐渐增多。

【病理】

病变可发生于从口腔到肛门的各段消化道，但最常见于末段回肠，其次为升结肠。CD 的大体形态特点主要为：①病变呈节段性或跳跃性；②黏膜溃疡早期呈鹅口疮样，随后溃疡增大、融合，形成纵行溃疡和裂隙溃疡，将黏膜分割成典型的鹅卵石样外观；③病变累及肠壁全层，肠壁增厚，肠腔狭窄。由于肠壁全层病变致肠腔狭窄，可发生肠梗阻。溃疡可发生穿孔，引起局部脓肿，或穿透至其他肠段、器官、腹壁，形成内瘘或外瘘。此外，肠壁浆膜纤维素渗出、慢性穿孔均可引起肠粘连。

【临床表现】

本病起病大多隐匿，从早期症状出现至确诊往往需数月至数年。病程呈慢性、长短不等的活动期与缓解期交替，并有终生复发倾向。少数患者急性起病，可表现为急腹症。本病的临床表现复杂多变，主要表现为腹痛、腹泻和体重下降三大症状。

（一）消化系统表现

1．腹痛 为本病最常见症状。多位于右下腹或脐周，间歇性发作，常为痉挛性阵痛伴肠鸣音增加。腹痛常于进餐后加重，可能与进餐引起胃肠反射或肠内容物通过炎症、狭窄肠段，引起局部肠痉挛有关，排便或肛门排气后缓解。体检时，患者常有右下腹压痛。腹痛亦可由肠梗阻引起，此时伴有肠梗阻症状。若腹痛持续出现并有明显压痛，提示炎症波及腹膜或腹腔内脓肿形成。若全腹剧痛和腹肌紧张，提示急性穿孔。

2．腹泻 常见，主要由病变肠段炎性渗出、蠕动增加及继发性吸收不良引起。病程早期腹泻间歇发作，后期可转为持续性。粪便多为糊状，一般无脓血和黏液。病变若累及下段结肠或肛门直肠，可有黏液血便及里急后重。

3．腹部包块 多位于右下腹与脐周，由肠粘连、肠壁增厚、肠系膜淋巴结肿大、局部脓肿或内瘘形成所致。固定的腹块提示有粘连，多已有内瘘形成。

4．瘘管形成 是本病的特征性临床表现，因炎性病变穿透肠壁全层至肠外组织或器官而成。肠段之间内瘘可致腹泻加重及营养不良。肠瘘形成后粪便污染其通向的组织与器官可致继发性感染；外瘘或通向膀胱、阴道的内瘘均可见粪便与气体排出。

5．肛门周围病变 包括肛门周围脓肿、瘘管及肛裂等病变，这些病变可为本病的首发或突出的临床表现。

（二）全身表现

本病全身表现较多且较明显，主要有发热和营养障碍。发热常表现为间歇性低热或中度热，少数为弛张高热伴毒血症。营养障碍主要表现为体重下降，可有贫血、低蛋白血症和维生素缺乏等表现。青春期前患者常有生长发育迟滞。

（三）肠外表现

与溃疡性结肠炎的肠外表现相似，但较其发生率高。口腔黏膜溃疡、皮肤结节性红斑、关节炎及眼病为常见。

（四）并发症

肠梗阻最常见，其次是腹腔内脓肿，偶可并发急性穿孔、大量便血。累及直肠或结肠黏膜时可发生癌变。

【实验室及其他检查】

1．血液检查　同溃疡性结肠炎。

2．粪便检查　粪便隐血试验常为阳性，有吸收不良综合征者粪便脂肪排出量增加。

3．影像学检查　小肠病变可作胃肠钡餐检查，结肠病变可作钡剂灌肠检查。CT或磁共振肠道显像（CTE/MRE）可更清晰地显示小肠病变。腹部超声、CT、MRI可显示肠壁增厚、腹腔或盆腔脓肿、包块等。

4．肠镜检查　根据情况可选用胶囊内镜、结肠镜或推进式小肠镜检查。病变呈节段性、非对称性分布，见纵行溃疡、鹅卵石样改变、肠腔狭窄、炎性息肉等。病变处活检有时可在黏膜固有层发现非干酪坏死性肉芽肿或大量淋巴细胞。

【诊断要点】

根据本病慢性起病，患者常有反复发作的右下腹或脐周痛、腹泻、体重下降，特别是伴有肠梗阻、腹部压痛、腹部包块、肠瘘、肛周病变、发热等表现，结合X线检查、肠镜检查及活组织检查的特征性改变，诊断不难，但需排除各种肠道感染性或非感染性炎症疾病及肠道肿瘤。

【治疗要点】

CD的治疗目的和用药与UC相似。

（一）控制炎症反应

1．活动期

（1）5-ASA：SASP适用于病变局限在结肠的轻、中度患者。美沙拉秦对病变在回肠和结肠的轻度患者有效。

（2）糖皮质激素：对控制病情活动有较好疗效，适用于各型中、重度患者以及对5-ASA无效的中度患者。注意用药初量要足、疗程要充分。

（3）免疫抑制剂：硫唑嘌呤或巯嘌呤可试用于对糖皮质激素治疗效果不佳或对激素依赖的慢性活动性患者，加用此类药物后激素药物逐渐减量直至停用。

（4）抗菌药物：硝基咪唑类、喹诺酮类等抗菌药物对本病有一定疗效。

（5）生物制剂：临床试验证明英夫利昔单抗治疗传统治疗无效的活动性CD有效，重复治疗可长期缓解。

2．缓解期　用5-ASA或糖皮质激素治疗缓解者，可用5-ASA维持缓解。糖皮质激素治疗无效或依赖后加用硫唑嘌呤或巯嘌呤而缓解者，继续用硫唑嘌呤或巯嘌呤维持缓解。用英夫利昔单抗缓解者，建议继续定期使用维持缓解。

（二）对症治疗

及时纠正水、电解质平衡失调，对低蛋白血症者补充白蛋白，贫血者可输血。重症患者进行要素饮食或全胃肠外营养，有助于病情缓解。腹痛、腹泻必要时使用抗胆碱能药物或止泻药。合并感染者，应给予广谱抗生素。

（三）手术治疗

主要针对有并发症患者，如完全性肠梗阻、瘘管与脓肿形成、急性穿孔或不能控制的大出血等，切除病变肠段是主要手术方式。

【主要护理措施】

1. **疼痛护理** 密切观察患者腹痛的性质、部位以及伴随症状，与进食、排便的关系等。如出现腹部绞痛、腹部压痛、肠鸣音亢进或消失，考虑是否并发肠梗阻，及时通知医生进行处理。

2. **药物护理** 很多患者存在激素依赖，需长期用药，注意观察药物的不良反应。长期应用硝基咪唑类、喹诺酮类等抗菌药物，不良反应大，应与其他药物联合短期应用。其他药物护理参见本章溃疡性结肠炎。

3. **其他** 休息与活动、腹泻护理、饮食护理、病情观察及心理护理的具体措施参见溃疡性结肠炎的相应内容。

【健康教育】

与本章溃疡性结肠炎相应内容基本相同。本病可经治疗好转，但多数患者疾病反复发作，部分患者因出现并发症而手术，预后较差。

小 结

1. 炎症性肠病是指一组病因尚不十分清楚的、异常免疫介导的、慢性及复发性肠道炎性疾病，有终生复发倾向，包括溃疡性结肠炎（UC）和克罗恩病（CD）两种主要疾病类型。

2. UC 临床表现主要为持续或反复发作的腹泻、黏液脓血便、腹痛，常有腹胀；CD 临床表现常为反复发作的右下腹或脐周腹痛、腹泻、腹部肿块、瘘管形成，常并发肠梗阻。

3. 临床常用 5-ASA、糖皮质激素、免疫抑制剂等进行治疗，注意坚持用药，不可随意换药或停药。

4. 护理中要掌握腹泻、腹痛和饮食护理的具体措施及健康教育的内容。

（邹智杰　陈　垦）

第七节 肝硬化

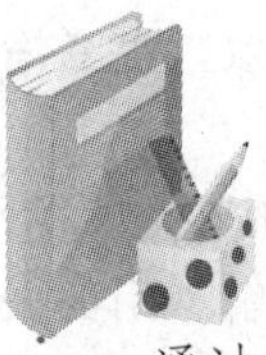

学习目标

通过本节内容的学习，学生应能够：

◎ 识记

说出肝硬化的概念和临床表现。

◎ 理解

总结肝硬化的病因、诊断要点和治疗要点。

◎ 运用

对肝硬化患者进行整体护理和健康教育。

案例 4-2分析

案例 4-2

患者，男性，54岁。因“腹胀、乏力1个月，加重伴发热3天”入院。患者2年前确诊肝炎后肝硬化，多次住院治疗好转出院；1个月前再次出现腹胀、乏力，并逐渐加重，3天前自觉发热，测T 37.7℃，口服抗炎药物无好转遂来院就诊。入院查体：T 39.1℃、P 110次/分、R 22次/分、BP 130/85mmHg，神志清，精神差，肝病面容，胸部可见散在的蜘蛛痣，皮肤、巩膜黄染，腹部高度膨隆，移动性浊音阳性，肝肋下未触及，脾肋下3cm，双下肢凹性水肿。实验室检查：总胆红素156μmol/L，直接胆红素61μmol/L，间接胆红素95μmol/L，血浆白蛋白26g/L。入院后诊断为肝硬化失代偿期、自发性腹膜炎。

问题与思考：

1．患者目前主要的护理诊断有哪些？

2．患者是否存在腹水？依据是什么？

肝硬化（hepatic cirrhosis）是由一种或多种病因引起的，以肝组织弥漫性纤维化、假小叶和再生结节形成为特征的慢性进行性肝病。疾病代偿期无明显的症状，失代偿期以肝功能损害和门静脉高压为主要表现，晚期常出现消化道出血、感染、肝性脑病等严重并发症。本病是常见病，以青壮年男性多见，35～50岁为发病高峰年龄。

【病因与发病机制】

（一）病因

肝硬化可由多种病因引起。在我国，病毒性肝炎是引起肝硬化的主要原因；在欧美国家，酒精性肝硬化占全部肝硬化的50%～90%。

1．病毒性肝炎　多数由慢性肝炎引起，少数由急性或亚急性肝炎发展为肝硬化。最常见的病因是乙型病毒性肝炎，其次是丙型病毒性肝炎，甲型病毒性肝炎和戊型病毒性肝炎一般不演变为肝硬化。从病毒性肝炎发展为肝硬化短至数月，长达数十年。

2．酒精　长期大量饮酒，乙醇及其代谢产物可损伤肝细胞，引起肝脂肪沉积，进而发展为酒精性肝炎、肝纤维化，最终导致酒精性肝硬化。营养不良、乙型肝炎病毒（HBV）或丙型肝炎病毒（HCV）感染、应用损伤肝的药物可增加酒精性肝硬化发生的危险。饮酒的女性较男性更容易发生酒精性肝病。

3．胆汁淤积　各种原因引起的肝内、外胆管阻塞，导致胆汁淤积持续存在，均可使肝细胞发生变性、坏死，引起原发性或继发性胆汁性肝硬化。

4．循环障碍　慢性心力衰竭、缩窄性心包炎、肝静脉和（或）下腔静脉阻塞等，可致肝淤血、肝细胞变性及纤维化，最终发展为淤血性肝硬化。

5．药物或化学毒物　长期服用甲基多巴、双醋酚丁、异烟肼等损伤肝的药物，或长期接触四氯化碳、磷、砷等化学毒物，可引起中毒性肝炎，最终演变为肝硬化。

6．免疫疾病　自身免疫性肝炎及其他累及肝的自身免疫性疾病可发展为肝硬化。

7．遗传和代谢性疾病　遗传和代谢性疾病可使某些物质或其代谢产物沉积于肝，引起肝细胞变性、坏死，肝纤维化，并逐渐发展为肝硬化，如肝豆状核变性、血色病、半乳糖血症等。

8．寄生虫感染　血吸虫感染在我国南方依然存在，虫卵及其毒性产物沉积在汇管区，刺激肝引起纤维化，导致以门静脉高压为突出表现的肝硬化。华支睾吸虫寄生于肝内、外胆管，引起胆道梗阻及炎症，可逐渐发展为肝硬化。

9．其他 长期营养不良、肥胖或糖尿病导致的脂肪肝均可发展为肝硬化。部分患者发病原因不能确定，称隐源性肝硬化。

（二）发病机制

各种肝硬化的病理变化和发展演变过程基本一致：肝细胞坏死、再生、肝纤维化、肝内血管增殖和循环紊乱。在各种病因作用下，肝细胞发生变性、坏死，再生的肝细胞不再沿原支架排列，形成不规则的结节。肝受损时，肝星状细胞被激活转化成纤维细胞，合成过多的胶原并沉积于细胞外基质，成为肝纤维化的基础。过多的胶原沉积于窦状间隙（Disse 间隙），使肝窦内皮细胞下基膜形成，内皮细胞上窗孔变小、数量减少，甚至消失，形成弥漫性屏障，称肝窦毛细血管化。肝窦毛细血管化可致肝窦内物质向肝细胞转运障碍、肝窦变窄、血流受阻，进而干扰肝细胞功能和门静脉的血流动力学，使发病的启动因子持续存在。纤维结缔组织增生，使纤维束从汇管区和肝包膜向肝小叶中央静脉延伸扩展，这些纤维间隔包绕再生结节或将残存肝小叶重新分割，改建成假小叶，形成肝硬化典型的病理变化。此外，肝纤维化发展的同时，由于血管增殖，使肝内门静脉、肝静脉和肝动脉三系血管之间失去正常关系，出现交通吻合支，这不仅是门静脉高压形成的基础，也是加重肝细胞营养障碍、促进肝硬化发展的重要机制。

【病理】

根据结节形态，肝硬化分三型：①小结节性肝硬化：最为常见，结节大小相近，直径多在 3 ~ 5mm，伪小叶大小也一致；②大结节性肝硬化：结节粗大且大小不均，直径多在 1 ~ 3cm，伪小叶大小不等；③大小结节混和性肝硬化：即肝内同时存在上述两型大小结节病理形态，临床上较常见。

【临床表现】

本病通常起病隐匿，进展缓慢，潜伏期可达 3 ~ 5 年或更长。临床上将肝硬化分为肝功能代偿期和失代偿期。

（一）代偿期

多数患者无症状或症状较轻，常有腹部不适、疲乏无力、食欲减退、消化不良等表现，多呈间歇性，常于劳累、精神紧张或伴发其他疾病时出现，休息或治疗后可缓解。肝轻度增大，质变硬，有压痛，脾轻、中度增大。肝功能正常或轻度异常。

（二）失代偿期

症状较明显，主要为肝功能减退和门静脉高压的表现，常伴其他系统症状。

1．肝功能减退

（1）全身表现：肝病面容，一般状况较差，可有低热、消瘦、乏力、营养障碍。半数以上的患者有轻度黄疸，表现为皮肤、巩膜黄染，尿色加深，肝衰竭时黄疸持续性加重。

（2）消化道症状：食欲明显减退，甚至厌食，可有上腹饱胀不适、恶心、呕吐，餐后加重，进食油腻食物易引起腹泻，以上症状与门静脉高压所致胃肠道淤血水肿、消化吸收障碍等有关。

（3）出血倾向和贫血：患者常有皮肤紫癜、鼻出血、牙龈出血或胃肠出血等，这与肝合成凝血因子减少、脾功能亢进和毛细血管壁脆性增加有关。贫血与营养不良、肠道吸收障碍、消化道出血、脾功能亢进等因素有关。

（4）内分泌紊乱：肝功能减退时对雌激素的灭活减少，使雌激素水平升高，进而反馈抑制雄激素的合成。男性患者常出现性欲减退、睾丸萎缩、乳房发育等；女性出现月经失调、闭经、不孕等症状。此外，肝掌和蜘蛛痣的出现也与雌激素增多有关。肝功能减退还可导致醛固酮和抗利尿激素继发性增多，使体内水钠潴留，对腹水的形成起重要促进作用。而肝病面容则与肝功能减退继发的肾上腺皮质功能减退，促黑素细胞激素增加有关。

2．**门静脉高压**　正常门静脉压力为 5 ～ 10mmHg。门静脉压力持续＞ 10mmHg 称门静脉高压，主要表现为腹水、侧支循环的建立和开放及脾大、脾功能亢进等。门静脉高压是继病因之后推动肝功能减退的重要病理基础，也是导致患者死亡的主要原因。

（1）腹水：是肝硬化失代偿期最突出的临床表现。患者常有腹胀，饭后明显；大量腹水使腹壁皮肤绷紧发亮，腹部隆起、膈抬高，可导致脐疝的发生及呼吸运动的受限，患者可出现呼吸困难、心悸。叩诊可呈移动性浊音阳性。腹水的形成是肝功能减退和门脉高压的共同结果，与下列因素有关：①门静脉压力增高：腹腔内脏血管床静水压增高，致组织液回吸收减少而漏入腹腔，是腹水形成的决定性因素；②低白蛋白血症：血浆白蛋白低于 30g/L，血浆胶体渗透压降低，致使血管内血液成分漏入腹腔或组织间隙；③有效循环血容量不足：循环血容量不足使肾血流量降低，激活肾素 - 血管紧张素系统，导致体内水钠潴留；④肝淋巴液生成增多：肝静脉回流受阻，肝淋巴液生成增多，超过胸导管回吸收的能力，自肝包膜表面漏入腹腔；⑤肝对醛固酮和抗利尿激素灭活减少：继发性的醛固酮和抗利尿激素增多，进一步加重体内水钠潴留。

（2）侧支循环的建立和开放（图 4-1）：正常情况下，门静脉收集腹腔脏器的静脉血，经肝静脉注入下腔静脉回心脏，与腔静脉系之间的交通支细小。门静脉高压时，腹腔脏器的回心血流经肝受阻，导致门静脉系统与腔静脉之间建立侧支循环。临床上重要的侧支循环包括：①食管胃底静脉曲张：由门静脉系的胃冠状静脉和腔静脉系的食管静脉、奇静脉之间沟通开放形成，曲张的静脉破裂出血是肝硬化门静脉高压最常见的并发症，因曲张静脉管壁薄、弹性

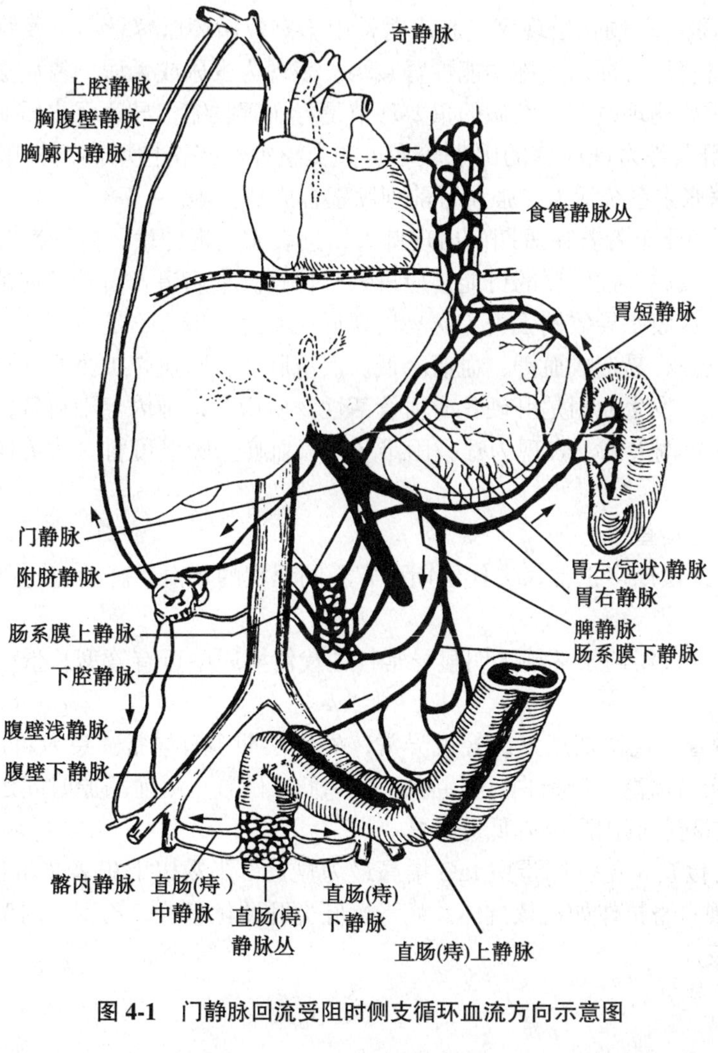

图 4-1　门静脉回流受阻时侧支循环血流方向示意图

差，难以止血，死亡率高。②腹壁静脉曲张：由于门静脉高压，出生后闭合的脐静脉与脐旁静脉重新开放，其血流经腹壁静脉分别进入上、下腔静脉，导致腹壁静脉曲张。③痔静脉扩张：门静脉系的直肠上静脉与下腔静脉的直肠中、下静脉沟通扩张形成痔核，破裂时引起便血。除了上述侧支循环外，腹膜后门静脉与下腔静脉、门静脉的脾静脉及胃静脉与左肾静脉之间也形成侧支循环。大量侧支循环的开放和建立不仅可因曲张静脉破裂引起致命性的出血，还可因大量异常分流影响肝细胞对物质的摄取、代谢等功能，从而引起一系列的病理生理改变，如肝性脑病、肝肾综合征、自发性腹膜炎等。

(3) 脾大、脾功能亢进：是肝硬化门静脉高压较早出现的体征。一方面，门静脉高压引起脾静脉回流受阻，使脾淤血肿大，脾组织和脾内纤维组织增生。另一方面，肠道抗原物质经侧支循环直接进入体循环，刺激脾单核巨噬细胞增生，引起脾功能亢进和脾大。脾多为轻、中度增大，有脾周围炎时脾可有触痛。脾功能亢进可导致患者白细胞、血小板和红细胞计数减少，易并发感染及出血。

（三）并发症

1. 上消化道出血 为最常见的并发症，常突然发生大量呕血或黑便，可造成出血性休克或诱发肝性脑病。出血原因多为食管胃底静脉曲张破裂所致，偶见急性胃黏膜糜烂或消化性溃疡引起。

2. 肝性脑病 为晚期肝硬化最严重的并发症，又是常见死亡原因。

3. 感染 由于肝硬化患者抵抗力降低，常易并发细菌感染，如肺炎、大肠埃希菌败血症、胆道感染及自发性腹膜炎等。

4. 肝肾综合征 肝硬化出现大量腹水时，由于有效循环血容量不足及肾内血流重新分布等因素，可发生肝肾综合征，又称功能性肾衰竭。表现为少尿或无尿、氮质血症、稀释性低钠血症，而肾却无重要病理改变。发病的重要环节是肾血管收缩，导致肾皮质血流量和肾小球滤过率降低。参与肝肾综合征改变的因素较多，如交感神经兴奋性增高、去甲肾上腺素分泌增多、肾素 - 血管紧张素系统活力增强及肾前列腺素合成减少等。

5. 其他 肝硬化患者若在短期内出现肝大，且表面发现肿块，持续性肝区疼痛或腹水呈血性，需考虑到并发原发性肝癌的可能，应进一步检查。本病患者由于长期钠摄入不足、长期使用利尿剂或大量放腹水导致钠丢失等，易出现低钠血症；摄入不足、呕吐腹泻、长期应用利尿剂或高渗葡萄糖液，易造成血钾、血氯降低。严重肝病、肺血管扩张及低氧血症组成的三联征称为肝肺综合征，发生原因是肝硬化时血管活性物质增多，肺内毛细血管扩张，肺动静脉分流，致通气 / 血流比例失调。表现为呼吸困难及低氧血症。吸氧可暂时改善症状，但不可能逆转病程。

【实验室及其他检查】

1. 血常规 代偿期多正常，失代偿期可有不同程度的贫血，脾功能亢进时白细胞和血小板计数减少。

2. 尿液检查 代偿期尿常规无明显异常；失代偿期尿中可有管型、蛋白和红细胞；黄疸时尿胆红素阳性。

3. 肝功能检查 代偿期正常或轻度异常，失代偿期多有异常。患者可出现转氨酶增高、清蛋白降低、球蛋白增高、清蛋白 / 球蛋白比值降低或倒置、凝血酶原时间延长，重症患者还可出现血胆红素增高、胆固醇酯降低等异常。

4. 免疫功能检查 免疫球蛋白 IgG 增高最为显著，半数以上患者 T 淋巴细胞低于正常，部分患者体内出现自身抗体如抗核抗体。病毒性肝炎肝硬化患者，乙型、丙型、丁型肝炎病毒标志物可呈阳性反应。

5．腹水检查　多为漏出液，若合并原发性腹膜炎，可为渗出液。

6．胃镜检查　可观察食管胃底静脉有无曲张及曲张的程度和范围，并发消化道出血的患者，通过内镜检查不仅可明确病因，还可同时进行止血治疗。

7．其他检查　X线钡餐检查可观察食管胃底静脉有无曲张及曲张的程度；超声检查可示肝脾大小及外形、门静脉有无高压等；肝穿刺活组织检查对确诊代偿期肝硬化有重要意义，也有助于肝硬化的病理类型、炎症和纤维化程度的判断；腹腔镜检查可直接观察肝、脾情况。

【诊断要点】

根据病毒性肝炎、长期饮酒、血吸虫病等相关病史，以及肝功能减退、门静脉高压症的症状体征，结合肝功能检查，一般能对肝硬化失代偿期作出诊断；但肝硬化代偿期的诊断不容易，故对原因不明的肝脾大、慢性病毒性肝炎、长期大量饮酒者应定期随访，肝穿刺活组织检查利于早期确诊。

【治疗要点】

本病关键在于早期诊断，针对病因和一般情况进行治疗，以缓解和延长代偿期，对失代偿期患者主要是对症治疗、改善肝功能、抢救并发症。

（一）休息

代偿期可适当减少活动，仍可参加工作；失代偿期应以卧床休息为主，身心休息避免过劳是治疗中的重要措施之一。

（二）饮食

给予高热量、高蛋白质、高维生素、易消化食物。肝功能损害显著或有肝性脑病先兆时，应限制或禁食蛋白质；腹水者应限盐；避免进食粗糙、坚硬食物，禁酒，禁用损害肝药物。

（三）支持治疗

失代偿期患者进食太少，应静脉输入高渗葡萄糖液，并加维生素C、胰岛素、氯化钾等；注意维持水、电解质和酸碱平衡，必要时可应用复方氨基酸、白蛋白或输新鲜血。

（四）药物治疗

适当选用保肝药物，可用葡醛内酯（肝泰乐）、维生素及消化酶、水飞蓟素等。也可采用中西药联合治疗。

（五）腹水的治疗

腹水治疗可采用下述方法，其中以利尿剂使用最为广泛。

1．限制钠、水的摄入　进水量限制在1000ml/d左右，盐限制在1～2g/d，部分患者可产生利尿作用，使腹水消退。腹水消退后，仍需继续限制钠的摄入。

2．增加钠、水的排泄　应用利尿剂，一般先用螺内酯（安体舒通）20mg，4次/日，因螺内酯为留钾利尿剂，单独使用可致高钾血症，必要时加用氢氯噻嗪或呋塞米。目前主张螺内酯和呋塞米联合应用，可起协同作用，并减轻电解质紊乱，螺内酯与呋塞米剂量比例以100mg∶40mg为宜。利尿剂使用不宜过猛，以每天体重减轻不超过0.5kg为宜，避免诱发肝性脑病、肝肾综合征。

3．放腹水并输注白蛋白　大量腹水引起腹胀、呼吸困难、行走困难时，为减轻症状可做穿刺放腹水，对于顽固性腹水，可同时静脉输注白蛋白，以提高疗效。

4．提高血浆胶体渗透压　每周定期输注新鲜血或白蛋白、血浆，对恢复肝功能和消退腹水有帮助。

5．腹水浓缩回输　放出腹水，通过浓缩处理后再静脉回输，可消除水钠潴留，提高血浆白蛋白浓度及有效血容量，并能改善肾血液循环，对顽固性腹水的治疗提供了一种较好的方法。副作用有发热、感染、电解质紊乱等。

（六）手术治疗

为降低门静脉压力及消除脾功能亢进，常行各种分流术和脾切除术。另外，还有腹腔 - 颈内静脉引流术，目的是将腹水引向上腔静脉，减少腹水，可提高血浆胶体渗透压。近年开展的经颈静脉肝内门体分流术（transjugular intrahepatic portasystemic shunt，TIPS），是一种介入放射学的方法，使肝内门静脉与肝静脉主要分支间建立分流通道，能有效降低门静脉压力，缺点是易诱发肝性脑病。

（七）食管胃底静脉曲张破裂出血的预防

1．一级预防 主要针对已有食管胃底静脉曲张但尚未出血的患者。主要措施包括：①病因治疗。②口服 PPI 或 H_2 受体阻滞剂，减少胃酸对曲张静脉壁的损伤。③使用非选择性 β 受体阻滞剂，如普萘洛尔、卡地洛尔等，通过收缩内脏血管降低门静脉压力。④经内镜结扎治疗，用于中度的食管静脉曲张，经内镜用橡皮圈结扎曲张的静脉，使其局部缺血坏死，肉芽组织增生后形成瘢痕，封闭曲张静脉。适用于食管静脉曲张不伴胃底静脉曲张者。

2．二级预防 针对有食管胃底静脉曲张出血史的患者，预防其再出血。首次出血后，再出血率可达 60%，死亡率 33%。因此，应重视食管胃底静脉曲张出血的二级预防，开始的时间应早至出血后的第 6 天。主要措施包括：①急性出血期间已行 TIPS，止血后不予预防静脉出血的药物，但应每 3 ～ 6 个月采用多普勒超声了解分流是否通畅。②急性出血期间未行 TIPS，预防再出血的方法有 TIPS、以部分脾动脉栓塞为代表的断流术以及一级预防中的②、③、④等措施。

（八）并发症治疗

上消化道出血、肝性脑病治疗详见相关章节。

1．自发性腹膜炎 常加重肝的损害，故强调早期、足量和联合应用抗菌药物，由于自发性腹膜炎易复发，用药时间不低于 2 周。应用抗生素的同时，注意保持排便通畅、维护肠道菌群平衡。

2．肝肾综合征 目前无有效治疗方法，肝移植是肝肾综合征治疗的有效方法。在等待肝移植的过程中，多采用严格控制输液量；输注右旋糖酐、白蛋白等以提高血容量，改善肾血流；使用多巴胺等血管活性药可改善肾血流量，增加肾小球滤过率。

（九）肝移植手术

肝移植是终末期肝硬化治疗最佳选择，可提高患者存活率。

【护理】

（一）护理评估

1．病史 评估患者有无食欲不振、肝区不适、双下肢水肿、上消化道出血、意识障碍等表现；既往有无肝炎、长期饮酒、循环障碍、血吸虫病等与本病有关的病因病史；此次发病是否与过度劳累、饮食不调有关；发病后进行了哪些相关检查，是否采取保肝、利尿、止血、饮食指导等措施及效果。此外，还应了解患者目前的饮食、营养、休息、活动耐力及二便情况，为制订护理措施提供依据。

2．身体评估 评估患者的生命体征和全身状态，注意有无肝病面容、营养不良、意识障碍等；注意观察皮肤和黏膜有无黄疸、水肿、肝掌、蜘蛛痣、腹壁静脉曲张等；评估腹部有无腹部膨隆、肝脾大、移动性浊音等。

3．心理社会资料 评估患者的心理状态，注意有无焦虑、抑郁等不良心理反应；患者及家属对本病的认识及应对能力；单位及社会对患者的支持程度。

4．辅助检查 了解血常规、肝功能、肾功能检查结果，注意有无贫血、脾功能亢进表现；有无白蛋白减少，血清转氨酶、胆红素、血氨、肌酐、尿素升高等肝、肾功能异常的表现；影像学检查注意有无肝、脾大及门静脉高压；内镜检查注意有无食管胃底静脉曲张、消化性溃疡等。

（二）主要护理诊断

1．**营养失调：低于机体需要量** 与肝功能减退，消化、吸收障碍有关。

2．**体液过多** 与门静脉高压、低蛋白血症引起的水钠潴留有关。

3．**有感染的危险** 与肝硬化导致机体抵抗力低下有关。

4．**潜在并发症**：上消化道出血、肝性脑病、肝肾综合征等。

5．**焦虑** 与担心疾病的预后、经济负担过重有关。

6．**有皮肤完整性受损的危险** 与皮肤瘙痒、水肿及长期卧床有关。

（三）护理计划及评价

体液过多 与门静脉高压、低蛋白血症引起的水钠潴留有关

1．**护理目标** 患者水肿、腹水减轻，舒适感增强。

2．**护理措施**

（1）休息与体位：轻度腹水者可取平卧位，以增加肝、肾的血流量；大量腹水者取半坐卧位，使膈下降，以减轻呼吸困难。避免腹压突然增加，如剧烈咳嗽、用力排便等。下肢水肿者可抬高下肢，阴囊水肿者可用托带托起阴囊。

（2）饮食护理：合理饮食是改善肝功能、延缓病情进展的基本措施。饮食原则为高热量、高蛋白、高维生素、易消化，严禁饮酒，适当摄入脂肪，并根据病情随时调整饮食结构。①肝硬化时，糖类供能不足，机体将消耗蛋白质供能，加重肝代谢负担，宜给予高热量饮食。②蛋白质是肝细胞修复和维持血浆胶体渗透压的重要物质基础，应保证其摄入量。蛋白质可选择豆制品、鸡蛋、牛奶、鱼、瘦肉等。血氨升高者应限制或禁食蛋白质，并以含较多支链氨基酸的植物蛋白质为主。③腹水患者应限制水、钠的摄入，进水量应低于1000ml/d，低钠血症者应低于500ml，食盐摄入量限制在1.2～2g/d（钠500～800mg/d），可在食物中添加食醋、柠檬汁等调味品增加食欲。④食管胃底静脉曲张者，应进食流质或半流质饮食，进餐时细嚼慢咽，切勿混入鱼刺、甲壳、硬屑、糠皮等坚硬、粗糙的食物。

（3）避免腹压突然增加：剧烈咳嗽、用力排便可使腹腔压力增加，不利于局部血循环，应积极治疗咳嗽及便秘。

（4）皮肤护理：保持皮肤清洁、干燥，衣着柔软、宽大，经常更换体位，以防发生压疮。

（5）腹腔穿刺放腹水的护理：术前向患者解释治疗目的、操作过程及配合方法，测体重、腹围、生命体征，排空膀胱以免误伤；术中及术后监测生命体征，了解患者有无不适；术后用无菌敷料覆盖穿刺部位，缚紧腹带，以防腹内压骤降；记录抽出腹水的量、性质和颜色，将标本及时送检。

（6）用药护理：单独使用排钾利尿剂应注意补钾，利尿速度不宜过快，以每天体重减轻不超过0.5kg为宜，以免诱发肝性脑病、肝肾综合征等。

（7）病情观察：监测生命体征，记录24h出入量，观察有无呕血、黑便、意识障碍等，病情变化及时报告医生，并协助处理。

（8）心理护理：向患者及家属介绍本病相关的知识，说明稳定的情绪、良好的心态对疾病预后的影响。引导患者积极乐观地面对疾病，配合治疗和护理；对有明显焦虑、抑郁的患者，应加强巡视并积极干预，以免发生意外。

3．**护理评价** 患者水肿、腹水明显减轻，舒适度增加。

Excess Fluid Volume：ascites related to hypofunction of liver and fluid and sodium retention caused by portal hypertension.

1．Goals：

The client will understand the formation of ascites and is willing to cooperate with the treatment.

The client's abdominal distention will relieve and ascites will reduce.

2. Nursing interventions:

(1) Position: Clients who have mild ascites may lie in horizontal position which will increase the blood volume in both liver and kidneys. Clients who have large volumes of ascites may take semi-Fowler position, which will lower the diaphragm and relieve dyspnea.

(2) Diet therapy: Explain to family members that hypoproteinemia is related to malnutrition. Provide high calories, high protein and high vitamin diet. Making diet plan according to the habits and preference of the client. Vinegar, sugar, and garlic can be used to increase client's appetite. Frequent small meals may ensure enough intake of nutrition. Client should be temperance and avoid taking rough and irritating food. If blood ammonia rises, client should limit the intake of protein on the doctor's advice. Soft food, mashed vegetables and mashed meat should be served to the client who has esophageal varices. Low salt or salt—free food should be given to the client who has ascites. Water intake should be restricted.

(3) Skin care: Sponge bath with warm water may be applied daily. Maintain skin cleaness. Instruct the client to wear large and soft clothes and chang positions frequently in order to prevent bedsore.

(4) Abdominal cavity puncturecare care:

Before operation: Explain to the client the purpose of the treatment, operation procedure and cooperation methods. Measure weight and abdominal perimeter. Check vital signs. Empty the bladder to avoid accidental injury.

During/after operation: Measure blood pressure, pulse and breath. Ask the client about the occurrence of discomfort. Cover puncture site with aseptic dressing and tighten the bellyband to avoid dramatic decrease of inner abdomen pressure. Accurately record the volume and colour of the ascites extracted. Send the sample to the laboratory in time.

(5) Monitor the client's condition:

Examine vital signs. Monitor the volume of urine, if there is any hematemesis or tarry stool or mental behavioral disorder.

(6) Mental care: Hepatocirrhosis is a chronic disease. Symptoms are not easy to be alleviated. Once ascites appears, the prognosis is generally poor. The client and family members usually display a pessimistic attitude. Nursing staff should give enough understanding, sympathy and attention. Explain to the client and family members that medical treatment and care may stabilize the condition of the client. Rest both physically and psychologically will be beneficial for the treatment.

【健康教育】

1．配合治疗和护理　说明抗肝炎病毒、营养支持、放腹水、适当休息、低盐饮食等治疗和护理的重要性，使患者配合治疗和护理。

2．休息与活动　不宜进行重体力活动和高强度体育锻炼，代偿期的患者可从事较轻的工作，失代偿期的患者宜卧床休息。保持情绪稳定，减轻心理压力。

3．合理饮食　给予高热量、高蛋白、高维生素、易消化饮食，根据病情及时调整，避免饮食不当加重体内水钠潴留，诱发上消化道出血、肝性脑病等。

4．**预防感染**　适当活动，增强抵抗力；保持个人和居室卫生，尽量减少到公共场所活动。

5．**随访**　遵医嘱定期复诊，病情变化及时就诊。

小　结

1. 肝硬化是由多种病因引起的，以肝组织弥漫性纤维化、假小叶和再生结节形成为特征的慢性进行性肝病。

2. 引起肝硬化的病因包括病毒性肝炎、酒精、胆汁淤积、循环障碍、药物或化学毒物、寄生虫感染、免疫、内分泌和代谢性疾病等。其中，病毒性肝炎是我国肝硬化的主要病因。

3. 肝硬化代偿期的患者多无症状或症状较轻，常有腹部不适、疲乏无力、食欲减退、消化不良等表现，肝轻度肿大，质变硬，脾轻度肿大；失代偿期的患者症状较明显，主要有消化吸收障碍、营养不良、出血、贫血、内分泌失调等肝功能减退的表现，以及腹水、侧支循环的建立和开放、脾大等门静脉高压的表现，主要的侧支循环包括食管胃底静脉曲张、腹壁静脉曲张、痔静脉曲张。

4. 肝硬化的并发症主要包括上消化道出血、胆石症、感染、门静脉血栓形成、电解质和酸碱平衡紊乱、肝肾综合征、肝肺综合征、原发性肝癌、肝性脑病。其中，食管胃底静脉曲张破裂是上消化道出血最常见的原因。

5. 肝硬化治疗的目的是去除或减轻病因、保护或改善肝功能、治疗腹水、预防及治疗各种并发症。

6. 对肝硬化患者的护理重点是饮食护理、腹水的护理。

思考题

结合本节案例请思考：

1．肝硬化患者的饮食护理是什么？

2．腹腔穿刺放腹水的护理是什么？

第四章第七节思考题参考答案

（秦殿菊）

第八节　原发性肝癌

学习目标

通过本节内容的学习，学生应能够：

◎ 识记

说出肝癌的概念和病因。

◎ 理解

总结肝癌的临床表现、相关检查和治疗要点。

◎ 运用

对肝癌患者进行整体护理。

原发性肝癌（primary carcinoma of liver），简称肝癌，是指肝细胞或肝内胆管细胞所发生的癌肿，是我国常见恶性肿瘤之一，死亡率在恶性肿瘤中居第二位。我国每年约 11 万人死于肝癌，占全球肝癌死亡人数的 45%。广西的扶绥和江苏的启东是高发区，其肝癌的年死亡率可达 40/10 万。本病多见于中年男性，男女之比在高发区为（3 ～ 4）：1。

【病因和发病机制】

原发性肝癌的病因、发病机制尚未清楚，根据高发区流行病学调查，可能与下列因素有关：

1．病毒性肝炎　在我国，90% 肝癌患者有乙型肝炎病毒感染背景，西方国家则以丙型肝炎病毒感染常见。其发病过程多数是病毒感染→慢性肝炎→肝硬化→肝癌，部分患者可从慢性肝炎直接发展为肝癌。

2．食物及饮水　长期大量饮酒导致酒精性肝病，在此基础上发展的肝硬化可能引发肝癌，长期饮酒合并乙肝病毒或丙肝病毒感染者，会加速上述疾病的发病进程。长期进食霉变（黄曲霉素污染）或含亚硝胺的食物、食物中缺乏微量元素以及饮用藻类污染的水等也与肝癌的发生密切相关。

3．毒物与寄生虫　亚硝胺类、偶氮芥类、有机氯农药等为可疑致癌物质。血吸虫及华支睾吸虫感染也与肝癌的发生有关。

4．遗传因素　肝癌的家族聚集现象与遗传易感性有关，也与家族相似的饮食习惯和生活环境有关。不同种族人群肝癌的发病率不同。

上述病因导致肝损伤，肝细胞在修复过程中可发生生物学特征变化、基因突变、增殖与凋亡失衡，各种致癌因素也可促进癌基因的表达和抑癌基因受抑，最终导致肝癌的发生。此外，慢性炎症及纤维化过程中血管增殖活跃，也为肝癌的发生发展创造了条件。

【病理】

1．大体形态分型　可分为以下三种类型：①块状型：最多见，呈单个、多个或融合成块，直径在 5 ～ 10cm，此型肿瘤中心易发生坏死、液化及出血，引起肝破裂及直接播散。②结节型：常伴有肝硬化，呈大小、数目不等的癌结节，与周围组织的分界不如块状型清楚，直径＜ 5cm。单个癌结节直径＜ 3cm，或相邻两个癌结节直径之和＜ 3cm 称小肝癌。③弥漫型：少见，有米粒至黄豆大小的癌结节散在全肝，不易与肝硬化区别，患者常因肝衰竭而死亡。

2．组织学分型　分为肝细胞肝癌、胆管细胞癌和混合型肝癌三种组织学类型。其中，肝细胞肝癌最多见，占原发性肝癌的90%，癌细胞来自肝细胞，癌组织的肝动脉供血超过90%。胆管细胞癌较少见，癌细胞由胆管上皮细胞发展而来，纤维组织较多，血窦较少。混合型肝癌最少见，具有肝细胞肝癌和胆管细胞癌的两种结构。

3．转移途径　在肝内易侵犯门静脉分支形成癌栓，脱落后在肝内形成多发转移灶，少数癌栓阻塞导致门脉高压及顽固性腹水。肝外血行转移最常见转移至肺，其他部位有胸、肾、肾上腺、骨骼等；淋巴转移常转移至肝门淋巴结，也可达胰、脾、锁骨上淋巴结等；种植转移少见，从肝脱落的癌细胞可种植在腹膜、横膈、盆腔等，引起血性腹水、胸腔积液等。

【临床表现】

本病多在肝硬化的基础上发生，或以转移灶的症状为首发表现，疾病早期缺乏典型的表现，患者来院就诊时多属中晚期。主要表现如下：

（一）肝区疼痛

半数以上的患者有肝区疼痛，呈持续性胀痛或钝痛，疼痛的原因与肿瘤迅速增长牵拉肝包膜有关。肿瘤生长缓慢者，无痛或有轻度钝痛；肝表面癌结节破裂，可引起突然剧痛，从肝区迅速蔓延至全腹，出现急腹症的表现，若出血量大可出现休克。

（二）肝大

肝常呈进行性肿大，质地坚硬，表面凹凸不平，呈结节状，边缘不规则，可有触痛。

（三）黄疸

黄疸一般出现在肝癌晚期，多为阻塞性黄疸，少数为肝细胞性黄疸。前者常因肿瘤或肝门转移性淋巴结肿大压迫胆管所致，后者可因癌组织广泛浸润、肝硬化、肝炎引起。

（四）肝硬化表现

肝硬化基础上发病的患者有基础疾病的临床表现，如贫血、肝掌、腹水、脾大、上消化道出血等。患者可迅速出现难治性腹水，一般为漏出液，血性腹水多因癌肿侵犯肝包膜或向腹腔内破溃引起，少数由腹膜转移癌所致。

（五）全身性表现

由于食欲减退、乏力、进行性消瘦、营养不良、恶病质等，部分患者有低热，极少数可高热。有肺、骨、脑、淋巴结、腹腔等转移者，可出现相应的症状。

（六）伴癌综合征

伴癌综合征指由于癌肿本身或其对机体影响所引起的内分泌或代谢异常的一组症候群。主要表现为自发性低血糖和红细胞增多症，罕见高钙血症、高脂血症等。

（七）并发症

1．肝性脑病　通常是肝癌终末期最严重的并发症，是1/3患者死亡的原因，一旦出现提示预后不良。

2．上消化道出血　多数因肝硬化、肝静脉癌栓导致的门静脉高压引起食管胃底静脉曲张破裂出血所致，晚期患者可因胃肠道黏膜糜烂合并凝血功能障碍而引发广泛出血。消化道出血可加重肝功能损害，诱发肝性脑病。

3．癌结节破裂出血　约10%的肝癌患者发生癌结节破裂出血。癌结节破裂仅限于肝包膜下，可有局部疼痛，出血量大可形成压痛性肿块；若破裂出血进入腹腔则引起急腹症表现。

4．继发感染　因长期消耗、放疗、化疗等因素导致患者抵抗力低下，易继发肺炎、败血症、肠道感染、自发性腹膜炎等。

【实验室及其他检查】

1．肝癌标志物检测　甲胎蛋白（AFP）是肝细胞癌诊断的特异性标志物，阳性率约为70%。现已广泛用于肝癌的普查、诊断及治疗效果的判断。在排除妊娠和生殖腺胚胎癌的基础上，AFP＞400μg/L 为诊断肝癌的条件之一。对于 AFP 逐渐升高不降，或 AFP＞200μg/L 持续 8 周以上，应结合临床综合分析或动态观察。其他标志物如 γ- 谷氨酰转移酶同工酶Ⅱ（γ-GT_2）、岩藻糖苷酶（AFu）、异常凝血酶原（APT）等，对 AFP 阴性肝癌患者的诊断和鉴别诊断也有辅助意义。

2．影像学检查 超声检查是目前筛查肝癌的首选方法，可显示直径＞1cm 的占位病变，对早期定位诊断有较大价值。利用新型超声造影技术，可了解病灶的血液供应，有助于肝穿刺活检。增强 CT/MRI 对直径 1cm 左右的肝癌的检出率＞80%，是诊断和确定治疗策略的重要手段。对 CT/MRI 不能确诊的病例，选择性肝动脉造影具有重要的诊断价值。

3．肝穿刺活组织检查 在超声或 CT 引导下，进行肝穿刺活组织学检查是确诊肝癌最可靠的方法。但属于创伤性检查，上述方法不能明确诊断时，可考虑采用。

【诊断要点】

满足下列 3 项中的 1 项即可确诊：①具有 2 项典型影像学表现（超声、增强 CT、MRI 或选择性肝动脉造影），病灶＞2cm；②具有 1 项典型影像学表现，病灶＞2cm，AFP＞400μg/L；③肝活组织检查阳性。

【治疗要点】

肝癌对化疗和放疗不敏感，常用的治疗方法有手术切除、血管介入、射频消融术、肝移植等。其中，手术切除仍是目前根治本病的最好方法。

（一）手术治疗

有手术指征的患者应及早进行手术切除，开腹后不适于切除的，可作肝动脉插管进行局部化学药物灌注治疗，效果优于全身治疗，也可采用液氮冷冻、激光、微波凝固治疗肿瘤。

（二）局部治疗

1．经皮无水乙醇注射（percutaneous ethanol injection，PEI） 在超声或 CT 引导下，将无水乙醇直接注入癌组织中，使癌细胞脱水、变性、凝固性坏死。PEI 适用于肿瘤直径＜3cm 的患者，可达到治疗性切除的目的。

2．射频消融术（radiofrequency ablation，RF） 在超声引导或开腹条件下，将电极插入肝癌组织内，应用电流热效应等多种物理方法毁损癌组织，同样能达到治疗性切除的目的。

3．经肝动脉栓塞（transhepatic arterial embolization，TAE） 是经皮穿刺，将栓塞剂（常用颗粒明胶海绵和碘化油）注入滋养肿瘤的肝动脉内，阻断肿瘤的供血，使其发生缺血性坏死，同时也可进行化学治疗。此种方法具有靶向好、创伤小、可重复、患者易接受的特点，是目前非手术治疗中、晚期肝癌的常用方法。

（三）肝移植

对于肝癌合并肝硬化的患者，将整个病肝切除并进行肝移植，是治疗肝癌和肝硬化的有效手段。

（四）并发症治疗

肝癌结节破裂时，或合并感染者肝癌结节破裂时，应行手术结扎肝动脉、紧急肝动脉栓塞等治疗，对合并感染者还应及时给予抗生素。上消化道出血、肝性脑病的治疗参见有关章节。

【主要护理措施】

1．休息与活动 创造舒适、安静的休息环境。大量腹水、黄疸时应卧床休息，以减少机体消耗；病情稳定时适当活动，以增强抵抗力。

2．饮食护理 给予高蛋白、高维生素、易消化饮食。有肝性脑病倾向者，应限制蛋白质的摄入；腹水患者应限制水、钠摄入；肝癌晚期患者，遵医嘱给予肠内、肠外营养支持，维持机体代谢需求。

3．疼痛的护理 注意观察患者疼痛的部位、性质及规律。认真倾听患者对疼痛的感受，并及时做出适当的回应。指导患者减轻或缓解疼痛，如通过听音乐、看书报、与病友聊天分散注意力，做深呼吸、冥想等进行放松；适当按摩，咳嗽时用手轻按肝区以减轻疼痛。遵医嘱使用止痛药物，注意观察药物的疗效和不良反应。药物性止痛应遵循 WHO 提倡的三阶梯给药法。采用患者自控镇痛时，指导患者使用计算机泵，根据病情控制止痛药物的用量和用药间隔。

4．肝动脉栓塞化疗患者的护理

（1）术前护理：①心理指导：向患者介绍肝动脉栓塞化疗的方法和意义，使其配合手术治疗；②完善各项检查；③过敏试验：碘和普鲁卡因过敏试验；④物品和药品准备；⑤患者准备：术前 6h 禁食水，术前半小时遵医嘱给予镇静剂。

（2）术后护理：①饮食护理：术后禁食 2 ～ 3 天，恢复饮食后，从流食逐渐过渡到普通饮食，少量多餐。②穿刺局部护理：压迫止血 15min 后加压包扎，沙袋压迫 6h，防止穿刺点出血。③体位：嘱患者取平卧位，穿刺侧肢体伸直 24h，观察穿刺侧肢端皮肤的颜色、温度及足背动脉搏动，出现异常通知医生及时处理。④栓塞后综合征的护理：栓塞后综合征指术后由于肝动脉供血突然减少，引起的腹痛、发热、恶心、呕吐、肝功能异常等表现。腹痛为肝水肿、肝包膜张力增加所致，一般术后 48h 缓解，如剧烈疼痛持续 3 ～ 4 天，应考虑误伤其他脏器并坏死，未明确诊断时慎用止痛药物，配合医生做相应处理；由于机体对坏死组织的吸收，术后 4 ～ 8h 可出现低至中等度发热，给予物理降温或遵医嘱使用解热药物；术后 1 天多出现恶心、呕吐等消化道反应，是化疗药物不良反应所致，给予止吐等对症处理，并注意水、电解质平衡状况。术后 1 周，因肝缺血影响肝糖原的储存和蛋白质的合成，应遵医嘱补充葡萄糖、白蛋白及其他液体，保持体液平衡。

5．病情观察　密切观察生命体征及病情的变化，如肝区疼痛，肝的大小变化，黄疸，发热和腹水，恶心、呕吐是否存在，有无肝性脑病先兆、上消化道出血、癌结节破裂等并发症。如有可疑表现，应及时报告医生，以便及时治疗。

6．心理护理　护士应重视心理护理对患者的影响，将其渗透到日常护理工作中。根据患者的具体情况决定是否采取保护性医疗制度和心理护理的方法。为患者创造发泄情绪、表达内心感受的环境和机会，护士认真倾听并表示理解和同情，根据具体情况给予相应的心理疏导。对处于愤怒和忧伤期的患者，要加强监控，并取得家属的配合，避免意外发生。协助患者建立家庭和社会支持系统，鼓励家属陪伴患者，指导家属、同事、朋友与患者进行良好交流，以增强患者战胜疾病的信心。

【健康教育】

1．疾病预防指导　注意食物和饮水卫生，预防粮食霉变，改进饮用水质量。应用乙型和丙型肝炎病毒疫苗，预防病毒性肝炎和肝硬化。对肝癌高发区定期普查，做到早发现、早治疗。

2．疾病知识指导　指导患者生活规律，合理饮食，适当活动，避免受外力冲击或压迫，以免肿瘤破裂；保持情绪稳定，有条件者可参加社会性抗癌活动；遵医嘱用药，忌服有肝损害作用的药物；观察病情，定期复查。

小　结

1. 原发性肝癌（肝癌）是指肝细胞或肝内胆管细胞所发生的癌肿，是我国常见恶性肿瘤之一，死亡率在恶性肿瘤中居第二位。

2. 肝癌的病因、发病机制尚未清楚，可能与病毒性肝炎、食物、饮水、毒物、寄生虫、遗传等因素有关。

3. 肝癌多在肝硬化的基础上发生，或以转移灶的症状为首发表现，疾病早期缺乏典型的表现，晚期主要为肝区疼痛、肝大、黄疸、肝硬化及乏力、营养不良、恶病质等全身表现。

4. 肝癌对化疗和放疗不敏感，常用的治疗方法有手术切除、血管介入、射频消融术、肝移植等。其中，手术切除仍是目前根治本病的最好方法。

5. 对肝癌患者的护理应指导其适当休息、合理饮食，重点进行疼痛的护理，做好肝动脉栓塞化疗的相应护理。

6. 肝癌的预防应注意食物和饮水卫生，预防粮食霉变，改进饮用水质量。应用乙型和丙型肝炎病毒疫苗，预防病毒性肝炎和肝硬化。对肝癌高发区定期普查，做到早发现、早治疗。

（秦殿菊）

第九节 肝性脑病

学习目标

通过本节内容的学习，学生应能够：

◎ 识记

说出肝性脑病的概念和常见病因。

◎ 理解

总结肝性脑病的临床表现、相关检查和治疗要点。

◎ 运用

对肝性脑病患者进行整体护理和健康教育。

案例 4-3

患者，男性，46 岁。肝硬化病史 3 年，高蛋白饮食后兴奋多语、答非所问 3h 入院。查体：患者体质消瘦，肝病面容，巩膜黄染，腹部膨隆，双下肢水肿，神志恍惚，躁动不安，查体不合作。追问病史，患者因尿量减少自行加大利尿剂的用量，近 1 周出现尿量增多，并有睡眠倒错的表现。

问题与思考：

1．为保证患者安全应采取哪些措施？

2．患者清醒后，健康教育的重点是什么？

T4-5

案例 4-3 分析

肝性脑病（hepatic encephalopathy，HE），又称肝昏迷（hepatic coma），是由严重肝病或门 - 体分流引起的、以代谢紊乱为基础的中枢神经系统功能失调综合征，以意识障碍、行为失常和昏迷为主要临床表现。

【病因与发病机制】

（一）病因

大部分肝性脑病由各型肝硬化（肝炎后肝硬化最多见）及门 - 体分流手术引起，小部分见于重症病毒性肝炎、中毒性肝炎和药物性肝病的急性或暴发性肝衰竭阶段。此外，肝性脑病也可由原发性肝癌、妊娠期急性脂肪肝、严重胆道感染等引起。肝性脑病尤其是门 - 体分流性脑病常有明显的诱因，常见的有：

1．上消化道出血　机体失血后循环血容量减少，门静脉血流量亦减少，肝细胞缺氧，加重了肝细胞损害。此外，出血后血液淤积在胃肠道内（100ml 血液含蛋白质约 20g），经细菌分解作用后，产生大量的氨，由肠壁扩散至血循环，引起血氨升高，从而促发肝性脑病。

2．大量排钾利尿、放腹水　可引起低钾性碱中毒，促使 NH_3 透过血脑屏障，进入脑细胞产生氨中毒。加之血容量减少及肾功能减退，以及放腹水时腹压下降使门静脉淤血，加重了肝脏缺血。此外，大量排钾利尿、放腹水，还可造成大量蛋白质和电解质的丢失，从而诱发肝性脑病。

3．高蛋白饮食　患者摄入的蛋白质超过其蛋白质的代谢负荷能力时，“过多”的蛋白质可加重已经衰竭的肝负担。同时血氨的增高和蛋白质代谢不全促使功能不全的肝趋于衰竭，诱发肝性脑病。

4．感染　增加了肝吞噬、免疫及解毒功能负荷，并引起代谢增高与耗氧量增加。

5．药物　利尿剂可导致电解质平衡失调，尤其是低钾，可加速肝性脑病的发生。催眠药、镇静药、麻醉药可直接抑制大脑和呼吸中枢，造成缺氧，加重肝损害。含氮药物可引起血氨增高。加重肝损害的药物也是诱发肝性脑病的常见原因，如乙醇、抗结核药等。

6．便秘　可使含氮物质与肠菌接触时间延长，有利于氨的产生和吸收。

7．其他　腹泻、外科手术、尿毒症、分娩等可增加肝、脑、肾代谢负担或抑制大脑功能，从而促使肝性脑病的发生。

（二）发病机制

肝性脑病的发病机制迄今未完全明了。一般认为其病理生理基础是肝细胞衰竭和门 - 腔静脉之间有手术造成的或自然形成的侧支分流。肝性脑病的发生可能是多种因素综合作用的结果。目前主要学说有：

1．氨中毒　氨代谢紊乱引起的氨中毒是肝性脑病特别是门 - 体分流性脑病的重要发病机制。

（1）氨的形成和代谢：血氨主要来自肠道、肾和骨骼肌产生的氨。氨主要在结肠部位以非离子型（NH_3）弥散入肠黏膜内而被吸收，其吸收率比离子型铵（NH_4^+）高得多。游离的 NH_3 有毒性，且能透过血脑屏障。NH_4^+ 呈盐类形式存在，相对无毒，不能透过血脑屏障。NH_3 与 NH_4^+ 的互相转化受肠腔 pH 的影响，如反应式所示：

$$NH_3 \underset{OH^-}{\overset{H^+}{\rightleftharpoons}} NH_4^+$$

当结肠中 $pH > 6$ 时，NH_3 大量弥散入血；$pH < 6$ 时，则 NH_3 从血液中转至肠腔，随粪排出。此外，肾以及骨骼肌活动时也能产氨。

机体清除血氨的途径有：①在肝内将有毒的氨合成为无毒的尿素；②体内脑、肾、肝等组织利用和消耗氨；③肾小管排出氨；④血氨过高时少量氨自肺排出。

（2）血氨增高与氨对中枢神经系统的毒性作用：肝性脑病患者血氨增加的原因是血氨生

成过多和代谢清除过少。肝衰竭时，肝利用氨合成尿素的能力减退，而门-体分流存在时，肠道的氨未经肝解毒而直接进入体循环，使血氨增高。

一般认为，氨的毒性作用是干扰脑细胞的三羧酸循环，使大脑细胞的能量供应不足，以致不能维持正常功能。此外氨还可抑制 Na^+-K^+- ATP 酶，干扰神经传导活动。

2．神经递质的变化

（1）γ-氨基丁酸/苯二氮䓬（GABA/BZ）神经递质：GABA 是大脑主要的抑制性神经递质，由肠道细菌产生，在门-体分流和肝衰竭时，可绕过肝进入体循环使血中 GABA 浓度增高，并易通过血脑屏障与大脑突触后神经细胞膜上的 GABA 受体结合而激活该受体。GABA 受体和其他两个受体蛋白即 BZ 受体和巴比妥受体紧密相连，组成 GABA/BZ 复合体，三者中的任一种和受体结合后都可起抑制作用，引起神经传导抑制。

（2）假性神经递质：肝衰竭时，食物中的芳香族氨基酸，如酪氨酸、苯丙氨酸等，在肝内清除发生障碍而进入脑组织，形成异常的β-羟酪胺和苯乙醇胺。后两者的化学结构与正常神经递质去甲肾上腺素相似，但几乎不能传递神经冲动，故称为假性神经递质。它们取代了突触中的正常递质，使神经传导发生障碍而出现意识障碍和昏迷。

3．氨基酸代谢不平衡学说　肝硬化患者血浆芳香族氨基酸增多而支链氨基酸减少，两组氨基酸呈代谢不平衡现象。支链氨基酸减少，则进入脑中的芳香族氨基酸增多。脑中增多的色氨酸衍生更多的5-羟色胺，后者是中枢神经某些神经元的抑制性递质，有拮抗去甲肾上腺素的作用，可能与昏迷有关。

【临床表现】

急性肝性脑病常见于急性重型肝炎（暴发性肝炎）所致的急性肝衰竭，诱因不明显，患者在起病数日内即进入昏迷直至死亡，昏迷前可无前驱症状。慢性肝性脑病多是门-体分流性脑病，多见于肝硬化和（或）门-体分流手术后，以反复意识障碍为突出表现，常有摄入大量蛋白质食物、上消化道出血、感染、放腹水、大量排钾利尿等诱因。

总体来讲，肝性脑病主要表现为高级神经中枢功能紊乱及运动、反射的异常，其临床过程一般分为5期。

0期（潜伏期）　又称轻微肝性脑病，无行为、性格异常，无意识障碍及神经系统病理体征，脑电图正常，只在心理测试和智力测试中存在轻微异常。

1期（前驱期）　轻度精神异常。患者表现为欣快、激动、淡漠少言、睡眠倒错、健忘等，可有扑翼样震颤，脑电图多数正常。此期症状不明显，易被忽视。

2期（昏迷前期）　以嗜睡、行为异常和精神障碍为主。患者可表现为嗜睡、衣着不整、随地二便、言语不清、定向障碍、书写障碍等，以及明显神经系统体征，如腱反射亢进、肌张力增高、巴宾斯基征阳性等，有扑翼样震颤，脑电图有特征性异常。

3期（昏睡期）　以昏睡和精神错乱为主。患者大部分时间呈昏睡状态，可被唤醒，醒时尚可应答，但常有神志不清、幻视、幻听甚至精神病的表现。扑翼样震颤仍可引出，锥体束征常呈阳性，脑电图明显异常。

4期（昏迷期）　昏迷，不能唤醒。浅昏迷时，对疼痛刺激有反应，腱反射和肌张力仍亢进；由于患者不能合作，扑翼样震颤无法引出。深昏迷时，各种反射消失，肌张力降低，瞳孔散大。脑电图明显异常。

以上各期无明显的界限，各期间可有重叠。肝功能损害严重的患者常有明显黄疸、出血倾向和肝臭，易并发感染、肝肾综合征和脑水肿等。

【实验室及其他检查】

1．血氨　门-体分流性脑病有血氨升高。急性肝性脑病时，血氨多正常。

2．脑电图检查　肝性脑病前驱期脑电图正常，昏迷前期到昏迷期，脑电图明显异常。典型的改变为节律变慢，出现每秒 4 ～ 7 次的 θ 波和每秒 1 ～ 3 次的 δ 波。

3．诱发电位　是体外可记录的电位，由各种外部刺激经感觉器传入大脑神经元网络后产生同步放电反应，可用于亚临床或临床肝性脑病的诊断。

4．心理智能测验　目前认为心理智能测验对于诊断早期肝性脑病包括亚临床脑病最有效。内容包括数数字、数字连接、简单计算、书写、构词、画图、搭积木、用火柴杆搭五角星等，以数字连接试验最常用。

【诊断要点】

在病史中有严重肝病和（或）广泛门 - 体侧支循环，或近期有肝性脑病的诱因存在，患者出现精神错乱、昏睡或昏迷，伴有典型的扑翼样震颤和脑电图变化，同时有明显肝功能损害或血氨增高时，即可诊断肝性脑病。肝性脑病应注意与可引起昏迷的其他疾病，如糖尿病、低血糖、尿毒症、脑血管意外、镇静剂过量等鉴别。

【治疗要点】

（一）识别及去除肝性脑病的诱因

纠正水、电解质和酸碱平衡紊乱，腹水患者应用利尿药剂量不宜过大，入液量一般为尿量加 1000ml，大量放腹水时应输注足量的白蛋白；积极治疗消化道出血并清洁肠道；预防和控制感染；缓解便秘；尽量避免使用镇静、催眠、镇痛及麻醉药物，患者出现烦躁、抽搐时，可试用异丙嗪、氯苯那敏（扑尔敏）等抗组胺药。

（二）减少肠道氨的生成和吸收

1．清洁肠道　尤其适用于上消化道出血或便秘患者。可采用生理盐水或弱酸性液体清洁灌肠，乳果糖保留灌肠，口服或鼻饲 25% 硫酸镁、乳果糖或乳梨醇导泻等方法。乳果糖口服后在小肠内不被分解，到结肠后可被乳酸杆菌、粪肠球菌等细菌分解为乳酸和乙酸，使肠腔呈酸性，从而减少氨的产生和吸收。乳梨醇与乳果糖的作用相似。

2．口服抗菌药　口服新霉素、甲硝唑、利福昔明等抗菌药，可抑制肠道产尿素酶的细菌生长，减少氨的生成。

3．服用益生菌制剂　服用含乳酸杆菌和双歧杆菌制剂的微生态制剂可以起到维护肠道正常菌群，抑制产氨、产尿素酶细菌生长的作用，从而减少氨的生成。

（三）促进体内氨的代谢

1．谷氨酸钾或谷氨酸钠　其机制是与游离氨结合形成谷氨酰胺，从而降低血氨。每次用 3 ～ 4 支（谷氨酸钾每支 6.3g，谷氨酸钠每支 5.75g）加入葡萄糖液中静脉滴注，每天 1 ～ 2 次。该药偏碱性，碱中毒时要慎用。根据电解质情况选钠盐或钾盐。本药静脉滴注过快可引起呕吐、流涎及面部潮红。

2．精氨酸　可与氨合成尿素和鸟氨酸，从而降低血氨。该药为酸性，用于碱中毒时，常用剂量为 10 ～ 20g 加入葡萄糖液中静脉滴注，每天 1 次。

（四）减少或拮抗假性神经递质

口服或静脉滴注以支链氨基酸为主的氨基酸混合液，可纠正氨基酸代谢的不平衡，抑制大脑中假性神经递质的形成。并可提供能量，改善营养状况，促进蛋白质合成。

（五）其他治疗

人工肝是应用血液灌流或血液透析方法清除血氨和其他毒性物质，对肝性脑病可有一定疗效；肝移植是治疗各种终末期肝病的有效方法。另外，改善肝功能、阻断门 - 体分流、保持呼吸道通畅和保护脑细胞功能等也是治疗的重要内容。

【护理】

（一）护理评估

1．病史　评估患者有无肝硬化、重症肝炎、肝癌、严重胆道感染等病史，有无上消化道出血、高蛋白饮食、大量利尿剂、应用镇静催眠类药物等诱发因素，是否进行血氨、脑电图检查及结果，是否采取了相应的治疗措施及效果。

2．身体评估 评估患者有无性格改变、行为异常、意识障碍等表现，有无扑翼样震颤、腱反射亢进和病理反射等。

3．心理社会评估 评估患者有无烦躁、焦虑、恐惧等心理反应，重点评估家属对疾病相关知识的了解程度及患者的家庭和社会支持情况。

4．辅助检查评估 了解血氨、肝功能、肾功能等生化检查结果，脑电图、诱发电位、心理智能测验等检查结果，动态评估患者的病情变化，为对患者进行整体护理提供依据。

（二）主要护理诊断

1．意识障碍 与血氨增高、氨基酸代谢异常干扰脑功能有关。

2．活动无耐力 与肝功能减退、营养摄入不足有关。

3．营养失调：低于机体需要量 与代谢紊乱、限制蛋白质摄入有关。

4．知识缺乏：缺乏避免肝性脑病诱发因素的知识。

（三）护理计划及评价

意识障碍 与血氨增高、氨基酸代谢异常干扰脑功能有关

1．护理目标

（1）患者意识逐渐恢复正常。

（2）患者无受伤、误吸、感染等并发症发生。

2．护理措施

（1）休息与活动：保持病室安静、舒适，护理操作尽量集中进行，避免对患者不必要的刺激。去除患者的义齿、发夹，加用床栏，必要时使用约束带，防止坠床、撞伤等意外。病情平稳后可适当活动。

（2）饮食护理：饮食原则为高热量、高营养、易消化，控制蛋白质的摄入。每日供给5.0 ~ 6.7kJ（1200 ~ 1600kcal）的热量，保证机体能量供应，减少组织蛋白质分解，维持正氮平衡；急性起病数日内应禁食蛋白质，神志清楚后，蛋白质从20g/d逐渐增加至1 ~ 1.5g/(kg·d)，慢性患者无需禁食蛋白质；植物蛋白质较好，因其含较多的支链氨基酸，有利于氨的清除；饮食应营养丰富、易消化，但不宜使用维生素B_6，因其可使多巴转化为多巴胺，减少多巴进入脑组织，影响中枢神经系统的正常传导；对腹水、食管胃底静脉曲张的患者给予相应的饮食护理。

（3）识别并去除诱发因素：①对上消化道出血的患者，协助医生采取各种止血措施，及时清除消化道内的积血，减少氨的吸收，尽量减少库存血的输入。②记录24h出入量，预防水、电解质和酸碱平衡失调。控制输液的速度和量，避免快速及大量补液；观察利尿药的利尿效果及不良反应，防止高血钾或低血钾等电解质紊乱，避免大量放腹水。③加强皮肤、口腔、会阴等护理，定时翻身，促进排痰，预防皮肤、呼吸系统、泌尿系统感染。④禁用止痛、镇静、麻醉药物，根据病情需要，遵医嘱适量使用异丙嗪、氯丙嗪或减量使用地西泮（安定）、东莨菪碱类药物，并减少给药次数。⑤保持排便通畅，对便秘患者予导泻或灌肠，清除肠道内含氮物质。可口服或鼻饲乳果糖或硫酸镁，用生理盐水或弱酸性溶液灌肠。忌用肥皂水灌肠，因碱性溶液能增加肠道氨的吸收，加重肝性脑病。

（4）昏迷患者的护理：患者仰卧位，头偏向一侧，防止舌后坠阻塞呼吸道；保持呼吸道通畅，做好定时吸痰；加强皮肤护理，定时翻身，防止压疮和坠积性肺炎的发生；眼睑闭合不全者，用生理盐水纱布覆盖眼部，防止角膜损伤；定时进行肢体被动运动，防止静脉血栓形成和肌肉萎缩；对尿潴留患者给予留置尿管，记录尿量、颜色、气味。

（5）用药护理：观察药物的疗效与不良反应。长期服用新霉素可导致听力或肾功能损伤，用药时间不宜超过 1 个月，同时监测听力和肾功能；甲硝唑可引起胃肠道不良反应，宜饭后服用；乳果糖有轻泻作用，产气较多，应用时宜从小剂量开始，用后注意观察有无腹泻、腹胀、腹痛、恶心、呕吐等不良反应，根据用药反应调整剂量；L- 鸟氨酸 -L- 天冬氨酸可引起恶心、呕吐，停用后消失；大量输注葡萄糖时，警惕低钾血症、心力衰竭。

（6）病情观察：密切注意肝性脑病的早期征象，如性格改变、行为异常、意识障碍、扑翼样震颤等；监测生命体征和血氨、肝功能、肾功能等生化检查。患者一旦出现异常，立即通知医生并协助处理。

（7）心理护理：患者意识清醒后，针对患者不同的心理，进行耐心、细致的解释和劝导，对患者的表现表示同情和理解，尊重患者的人格，解除其顾虑和不安；向家属介绍疾病的发展过程和临床表现，使其主动参与患者的护理。

3．护理评价

（1）患者神志清楚，生命体征平稳。

（2）患者未发生受伤、感染等并发症。

【健康教育】

1．预防复发　向患者及家属介绍本病的诱发因素，以预防复发，一旦有诱因存在，应及时就诊。注意控制蛋白质的摄入，遵医嘱使用利尿剂，平日注意保暖，防止感冒，定期换衣，预防感染，保持排便通畅等。

2．指导家属学会观察肝性脑病的早期征象　注意观察患者有无性格改变、睡眠紊乱、行为异常、精神障碍等，出现异常应及时就诊。

3．定时门诊复查　出院后遵医嘱按时复诊，病情变化随时就诊。

4．预后　由于进食高蛋白而引起的门 - 体分流性脑病预后较好，有腹水、黄疸、出血倾向提示肝功能较差，其预后也差。暴发性肝衰竭所致的肝性脑病预后最差。

小　结

1. 肝性脑病是指由严重肝病或门 - 体分流引起的、以代谢紊乱为基础的中枢神经系统功能失调综合征。

2. 引起肝性脑病的病因主要是肝硬化，其他包括重症肝炎、原发性肝癌、药物性肝病、妊娠期急性脂肪肝、严重胆道感染等。肝性脑病常见的诱因包括上消化道出血、大量排钾利尿、高蛋白饮食、外科手术、放腹水、催眠、镇静、麻醉、便秘、感染等。

3. 肝性脑病的发病机制尚不清楚，主要有氨中毒学说、神经递质变化学说等。

4. 肝性脑病主要的临床表现为性格改变、行为异常、智力下降、意识障碍、运动及反射异常等。根据意识状态、神经系统体征及脑电图改变，将肝性脑病的临床过程分为 5 期。

5. 肝性脑病的治疗要点为识别及去除肝性脑病的诱因、减少肠道氨的生成和吸收、营养支持。

6. 肝性脑病患者护理要点为确保患者安全、合理饮食、去除诱因、密切观察病情、心理护理。

第四章第九节思考题参考答案

思考题

结合本节案例请思考：

1. 肝性脑病常见的诱因有哪些？

2. 肝性脑病患者的饮食护理有哪些？

（秦殿菊）

第十节　急性胰腺炎

学习目标

通过本节内容的学习，学生应能够：

◎ 识记

说出急性胰腺炎的定义。

◎ 理解

归纳急性胰腺炎的病因、临床表现、治疗要点。

◎ 运用

对急性胰腺炎患者进行整体护理和健康教育。

案例4-4分析

案例 4-4

患者，男性，50岁，因“上腹剧痛，伴恶心、呕吐2天”入院。患者6个月前确诊胆囊结石，2天前大量饮酒、进食高脂食物后突发腹痛。入院时查体：T 38.8℃，P 110 次 / 分，R 26 次 / 分，BP 85/50mmHg。神志清楚，精神差，右侧屈曲卧位，全腹膨隆，伴上腹明显压痛，并有肌紧张和反跳痛，肠鸣音消失，移动性浊音阳性，Murphy 征阳性。实验室检查：WBC 18.9×10^9/L，中性粒细胞比例为78%，血淀粉酶2347U/L，尿淀粉酶3660U/L。B 超示：胆囊 7cm×3cm×2cm 大小，壁厚0.4cm，内有多发强光团，胰腺形态异常，明显肿大，尤其以胰头、胰体明显。入院诊断：急性重型胰腺炎，胆囊结石。

问题与思考：

1. 患者目前主要的护理诊断有哪些？

2. 目前护士应采取哪些护理措施？

急性胰腺炎（acute pancreatitis，AP）是多种病因导致胰酶在胰腺内被激活，引起胰腺组织自身消化、水肿、出血甚至坏死的炎症反应。临床上以急性上腹痛、恶心、呕吐及血淀粉酶或脂肪酶增高为特点。

【病因和发病机制】

（一）病因

1．**胆道疾病**　是急性胰腺炎的主要病因。胆石症、胆道感染、胆道蛔虫等均可引起急性胰腺炎，其中胆石症最常见。结石、蛔虫嵌顿在壶腹部，胆管内的炎症或胆石移行过程中对Oddi括约肌的损伤等，均可使胰管流出道不畅，胰管内压力增高。

2．**酗酒和暴饮暴食**　急性胰腺炎在发病前常有饮食过度或同时饮酒，可因短时间内大量食糜进入十二指肠，刺激乳头引起十二指肠乳头水肿和Oddi括约肌痉挛，致胰液引流受阻，胰管内压力上升，引发腺泡细胞损伤；乙醇还可刺激胃酸分泌，胃酸刺激促胰液素和胆囊收缩素分泌，促使胰液和胰酶分泌增多，胰腺分泌过度旺盛；长期酗酒使胰液内蛋白质含量增高，易发生沉淀而形成蛋白栓，致胰液排泄障碍；当有剧烈呕吐时，十二指肠内压力骤增，致十二指肠液反流入胰管，从而引起急性胰腺炎。乙醇常与胆道疾病共同引起急性胰腺炎，引发急性胰腺炎的乙醇量存在较大的个体差异。

3．**胰管阻塞**　胰管结石、狭窄、炎症、肿瘤等均可引起胰管阻塞，使胰液排泄障碍，胰管内压力增高，进而使胰管小分支和胰腺腺泡破裂，胰酶激活并渗入间质，引起急性胰腺炎。

4．**手术与创伤**　腹腔手术尤其是胰、胆、胃部手术以及腹部钝挫伤等可直接或间接导致胰腺组织损伤和血液循环障碍，从而引起胰腺炎。内镜逆行胰胆管造影术（ERCP）检查时，插管导致的十二指肠乳头水肿、重复注射造影剂或注射压力过高等均可引发本病。

5．**其他**　十二指肠乳头邻近部位的病变，如穿透性球后溃疡、十二指肠乳头憩室等；某些内分泌、代谢和感染性疾病，如高脂血症、高钙血症、流行性腮腺炎、传染性单核细胞增多症等；某些药物，如硫唑嘌呤、噻嗪类利尿剂、肾上腺皮质激素等均与急性胰腺发病有关。进食高脂饮食是急性胰腺炎发病的诱因。近30年来，单纯由过度饮食引起的急性胰腺炎已显著减少。

（二）发病机制

各种原因导致的胰管内压力增高，使酶原在腺泡细胞内提前激活，都可引起胰腺自身消化、炎症反应和循环障碍。炎症过程中产生各种炎症介质如肿瘤坏死因子、白介素-1、前列腺素、活性氧等均可增加血管通透性，导致大量炎性渗出；胰腺循环障碍使胰腺出血、坏死。参与炎症过程的各种因素相互作用，使炎症逐级扩大，并向全身扩展，造成多器官炎性损伤和功能障碍。

【病理】

急性胰腺炎可分为急性水肿型和急性出血坏死型胰腺炎两类。急性水肿型较多见，胰腺肿大、充血、水肿和炎症细胞浸润，可有轻微的局部坏死。急性出血坏死型相对较少，胰腺内有脂肪组织坏死，并伴有新鲜出血，坏死灶外周有炎症细胞浸润。

【临床表现】

急性胰腺炎的临床表现与其病因、病理类型和治疗是否及时等因素有关。多数患者的病理改变以胰腺水肿为主，病情轻，有一定的自限性，预后较好；急性出血坏死型胰腺炎病情危重，进展快，死亡率高。但在临床上，在没有病理依据的情况下，常常难以将水肿型与出血坏死型胰腺炎截然区分开来。因此，往往根据临床表现、有无并发症及临床转归，将急性胰腺炎分为轻症和重症两种类型。轻型急性胰腺炎（mild acute pancreatitis，MAP）是指仅有很轻微的脏器功能紊乱，临床恢复顺利，没有明显腹膜炎体征及严重代谢紊乱等临床表现者。重症急性胰腺炎（severe acute pancreatitis，SAP）是指急性胰腺炎伴有脏器功能障碍，或出现坏死、脓肿或假性囊肿等局部并发症，或两者兼有。

（一）症状

1．腹痛 为本病的首发症状和主要表现，常在大量饮酒或暴饮暴食后突然发生。腹痛常位于中上腹部，甚至全腹，部分患者疼痛向腰背部呈带状放射；疼痛剧烈而持久，呈钝痛、钻痛、绞痛或刀割样痛，可有阵发性加剧，进食后疼痛加重，一般胃肠解痉药无效，弯腰抱膝可减轻疼痛；轻症患者腹痛 3 ～ 5 天可缓解，重症患者疼痛持续时间较长。腹痛的发生与炎性渗出和胰液对胰腺包膜、腹膜及腹膜后组织的刺激，病变累及肠道引起肠胀气、肠麻痹，以及原有的胆囊炎、胆石症等因素有关。

2．恶心、呕吐与腹胀 发病后多数患者出现恶心、呕吐，呕吐物为胃内容物，重者可含有胆汁或咖啡渣样液体，呕吐后腹痛不减轻。呕吐多伴有腹胀，重者可出现麻痹性肠梗阻，腹胀更明显。

3．发热 轻症患者可有中度发热，一般持续 3 ～ 5 天。重症患者发热较高，且持续时间较长。发热系胰腺炎症或坏死产物进入血循环，作用于体温调节中枢引起。若发热持续 1 周以上并伴有白细胞升高应考虑胆道感染、胰腺脓肿等继发感染。

4．低血压或休克 重症患者多见。表现为烦躁不安、脉搏加快、血压下降、皮肤湿冷、面色苍白等，常在起病后数小时发生，少数患者突然发生，甚至猝死。低血压或休克提示胰腺有大片坏死，病情严重，其发生机制与有效循环血容量减少、胰腺坏死释放心肌抑制因子、并发感染、消化道出血等因素有关。

5．水、电解质及酸碱平衡紊乱 轻症患者多有程度不等的脱水，呕吐频繁者可有代谢性碱中毒。重症患者常有明显脱水和代谢性酸中毒，伴低钾、低镁、低钙血症，部分患者可有血糖升高，偶可发生糖尿病酮症酸中毒或高渗昏迷。血钙降低，系由大量脂肪组织坏死，分解出的脂肪酸与钙结合成脂肪酸钙以及刺激甲状腺分泌降钙素所致。血钙 < 1.75mmol/L，且持续数天，多提示预后不良。

（二）体征

1． 轻症急性胰腺炎 腹部体征较轻，多数有中上腹部轻压痛，无腹肌紧张与反跳痛，可有不同程度的腹胀和肠鸣音减弱。

2．重症急性胰腺炎 患者表情痛苦，脉搏增快，呼吸急促，血压降低；可出现上腹肌紧张、压痛和反跳痛（腹膜刺激三联征），三联征可局限于左上腹，也可累及整个腹腔；伴麻痹性肠梗阻者听诊肠鸣音减弱或消失；可有移动性浊音，腹水多呈血性；少数患者由于胰酶及坏死组织液沿腹膜后间隙渗入腹壁下，使腹部两侧皮肤呈灰紫色，称 Grey-Turner 征，脐周皮肤呈青紫色，称 Cullen 征；胰腺脓肿和（或）囊肿形成时，上腹部可触及肿块；胰头水肿压迫胆总管，可出现黄疸，多在几天内消退，若持续不退并加深，考虑胆总管或壶腹部结石嵌顿；低血钙可有手足抽搐。

（三）并发症

轻症急性胰腺炎很少有并发症发生，而重症急性胰腺炎则常出现多种并发症。

1．局部并发症 见于坏死型胰腺炎，包括胰腺脓肿和假性囊肿。胰腺脓肿多于起病后 4 ～ 6 周发生，因胰腺及胰周坏死继发感染而形成脓肿，常表现为高热不退、持续腹痛，伴白细胞计数持续升高，出现上腹肿块和中毒症状。假性囊肿常在起病 3 ～ 4 周后形成，为由纤维组织或肉芽组织囊壁包裹的胰液积聚，腹部检查常可扪及肿块，并有压痛。

2． 全身并发症 重症急性胰腺炎常出现多种并发症和多器官功能衰竭，主要包括急性呼吸窘迫综合征、急性肾衰竭、心力衰竭、消化道出血、胰性脑病、败血症、高血糖和多器官功能衰竭等，常常危及生命，死亡率高。

【实验室及其他检查】

1．淀粉酶测定　是诊断急性胰腺炎的重要标志物。血清淀粉酶于发病后 2 ～ 12h 开始升高，48h 开始下降，持续 3 ～ 5 天。血清淀粉酶超过正常值的 3 倍可确诊为本病。但病情的严重性与淀粉酶升高的程度并不一致，坏死型胰腺炎由于胰腺细胞广泛破坏，血清淀粉酶可正常或低于正常。尿淀粉酶一般在发病后 12 ～ 24h 开始升高，下降较慢，持续 1 ～ 2 周。

2．血清脂肪酶测定　急性胰腺炎时血清脂肪酶水平增高，与淀粉酶平行，常在发病后的 24 ～ 72h 开始升高，持续时间较长，为 7 ～ 10 天，对病后诊断较晚的急性胰腺炎患者有诊断价值，且其敏感性和特异性较好。

3．血常规和血生化检查　多数患者白细胞增多及中性粒细胞核左移。C 反应蛋白是急性时相蛋白，大于 150mg/L 提示机体存在炎症反应，病情严重；空腹血糖高于 11.2mmol/L 和（或）血钙低于 2mmol/L，提示胰腺坏死严重；血清 TB、ALT、AST 升高，白蛋白降低提示胆道梗阻和（或）肝损伤；血尿素氮和肌酐升高，提示休克和肾功能不全。此外，患者还可出现电解质、酸碱平衡失调等其他生化异常。

4．影像学检查　腹部 B 超是急性胰腺炎的常规初筛方法，一般在入院 24h 内进行，有助于探测胰腺、胆囊和胆管情况；发生胰腺囊肿时，可协助穿刺定位并作为随访的方法。腹部 CT 对急性胰腺炎的诊断和鉴别诊断、病情严重程度的评估、有无胸腔积液及腹水等具有重要价值。

【诊断要点】

急性胰腺炎的诊断主要依据临床表现、实验室检查和影像学检查，一般具备下列 3 条中的任意 2 条可以确诊：①急性、持续中上腹疼痛；②血淀粉酶或脂肪酶大于正常值上限的 3 倍；③急性胰腺炎典型的影像学改变。

【治疗要点】

大多数急性胰腺炎属于轻症，经 3 ～ 5 天积极治疗多可治愈。治疗措施包括：①禁食及胃肠减压以减少胃酸与食物刺激胰液分泌，减轻呕吐与腹胀；②静脉输液，积极补足血容量，维持水电解质酸碱平衡；③解痉止痛，疼痛剧烈者可用哌替啶；④抗生素；⑤抑酸治疗以往强调常规使用 H_2 受体拮抗剂或质子泵抑制剂以抑制胃酸的分泌，进而减少促胰液素和胆囊收缩素的分泌，减少胰液的分泌，但现在认为作用不大，并非必要。

重症胰腺炎必须采取综合性措施，积极抢救治疗，除上述措施外，还包括：

（一）内科治疗

1．监护　如有条件则转入重症监护病房（ICU），针对多器官功能衰竭及代谢紊乱采取相应的措施。

2．维持水、电解质平衡，积极补充有效血容量　重症胰腺炎胰周组织液渗出严重可导致大量液体丢失，应积极补充液体及电解质（钾、钠、钙、镁等离子），维持有效血容量。伴休克者应给予白蛋白、鲜血或血浆代用品。

3．营养支持　重症胰腺炎患者在相当长一段时间内不能进食，加上机体处于高分解状态，故营养支持甚为重要。早期一般采用全胃肠外营养，如无肠梗阻，应尽早行空肠插管，过渡到肠内营养。营养支持可增强肠道黏膜屏障，防止肠道内细菌移位引起胰腺坏死合并感染。

4．抗菌药物　目前认为重症胰腺炎常规用抗菌药物有预防无菌性胰腺坏死合并感染的作用，宜选择对肠道移位细菌敏感且对胰腺有较好渗透性的广谱抗生素。

5．减少胰液分泌　生长抑素类具有抑制胰液及胰酶分泌、抑制胰酶合成的作用，并能减轻腹痛，减少局部并发症，缩短住院时间。常用药物有奥曲肽、生长抑素（施他宁）等，该药半衰期短，需持续静脉维持。

6．抑制胰酶活性　如用抑肽酶或加贝酯静脉滴注，多用于坏死型胰腺炎早期。

（二）内镜下 Oddi 括约肌切开术

对胆源性胰腺炎，可用于胆道紧急减压、引流和去除胆石梗阻，作为一种非手术疗法，起到治疗和预防胰腺炎发展的作用。

（三）外科治疗

内科治疗无效、壶腹部有结石嵌顿或胆总管有结石梗阻以及胰腺炎并发脓肿、假性囊肿或肠麻痹时可考虑手术治疗。

（四）中医中药治疗

单味中药如生大黄，复方制剂如清胰汤、大承气汤等被临床实践证明有效。

【护理】

（一）护理评估

1．病史 评估患者有无胆道疾病、胰胆手术、大量饮酒等病史；发病前是否服用噻嗪类利尿药、糖皮质激素等药物，是否有暴饮暴食史；发病后是否有腹痛、恶心、呕吐等表现，是否进行血清淀粉酶、脂肪酶等相关检查，是否采取止痛、止吐等措施及效果。

2．身体评估 评估患者疼痛的部位、性质、持续时间、伴随的症状；腹部有无压痛、反跳痛、肌紧张，有无 Grey-Turner 征或 Cullen 征，肠鸣音是否正常等；目前生命体征、一般情况和营养状态等；有无全身及局部并发症发生的征象。

3．心理社会评估 评估患者目前的心理状态，有无紧张、焦虑、恐惧等心理反应；患者及家属对疾病相关知识的了解程度；家庭和社会对患者的支持情况。

4．辅助检查评估 重点评估患者淀粉酶、脂肪酶的水平和变化情况，白细胞、C 反应蛋白、血糖、血钙等血生化指标的变化情况，B 超、CT 等影像学检查结果。通过以上内容动态评估患者的病情变化，为对患者进行整体护理提供依据。

（二）主要护理诊断

1．急性疼痛：腹痛 与胰腺及周围组织炎症、水肿或出血坏死有关。

2．潜在并发症：低血容量性休克、急性呼吸窘迫综合征（ARDS）等。

3．体温过高 与胰腺组织坏死、继发感染等有关。

4．知识缺乏：缺乏本病病因和防治的知识。

（三）护理计划及评价

急性疼痛：腹痛 与胰腺及周围组织炎症、水肿或出血坏死有关

1．护理目标 患者疼痛减轻或消失。

2．护理措施

（1）休息与体位：绝对卧床休息，减轻胰腺负担，促进组织修复；协助患者采取合适体位减轻疼痛，如屈膝半卧位、弯腰前倾卧位；因剧痛辗转不安者，要防止坠床，保证安全。

（2）饮食护理：疾病早期行禁食和胃肠减压，注意保持胃管通畅，做好口腔护理；当腹痛减轻、体温正常、白细胞无明显升高、淀粉酶下降后给予少量无脂流食，逐渐恢复到正常饮食，饮食应避免刺激性强、产气多、高脂食物，禁止饮酒。进行全胃肠外营养或肠内营养时，做好相应护理，防止感染、误吸、空气栓塞等并发症的发生。

（3）病情观察：监测生命体征的变化，体温超过 39℃多是重症急性胰腺炎的表现，患者心率≥ 100 次 / 分、收缩压≤ 90mmHg、脉压≤ 20mmHg 时，多提示血容量不足和休克；呼吸频率≥ 30 次 / 分，需警惕 ARDS 的发生。记录 24h 出入量，观察血尿淀粉酶的动态变化，注意神志和腹部体征的变化并积极向医生报告。

（4）药物止痛：遵医嘱给予解痉及止痛药，如山莨菪碱（654-2）、阿托品，并观察用药效果，禁用吗啡。注意观察止痛效果及药物不良反应，效果不佳时报告医生以便进一步处理。

（5）心理护理：向患者及家属解释引起疼痛的原因及主要治疗护理措施，安慰患者，帮助其减少或去除腹痛加剧的因素，指导并协助患者采取松弛疗法、分散注意力等非药物止痛手段，使其保持情绪稳定，积极配合治疗护理。

3．**护理评价**　患者疼痛明显减轻。

【健康教育】

1．**指导患者及家属了解本病的病因**　指导患者合理饮食，平日应进低脂、高蛋白、易消化食物，限制饮酒、茶、咖啡及刺激性食物，避免暴饮暴食。有胆道疾病者，应积极治疗，剧烈疼痛发作时应立即急诊。

2．**定期门诊复查**　胰腺炎疼痛缓解后，若有脓肿、假性囊肿等局部并发症，应遵医嘱定期门诊复查。

3．**预后**　急性胰腺炎的预后取决于病变程度以及有无并发症。轻症急性胰腺炎预后良好，多在1周内恢复，不留后遗症。重症急性胰腺炎病情重而凶险，预后差，病死率高，经积极救治后幸存者可遗留不同程度的胰腺功能不全，少数演变为慢性胰腺炎。

小　结

1. 急性胰腺炎是多种病因导致胰酶在胰腺内被激活，引起胰腺组织自身消化、水肿、出血甚至坏死的炎症反应。

2. 引起急性胰腺炎的病因有多种，主要包括胆道疾病、酗酒和胰管阻塞性疾病等。不同病因的急性胰腺炎具有共同的病理生理过程，即胰酶对胰腺的自身消化。

3. 主要临床表现为急性腹痛，多位于左上腹部甚至全腹，部分患者向背部放射，同时伴有恶心、呕吐、发热。腹部检查常有上腹部压痛、肠鸣音减弱或消失、不同程度的脱水表现。重症患者可出现多种严重并发症，死亡率高。

4. 治疗原则为减轻疼痛、减少胰腺分泌、防治并发症、控制感染、去除病因。主要治疗方法包括病情监测、维持水电解质平衡、减少胰腺分泌、止痛、抗感染、内镜治疗、并发症治疗和营养支持。

5. 护理重点为指导患者适当休息、饮食护理、病情观察、疼痛护理和心理护理。

6. 急性胰腺炎健康教育的重点为指导患者配合治疗及护理、合理饮食、积极防治胆道疾病和定期复诊。

思考题

结合本节案例请思考：

1．列出该患者诊断为急性胰腺炎的主要依据。

2．对该患者进行健康教育的重点是什么？

第四章第十节思考题参考答案

（秦殿菊）

第十一节　肠结核和结核性腹膜炎

学习目标

通过本节内容的学习，学生应能够：

◎ 识记

说出肠结核和结核性腹膜炎的病因。

◎ 理解

比较肠结核和结核性腹膜炎的临床表现、辅助检查和治疗要点。

◎ 运用

按护理程序护理肠结核和结核性腹膜炎患者并进行健康教育。

一、肠结核

肠结核（intestinal tuberculosis）是结核分枝杆菌侵犯肠道引起的慢性特异性感染，临床以腹痛、腹部肿块、排便习惯改变及全身中毒症状为主要表现。本病常继发于肠外结核病，如肺结核；少数无肠外结核灶者也可发病，称为原发性肠结核。近年来，由于免疫抑制剂的广泛使用以及人类免疫缺陷病毒感染率的增高等原因，导致部分人群免疫力低下，从而使本病发病率有所提高。本病多见于中青年人，女性多于男性，比例约为 1.85 : 1。

【病因和发病机制】

本病 90% 以上由人型结核分枝杆菌引起，少数由牛型结核分枝杆菌引起。

经口感染为本病的主要感染途径，患者多有开放性肺结核或喉结核，因常吞下含结核菌的痰液，或经常与开放性肺结核患者共餐且忽视餐具消毒等被感染；也可因饮用未经消毒的带菌牛奶或乳制品而引起牛型结核分枝杆菌肠结核。此外，本病也可由血行播散引起，见于粟粒型肺结核；或由腹（盆）腔内结核病灶直接蔓延引起，如女性生殖器结核。

肠结核的发病是人体与结核分枝杆菌相互作用的结果，当结核菌数量多、毒力大，而机体免疫功能低下或肠功能紊乱造成局部抵抗力减弱时，则引起发病。结核分枝杆菌为抗酸菌，进入肠道后主要在回盲部引起病变。这与含结核菌的肠内容物在回盲部停留时间长而增加感染的机会；以及回盲部有丰富淋巴组织，而结核菌易侵犯淋巴组织有关。

【病理】

本病主要累及回盲部，也可累及结肠和直肠。由于结核菌数量和毒力、人体对结核菌的免疫力与过敏反应程度不同，可引起以下三种不同病理改变：①溃疡型肠结核：多见于细菌量多、毒力大、人体过敏反应强时。肠壁集合淋巴组织和孤立淋巴滤泡先受累，表现为充血、水肿，进一步可发展为干酪样坏死，继之形成溃疡。可累及周围腹膜或邻近肠系膜淋巴结，引起局限性结核性腹膜炎或淋巴结结核。在慢性发展过程中，病变肠段常与肠外组织粘连，较少发生急性肠穿孔，晚期常有慢性穿孔，形成腹腔内包裹性脓肿或肠瘘。在病变修复过程中，纤维组织增生和瘢痕形成可造成肠管变形和狭窄。②增生型肠结核：多见于机体免疫状态较好时，感染较轻。病变多局限在回盲部，黏膜下及浆膜层有大量结核肉芽肿和纤维组织增生，使肠壁局限性增厚、僵硬，也可见瘤样肿块突入肠腔，以上病变均可使肠腔变窄，引起梗阻。③混合型肠结核：兼有以上两种病变。

【临床表现】

多数起病缓慢，病程较长，典型表现如下：

（一）症状

1．腹痛　多位于右下腹或脐周，性质呈隐痛或钝痛，间歇发作，可于进餐时诱发或餐后加重，常伴有腹胀、肠鸣音亢进等，排便或肛门排气后可有不同程度缓解。这与进餐引起胃肠反射或肠内容物通过病变肠段，引起局部肠痉挛或加重肠梗阻有关。

2．排便习惯改变　是本病肠功能紊乱的一种表现。溃病型肠结核主要表现为腹泻，每日排便 2 ～ 4 次，粪便呈糊样，一般不含黏液、脓血，不伴里急后重；病变严重而广泛时，排便可达每日 10 余次，粪便可含少量黏液及脓液。有时也可表现为腹泻与便秘交替。增生型肠结核多以便秘为主。

3．全身症状　溃疡型肠结核常有不规则低热、盗汗、消瘦、乏力、贫血等结核毒血症症状，严重时可出现维生素缺乏、营养不良性水肿等表现；增生型肠结核一般全身情况较好，偶有低热。

4．肠外结核表现　溃疡型肠结核可同时存在肺结核、结核性腹膜炎的相关表现，增生型一般无肠外结核。

（二）体征

1．腹部肿块　是增生型肠结核的主要体征，肿块常位于右下腹，质地中等硬度、固定、轻至中度压痛。溃疡型肠结核也可因病变肠段与周围组织粘连或合并局限性腹膜炎而出现肿块。

2．全身状况　患者可呈慢性病容、消瘦、苍白。

（三）并发症

并发症见于晚期患者，以肠梗阻、结核性腹膜炎多见，腹腔脓肿、肠出血少见。慢性穿孔可有瘘管形成，偶见急性肠穿孔。

【实验室及其他检查】

1．实验室检查　红细胞沉降率多明显增快，可作为估计结核病活动程度的指标之一。结核菌素试验呈强阳性有助于诊断。溃疡型肠结核的粪便多为糊样，一般无肉眼黏液和脓血，镜下可见少量脓细胞与红细胞。结核菌素试验强阳性或结核感染 T 细胞斑点试验（T-SPOT）阳性有辅助诊断作用。

2．X 线钡剂灌肠检查　对肠结核具有重要诊断价值。溃疡型肠结核，钡剂在病变肠段呈激惹征象，排空快，充盈不佳，在病变的上、下肠段则钡剂充盈良好；增生型肠结核可见肠黏膜结节状改变、肠腔狭窄、肠段缩短变形、回肠和盲肠的正常角度消失等。

3．纤维结肠镜检查　为本病诊断的可靠依据。可观察升结肠、回盲部病变，确定病变范围及性质，并做活组织病理检查，发现肉芽肿、干酪样坏死或抗酸杆菌时可确诊。

【诊断要点】

中青年患者有肠外结核，尤其是肺结核，如出现典型的肠结核临床表现时应考虑本病，可结合 X 线钡剂灌肠、纤维结肠镜检查及结核菌素试验强阳性帮助诊断。如病理活检发现干酪性肉芽肿具有确诊意义，找到抗酸杆菌有助于诊断。

【治疗要点】

肠结核治疗目的是消除症状、改善全身情况、促进病灶愈合及防治并发症。由于肠结核早期病变可逆，故强调早期治疗。

1．一般治疗　休息与充足的营养可增强患者抵抗力，是治疗的基础。

2．抗结核化学药物治疗　是治疗的关键，治疗方案参见第二章肺结核部分。

3．**对症治疗** 腹痛可用颠茄、阿托品等抗胆碱能药物；严重腹泻或摄入不足者应注意纠正水、电解质和酸碱平衡紊乱；不完全性肠梗阻者应行胃肠减压，以缓解症状、解除梗阻。

4．**手术治疗** 当并发完全性肠梗阻、急性肠穿孔，或部分性肠梗阻、慢性肠穿孔瘘管形成经内科治疗无效，或肠道大出血经积极抢救不能有效止血者，均需手术治疗。诊断困难者有时也需剖腹探查。

【主要护理措施】

1．**休息** 活动性肠结核患者需卧床休息，以减少机体消耗，增强免疫力，减轻腹痛。病情稳定后，可逐步增加活动量。

2．**饮食护理** 合理的营养可增强患者机体抵抗力，促进肠结核病变好转，是治疗肠结核的基础。护理人员应向患者及家属说明营养的重要性，由于肠结核是一种慢性消耗性疾病，故应多摄入高热量、高蛋白、高维生素而又易于消化的食物。腹泻患者应少食易发酵的食物如豆制品及牛奶等。

3．**病情观察** 观察患者体温及有无贫血、腹痛的变化，警惕有无肠梗阻。每周测量患者体重，以了解营养状况。

4．**心理护理** 向患者讲解有关结核病的知识，说明坚持治疗是可治愈的，使之积极配合。

5．**药物护理** 遵医嘱给予抗结核药物，让患者及家属了解有关抗结核药物的用法、作用及主要副作用，有副作用出现时应及时报告医生。

6．**消毒隔离** 患者用过的餐具与用品应进行消毒处理，对有开放性结核患者应采取隔离措施。

【健康教育】

1．**加强患者、家属的肠结核治疗知识教育** 向患者及家属说明坚持规则与全程治疗结核病的重要性，告诉家属督促患者一定要按时、按剂量服用药物，不可自行间断用药或停药，否则会导致治疗的失败。帮助患者及家属制订一个切实可行的用药计划，将每日服药纳入日常生活中，以避免漏服，并向他们说明使用抗结核药物的重要性，而加强营养、注意身心休息是加强治疗的一部分。定期门诊复查，以了解病情变化及调整治疗方案。

2．**预后、预防** 肠结核预后取决于早期诊断与及时正规治疗，一般预后良好。肠结核的预防重点应在肠外结核，特别是肺结核的早期诊断与积极治疗，使痰菌尽快转阴。要加强有关结核病的卫生宣传教育，对于开放性结核患者，应教育不要吞服痰液。教育群众应注意饮食卫生，如牛奶应消毒后饮用，提倡用公筷分餐。

二、结核性腹膜炎

结核性腹膜炎（tuberculous peritonitis）是由结核分枝杆菌引起的慢性、弥漫性腹膜感染，临床以腹痛、腹部揉面感、腹胀、腹部肿块以及结核毒血症等为主要表现。本病可见于任何年龄，以中青年多见，女性多于男性，比例约为 2：1。

【病因和发病机制】

本病多继发于肺结核或体内其他部位的结核病。腹腔内活动性结核病灶直接蔓延到腹膜是主要感染途径，如肠系膜淋巴结结核、肠结核、输卵管结核等。少数病例可由淋巴血行播散引起，原发病灶多为粟粒性肺结核，活动性关节、骨、睾丸结核等。

【病理】

本病有渗出型、粘连型和干酪型三种基本病理类型，可混合存在，以前两型多见。①渗出型：腹膜充血、水肿，表面有纤维蛋白渗出物。腹水中等量以下，呈草黄色或呈淡血性。②粘连型：大量纤维组织增生和蛋白沉积，使腹膜、肠系膜明显增厚；肠袢相互粘连易发生肠梗阻。

③干酪型：是本病重型，并发症常见，多由前两型演变而来。以干酪样坏死病变为主，易形成结核性脓肿，病灶可向肠管、腹腔或阴道穿破形成窦道或瘘管。

【临床表现】

由于原发病灶、感染途径、病理类型及机体反应性不同，临床表现多种多样。多数起病缓慢，早期症状较轻；少数起病急剧，以高热、急性腹痛为主要表现。

（一）症状

1．全身结核毒血症症状　主要表现为发热和盗汗，以低热或中等热多见，也可见弛张热或稽留热。高热伴有明显毒血症，多见于渗出型、干酪型或伴粟粒性肺结核、干酪样肺炎等严重结核病者。后期有消瘦、水肿、贫血、舌炎、口角炎、维生素A缺乏症等营养不良表现。

2．腹痛　早期不明显。疼痛多位于脐周、下腹或全腹，呈持续性隐痛或钝痛。若出现阵发性腹痛，应考虑并发不完全性肠梗阻。偶表现为急腹症，可由肠系膜淋巴结结核、腹腔内有结核干酪坏死病灶破溃或肠结核急性穿孔引起。

3．腹泻　常见，一般3～4次/日，粪便多呈糊状，一般不含脓血、不伴里急后重。主要由腹膜炎引起肠功能紊乱所致，偶可由溃疡型肠结核或干酪样坏死病变引起的肠管内瘘所致。有时表现为腹泻与便秘交替。

4．腹胀　常见，多由结核性毒血症或腹膜炎伴有肠功能紊乱引起，也可与腹水或肠梗阻有关。

（二）体征

1．腹部压痛　多数患者有局部或全腹部轻度压痛，少数有严重压痛伴反跳痛，常见于干酪型结核性腹膜炎。

2．腹壁柔韧感　腹部触诊时常有揉面感，是腹膜遭受轻度刺激或因慢性炎症而增厚、腹壁紧张度增加、腹壁与腹内脏器粘连所致。

3．腹部肿块　常见于粘连型或干酪型，多位于脐周。肿块多由增厚的大网膜、肿大的肠系膜淋巴结、粘连成团的肠管或干酪坏死脓性物积聚构成，大小不一，边缘不整，表面不平，活动度小，可伴压痛。

4．腹水　少量至中等量多见。

（三）并发症

肠梗阻多见，常发生在粘连型；肠瘘多见于干酪型，常同时有腹腔脓肿形成。

【实验室及其他检查】

1．血液检查　部分患者可有轻至中度贫血。白细胞计数多正常，腹腔结核病灶急性扩散或干酪型结核性腹膜炎患者白细胞计数可增高；活动性病变者红细胞沉降率增快。

2．结核菌素试验　结核菌素试验或T-SPOT试验强阳性有助于诊断。

3．腹水检查　腹水多为草黄色渗出液，静置后可自然凝固，少数为淡血色或浑浊，比重一般超过1.018，蛋白质含量在30g/L以上，白细胞计数超过500×10^6/L，以淋巴细胞或单核细胞为主。患者有低清蛋白血症或合并肝硬化时，腹水蛋白含量减少，性质可接近漏出液。腹水普通细菌培养结果应为阴性，结核分枝杆菌培养阳性率低，大量腹水浓缩后培养或进行动物接种则阳性率明显增高。腹水中腺苷脱氨酶（ADA）活性常增高，但需排除恶性肿瘤。

4．影像学检查　腹部X线平片可见散在钙化影，提示钙化的肠系膜淋巴结；胃肠X线钡餐检查可发现肠粘连、肠结核、肠瘘等征象。腹部超声、CT、磁共振成像可见增厚的腹膜、腹水、腹腔内肿块及瘘管。

5．腹腔镜检查　适用于腹水较多、诊断困难者。镜下可窥见腹膜、网膜、内脏表面表现，病理活检有确诊价值。有广泛腹膜粘连者禁做该项检查。

【诊断要点】

青壮年患者，有结核病史，有典型的临床表观如发热原因不明 2 周以上，伴腹痛、腹胀，体检可触及腹部肿块，腹部有压痛或腹壁有柔韧感，结合超声检查有腹水，且腹水检查为渗出液、以淋巴细胞为主、普通细菌培养阴性、ADA 明显增高，X 线胃肠钡餐检查发现肠粘连等征象，以及结核菌素试验呈强阳性等资料，一般诊断不难。

典型病例可作出临床诊断，给予抗结核治疗 2 ~ 4 周有效，可确诊，不典型病例可行腹腔镜检查并作活检。

【治疗要点】

1. **一般治疗** 发热期间应卧床休息，加强营养，增强抗病能力。

2. **抗结核化学药物治疗** 坚持早期、联合、规则及全程抗结核化疗。粘连型和干酪型病例由于常有大量纤维增生致药物不易进入病灶，应联合用药，并适当延长抗结核全疗程。

3. **腹腔穿刺** 大量腹水者，可行腹腔穿刺适当放腹水，以减轻症状。

4. **手术治疗** 适用于严重并发症，如肠梗阻、肠穿孔、肠瘘等，经内科治疗无效者；诊断困难需剖腹探查者。

【主要护理措施】

1. **休息** 嘱患者尽量卧床休息，减少活动，以降低代谢率，并向患者及家属说明卧床休息的重要性。患者若有发热、盗汗，护理人员应予以勤换内衣裤、床单被罩，使患者皮肤清洁及舒适感增加。

2. **饮食护理** 供给高蛋白、高热量、高维生素、易消化饮食，如新鲜蔬菜、水果、鲜奶及蛋黄等，以保证患者营养。

3. **密切观察病情** 定时监测体温，注意腹痛、腹胀变化。突发急性腹痛应考虑腹腔内结核病灶破溃或穿孔的可能，应及时报告医生。

4. **慢性腹痛及腹水的护理** 腹痛可用热敷、艾灸足三里或遵医嘱肌内注射阿托品以缓解腹痛。腹水量多时遵医嘱配合医生做腹腔穿刺放腹水，操作前应向患者解释腹穿的意义及过程，以取得患者配合。

5. **心理护理** 本病抗结核治疗效果缓慢，病程较长，患者往往因发热、腹痛等症状反复出现而产生焦虑。护理人员应鼓励患者倾诉内心想法，并认真说明疾病治疗和护理知识及疾病预后等，使患者主动与医护配合。

6. **药物护理** 嘱患者遵医嘱定时服药并向患者及家属讲解抗结核药物的作用和副作用。护理人员应定期检查患者的听力及了解肝、肾功能，发现问题及时报告医生。对应用糖皮质激素治疗的患者，需定期检查血压、血糖及粪便隐血。

【健康教育】

1. **出院指导** 向患者及家属说明抗结核药物治疗的知识，遵医嘱按时服药，不可自行停药，必须规律服药、全程治疗直至疾病彻底治愈。发现药物的副作用，应及时就医。保证休息与营养，尤其在结核病活动期，避免潮湿的居住条件，以阳光充足、空气新鲜的环境为宜。根据患者原发结核灶的不同，对患者及家属进行有关消毒、隔离、生活安排等方面的知识教育。嘱患者定期复查。

2. **预防** 早期诊断与积极治疗肺、肠、肠系膜淋巴结、输卵管结核等疾病，是预防本病的重要措施。

小　结

1. 肠结核和结核性腹膜炎均由结核分枝杆菌感染引起，前者是结核菌侵犯肠道引起的慢性特异性感染，常继发于肠外结核，尤其是肺结核；后者是结核菌侵犯腹膜引起的慢性弥漫性腹膜感染，多继发于肺结核或肠系膜淋巴结结核、肠结核、输卵管结核等。

2. 肠结核和结核性腹膜炎多起病缓慢，病程较长。临床表现主要包括全身结核毒血症症状以及腹痛、腹泻、腹部肿块等腹部表现两大类，结核性腹膜炎患者腹部还可触及揉面感；晚期可出现肠梗阻、肠瘘等并发症。

3. 保证充足的休息与营养是治疗肠结核和结核性腹膜炎的前提和基础，而早期给予规则、全程的抗结核化学药物是治疗的关键措施。

4. 护理中要掌握健康教育的内容。

（王　瑞　陈　垦）

第十二节　上消化道大量出血

学习目标

通过本节内容的学习，学生应能够：

◎ 识记

说出上消化道大量出血的定义和特征性临床表现。

◎ 理解

总结上消化道大量出血的病因、诊断和治疗要点。

◎ 运用

运用护理程序为上消化道大量出血患者制订护理计划和健康教育内容。

案例 4-5

患者，男性，36 岁。因“突发急性呕血 1000ml”急诊入院。查体：T 35.8℃，P 120 次 / 分，R 26 次 / 分，BP 80/50mmHg。神志清，精神萎靡，面色苍白，皮肤湿冷。以“上消化道大量出血”收入院。患者曾于 2 年前在外院确诊为肝硬化。

问题与思考：

1. 护士如何配合医生抢救患者？

2. 对患者进行病情观察的重点有哪些？

案例 4-5 分析

上消化道出血（upper gastrointestinal hemorrhage）是指屈氏韧带以上的消化道，包括食管、胃、十二指肠、胰腺、胆道以及胃空肠吻合术后的空肠病变等引起的出血。上述病变失血量在数小时内超过1000ml或占循环血容量的20%，称上消化道大量出血。患者主要表现为呕血和（或）黑便，常伴有急性周围循环衰竭，甚至引起失血性休克而危及生命，是临床常见的急症。急性大量出血的死亡率约为10%，老年人、伴有严重疾病的患者死亡率可达25% ~ 30%。尽早识别出血征象，密切观察病情变化，及时有效地治疗和护理，是抢救患者生命的重要环节。

【病因】

上消化道大量出血的病因很多，最常见的是消化性溃疡、食管胃底静脉曲张破裂、急性糜烂出血性胃炎和胃癌。

（一）上消化道疾病

1．食管疾病 食管贲门黏膜撕裂症，反流性食管炎，食管憩室炎，食管癌，异物、放射、强酸、强碱等物理化学因素造成的食管损伤等。

2．胃十二指肠疾病 消化性溃疡最常见，其次是胃癌、急性胃炎（包括药物和嗜酒引起的急性胃黏膜损害）、慢性胃炎、胃黏膜脱垂、急性胃扩张、十二指肠炎等。

（二）门静脉高压引起食管胃底静脉曲张破裂

肝硬化最常见，门静脉炎、门静脉血栓形成、邻近肿块压迫所致的门静脉阻塞等均可引起食管胃底静脉曲张破裂出血。

（三）上消化道邻近器官或组织疾病

1．胆道疾病 胆管或胆囊结石、胆囊或胆管癌、胆道蛔虫等。

2．胰腺疾病 胰腺癌、胰腺脓肿破裂等。

3．其他 纵隔肿瘤和主动脉瘤破入食管、胃或十二指肠等。

（四）全身性疾病

1．血液病及血管性疾病 白血病、血小板减少性紫癜、过敏性紫癜、弥散性血管内凝血及血友病、遗传性出血性毛细血管扩张症等。

2．应激性胃黏膜损伤 严重感染、休克、创伤、脑血管意外、重症心力衰竭等应激状态下产生的急性糜烂出血性胃炎、应激性溃疡等，统称应激性胃黏膜损伤。以上病变可引起上消化道出血，甚至大出血。

3．其他 尿毒症、流行性出血热、系统性红斑狼疮等。

【临床表现】

上消化道大量出血的表现主要取决于出血量、出血速度、出血部位及性质，还与患者的年龄及全身状态有关。

1．呕血与黑便 是上消化道出血的特征性表现。出血部位在幽门以上者，常有呕血伴黑便，但出血量小、出血速度慢者可仅有黑便；幽门以下出血者，多仅有黑便，若出血量大且速度快，血液反流入胃也可有呕血。呕血多呈咖啡渣样，是血液与胃酸作用形成正铁血红素所致；出血量大，血液与胃酸未充分混合，呕血可呈鲜红色或含凝血块。黑便黏稠、漆黑、发亮，呈柏油样，又称柏油样便，是血红蛋白经肠内硫化物作用形成硫化铁所致。若出血量大，血液在肠内推进较快，粪便可呈暗红或鲜红色。

2．失血性周围循环衰竭 上消化道大量出血时，循环血容量可迅速减少，导致心排血量降低，常出现急性周围循环衰竭，其严重程度与出血量及出血速度有关。失血性休克早期体征可有脉搏增快、脉压变小，血压可因机体的代偿功能正常或一时偏高；出现休克状态时，患者可表现为面色苍白、口唇发绀、呼吸急促、皮肤湿冷、体表静脉塌陷，烦躁不安或意识不清，脉搏细速，血压明显下降，尿量减少或无尿。补足血容量后仍少尿或无尿，应考虑并发急性肾衰竭。

3. 氮质血症　上消化道大出血后，肠道血液中的蛋白质消化产物被大量吸收，引起血尿素氮增高，称为肠源性氮质血症。血尿素氮一般在大出血后数小时开始上升，24 ~ 48h 达高峰，3 ~ 4 天后方降至正常。若血尿素氮升高超过 3 ~ 4 天，血容量已纠正，且出血前肾功能正常，提示上消化道有继续出血或再次出血。另外，出血导致的循环血量减少，使肾血流量和肾小球滤过率减少，甚至导致急性肾衰竭（肾小管坏死），也是血尿素氮升高的原因。

4. 发热　在上消化道大出血后，多数患者在 24h 内出现低热，一般不超过 38.5℃，可持续 3 ~ 5 天。发热机制可能与周围循环衰竭导致的体温调节中枢功能障碍有关。

5. 贫血及血象变化　急性失血早期，血象常无变化。出血 3 ~ 4h 后，由于组织液渗入血管，血液稀释，出现贫血，24 ~ 72h 最明显。急性失血为正细胞正色素性贫血，慢性失血为小细胞低色素性贫血。因骨髓的代偿功能，出血后 24h 内网织红细胞可增高，出血停止后逐渐恢复正常，若出血不止，则持续升高。白细胞计数可暂时升高，止血后 2 ~ 3 天即恢复正常。出血伴脾功能亢进者，白细胞计数可不增高。

【实验室及其他检查】

1. 实验室检查　测定血红蛋白、白细胞及血小板计数、网织红细胞、肝功能、肾功能、粪便隐血试验等，有助于评估出血量、监测病情、判断治疗效果和病因诊断。

2. 内镜检查　胃镜为上消化道出血病因诊断的首选方法。一般在出血后 24 ~ 48h 内进行，直视下观察病灶部位、出血情况，不仅可明确病因，还可进行止血治疗。胶囊内镜对排除小肠病变引起的出血有特殊的价值。

3. X 线钡餐造影　对明确病因亦有价值，一般主张在出血停止并病情稳定数日后进行，不作为病因诊断首选方法，主要适用于不宜或不接受胃镜检查的患者。

4. 其他　选择性动脉造影或放射性核素扫描，适用于内镜检查或 X 线钡餐造影未能确诊以及病情严重不宜作内镜检查者，有助于明确疾病诊断。

【诊断要点】

根据患者呕血、黑便、周围循环衰竭的临床表现以及血象变化，在排除其他部位出血的基础上，可确诊上消化道出血，为明确出血病因应首选内镜检查。

【治疗要点】

上消化道大出血病情重、变化快，抗休克、补充血容量是治疗的首位措施。

（一）一般抢救措施

严密监测病情的变化。协助患者侧卧位，保持呼吸道通畅，避免呕血时误吸引起窒息，必要时吸氧。活动性出血期间应禁食。

（二）补充血容量

立即建立静脉通路、交叉配血，迅速补充血容量。输液宜先快后慢，可用平衡液或葡萄糖盐水甚至胶体进行扩容，以尽快恢复和维持有效血容量，防止微循环障碍引起脏器功能衰竭。输液量可根据中心静脉压进行调节，尤其是原有心脏病或老年患者。必要时输入浓缩红细胞，收缩压＜ 90mmHg、心率＞ 120/ 分、血红蛋白＜ 70g/L 是输注浓缩红细胞的指征，输血量以血红蛋白达到 70g/L 左右为宜。肝硬化患者应输新鲜血，以免血钾升高诱发肝性脑病。

（三）止血

1. 食管胃底静脉曲张破裂出血

（1）药物：尽早使用生长抑素、奥曲肽、特利加压素和垂体加压素等血管活性药物，减少门静脉血流量，降低门静脉压力。生长抑素及奥曲肽能明显减少内脏血流量，对全身血流动力学影响小，短期使用无严重不良反应，是目前治疗食管胃底静脉曲张的常用药物。垂体加压素通过收缩内脏血管达到降低门静脉及侧支循环压力的目的，该药可引起腹痛、血压升高、心律失常、心绞痛甚至心肌梗死。老年患者应同时使用硝酸甘油，以减轻大量使用血管加压素的不良反应，且硝酸甘油有协同降低门静脉压力的作用。

（2）内镜治疗：当有中等量以下的出血时，应紧急进行内镜止血。一般食管静脉曲张采取硬化剂注射或皮圈套扎术，胃底静脉曲张采取组织黏合剂注射术（详见本章第八节）。上述方法多数能达到止血的目的，可有效预防早期再出血，是本病治疗的重要手段。本治疗可有局部溃疡、出血、穿孔、瘢痕狭窄及异位栓塞等并发症，应注意预防和处理。

（3）经颈静脉肝内门体静脉分流术（transjugular intrahepatic portosystemic shunt，TIPS）：对急性大出血的止血率达到95%，新近的国际共识认为，对大出血和估计内镜治疗成功率低的患者应在72h内进行TIPS。具体方法见本章第八节。

（4）气囊管压迫止血：对药物治疗无效的上消化道大出血者暂时使用，为进一步进行内镜止血等治疗争取时间。经鼻腔插入三（四）腔二囊管，先注气于胃囊（囊内压50～70mmHg），然后向外牵拉，用以压迫胃底曲张静脉；若未能止血，再注气于食管囊（囊内压35～45mmHg），用以压迫食管曲张静脉。气囊压迫止血效果肯定，但患者痛苦大、并发症多，如吸入性肺炎、窒息、食管炎、食管黏膜坏死、心律失常等，并且停用后早期再出血的发生率高。因此，本法不宜长期使用，合并充血性心力衰竭、呼吸衰竭、心律失常的患者也不宜使用。

2．非曲张静脉出血 指除食管胃底静脉曲张破裂出血之外的其他原因引起的上消化道大出血，其最常见的病因是消化性溃疡。主要止血措施如下：

（1）抑制胃酸分泌：血小板聚集及血浆凝血功能诱导的止血作用需在 $pH > 6$ 时才能发挥作用，并且新形成的凝血块在 $pH < 5$ 的胃液中会迅速消化。因此，抑制胃酸分泌，提高胃内pH具有止血作用。常用质子泵抑制剂和 H_2 受体阻断剂，大出血时一般静脉给予质子泵抑制剂。

（2）内镜治疗：约80%消化性溃疡出血的患者能自行止血，若有活动性出血或暴露血管的溃疡应进行内镜止血，其方法包括喷洒或注射止血药物、使用止血夹、高频电灼、激光、微波等。

（3）介入治疗：对内镜治疗不成功者，可选择肠系膜动脉造影进行血管栓塞治疗。上消化道各供血动脉间的侧支循环丰富，通过超选病变血管介入治疗可减少组织坏死的危险。

（4）手术治疗：药物、内镜及介入治疗仍不能止血、持续出血危及患者生命时，应选择手术治疗。

【护理】

（一）护理评估

1．病史 评估患者有无消化性溃疡、肝硬化、急性胃黏膜病变等病史；有无过度劳累、精神紧张、进食粗硬食物情况；患者有无呕血、黑便，呕血、黑便的量、次数、颜色及性质；是否进行内镜检查及结果；是否使用止血药物或其他治疗及效果。

2．心理社会评估 评估患者目前的心理状态，有无紧张、焦虑、恐惧等心理反应；患者及家属对疾病相关知识的了解程度；家属对患者精神、物质支持情况。

3．身体评估 评估意识状态及生命体征，有无面色苍白、血压下降；作尿量记录。

4．辅助检查评估 了解血常规、肝功能、肾功能等生化检查结果，纤维内镜、X线钡餐造影、胶囊内镜等检查结果。

（二）主要护理诊断

1．体液不足 与上消化道出血有关。

2．有受伤的危险 与呕血反流入气管、气囊压迫过久有关。

3．活动无耐力 与上消化道出血致贫血有关。

4．**恐惧**　与消化道出血对健康的威胁有关。

5．**知识缺乏**：缺乏预防上消化道出血的知识。

（三）**护理计划及评价**

体液不足　与上消化道出血过多有关

1．**护理目标**

（1）患者出血减少或停止。

（2）患者的生命体征维持在正常范围。

2．**护理措施**

（1）休息与体位：大出血时绝对卧床休息，取舒适体位或中凹体位，保证脑部供血。呕血时，头偏向一侧，防止误吸导致窒息，床边配备吸引器，及时清除气道内的血液及呕吐物，保持呼吸道通畅，遵医嘱给予吸氧。

（2）补充血容量：迅速建立静脉通路，及时、准确补液、输血、应用止血药物等。补液应先快后慢，必要时测量中心静脉压以调整输液的量和速度，以免输液、输血过多、过快引起急性肺水肿。肝病患者禁用吗啡、巴比妥类药物，输入新鲜血液，以免诱发肝性脑病。

（3）病情观察

1）监测生命体征及周围循环状况：密切观察生命体征、神志状态、皮肤色泽及温湿度，准确记录 24h 出入量。患者出现血压下降、心率增快、烦躁不安、面色苍白、皮肤湿冷等，提示微循环灌注不足，及时通知医生并配合抢救。

2）估计出血量：观察呕血及黑便的量、颜色和次数，估计出血的量和速度。

粪便隐血试验阳性提示出血量在 5ml 以上，黑便提示出血量在 50 ~ 100ml 或以上；呕血提示胃内积血量在 250 ~ 300ml。出血量在 400ml 以下时，由于组织液和脾对血容量的补充，一般不引起全身症状；出血量在 400 ~ 500ml 或以上，可出现头晕、心悸、乏力等全身症状；出血量超过 1000ml，可出现急性周围循环衰竭的表现，甚至引起失血性休克。呕血与黑便分别混有胃内容物及粪便，且出血停止后仍有部分血液存留在胃肠道，故不能据此准确判断出血量。

3）判断有无继续出血。继续出血可表现为：①反复呕血，或呕吐物由咖啡渣样转为鲜红色；②黑便次数增多，色泽转为暗红色甚至鲜红色，伴肠鸣音亢进；③周围循环衰竭的表现经充分补液未见好转，或好转后又恶化，血压波动，中心静脉压不稳定；④血红蛋白浓度、红细胞计数持续下降；⑤补液充足、尿量正常时，血尿素氮继续增高或再次增高。

（4）饮食护理：急性大出血的患者应禁食，少量出血者，应给予温凉流质饮食，出血停止 24 ~ 48h 后，给予半流质饮食，逐渐过渡到正常饮食。饮食应营养丰富、易消化、少量多餐。食管胃底静脉曲张破裂出血者，止血后 1 ~ 2 天逐渐进流食，避免粗糙食物，限制钠和蛋白质的摄入。

（5）心理护理：保持环境安静、舒适，护理及时、有序，给患者以信任和安全感；积极主动地与患者进行沟通交流，鼓励其表达内心的感受和要求，并耐心解答患者提出的问题；引导患者保持情绪稳定、心情愉快，配合治疗和护理。

3．**护理评价**

（1）患者出血减少。

（2）患者生命体征恢复到正常范围。

有受伤的危险　与呕血反流入气管、气囊压迫过久有关

1．**护理目标**

（1）保持患者呼吸道通畅。

（2）无误吸、无窒息、无食管及胃黏膜损伤。

2．护理措施

（1）备好止血药物、血管活性药、吸引器、三腔二囊管等，患者病情变化时及时配合医生积极抢救。

（2）保持呼吸道通畅，呕血时协助患者头偏向一侧，及时清除口腔内的分泌物，嘱患者尽量将血液吐出，不要下咽。

（3）气囊压迫止血的护理：插管前向患者介绍治疗作用、操作过程及配合方法。检查三（四）腔二囊管，确保管道通畅、气囊无漏气，然后抽尽囊内气体备用。用液状石蜡润滑管道，协助医生经鼻腔或口腔进行插管。插管过程中关心、安慰患者，指导其配合深呼吸和吞咽动作，尽量减少患者的不适感。置管期间应注意：①观察出血效果，记录引流液的性状、颜色及液量；②定时冲洗胃腔，清除积血，减少肝性脑病的发生；③清洁口腔和鼻腔，并涂抹液状石蜡保持湿润，减少黏膜损伤；④防创伤：胃囊内的压力维持在 50 ～ 70mmHg，食管囊内的压力维持在 35 ～ 45mmHg，避免压力过大损伤黏膜，压力过小起不到止血作用；气囊压迫 12 ～ 24h 放松牵引 15 ～ 30min，如出血未止，再注气加压，以免压迫过久导致食管、胃黏膜缺血坏死；⑤防窒息：胃囊充气不足或破裂时，食管囊向上移动阻塞喉部，引起呼吸困难甚至窒息，一旦发生应立即通知医生进行紧急处理如抽出囊内气体，拔出管道；⑥防误吸：及时抽吸食管内的液体，指导患者将口腔分泌物流入备好的弯盘，不要下咽，以免引起吸入性肺炎。出血停止后，放出囊内气体，继续观察 24h，未再出血可考虑由医生拔管。拔管前口服液状石蜡 20 ～ 30ml，以缓慢、轻巧的动作拔管。气囊压迫一般以 3 ～ 4 日为限，仍有出血者可适当延长。

3．护理评价

（1）患者呼吸道保持通畅，未发生误吸或窒息。

（2）置管期间未发生食管及胃黏膜损伤。

Fluid volume deficit：related to upper gastrointestinal bleeding

1．Goals：

（1）The episodes and volume of hematemesis and hemafecia will be reduced.

（2）The client's vital signs will be maintained within normal range.

2．Nursing interventions

（1）Monitor the client's condition：

1）If blood pressure is unstable，vital signs should be measured every 10-15 minutes. Once blood pressure becomes relatively stable，vital signs can be measured every 30 minutes. Doctors should be informed if blood pressure falls or heart rate increases.

2）Estimate hemorrhage volume：When the volume of hemorrhage is over 500ml within a short period of time，the following symptoms may appear：dizziness，tiredness，fall of blood pressure and even shock. Observe volume and characteristic of vomitus and stools. If occult blood test is positive，it indicates the volume of hemorrhage is over 5ml. Tarry stools indicate that the volume of hemorrhage is over 50-70ml. Hematemesis occurs when bleeding volume is over 250-300ml.

3）Record I&O accurately. If the client is in serious condition，administer catheterization as doctor's order and measure urine volume per hour. Observe the change of temperature，skinhumidity and color of extremities. Monitor the client's hemoglobin，blood urea nitrogen，etc. These may reflect the volume of hemorrhage.

4）Whether hemorrhage stops or not：If the following symptoms occur，continuous hemorrhage or hemorrhage recurrence should be considered and doctor should be informed and the client should be treated in time. ① The number of episodes of hemotemesis and tarry stool increases. The color of hemotemesis turns into red from coffee. Tarry stool becomes watery and dark red, accompanied with increased borborygmus. ② Symptoms of shock are not alleviated after fluid and/ or blood transfusion, or even deteriorate. ③ When hemoglobin decreases continuously, or when volume of urine per hour is within normal, blood urea nitrogen rises continuously.

(2) Rest: Clients who lose a greatdeal of blood muse rest on bed with exception of lower limbs slightly elevated to ensure blood infusion of brain. The client's face should turn to one side while hematemesis occurs to avoid aspiration. Keep the client warm.

(3) Diet care: Acute hemorrhage client should be on an absolutediet. If a client with peptic ulcer has small volume of hemorrhage with no vomit and no obvious hemorrhage, cool and light liquid diet could be served by the doctor's advice. In this case, foods may reduce and neutralize hydrochloric acid in gastric juice and promote ulcer healing. Once hemorrhage stops, bland semiliquid diet and soft diet may be served to the client and from frequent small meal to normal diet gradually. As for variceal hemorrhage of esophagus and fundus of stomach: when 1-2 days after hemorrhage stops, the client should gradually take slops with high vitamin and high calory, avoiding rough and hard food. The intake of natrium and protein should be limited.

(4) Transfusion and blood transfusion care: Place an IV access promptly. Match the blood sample immediately. According to the physician's orders, recruit blood volume and administer hemostatics. Transfusion speed may be fast at the beginning. If necessary, monitor the central vein pressure and adjust the volume of transfusion. Monitor the speed of transfusion and blood transfusion to avoid acute pulmonary edema.

(5) Psychological care: Stay with the client when hemotemesis occurs. Blood stain should be cleaned in time. Explain to the family members of the client the aim of check-ups and treatments to ensure better cooperation. Explain to both client and the family members that rest both physically and psychologically will help to stop the bleeding.

(6) Care of Sengstaken-Blakemore tube: Clients with rupture of varices of esophagus and stomach fundus may need Sengstaken-Blakemore tube to stop bleeding by compression. Before physician inserts the tube, explain to the client about the therapeutic measure, operating procedures and cooperation methods. Inspect the tube and ensure that the tube is unobstructed. Inflate and deflate the balloons to check for airleaking. Assist physician with the tube placement and try to reduce the client's uncomfortableness.

During the period of retaining the tube: ① Observe bleeding, record character, colour and volume of the drainage; ② Irrigate the tube and stomach regularly to eliminate the blood in stomach, which will trigger hepatic encephalopathy; ③ At 24 hours after placement of Sengstaken-Blakemore tube, deflating the balloons for few minutes to prevent erosion of the mucous membrane of esophagus and stomach; ④ If gastric balloon is not inflated enough or in case of blown up, esophageal balloon may move up, which will cause obstruction and lead to dyspnea even asphyxia. When this situation occurs, physicians should be informed immediately; ⑤ Keep nostrils lubricous and clean. Drop Paraffin oil into nasal cavity 3 times a day.

Removing the tube: Once hemorrhage stopped, deflate the sac and observe the client for another 24 hours. Tube can be removed if there is no bleeding. 20-30ml of paraffin oil should be taken orally before removing the tube. Remove the tube slowly and gently. Generally speaking, the time limit of balloons compression is 3-4 days. Duration of compression can be extended accordingly if bleeding does not stop.

(3) Nursing evaluation:

Vital signs of the client are stable.

The client stops bleeding。

【健康教育】

1. **出院指导** 向患者及家属讲解有关疾病和诱因、预防、治疗知识，以减少自发出血的危险。告知患者一定要遵从医嘱，不要滥用处方外的药物，注意饮食合理，戒烟戒酒，定期门诊复查。同时应注意勿过度劳累，保持乐观情绪。也应教会患者和家属早期识别出血征象及应急措施，如出现呕血或黑便时立即卧床休息，呕吐时取侧卧位以免呕吐物误吸入气管，且及时就诊。

2. **预后** 上消化道大量出血与引起出血的原发病轻重、抢救准确及时程度有密切相关。若原发病为溃疡病、慢性肝病，平日认真治疗，避免出血诱因，一般预后可获改善。若出血时合并严重疾病如心、肺、肝、肾功能不全，脑血管意外等，且本次出血量大或短期内反复出血，一般预后不佳，死亡率较高。

小结

1. 失血量在数小时内达 1000ml 或循环血量的 20% 称上消化道大量出血。

2. 上消化道出血常见病因有消化性溃疡、食管胃底静脉曲张破裂、急性胃黏膜病变和胃癌。

3. 上消化道出血的特征性表现是呕血和黑便，其他可有周围循环衰竭、贫血、发热、氮质血症等表现。

4. 胃镜检查是确诊上消化道出血病因的首选方法，X 线钡餐造影对明确病因亦有价值。

5. 上消化道大量出血是临床急症，抗休克、补充血容量是治疗的首位措施。食管胃底静脉曲张破裂出血可采取应用生长抑素类和血管加压素以及内镜、经颈静脉肝内门体静脉分流术、三腔二囊管压迫等方法进行治疗；非食管胃底静脉曲张破裂出血可通过抑制胃酸分泌、内镜、介入、手术等方法进行治疗。

6. 上消化道大量出血患者的护理要点是协助患者取合适体位，防止误吸，迅速建立静脉通路，确保止血、补液等治疗顺利进行；适当休息，合理饮食；做好气囊压迫止血的护理，注意防止误吸、窒息、黏膜损伤等。

思考题

第四章第十二节思考题参考答案

结合本节案例请思考：

1. 判断上消化道大出血患者是否继续出血的方法是什么？

2．三腔二囊管压迫止血的护理是什么？

（秦殿菊）

第十三节　胃肠道内镜检查及护理

学习目标

通过本节内容的学习，学生应能够：

◎ 理解

总结常用胃肠道内镜检查项目的意义、适应证和禁忌证。

◎ 运用

配合医生进行胃肠道内镜检查，护理胃肠道内镜检查的患者。

内镜检查（endoscopy）意为经体表插入器械，窥视有关脏器的变化。纤维内镜、电子内镜、超声内镜及胶囊内镜在诊断中的应用是20世纪消化病学上的重大进展，消化内镜已成为消化系统疾病诊断的一项极为重要的检查手段。

根据不同部位的需要分为胃镜、十二指肠镜、小肠镜、结肠镜、腹腔镜、胆道镜和胰管镜。应用内镜可直接观察消化道内腔，包括溃疡、出血、炎症、肿瘤等各种病变。急诊胃镜检查可明确急性上消化道出血的原因及部位。胃镜、结肠镜结合黏膜染色、细胞病理学检查能对早期胃癌及早期肠癌作出诊断。将十二指肠镜插至十二指肠降部，通过内镜活检孔道插入造影管至十二指肠乳头开口部，注入造影剂，行X线胰胆管造影，称为逆行胰胆管造影（endoscopic retrograde cholangiopancreatography，ERCP），已成为诊断胰腺、胆道疾病的重要手段。小肠镜可观察屈氏韧带以下100cm以内的黏膜病变协助诊断。随着设备和新技术的进展，内镜治疗也已广泛应用于临床。如消化道出血时的止血治疗、息肉切除、乳头括约肌切开，胆石症的碎石取石，食管静脉曲张时的结扎曲张静脉或向静脉内注入硬化剂以防止静脉曲张破裂出血等。本节重点介绍胃、十二指肠镜及结肠镜的检查及护理。

一、胃、十二指肠镜检查

通过胃、十二指肠镜检查可直接观察食管、胃、十二指肠炎症、溃疡或肿瘤等病变、大小、部位及范围，并可用于组织学或细胞学的病理检查。

【适应证】

适应证比较广泛，一般而言，所有诊断不明的食管、胃、十二指肠疾病，上消化道术后有无法解释的症状者，均可行此项检查。主要适应证如下：

1．有明显消化道症状，但原因不明者。

2．上消化道出血需查明原因，确定出血部位和性质者。

3．疑有上消化道肿瘤，但X线钡餐检查不能确诊者。

4．需要随访观察的病变及药物治疗前后对比观察等。

5．需进行摘取异物、摘除息肉、急性上消化道出血的止血、食管静脉曲张的硬化剂注射与结扎、食管狭窄的扩张等内镜治疗者。

【禁忌证】

1. 严重心肺疾病及中枢神经系统疾病患者。

2. 休克、昏迷等生命处于危急状态的患者。

3. 急性食管、胃、十二指肠穿孔，腐蚀性食管炎急性期的患者。

4. 神志不清、精神失常不能配合检查者。

5. 严重咽喉部疾病、主动脉瘤及严重的颈胸段脊柱畸形的患者。

【护理】

1. 检查前护理

（1）向患者仔细介绍检查的目的、方法、如何配合及可能出现的不适，缓解、消除患者的紧张情绪。如患者过分紧张，可遵医嘱肌注或静注地西泮。

（2）仔细询问病史，进行体格检查，以排除检查禁忌证。对乙、丙型肝炎病毒阳性者用专门胃、十二指肠镜检查。

（3）患者检查前禁食 8h，有幽门梗阻者，在检查前 2 ～ 3 天进流质饮食，检查前一晚应洗胃。曾做过 X 线胃肠钡餐造影者，3 天内不宜做胃、十二指肠镜检查。术前半小时遵医嘱肌注山莨菪碱 10mg 或阿托品 0.5mg，以减少胃蠕动和胃液分泌。

（4）用物准备：①胃、十二指肠镜检查仪器：注意检查照明、注水注气及镜头活动等功能是否完好；②喉头麻醉喷雾器、无菌注射器及针头；③ 2% 利多卡因、地西泮、肾上腺素等药物；④其他用物如无菌手套、弯盘、牙垫、润滑剂、乙醇棉球、纱布、甲醛固定液标本瓶等。

2. 检查中配合与护理

（1）协助麻醉：检查前 5min 用利多卡因咽部喷雾 2 ～ 3 次。

（2）协助患者取合适体位：指导患者解开衣领，松开腰带，取左侧卧位，双腿屈曲，头垫低枕，使颈部松弛，有义齿者应取下，在患者口边放置一个弯盘，嘱其咬紧牙垫，不能放松，以免损伤口腔黏膜及牙龈。

（3）协助插镜：①协助医生将胃、十二指肠镜经牙垫缓慢地插入。插镜过程中，护士需密切观察患者的反应、嘱患者头部位置保持不动，当胃镜送至咽喉部时，嘱患者做吞咽动作，以助镜头通过咽部进入食管。注意让唾液流入弯盘或用吸管吸出，避免咽下引起呛咳。②检查过程中指导患者做均匀的腹式呼吸，以减轻进镜过程中的不适感。③检查过程中应随时观察患者面色、呼吸、脉搏等改变，患者一旦发生心搏骤停、心肌梗死、心绞痛等紧急情况，应立即停止检查并积极抢救。

（4）协助退镜：检查完毕退镜时应缓慢，并再次观察管腔情况；注意尽量抽气，以防患者腹胀，同时手持纱布将镜身外黏附的的黏液、血迹擦净。

3. 检查后护理

（1）术后因患者咽喉部麻醉作用尚未消退，嘱其不要吞咽唾液，以免呛咳。麻醉作用消失，吞咽反射恢复后，可先饮少量水，如无呛咳可进饮食。当天饮食以流质、半流质为宜，行活检的患者应进食温凉饮食。

（2）检查后少数患者出现咽痛、咽喉部异物感，嘱患者不要用力咳嗽，以免损伤咽喉部黏膜。若患者出现腹痛、腹胀，可进行按摩，促进排气。检查后数天内应密切观察患者有无消化道穿孔、出血、感染等并发症，一旦发现及时协助医生进行对症处理。

（3）对内镜及有关器械进行彻底清洁、消毒，妥善保管，避免交叉感染。

二、结肠镜检查

结肠镜检查（colonoscopy）是通过肛门插入内镜，在X线监视下操作，观察从肛门到回盲瓣的所有结直肠的病变，还可对部分肠道病变进行治疗，是诊断和治疗大肠疾病安全有效的方法之一。

【适应证】

1．原因不明的慢性腹泻、便血或下腹疼痛，疑有结肠、直肠、末端回肠病变者。

2．X线（钡剂灌肠）提示结肠病变，不能确定诊断者。

3．炎症性肠病的诊断与随访。

4．需作止血及结肠息肉摘除等治疗者。

5．息肉电凝套切、息肉套切后或结肠手术后随访观察。

6．大肠肿瘤的普查。

【禁忌证】

1．严重心肺功能不全、休克及精神病患者。

2．急性弥漫性腹膜炎、腹腔脏器穿孔、腹内广泛粘连及大量腹水者。

3．肛门、直肠严重狭窄者。

4．急性重度结肠炎，如急性细菌性痢疾、暴发性溃疡性结肠炎及急性憩室炎等。

5．妊娠妇女。

6．极度虚弱，不能支持术前肠道准备者。

【护理】

1．检查前护理

（1）详细讲解检查相关事项，取得患者配合。

（2）嘱患者检查前3天进食无渣或少渣半流质饮食，检查前1天进流质饮食，若疑为肠息肉，准备做电切术者禁食牛奶及乳制品。

（3）作好肠道准备。用20%甘露醇500ml和5%葡萄糖生理盐水1000ml混合液于检查前4h口服；或口服50%硫酸镁液50～60ml，同时在20min内饮水1000～1500ml。

（4）根据医嘱术前给予患者肌注地西泮，由于药物会使患者对疼痛的反应性降低，应密切观察腹部症状，早期发现是否发生肠穿孔等并发症。术前半小时肌注阿托品0.5mg或山莨菪碱10mg。

2．检查中配合与护理

（1）协助患者取合适体位：指导患者换上检查裤，取左侧卧位，双腿屈曲，查看肛门有无异常，嘱患者尽量在检查中保持身体不动。

（2）协助插镜：①术者先作直肠指检，了解有无肿瘤、狭窄、痔疮、肛裂等。将镜前端涂上润滑剂（一般用硅油，不可用液状石蜡），嘱患者张口呼吸，放松肛门括约肌，边插边观察，检查中发现黏膜异常，取黏膜活检。②注气、插镜时，患者会感到腹胀不适，嘱其做缓慢深呼吸；对于过分紧张或高度肠痉挛的受检者，酌情使用镇静剂或解痉药物。③检查过程中应注意观察患者的面色、脉搏及腹痛、腹胀等不适主诉，必要时测血压或终止检查。若出现面色、呼吸、脉搏改变，应停止插镜，同时建立静脉通路以备抢救及术中用药。

（3）协助退镜：退镜过程中再次观察病变。取出肠镜前，尽可能吸出肠腔内气体，以减少术后腹胀不适。

3．术后护理

（1）检查结束后，观察患者15～30min再离去。嘱患者注意卧床休息，作好肛门清洁。患者术后应进少渣饮食3天。如行息肉摘除、止血治疗者，应给予抗生素治疗、半流质饮食和适当休息 3 ～ 4 天，避免剧烈运动。

（2）注意观察患者腹胀、腹痛及排便情况。腹胀明显者，可行内镜下排气；观察粪便颜色，必要时行粪便隐血试验；腹痛明显或排血便者应留院继续观察。如发现剧烈腹痛、腹胀、面色苍白、心率增快、血压下降、排便次数增多且呈黑色，提示并发肠出血、肠穿孔，应及时报告医生，协助处理。

（3）作好内镜的消毒工作，妥善保管，避免交叉感染。

（邹智杰　陈　垦）

第五章　泌尿系统疾病患者的护理

第一节　概　述

学习目标

通过本节内容的学习，学生应能够：

◎ 识记

说出肾性水肿、血尿、蛋白尿、尿路刺激征的概念，肾的滤过功能、内分泌功能。

◎ 理解

1．归纳泌尿系统常见的症状、泌尿系统的实验室和其他检查。

2．总结肾性水肿发生的机制、肾性高血压发生的机制。

◎ 运用

评估、护理肾性水肿的患者。

【泌尿系统的解剖与生理功能】

泌尿系统由肾、输尿管、膀胱、尿道及有关的血管和神经组成，其主要功能是生成和排泄尿液。其中肾是最重要的器官，它不仅通过尿液排泄机体的代谢废物，调节水、电解质和酸碱平衡，维持机体内环境的稳定，而且可产生多种重要的内分泌激素。

（一）肾的解剖学结构

1．肾的位置和形态　肾为腹膜后脏器，位于脊柱腰段两侧，左右各一。肾外形似蚕豆，中央为肾门，是肾动静脉、输尿管、神经和淋巴管出入之处。

2．肾实质　肾为实质性脏器，肾实质分为皮质和髓质两部分（图 5-1）。肾实质的外层为

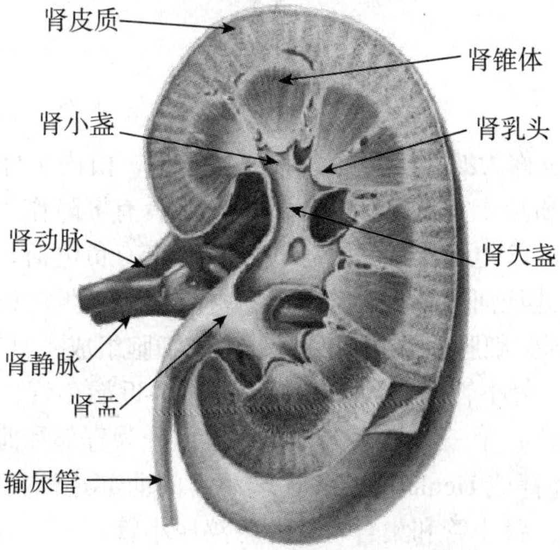

图 5-1　肾脏冠状面图

皮质，厚度约为1cm，呈红褐色，该层主要由肾小体和肾小管构成。皮质的深层为髓质，占整个肾实质的2/3，该层的血管少，致密而有条纹。髓质由8～18个肾锥体（主要由集合管构成）组成，锥体尖端称为肾乳头，其上有若干小孔，为集合管的开口。每1～2个肾乳头被一个漏斗状的肾小盏包绕，2～3个肾小盏汇合成肾大盏，肾大盏最终合成肾盂，肾盂向下逐渐缩小连续于输尿管。

3．肾的血管 肾动脉由腹主动脉分出，进入肾门后，不断发出分支，逐级变细，经肾髓质和肾皮质，最终分支为入球小动脉进入肾小球，再汇成出球小动脉，离开肾小球，而后逐级汇聚为肾静脉，最终流入下腔静脉。

肾的血液循环特点：肾动脉直接起始于腹主动脉，血流量大，约占心排血量的25%，为全身灌流量最大的器官。此外，肾皮质血流量大，约占肾血流量的90%以上，流速快；肾髓质的血流量小，不到肾血流量的10%，且流速慢。通常所说的肾血流量主要指肾皮质血流量。

（二）肾的组织学结构

1．肾单位 是肾结构和功能的基本单位，每个肾有100万个以上的肾单位（图5-2）。肾单位由肾小体和肾小管组成，肾小体包括肾小球和肾小囊两部分。肾小球也称为血管球，核心是一团毛细血管球，其两端分别为口径较粗的入球小动脉和口径较细的出球小动脉。这种入口粗、出口细的结构对于维持有效滤过压具有重要的意义。肾小球毛细血管间的支持组织称为肾小球系膜，具有支持、吞噬、收缩、合成和分泌的作用。肾小囊由内外两层构成。内层也称为脏层，是肾小球滤过膜的组成部分之一，外层也称为壁层，两层间为囊腔，连接肾小管。

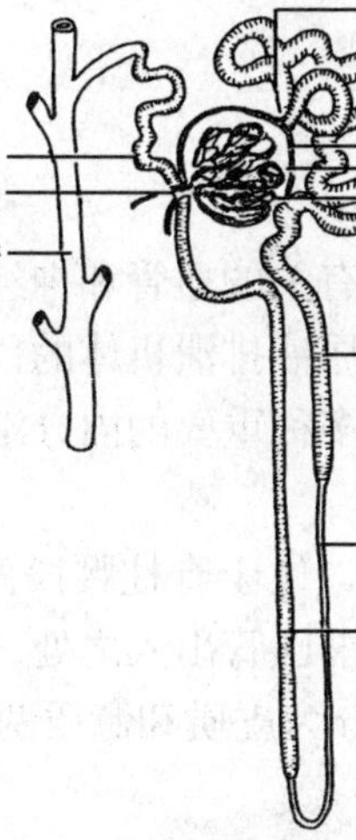

图5-2 肾单位组成

2．肾小球滤过膜 也称为滤过屏障，包括3层结构，由内至外依次为：①毛细血管内皮细胞；②基膜；③肾小囊脏层上皮细胞。肾小球滤过膜具有屏障作用：①机械屏障：仅允许一定大小的蛋白质分子通过；②电荷屏障：肾小球滤过膜带有负电荷，可以阻止带负电荷的蛋白质（如白蛋白）通过。上述任何一种屏障作用被破坏均会引起蛋白尿的产生。

3．肾小球旁器 由球旁细胞、致密斑和球外系膜细胞组成，具有分泌肾素的功能。

4．肾小管和集合管 肾小管可分为3段，第一段为近端小管，走行曲直，可进一步分为曲部和直部；第二段为细段；第三段为远端小管，也可分为直部和曲部。近端与远端小管直部和细段连成U形，称为髓袢或Henle袢。各远端小管的曲部逐渐汇聚到集合管，集合管沿肾锥体下行，开口于肾小盏。肾小管和集合管统称为泌尿小管。

（三）肾的生理功能

1．肾小球的滤过功能

（1）肾小球滤过率（glomerular filtration rate，GFR）：单位时间内肾小球滤过的血浆量称为肾小球滤过率，其大小与体表面积有关，一般正常成人 GFR 为 $125 \pm 15ml/(min \cdot 1.73m^2)$，意义为体表面积为 $1.73m^2$ 的个体，其肾小球滤过率为 $125 \pm 15ml/min$。

（2）有效滤过压：肾小球滤过作用的动力是有效滤过压。有效滤过压 = 肾小球毛细血管血压 −（血浆胶体渗透压 + 肾小囊内压）。当动脉血压维持在 80 ～ 180mmHg 时，肾的血流量将保持不变，肾小球毛细血管血压相对稳定，GFR 基本保持不变；当动脉压小于 80mmHg 时，肾小球毛细血管血压下降，GFR 下降，临床上表现为少尿或无尿；当动脉血压下降到 40 ～ 50mmHg 或以下时，GFR 下降到 0，尿液生成将会停止。

（3）肾小球滤过膜的变化：肾小球滤过膜具有屏障作用和滤过面积大的特点。小分子量的物质可以自由通过，其中又以带正电荷的物质易于通过，如葡萄糖、多肽、尿素、电解质和水等。大分子的蛋白质因分子量大且多带有负电荷而不易被滤过。当肾小球的滤过膜受损时，其机械和电荷屏障的作用减弱，正常情况下不被滤出的某些蛋白质或红细胞开始被滤过并出现于尿液中，临床上表现为蛋白尿或血尿。当滤过膜的面积减少时则会出现少尿或无尿。

2．肾小管和集合管的重吸收和分泌功能　机体的代谢产物如尿素、肌酐、尿酸、肌酸等由肾小球滤过后通过肾小管排出体外。除了由肾小球滤过外，肾小管尚可直接分泌某些代谢产物，如肌酐、氢离子、钾离子等。肾小管和集合管尚有重吸收过程，重吸收的主要场所为近曲小管，葡萄糖、小分子蛋白质、氨基酸以及碳酸氢根可全部被重吸收。

3．肾对酸碱平衡的调节　肾对 pH 的调节主要通过以下方式完成：①肾小管细胞重吸收 $NaHCO_3$，保留和维持必需的碱储备；②肾小管细胞可分泌 NH_3，并不断扩散入肾小管腔内，与管腔内的强酸盐负离子（Cl^-、SO_4^{2-} 等）结合成 NH_4Cl 或 $(NH_4)_2SO_4$ 等铵盐形式随尿排出体外；③肾小管所分泌的 H^+ 可与滤液中 Na_2HPO_4 所离解的 Na^+ 进行交换，使 Na_2HPO_4 转变成 NaH_2PO_4 排出体外，从而使尿液酸化。

4．肾的内分泌功能

（1）肾素：由肾小球旁器分泌，参与血压和肾血流的调节。肾的灌注压下降、限制盐的摄入、体位改变、寒冷刺激等因素使交感神经兴奋时均会刺激肾素的分泌。

（2）促红细胞生成素（EPO）：肾内产生，可促进骨髓生成红细胞。贫血可刺激 EPO 生成。

（3）1α- 羟化酶：可将 25-（OH）D_3 进一步羟化为具有活性的 1,25-$(OH)_2D_3$，即活性维生素 D。1,25-$(OH)_2D_3$ 的主要作用是直接促进小肠对 Ca^{2+} 的吸收，还可以促进骨骼的钙化。

（4）激肽释放酶：促使小动脉扩张，增加肾血流，促进水钠的排泄，从而降低血压。

（5）前列腺素：作用与激肽释放酶类似。

【泌尿系统疾病常见症状】

（一）肾性水肿

1．概念　由肾疾病引起的水肿称为肾性水肿。按照水肿的范围，临床上分为四级：水肿局限于足踝、小腿，以"+"表示；水肿涉及全下肢以"+ +"表示；水肿涉及下肢、腹壁及外阴，以"+ + +"表示；全身水肿，即有胸、腹膜腔积液或心包腔积液，以"+ + + +"表示。

2．常见原因　按照其发生的原因可以分为两大类：①肾病性水肿：主要因长期大量蛋白尿造成血浆蛋白过低产生水肿。多见于肾病综合征。②肾炎性水肿：主要因 GFR 下降引起水肿。多见于急、慢性肾炎。

3．临床特点　肾性水肿多发生于组织疏松部位，如眼睑和颜面部，晨起时尤其明显，能下床活动者下午可出现明显下肢水肿；严重时可以波及全身。肾病性水肿为可凹性，肾炎和急性肾衰竭水肿多为非可凹性。

（二）肾性高血压

1．概念 由肾疾病引起的高血压称为肾性高血压。

2．常见原因 根据其发生机制可以分为容量依赖型和肾素依赖型两类。容量依赖型通过限制水钠的摄入或促进其排泄有助于控制高血压。肾素依赖型应用血管紧张素转换酶抑制剂（ACEI）有助于控制血压。肾性高血压多数为容量依赖型，但两型高血压常混合存在，很难截然分开。

3．临床特点 可为肾疾病患者的首发症状。可伴有头昏、头痛、失眠、记忆力下降、贫血、水肿等症状。持续存在的高血压是导致肾功能损害的重要因素，故应积极控制。

（三）蛋白尿

1．概念 若尿蛋白定量持续超过 150mg/24h 或尿蛋白 / 肌酐＞ 200mg/g，或尿蛋白定性试验持续阳性，则称为蛋白尿。若尿蛋白定量超过 3.5g/24h，称为大量蛋白尿。

2．常见原因 常见于肾小球疾病、肾小管疾病、全身性疾病或其他系统疾病如系统性红斑狼疮、过敏性紫癜、多发性骨髓瘤等。根据产生原因不同可分为：①肾小球性蛋白尿：由肾小球滤过膜受损、通透性增高，肾小球滤出的蛋白质增多，超过了肾小管的重吸收功能所致。多见于各种肾小球疾病。当病变轻时，尿中的蛋白质以中小分子的蛋白质，如白蛋白为主，称为选择性蛋白尿；当肾小球病变严重时，尿中除出现中小分子蛋白质外，IgG 等大分子的蛋白质也被排泄出来，称为非选择性蛋白尿。②肾小管性蛋白尿：当肾小球的滤过功能正常，但肾小管重吸收功能下降时出现。此时，一些被肾小球正常滤过的小分子的蛋白质，如溶菌酶等出现在尿液中并被排出。③溢出性蛋白尿：肾小球和肾小管功能正常，血液中出现异常蛋白经肾小球滤过、肾小管不能完全重吸收，常见于异常免疫球蛋白血症、血红蛋白和肌红蛋白尿、溶菌酶血症等疾病。④生理性蛋白尿：因体位（如直立位或脊柱前凸姿势）、运动、发热或寒冷等因素引起的蛋白尿，一般尿蛋白定量＜ 1g/24h，持续时间短，多为一过性，诱因去除后蛋白尿消失。

3．临床特点 少量蛋白尿常在体检时发现，中等或大量蛋白尿表现为泡沫尿，即尿液表面有细小且不易消失的泡沫。患者常常忽视这一表现，多在别人提醒后才注意到。蛋白尿可伴有水肿、高血压、贫血、血尿等。

（四）血尿

1．概念 新鲜尿沉渣光镜下每高倍视野红细胞数超过 3 个，或尿红细胞计数超过 10^5/ml，或 1h 尿红细胞计数超过 10 万，称为镜下血尿。1L 尿液中含有 1ml 血或外观呈洗肉水样、血样、酱油色或有血凝块时，称为肉眼血尿。

2．常见原因 根据血尿的来源可以分为：①肾小球源性：红细胞通过受损的肾小球滤过膜被挤压受损、变形，在光镜下这些红细胞形态不均一，表现为容积变小、形态异常甚至破裂。多见于肾小球疾病，特别是肾小球肾炎。②非肾小球源性：血尿中红细胞的形态正常均一，多见于结石、肿瘤、感染或外伤等导致的血尿。

3．临床特点 无痛性的多形性血尿见于肾小球疾病，无痛性的均一性的血尿多见于肿瘤等。伴有尿路刺激征为尿路感染所致，伴有肾绞痛多为泌尿系结石所致。

（五）白细胞尿

新鲜尿离心沉渣光镜下每高倍镜视野白细胞超过 5 个称为白细胞尿，也称为脓尿。留取清洁中段尿标本，每高倍镜视野均可见到细菌，或者尿细菌培养菌落计数超过 10^5/ml，称为细菌尿，提示尿路感染。

（六）排尿异常

1．尿量异常 正常成人尿量为 1000 ～ 2000ml/24h，尿量＜ 400ml/24h 称为少尿，＜ 100ml/24h

称为无尿。尿量＞ 2500ml/24h 称为多尿，生理性多尿如大量饮水，病理性多尿如糖尿病、急性肾衰竭多尿期等。夜尿量多于白天尿量或夜尿量持续多于 750ml 称为夜尿增多，可见于肾功能受损的早期。

2．尿路刺激征 尿意频繁而尿量不多称为尿频，一有尿意就急不可待要排尿称为尿急，排尿时膀胱区和尿道感到痉挛样疼痛或烧灼感称为尿痛。尿频、尿急、尿痛统称为尿路刺激征。常为膀胱三角区及膀胱颈受刺激所致，为尿路感染的常见症状，也可见于尿路结核、膀胱肿瘤、膀胱容量减少及膀胱神经调节功能失调等。

3．尿潴留 是由于排尿障碍致尿液停留于膀胱内，若膀胱长期过度膨胀，压力高，尿液不能随意控制而会出现尿失禁，称为充溢性尿失禁或假性尿失禁。长期尿潴留可引起双侧输尿管和肾积水，并易致尿路感染。多见于膀胱颈和尿道任何部位的梗阻及神经源性膀胱等。耻骨联合上方叩诊呈圆形浊音区。

4．尿失禁 指由于膀胱括约肌损伤或神经功能障碍而丧失排尿控制能力，使尿液不自主地流出。根据成因不同可分为：①真性尿失禁：由于膀胱的神经功能障碍或受损所致；②充溢性尿失禁：又称假性尿失禁，由尿潴留所致；③压力性尿失禁：由于膀胱括约肌松弛、骨盆底部肌肉和韧带松弛，当腹腔压力突然增加时有尿液流出；④急迫性尿失禁：多见于膀胱炎、前列腺手术后等。

（七）肾区疼痛和肾绞痛

肾实质无感觉神经分布，病损时无疼痛感，但肾被膜、输尿管和肾盂有来自 T_{10} ～ L_1 段的感觉神经，肾被膜受牵拉致单侧或双侧肾区持续或间歇性隐痛或钝痛称为肾区疼痛，多见于急、慢性肾疾病。输尿管结石嵌顿时多表现为患侧发作性绞痛，并向下腹、会阴、大腿内侧放射，常伴血尿，称为肾绞痛。

【泌尿系统常用实验室及其他检查】

（一）尿液检查

1．即时尿检查 通常以清晨第一次尿标本最理想，因晨尿较浓缩、偏酸性，有形成分相对多且较为完整，也不受饮食因素干扰。检查有无蛋白尿、血尿及管型尿等。

2．24h 尿检查 主要用于对尿液中各种物质的定量检查，主要有尿蛋白、尿肌酐、尿电解质等项目。

（二）肾功能检查

1．血液尿素氮（blood urea nitrogen，BUN）测定 血尿素氮增高提示肾小球功能受损，但其敏感度不如肌酐清除率，故本指标仅为肾小球滤过功能的筛选指标。正常值是 2.9 ～ 7.5mmol/L。

2．血肌酐（serum creatinine，SCr）测定 血肌酐的正常范围是 70 ～ 130μmol/L。当肾小球滤过率下降到正常的 1/3 时，血肌酐才开始升高，提示肾实质受损。此时，多数患者已进入肾功能不全期，因此，该项指标不是检测肾小球功能受损的早期可靠指标。

3．内生肌酐清除率（endogenous creatinine clearance rate，Ccr）测定 内生肌酐清除率是指肾在单位时间内将若干毫升血浆中的内生肌酐全部清除的能力。Ccr 的测定是目前较简便而可靠的反映肾小球滤过功能的一种方法，是反映早期肾小球功能下降的指标。正常范围是 80 ～ 120ml/min。

（三）肾影像学检查

包括超声、尿路平片、静脉尿路造影及逆行造影、肾动脉造影、肾 CT 等检查。对于判断肾大小、肾结石、肾囊肿、肾肿瘤和梗阻性肾病等具有重要意义。

（四）肾活检病理检查

主要用于判断不明原因的蛋白尿、肾小球性血尿、不明原因的肾衰竭等情况，作为对肾疾病的诊断、判断预后和指导治疗的重要手段。常见的并发症有血尿、腰痛、肾周围血肿等。

【泌尿系统护理评估要点】

（一）病史及心理社会资料

1．入院原因 重点评估患者目前的主要症状及其严重程度。

（1）水肿：评估水肿的部位、程度，水肿是否与体位有关。有无胸腔积液、腹水症状，如胸胀、憋气、腹胀等，是否影响呼吸和睡眠，便于决策水、钠的限制，体位及皮肤、睡眠等的护理。

（2）高血压：血压增高的程度，有哪些伴发症状，用过哪些降压药、疗效如何，注意有无烦躁不安、恶心呕吐等高血压危象、高血压脑病的先兆症状，若存在应及时报告医生。

（3）尿量及尿的性质：患者每日尿量，如尿量＜400ml/d，甚至＜100ml/d，提示病情严重，应及时向医师报告，观察尿的性质，肉眼观看有否血尿、泡沫尿。了解尿液化验报告的结果，有利于评估疾病的严重程度。

（4）有无腰痛、尿路刺激症状：肾盂肾炎多有腰痛及尿频、尿急、尿痛等症状，急需给予必要的护理，缓解其不适感。

2．既往史、家族史、过敏史及服药情况 既往有无糖尿病、系统性红斑狼疮、过敏性紫癜病史，或急性肾炎史，治疗如何；家族中有无此类肾炎患者；对食物、药物有无过敏；经常服用的药物是否对肾有损害。

3．日常生活及自理程度 了解患者的饮食习惯，是否喜食咸类食品，有否偏食，目前生活能否自理，以便为护理措施提供依据。

4．心理社会资料 是否由于对疾病缺乏了解，造成患者和家属的恐惧和焦虑情绪，以及疾病所带来的经济负担等。

（二）身体评估

监测生命体征。体温增高常因并发感染；脉搏频率和节律的变化常因肾功能不全、电解质紊乱导致心律失常；呼吸深而快提示肾功能不全导致代谢性酸中毒的可能。评估意识状态，如有嗜睡甚至昏迷等出现，提示病情严重。营养状况，有无贫血、贫血程度。水肿部位、程度，局部有无皮肤破损等。皮肤有无因瘙痒抓破的痕迹。泌尿系统疾病患者常因呼吸道感染使疾病呈急性发作，护理人员胸部听诊有无干湿啰音、心律失常等阳性体征。

（三）辅助检查

重点监测下列项目：①血常规：红细胞及血红蛋白数值提示有无贫血，白细胞总数及分类提示有无感染；②尿液检查：尿液中红细胞、蛋白质及管型的数量常为诊断肾疾病的依据；③肾功能检查：内生肌酐清除率（Ccr）、血肌酐（SCr）、血尿素氮（BUN）检查的数值，判断肾功能损害的程度；④其他血生化检查：重点了解血钠、钾的数值，注意有无电解质紊乱及酸碱失衡，应及时向医生报告，协助采取措施，同时血生化检查可为饮食计划提供调整的依据。

【泌尿系统常用护理诊断、护理计划及评价】

（一）常用护理诊断

1．体液过多 与体内水钠潴留、低蛋白血症有关。

2．活动无耐力 与贫血、代谢产物潴留有关；与肾疾病导致全身衰竭有关。

3．有皮肤完整性受损的危险 与皮肤水肿、皮肤瘙痒有关。

4．有感染的危险 与机体抵抗力下降、腹膜或血液透析有关。

5．营养失调：低于机体需要量 与纳差、尿蛋白排出过多有关。

6．知识缺乏：缺乏肾疾病的有关防治知识。

（二）护理计划及评价（举例）

体液过多　与体内水钠潴留、低蛋白血症有关

1．护理目标

（1）患者能叙述水肿形成的原因及诱因。

（2）自觉接受护患共同制订的饮食计划。

（3）患者水肿明显减轻或消退。

2．护理措施

（1）休息：严重水肿需卧床休息，平卧可增加肾血流量，减少水钠潴留。轻度水肿应根据病情适当活动。

（2）饮食护理：限制水钠和蛋白质摄入。①水盐摄入：轻度水肿尿量 > 1000ml/d，不用过分限水，钠盐限制在3g/d以内，应包括含钠食物及饮料，如香肠、咸肉、罐头食品等；严重水肿伴少尿每日摄水量应限制在1000ml以内，给予无盐饮食，即每天主副食中含钠量 < 700mg，低盐或无盐饮食烹饪时可用糖、醋、蒜等调味品，以增加食欲。②蛋白质摄入：应根据患者肾功能情况进行调整。详见第九节慢性肾衰竭部分。

（3）病情观察：①询问患者有何不适、进食情况；②观察水肿部位及程度的变化，有胸腔积液者注意呼吸频率，体位要舒适，有腹水要测腹围；③准确记录出入量，出量包括尿量、排便量、呕吐物，进行透析治疗者记录超滤液量，入量包括食物含水量、饮水量及输液量；④隔日测量体重，根据体重变化能有效观察水肿消长情况。

（4）疾病知识指导：向患者及家属讲解造成水肿的原因，需与医护配合。肾性水肿主要是肾功能受损引起水钠在体内过多潴留，还有大量尿蛋白丢失，使体内血浆蛋白降低，导致水肿。慢性肾疾病，常因上呼吸道感染或其他部位感染、过劳过累、情绪变化、摄水盐过多而使病情加重。因此，避免上述诱因极为重要。

（5）药物护理：按医嘱给予利尿剂，注意监测电解质情况。

3．护理评价

（1）患者自觉按制订的计划限制钠盐及水的入量。

（2）水肿明显减退。

（3）患者知道水肿的原因和诱因，并会避免诱因。

小　结

1. 肾单位是肾结构和功能的基本单位。肾小球滤过膜具有机械屏障和电荷屏障的作用。

2. 肾除排泄功能外，还具有重要的内分泌功能，分泌的内分泌激素主要是肾素、促红细胞生成素等。

3. 肾性水肿可分为肾病性水肿和肾炎性水肿；肾性高血压分为容量依赖型和肾素依赖型。

4. 蛋白尿、血尿、尿路刺激征等都是泌尿系统常见症状。

5. 内生肌酐清除率是提示肾功能减退的早期、敏感指标。

6. 掌握肾性水肿患者饮食、药物和病情观察的要点。

（陆　悦）

第二节　肾小球疾病概述

肾小球疾病是一组有相似的临床表现（如血尿、蛋白尿、高血压等），但病因、发病机制、病理改变、病程和预后不尽相同，病变主要累及双侧肾小球的疾病。可分为原发性、继发性、遗传性三大类：原发性肾小球疾病常病因不明，继发性肾小球疾病系指全身性疾病（如系统性红斑狼疮、糖尿病等）中的肾小球损害，遗传性肾小球疾病为遗传变异所致的肾小球疾病（如 Alport 综合征、薄基底膜肾病等）。本节主要介绍原发性肾小球疾病，它在肾小球疾病中占大多数，且是我国引起慢性肾衰竭的主要原因。

【原发性肾小球疾病的分型】

（一）原发性肾小球疾病的临床分型

根据我国 1992 年原发性肾小球疾病分型标准，分为：

1．急性肾小球肾炎（acute glomerulonephritis，AGN）

2．急进性肾小球肾炎（rapidly progressive glomerulonephritis，RPGN）

3．慢性肾小球肾炎（chronic glomerulonephritis，CGN）

4．无症状性血尿和（或）蛋白尿（asymptomatic hematuria and/or proteinuria），以前称为隐匿性肾小球肾炎（latent glomerulonephritis）

5．肾病综合征（nephrotic syndrome，NS）

（二）原发性肾小球疾病的病理分型

根据世界卫生组织（WHO）1995 年制订的肾小球疾病病理学分类标准，分为：

1．轻微性肾小球病变（minor glomerular abnormalities）

2．局灶性节段性病变（focal segmental lesions），包括局灶性肾小球肾炎（focal glomerulonephritis）

3．弥漫性肾小球肾炎（diffuse glomerulonephritis）

（1）膜性肾病（membranous nephropathy）

（2）增生性肾炎（proliferative glomerulonephritis），包括：①系膜增生性肾小球肾炎（mesangial proliferative glomerulonephritis）；②毛细血管内增生性肾小球肾炎（endocapillary proliferative glomerulonephritis）；③系膜毛细血管性肾小球肾炎（mesangiocapillary glomerulonephritis），又称为膜增生性肾小球肾炎（membranous proliferative glomerulonephritis，MPGN）；④新月体和坏死性肾小球肾炎（crescentic and necrotizing glomerulonephritis）

（3）硬化性肾小球肾炎（sclerosing glomerulonephritis）

4．未分类的肾小球肾炎（unclassified glomerulonephritis）

肾小球疾病的临床和病理类型之间存在一定的联系，一种临床类型可以存在不同的病理类型，一种病理类型在临床上又可以呈现出多种不同的临床表现。

【病因和发病机制】

肾小球疾病目前病因未明。目前认为，多数肾小球疾病为免疫介导性炎症疾病。免疫机制是肾小球疾病的始发机制，其中也有炎症介质的参与。在慢性进展过程中也有非免疫、非炎症因素参与。

（一）免疫反应

1．体液免疫

（1）循环免疫复合物（circulating immune complex，CIC）的沉积：某些外源性抗原（如致肾炎株链球菌的某些成分）或内源性抗原（如天然 DNA）能刺激机体产生相应的抗体，并在血循环中形成免疫复合物，沉积于肾小球，激活炎症介质，引起炎症。一般认为，肾小球系膜区和（或）内皮下的免疫复合物常源自循环免疫复合物。

（2）原位免疫复合物的形成：血循环中的游离抗体与肾小球固有抗原（如肾小球基膜抗原、足细胞抗原）或种植于肾小球的外源性抗原结合，在局部形成免疫复合物而导致炎症。一般认为肾小球基膜上皮细胞一侧的免疫复合物常源自于原位免疫复合物。

（3）自身抗体：某些自身抗体，如抗中性粒细胞胞浆抗体，可以通过与中性粒细胞、血管内皮细胞以及补体活化的相互作用造成肾小球的免疫炎症反应。

2．细胞免疫　近年研究发现，某些类型的肾小球疾病中，有单核细胞以及血管通透因子的参与，肾炎动物模型也提供了细胞免疫证据。因此，细胞免疫在肾小球肾炎发病机制中的重要作用逐渐得到认可。

（二）炎症反应

始发的免疫反应需引起炎症反应才能导致肾小球损伤及其临床症状。炎症介导系统可分为炎症细胞和炎症介质两大类。①炎症细胞：主要包括单核巨噬细胞、中性粒细胞、血小板等；②炎症介质：经典的如补体、血管活性胺等，近年来细胞因子、细胞黏附分子、活性氧等炎症介质逐渐被认识，并证实在肾炎发病机制中起重要作用。炎症细胞可以产生炎症介质，炎症介质又可以趋化、激活炎症细胞，同时各种炎症介质间也会发生相互作用。

（三）非免疫非炎症损伤

高血压、蛋白尿等非免疫非炎症因素主要参与疾病的慢性进展过程，有时成为病变持续和恶化的因素。长期高血压会导致肾小球内高压，加重肾病变。大量蛋白尿可作为独立致病因素使肾病变加重。高脂血症是加重肾小球损伤的重要因素之一。

（陆　悦）

第三节　急性肾小球肾炎

学习目标

通过本节内容的学习，学生应能够：

◎ 识记

说出急性肾小球肾炎的概念。

◎ 理解

归纳急性肾小球肾炎的病因及发病机制、临床表现、有关检查和治疗要点。

◎ 运用

对急性肾小球肾炎患者进行护理和健康教育。

急性肾小球肾炎（acute glomerulonephritis，AGN），简称急性肾炎，是一组起病急、病程短，以血尿、蛋白尿、水肿和高血压，可伴有一过性肾功能不全为主要临床表现的肾小球疾病。临床大多数为急性链球菌感染后肾小球肾炎，其他细菌、病毒和寄生虫感染后也可引起。本节主要介绍链球菌感染后急性肾炎。本病是儿童常见的一种肾病，以 3 ～ 8 岁多见，男性多于女性。本病大多数预后良好，常在数月内自愈。

【病因及发病机制】

本病多由β-溶血性链球菌A组12型和49型等“致肾炎菌株”感染所致，常表现为上呼吸道感染（如扁桃体炎、咽炎）或于皮肤脓疱疮等链球菌感染后出现。其他细菌、病毒感染也可引起急性肾炎。

发病主要是由于感染所诱发的免疫反应，目前认为链球菌致病抗原是胞质成分（内链素）或分泌蛋白（如胞壁M蛋白或胞质中的分泌蛋白）。链球菌的致病抗原诱发免疫反应后，刺激机体产生抗体，形成循环免疫复合物沉积于肾小球致病，或种植于肾小球的抗原与循环中特异抗体相结合形成原位免疫复合物而致病。肾小球内的免疫复合物可激活补体、中性粒细胞、单核细胞及其他炎症介质等，导致发生肾弥漫性的病变。

病变类型为毛细血管内增生性肾小球肾炎。光镜下多为弥漫性肾小球病变，以肾小球内皮细胞及系膜细胞增生为主要表现。

【临床表现】

（一）潜伏期

在链球菌感染后1～3周开始出现临床症状。潜伏期相当于机体接触抗原后，发生免疫反应产生免疫复合物所需时间。呼吸道感染者潜伏期较皮肤感染短。起病多较急，病情轻重不一，轻者仅表现为镜下血尿及血清补体异常，重者可有急性肾衰竭、急性左心衰竭、高血压脑病等。大多预后良好。

（二）水肿

80%以上患者出现水肿，常为起病的首发症状。轻者多表现为晨起眼睑水肿，颜面肿胀感；少数严重者出现全身水肿，如胸腔积液、腹水及双下肢水肿，呈可凹性。大部分患者于2～4周自行利尿、消肿。严重水钠潴留会引起急性左心衰竭。水肿主要为肾小球滤过率下降、球管功能失衡导致水钠潴留所致。

（三）血尿及肾功能损害

1. 血尿 几乎见于所有患者，常为起病首发症状，约30%为肉眼血尿，尿液呈混浊红棕色洗肉水样。肉眼血尿多持续数日后消失，也可持续数周后转为镜下血尿。

2. 肾功能损害 尿量减少见于大部分患者起病初期，可因少尿出现一过性氮质血症，1～2周后随尿量增加而恢复，仅极少数患者表现为急性肾衰竭。

（四）高血压

见于80%的患者，多为一过性的轻、中度高血压，严重时可发生高血压脑病。其发生主要由于水钠潴留、血容量扩大，故大多数患者于利尿消肿后血压可降至正常。

（五）其他表现

可有原发感染灶的表现及全身症状，如头痛、食欲减退、恶心、呕吐、疲乏无力、精神不振。部分患者有发热，体温一般在38℃左右。

【实验室及其他检查】

1. 尿液检查 几乎所有患者均有镜下血尿，尿沉渣中可见白细胞及管型（红细胞管型、白细胞管型、颗粒管型）等。尿蛋白多为+～++，少数患者可有大量蛋白尿。

2. 抗链球菌溶血素“O”抗体测定 阳性率在50%～80%，常于链球菌感染后2～3周出现，3～5周滴度达高峰，而后逐渐下降。明显升高表明近期有链球菌感染，其滴度的高低与链球菌感染的严重性直接相关，但早期接受抗生素治疗者不易检出。

3. 血清补体测定 发病早期血清总补体及补体C3均明显下降，6～8周内逐渐恢复至正常。部分患者起病早期循环免疫复合物试验阳性。

4. 肾功能检查 肾小球滤过率呈不同程度下降，血尿素氮、肌酐可短期或持续升高。

5．肾活组织病理检查　肾活组织病理检查是确诊急性肾炎的最主要手段，病理类型为毛细血管内增生性肾小球肾炎。

【诊断要点】

根据链球菌感染后，1 ～ 3 周发生血尿、蛋白尿、水肿和高血压，甚至少尿及肾功能不全，伴血清 C3 下降等表现，诊断多无困难。临床表现不明显者，必要时可做肾活组织检查，以明确诊断。

【治疗要点】

本病治疗以休息及对症治疗为主。对少数急性肾衰竭患者可予透析治疗。在发病 2 周内可用抗生素控制原发感染灶。一般不使用激素及细胞毒类药物。

（一）休息

急性期应卧床休息，心身休息可使新陈代谢率降低，代谢废物产生减少，可减轻肾负担。待肉眼血尿消失、水肿消退及血压、血肌酐恢复正常后，可逐步增加活动量。

（二）饮食

详见饮食护理部分。

（三）对症治疗

1．利尿剂　水肿严重者可应用利尿剂，噻嗪类利尿剂如氢氯噻嗪（双氢克尿噻）25 ～ 50mg，每日 2 ～ 3 次。必要时可用呋塞米或依他尼酸，呋塞米（速尿）20 ～ 60mg，每日 3 次，以上两药在肾小球滤过功能严重受损时仍有利尿作用。也可用留钾利尿药，如氨苯蝶啶 50mg，每日 3 次。

2．降压药物　休息、低盐和利尿后高血压控制仍不满意时，可加用降压药物，如血管紧张素转换酶抑制剂（ACEI），其中的卡托普利（开博通）25mg，每日 3 次，近年研究证实此药具有降压、减少尿蛋白和保护肾功能作用；还有血管紧张素Ⅱ受体拮抗剂，如氯沙坦等。钙通道阻滞剂如硝苯地平 30 ～ 40mg，每天 1 次。高血压危象或高血压脑病者可用静脉降压药物。

（四）治疗感染灶

由于本病主要为链球菌感染后造成的免疫反应所致，急性肾炎发作时感染灶多数已经得到控制。因此，以往主张病初注射青霉素 10 ～ 14 天（过敏者可用大环内酯类抗生素），但对其必要性现有争议。对于反复发作的慢性扁桃体炎，待病情稳定后（尿蛋白少于 +，尿沉渣红细胞少于 10/HP）可考虑做扁桃体摘除术，术前、术后 2 周需注射青霉素。

（五）透析治疗

对少数发生急性肾衰竭而有透析指征者，应及时给予透析治疗以帮助患者度过急性期。由于本病具有自愈倾向，肾功能多可逐渐恢复，一般不需要长期维持透析。

【主要护理措施】

（一）一般护理

1．休息　起病 1 ～ 2 周内应卧床休息，能够改善肾血流量和减少并发症发生，直至肉眼血尿消失、尿液检查基本正常、水肿消退及血压恢复正常，即可下床在室内活动或到户外散步。2 ～ 3 个月后红细胞沉降率正常时，可恢复轻度工作或上学，但应避免劳累及体育活动。1 年后方可恢复正常活动。

2．皮肤护理　水肿较重患者应注意衣服柔软、宽松；长期卧床者，经常更换体位，避免皮肤长时间受压；年老体弱者，可协助其翻身或用软垫支撑受压部位。水肿患者皮肤菲薄，易发生破损而感染，故应协助患者做好皮肤的清洁，清洁时动作要轻柔，避免损伤皮肤。此外，为水肿患者肌注时，应将水肿皮肤推向一侧后进针，拔针后用无菌干棉球按压穿刺部位，以防进针口渗液而发生感染。

（二）饮食护理

急性期应严格限制钠的摄入量，以减轻水肿和高血压及心脏负担，一般每日盐的摄入量应低于3g。病情好转、水肿消退、血压下降后，可由低盐饮食逐渐转为正常饮食。肾功能正常者蛋白摄入量正常，每日每千克体重1g；肾功能失代偿时限制蛋白质摄入，仅给予优质蛋白（牛奶、瘦肉、鱼、鸡蛋）；水肿严重且少尿时应限制液体入量，水入量不超过前一天出液量加500ml。

（三）病情观察

①记录24h出入液量，监测尿量和尿色的变化。②监测生命体征，尤其是血压，如血压逐渐恢复正常，表明病情好转；若出现剧烈头痛、血压突然增高、呕吐等应及时向医生报告，警惕高血压脑病。③定期测量患者体重，观察水肿的消长情况。④监测实验室检查，包括尿常规、血肌酐、尿素氮、血浆蛋白等。⑤观察皮肤有无红肿、破损和化脓等发生。

（四）用药护理

1．利尿 遵医嘱使用利尿剂，观察药物疗效及不良反应。长期使用利尿剂应监测血清电解质和酸碱平衡情况，观察有无低钾血症、低钠血症等。低钾血症表现为肌无力、腹胀、恶心、呕吐、心律失常等。低钠血症表现为无力、恶心、肌痛性痉挛、意识淡漠和嗜睡等。利尿过快、过猛还可导致有效血容量不足，出现恶心、直立性晕厥、口干、心悸等症状。出现以上症状应及时向医生报告。

2．合理使用抗生素 有上呼吸道或皮肤感染者，选用无肾毒性抗生素治疗，如青霉素、头孢菌素等，一般不主张长期预防性使用抗生素。反复发作的慢性扁桃体炎患者，待病情稳定后，可行扁桃体摘除术，术前、术后2周应用青霉素。

【健康教育】

1．预防疾病指导 教育患者及家属了解各种感染都可能导致急性肾炎，因此，锻炼身体、保证营养、心情愉快、注意个人卫生是增强体质、预防各种感染的主要措施，并可降低演变为慢性肾炎的发生率。向患者及家属说明一旦患感冒、咽炎、扁桃体炎和皮肤感染，应立即就医。若身体存在慢性感染灶，如慢性扁桃体炎，必要时可手术治疗。

2．预后 急性肾炎一般经过休息和治疗预后良好。85% ~ 90%的儿童、75%的成人可完全治愈，少部分患者可演变为慢性肾炎。

小　结

1. 急性肾小球肾炎是一组起病急、病程短，以血尿、蛋白尿、水肿和高血压，可伴有一过性肾功能不全为主要临床表现的肾小球疾病。多由β-溶血性链球菌A组12型和49型等“致肾炎菌株”感染所致，常表现为上呼吸道感染（如扁桃体炎、咽炎）或于皮肤脓疱疮等链球菌感染后出现。发病主要是由于感染所诱发的免疫反应。

2. 临床表现：在链球菌感染后1 ~ 3周开始出现临床症状，水肿、血尿常为起病的首发症状，大多数患者为一过性的轻、中度高血压，严重时可并发高血压脑病。

3. 治疗以休息及对症治疗为主，少数患者发生急性肾衰竭且有透析指征，应给予短期透析治疗。

4. 掌握对急性肾炎患者的护理措施和健康教育内容。

（李　策　姚景鹏）

第四节　慢性肾小球肾炎

学习目标

通过本节内容的学习，学生应能够：

◎ 识记

说出慢性肾小球肾炎的概念。

◎ 理解

归纳慢性肾小球肾炎的病因和发病机制、临床表现、治疗要点。

◎ 运用

按护理程序护理慢性肾小球肾炎患者并对其进行健康教育。

案例 5-1

患者，男性，45 岁，公司职员。2 年前体检发现尿蛋白 ++，尿潜血 +，当时血压正常，无水肿出现，未予重视。此后每次尿常规检查，尿蛋白维持在 ++ ～ +++。半年前，发现血压升高，并逐渐出现晨起眼睑水肿。10 天前淋雨后出现咽痛、流涕、发热，2 天后自愈。近 3 天自觉眼睑、面部水肿加重，为治疗就诊。入院查体发现，BP 150/100mmHg，双侧眼睑水肿，心肺腹未见异常，双下肢足踝部可凹性水肿；实验室检查发现尿蛋白 +++，尿红细胞 20 ～ 30/HP，血常规显示 Hb 130g/L，BUN 8mmol/L，Ccr 105ml/min。入院诊断为慢性肾炎急性发作。

问题与思考：

1．该患者此次发病的主要诱因是什么？

2．该患者血压和尿蛋白控制的目标是什么？

3．该患者的诊断要点是什么？

案例 5-1 分析

慢性肾小球肾炎（CGN）简称慢性肾炎，是指起病方式不同，病情迁延，病变进展缓慢，可有不同程度的肾功能减退，最终将发展成慢性肾衰竭的一组肾小球疾病。主要临床表现为蛋白尿、血尿、水肿和高血压，因疾病的病理类型不同，主要临床表现也各不相同。

【病因和发病机制】

1．病因　大多数慢性肾炎的病因不清楚。仅少数急性链球菌感染后肾炎可迁延而致慢性肾炎。大多数慢性肾炎起病即属慢性过程。

2．发病机制　发病的起始因素多为免疫介导炎症，导致病程慢性化的机制除免疫因素外，非免疫非炎症因素占有重要地位。非免疫非炎症因素包括：①病程中的高血压导致肾小球内高压；②肾功能不全时健存的肾小球血流动力学代偿性改变，久之引起健存肾小球高滤过率，均可促进肾小球硬化；③长期大量蛋白尿导致肾小球慢性损伤，加速肾小球硬化。

【临床表现】

慢性肾炎可发生于任何年龄，但以中青年为主，男性多见。多数隐匿起病，临床表现多样。早期患者可有乏力、疲倦、腰痛等非特异性表现。慢性肾炎的典型表现有：

1．**蛋白尿** 一般为轻度到中度蛋白尿，为慢性肾炎的主要表现。患者尿液中泡沫明显增多，且不易消失。

2．**血尿** 多为镜下血尿，也可有肉眼血尿。

3．**水肿** 一般不严重，表现为晨起眼睑和颜面部水肿，下午和晚上可出现下肢水肿。

4．**高血压** 表现为轻度或持续的中度高血压，临床上与普通高血压的表现类似，如头痛、头晕等。部分患者可出现视物模糊、视盘水肿，甚至出现高血压脑病。血压控制不良是肾功能恶化的因素之一，患者的预后也较差。

5．**肾功能进行性损害** 早期患者的肾功能可正常或轻度受损，这种情况可以持续数年甚至数十年。但随着病情的发展，肾功能进行性恶化，最终进入慢性肾衰竭阶段。感染、劳累、血压控制不良或使用肾毒性药物等因素均可使肾功能在短期内急剧恶化，去除诱因后肾功能可在一定程度上恢复，但也可能由此进入不可逆的慢性肾衰竭。

【实验室及其他检查】

1．**尿液检查** 尿蛋白定性多为 + ～ +++，尿蛋白定量多在 1 ～ 3g/24h。尿沉渣镜检可见红细胞，相差显微镜检查可见红细胞呈多形性。

2．**血液检查** 随着肾功能恶化，可出现血尿素氮、血肌酐上升，内生肌酐清除率下降。晚期可出现血浆白蛋白降低，血脂可升高。

3．**超声检查** 可见双肾结构紊乱、皮质回声增强及皮质变薄等改变。

4．**肾穿刺活检** 用于确定病理类型。慢性肾炎的病理类型以系膜增生性肾炎、系膜毛细血管性肾炎、膜性肾病及局灶节段性肾小球硬化等最多见。上述各种病理类型最终均进展为硬化性肾小球肾炎。不同病理类型的进展速度不同，其中系膜毛细血管性肾炎进展较快，膜性肾病进展慢。

【诊断要点】

凡尿液检查异常（蛋白尿、血尿）、伴或不伴有水肿和高血压、病史达 3 个月以上，无论有无肾功能损害均应考虑此病。在除外继发性肾小球肾炎和遗传性肾小球肾炎后，临床上可诊断为慢性肾炎。

【治疗要点】

治疗的主要目的是防止或延缓肾功能进行性减退，改善或缓解临床症状以及防治心脑血管并发症，而不以消除尿蛋白和尿红细胞为目标。

1．**积极控制高血压** 高血压是促使肾功能恶化的重要因素，因此应积极控制高血压。目标是将血压控制在 130/80mmHg 以下。选择能延缓肾功能恶化且具有肾保护作用的降压药。

（1）利尿剂：慢性肾炎常伴有因水钠潴留引起的容量依赖型高血压，故可选用利尿药，如氢氯噻嗪 12.5 ～ 25mg/d，无效时可改用袢利尿剂。一般不宜过多或长期使用。

（2）血管紧张素转换酶抑制剂（ACEI）或血管紧张素受体拮抗剂（ARB）：肾素依赖型高血压首选 ACEI 类如福辛普利（蒙诺），或 ARB 如氯沙坦（科素亚）。

（3）其他：β 受体阻滞剂，如阿替洛尔。其他还可选用钙通道阻滞剂，如氨氯地平。

2．**减少尿蛋白** 蛋白尿是加速肾小球硬化的重要因素之一，因此应努力减少尿蛋白。尿蛋白的控制目标是争取减少到 1g/d 以下。常用药物为 ACEI 和 ARB，这两类药物减少尿蛋白、保护肾功能的主要作用机制为：①血流动力学的调节作用，即降低肾小球内高压、高灌注和高滤过状态；②非血流动力学作用，即抑制细胞因子、减少细胞外基质的蓄积。由于 ACEI 和 ARB 具有减少尿蛋白和延缓肾功能恶化的肾保护作用，因此目前临床可作为慢性肾炎患者控制高血压的首选药物。肾功能不全者要慎用这两类药物，并防治高钾血症。

3．限制饮食中蛋白质和磷的摄入　肾功能不全的患者应限制蛋白质及磷的摄入。

4．糖皮质激素和细胞毒药物　一般不主张积极使用。患者肾功能正常或仅轻度受损，病理类型较轻（如轻度系膜增生性肾炎等），尿蛋白较多，如无禁忌可以试用，无效者逐步撤去。

【护理】

（一）护理评估

1．病史　了解发病方式、起病缓急，首发症状、病程长短，有无反复发作病史，既往是否就诊，曾做过哪些检查，诊断是否明确，曾用过哪些治疗方法。目前食欲状况及食物的品种和数量，每日尿量，是否有夜尿增多。此次发病是否有明确诱因，平时血压控制情况，药物使用情况。

2．心理社会资料　对首次发病者，了解患者对疾病防治及预后的认识，心理状态如何。对于反复发作、多次住院患者，了解患者对目前健康状况的认识及预后的想法。是否有焦虑、悲观情绪，如担心有发展为慢性肾功能不全的可能。有无坚持长期用药的思想准备，家属对疾病的认识及应对能力。

3．身体评估　检查一般营养状况、有无贫血貌、水肿的部位和程度、血压。

4．实验室和其他检查　了解尿常规中蛋白尿或血尿情况、24h尿蛋白定量、肾小球功能检查及肾组织活检结果。

（二）主要护理诊断

1．体液过多　与肾小球滤过率下降有关。

2．营养失调：低于机体需要量　与摄入量减少及肠道吸收障碍有关。

3．有感染的危险　与抵抗力下降等有关。

4．知识缺乏：缺乏疾病的有关防治知识。

（三）护理计划及评价

营养失调：低于机体需要量　与摄入量减少及肠道吸收障碍有关

1．护理目标

（1）患者能认识饮食对疾病缓解的重要性。

（2）将饮食计划付之行动。

（3）体重达到标准要求。

2．护理措施

（1）向患者解释饮食的重要性。优质低蛋白饮食是延缓慢性肾炎发展为慢性肾功能不全必不可少的措施之一，但由于胃肠道吸收障碍、食欲下降等原因易导致营养不良，为了达到低蛋白饮食而又不导致营养不良，必须有合理的饮食计划。盐摄入过多会加重水肿和容量依赖型高血压，因此必须限盐。

（2）要求患者回顾前24～48h饮食的品种和摄入量，了解其原有的饮食情况。

（3）鼓励患者及家属参与饮食计划的制订。对肾功能不全者应给予优质低蛋白饮食，具体计划为：①限制蛋白质的摄入：一般为0.6～0.8g/（kg·d），动物蛋白和植物蛋白比例多为1∶1；②保证热量：一般为30～35kcal/（kg·d），其中30%～40%由脂肪供应，饱和脂肪酸和非饱和脂肪酸比为1∶1，其余由糖类供给；③限制钠盐摄入：钠盐的摄入量为1～3g/d，水肿时还应限制水的摄入；④补充多种维生素。

（4）定期测量体重、血红蛋白、血清白蛋白和血清铁等。

3．护理评价

（1）患者能叙述每天应摄入食物的品种及数量。

（2）体重达到标准要求。

Altered nutrition：less than body requirements related to less intake and malabsorption

1．Goals：The patient will

（1）recognize the importance of appropriate diet to relieve the disease from progression；

（2）put the diet plan into action；

（3）attain ideal body weight.

2．Nursing Interventions：

（1）Explain the importance of diet to the patient.

It is believed that low protein diet is one of the crucial treatments to prevent chronic glomerulonephritis developing into chronic renal failure. Because malabsorption and the poor appetite may lead to malnutrition，it is critical for the patient to have a proper diet plan so as to avoid malnutrition while taking low protein diet.

（2）Assess the diet habit：

Ask the patient recall the kinds and the amount of foods taken within 24 to 48 hours，point out the problems，and help him/her amend the diet plan.

（3）Encourage the patient and the important others to take part in the diet plan making.

The daily protein intake allowance is 0.6-0.8g/（kg · d），and 60 percent of which must be protein of high biological value，such as eggs，milk，and lean meat. The calorie provided by protein is more than 125. 5kJ /(kg · d). Unsaturated fatty acid is preferred. The rest energy is provided by carbohydrates. The salt intake allowance is limited to 1-3 gram per day. Multiple vitamins and minerals such as zincum should be takenalso.

（4）Observe the patient's condition：

Measure the blood pressure，weight，hemoglobin，serum albumin and serum iron regularly. Monitor the change of edema in eyelid，face，and both lower extremities. Observe the change of urine protein.

3．Evaluation：

（1）The patient can state the kinds and the amount of foods that should be taken daily，and take into action of the diet plan.

（2）The patient attains the ideal body weight.

知识缺乏：缺乏慢性肾炎防治、预后的知识

1．护理目标 患者能够认识本病防治要点及预后相关因素，并付诸实施。

2．护理措施

(1) 休息：身心休息可减轻肾负担，卧床休息可增加肾血流量，促进炎症修复，减少蛋白尿及水肿。

(2) 心理支持：由于患者卧床时间长，会面临工作、经济、家庭负担等问题，同时担心血尿、蛋白尿会恶化，而常有焦虑不安现象。因此，应鼓励患者主动倾诉，护士认真倾听并给予关心，对慢性肾炎疾病知识如病程长、诱发因素、重视长期治疗与保养等，给予详细说明。

(3) 饮食指导：详见营养失调的护理。

(4) 用药护理：①应使患者充分认识到降压治疗对保护肾功能的作用，了解血压控制目标，不要擅自改变药物剂量或停药；②服用利尿剂期间应注意监测电解质；③肾功能不全患者使用 ACEI 类药物要注意监测血钾的水平，SCr ＞ 264μmol/L 时应谨慎使用，少数患者服用 ACEI 类药物后会出现持续性干咳的不良反应。

（5）避免诱发因素及预后的指导

1）避免诱因：常见诱因为感染、过劳、妊娠及应用肾毒性药物等。故患者应做到以下几点：①避免与上呼吸道感染者接触；②保持口腔及皮肤的清洁，注意个人卫生；③注意保暖、预防感冒，若有喉痛、鼻塞等症状，应及时就医治疗；④青年女性患者最好不要妊娠；⑤日常活动不可过劳；⑥避免使用肾毒性药物，如庆大霉素、阿米卡星、多黏菌素等。

2）正确对待预后：向患者说明本病是慢性过程，病情进展个体差别大，与重视保护肾功能及坚持治疗极其有关。

3．护理评价　患者认识防治要点及预后相关因素，并自觉执行措施。

【健康教育】

健康教育重点是嘱患者注意休息，避免致肾功能恶化的各种诱因。

1．向患者说明感染、劳累、妊娠、高血压、使用肾毒性药物等会使肾功能恶化，加重病情。

2．注意保暖、预防感染　①避免与上呼吸道感染者接触；②一旦发现感染表现，如咽痛、流涕等应及时就医；③注意个人卫生，保持口腔和皮肤的清洁，定期洗澡。

3．病情稳定后可以从事较轻的工作，避免重体力活动。

4．青年女性应避免妊娠。

5．遵医嘱长期、规律服用降压药物治疗，维持血压在较稳定的水平。

6．避免使用肾毒性药物，具体药物见上述护理措施。

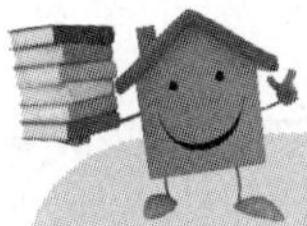

小　结

1. 慢性肾小球肾炎是指起病方式不同，病情迁延，病变进展缓慢，可有不同程度的肾功能减退，最终将发展成慢性肾衰竭的一组肾小球疾病。

2. 发病的起始因素多为免疫介导炎症，导致病程慢性化的机制除免疫因素外，非免疫非炎症因素也占有重要地位。

3. 中青年男性多见。多数隐匿起病，不同程度的蛋白尿是主要表现，还可以伴有血尿（特别是镜下血尿）、水肿和高血压。

4. 慢性肾炎血压的控制目标是 $< 130/80$mmHg，尿蛋白的控制目标是 < 1g/d。

5. ACEI 和 ARB 在控制血压的同时，还可以降低肾小球内压力，改善肾小球高压、高灌注的状态，是慢性肾炎高血压的首选降压药物。使用时应注意监测肾功能，SCr $>$ 264μmol/L 时应谨慎使用，还应注意监测血钾水平。

6. 慢性肾炎患者出现肾功能不全时，应给予优质低蛋白饮食，并根据肾功能情况进行调整。

7. 感染、劳累、妊娠、高血压、使用肾毒性药物等是慢性肾炎患者肾功能恶化的主要诱因，应尽量避免。

思考题

第五章第四节思考题参考答案

结合本节案例请思考：

1．慢性肾小球肾炎的发病机制和主要治疗原则是什么？

2．慢性肾小球肾炎的饮食护理原则和病情观察要点是什么？

（陆 悦）

第五节 肾病综合征

学习目标

通过本节内容的学习，学生应能够：

◎ 识记

说出肾病综合征的概念。

◎ 理解

归纳肾病综合征的临床表现、并发症、诊断要点和治疗要点。

◎ 运用

按护理程序护理肾病综合征患者并进行健康教育。

案例 5-2

案例 5-2 分析

患者，男性，46 岁，半年前无明显诱因出现双下肢水肿，为可凹性，且进行性加重，尿液中泡沫较多。1 个月来，自觉水肿加重，伴有食欲减退，乏力。为治疗而就诊。查体发现心肺（－），腹软，移动性浊音（+），肝脾未及，双下肢可凹性水肿。实验室检查显示，血肌酐 155μmol/L，血尿素氮 6.5mmol/L，血浆白蛋白 20.0g/L，血胆固醇 15.6mmol/L，血三酰甘油 7.8mmol/L，24h 尿蛋白定量 8.5g。入院诊断为肾病综合征，给予泼尼松治疗。

问题与思考：

1．该患者肾病综合征的诊断要点是什么？最重要的两项指标是什么？

2．使用泼尼松治疗的原则和给药方式是什么？

肾病综合征（nephrotic syndrome，NS）是由多种肾疾病引起的具有以下共同临床表现的一组综合征：①大量蛋白尿（尿蛋白定量＞ 3.5g/d）；②低蛋白血症（血浆白蛋白＜ 30g/L）；③水肿；④高脂血症。其中①②两项为诊断所必需。

【病因和发病机制】

（一）病因

肾病综合征可分为原发性和继发性两大类，由多种不同类型的肾小球疾病引起。原发性肾病综合征是指原发于肾小球本身的病变。继发性肾病综合征是指继发于全身系统性疾病或先天遗传性疾病，如系统性红斑狼疮、糖尿病、过敏性紫癜、淀粉样变、多发性骨髓瘤。

（二）发病机制

原发性肾病综合征的病因及发病机制至今并未完全清楚，较肯定的是免疫（体液及细胞免疫）因素在发病中起重要作用。例如微小病变型肾病，多为细胞免疫致肾小球所带负电荷减少，导致大量蛋白漏出；系膜增生性肾炎由于内外源抗原刺激机体产生抗体，在血中形成循环免疫复合物沉积于肾小球系膜区，激活补体导致肾小球损伤。因此不同病理类型其发病机制不完全相同。

（三）病理生理

1．大量蛋白尿 由于肾小球滤过膜的机械屏障和电荷屏障受损，导致其通透性增加，大量血浆蛋白（以白蛋白为主）漏出，当超过肾小管重吸收能力时，引起大量蛋白尿。在此基础上，如果出现高血压、高蛋白饮食、大量输注血浆蛋白，均可加重尿蛋白排出。

2．低蛋白血症 主要由于血浆蛋白从尿中丢失，以及肾小管对重吸收的白蛋白进行分解，即出现低蛋白血症。此外肝代偿合成血浆蛋白不足等因素也加重了低蛋白血症。除血浆蛋白减少外，血浆中某些免疫球蛋白、补体成分、抗凝血及纤溶因子也可减少，凝血因子增加与肝合成增多有关。患者易产生感染、高凝、免疫功能减低等并发症。

3．水肿 低蛋白血症导致血浆胶体渗透压下降，使水分从血管腔内进入组织间隙，是患者出现水肿的基本原因。部分水肿患者造成循环血容量不足，可激活肾素 - 血管紧张素 - 醛固酮系统，加重水钠潴留，产生水肿。

4．高脂血症 与低蛋白血症刺激肝代偿性合成脂蛋白增加和脂蛋白分解减少有关，后者与高脂血症的发生关系更为密切。血胆固醇、三酰甘油（甘油三酯）、低密度脂蛋白等均会升高。流行病学研究也表明，肾病综合征患者易发生动脉粥样硬化。

【临床表现】

1．水肿 是常见症状，一般较重，水肿部位常随体位而移动，晨起眼睑、枕部及腰骶部水肿较著，起床后则逐渐以下肢为主，呈可凹性，严重时遍及全身并出现体腔积液，常见腹水及胸腔积液，心包积液偶见，水肿时伴有尿量减少。男性患者还会出现阴囊水肿。

2．高血压 部分成年患者可有轻、中度高血压表现。成人肾病综合征患者中 20% ～ 40% 有高血压，血压多为轻、中度增高，部分可随水肿消退而血压可降为正常。

3．营养不良等 长期低蛋白血症可致营养不良表现，面色苍白，疲乏无力，头晕，站立时或体位由卧位变为立位时常易晕厥，与低蛋白血症致血容量不足、低血压有关。

4．并发症

（1）感染：是常见的并发症，常见的感染部位有呼吸道、泌尿道、皮肤等。病原体可为细菌（包括结核分枝杆菌）、病毒及真菌。引起感染的原因有：低蛋白血症导致的营养不良、免疫功能紊乱及使用糖皮质激素治疗等。感染是肾病综合征复发和疗效不佳的主要原因之一。

（2）血栓和栓塞：多数肾病综合征患者的血液呈高凝状态，加之高脂血症、血液黏稠度增加、利尿剂的应用等因素导致血管内血栓形成。肾静脉血栓最为多见（发生率为 10% ～ 50%），其他易形成血栓的部位还有下肢静脉、下腔静脉、冠脉等。血栓、栓塞并发症是直接影响肾病综合征疗效和预后的重要原因。

（3）急性肾衰竭：严重低蛋白血症造成有效循环血量不足，导致肾前性氮质血症，经扩容、利尿后可恢复。少数患者可出现肾实质性肾衰竭，老年人多见。

（4）蛋白质及脂肪代谢紊乱：长期低蛋白血症可导致营养不良，儿童生长发育迟缓。免疫球蛋白丢失造成免疫力低下。多种金属结合蛋白丢失使体内微量元素缺乏。内分泌激素结合蛋白的大量丢失又可致内分泌紊乱（如低 T_3 综合征）。药物结合蛋白减少会造成某些药物的血浆游离浓度增加、排泄加速，影响药物疗效。高脂血症使血液黏滞度增加，促进血栓、栓塞并发症的发生，增加心血管事件的发生率。

【实验室及其他检查】

1．尿液检查 尿蛋白定性为 ++++，尿蛋白定量＞ 3.5g/24h。尿沉渣镜检可见红细胞和管型等。

2．**血液检查** 血浆白蛋白＜30g/L；血胆固醇、三酰甘油、低密度脂蛋白升高。

3．**肾功能检查** 当出现肾前性氮质血症或急性肾衰竭时，BUN、SCr升高，Ccr降低。

4．**肾穿刺活检** 明确病理类型。肾病综合征常见的病理类型有微小病变型肾病、系膜增生性肾炎、膜性肾病、系膜毛细血管性肾炎等。

【诊断要点】

肾病综合征的诊断标准为：①尿蛋白＞3.5g/24h；②血浆白蛋白＜30g/L；③水肿；④高脂血症。其中①②两条为诊断必备，同时伴有③或④其中的一项或两项，即可诊断为肾病综合征。在明确肾病综合征的基础上，除外继发性因素后，即可诊断为原发性肾病综合征。最后还应判断有无并发症。

【治疗要点】

（一）一般治疗

凡有严重水肿、体腔积液者应卧床休息，直至水肿消失。水肿消失，一般情况好转后方可起床活动。饮食方面给予正常量优质蛋白饮食。详见饮食护理部分。

（二）对症治疗

1．**利尿消肿** 总的原则是不宜过快、过猛，以免造成有效血容量不足，加重血液高凝倾向，诱发血栓、栓塞并发症。

（1）噻嗪类利尿剂和留钾利尿剂：常用的噻嗪类利尿剂有氢氯噻嗪（双氢克尿噻），每次25～50mg，每日2～3次，长期服用应防治低钾和低钠血症。留钾利尿剂如氨苯蝶啶，每次50mg，每日3次，长期服用需防止高钾血症，对肾功能不全患者应慎用。两类药物可以合用，既可以增强利尿效果，又可以减少低钾血症的发生，为利尿治疗的基础药物。疗效不佳时可以选用袢利尿剂，如呋塞米，每次20～60mg，每日3次，应防治低钠、低钾、低氯血症。

（2）提高血浆胶体渗透压：包括渗透性利尿药和血浆或血浆白蛋白。渗透性利尿药通过一过性提高血浆胶体渗透压，使组织中水分回吸收入血，同时它们还可以提高肾小管内液的渗透压，从而减少水、钠的重吸收而利尿。常用渗透性利尿药有不含钠的右旋糖酐40（低分子右旋糖酐）或淀粉代血浆（706代血浆）静脉滴注，每次250～500ml，隔日1次。静脉输注血浆或白蛋白可提高血浆胶体渗透压从而利尿。但输入的蛋白均在24～48h内随尿排出，可引起肾小球高滤过和肾小管高代谢状态，造成肾小球和肾小管的损伤，故不可输注过多过频。使用上述两类药物后，加用袢利尿剂可增强利尿效果。

2．**减少尿蛋白** 持续大量蛋白尿会导致肾小球高滤过，加重损伤。减少尿蛋白已被证实可以有效延缓肾功能的恶化。常用药物为ACEI和ARB。这两类药物具有不依赖于降低全身血压的减少尿蛋白作用。剂量大于常规降压剂量时才能获得较好的减少尿蛋白效果。

3．**降脂治疗** 出现高脂血症时应给予降脂药物治疗。

（三）主要治疗

1．**糖皮质激素** 主要对微小病变型、轻度系膜增生性肾炎及早期膜性肾病疗效较好。其主要机制是通过抑制免疫炎症反应，抑制醛固酮和抗利尿激素的分泌，影响肾小球基膜通透性等综合作用发挥利尿、消肿、消除尿蛋白的作用。应用激素治疗，应遵循的原则是：①起始量要足，足量有利于诱导疾病缓解；②减撤药要慢；③维持用药要久。目前常用的服药方法为顿服法，即一天剂量在早晨8时顿服。因为人体此时为糖皮质激素分泌高峰，外源性糖皮质激素不易对垂体-肾上腺轴产生抑制作用，副作用少。维持阶段可采用隔日疗法，即2天的剂量在1天早晨顿服。

以泼尼松为例：起始用量为1mg/(kg·d)，或40～60mg/d，共服8～12周；治疗有效的病例，每2～3周减原用量的10%，当减至20mg/d时，病情容易反复，更应该谨慎；最后以 10 ~ 15mg/d 作为维持量，即最小有效剂量，再服用半年到 1 年或更久。

泼尼松疗效欠佳时，可更换为泼尼松龙。长期应用激素患者，其副作用是易发生感染、血糖增高、骨质疏松，少数患者还可发生股骨头无菌性缺血性坏死，用药过程应定期监测、及时处理。

根据患者对糖皮质激素治疗的反应，可以分为 3 类："激素敏感型"（用药 8 ~ 12 周内症状缓解）、"激素依赖型"（激素减药到一定程度时即复发）和"激素抵抗型"（激素治疗无效）。

2．细胞毒药物　协同激素治疗可以提高缓解率。若无激素禁忌，一般不首选或单独使用。目前国内外最常用的细胞毒药物为环磷酰胺（CTX）。常用剂量为 2mg/(kg·d)，分 1 ~ 2 次口服，或者 200mg 隔日静脉注射。累积量达 6 ~ 8g 后停药。主要副作用有骨髓抑制、肝损害、出血性膀胱炎、性腺抑制等。

3．环孢素　二线用药，用于治疗激素和细胞毒药物无效的难治性肾病综合征。副作用大，常见的有肝肾毒性、高血压、高尿酸血症、多毛及牙龈增生等。且停药易复发。

4．吗替麦考酚酯　在体内代谢为霉酚酸，可选择性抑制淋巴细胞增殖和抗体形成。有报道该药对部分难治性肾病综合征有效。

总之，使用激素和细胞毒等药物治疗肾病综合征应根据肾小球病理类型、患者的年龄、肾功能等情况综合考虑，制订个体化的治疗方案。

（四）并发症的治疗

1．感染　一旦发现感染，应及时选用敏感、强效且无肾毒性的抗生素积极治疗。

2．血栓、栓塞　当血浆白蛋白浓度低于 20g/L 时，提示存在高凝状态，即应开始预防性抗凝治疗，常用药物有肝素、华法林等。对已发生血栓、栓塞者应尽早局部和全身溶栓治疗。治疗中应监测凝血酶原时间，以防出血。

3．急性肾衰竭　并发急性肾衰竭时，可采取以下措施：①袢利尿剂，如呋塞米；②血液透析，利尿无效且已经达透析指征者应予血液透析治疗；③治疗原发病；④口服或静脉输注碳酸氢钠以碱化尿液，从而减少管型的形成。

4．蛋白质及脂肪代谢紊乱　调整饮食中蛋白质和脂肪比例，力争把代谢紊乱的影响降低到最低限度。ACEI 和 ARB 可以减少尿蛋白，有助于改善蛋白质和脂肪代谢紊乱。根据血脂水平，可以选用他汀类或贝特类的降脂药物。肾病综合征缓解后高脂血症可自然缓解，则不需要再使用药物治疗。

（五）中医药治疗

目前认为雷公藤类药是治疗肾病综合征理想的中药，雷公藤总苷 20mg，3 次 / 日，口服，研究显示此药具有抑制免疫及系膜细胞增生作用，并可改善肾小球滤过膜通透性，降低尿蛋白，可配合激素应用。主要副作用是性腺抑制、肝功能损害、血白细胞减少，及时停药可恢复，偶见引起急性肾衰竭，故使用时要密切监护。

一般主张中医药与激素及细胞毒药物联合应用，常可减少病情反复，巩固疗效。

【护理】

（一）护理评估

1．病史及身体评估　原发性肾病综合征发病一般较急，水肿可以迅速波及全身，在水肿发生前或同时有尿量的减少，但也有水肿不明显者。部分患者可能有诱因，多为感染或劳累等。应该评估患者有无发病的诱因、病程长短、每日的摄入量及食品种类，尿量多少，尿中有无泡沫，曾做过哪些检查，经过哪些治疗，是否用过免疫抑制剂及其治疗效果。体检要明确水肿范围与程度、体重增加的程度、血压增高或降低。

2．辅助检查　24h 尿蛋白定量是否大于 3.5g，血清白蛋白是否小于 30g/L，肾组织活检确定病理类型。

3．**心理社会资料** 评估患者及家属对疾病的认识、有何顾虑。对多次住院患者应了解对治疗是否有信心、家庭主要成员的应对能力。部分患者，如女性患者由于长期服用激素引起体型的变化而自行过快减量、过早停药等，引起症状反复，尿蛋白又增多。对反复发作的患者应了解有否焦虑悲观情绪，致“乱投医、乱吃药”而使肾功能下降。家属是否给予物质、精神支持。

（二）主要护理诊断

1．**体液过多** 与肾病性水肿、低蛋白血症有关。

2．**营养失调：低于机体需要量** 与大量蛋白尿、摄入量减少及肠道吸收障碍有关。

3．**有感染的危险** 与低蛋白血症、激素及免疫抑制剂的应用等有关。

4．**有皮肤完整性受损的危险** 与水肿、营养不良、某些诊疗操作损伤等有关。

5．**活动无耐力** 与水肿、肾功能受损等有关。

（三）护理计划及评价

营养失调：低于机体需要量 与大量蛋白尿、摄入量减少及肠道吸收障碍等有关

1．护理目标

（1）患者知道增加营养的重要性并主动遵循饮食计划。

（2）营养状况达到正常，血清白蛋白测定在正常范围。

2．护理措施

（1）饮食指导：合理饮食能改善患者的营养状况并减轻肾负担，其中蛋白质的摄入是关键。高蛋白饮食不但不能纠正低蛋白血症、减少尿蛋白，反而会促使肾小球硬化，加速肾功能的恶化。因此，应进食正常量或稍低量的优质蛋白饮食，补充营养，增加机体免疫力。

（2）饮食计划：①蛋白质：摄入量为 0.8 ～ 1.0g/(kg·d)，其中 60% 以上为优质蛋白；②保证足够热量：不少于 30 ～ 35kcal/(kg·d)，其中脂肪占供能的 30% ～ 40%，多食富含不饱和脂肪酸的食物如植物油及鱼油，剩余热量由糖类供给；③有明显水肿、高血压或少尿者，钠盐的摄入量 $< 3g/d$；④注意补充各种维生素及微量元素。

（3）病情观察和指标监测：定期测量患者体重，注意水肿变化情况，观察并记录生命体征尤其是血压的变化。记录 24h 出入液量。定期测量血浆白蛋白、血红蛋白等反映机体营养状态的指标。同时密切监测尿常规、肾功能、血浆蛋白、血清电解质等变化。

3．护理评价

（1）患者认识到营养的重要性并正确执行饮食计划。

（2）血清白蛋白 $> 35g/L$。

有感染的危险 与低蛋白血症、激素及免疫抑制剂的应用等有关

1．护理目标

（1）患者认识到感染与疾病复发及预后的关系。

（2）住院期间未发生感染。

2．护理措施

（1）说明感染的危害性：向患者讲解在整个疾病过程中感染可加重病情，缓解期可导致复发，严重感染甚至危及生命。使患者增强预防感染的意识。

（2）加强皮肤护理：患者大多水肿严重，皮肤营养不足、变薄，容易破损。皮肤护理应做到：①指导患者穿宽大柔软棉织品衣裤，保持床铺平整干燥。②避免皮肤长时间受压，协助卧位或坐位患者定时变换体位，并有适当支托，预防水肿的皮肤受摩擦或损伤。③避免医源性皮肤损伤，在做肌内及静脉注射时，要严格无菌操作，将皮下水肿液推向一侧再进针，穿刺后用无菌干棉球按压至不渗液为止；注射时用 5 ～ 6 号针头，拔针后压迫一段时间。④向患者及家属解释水肿部位皮肤护理的重要性及意义。水肿部位组织细胞间隙内液体积聚过多，使组织细胞与毛细血管间的距离延长，造成代谢及营养障碍，使水肿部位皮肤变薄，易受损发生破溃。同时，皮肤修复力差，破溃处不易愈合，而且容易继发感染。

（3）使用糖皮质激素的相关护理：患者长期使用糖皮质激素治疗时，应注意观察副作用。水、电解质代谢紊乱造成的血糖升高、水肿；免疫抑制，容易诱发或加重感染；诱发或加重消化性溃疡；骨质疏松和缺血性骨坏死等。激素在减量过程中，应注意逐步、缓慢、减量直到停药，以免出现内源性皮质激素分泌不足造成的反跳现象，导致原有疾病复发或加重。

（4）预防交叉感染：病房每天要进行空气消毒，减少探视人数，达到空气净化的目的。尽量不到公共场所，必要时戴口罩。

（5）适当锻炼：病情好转后或激素用量减少时，可以进行适当锻炼，如户外散步、早晨耐寒锻炼等。

3．护理评价

（1）患者懂得如何预防感染。

（2）住院期间，患者未发生感染。

【健康教育】

1．出院时嘱患者按时服药、定期随访和复查；坚持按照食谱进食，注意休息，保持心情愉快；预防感染，一旦发现感染征象应尽早就诊。

2．肾病综合征的预后取决于肾小球疾病的病理类型，但是也与是否复发、认真用药和积极保养有很大关系。

小　结

1. 肾病综合征是由多种肾疾病引起的具有以下共同临床表现的一组综合征：①大量蛋白尿（尿蛋白定量 > 3.5g/d）；②低蛋白血症（血浆白蛋白 < 30g/L）；③水肿；④高脂血症。其中①②两项为诊断所必需。这一概念既包含了肾病综合征的主要临床表现、重要的实验室检查，也体现了该病的诊断要点。

2. 感染是肾病综合征的重要且常见的并发症，也是影响治疗和预后的因素之一。

3. 肾病综合征以糖皮质激素治疗为主，无效或疗效不佳时可以合用或换用细胞毒药物等。

4. 护理中应掌握激素的使用原则、饮食和皮肤护理的要点。

思考题

结合本节案例请思考：

1．肾病综合征患者皮肤护理的要点及其意义是什么？

2．肾病综合征的饮食原则及不可以给予高蛋白饮食的原因是什么？

（陆　悦）

第五章第五节思考题参考答案

第六节 IgA 肾病

学习目标

通过本节内容的学习，学生应能够：

◎ 识记

说出 IgA 肾病的概念。

◎ 理解

归纳 IgA 肾病的发病机制、临床表现、辅助检查和治疗要点。

◎ 运用

护理 IgA 肾病患者并进行健康教育。

IgA 肾病（IgA nephropathy，IgAN）是指肾小球系膜区以 IgA 或 IgA 沉积为主的原发性肾小球疾病。IgA 肾病是肾小球源性血尿最常见的病因。本病可见于各个年龄段，但以青少年多见，男女比例为（2 ~ 6）：1。

【病因和发病机制】

本病的病因不清，发病机制尚未完全阐明。近年实验和临床证据表明，本病患者肾小球系膜区可检测出 IgA 和补体 C_3 颗粒状沉积物，提示为循环免疫复合物通过激活补体旁路引起本病，应为免疫复合物性肾炎。此外，本病患者 IgA 分子本身的异常也参与了疾病的发生。

【临床表现】

好发于青少年，以男性多见。

1．前驱感染 起病前多有感染，最常见的是上呼吸道感染（如咽炎、扁桃体炎），其次为消化道感染、肺部感染和泌尿道感染。

2．血尿 几乎所有 IgA 肾病的患者都表现为血尿。典型的过程为，在上呼吸道感染后的 24 ~ 72h 出现突发性肉眼血尿，持续数小时到数日不等。肉眼血尿可反复发作，发作后可转为镜下血尿。肉眼血尿发作时可以伴有低热、腰痛、周身不适等全身表现。另有部分患者仅表现为无症状性、持续性或间歇性镜下血尿。

3．其他表现 部分患者呈现血尿、蛋白尿、高血压、轻度水肿等急性肾炎综合征的表现。部分患者表现为肾病综合征。少部分患者呈现急性肾衰竭的表现。

【实验室及其他检查】

1．尿液检查 尿沉渣镜检可见尿中红细胞增多，且呈现多形性，提示肾小球源性血尿。尿蛋白多为阴性，少数合并肾病综合征者可呈现大量蛋白尿。

2．血清学检查 大约一半的患者血清 IgA 增高，与病情的活动性无关。

3．肾穿刺活检 病理类型主要为系膜增生性肾小球肾炎。

【诊断要点】

于上呼吸道感染的同时或 1 周内出现肉眼血尿、镜下血尿和（或）蛋白尿应考虑 IgA 肾病的可能。确诊必须依靠肾穿刺活检进行病理检查。除外过敏性紫癜等继发性疾病后即可诊断为原发性 IgA 肾病。

【治疗要点】

IgA 肾病是肾免疫病理相同，但临床表现、病理改变和预后差异甚大的原发性肾小球疾病，应根据不同的临床和病理改变给予合理治疗。

1．仅有血尿和（或）轻度蛋白尿（尿蛋白＜ 1g/d）的低危患者，一般首选 ACEI 和 ARB 两类药物，因其具有降低尿蛋白和保护肾功能的作用。此外，本类患者还应注意避免劳累、感染和使用肾毒性的药物。本类患者一般预后较好，肾功能可望较长期地维持在正常范围内。

2．大量蛋白尿或肾病综合征、病理类型较轻（如轻微肾小球病变、轻度系膜增生性肾炎）的患者，首先选择激素治疗，其临床缓解率较高。

3．进展性 IgA 肾病、病理以活动性病变为主、血肌酐不超过 250μmol/L 的患者，糖皮质激素联合细胞毒药物能明显防止终末肾衰竭的发生；进展性 IgA 肾病、病理以慢性病变为主、接受细胞毒药物和（或）激素治疗可延缓肾功能恶化速度，但是对药物的毒副作用应予以足够重视。

4．对于血管炎和新月体性 IgA 肾病，糖皮质激素联合细胞毒药物可改善病理，稳定肾功能。

【护理】

1．主要护理诊断

（1）焦虑　与血尿有关。

（2）知识缺乏：缺乏有关 IgA 肾病防治的知识；缺乏饮食治疗知识。

2．主要护理措施

（1）休息：应卧床休息，因卧床休息可以增加肾血流，松弛肌肉，有利于疾病的康复。剧烈活动时，肾血管收缩，肾血流量减少，肾小球毛细血管的通透性增加，加重血尿。

（2）饮食护理：①蛋白质：肾功能正常者摄入量为 1 ～ 1.2g/(kg · d)，肾功能不全者给予优质低蛋白饮食（详见慢性肾衰竭一节），注意动物蛋白和植物蛋白比例；②控制盐的摄入：钠盐摄入过多易导致水潴留，诱发肾性水肿，所以对于伴有水肿的患者，饮食中应限盐，一般以＜ 3g/d 为宜。IgA 肾病患者病情缓解后可适当放宽钠盐的摄入量。

（3）病情观察：①观察患者的尿量、颜色及其性状的变化，有明显异常及时报告医师，每周至少化验尿常规 1 次；②血压高、水肿的患者应定时测量血压、体重，并记录 24h 的出入液量；③观察有无贫血、电解质紊乱、尿素氮升高等情况。

（4）心理护理：多数患者因担心疾病的预后而有焦虑及恐惧感，护理人员应该认真观察患者的情绪变化，介绍治疗成功的病例，使其消除思想顾虑，积极配合治疗与护理。

【健康教育】

1．锻炼身体　增强体质是预防 IgA 肾病发生和复发的重要环节。病情缓解后，IgA 肾病患者可以逐渐恢复体育锻炼，但应注意不可劳累。

2．观察扁桃体变化　急性扁桃体炎可诱发血尿。必要时，感染控制后可摘除扁桃体。

3．自我病情监测　观察水肿的程度、部位、皮肤情况；水肿的伴随症状，如乏力、高血压、恶心等；观察尿量、尿色，定期复查尿常规，发现异常情况及时就医。

4．避免使用肾毒性药物。

小　结

1. IgA 肾病是指肾小球系膜区以 IgA 或 IgA 沉积为主的原发性肾小球疾病，是肾小球源性血尿最常见的病因。

2. 血尿是常见表现，为肾小球源性血尿。

3. 应根据患者临床表现、各项指标和病理改变进行个体化治疗。

4. 护理中要掌握健康教育的内容。

（陆　悦）

第七节　肾盂肾炎

学习目标

通过本节内容的学习，学生应能够：

◎ 识记

说明肾盂肾炎的概念、病因、感染途径和易感因素。

◎ 理解

归纳肾盂肾炎的临床表现、辅助检查和治疗要点。

◎ 运用

护理肾盂肾炎患者并对其进行健康教育。

肾盂肾炎（pyelonephritis）是尿路感染中的一种重要临床类型，是由细菌（极少数为真菌、病毒、原虫等）直接引起的肾盂肾盏和肾实质的感染性炎症。属于上尿路感染。下尿路感染为膀胱、尿道的感染，以膀胱炎多见。上尿路感染常伴有下尿路感染。下尿路感染可单独存在。本病可分为急性和慢性两大类，好发于女性，其中尤以已婚育龄女性、女幼婴和老年妇女患病率更高。

【病因和发病机制】

（一）病因

致病菌以大肠埃希菌最多见，占 60% ～ 80%，其次为粪链球菌、肠球菌、副大肠埃希菌、变形杆菌、葡萄球菌、克雷伯菌。少数为铜绿假单胞菌，偶有真菌、原虫和病毒等。

（二）感染途径

1. 上行感染　是最常见的感染途径，正常情况下，尿道口及其周围有细菌寄生，但一般不引起感染，当机体抵抗力下降或尿道黏膜有轻微损伤时（如尿液过度浓缩、月经期、性生活后等），或者细菌毒力大，黏附于尿道黏膜和上行的能力强时，容易侵袭膀胱和肾，造成感染。上行至肾的病原体首先侵犯肾盂黏膜，然后经肾盏、乳头部、肾小管上行，侵犯肾实质，引起炎症反应。

2．血行感染　细菌从病灶处侵入血流，先到达肾皮质，并在该处形成多个小脓肿，然后沿肾小管向下扩散至肾乳头和肾盏、肾盂黏膜，引起炎症。

3．淋巴道感染　下腹部和盆腔器官的淋巴道与肾周围的淋巴管有多数交通支，升结肠与右肾之间也有淋巴管沟通，当盆腔器官炎症、阑尾炎和结肠炎时细菌也可通过淋巴道感染肾。

4．直接感染　外伤或邻近器官发生感染时，细菌偶可直接侵入肾而引起炎症。

（三）发病机制

细菌侵入肾后，非特异性或特异性抗体（IgA 和 IgG）与细菌结合，并吸引中性粒细胞吞噬细菌，释放蛋白酶、氧自由基，激活补体，产生 C3a、C5a 和 C5b-9 等，在杀死细菌的同时也引起肾的损伤。如果反复发作可引起慢性肾盂肾炎，部分患者甚至无细菌感染，肾间质的炎症会自发性加重。

（四）易患因素

1．女性　由于女性尿道较男性短而宽，尿道口易污染。女性在经期、妊娠期、绝经期因内分泌激素改变及性生活易致细菌感染等。

2．尿路梗阻或泌尿系统畸形　导致尿流不畅，有利于细菌生长、繁殖，其尿路感染率比无梗阻者高 10 倍之多。

3．全身抵抗力下降　多见于糖尿病、重症肝病、慢性肾病、肿瘤晚期等。

4．医源性感染　常见于导尿、泌尿道器械检查，操作会损伤尿道黏膜，还可将尿道口的细菌直接带入膀胱。

5．尿道口周围或盆腔有炎症等。

【临床表现】

（一）急性肾盂肾炎

1．全身表现　起病急骤，常有寒战或畏寒、发热（体温可达 39℃以上）、全身不适、头痛、乏力、食欲减退，有时恶心、呕吐。如兼有上呼吸道感染，则症状颇似感冒。

2．泌尿系统症状　表现为尿频、尿急、尿痛等尿路刺激征及下腹部不适、膀胱区压痛、尿道口烧灼感、腰痛或肾区不适。身体评估可发现上中输尿管点、肋腰点有压痛，肾区叩击痛阳性，少部分患者有轻度水肿。

3．尿液改变　可有尿液混浊、肉眼血尿。

（二）慢性肾盂肾炎

临床表现不典型，常复杂多样，患者既往多有急性肾盂肾炎的病史。常常反复发作或迁延不愈，病程较长，重症者和急性发作者的临床表现与急性肾盂肾炎相似，但症状通常较轻，甚至可无全身表现，泌尿系统表现和尿变化也可不典型。部分患者可以高血压、贫血、轻度水肿为首发表现。也有患者无临床表现或仅有低热、疲乏等，但多次尿细菌培养阳性，称为“无症状性菌尿”。这部分患者常在健康人群中进行筛选，或因其他慢性肾病做常规尿细菌学检查时发现。

（三）并发症

常见的并发症有：①肾乳头坏死，常发生于严重的肾盂肾炎伴糖尿病或尿路梗阻时，表现为高热、剧烈腰痛、血尿等；②肾周围脓肿，常由严重的肾盂肾炎直接扩散而来，表现为原有症状加重伴明显单侧腰痛，向健侧弯腰时疼痛加剧。

【实验室及其他检查】

（一）尿常规

尿沉渣镜检可见白细胞及红细胞增多、轻微蛋白尿，其中以白细胞尿最常见，如果有白细胞管型则是肾盂肾炎的有力证据。部分患者有肉眼血尿。

（二）血常规

急性肾盂肾炎或慢性肾盂肾炎急性发作血常规检查白细胞（中性粒细胞）增多。

（三）尿细菌学检查

1．清洁中段尿培养 是一种尿细菌定量培养的方法。若尿含菌量≥ 10^5/ml 则称为真性菌尿，一般见于肾盂肾炎。反复发作者应做特殊病原菌检查或做高渗性细菌培养。

2．尿沉渣镜检 清洁中段尿的未染色的沉渣用高倍镜找细菌，如平均每视野≥ 20 个细菌，即为有意义的细菌尿，其符合率可达 90% 以上。此法迅速，可按致病菌选用恰当的抗菌药物。

（四）肾功能

慢性期可出现肾功能损害，如 Ccr 降低，BUN 和 SCr 升高。肾浓缩功能减退。

（五）其他检查

1．X 线检查

（1）腹部平片：观察肾的大小、形态、位置、有无结石等。

（2）静脉肾盂造影：用来观察有无梗阻、结石、输尿管狭窄等易感因素。双侧肾大小不等，或肾盂肾盏有变形、狭窄，或显影延迟，提示慢性肾盂肾炎。泌尿系感染的急性期不宜做此项检查。

2．放射性核素检查 包括肾图、肾动态扫描，了解肾的功能、有无梗阻等。

3．B 型超声 可了解肾的大小、形态、结构等。若双肾大小不等，肾盂、肾盏变形，提示慢性肾盂肾炎。

【诊断要点】

1．急性肾盂肾炎 有发热等全身症状，尿频、尿急、尿痛、腰痛、肾区叩击痛等泌尿系统症状及体征，尿常规检查有白细胞，尿培养为真性菌尿即可诊断。

2．慢性肾盂肾炎 尿常规检查有白细胞，尿培养为真性菌尿，并且有持续性肾小管功能下降，静脉肾盂造影示肾盂肾盏变形、狭窄、双肾不等大即可以确诊。临床症状可有可无。

【治疗要点】

（一）急性肾盂肾炎

1．一般治疗 休息 1 ~ 2 周。多喝水，使尿量每日在 2500ml 以上。

2．抗菌药物治疗 一般在留取尿标本作尿常规、细菌检查之后开始抗菌治疗。最好在尿细菌学培养和药物敏感试验的指导下进行。

（1）轻型急性肾盂肾炎：首选药物为喹诺酮类，其他常用药物还有青霉素类和磺胺类。疗程一般为 14 天，口服即可。使用敏感有效的抗生素后 3 天，症状多有明显好转，此时应继续使用直到满 1 个疗程。若效果欠佳，则可按照药敏试验结果选用抗生素。

（2）较严重急性肾盂肾炎：对于高热、全身症状明显者宜静脉使用抗生素，疗程为 14 天。在未有药敏试验结果前，可选用喹诺酮类（如氧氟沙星）、庆大霉素治疗，在获得药敏试验结果后，则选用敏感且肾毒性小的药物。静脉用药至热退 3 天后，可改为口服用药，完成疗程。

（3）重症急性肾盂肾炎：寒战、高热、血白细胞显著增高、核左移等严重感染中毒症状多是复杂性肾盂肾炎，致病菌常为耐药的革兰氏阴性杆菌。无药敏试验结果前，可选用下述抗菌药联合治疗：一种氨基糖苷类抗生素，加上一种半合成广谱青霉素或第三代头孢菌素类。退热 3 天后，改口服有效抗菌药，完成 2 周疗程。

（二）慢性肾盂肾炎

1．首先要寻找易患因素，解除尿路梗阻，矫正尿路畸形，增加抵抗力，平时多喝水、勤排尿。

2．慢性肾盂肾炎急性发作时，按急性肾盂肾炎治疗，或根据药敏试验结果选用药物，但常需两类药物联合用药，疗程 2 ～ 4 周，或轮换用药，每组用 1 个疗程，中间停药 3 ～ 5 天，共 2 ～ 4 个月。不能选用氨基糖苷类抗生素。

【护理】

（一）主要护理诊断

1．疼痛：腰痛　与肾炎症而致肾被膜牵拉有关。

2．排尿异常：尿频、尿急、尿痛　与膀胱炎症刺激有关。

（二）主要护理措施

1．饮食及休息　进食清淡并富有营养的食物，补充多种维生素，多饮水，一般每天饮水量要超过 2000ml，尿量保持在 2000 ～ 2500ml，以增加尿量，冲洗尿路中的细菌和炎症物质，减少炎症物质对膀胱和尿道的刺激，并且可降低肾内的高渗环境，使其不利于细菌的繁殖。急性肾盂肾炎、慢性肾盂肾炎急性发作第 1 周可以卧床休息，但不需要绝对卧床。慢性肾盂肾炎非发作期一般不宜从事重体力活动。

2．高热护理　发热是机体对细菌感染的反应，有利于机体杀灭细菌。39℃以下，无特殊情况，可以等到抗菌药起效后，体温自行下降，但要做好患者及家属的思想工作。体温过高（> 39℃）时，可影响到心脑等重要器官的功能，宜进行物理降温，如乙醇擦浴、冰袋降温、温水擦浴等，必要时给予药物降温。

3．肾区疼痛的护理　肾区疼痛为肾炎症所致，如肾周炎症时疼痛更明显。减轻疼痛的方法为卧床休息，采用屈曲位，尽量不要站立或坐立，因为肾下移受到牵拉，加重疼痛。炎症控制后疼痛消失。

4．尿路刺激征的护理　多饮水是减轻尿路刺激征最重要的措施之一。分散患者的注意力，如听音乐、看报刊、与人谈话等，还要避免紧张情绪，可以明显缓解排尿次数。

5．尿细菌学检查的护理　向患者解释检查的意义和方法。留取清洁中段尿培养标本时应注意：①在使用抗生素之前或停用抗生素 7 天后留取标本，以保证结果的准确性；②留取标本时严格无菌操作，用肥皂水充分清洁外阴及尿道口；③留取清晨第一次的中段尿在 1h 内送检做细菌培养，或冷藏保存；④应保证尿液在膀胱内留存 6 ~ 8h，以保证细菌有足够的繁殖时间；⑤尿标本中勿混入消毒药液、患者的分泌物等。

6．心理护理　急性肾盂肾炎发病急，患者常因对疾病认识不足和尿频尿急尿痛等不适，而出现焦虑与紧张情绪。对于慢性肾盂肾炎早期，患者及家属常常不能引起重视。护理人员应该对不同患者了解其焦虑与紧张的原因，进行心理疏导及讲解疾病知识。

【健康教育】

1．避免诱因，减少发作

（1）肾盂肾炎的诱因主要有劳累、感冒、会阴部不清洁及性生活等。教育患者避免尿路感染反复发作，注意个人卫生，每天清洗会阴部，不穿紧身裤。

（2）发现尿路感染后，要及时诊治。

（3）多饮水、少憋尿是简便而有效的预防措施。

（4）如果尿路感染与性生活有关，可在事后排尿，并口服抗菌药物。

2．预后　急性肾盂肾炎预后较好，部分患者会反复发作，但不一定转为慢性。慢性肾盂肾炎真性菌尿者不易治疗，慢性肾盂肾炎长期发作会导致慢性肾衰竭。

小 结

1. 肾盂肾炎是尿路感染中的一种重要临床类型，是由细菌（极少数为真菌、病毒、原虫等）直接引起的肾盂肾盏和肾实质的感染性炎症。致病菌以大肠埃希菌最为多见。最常见的感染途径是上行感染。

2. 肾盂肾炎常见的易感因素包括尿路梗阻或畸形、女性、机体抵抗力下降、医源性感染和尿道口周围或盆腔炎症。

3. 急性肾盂肾炎起病急，高热、尿路刺激征和腰痛明显。慢性肾盂肾炎临床表现多不典型。常见的并发症有肾乳头坏死、肾周围脓肿。

4. 肾盂肾炎的治疗以抗感染为主，首选喹诺酮类，在获得药敏试验结果后选用敏感且肾毒性小的药物。慢性肾盂肾炎要注意用药的疗程。

5. 护理中要掌握尿细菌学检查的护理以及健康教育的内容。

（陆　悦）

第八节　急性肾损伤（急性肾衰竭）

学习目标

通过本节内容的学习，学生应能够：

◎ 识记

说出急性肾损伤的概念和护理措施。

◎ 理解

归纳急性肾损伤的病因及发病机制、临床表现、辅助检查和治疗要点。

◎ 运用

护理急性肾损伤的患者并进行健康教育。

急性肾损伤（acute kidney injury，AKI）以往称为急性肾衰竭（acute renal failure，ARF），是指肾小球滤过率在短期内迅速下降而引起的以氮质废物蓄积及水电解质和酸碱平衡紊乱为主要特征的临床综合征。与 ARF 相比，AKI 的提出更强调对这一综合征早期诊断、早期治疗的重要性。

【病因及发病机制】

（一）病因和分类

AKI 的病因多样，根据病因发生的解剖部位不同可分为三大类：肾前性、肾性和肾后性。

肾前性 AKI 的常见病因包括血容量减少（如各种原因引起的液体丢失和出血）、有效动脉血容量减少和肾内血流动力学改变等。肾后性 AKI 源于急性尿路梗阻，从肾盂到尿道任一水平尿路上均可发生梗阻。肾性 AKI 有肾实质损伤，包括肾小管、肾间质、肾血管和肾小球性疾病导致的损伤。肾小管性 AKI 的常见病因是肾缺血或肾毒性物质（包括外源性毒素和内源性毒素，如生物毒素、化学毒素、抗生素、造影剂、血红蛋白、肌红蛋白等）损伤肾小管上皮细胞，可引起急性肾小管坏死（acute tubular necrosis，ATN）。

（二）发病机制

1．肾前性 AKI　肾前性 AKI 最常见，由肾血流灌注不足所致，见于细胞外液容量减少，或虽然细胞外液容量正常，但有效循环容量下降的某些疾病或药物引起的肾小球毛细血管灌注压降低。

在肾前性 AKI 早期，肾血流自我调节机制通过调节肾小球出球和入球小动脉的血管张力，即入球小动脉扩张和出球小动脉收缩，以维持肾小球滤过率（GFR）和肾血流量，可使肾功能维持正常。当血压过低，超过自我调节能力时，可导致 GFR 降低，但短期内并无明显的肾实质损伤。如果肾灌注量减少能在 6h 内得到纠正，则血流动力学损害可以逆转，肾功能也可迅速恢复。但若低灌注持续，则可发生肾小管上皮细胞明显损伤，继而发展为 ATN。

2．肾性 AKI　按照损伤部位，肾性 AKI 可分为小管性、间质性、血管性和小球性。其中以 ATN 最为常见，本节主要介绍 ATN。

（1）小管因素：缺血 - 再灌注、肾毒性物质可引起近端肾小管损伤，包括亚致死性可逆性功能紊乱、小管上皮细胞凋亡或坏死，并导致小管对钠重吸收减少，管 - 球反馈增强，小管管型形成，导致小管梗阻，管内压增加，GFR 下降。小管严重受损可导致肾小球滤过液的反渗，通过受损的上皮或小管基膜漏出，致肾间质水肿和肾实质进一步损伤。

（2）血管因素：肾缺血既可通过血管作用使入球小动脉内钙离子增加，从而对血管收缩刺激和肾自主神经刺激敏感性增加，导致肾自主调节功能损害、血管舒缩功能紊乱和内皮损伤，也可产生炎症反应。血管内皮损伤和炎症反应均可引起血管收缩因子产生过多，而血管舒张因子（主要为一氧化氮、前列腺素等）合成减少，可导致血流动力学进一步发生异常，如肾血流量下降，肾内血流重新分布，肾皮质血流量减少，肾髓质充血等，这些均可引起 GFR 下降。

（3）炎症因子的参与：缺血性 AKI 实际是一种炎症性疾病，肾缺血可通过炎症反应直接使血管内皮细胞受损，也可通过小管细胞产生炎症介质导致内皮细胞受损，从而使白细胞黏附及移行增加。炎症反应导致肾组织的进一步损伤，GFR 下降。

3．肾后性 AKI　双侧尿路梗阻或孤立肾病患者单侧尿路出现梗阻时可发生肾后性 AKI。尿路发生梗阻时，尿路内反向压力首先传导到肾小球囊腔，由于肾小球入球小动脉扩张，早期 GFR 尚能维持正常。如果梗阻持续无法解除，肾皮质大量区域出现无灌注或低灌注状态，GFR 将逐渐降低。

【临床表现】

典型 ATN 可分为三期：起始期、维持期和恢复期。

（一）起始期

此期患者常受低血压、缺血、脓毒血症和肾毒素等因素影响，但尚未发生明显的肾实质损伤，在此阶段 AKI 是可预防的。但随着肾小管上皮细胞发生明显损伤，GFR 下降，则进入维持期。

（二）维持期

维持期又称少尿期。该期一般持续 7 ～ 14 天，但也可短至数天，长至 4 ～ 6 周。GFR 保持在低水平。多数患者出现少尿或无尿。但也有部分患者在 400ml/d 以上，称为非少尿型 AKI，其病情大多较轻，预后较好。但不论尿量是否减少，随着肾功能减退，临床上均可出现一系列表现。

1．全身症状

（1）消化系统：是最早出现的症状，如食欲减退、恶心、呕吐、腹泻及腹胀等，严重者可发生消化道出血。

（2）呼吸系统：除感染外，主要是因容量负荷过多导致的急性肺水肿，表现为呼吸困难、咳嗽、憋气等。

（3）循环系统：多因尿少和未控制饮水，导致体液过多，出现高血压、心力衰竭和肺水肿表现；此外，毒素滞留、电解质紊乱、贫血及酸中毒也可引起各种心律失常及心肌病变。

（4）神经系统：可出现意识障碍、谵妄、躁动、抽搐及昏迷等尿毒症脑病症状。

（5）血液系统：轻度贫血和出血倾向。

（6）其他：常伴感染，是AKI的主要死亡原因之一。其发生与进食少、营养不良及免疫力低下等因素有关。在AKI同时或在疾病发展过程中还可合并多个脏器衰竭，死亡率可高达70%以上。

2．水、电解质和酸碱平衡紊乱

（1）代谢性酸中毒：主要由于GFR下降，使酸性代谢产物排出减少，同时又因AKI合并高分解代谢状态，使酸性产物明显增多。表现为恶心、呕吐、疲乏、嗜睡和深长呼吸等。

（2）高钾血症：除肾排钾减少外，酸中毒、组织分解过快也是主要原因。严重创伤、烧伤等所致横纹肌溶解引起的AKI每日血钾可上升1.0～2.0mmol/L。

（3）低钠血症：主要是由于水潴留引起的稀释性低钠血症。

（4）其他：还可有低钙、高磷及低氯血症等，但远不如慢性肾衰竭时明显。

（三）恢复期

此期肾小管细胞再生、修复，肾小管恢复完整性。GFR逐渐恢复至正常或接近正常范围。少尿型患者开始出现利尿，可有多尿的表现，每天尿量可达3000～5000ml，甚至更多。所以进行性尿量增多是肾功能开始恢复的一个标志。通常持续1～3周，继而逐渐恢复正常。与GFR相比，肾小管上皮细胞功能（溶质和水的重吸收）的恢复相对延迟，常需数月后才能恢复。但部分病例肾小管浓缩功能不全可持续1年以上，少数患者可最终遗留不同程度的肾结构和功能的永久性损害。

【实验室及其他检查】

1．血液检查 可有轻、中度贫血，白细胞增多；血浆肌酐、尿素氮进行性上升，高分解代谢者上升速度更快；血清钾浓度升高，常大于5.5mmol/L，血钠、血钙可降低，血磷增高；血气分析示代谢性酸中毒。

2．尿液检查 尿蛋白多为±～+，常以小分子蛋白为主。尿沉渣检查可见肾小管上皮细胞、上皮细胞管型和颗粒管型，也可见少量红、白细胞等；尿比重降低且较固定，一般在1.015以下，主要由于肾小管重吸收功能损害、尿液不能浓缩所致；尿渗透压低于350mOsm/kg H_2O，尿与血渗透浓度之比低于1.1；尿钠含量增高，多在20～60mmol/L，肾衰竭指数（尿钠浓度与尿肌酐/血肌酐比值之比）和钠排泄分数（尿钠/血钠之比与尿肌酐/血肌酐之比的比值×100%）常大于1。注意尿液检查必须在输液、使用利尿剂、高渗药物前进行，否则会影响结果。

3．影像学检查 尿路超声显像对排除尿路梗阻很有帮助。必要时CT等检查显示是否存在着与压力相关的扩张，如有足够的理由怀疑由梗阻所致，可做逆行或下行肾盂造影。CT血管造影、MRI或放射性核素检查对检查血管有无阻塞有帮助，但要明确诊断仍需行肾血管造影。

4．肾活检 是重要的诊断手段。在排除了肾前性及肾后性原因后，没有明确致病原因（肾缺血或肾毒素）的肾性急性肾损伤都有活检指征。

【诊断要点】

AKI 诊断标准为：肾功能在 48h 内突然减退，血清肌酐绝对值升高≥ 0.3mg/dl（26.5μmol/L），或 7 天内血清肌酐增至≥ 1.5 倍基础值，或尿量＜ 0.5ml/（kg · h），持续时间＞ 6h。

【治疗要点】

早期诊断、及时干预能最大限度地减轻肾损伤、促进肾功能恢复。AKI 治疗主要包括尽早识别并纠正可逆病因、维持内环境稳定、营养支持、防治并发症及肾替代治疗等方面。

（一）纠正可逆病因

对于各种严重外伤、心力衰竭、急性失血等都应进行相关治疗，包括输血、扩容，积极处理血容量不足、休克和感染等情况，停用影响肾灌注或肾毒性药物。

（二）维持体液平衡

每天补液量应为显性失液量加上非显性失液量减去内生水量，遵循“量出为入”的原则，控制液体入量。

（三）饮食和营养

补充营养以维持机体的营养状况和正常代谢，有助于损伤细胞的修复和再生，提高存活率。AKI 患者所需能量为 147kJ/（kg · d）［35kcal/（kg · d）］，主要由糖类和脂肪供应；蛋白质摄入量应限制为 0.8g/（kg · d），对于有高分解代谢或营养不良及接受透析的患者，蛋白质摄入量可放宽。尽量减少钠、钾、氯的摄入量。

（四）高钾血症

血钾超过 6.5mmol/L，心电图表现为 QRS 波增宽等明显的变化时，应予以紧急处理。包括：①钙剂：10% 葡萄糖酸钙液 10 ～ 20ml 稀释后缓慢静脉注射（5min）；② 11.2% 乳酸钠液或 5% 碳酸氢钠液 100 ～ 200ml 静滴，纠正酸中毒并促进钾离子向细胞内移动；③ 50% 葡萄糖溶液 50 ～ 100ml 加胰岛素 6 ～ 12U 缓慢静脉注射，可促进糖原合成，使钾离子向细胞内移动；④口服钠型离子交换树脂（如聚磺苯乙烯）15 ～ 30g，每日 3 次。以上措施无效，或为高分解代谢型 ATN 的高钾血症患者，血液透析是最有效的治疗。

（五）代谢性酸中毒

应及时治疗，如血清 HCO_3^- 浓度低于 15mmol/L，可选用 5% 碳酸氢钠液 100 ～ 250ml 静滴。对于严重酸中毒患者，应立即予以透析治疗。

（六）感染

感染是常见并发症，也是死亡的主要原因之一。应尽早使用抗生素，但不提倡预防性使用抗生素。根据细菌培养和药物敏感试验选用对肾无毒性或毒性低的药物，并按 GFR 调整用药剂量。

（七）肾替代疗法

严重高钾血症（＞ 6.5mmol/L）、代谢性酸中毒（pH ＜ 7.15）、容量负荷过重对利尿剂治疗无效、心包炎和严重脑病等都是透析治疗指征。对非高分解型、无少尿患者，可进行内科综合治疗。对重症患者倾向于早期进行透析，其目的在于：①对容量负荷过重者可清除体内过多的水分；②清除尿毒症毒素；③纠正高钾血症和代谢性酸中毒以稳定机体的内环境；④有助于液体、热量、蛋白质及其他营养物质的补充。

AKI 的透析治疗可选择腹膜透析（peritoneal dialysis, PD）、间歇性血液透析（intermittence hemodialysis，IHD）或连续性肾替代治疗（continuous renal replacement therapy，CRRT）。

（八）多尿期的治疗

多尿开始时，即使尿量已超过每日 2500ml，由于 GFR 尚未恢复，肾小管的浓缩功能较差，治疗仍应以维持水、电解质和酸碱平衡，控制氮质血症和预防各种并发症为主。多尿期 1 周左右可见血肌酐和尿素氮水平逐渐降至正常范围，饮食中可逐步增加蛋白质的摄入量，病情稳定后方可停止透析。

（九）恢复期治疗

恢复期一般无需特殊处理，但应定期复查肾功能，避免使用肾毒性药物。

【主要护理措施】

（一）一般护理

1．休息与活动 少尿期要绝对卧床休息，以减轻肾的负担，抬高水肿的下肢。对意识障碍者应加床栏。当尿量增多、病情好转时，可逐渐增加活动量，但要注意利尿后患者会有肌肉无力的现象，避免独自下床活动。

2．饮食护理 给予少尿期可进食的患者高生物价的优质蛋白，摄入量应限制为每日 0.8g/kg，并补充适量的必需氨基酸。多尿期患者如尿素氮低于 8.0mmol/L，可给正常量蛋白质，同时补充糖类和脂类饮食，供给足够的热量，保持机体氮平衡。对于有恶心、呕吐的患者，可遵医嘱给予止吐药，待身体舒适时再给予适量食物，并做好口腔护理，增进食欲。同时要注意监测反映机体营养状况的指标，如血浆清蛋白等。

3．维持水平衡 AKI 时应坚持"量出为入"的原则，严格记录 24h 出入液量。每天补液量应为显性失液量加上非显性失液量减去内生水量。显性失液量包括尿量、粪便、呕吐、出汗、引流液及透析超滤量等，非显性失液量指从皮肤蒸发丢失的水分（300 ~ 400ml）和从呼气中丢失的水分（400 ~ 500ml），但应注意体温、气温及湿度等的影响。内生水是指体内组织代谢、食物氧化和补液中葡萄糖氧化所生成的水总和。在实际应用中，补液量计算一般以 500ml 作为基础补液量，再加上前一日的出液量。

（二）病情观察

AKI 诊断后，应对患者进行临床监护。包括监测患者的生命体征、神志、体重、尿量、尿常规、肾功能、电解质及血气分析的变化。护理人员应注意观察患者有无高血钾、低血钠及代谢性酸中毒的发生；有无严重头痛、恶心、呕吐及意识障碍等高血压脑病的表现；有无呼吸困难、胸闷及肺部湿啰音等急性左心衰竭的征象；有无水中毒、稀释性低钠血症的症状，如头痛、嗜睡、意识障碍、共济失调、昏迷及抽搐等。

（三）预防感染

感染是 AKI 少尿期的主要死因，因此护理工作中应重视预防感染的发生。具体措施包括：①尽量将患者安置在单人房间，做好病室的清洁和消毒，避免与感染患者接触；②各项检查治疗应严格无菌操作，避免不必要的侵入性检查；③加强生活护理，尤其是口腔及会阴部的护理，卧床患者应定时翻身，指导患者有效咳嗽；④接受血液透析的患者，其乙型和丙型肝炎的发生率明显高于正常人群，故应接种乙肝疫苗，并尽量减少输注血液制品。

（四）用药护理

使用利尿剂治疗时应注意观察有无水、电解质紊乱，乏力及腹胀等副作用；使用血管扩张剂时应注意监测血压的变化；纠正高血钾及酸中毒时，要注意随时监测电解质；使用肝素、双嘧达莫要注意有无出血倾向；输血禁用库存血；抗感染治疗时避免使用肾毒性抗生素。

（五）心理护理

AKI 是危重病之一，患者可有濒死感、恐惧感，护士应协助患者表达对疾病的感受，了解患者对疾病的态度。在护理过程中，护士应向患者及家属详细解释疾病发展过程，减低其焦虑情绪。此外，当患者出现精神症状时，应向患者家属解释这是疾病导致的病理生理及心理上的改变，以解除家属的疑惑，并避免造成家属与患者间的隔阂。护士还应随时评估患者的悲伤情况，并给予情绪及心理支持。

【健康指导】

1．疾病预防指导 教育患者增强自我保健意识，慎用氨基糖苷类抗生素等具有肾毒性的药物。尽量避免使用大量造影剂的X线检查，尤其是老年人及肾血流灌注不良的患者。预防感染，避免各种应激因素的影响。

2．出院指导　出院前护士应明确患者和家属的需求，给患者相关指导，包括用药、饮食、活动的方法。定期门诊复查，监测肾功能，出现症状立即就医。

小　结

1. 急性肾损伤是肾小球滤过率在短期内迅速下降而引起的以氮质废物蓄积及水、电解质和酸碱平衡紊乱为主要特征的临床综合征。可分为肾前性、肾性和肾后性三大类。

2. 典型的急性肾损伤临床可分为起始期、维持期和恢复期，其中以维持期时发生尿量减少及全身各系统症状最为严重，可危及生命。

3. 治疗以维持营养平衡，纠正水、电解质和酸碱平衡紊乱，预防感染为主要目标，严重时可行肾替代疗法。

4. 护理中注意严密观察病情变化，合理控制饮食，预防并发症的发生。

（闫贵明　姚景鹏）

第九节　慢性肾衰竭

学习目标

通过本节内容的学习，学生应能够：

◎ 识记

说出慢性肾衰竭的概念、肾功能的分期。

◎ 理解

归纳慢性肾衰竭的主要发病机制、临床表现、诊断要点和治疗要点。

◎ 运用

按护理程序护理慢性肾衰竭患者并进行健康教育。

案例 5-3

患者，女性，65岁，糖尿病15年，平日采取饮食治疗和口服格列本脲（优降糖）来控制血糖，血糖控制不良。近5年来逐渐出现晨起双侧眼睑水肿，双下肢水肿，伴乏力。5天前，受凉后出现发热，体温最高达38.8℃，咳嗽、咳痰，来医院就诊。

查体：T 39℃，BP 110/90mmHg，双肺呼吸音粗，可闻及散在干湿啰音，以右下肺为著。HR 90次/分，律齐。腹软无压痛。双下肢可凹性水肿。

案例5-3分析

案例 5-3

辅助检查：血红蛋白 90g/L，白细胞 12×10^9/L，尿蛋白 +++，血糖 16mmol/L，肌酐清除率 8ml/min，血尿素氮 29.8mmol/L，血肌酐 850μmol/L，胸片示双肺纹理粗，右下肺斑片影。入院诊断为慢性肾衰竭、糖尿病肾病、肺部感染。

问题与思考：

1．目前患者的肾功能处于临床分期的哪一期？

2．该患者病情逐渐进展的危险因素有哪些？

3．本次病情急性加重的危险因素是什么？

慢性肾衰竭（chronic renal failure，CRF）是各种慢性肾疾病缓慢进展恶化的最终结局，主要表现为肾功能进行性减退，代谢产物潴留引起全身各系统症状，水电解质紊乱、酸碱平衡失调的一组临床综合征。近 20 年来，慢性肾衰竭的患病率逐渐增高，并成为威胁人类生存的重要疾病之一。我国慢性肾衰竭的发病率约为 100/100 万，男女发病率分别占 55% 和 45%，40 ～ 50 岁为高发年龄。

慢性肾疾病（chronic kidney disease，CKD）指各种原因引起的肾结构和功能障碍≥ 3 个月，包括肾小球滤过率（GFR）正常或不正常的病理损伤、血液或尿液成分异常、影像学检查异常，或不明原因的 GFR 下降（< 60ml/min）超过 3 个月。依据美国国家肾病基金会制订的“肾病生存指南（K/DOQI）”，根据肾小球滤过率，将慢性肾疾病分为 5 期。该分期的意义在于，明确了肾功能减退的各个阶段及其相应的防治措施，既有利于早期发现慢性肾疾病，也有助于晚期肾衰竭的及时诊治。慢性肾疾病涵盖了疾病的整个过程，本章重点介绍的慢性肾衰竭相当于 CKD 4 ～ 5 期。

目前，我国在临床上根据内生肌酐清除率将肾功能分为 4 期，即肾储备功能下降期、氮质血症期、肾衰竭期和尿毒症期。我国肾功能临床分期与慢性肾疾病分期的对应关系及其防治目标见表 5-1。

【病因和发病机制】

（一）病因

慢性肾衰竭的病因可分为三大类，即原发性、继发性和遗传性。原发性肾疾病有慢性肾小球肾炎、慢性肾盂肾炎等。继发性肾疾病有糖尿病肾病、高血压肾病、系统性红斑狼疮等。遗传性如多囊肾等。发达国家的常见病因有糖尿病肾病、高血压肾小动脉硬化等。包括中国在内的发展中国家，原发性肾小球肾炎仍是首要病因，之后才是糖尿病肾病、高血压肾病等。

（二）危险因素

1．渐进性发展的危险因素　主要有高血糖、高血压、蛋白尿（包括微量白蛋白尿）、低蛋白血症、吸烟等。慢性肾衰竭一般进展缓慢，积极控制渐进性发展的危险因素，有助于延缓病情进展。

2．急性加重的危险因素　主要包括：①有效血容量不足或肾局部血供急剧减少造成的残余肾单位的低灌注、低滤过状态；②肾毒性药物，特别是非甾体抗炎药、氨基糖苷类抗生素、造影剂的不当使用；③原有肾疾病复发或加重；④未加控制的严重高血压；⑤泌尿道梗阻、严重感染等。上述导致肾功能损伤急性加重的因素，如果处理及时恰当，则可在一定程度上逆转病情，否则肾功能急剧恶化进展，病情不可逆。

表5-1　我国肾功能临床分期与慢性肾疾病分期的对应关系及建议

我国肾功能临床分期			K/DOQI			建议
分期	Ccr（ml/min）	SCr（μmol/L）	分期	特征	GFR［ml/（min·1.73m²）］	
肾储备能力下降期	＞50	正常	1期	GFR正常或升高	≥90	早期诊断CKD，保护肾功能
			2期	GFR轻度降低	60～89	评估，延缓CKD进展
氮质血症期	25～50	正常～450	3期	GFR中度降低	30～59	延缓CKD进展，评估、治疗并发症
肾衰竭期	10～25	450～707	4期	GFR重度降低	15～29	综合治疗，透析前准备
尿毒症期	＜10	＞707	5期	终末期肾病	＜15	出现尿毒症应及时行替代治疗

（三）发病机制

慢性肾衰竭的发病机制有多种学说，这里仅介绍其中几种。

1．肾小球高压、高灌注、高滤过学说 肾实质疾病导致相当数量的肾单位破坏，剩余健存肾单位代偿、超负荷工作，长期处于高压力、高灌注和高滤过的状态。这一状态促使系膜细胞增殖、炎症细胞浸润，最终发展为不可逆的病理改变即肾小球硬化。

2．矫枉失衡学说 当出现肾衰竭时，机体表现出一系列病态变化，为此，机体要作出相应的调整，在调整过程中又产生新的不平衡，使机体再次受到新的损害。例如肾衰竭引起的低钙、高磷，继发甲状旁腺功能亢进。

3．细胞因子和生长因子的作用 近年研究发现，在慢性肾衰竭动物的肾中，某些细胞因子和生长因子，如转化生长因子β、白细胞介素-1、血管紧张素Ⅲ以及内皮素-1等，均参与肾小管和肾间质的损伤过程，并且促进肾小球、肾小管上皮细胞转化为肌成纤维细胞，在肾间质纤维化和局灶节段性肾小球硬化中起重要作用。

4．毒素滞留学说 因残存肾单位不能充分排出代谢废物和不能降解某些内分泌激素，按照分子量大小分为三类：①小分子物质（分子量＜500），以尿素氮最多，其他还有胍类、各种胺类、酚类物质，这类物质的蓄积与临床症状有关；②中分子物质（分子量500～5000），如甲状旁腺素，与慢性肾衰竭远期并发症密切相关；③大分子物质（分子量＞5000），主要包括核糖核酸酶、β_2微球蛋白等。这些物质在正常浓度下不会对人体造成危害，当血液中浓度过高时则会出现毒副作用，导致尿毒症的多种症状或远期并发症。

【临床表现】

慢性肾衰竭早期，除可发现肾功能减退外，一般仅有原发病的症状。直到病情发展到残余肾单位无法代偿时，才引起全身各系统中毒的症状和水、电解质及酸碱失衡的表现。

（一）水、电解质和酸碱平衡失调

1．水、钠代谢紊乱 肾衰竭后，肾对水钠的排泄能力下降，当摄入的水分超出了肾的排泄能力，如过量饮水或输液时，患者易出现水肿、血压增高、心力衰竭等。此时常伴有低钠血症（为稀释性低钠血症）。同时因对水钠的调节能力下降，一旦患者出现呕吐或腹泻等体液丢失的情况，很易导致脱水。

2．钾代谢紊乱 体内钾的排泄主要依靠肾，当Ccr降到20～25ml/min及以下时，特别是肾衰竭晚期的患者，容易出现高钾血症。引起高钾血症的常见原因有：①应用抑制肾排泄钾的药物，如留钾利尿剂、ACEI类药物等；②钾的摄入过多，包括摄入含钾的药物、食物和输注库存血；③代谢性酸中毒时。高钾血症可导致严重的心律失常，甚至心搏骤停。严重高钾血症（血清钾＞6.5mmol/L）必须及时抢救。低钾血症在慢性肾衰竭患者较少见，主要见于饮食过少、呕吐等情况。

3．钙磷代谢紊乱 随着肾功能不断减低，其排泄磷的能力下降，导致血磷浓度升高。高血磷会与血钙结合成磷酸钙沉积于组织，导致血钙下降；同时，高血磷会抑制肾生成骨化三醇，抑制胃肠道对钙质的吸收，进一步使血钙浓度降低。此外血钙的降低也与摄入不足和缺乏活性维生素D_3有关。

4．代谢性酸中毒 肾衰竭后，体内的酸性代谢产物，如磷酸、硫酸等因肾的排泄障碍而潴留于体内，同时肾小管分泌H^+和合成NH_4^+的能力减退，导致患者出现代谢性酸中毒。

（二）各系统症状

1．心血管系统症状 心血管病变是肾衰竭患者的常见并发症和最主要死因。

（1）高血压：约80%的患者会表现出高血压，个别可为恶性高血压。高血压的产生与容量负荷过高有关。高血压可引起左室扩大、心力衰竭，并且加重对肾的损害。

（2）心力衰竭：是尿毒症患者常见的死亡原因。其产生原因与容量负荷过重、高血压和代谢毒物所造成的尿毒症性心肌病有关。临床可表现为急性左心衰竭或慢性全心衰竭。

（3）尿毒症性心肌病：与代谢废物的潴留及贫血等因素有关，可以表现为心力衰竭、心律失常等。

（4）心包病变：包括心包积液和心包炎。心包积液在慢性肾衰竭患者中常见，与尿毒症毒素的潴留蓄积、低蛋白血症、心力衰竭等有关。心包炎可分为尿毒症性和透析相关性。前者多为干性心包炎，表现为胸痛、心包摩擦音，现在已经较少见；后者多见于透析不充分者，表现为湿性心包炎，心包积液多为血性。

（5）血管钙化和动脉粥样硬化：慢性肾衰竭患者动脉粥样硬化进展迅速，与高脂血症、高血压有关。脑、心、全身周围动脉均发生动脉粥样硬化，冠心病是主要的死亡原因之一。

2．呼吸系统症状　可有肺水肿、胸腔积液。尿毒症毒素可引起尿毒症性肺炎，胸部X线检查出现“蝴蝶翼”征，一般透析可迅速纠正。

3．血液系统表现

（1）贫血：贫血较常见，为正色素性正细胞性贫血。其产生的主要原因有：①肾产生促红细胞生成激素（EPO）减少（为最主要原因）；②铁摄入不足；③失血（如血透时失血、抽血检查频繁）；④红细胞生存时间缩短；⑤体内叶酸、蛋白质缺乏；⑥代谢产物抑制骨髓造血。

（2）出血倾向：晚期患者多见，常表现为皮下出血、鼻出血、月经过多、外伤后严重出血、消化道出血，甚至脑出血等。出血倾向与外周血小板破坏增多、出血时间延长、血小板聚集和黏附能力异常等有关。透析有助于纠正出血倾向。

（3）白细胞异常：部分患者白细胞减少。中性粒细胞趋化、吞噬和杀菌的能力减弱，易致感染。

4．消化系统症状　食欲不振是慢性肾衰竭常见的早期表现。尿毒症患者还可以出现恶心、呕吐，口气有尿味。上述症状的产生与体内毒素刺激消化道黏膜及代谢性酸中毒等因素有关。消化道出血在尿毒症患者中也较为常见，一般出血量少，表现为粪便隐血试验阳性。

5．神经肌肉和皮肤表现

（1）神经肌肉表现：早期常有疲乏、失眠、注意力不集中等精神症状，后期可出现性格改变、抑郁、记忆力下降、判断失误，并可有神经肌肉兴奋性增加。慢性肾衰竭常伴有周围神经病变，以感觉神经的病变最为显著，表现为肢体麻木，有时为烧灼感或疼痛感、深反射迟钝或消失、肌肉无力等，其中最为常见的是肢端袜套样分布的感觉丧失。

（2）皮肤表现：常见皮肤干燥、瘙痒，患者的皮肤上常可见到抓痕。皮肤瘙痒可能与甲状旁腺功能亢进导致钙盐异位沉积于皮肤和末梢神经有关，此外也与尿素经汗液排出，沉积于皮肤，造成对皮肤的刺激有关。肾衰竭患者多面色较深而萎黄，轻度水肿，呈“尿毒症”面容，与贫血、尿素霜的沉积有关。

6．骨骼系统病变　慢性肾衰竭患者由于钙、磷代谢以及内分泌功能紊乱，导致骨骼的矿化和代谢异常，称为肾性骨营养不良。主要包括：①高转化性骨病：主要由于甲状旁腺激素过高所致，使破骨细胞活性增强、骨质溶解，代之以纤维组织，形成纤维囊性骨炎，容易发生肋骨骨折。②低转化性骨病：包括骨软化症和骨再生不良。骨软化症是由于骨化三醇不足或铝中毒引起的骨骼钙化障碍，成人以脊柱和骨盆的表现最早且突出，可有骨骼变形；骨再生不良主要与血甲状旁腺激素浓度相对偏低，某些成骨因子不足，无法维持骨的再生有关，常见于透析患者长期过量使用钙剂或活性维生素D，或透析液中钙含量偏高时。③混合性骨病：以高转化性骨病最多见。

7．代谢和内分泌紊乱　患者常有性功能障碍，女性出现闭经、不孕等，男性性欲缺乏或阳痿，小儿性成熟延迟。肾是多种激素（如胰岛素、胰高血糖素、甲状旁腺素等）的降解场所，肾衰竭时上述激素的作用时间延长，出现糖耐量异常或胰岛素抵抗等。本病基础代谢率常下降，患者体温常低于正常人 1℃。当内生肌酐清除率＜ 20ml/min 时，会出现持续的高尿酸血症，但发生痛风性关节炎者少见。尿毒症患者常出现脂质代谢异常，表现为高三酰甘油血症，血浆高密度脂蛋白降低，低密度和极低密度脂蛋白升高，而胆固醇的水平正常。

【实验室及其他检查】

（一）血常规

血红蛋白一般低于 80g/L，白细胞和血小板的计数可正常或偏低。血小板的黏附和聚集功能下降。

（二）尿常规

尿蛋白定性为 + ～ +++，晚期肾功能完全衰竭时可为阴性。尿沉渣镜检见到蜡样管型对慢性肾衰竭的诊断有意义。尿沉渣中还可以见到红细胞和白细胞，若数量较多则提示病情活动或存在感染。尿比重降低，严重者尿比重固定于 1.010。

（三）血生化检查

内生肌酐清除率下降，血肌酐和尿素氮升高。血尿酸升高，血清总蛋白和白蛋白降低。血钙降低，血磷升高。可存在电解质和酸碱失衡表现。

（四）其他检查

B 超示双肾萎缩，肾皮质变薄。肾图示双肾功能明显受损。

【诊断要点】

根据慢性肾疾病的病史、典型的临床表现和肾功能损害的指标，一般诊断不困难。确诊慢性肾衰竭后，尽量寻找原发病和促使肾功能恶化的诱因，例如感染、高血压、使用肾毒性的药物等。必要时行肾活检明确导致慢性肾衰竭的基础疾病。

【治疗要点】

（一）保护肾功能，延缓慢性肾衰竭的发展

早诊断、早期采用有效的治疗措施、消除导致肾功能恶化的诱因，是慢性肾衰竭防治中保护肾功能、延缓病情发展的关键。

1．积极控制高血压 高血压是肾功能恶化的因素，所以应积极控制，做到 24h 持续、有效地控制血压。一般地，CKD 1 ～ 4 期的患者（Ccr ≥ 15ml/min），血压控制目标为低于 130/80mmHg，CKD 5 期（Ccr ＜ 15ml/min）或维持透析的患者，血压应控制在 140/90mmHg 以下。首选药物为 ACEI 和 ARB。这两类药物在控制高血压的同时，还可以有效地缓解肾小球内高压，这对于减轻蛋白尿、延缓肾功能的恶化有一定效果。此外，这两种药物还能减少心血管事件的发生率。其他常用的降压药物还有钙通道阻滞剂、袢利尿剂、β 受体阻滞剂等。

2．严格控制血糖 控制血糖有助于延缓慢性肾病的进展。对于糖尿病患者，空腹血糖宜控制在 5.0 ～ 7.2mmol/L，糖化血红蛋白应低于 7%。

3．控制尿蛋白 慢性肾衰竭患者尿蛋白应控制在 0.5g/24h 以下，可以延缓病程进展和提高生存率。

此外，纠正贫血、应用他汀类药物、戒烟等对肾功能也有一定的保护作用。

（二）营养治疗

1．饮食疗法 饮食控制可以缓解慢性肾衰竭的症状，延缓“健存肾单位”的破坏速度。但应考虑个体化，并注意营养指标的监测，避免发生营养不良。内容详见慢性肾衰竭患者的饮食护理部分。

2．必需氨基酸疗法 肾功能不全患者由于长期给予低蛋白饮食，易发生蛋白质营养不良，此时必须给予必需氨基酸或必需氨基酸及其 α- 酮酸的混合制剂，以保证患者维持较好的营养状态。α- 酮酸在体内和氨结合成相应的必需氨基酸，必需氨基酸在合成蛋白质的过程中可以利用一部分尿素，因而必需氨基酸疗法有利于减低体内血尿素氮的水平，改善尿毒症的症状。目前常用的药物有复方 α- 酮酸（开同）。

（三）对症治疗

1．心血管系统

（1）高脂血症：透析前患者的治疗与一般高脂血症相同。维持透析治疗的活动患者，血脂标准应放宽，血胆固醇控制在 6.5 ～ 7.8mmol/L（250 ～ 300mg/dl），血三酰甘油控制在 1.7 ～ 2.3mmol/L（150 ～ 200mg/dl）。

（2）高血压：患者除可选用 ACEI 类外还可以选用钙通道阻滞剂、β 受体阻滞剂和利尿剂。

（3）心力衰竭和心律失常：心力衰竭患者应注意强心药的使用剂量。心律失常者注意维持血钾的稳定、纠正其他电解质紊乱，必要时再使用抗心律失常药物。

2．纠正酸中毒和水、电解质紊乱　轻者口服碳酸氢钠片剂，中度到重度患者可以加大口服剂量，必要时（HCO_3^- ＜ 13.5mmol/L 时）静脉输注 5% 碳酸氢钠或进行透析治疗。纠正酸中毒的同时注意补钙，防止低钙引起手足抽搐。

对于明显水肿、高血压的患者可以适当应用袢利尿剂，如呋塞米每次 20 ～ 200mg，2 ～ 3 次 / 天。肾衰竭晚期的患者尽量避免使用留钾利尿剂，以免造成高钾血症或药物蓄积。

肾衰竭晚期患者，由于肾的排钾能力下降，容易出现高钾血症，应积极预防。当 Ccr ＜ 25ml/min 时，应当限制钾的摄入，同时纠正酸中毒，并可以适当使用排钾利尿剂。已经存在高钾血症的患者，救治时应遵循以下原则：①积极纠正酸中毒；②给予袢利尿剂；③给予葡萄糖 - 胰岛素溶液输注；④血钾＞ 6.5mmol/L 时给予血液透析治疗。

3．治疗贫血　重组人促红细胞生成素（rHuEPO）是治疗肾性贫血的特效药。在血红蛋白低于 100g/L 时开始使用，当血红蛋白上升到 110 ～ 120g/L 时即达标，不建议提高到 130g/L 以上。一般开始剂量 80 ～ 120U/kg，皮下注射为宜，之后根据患者血红蛋白水平进行调整。同时应补充造血原料，如铁剂和叶酸。慢性肾衰竭患者一般不建议输注红细胞，除非存在急性出血、急性冠脉综合征等需要快速纠正贫血的情况。

4．治疗肾性骨病、纠正低钙高磷血症　骨化三醇对提高血钙、治疗骨软化症疗效甚佳，甲状旁腺次全切除对纤维性骨炎、转移性钙化有效。高磷血症的患者，应限制磷的摄入，并在 Ccr ＜ 30ml/min 时，服用磷结合剂，如碳酸钙、醋酸钙，以及新型的不含钙的磷结合剂，如司维拉姆、碳酸镧等。

（四）肾替代治疗

1．透析疗法　也称为血液净化疗法，当肾功能进一步恶化，Ccr ＜ 10ml/min，且有明显尿毒症表现时，应进行透析治疗，对糖尿病患者应适当放宽标准。透析可以部分替代肾的排泄功能，减轻尿毒症患者的症状，维持生命。常用的透析方法有血液透析、腹膜透析等。

2．肾移植　慢性肾衰竭患者经保守治疗无效时，应考虑作肾移植。肾移植后需长期使用免疫抑制剂以防出现排斥反应，常用的药物有环孢素、硫唑嘌呤、糖皮质激素和吗替麦考酚酯等。

【护理】

（一）护理评估

1．病史　绝大多数患者有多年的慢性肾疾病史，少部分患者可以无任何肾病表现，直到终末期肾衰竭才被发现。护理人员必须全面而细致地进行资料收集，了解病因、病程长短及此次发病的诱因、高血压、水肿及尿量、曾使用的治疗方法；有无恶心、呕吐、腹泻，目前最主要的症状。

2．心理社会资料　由于尿毒症为危重疾病，患者对慢性肾衰竭的预后、接受透析治疗等存在焦虑或恐惧甚至绝望的异常心态。另外，治疗费用昂贵常导致患者及家属过重的思想负担和经济负担，护理人员应了解患者及家属的心理状况、家庭经济情况以及家属对疾病的认识及对患者的关怀、支持状况。

3．身体评估 应该评估患者的意识状态、贫血貌及慢性病容、有无血压增高，眼睑、全身性水肿，呼出气体有无尿味，四肢及胸腹、背部的皮肤是否干燥并有抓痕。有无呼吸困难，呼吸深度和频率，心率及节律是否规整，有无心包摩擦音，皮肤黏膜是否有出血点及瘀斑等。

4．辅助检查 了解血红蛋白、血小板及白细胞值，血尿素氮、肌酐及肌酐清除率水平，B 型超声检查双肾大小等。

（二）主要护理诊断

1．体液过多 与肾小球滤过率降低、水钠潴留有关。

2．营养失调：低于机体需要量 与氮质血症所致的畏食、恶心、呕吐及腹泻有关。

3．有感染的危险 与营养不良、贫血、透析治疗有关。

4．有皮肤完整性受损的危险 与皮肤水肿、皮肤瘙痒有关。

（三）护理计划及评价

营养失调：低于机体需要量 与尿毒症所致的厌食、恶心、呕吐及腹泻有关

1．护理目标

（1）患者知道营养失调的原因及其严重后果，能够按照食谱进食。

（2）患者营养状况好转。

2．护理措施

（1）评估患者的营养状况：向患者说明，目前纳差、恶心等症状是因肾衰竭引起，长期进食过少会导致营养不良，营养状况差易造成患者抵抗力下降而出现感染甚至加速肾功能的恶化。嘱患者与医护密切配合，积极治疗，争取延缓肾功能的恶化。

（2）与患者共同制订饮食计划：①优质低蛋白饮食：非糖尿病、处于 CKD 1 ~ 2 期的患者推荐蛋白质的摄入量为 0.8g/(kg·d)，从 CKD 的 3 期开始应控制蛋白质摄入，推荐摄入量为 0.6g/(kg·d)。糖尿病患者应从出现显性蛋白尿时即开始控制蛋白质的摄入。透析患者摄入蛋白质量为 1.2g/(kg·d)。其中，约 50% 为高生物价的优质蛋白，如瘦肉、蛋、牛奶、鱼等。在低蛋白饮食的同时应注意补充必需氨基酸和（或）α- 酮酸，推荐量为 0.1 ~ 0.2g/(kg·d)。②保证足够热量：一般热量的供应为 30 ~ 35kcal/(kg·d)，其中 30% ~ 40% 由脂肪供给，且以不饱和脂肪酸的摄入为主，余下部分由糖类供给。主食以蛋白含量较低的淀粉类食物为主，如藕粉、南瓜、芋头、马铃薯等。③控制水盐的摄入：水肿、高血压和少尿者钠盐的摄入应＜ 3g/d，液体的摄入量一般为前一天的出量 + 每日的基础补液量（约 500ml）；如患者尿量＞ 1000ml/d 且无水肿，则无需严格限水。④控制磷和钾的摄入：一般建议磷的摄入应＜ 600 ~ 800mg/d，一般蛋白质的磷含量较高，故控制蛋白质的摄入即可控制磷的摄入。对严重高磷血症者应同时给予磷结合剂。一般 CKD 1 ~ 4 期患者，每天尿量在 1000ml 以上，血钾可以维持平衡，因此不用限钾；CKD 5 期患者应避免进食含钾高的食物，如橘子、香蕉、蘑菇、榨菜、马铃薯等，避免使用升高血钾的药物，如青霉素钾、螺内酯等。

（3）促进食欲的护理：慢性肾衰竭的患者一般食欲较差，限制盐的摄入会在一定程度上使患者的食欲更差，因此可以通过改善饮食的口味（如酸、甜等）和烹调方法来促进患者食欲。

3．护理评价 患者知道营养不良的原因和后果，主动按照食谱进食，营养状况好转。

【健康教育】

1．坚持治疗基础疾病，纠正和避免恶化诱因 告诉患者及家属有些基础疾病在治疗后病情有可逆性，使肾功能获得不同程度改善，患者应遵守医嘱，积极治疗肾衰竭基础疾病。另外，需避免肾衰竭恶化诱因，如预防感染，已感染者应控制感染，多见感染部位是肺部及泌尿系、肠道；治疗心力衰竭；不使用肾毒性药物；不可劳累等，以延缓肾功能减退。

2．坚持用药和饮食治疗。

3．透析的患者应坚持定期透析治疗。肾移植患者应定期门诊复查，坚持服用免疫抑制药物。

4．慢性肾衰竭的预后很差，最终都死于尿毒症。接受透析或肾移植治疗后，可以明显地延长患者的生存时间，提高患者的生活质量，部分患者可以恢复工作。

小　结

1. 慢性肾衰竭是各种慢性肾疾病缓慢进展恶化的最终结局，主要表现为肾功能进行性减退，代谢产物潴留引起全身各系统症状，水电解质紊乱、酸碱平衡失调的一组临床综合征。

2. 我国目前根据内生肌酐清除率将慢性肾衰竭分为 4 期，即肾储备功能下降期、氮质血症期、肾衰竭期和尿毒症期。

3. 慢性肾衰竭病情进展的危险因素主要有高血压、高血糖、蛋白尿、低蛋白血症等；病情急性加重的危险因素主要有有效血容量不足和肾局部血液供应不足、使用肾毒性药物等。

4. 慢性肾衰竭累及全身多个系统，包括消化系统、血液系统、循环系统、骨骼肌肉系统等；容易造成水电解质失衡，主要包括水肿、低钠血症、高钾血症和低钾血症、低钙高磷血症、代谢性酸中毒。

5. 早诊断、早期干预是保护肾功能、延缓病情进展的关键。慢性肾衰竭患者的血压等项目的治疗目标为：①血压：Ccr < 15ml/min 时 BP < 140/90mmHg，Ccr ≥ 15ml/min 时 BP < 130/80mmHg；②血糖：糖尿病患者，空腹血糖 5.0 ~ 7.2mmol/L，HbA_{1C} < 7%；③蛋白尿：尿蛋白 < 0.5g/24h。

6. 营养治疗是慢性肾衰竭的基本治疗措施之一。原则是既保证良好的营养状况，又有利于控制基础疾病、保护肾功能。

思考题

结合本节案例请思考：

1．患者贫血的主要原因是什么？应给予的治疗措施是什么？

2．患者血压、血糖和尿蛋白的控制目标是什么？

3．患者的饮食护理要点是什么？

第五章第九节思考题参考答案

（陆　悦）

第十节　血液净化疗法的护理

学习目标

通过本节内容的学习，学生应能够：

◎ 识记

说出血液净化疗法、血液透析、腹膜透析的概念。

◎ 理解

比较血液透析、腹膜透析的原理。

◎ 运用

对血液透析、腹膜透析患者进行护理，观察常见并发症并作出相应的处理。

血液净化疗法（blood purification）是指以人工的方式（物理、化学或免疫等方法），清除体内过多水分以及留存于血液中的有害物质（包括内源性和外源性），从而解除一些临床病症的致病原因、终止或减缓某些病理生理过程，以维持机体水、电解质和酸碱平衡的一系列治疗方法。血液透析与腹膜透析是血液净化技术中最常用和有效的方法。其他常见的血液净化方法还有单纯超滤、续贯超滤透析、血液滤过、血液滤过透析、血液灌流、血浆置换、免疫吸附等。临床上根据不同的病情和各种技术的特点，选用相应的方法。本节主要讲述血液透析和腹膜透析。

一、血液透析

血液透析（hemodialysis，HD），简称血透，是利用半透膜原理，通过物质交换，清除体内毒素和潴留过多的水分，同时补充需要的物质，纠正电解质和酸碱紊乱的一种治疗方法。血液透析疗法部分替代了正常肾的排泄功能，是目前最常用、最重要的血液净化方法，主要用于急、慢性肾竭衰患者治疗，也适用于抢救可透析性毒物的中毒。

【原理】

血液透析的原理主要包括弥散和对流。

1．弥散　指由于半透膜两侧的溶质浓度不同，溶质通过半透膜的小孔从浓度高的一侧向浓度低的一侧扩散，最终半透膜两侧溶质浓度相等，从而达到物质交换、清除溶质的目的。半透膜是人工合成的膜，血液中所含的尿素氮、肌酐、K^+、H^+、磷酸盐等小分子物质均可自由通过，因此血液透析能快速纠正肾衰竭时产生的高尿素氮、高肌酐、高血钾、低血钙、高血磷、酸中毒等代谢紊乱。

2．对流　指通过在半透膜的血液侧施加正压或在透析液侧施加负压，促使血液中多余的水分经半透膜从血液侧向透析液侧做单向的移动，以此达到清除血液中水分的作用。临床通常也称之为超滤。

【主要设备】

1．血液透析机　主要包括三大部分：①体外循环控制系统：主要由血泵（控制血流量）、压力监测器（监测血流压力）、空气探测器（监测静脉回路中有无空气）和肝素泵（防止体外循环血液凝固）等构成；②透析液供给系统：可在线配制透析液，并加热到 35 ～ 37℃；③超滤控制系统：控制透析过程中水超滤的速度和总量。见图 5-4。

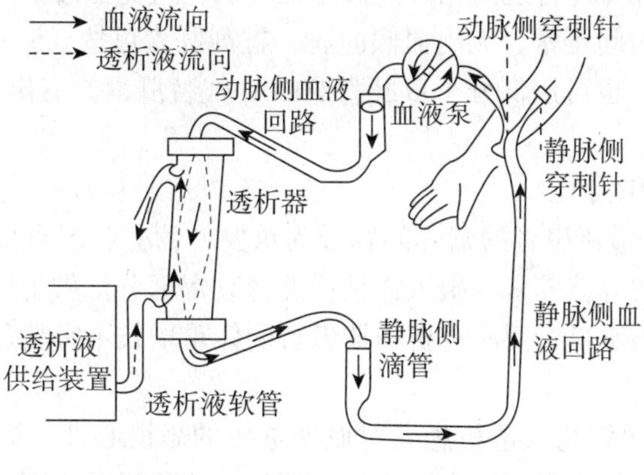

图 5-4　血液透析工作原理示意图

2．**透析器**　是物质交换的场所，是透析治疗的核心部分，最重要的组成部分是透析膜。最常用的为中空纤维型透析器，纤维丝为空芯合成丝，壁为人工合成半透膜，内供血液流过，外为透析液。纤维丝的面积、孔径大小及血流量和透析液流量等均会影响透析的疗效。

3．**透析用水处理系统**　透析用水采用反渗水，即不含有微生物及其产物、化学物质、不溶性颗粒和纤维等有害物质的水，用来稀释浓缩透析液。透析液是清除机体有害毒素、补充钙离子等的重要介质。血液透析中使用的透析液一般是由透析机将浓缩透析液和透析用水在线混合生成的。目前普遍使用的透析液为碳酸氢盐透析液，主要成分包括 Na^+、K^+、Ca^{2+}、Mg^{2+}、Cl^- 等，pH 在 7.1 ~ 7.3。

【适应证】

1．**急性肾损伤**　主张早期频繁透析，其指征为：①血尿素氮＞ 28.6mmol/L、血肌酐＞709μmol/L；②严重高钾血症：血清钾＞ 6.5mmol/L；③高血容量：血压增高超过基础血压 30mmHg、体重进行性增长超过 2 ~ 3kg，有急性左心衰竭、肺水肿的先兆；④代谢性酸中毒：pH ＜ 7.15；⑤少尿超过 4 天或是无尿超过 2 天。

2．**终末期肾病**　终末期肾病患者，如慢性肾衰竭尿毒症期，需要长期接受透析治疗，以替代肾的部分排泄功能。非糖尿病肾病患者，GFR ＜ 15ml/(min·1.73m^2)，糖尿病肾病患者 GFR ＜ 15 ~ 20ml/(min·1.73m^2)，无论有无明显症状均应该开始透析。如果患者同时出现重度高血钾、严重代谢性酸中毒、急性左心衰竭等，应立即进行透析治疗。

3．**急性药物或毒物中毒**　某些药物、毒物的分子量小于透析器膜截留分子量、水溶性高、血浆蛋白结合率低，游离浓度高的都可以通过血透清除。透析与服毒时间愈近，疗效愈好，服药或毒物超过 36h 后透析效果差。可经血液透析清除的药物主要有：镇静催眠药物，如巴比妥类、地西泮、水合氯醛、氯丙嗪等；解热镇痛药，如阿司匹林、对乙酰氨基酚等；三环类抗抑郁药，如阿米替林等；心血管用药，如洋地黄类、硝普钠等。

【禁忌证】

血液透析无绝对禁忌证，相对禁忌证有低血压、休克、严重出血、心力衰竭、心律失常等。

【血管通路】

血管通路是指将患者的血液从体内引出进入管道及透析器，再回到体内的通路。一般有三种：①动静脉内瘘，主要用于终末期肾病维持血液透析的患者，最常选用的是桡动脉和头静脉吻合；②中心静脉插管：为临时性血管通路，主要用于抢救急危重症患者以及维持血液透析患者血管通路建立前的临时透析通路，常选用颈内静脉、股静脉进行穿刺插管。

【肝素化】

血液透析时，血液在体外管道内循环，需用抗凝剂，避免血液凝固。常用肝素，其剂量因人而异。若试管法凝血时间正常，无出血倾向者，首剂肝素可按 0.5 ～ 0.8mg/kg，以后每小时持续追加肝素 5 ～ 8mg，也可用低分子量肝素 5000U 代替肝素。有出血倾向者，剂量要减少，甚至不用抗凝剂。

【血液透析患者的护理】

1．饮食护理 血液透析患者的营养问题极为重要，营养状况直接影响患者的长期存活及生活质量的改善。蛋白质等营养素的摄入详见慢性肾衰竭部分。护士应指导患者透析期间的饮食及饮水，特别要限制摄水量，两次透析间期患者的体重增长不宜超过 2.5kg。

2．透析前护理

（1）心理准备：为缓解初次透析患者对血液透析的恐惧心理，护士应充分做好患者的思想工作，介绍有关知识，提高患者对血液透析的认识，消除恐惧心理，使其与医护人员密切配合，保证透析的充分性，积极面对透析生活，提高患者的生活质量。

（2）生理准备：了解患者的营养状况，如血红蛋白水平、血浆白蛋白水平等；了解患者的心、肺功能情况，肝、肾功能情况，以及出凝血情况等。

（3）血管通路的护理：①临时管路的护理：保持各种导管清洁、无菌，观察导管有无滑脱、插管部位有无出血等；②动静脉内瘘的护理：护士应熟悉内瘘的穿刺和保护方法，勿在瘘管所在肢体上输液、测量血压，嘱咐患者不要使瘘管所在肢体负重等。

（4）透析药品的准备：包括透析用药（生理盐水、肝素、5% 碳酸氢钠）、急救用药、高渗葡萄糖注射液、10% 葡萄糖酸钙液、地塞米松及透析液等。

（5）熟练掌握透析机的操作常规及各种穿刺技术，严格无菌观念，戴帽子、口罩，操作时戴消毒手套等。待血液透析机器开机各项指标（透析液温度、电导度、流量及监护指标）稳定后开始透析。

3．透析过程中的护理

（1）病情观察：透析开始后，护士应注意下列问题。①穿刺血管时动作熟练、轻巧，减少患者的疼痛；②各种管道连接要紧密，避免空气进入；③透析开始时血流速度要从慢（50ml/min）逐渐增快，约 15min 才能使血流量达到 200ml/min 以上，观察血流量，血路压力，透析液流量、温度、浓度、压力等各项指标，准确记录透析时间、脱水量、肝素用量等；④定时观察患者的血压、脉搏、呼吸、体温变化；⑤密切观察处理各种透析监护系统的报警、机器故障；⑥密切观察并发症的发生。

（2）常见并发症的预防和处理：由于血液透析过程中并发症的发生迅速，而且危及患者的生命，需要及时抢救，护士一方面应先积极处理，另一方面汇报医师。常见的并发症有：

1）低血压：是常见并发症之一，可伴有恶心、呕吐、胸闷、面色苍白、出汗甚至一过性意识丧失，可能与超滤脱水过多、过快、血容量不足、心源性休克或过敏性反应有关。纠正低血压的措施：①严格把握脱水量，可有效预防低血压的出现；②静注 50% 葡萄糖液 40 ～ 60ml 或 10% NaCl 10ml；③通过透析管道输注生理盐水、碳酸氢钠、林格液或鲜血，一般输入 200 ～ 250ml；④查明原因作相应处理。

2）失衡综合征：严重高尿素氮血症患者开始透析时易发生，表现为头痛、恶心、呕吐、血压升高、抽搐，严重者可有昏迷。对于初次透析患者，缩短首次透析时间可有效预防本并发症的发生。确认已经发生失衡综合征时，轻者可给予吸氧、静脉注射高渗溶液等对症治疗；严重者应停止透析，同时注射甘露醇脱水，并给予生命支持治疗。本并发症若纠正及时，一般可在 24h 内好转。

3）热原反应：由内毒素进入体内所致，多在透析开始后 1h 左右发生，表现为畏寒、寒战，继而发热。预防：严格执行透析管道、透析器的消毒、清洗程序，透析液避免污染。处理：发生后可肌注异丙嗪25mg，静注地塞米松2～5mg，并注意保暖。

4）出血：与肝素的应用、肾衰竭导致血小板功能不良等有关，表现为牙龈出血、鼻出血、消化道出血，严重者可出现颅内出血。发现出血征象时，应减少肝素用量、静脉注射鱼精蛋白中和肝素（按1∶1用量）、改用无抗凝剂透析等。

5）其他常见的并发症还有过敏反应、心绞痛、心律失常、肌痉挛、空气栓塞、溶血等。

4．透析后护理

（1）透析结束时要检查透析时间是否符合规定，是否达到脱水要求，留取血标本进行生化检查，了解透析疗效。测血压、脉搏等。

（2）缓慢回血，穿刺透析后局部压迫止血，特别是动脉穿刺压迫止血时间要长，压迫点要正确。

（3）称体重，并教会患者掌握常见并发症的应急措施。安排好下次透析时间。

二、腹膜透析

腹膜透析（peritoneal dialysis，PD），简称腹透，是利用腹膜作为半透膜，使血液中的废物和毒素扩散到透析液中而排出体外的透析方法。

【原理】

由于人体的腹膜含有丰富的毛细血管，利用腹膜作为半透膜，借助毛细血管内血浆和腹腔内的透析液中溶质浓度和渗透梯度不同，通过弥散和渗透原理，使机体中的代谢废物和潴留过多的水分随废旧透析液排出体外，同时由新鲜透析液补充必要的物质，达到清除体内毒素、脱水、纠正酸中毒和电解质紊乱的治疗目的。其超滤脱水是通过增加腹膜透析液的渗透压来实现的。

【设备及材料】

1．腹膜透析导管　腹膜透析导管为无毒的硅胶疏水材料。每根透析导管包括1～2个涤纶套、1条不透X线的钡条，以利于检查导管的定位。目前常用的腹膜透析管有Tenckhoff腹膜透析导管、鹅颈管和TWH管等。其中，Tenckhoff腹膜透析导管是使用最经常、最广泛的腹膜透析管，分为直型和卷曲型两种，带有双涤纶套的Tenckhoff管称为标准Tenckhoff管。

2．腹膜透析的体外连接装置　自腹膜透析开展以来，体外连接装置从最初的瓶装简易系统、简易袋装系统，逐渐发展为Y型连接系统、O型连接系统和一次性双袋Y型系统。其发展特点为操作越来越简单、安全无菌。各个体外连接系统的特点详见表5-2。

表5-2　腹膜透析体外连接装置的特点

	优点/装置特点	缺点
Y型连接系统	先引流腹腔内的旧液，再以新液冲洗连接管，减少细菌随新液进入腹腔致感染的机会	连接管和透析液分离，操作复杂
O型连接系统	即Y型使用完毕后，将连接管连成O型，消毒液冲洗后可复用	每次均需消毒液冲洗，操作复杂，易将消毒液灌入腹腔；使用少
一次性双袋Y型系统	腹透液、空袋、连接管均已连好，操作简单，感染机会小，目前临床最常使用	—

3．腹膜透析液　目前使用的一般为袋装的商品透析液，其中每升含Na^+ 131.8mmol、Cl^- 99.1mmol、Ca^{2+} 2mmol、Mg^{2+} 0.75mmol、醋酸根36.7mmol、葡萄糖20g，总渗透压374.3mOsm/L。

【腹膜透析管安置术】

目前最常采用的是手术法，在手术室进行。手术器械可用阑尾切除用器械。切口部位一般选择左或右侧旁正中切口、耻骨联合上方 9 ～ 13cm。将腹膜透析管插到腹腔最低处，男性为直肠膀胱陷凹，女性为直肠子宫陷凹。腹膜透析管通过两个涤纶套固定，一个涤纶套固定于腹膜外，另一个涤纶套固定于皮下。最后用腹膜透析液 2000 ～ 4000ml 试验腹膜透析液进出是否通畅。

【适应证和禁忌证】

适应证同血液透析，但腹膜透析更适用于低血压、有出血倾向、老年人、糖尿病、感染、大手术后等。禁忌证主要是腹膜炎、腹膜广泛粘连、腹部大手术后。

【腹膜透析方法】

1．间歇性腹膜透析（intermittent peritoneal dialysis，IPD） 每次灌入腹腔的透析液为 1000 ～ 2000ml，保留 45 ～ 60min，然后将液体放出，丢弃，再放入透析液，一天共透析 8 ～ 12L，夜间停做。

2．持续性非卧床腹膜透析（continuous ambulatory peritoneal dialysis，CAPD） 每次灌入腹腔的透析液为 2000ml，白天每次在腹腔保留 4 ～ 6h，交换 3 次，夜间保留 8 ～ 12h，24h 共交换 4 次，每天透析总量 8000ml，每周做 6 ～ 7 天。该方法为治疗慢性肾衰竭最常用的方法。CAPD 的最大优点是透析过程持续不断进行，透析总时间长，因此对尿毒症毒素的清除比较充分。

3．其他方法 自动腹膜透析、持续循环式腹膜透析、潮式腹膜透析、夜间间歇性腹膜透析等，均需要借助腹膜透析机来完成。

【腹膜透析患者的护理】

1．饮食护理 由于腹膜透析时丢失大量蛋白质及营养成分，通过饮食补充极为重要。要求蛋白质摄入量为 1.2 ～ 1.5g/（kg·d），50% 以上为优质蛋白，能量为 125.5kJ/（kg·d），脂肪占供能的 30% ～ 40%，其余由糖类供给，钠的摄入量为 1 ～ 2.5g/d，并补充锌、铁、多种维生素等，水的摄入应根据每天的出量而定。

2．腹膜透析管安置术后的护理 安置腹膜透析管后，手术部位宜每天换药 1 次；告诉患者不能牵拉腹膜透析管，以免滑脱；一旦置管向外滑脱，不能再送入腹腔。

3．腹膜透析的操作

（1）环境：病室陈设应简单清洁、空气新鲜。每天用消毒液擦拭用具及地面各 1 次，病室内紫外线灯空气消毒 2 次 / 日，30 分 / 次，减少无关人员出入和逗留。

（2）腹膜透析管出口的护理：严格无菌操作。保持管口周围皮肤的清洁、干燥，敷料随湿随换。腹透患者不宜盆浴，淋浴时妥善保护导管出口处。

（3）透析液：输入腹腔前置于恒温箱或干加热至 37℃。腹透前应仔细检查腹透液的颜色、透明度、有效期等，如发现混浊、沉淀、渗漏、过期等现象应严禁使用。

（4）准确填写透析记录：记录透析液的进出量、时间，每 24h 结一次出入量。

（5）每日监测血压、脉搏、呼吸 1 ～ 3 次，记录全身一般情况的变化。

（6）手术后 1 ～ 2 周或透出液混浊时，送透析液作细胞计数和细菌培养。

（7）鼓励患者变动体位，术后 1 ～ 2 周即可下床活动，以增进肠蠕动，增加食欲和抵抗力。

4．常见并发症及其处理

（1）引流不畅或腹膜透析管堵塞：为常见并发症。常见原因有：腹膜透析管移位、漂浮、扭曲，腹腔内气体过多，膀胱充盈压迫腹膜透析管，肠麻痹、肠胀气，血块、大网膜堵塞、包裹腹膜透析管。护理：①改变体位；②排空膀胱；③应用加强肠蠕动的方法，可服导泻剂或灌肠；④肝素 5mg 和（或）尿激酶 1000U 加入透析液或生理盐水 30 ~ 60ml 经腹膜透析管内快速注射，并保留，可促使纤维块溶解；⑤若经上述处理仍不能改善者，可在 X 线透视下，注入造影剂观察透析管的位置，以便进行调整；⑥经上述处理仍不能改善者需再次手术置管。

（2）腹膜炎：是腹膜透析的主要并发症，大部分由细菌感染所致，最常见的感染途径是在进行腹透液交换中污染。以往致病菌以 G^+ 球菌为主，但随着透析管路的改进，G^- 菌的感染日渐突出。目前，G^- 菌是许多透析中心之腹膜炎的最常见致病菌。临床表现为腹痛、寒战、发热、腹部不适、压痛、反跳痛、透析液混浊、白细胞增多、细菌培养阳性等。出现腹膜炎时可采取下列措施：①用透析液 1000ml 连续冲洗 3 ~ 5 次；②暂时改作 IPD；③腹膜透析液内加抗生素；④全身应用抗生素；⑤如果抗感染治疗 2 ~ 4 周后仍不能控制，或为真菌感染者，宜拔除腹膜透析管。抗生素应选用同时覆盖革兰氏阴性菌和革兰氏阳性菌的药物，并可以根据本地区常见的致病菌谱选用药物。预防腹膜炎的措施：严格无菌操作，避免导管出口处感染，每日更换敷料，加强对患者及家属的无菌操作培训。鼓励患者多活动，因有助于防治肠道感染。

（3）腹痛：原因有透析液酸碱度、温度不当，透析管位置不当，高渗透析液，灌入或排出透析液过快、压力过大，腹膜炎。腹膜透析液适当加温、变换患者体位、降低腹膜透析液渗透压、减慢透析液进出速度以及治疗腹膜炎等均是处理腹痛的有效措施。

小　结

1. 血液透析是利用半透膜的物理性质来清除血液中的毒性物质和去除体内过多的水分。其主要原理是弥散和对流。其适应证是急慢性肾衰竭和急性药物中毒。

2. 血液透析常见的并发症有低血压。失衡综合征在接受首次透析治疗的患者中常见。

3. 血液透析前的准备工作包括患者的生理、心理以及营养方面的准备、透析机的操作、药品准备。透析中应注意观察患者的生命体征、各项透析指标并记录透析时间、脱水量等。

4. 腹膜透析是利用腹膜作为半透膜，使血液中的废物和毒素扩散到透析液中而排出体外的透析方法。其主要原理是弥散和渗透。目前临床常见的腹膜透析方式是 CAPD 模式。

5. 腹膜透析患者的蛋白质摄入量应适当放宽，摄入量为 1.2 ~ 1.5g/(kg·d)，并选用高生物价蛋白质。透析液输入腹腔前置于恒温箱或干加热至 37℃，准确填写透析记录。腹膜透析常见的并发症是引流不畅；腹膜炎是最主要的并发症，常见致病菌为 G^- 菌。

（陆　悦）

第六章　血液系统疾病患者的护理

第一节　概　述

学习目标

通过本节内容的学习，学生应能够：

◎ 识记

复述血液系统组成及临床常用实验室检查数值、骨髓穿刺术的护理。

◎ 理解

归纳血液系统常见症状贫血、发热及出血倾向的定义、原因、临床表现。

◎ 运用

对血液病贫血、发热、出血倾向患者按护理程序进行护理。

【血液系统组成及其疾病的分类】

（一）血液系统组成

血液系统由血液及造血器官构成。

1．造血器官　主要由骨髓、胸腺、肝、脾、淋巴结等构成。在胚胎早期，肝、脾是主要造血器官，胚胎后期骨髓为重要造血器官，出生后骨髓为人体主要造血器官。5～7岁以前全身骨髓都为红骨髓，全部参加造血，20岁左右红髓仅限于颅骨、胸骨、肋骨、脊椎骨、骨盆的扁骨及股骨、肱骨的干骺端。

肝、脾造血功能在出生后基本停止，在造血功能应激情况下，肝、脾能够重新恢复造血，称为髓外造血。如骨髓纤维化时，肝、脾又恢复造血能力。

各种血细胞和免疫细胞来源于骨髓内生成的造血干细胞，此类细胞具有自我复制及分化功能，可以分化为原粒细胞、原单核细胞、原红细胞、巨核细胞及浆细胞、各种淋巴细胞等。骨髓由丰富的血窦及造血组织构成，造血组织包括网状组织、造血细胞。网状组织、巨噬细胞、微血管等构成造血微环境，其中的骨髓造血微环境是由基质细胞、细胞因子及细胞外基质、血窦组成的。基质细胞包括网状细胞、内皮细胞、成纤维细胞及巨噬细胞等，这些细胞产生细胞因子，可调节造血干细胞的增殖、分化，并为其提供营养和黏附场所；细胞外基质含有胶原、蛋白多糖及糖蛋白，作用依次是形成骨髓的支架、协助细胞选择性结合细胞因子及促进细胞黏附。血窦外充满大量未成熟造血细胞，一旦血细胞成熟，穿透血窦壁入血循环。

2．血液构成　血液由血浆及血细胞组成。血细胞是血液的重要组成部分，包括红细胞、白细胞及血小板：①红细胞成熟时，外形呈双凹扁圆形，中央较薄，周缘较厚，细胞内无细胞核和细胞器，细胞质中充满血红蛋白。其功能是结合与输送 O_2 和 CO_2，成熟红细胞与 O_2 结合为氧合血红蛋白，且携带 O_2 到各组织、细胞中，又能与 CO_2 结合成还原血红蛋白，将 CO_2 带到肺泡内释放。②白细胞种类多，功能较复杂。主要细胞生理功能：中性粒细胞、单核细胞具有吞噬作用，而中性粒细胞吞噬、杀灭细菌功能更强，对机体起着重要防御作用。单核细胞是巨噬细胞的前身，在血流中穿透血管壁进入组织，经增殖分化为巨噬细胞。骨髓造血干细胞分化生成淋巴细胞，其中经胸腺作用后称T淋巴细胞，参与细胞免疫，占血液中淋巴细胞总数的75%，在骨髓内发育成熟后进入血循环；未经胸腺作用称为B淋巴细胞，参与体液免疫。③血小板对机体止血和凝血过程起重要作用。红细胞混悬在血浆中，可在体内流动，便于执行其功能。

红细胞进入血循环后的寿命约为120天，成熟粒细胞在外周血流中半寿期为6～7h，血小板在循环血中寿命为8～11天。由于血细胞寿命不同，输血治疗时，根据治疗目的，选择合适的血液。例如为血小板减少患者输血时，应该选择新鲜血。

（二）血液系统疾病的分类

血液病常表现为血细胞数量和质量的改变，以及出凝血机制的障碍，故将血液病大致分为下列几类：

1．红细胞疾病

（1）数量改变：常见各类贫血如缺铁性贫血、巨幼细胞贫血等。

（2）质量改变：遗传性球形细胞增多症等。

2．白细胞疾病

（1）数量改变：粒细胞缺乏症，白细胞增多常见于感染、炎症等病理状态。

（2）质量改变：白血病、淋巴瘤、多发性骨髓瘤。

3．造血干细胞疾病　如再生障碍性贫血（再障）、骨髓增生异常综合征等。

4．出血性疾病

（1）血小板数量或质量异常的疾病：原发性血小板减少性紫癜、血小板无力症。

（2）凝血功能障碍

1）凝血因子缺乏：血友病。

2）复合因素引起：弥散性血管内凝血（DIC）。

3）循环血中抗凝物质过多。

（3）血管壁异常：过敏性紫癜。

5．其他　血栓性疾病与血流、血液成分、血液高凝状态、血管壁等多种因素有关。

【血液病常见症状及体征】

（一）贫血

1．概念　是指外周血单位体积中血红蛋白浓度、红细胞计数和（或）血细胞比容低于正常最低值，以血红蛋白浓度较重要。我国血红蛋白测定值成年男性低于120g/L、成年女性低于110g/L，可诊断为贫血。

2．常见原因　以血液病为多见。可分为：①红细胞生成减少：常见缺铁性贫血、再生障碍性贫血等；②红细胞破坏过多：见于各种溶血性贫血；③失血：急慢性失血引起的贫血。除血液病外，还常见溃疡病、肝硬化、痔疮、月经量过多等引起出血造成的贫血以及慢性肾衰竭、慢性肝病、寄生虫病等引起的贫血。

3．临床表现　贫血是临床常见的一种症状，由于血液携氧能力减低，可造成全身组织缺氧。轻度贫血多无症状，中重度贫血可见甲床、口唇及睑结膜苍白，甚至面色苍白。神经系统对缺氧最敏感，常出现头晕、耳鸣、头痛、记忆力减退、全身乏力。呼吸、循环系统表现为活动后心悸、气短，冠心病患者贫血可诱发心绞痛，严重贫血可发生贫血性心脏病。贫血若逐渐发生，病史已5～6个月，虽贫血很重，但症状可不太重，患者生活仍可自理。若起病急，仅2～3天发生，患者常自觉极度乏力，生活自理困难。

贫血伴随的症状对寻找贫血病因常有帮助，例如贫血伴随皮肤、黏膜广泛出血，常由于血小板减少或凝血机制异常造成，应想到出血性疾病、急性白血病、急性再生障碍性贫血等所引起的贫血。

（二）发热

1．概念 发热是某些血液病常伴有的症状，例如白血病、淋巴瘤、粒细胞缺乏症等。血液病的发热大多为感染所致，当人体受病原体感染后，粒细胞释放致热原作用于体温调节中枢而引起。临床测量体温常采用3种方法。正常人口腔温度不超过37.2℃，直肠温度不超过37.6℃，腋窝温度不超过37℃，若超过以上界线即为发热。

2．常见原因 多见于急性白血病、淋巴瘤、严重贫血、粒细胞缺乏症、多发性骨髓瘤等血液病。发热原因常为正常成熟白细胞数量减少，特别是中性粒细胞减少，使机体防御能力降低，免疫反应、抗体形成均低下，血液病中的恶性疾病化疗期间上述防御功能进一步遭到破坏，故患者常易出现感染性发热。引起感染的常见病原体为细菌、病毒、真菌等。

3．临床表现 感染多为咽峡炎、扁桃体炎、肺炎、皮肤感染、泌尿道感染，以肺部感染更多见，严重者可发生败血症。急性白血病易发生肛周感染或脓肿。轻度或早期感染多为低热或不规则热，严重感染如败血症可为弛张热。少数老年人或机体免疫功能极差者，即使严重感染也可能无明显发热反应，这点护理人员应给予注意。

在血液病中，发热伴寒战多见于菌血症、败血症，伴随肝脾淋巴结肿大常见于急性白血病、淋巴瘤。护理人员护理发热者时应认真测量体温，观察体温的变化规律，对了解发热的原因是有帮助的。

（三）出血倾向

1．概念 是指由于止血和凝血功能障碍引起的自发性出血或轻微创伤后出血不易停止的一种症状。此症状应针对病因给予相应处理方可止血。

2．常见原因 出血倾向是血液病常见的表现，其发生原因可分为3种：①血小板数量减少或功能异常：如特发性血小板减少性紫癜、再生障碍性贫血、先天性血小板无力症等；②血管壁异常：如过敏性紫癜、老年性紫癜；③凝血因子减少或缺乏：常见于各型血友病、维生素K缺乏症等。

3．临床表现 出血部位及出血量：出血常见部位是皮肤黏膜（口腔、鼻腔、牙龈等）、关节腔、内脏（咯血、呕血、便血、血尿及阴道出血）。如皮肤黏膜、内脏广泛性急性出血，多见于DIC、急性白血病及急性再生障碍性贫血，局限于皮肤黏膜的缓慢出血多见于慢性再障、特发性血小板减少性紫癜。皮下出血位于四肢，应注意两侧出血部位是否对称，对鼻出血要了解每次出血量及出血次数，内脏出血了解出血量。皮肤黏膜出血多根据出血面积大小判断，分为出血点（直径不超过2mm）、紫癜（直径3～5mm）、瘀斑（直径5mm以上）。若为呕血、黑便或其他脏器出血，且病情严重，则应立刻测量血压、脉率，若收缩压低于90mmHg（12kPa），出血量多为500～1000ml，或＞1000ml，此时为大量出血，呈出血性休克，需要紧急抢救，应立即开放静脉大量补液或输血；若出血量＜500ml则为轻度出血，血压、脉率基本正常。血小板计数在（2～3）$\times 10^4/mm^3$以下，患者一旦出现头痛、恶心呕吐，应想到脑出血的可能。

了解出血表现特点及家族史、过敏史对确定出血原因有帮助。例如患者对药物、食物有过敏史，又发现四肢对称性大小不等的出血点、瘀点或瘀斑，且出血点、出血斑又稍高于皮肤，应考虑可能是过敏性紫癜；家族有血友病史且表现为反复关节腔或深部组织出血，则可能为血友病。

【血液病常用实验室及其他检查】

（一）止血、凝血功能检查

1．血小板计数 正常值（100～300）$\times 10^9/L$，低于$100\times 10^9/L$为减少。

2．凝血时间测定 正常值试管法4～12min，延长可见于各型血友病及凝血障碍性疾病。

3．出血时间测定 Duke法正常值为1～4min，超过4min为延长，多见于血小板减少性疾病。

4．束臂试验　操作方法：将血压计袖带置于上臂并束紧，使血压维持在收缩压与舒张压之间持续 8min 后，放松袖带，5min 后记录前臂屈侧直径为 5cm 圆周内的出血点数目。结果判断：新出血点超过 10 个为束臂试验阳性，表示毛细血管脆性增加，常见于过敏性紫癜、特发性血小板减少性紫癜。

（二）贫血有关检查

1．血红蛋白（Hb）　正常值成年男性 ≥ 120g/L，女性 ≥ 110g/L；红细胞计数成年男性 $(4.0 \sim 5.5) \times 10^{12}$/L，女性 $(3.5 \sim 5.0) \times 10^{12}$/L，血细胞比容成年男性 45%，女性 37% ~ 40%。

2．贫血严重度划分　轻度 Hb > 90g/L，中度 Hb 60 ~ 90g/L，重度 Hb 30 ~ 59g/L，极重度 < 30g/L。

3．网织红细胞计数　间接反映骨髓红系增生情况，正常值为 0.5% ~ 1.5%。

（三）骨髓检查

可提示贫血时造血功能高低及造血组织是否出现肿瘤性改变等。

1．检查方法　骨髓穿刺。

2．术前护理　操作前向患者及家属说明骨髓穿刺的目的及如何配合。

3．术中护理　配合医生消毒皮肤及局部麻醉。

4．术后护理　观察局部有无出血和感染。

5．观察结果　正常骨髓象：骨髓增生活跃，粒系：红系为（2 ~ 4）：1，两系均可见少量原始细胞，以中、晚幼阶段居多，各阶段正常百分比为，淋巴细胞占有核细胞的 20%，巨核细胞在 1.5cm × 3cm 骨髓血涂片中常可见 7 ~ 35 个，以产生血小板型巨核细胞为主。

（四）白细胞总数及其分类

正常白细胞总数为 $(4 \sim 10) \times 10^{9}$/L。白细胞总数 > 10×10^{9}/L，最常见于急性感染、白血病等。正常白细胞分类中不应见到幼稚血细胞，若存在大量幼稚细胞，白血病可能性大。老年人及身体衰弱者感染时，白细胞总数有时不升高，一定注意观察白细胞分类。

（五）感染相关检查

各种血液病常伴有继发感染，常见部位为肺部、泌尿道，偶见肠道、皮肤，严重者可有败血症。必要时做血培养及痰培养。

【血液病患者的护理评估要点】

（一）病史及心理社会资料

1．入院原因

（1）贫血：多表现为头晕、心悸、乏力，需了解贫血的程度及贫血的原因、血红蛋白数值，有无大出血史或慢性失血表现（月经过多、痔疮等）。血液病范畴中的贫血多见于缺铁性贫血、再障、出血性疾病出血过多及白血病。应评估贫血患者可耐受的活动量，如生活自理活动（穿衣、洗脸、刷牙、进餐、入厕等）、室内外活动范围及持续时间等，可进一步选择合适的护理级别。

（2）出血：表现为皮肤、鼻腔、牙龈出血不止或内脏出血，如咯血、便血、阴道出血，或自幼关节腔出血等。了解血小板计数、出凝血时间，寻找出血原因，对出血患者应重点评估出血部位，内脏出血者应注意出血量及出血是否停止，对突然出现剧烈头痛、恶心、呕吐者应警惕可能是发生颅内出血的先兆。

（3）感染：常表现为发热、咽痛、咳嗽咳痰，感染部位多为肺部、牙周、肛周、尿路等。需进行血常规检查，必要时作血培养寻找感染病因。

2．日常生活及自理程度　评估自患病以来饮食、饮水、睡眠、二便、活动与休息、日常生活自理能力是否受到影响，这些资料将为提供相应护理做准备。

3．家族史、过敏史及服药情况　某些血液疾病与遗传因素有关，如球蛋白生成障碍性贫血（海洋性贫血）、遗传性球形红细胞增多症、血友病等。询问家属中有无患血液病者，对遗传性血液病的确诊有帮助。患者对药物、食物有无过敏史，可能对过敏性紫癜病因诊断有帮助。曾长期服用的药物或入院前使用的药物如阿司匹林或短期口服氯霉素可能与再障、白血病病因有关。

4．发病相关因素 既往有无溃疡病引起的黑便，或经常痔疮出血、月经量过多等，这些情况可能与缺铁性贫血的发生有关；对职业与放射物质、苯及其衍生物等接触者，注意有引起血液病的危险。

5．心理社会资料 评估患者自患病以来对其心态的影响，从观察患者对病情变化的面部表情、对治疗的态度及语言表述可以获得这方面资料。

（二）身体评估

护士对急危重症患者应首先观察意识状态，监测生命体征 T、P、R、BP，若病情允许，可以进行详细体检，如口唇、睑结膜、甲床是否苍白，浅表淋巴结是否肿大，皮肤、鼻腔、口腔有无出血，心脏大小，心率、心律，两肺有无湿啰音，肝脾大小，胸骨、脊突有无压痛。急性再障或急性白血病患者若出现体温升高，两肺有湿啰音，应想到可能合并肺部感染；浅表淋巴结肿大、肝脾大伴胸骨、脊突压痛应想到可能是急性白血病。

（三）辅助检查

应了解血常规检查，包括血红蛋白、白细胞总数及其分类，并会判断正常或异常。白细胞总数增高且分类有核左移提示存在急性感染，血红蛋白低下提示患者存在贫血，血小板计数等于或低于 $20\times10^9/L$ 应想到自发性出血、眼底及颅内出血的可能。此外，血液病常做的检查有骨髓穿刺，骨髓穿刺前要向患者解释骨穿的目的及注意事项，评估能否配合此项操作，评估后为护理工作提供依据。

【血液系统常用护理诊断、护理计划及评价】

（一）常用护理诊断

1．有感染的危险 与正常粒细胞减少、免疫功能低下有关。

2．体温过高 与白血病伴发感染有关。

3．知识缺乏：缺乏慢性血液病（慢性再障、特发性血小板减少性紫癜、慢粒等）预防感染、出血的知识。

4．组织完整性受损 与血小板减少、凝血因子缺乏有关。

5．潜在并发症：脑出血、视网膜出血。

6．活动无耐力 与贫血引起全身组织缺氧有关。

（二）护理计划及评价（举例）

有皮肤完整性受损的危险 与止血、凝血障碍有关

1．护理目标

(1) 皮肤、黏膜未发生出血。

(2) 血小板计数、凝血因子、毛细血管脆性接近止血水平或正常。

2．护理措施

(1) 休息：嘱患者少活动，多休息，以防出血，静心养病，积极配合医护治疗。

(2) 饮食：给予高热量、高蛋白、高维生素、少渣饮食，避免口腔黏膜擦伤。进餐前后可用冷的苏打漱口水含漱。

(3) 病情观察：测血压、心率，观察皮肤黏膜有无出血及其出血部位、范围、辅助检查结果如血小板计数、出凝血时间等。

(4) 皮肤护理：皮肤不可搔抓或挤压，定期洗澡，避免受外伤。

(5) 鼻腔护理：若鼻腔有血痂，不可用手挖鼻痂，以防出血因素未纠正而造成再出血。

（6）口腔护理：不要用牙刷、牙签清理牙齿，可用棉签蘸漱口液擦洗牙齿。保持口腔卫生，严格遵守护嘱要求定时用氯己定（洗必泰）或苏打漱口液漱口，要求饭前后及睡前各一次。用液状石蜡涂抹口唇，每日 2 ～ 3 次以防干裂。

（7）输血及血液制品：依据出血危险因素的不同，遵医嘱输入浓缩血小板或新鲜全血或血浆，输注前要认真核对血型、姓名，输入后注意输血反应、过敏反应。

（8）出院指导：向患者及家属说明以上处理的重要性，并教会他们具体护理方法及讲解出血原因、危害、预防出血的措施，指导患者学会自我护理。

3．护理评价

（1）皮肤、黏膜未发生出血。

（2）血小板计数、凝血因子已接近止血水平。

体温过高　与急性白血病引起粒细胞减少、免疫功能下降致感染有关

1．护理目标

（1）知道发热的原因并学会配合物理降温。

（2）发热期间引起的心身不适减轻或消失。

（3）体温下降或至正常。

2．护理措施

（1）保持情绪稳定及舒适体位：避免病室、周围环境的噪声及语言刺激，嘱患者静心养病。以平卧位或侧卧位为主，需经常变换体位，半坐卧位或坐位时可用枕头、衣物等作为支撑物以维持舒适姿势。保持病室清洁，室内要定期通风，用消毒液拖地，用紫外线定时消毒，限制探视人员，以防交叉感染。

（2）降温护理：体温在 38.5℃以上应行降温。①物理降温：在头颈、腋下及腹股沟等大血管处放置冰袋，或用乙醇擦浴；②药物降温：经物理降温无效者，按医嘱给予药物降温，尤对老年、体弱者药物降温要慎重。

（3）寒战、大量出汗的护理：患者寒战时可用热水袋或增加盖被使全身保暖，可饮用热水；大量出汗后要更换内衣，避免受凉，且增加舒适感。

（4）病情观察：观察体温变化规律，且观察呼吸、脉率、血压、意识状态的变化，以及患者进食、进水、尿量情况，记录出入量，及时配合医生做好各项检查，如血培养、痰培养，标本应及时送检，且了解有关检查结果等。

（5）饮食：进食高蛋白、高热量、高维生素且易消化食物，少量多餐，多饮水，必要时遵医嘱静脉补液，发热时每日入液量以 3000ml 左右为宜。

（6）药物护理：急性白血病引起发热多为感染所致，故遵医嘱给予抗生素，注意药物副作用，一旦出现不良反应，应及时报告医生。

（7）指导自我护理：向患者及家属说明发热的原因，介绍物理降温方法及发热时对饮食、饮水的要求，学会今后如何预防感染。

3．护理评价

（1）患者体温已下降至 37.5℃，心身不适明显减轻。

（2）患者能述说发热原因，会配合物理降温。

活动无耐力　与贫血引起全身组织缺氧有关

1．护理目标

（1）患者自理能力及日常活动能力增强，自觉乏力减轻。

（2）重视并坚持贫血的治疗。

2．护理措施

（1）评估患者目前的活动耐力：患者完全卧床或在床上活动；能否在床边活动或室内外

自由走动，活动中有无心悸、气短及极度乏力发生。

（2）病情观察：观察生命体征，了解患者主诉、活动后感受，观察口唇、甲床苍白程度，听心率及肺部有无啰音，观察血红蛋白及网织红细胞计数。

（3）协助制订活动计划：安排患者合适活动量，保证休息和睡眠，以减少体内氧消耗。让患者参加制订活动计划，根据贫血程度及目前活动耐力，决定患者目前活动量。一般重度以上贫血（Hb < 60g/L），需要以卧床休息为主，给予生活照顾，短时间床上及床边活动；中、轻度贫血应休息与活动交替进行，中度贫血休息可偏多，并制订活动范围及时间、休息、睡眠计划。活动中出现心慌、气短及极度乏力感应即刻停止活动。

（4）饮食护理：给予高蛋白、高维生素、高热量、易消化饮食，对铁或叶酸缺乏者补充含铁多、叶酸多的食物极为重要，血红蛋白的合成需要蛋白质，给予充足糖类、脂肪补足热量，以保障蛋白质有效利用。

（5）药物护理：常用治疗贫血药物有铁剂、叶酸、维生素 B_{12}、雄激素、糖皮质激素及免疫抑制剂等，护士应该了解常用抗贫血药物治疗作用机制、使用方法、剂量、副作用等，并会观察副作用。

（6）吸氧、输血：严重贫血者应给予吸氧及输血，特别是急性失血者，输全血对恢复血容量及补充血液中各种成分很重要；对慢性贫血需反复输血者，可输注浓缩红细胞。输血时应严格规范操作，注意观察输血反应。

（7）出院指导：出院时主动向患者家属说明患者贫血的疾病诊断、疾病基础知识、治疗常识、坚持治疗的重要性、药物副作用及恢复期注意事项。

3．护理评价

（1）患者活动能力增强，乏力减轻。

（2）患者了解所患的疾病，并坚持治疗。

小　结

1. 血液系统由血液及造血器官构成。造血器官主要由骨髓、胸腺、肝、脾、淋巴结等构成。肝、脾造血功能在出生后基本停止，在造血功能应激情况下，肝、脾能够重新恢复造血，称为髓外造血。各种血细胞和免疫细胞来源于骨髓内生成的造血干细胞，此类细胞具有自我复制及分化功能。血液由血浆及血细胞组成。血细胞是血液重要组成部分，包括红细胞、白细胞及血小板。红细胞的功能是结合与输送 O_2 和 CO_2。白细胞种类多，功能较复杂，主要细胞生理功能：中性粒细胞、单核细胞具有吞噬作用，而中性粒细胞吞噬、杀灭细菌功能更强，对机体起着重要防御作用。血小板对机体止血和凝血过程起重要作用。

2. 贫血是指外周血单位体积中血红蛋白浓度、红细胞计数和（或）血细胞比容低于正常最低值，以血红蛋白浓度较重要。我国血红蛋白测定值成年男性低于 120g/L、成年女性低于 110g/L，可诊断为贫血。常见原因以血液病为多见，可分为红细胞生成减少、红细胞破坏过多、失血。

3. 出血倾向是指由于止血和凝血功能障碍引起的自发性出血或轻微创伤后出血不易停止的一种症状。出血倾向是血液病常见的表现，其发生原因可分为三种：血小板数量减少或功能异常、血管壁异常、凝血因子减少或缺乏。

4. 记住血液病常见症状和体征的护理措施、临床常用实验室检查的正常值。

（姚景鹏）

第二节　贫　血

贫血（anemia）是指人体外周血液单位体积内血红蛋白含量、红细胞计数和（或）血细胞比容低于正常最低值。其中血红蛋白浓度最重要。我国血液病学家认为中国成人血红蛋白测定男性低于 120g/L、女性低于 110g/L 可诊断为贫血。

贫血是不同原因或疾病引起的一种症状或病理状态。其病因和发病机制是多种多样的，如缺铁性贫血和溶血性贫血病因、发病机制不同，治疗方法也不同。

【贫血分类】

贫血通常是根据引起贫血的原因及红细胞形态进行分类。

（一）按病因和发病机制分类

1．红细胞生成减少

（1）造血物质缺乏：造血原料包括蛋白质、脂类、维生素（如叶酸、维生素 B_{12}）、微量元素（如铁）等，若铁元素缺乏则导致缺铁性贫血，叶酸和（或）维生素 B_{12} 缺乏导致巨幼细胞贫血。

（2）造血功能障碍：由造血细胞及造血调节异常所致。与造血干细胞缺陷有关，如再生障碍性贫血；造血干细胞发生质的异常如造血系统恶性克隆性疾病，常见白血病、淋巴瘤、骨髓瘤伴发的贫血等；某些慢性疾病伴发的贫血如急性和慢性感染、尿毒症、系统性红斑狼疮等为造血调节因子异常引起。

2．红细胞破坏过多

（1）红细胞内在缺陷：红细胞膜异常如遗传性球形红细胞增多症，红细胞酶异常如葡萄糖 -6- 磷酸脱氢酶缺乏症，血红蛋白异常如血红蛋白病、珠蛋白生成障碍性贫血（海洋性贫血）。

（2）红细胞外来因素：如免疫性溶血性贫血（自身免疫性、血型不合输血等）及物理、化学、生物因素引起的溶血性贫血。

3．失血　常见急性及慢性失血引起的贫血。

（二）按贫血的细胞学分类

根据红细胞平均体积（mean corpuscular volume，MCV）、红细胞平均血红蛋白浓度（mean corpuscular hemoglobin concentration，MCHC）将贫血分成三类：

1．大细胞性贫血　MCV $> 100\mu m^3$，MCHC 320 ～ 350g/L。此类常见于巨幼细胞贫血。

2．正常细胞性贫血　MCV 80 ～ $100\mu m^3$，MCHC 320 ～ 350g/L。此类常见于再生障碍性贫血、急性失血性贫血、溶血性贫血等。

3．小细胞低色素性贫血　MCV $< 80\mu m^3$，MCHC $<$ 320g/L。常见于缺铁性贫血、珠蛋白生成障碍性贫血（海洋性贫血）等。

临床上对以上两种分类均使用，常以病因、发病机制分类为基础，红细胞形态分类为参考。

【临床表现】

贫血造成血液中血红蛋白量减少，致全身血液携氧能力减低，导致机体各系统和组织缺氧，故贫血可产生全身症状和体征。另外，贫血症状与贫血发生速度有关，急性贫血常出现较重症状，慢性贫血时机体有适应低氧的过程，红细胞内 2, 3- 二磷酸甘油酸的产生增多及浓度增高，使血红蛋白与氧亲和力降低，红细胞在组织内释放氧增多，减轻缺氧状态，因此机体对缺氧耐受性增强，即使贫血较重，症状也可以较轻。贫血症状还与贫血程度、年龄、原身体状况有关，轻度贫血症状轻微，重度贫血症状明显。老年人或伴心肺疾病者对贫血耐受性差，症状相对较重。

贫血症状、体征表现如下：

1．一般表现 皮肤黏膜苍白是贫血最突出的体征，形成原因主要与有效血容量重新分配，使皮肤、黏膜供血减少有关，另外，与单位容积血液内血红蛋白含量减少也有关。苍白程度与肤色、皮肤厚度、皮下毛细血管的舒缩状态、皮下水肿等因素有关。检查部位以甲床、手掌、睑结膜、口唇较为可靠。疲乏无力是肌肉组织缺氧的表现，也是贫血最早出现的症状，且常易被患者忽视。

2．中枢神经系统 中枢神经系统对缺氧最敏感，贫血常导致头晕、头痛、耳鸣、眼花、注意力不集中、嗜睡等。晕厥、意识模糊可出现在严重贫血，特别是老年患者。

3．呼吸、循环系统 轻度贫血对心肺功能影响不明显，中度以上贫血者在活动后或平静状态常出现心慌、气短、呼吸加快加深，这是由于机体处于低血氧、高二氧化碳状态，刺激呼吸中枢所致。严重贫血休息状态可发生呼吸困难，长期严重贫血可发展为贫血性心脏病，最后导致心力衰竭。心肌受损者心电图可出现 ST 段降低，T 波平坦或倒置。贫血纠正后上述症状可恢复正常。

4．消化系统 贫血使胃肠道缺血缺氧，消化液分泌减少及胃肠蠕动功能紊乱，多表现为食欲不振、恶心、腹胀、便秘等常见症状。

5．泌尿生殖系统 严重贫血者可出现低比重尿、轻度蛋白尿和尿浓缩功能减退、夜尿增多，性欲减退多见，女性常伴有月经不调或继发闭经等，以上表现与肾、生殖系统缺氧有关。

上述症状表现轻重与贫血程度有关，临床上将贫血分为轻度（男 $Hb < 120g/L$，女 $Hb < 110g/L$）、中度（$Hb < 90g/L$）、重度（$Hb < 60g/L$）、极重度（$Hb < 30g/L$）四级。

【诊断要点】

通过病史、体格检查及辅助检查，可确定贫血程度及细胞类型，然后进一步查找贫血病因或原发病。在诊断贫血时应注意以下因素的影响：血液稀释如全身水肿时，可使血红蛋白值降低；血液浓缩如严重脱水时，血红蛋白值相对增高。

【治疗要点】

1．一般治疗 轻度贫血患者可做轻体力劳动，中、重度贫血患者要适当休息或完全休息。饮食宜为高蛋白、高维生素、高热量、易消化食物。

2．去除病因 寻找病因、去除病因是治疗贫血的重要环节。例如缺铁性贫血若病因为月经量过多所致，患者必须去妇科检查，治疗月经量过多的原因，否则贫血可再发生。

3．药物治疗 多种治疗贫血的药物具有不同药理作用，故治疗贫血必须选择合适的药物，如叶酸及维生素 B_{12} 治疗巨幼细胞贫血，铁剂治疗缺铁性贫血，雄激素类药物治疗慢性再生障碍性贫血，促红细胞生成素治疗肾性贫血等。

4．对症治疗 严重贫血应输血以迅速改善贫血症状，故输血是对症治疗的重要措施。根据病情需要可以输入全血或成分血。对贫血伴感染者应积极控制感染，伴出血者应给予止血处理。

一、缺铁性贫血

学习目标

通过本部分内容的学习，学生应能够：

◎ 识记

复述缺铁性贫血的定义。

◎ 理解

归纳缺铁性贫血的病因及发病机制、临床表现、诊断要点、治疗要点。

◎ 运用

按护理程序护理缺铁性贫血患者并进行健康教育。

案例 6-1

患者，女性，35 岁，因“头晕、乏力伴面色苍白半年余，症状加重 1 个月”，拟为“贫血原因待查”而入院。起病以来无发热、牙龈出血或皮下出血表现，近 3 年来自觉月经量增多。无特殊药物服用史，也未接触放射性物质。平素喜素食，且有饭后即刻饮浓茶的习惯。查体：T 36.6℃，P 95 次 / 分，R 20 次 / 分，BP 90/70mmHg，神清合作，中度贫血貌，无皮下出血，浅表淋巴结不大，HR 95 次 / 分，肺腹（－），双下肢无凹陷性水肿。血象：红细胞 $2.9 \times 10^{12}/L$，血红蛋白 82g/L，红细胞平均体积 $< 80\mu m^3$，网织红细胞 0.5%，白细胞 $4.2 \times 10^9/L$，分类正常；血小板 $200 \times 10^9/L$。

问题与思考：

1．医生初步判断为缺铁性贫血，请写出该诊断的依据。为确诊还需作何检查？

2．对该患者主要健康教育内容是什么？

案例 6-1 分析

缺铁性贫血（iron deficiency anemia，IDA）是由于体内贮存铁缺乏，血红蛋白合成不足，红细胞生成受到障碍引起的一种小细胞低色素性贫血。体内贮存铁主要存在于骨髓、肝、脾等组织中。缺铁性贫血广泛存在于世界各地，也是最常见的贫血，据 WHO 调查报告，全世界有 10% ～ 30% 的人群有不同程度缺铁，男性发病率约 10%，女性大于 20%，亚洲发病率高于欧洲。本病是我国最常见的一种贫血，各年龄组均可发生，以婴幼儿、妇女更多见，特别是育龄妇女、孕妇发病率更高。

【铁的代谢】

（一）铁的来源和吸收

人体内铁分功能状态铁及贮存铁，前者如血红蛋白铁、肌红蛋白铁及转铁蛋白铁等，后者（男性 1000mg、女性 300 ～ 400mg）包括铁蛋白和含铁血黄素等。在正常情况下，人体内的铁主要来源于食物，含铁量较丰富的食物有动物肝、瘦肉类、血、蛋黄、豆类、木耳、紫菜、海带及香菇等，谷类、多数蔬菜、水果含铁量较低，乳类（如牛奶）含铁量最低。正常人体每天制造红细胞所需铁为 20 ～ 25mg，大部分来自衰老红细胞破坏后释放的铁。

普通饮食每天含铁量为 10 ～ 15mg，其中约 10% 被吸收，即每天从食物摄入 1 ～ 1.5mg 的铁可维持体内铁的平衡。孕妇、哺乳期妇女需铁量增多，每天 2 ～ 4mg。动物铁较易吸收，可达 20%；植物铁吸收率低，为 1% ～ 7%。铁的吸收分两步：①胃酸将铁游离化，由维生素 C 等还原物质将高铁转变成无机亚铁，亚铁易被肠黏膜吸收；②十二指肠及空肠上段为铁的主要吸收部位，亚铁离子被小肠吸收后，大部分铁通过肠黏膜进入血流，小部分与肠黏膜上皮细胞内去铁铁蛋白结合形成铁蛋白。铁的吸收率受体内贮存铁的含量、骨髓造血状态、胃肠功能等影响，例如当铁贮备量很充足时，铁吸收就减少，相反，铁吸收就增多。

（二）铁的转运

经肠黏膜进入血流的亚铁大部分被氧化为高铁，高铁与血浆转铁蛋白（β_1 球蛋白）相结合成为转铁蛋白复合体（即血清铁），将铁运送到全身各组织中，主要是骨髓。带铁的转铁蛋白在幼红细胞表面与其受体结合进入细胞内，又还原成亚铁离子，在线粒体上与原卟啉、珠蛋白结合为血红蛋白。

血浆转铁蛋白能结合的铁总量称为总铁结合力，正常情况下，β_1 球蛋白与铁结合的量只占其总量的 1/3，总铁结合力为 204 ～ 402μg/dl，正常血清铁为 14.3 ～ 26.9μmol/L（80 ～ 150μg/dl）。转铁蛋白饱和度 = 血清铁 ÷ 总铁结合力 ×100%，正常值为 33% ～ 35%。

（三）铁的贮存及排泄

铁是血红蛋白的重要组成部分，正常成人体内铁总量的 67% 组成血红蛋白，贮存铁约占 29%。贮存铁主要以铁蛋白和含铁血黄素形式贮存在肝、脾和骨髓、肠黏膜等组织中。铁蛋白主要在细胞质中，在血浆中含量很少，但可通过测定血浆铁蛋白浓度了解铁贮备状况。

正常人每天排泄铁量极微，主要由粪便排出，皮肤蒸发、出汗、尿液也排出少量铁。育龄妇女主要通过月经、妊娠、哺乳而丢失铁。正常男性每天排泄铁不超过 1mg，女性每天排泄 1 ～ 1.5mg，而哺乳期妇女每天从乳汁中排出铁约 1mg。铁在人体中的循环见图 6-1。

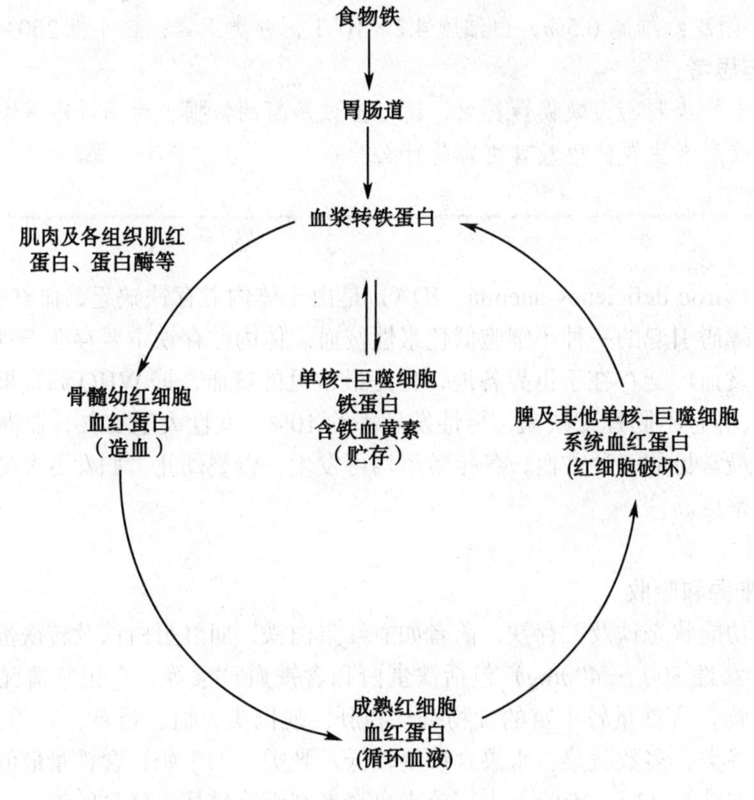

图 6-1 铁循环示意图

【病因和发病机制】

（一）病因

1．需铁量增加而摄入不足　指婴幼儿、青少年、妊娠和哺乳期妇女。婴幼儿、青少年处于生长发育期，红细胞、肌肉容量不断增长，需铁量也增加，婴儿若仅以牛乳为主要食物，不及时补充蛋黄、肝、瘦肉等食物，可导致缺铁。青少年偏食易致缺铁。育龄期女性需铁量增加，如哺乳期妇女每天从乳汁中丢失铁约 1mg；对于妊娠妇女，胎儿每千克体重需母体供给 80mg 铁。若育龄妇女饮食中供铁不足，易发生缺铁性贫血。长期食物缺铁也可在其他人群中引起 IDA。

2．铁吸收障碍　十二指肠及空肠上段为铁主要吸收部位，胃大部切除或胃空肠吻合术后，由于胃酸分泌不足及食物快速进入空肠，肠蠕动加快，严重影响铁的吸收，这种患者多在手术后数年体内贮存铁被用完后才发生缺铁性贫血。此外，多种原因造成的胃肠道功能紊乱，如长期不明原因腹泻、慢性肠炎、克罗恩病等，均可因铁吸收障碍而发生 IDA。

3．慢性失血　长期慢性失血是缺铁性贫血的主要病因，溃疡病出血、痔疮出血、月经过多、钩虫病等可引起缺铁性贫血。由于反复多次小量失血，常使体内贮存铁耗竭。

（二）发病机制

1．缺铁对铁代谢的影响　当体内贮存铁减少到不足以补偿功能状态铁时，铁代谢指标发生异常，铁蛋白、含铁血黄素、血清铁和转铁蛋白饱和度减低，总铁结合力和未结合铁的转铁蛋白升高，组织缺铁，红细胞内缺铁。

2．缺铁对造血系统的影响　血红蛋白合成障碍，血红蛋白生成减少，使红细胞胞质减少、体积变小，发生小细胞低色素性贫血；严重时粒细胞、血小板的生成也受影响。

3．缺铁对组织代谢的影响　体内铁缺乏时，细胞中含铁酶和铁依赖酶的活性降低，可影响患者的精神、行为、体力、免疫功能及婴幼儿的生长发育和智力；缺铁还可引起黏膜组织病变和外胚叶组织营养障碍。

【临床表现】

本病发病多缓慢，常有原发病的表现，如消化性溃疡、肿瘤、痔疮导致黑便、血便，妇女月经量过多，肠道寄生虫感染等。缺铁加重才出现贫血及含铁酶活性降低的表现。缺铁性贫血早期多无症状，贫血明显时可具有一般贫血的症状体征，如面色苍白、疲乏无力、头晕、耳鸣、心悸气短，严重时可发生贫血性心脏病。部分患者可伴组织缺铁表现：

1．舌炎、口角炎　表现为舌乳头萎缩、舌痛、舌质淡而光滑、口角皲裂等。由于咽部、食管黏膜萎缩、变性，可引起吞咽困难（Plummer-Vinson 综合征），表现为吞咽时感觉有食物黏附在咽部，此表现在我国患者中少见。

2．缺铁所致外胚叶营养障碍　常表现为皮肤干燥、皱缩，毛发干枯、易脱落，指（趾）甲变平，指甲条纹隆起，严重时呈“反甲”、薄脆易裂。

3．神经、精神系统　易激动、烦躁、兴奋、头痛，多见于儿童，此外，儿童生长发育迟缓、智力低下。少数患者有异食癖，喜吃泥土、生米、冰块、石子等。以上表现与脑组织中铁依赖酶活性降低有关。

【实验室及其他检查】

1．血象　血红蛋白降低，红细胞体积较小且大小不一，中心淡染区扩大为小细胞低色素性贫血，白细胞、血小板计数多正常。

2．骨髓象　骨髓中度增生，主要是中晚幼红细胞增生活跃。骨髓铁染色检查可反映体内贮存铁情况，本病常表现为骨髓细胞外含铁血黄素消失，幼红细胞内含铁颗粒（铁粒幼细胞）减少或消失。

3．其他　血清铁低于 8.95μmol/L；总铁结合力增高，大于 64.44μmol/L；血清铁蛋白

< 12μg/L。

【诊断要点】

根据病史、症状体征、辅助检查为小细胞低色素性贫血、血清铁及铁蛋白降低、骨髓铁染色铁粒幼细胞极少或消失、细胞外铁缺失，可诊断为缺铁性贫血。缺铁原因应进一步查明，明确病因后，才可能根治。

【治疗要点】

1．去除病因 IDA的病因诊断是治疗IDA的前提，只有明确诊断后方有可能去除病因。如对婴幼儿、青少年和妊娠妇女营养不足引起的IDA，应改善饮食；胃、十二指肠溃疡伴慢性失血或胃癌术后残胃癌所致的IDA，应多次检查粪便隐血，做胃肠道X线或内镜检查，必要时手术根治；月经过多引起的IDA应请妇科会诊查找原因，并积极治疗；寄生虫感染者应驱虫治疗等。

2．补充铁剂 包括含铁丰富的食物及药物。治疗性铁剂有无机铁和有机铁两类，无机铁以硫酸亚铁为代表，有机铁包括琥珀酸亚铁、右旋糖酐铁、葡萄糖酸亚铁、山梨醇铁、富马酸亚铁、多糖铁复合物等。无机铁剂的不良反应较有机铁剂明显。一般首选口服铁剂。常用口服铁剂：如硫酸亚铁成人剂量每次0.3g，3次/日；硫酸亚铁缓释剂（福乃得），每次1片，1次/日；琥珀酸亚铁（速力菲）每次0.2g，3次/日。新型口服铁剂，如多糖铁复合物（力蜚能），其胃肠道反应少，且易于吸收，目前临床上应用日趋普遍。口服铁剂应在饭后服用，以减少对胃肠道的刺激。应注意，进食谷类、乳类和茶等会抑制铁剂的吸收，鱼、肉类、维生素C可加强铁剂的吸收。故口服铁剂的同时可服用维生素C 100mg，3次/日，胃酸缺乏者可同服稀盐酸溶液，均可促进铁吸收。服铁剂后1周左右网织红细胞上升达高峰，血红蛋白于2周后上升，一般2个月恢复正常。铁剂治疗在血红蛋白恢复正常后至少持续4～6个月，待铁蛋白正常后停药。

若口服铁剂胃肠道反应严重而不能耐受，或有胃肠道疾病服用铁剂时可使病情加重，或消化道对铁剂吸收不良，或病情要求迅速纠正贫血等情况，可使用注射铁剂。常用肌内注射铁剂为右旋糖酐铁（iron dextran）或山梨醇铁，注射铁剂前，应计算补充铁剂的量，以免过量致铁中毒。用药总剂量计算方法是：所需补充铁总量（mg）=（需达到Hb浓度－患者Hb浓度）× 体重（kg）× 0.33。首次给药0.5ml作为试验剂量，1h后若无过敏反应，可给足量治疗。成人首剂50mg，每日或隔日1次，深层肌内缓慢注射，注意过敏反应。若无不适，次日改为100mg。

【护理】

（一）护理评估

1．病史及心理社会资料

（1）主要症状及缺铁原发病：询问患者就诊时的主要不适，有无疲乏无力、面色苍白、心悸、头晕。对育龄妇女要了解有无月经量过多，哺乳期妇女要了解营养状态。还要了解有无溃疡病伴黑便史、痔疮出血史及偏食习惯，目前饮食、二便、睡眠情况。

（2）心理、社会资料：长期轻度贫血患者常未予重视，部分患者表现为记忆力差，工作效率低，易产生自卑感。评估患者及家属在发现贫血后，对疾病的认识及家属对患者的支持情况。

2．身体评估 检查睑结膜、甲床、口唇苍白程度，有无反甲及舌炎，听心率、肺部有无啰音。

3．辅助检查 了解血红蛋白、白细胞、血小板、骨髓铁染色、血清铁及铁蛋白水平。

（二）主要护理诊断

1．活动无耐力 与贫血引起全身组织缺氧有关。

2．营养失调：低于机体需要量　与体内铁不足有关。

3．知识缺乏：缺乏缺铁性贫血防治知识。

4．口腔黏膜受损　与缺铁引起口腔炎、舌炎有关。

（三）护理计划及评价

营养失调：低于机体需要量　与体内铁不足有关

1．护理目标

（1）患者知道贫血是由于缺铁所致，能主动接受饮食及药物治疗。

（2）患者贫血减轻或完全纠正，主动接受缺铁病因治疗。

2．护理措施

（1）病情观察：有无头晕、头痛、纳差，听心率，测呼吸频率，观察皮肤、黏膜及活动耐力变化。了解血红蛋白、血清铁及铁蛋白水平。

（2）适宜活动量：贫血严重或贫血发生速度快者，应以卧床休息为主，轻中度贫血或贫血发生速度缓慢者，可活动与休息交替。根据患者体力帮助制订每日活动计划，让患者参与制订，贫血改善后，应逐渐增加活动量。

（3）疾病知识指导：向患者解释疾病病因、治疗方法及根治的重要性。

（4）饮食护理

1）纠正不良的饮食习惯：不可偏食或挑食，否则易导致铁摄入不足。

2）进食高蛋白、高维生素、含铁丰富食物：如肝、瘦肉、豆类、紫菜、木耳、海带等。食用鱼、肉类及维生素 C 食品，有利于铁的吸收。注意餐后即刻饮浓茶会影响铁的吸收，由于茶叶中含鞣酸，与铁结合形成不易吸收的物质，饮茶在餐后 2h 较合适。此外，补充铁剂的同时需要给予蛋白质，若蛋白质缺乏，也会影响血红蛋白合成。

（5）药物护理

1）口服铁剂的护理：①让患者了解口服铁剂易引起胃肠道反应，故应饭后或餐中服用，从小剂量开始，若仍有不适可及时告诉医护人员，以便调整药量或更换制剂；②口服液体铁剂时，患者要使用吸管，避免染黑牙齿；③服铁剂同时忌饮茶、咖啡及牛奶，可服用维生素 C、乳酸或稀盐酸等药物或食物；④服铁剂期间粪便会变成黑色，这是由于铁剂在肠道细菌作用下变成硫化铁所致，应向患者说明以消除顾虑；⑤强调要按剂量、按疗程服药，直至血红蛋白正常后，患者仍需继续服用铁剂 4 ～ 6 个月，目的是补足贮存铁。定期复查，以保证有效治疗。

2）注射铁剂的护理：注射用铁剂的不良反应有注射局部疼痛、淋巴结肿痛、硬结形成、皮肤发黑和过敏反应。过敏反应常表现为脸红、头痛、荨麻疹，重者可发生过敏性休克。首次给药需用 0.5ml 作为试验剂量，最好备有肾上腺素注射液 1 支。

3．护理评价

（1）患者主动进食高铁食品、坚持铁剂治疗。

（2）已查明缺铁原因，并准备治疗。

Altered nutrition：Less than body requirements related to deficiency of iron in the body

1．Goals：The client will

（1）realize that the anemia is caused by iron deficiency and accept diet and drug treatment initiatively.

（2）recover from anemia partly or completely.

2．Nursing Interventions：

（1）Diet：

Teach the client that iron deficiency is the cause of anemia and appropriate diet can replenish iron element partly. The foods should have plenty supply of protein，vitamins，and iron element. Foods like animal liver，lean meat，beans，laver，edible fungus and kelps are iron-rich foods. Iron existing in animal food is easier to be absorbed. Because not eating meat for a long time could cause iron deficiency or even iron deficiency anemia，it is vital to educate the client to take balanced diet and not eat certain dishes only. Food rich of Vitamin C could promote the absorption of iron. The client must avoid to drink strong tea immediately after a meal because that will decrease the absorption of iron. Tannic acid in the tea will combine with iron into unabsorbable chelate. So it is more suitable to drink tea 2 hours after food. In addition，supplying sufficient protein is necessary. If the body is short of protein，the synthesis of hemoglobin will be influenced.

(2) Medication：① As oral iron preparations may cause gastrointestinal side-effects, the medication should be administered immediately after the meal and begin from a small dosage. If there is still malaise，the client should go to see doctors or nurses to adjust the dosage of iron preparations or change drugs. ② Take liquid iron with straw to avoid staining of teeth. ③ Do not drink strong tea at the same time when taking iron. ④ The feces could be black during taking iron preparations for iron agents could be changed into iron sulphide by bacteria in the intestines. Explain it to the client to eliminate his/her worry. ⑤ Iron preparations must be injected deeply into the muscle to improve the absorption and prevent pain. Side-effects：Only a few clients suffer from pain of the injection locus and nearby swelling lymph nodes. Slight system reactions include flushed face，dizzy and urticaria. Allergic shock could occur as a heavy system reaction, so the nurse should observe the side-effects from 10 minutes to 6 hours after injection，and adrenalin should be prepared when injecting. ⑥ Duration of iron preparation therapy：To supplement the storage iron，client need take iron medication for 3 to 6 month after the hemoglobin becomes normal.

(3) Monitoring of the client's condition：Observe for dizziness，headache or anorexia. Listen to the client's heart rate and measure his/her respiratory frequency. Observe the changes of skin, mucosa and the tolerance of activities. Monitor the levels of hemoglobin，albumin and serum iron.

(4) Rest & exercise：Client with serious or rapid-developed anemia should rest in bed. And those with mild or moderate or slow-developed anemia could move around and have a rest alternately. The daily activity capacity should be arranged according to the client's physical capacity and let the client take part in the establishment of activity plan. Once anemia ameliorates，activity capacity should be increased gradually.

(5) Discharge guidance：Ask the client to cure anemia completely and seriously. Otherwise, anemia may recur. Tell the client to persist in the diet mentioned above，to take the iron medication as ordered，and to follow-up regularly.

3．Evaluation：

(1) The client takes iron-rich diet initiatively and persists in iron medication.

(2) The hemoglobin level of the client attains up to normal range.

【健康教育】

1．预防措施 在易患人群中开展预防缺铁性贫血的卫生教育，对婴幼儿强调改进喂养方法，应及时增加辅食，如蛋黄、青菜、瘦肉和肝等含铁丰富食品。妊娠期、哺乳期妇女除食用含铁多的食物外，还可每日服少量硫酸亚铁 0.2g。世界卫生组织提出在孕妇和婴幼儿食品中加入少量铁剂，在瑞典首先实行，效果极佳，目前认为可以推广应用。

2．对患者的指导 出院后坚持上述饮食，遵医嘱继续服铁剂，定期门诊复查；向患者说明贫血的病因及积极根治病因的重要意义，以提高自我保健意识。

本病预后取决于原发病根治情况，若能根治，则贫血可彻底治愈。

小　结

1. 缺铁性贫血是体内贮存铁缺乏所致，特点为小细胞低色素性贫血，骨髓中以红系增生为主，粒系、巨核系无明显异常，红系中以中、晚幼红细胞为主，血红蛋白形成不良，呈“核老浆幼”现象。
2. 临床表现除贫血共有表现外，出现组织缺铁表现。
3. 确诊需特征性血象和骨髓象、铁代谢检查。
4. 在去除病因的基础上，以补充铁剂为主要治疗方法，并辅以良好的饮食调节。
5. 护理中要掌握健康教育的内容。

（朗延梅　姚景鹏）

二、巨幼细胞贫血

学习目标

通过本部分内容的学习，学生应能够：

◎ 识记

说出巨幼细胞贫血的概念和病因。

◎ 理解

归纳巨幼细胞贫血的临床表现、辅助检查、诊断和治疗要点。

◎ 运用

对巨幼细胞贫血患者实施护理及健康教育。

巨幼细胞贫血（megaloblastic anemia，MA）是由叶酸和（或）维生素 B_{12} 缺乏引起细胞核脱氧核糖核酸（DNA）合成障碍的一类贫血。特点为大细胞性贫血，骨髓中红系、粒系和巨核细胞均发生细胞巨变，外周血红细胞平均体积大于正常。

本病叶酸缺乏所致最多见，国内以陕西、山西、河南、山东等地为多发区，与进食新鲜蔬菜、肉类较少有关。而在欧美，维生素 B_{12} 缺乏或有内因子抗体所致的恶性贫血者多见。

【病因和发病机制】

（一）维生素 B_{12}、叶酸代谢及缺乏原因

维生素 B_{12} 又名氰钴胺，属水溶性 B 族维生素，是机体细胞合成及能量代谢中不可缺少的重要物质。体内维生素 B_{12} 全部由食物供给。正常人每日需维生素 B_{12} 1μg，主要来源于动物肝、肾、肉、鱼、蛋类及乳制品等食品，这些食品含有丰富的维生素 B_{12}，蔬菜含量极少。食物中的维生素 B_{12} 与胃体壁细胞分泌的内因子结合，主要在回肠吸收，维生素 B_{12} 被吸收后，随血液循环输送至肝、骨髓及增殖中的细胞，大部分贮存在肝细胞内，人体内维生素 B_{12} 贮存量为 2 ～ 5mg，可供机体应用 3 ～ 6 年。由于食物缺乏维生素 B_{12} 引起本病的极少见。维生素 B_{12} 缺乏原因多为内因子缺乏，使食物中维生素 B_{12} 不能被吸收导致维生素 B_{12} 缺乏，如恶性贫血，此病在我国较少见。

叶酸也是水溶性B族维生素，易被光照及煮沸分解破坏。人体不能合成叶酸，所需叶酸全部从食物中获得，需要量为 200μg/d，但较长时间的烹煮或腌制可使其损失率高达 50% ～ 90%。动物肝、肾、绿色新鲜蔬菜、水果等含叶酸较高。叶酸主要吸收部位为十二指肠及空肠上段，吸收后转变为二氢叶酸（FH_2）和四氢叶酸（FH_4），后者再转化为具有生理活性的 N_5- 甲基四氢叶酸（N_5-FH_4），经门静脉入肝，随血流输送至全身各组织细胞，与细胞受体结合进入细胞。人体内叶酸贮存量为 5 ～ 20mg，50% 在肝。叶酸主要经尿和粪便排出体外，每日排出 2 ～ 5μg。成人叶酸储备量仅可供机体使用 1 ～ 4 个月，故饮食中缺乏叶酸易导致本病。

1．叶酸缺乏原因

（1）摄入量不足：主要原因是食物加工不当，如烹调时间过长或温度过高，破坏大量叶酸；其次是偏食，缺少富含叶酸的蔬菜、肉蛋类食物。

（2）需要量增加：婴幼儿、妊娠和哺乳妇女需要量增加而未及时补充；甲状腺功能亢进症、慢性感染、肿瘤等消耗性疾病患者，叶酸的需要量也增加。

（3）吸收不良：腹泻、小肠炎症、肿瘤和手术及某些药物（抗癫痫药物、柳氮磺吡啶）、乙醇等影响叶酸的吸收。

（4）利用障碍：使用抗叶酸药物如甲氨蝶呤、苯妥英钠、异烟肼、氨苯蝶啶、氨基蝶呤和乙胺嘧啶等均可干扰叶酸的利用，故可影响叶酸利用。

（5）叶酸排出增加：血液透析、酗酒可增加叶酸排出。

2．维生素 B_{12} 缺乏原因

（1）摄入量不足：完全素食者因摄入减少，需较长时间才导致维生素 B_{12} 缺乏。

（2）吸收障碍：这是维生素 B_{12} 缺乏最常见的原因。可见于：①内因子缺乏，如恶性贫血、胃切除、胃黏膜萎缩等；②胃酸和胃蛋白酶缺乏；③胰蛋白酶缺乏；④肠道疾病，可见于小肠部分切除术、绦虫病等；⑤药物（对氨水杨酸、新霉素、二甲双胍等）影响。

（3）利用障碍：先天性传递蛋白缺陷（钴胺素传递蛋白Ⅱ）可引起维生素 B_{12} 输送障碍。

（二）发病机制

四氢叶酸及维生素 B_{12} 是合成 DNA 过程中的重要辅酶，当叶酸和（或）维生素 B_{12} 缺乏到一定程度时，骨髓幼红细胞内 DNA 合成障碍，而胞质内 RNA 合成不受影响，结果形成幼红细胞体积大、核发育幼稚的一类贫血，粒系和巨核细胞也可发生类似改变。维生素 B_{12} 缺乏还可引起神经精神异常，与维生素 B_{12} 依赖性酶代谢障碍有关。

【临床表现】

1．血液系统表现　起病大多缓慢，维生素 B_{12} 缺乏者更明显。常表现为头晕、疲乏、无力、皮肤黏膜苍白，活动后心悸、气短，部分患者可有轻度黄疸。

2．消化系统表现　部分患者可伴舌痛。由于胃肠道黏膜萎缩，疾病早期多有食欲不振、恶心、腹胀、腹泻或便秘。部分患者有舌痛、口角炎、舌质绛红如“牛肉舌”，舌乳头萎缩，舌面光滑，恶性贫血者更著。

3．神经系统表现和精神症状　维生素 B_{12} 缺乏者可出现神经系统症状，表现为周围神经炎，对称性远端肢体麻木、无力、共济失调或步态不稳，部分腱反射消失，锥体束征阳性，深感觉障碍如振动感和运动感消失。部分患者可出现精神异常，维生素 B_{12} 缺乏者有抑郁、失眠、记忆力下降、谵妄、反应迟钝、嗜睡等精神症状；叶酸缺乏者有易怒、妄想等。以上表现与末梢神经变性、脊髓侧束和后束有亚急性联合变性和脑神经受损有关。

4．其他　少数患者由于蛋白质摄入不足可伴消瘦，眼睑、下肢水肿，对婴幼儿可影响其生长发育。粒细胞和血小板减少者，易发生感染和出血。

【实验室及其他检查】

1．血象　血象呈大细胞性贫血，MCV、红细胞平均血红蛋白（MCH）均增高，MCHC正常。网织红细胞计数可正常。重者全血细胞减少，即伴白细胞、血小板减少。血涂片中可见大圆形红细胞等；中性粒细胞核分叶过多，亦可见巨杆状核粒细胞。

2．骨髓象　增生活跃或明显活跃，骨髓铁染色常增多。造血细胞出现巨幼变：红系增生显著，可见各阶段巨幼红细胞，特点为细胞体积大，核发育落后于细胞质，呈“核幼浆老”；粒系可见巨中、晚幼粒细胞，巨杆状核粒细胞，成熟粒细胞分叶过多。

3．血清维生素 B_{12}、叶酸及红细胞叶酸含量测定　对本病诊断有重要价值。血清维生素 B_{12} 浓度低于74pmol/L（100ng/ml），血清叶酸浓度低于6.8nmol/L（3ng/ml），红细胞叶酸低于227nmol/L（100ng/ml），均有诊断意义。

4．其他　①胃酸降低，恶性贫血时游离盐酸消失；②维生素 B_{12} 缺乏时伴尿高半胱氨酸24h排泄量增加；③血清间接胆红素可稍增高。

【诊断要点】

根据营养史或特殊用药史、贫血表现、消化道及神经系统症状、体征，结合血象和骨髓象可做出初步诊断。有条件者可测血清维生素 B_{12} 和叶酸水平以更准确地作出诊断。

【治疗要点】

（一）去除病因

针对不同病因，给予治疗，如纠正偏食、改进烹煮方法、积极补充富含叶酸或维生素 B_{12} 食物，以及治疗原发病如胃肠道疾病等。

（二）补充叶酸和（或）维生素 B_{12}

1．叶酸　适用于叶酸缺乏者，每次5～10mg，口服，3次/日。一般治疗1～2个月血象、骨髓象均可恢复正常，若病因已去除，即可停药。胃肠道不能吸收者可肌内注射亚叶酸钙（四氢叶酸钙）5～10mg，1次/日。伴维生素 B_{12} 缺乏的贫血，口服叶酸也有效，但是神经系统症状不会减轻，甚至加重，故必须联合给予维生素 B_{12}，否则可加重神经系统损伤。

2．维生素 B_{12}　适用于维生素 B_{12} 缺乏者，每次维生素 B_{12} 500μg，肌内注射，每周2次，无维生素 B_{12} 吸收障碍者，可口服维生素 B_{12} 片剂500μg，每日1次，至血象恢复正常；有神经系统症状，治疗维持半年至1年。恶性贫血患者血象正常后，维生素 B_{12} 改为每月100μg，肌内注射，治疗维持终生。

【主要护理措施】

1．休息　重症贫血或合并有神经系统症状者需要卧床休息，间断床上或床边活动。

2．症状护理　舌炎、口腔溃疡者，进温凉软食，注意口腔清洁，饭前后用生理盐水（或氯己定、复方硼砂漱口液）漱口。四肢麻木、无力时要注意肢体保暖，下床活动时护理人员要陪伴患者，避免受伤，并协助做好生活护理。

3．饮食护理　叶酸缺乏者多食绿色新鲜蔬菜、水果、谷类和动物肉类等；烹煮不宜过度，以防叶酸被破坏。维生素 B_{12} 缺乏者多吃动物肝、肾、瘦肉、禽蛋以及海产品，纠正偏食、挑食、素食等不良习惯，避免酗酒。

4．药物护理　肌内注射维生素 B_{12} 者，偶见过敏反应，表现为皮疹、药物热，罕见过敏性休克。故注射维生素 B_{12} 后应注意观察患者反应，当发生过敏反应时，应及时向医生报告，便于及时处理。此外，应注意用药后患者血象变化。一般情况下，有效治疗后1～2天，患者食欲开始好转，2～4天后网织红细胞增加，1周左右达高峰并开始出现血红蛋白上升，2周内白细胞和血小板可恢复正常。4～6周后血红蛋白恢复正常。半年到1年后，患者的神经症状得到改善。

【健康教育】

1. **对高危人群进行卫生宣教** 对婴幼儿喂养应及时添加辅食，青少年及孕妇、哺乳期妇女要保证每天食用新鲜绿色蔬菜、水果，必要时可服用叶酸。对长期素食、偏食者，应向他们讲解叶酸、维生素 B_{12} 均全部从食物中供给，每天饮食必须含有叶酸、维生素 B_{12} 食品，故建立良好饮食习惯，喜吃新鲜绿菜、动物肝、肾和瘦肉是极重要的。对高发地区人群要做上述卫生宣教，指出烹煮食物不可过度。

2. **患者指导** 贫血纠正后嘱患者要坚持合理饮食，并治疗原发病。

3. **预后** 本病一般预后好，但恶性贫血或全胃切除术者需要维持终生治疗。

小　结

1. 巨幼细胞贫血是叶酸和（或）维生素 B_{12} 缺乏所致，特点为大细胞性贫血，骨髓中红系、粒系和巨核细胞均发生细胞巨变，外周血红细胞平均体积大于正常。

2. 临床表现除贫血共有表现外，出现巨幼细胞贫血的特殊表现如消化道及神经系统症状、体征。

3. 确诊需特征性血象和骨髓象、血清维生素 B_{12} 及叶酸水平测定。

4. 治疗原则为去除病因及补充叶酸和（或）维生素 B_{12}。

5. 护理中要掌握健康教育的内容。

（朗延梅　姚景鹏）

三、再生障碍性贫血

学习目标

通过本部分内容的学习，学生应能够：

◎ 识记

说出再生障碍性贫血的概念。

◎ 理解

归纳再生障碍性贫血的病因、主要分型和临床表现、诊断、治疗要点。

◎ 运用

按护理程序护理再生障碍性贫血患者并进行健康教育。

案例 6-2

案例 6-2 分析

患者，男性，22 岁，农民工，从事涂漆工作 1 年多，因头晕、乏力伴皮肤散在青紫斑 3 个月来医院就诊。患者 3 个月前无明显诱因渐觉头晕乏力，活动后明显，四肢皮肤稍微碰撞即出现青紫，刷牙有时出血，平日易感冒。

体格检查：T 37.2℃，P 90 次 / 分，R 22 次 / 分，BP 105/65mmHg，身高 172cm，体重 60kg。神清合作，面色苍白，四肢多处皮肤有瘀斑，浅表淋巴结无肿大，结膜苍白，巩膜无黄染。口腔黏膜完整，无溃疡、糜烂、出血点，牙龈无肿胀、增生，扁桃体无充血、肿大。胸骨无压痛，双肺呼吸音清，心界不大，HR 90 次 / 分，律整，心尖部可闻及轻度收缩期杂音。腹软，无压痛，肝脾肋下未及。双下肢无水肿。

实验室检查：血象：Hb 80g/L，RBC 2.9×10^{12}/L，WBC 3×10^{9}/L，中性粒细胞 40%，淋巴细胞 60%，血小板 50×10^{9}/L，网织红细胞 0.4%，血涂片未见幼稚细胞。骨髓象：骨髓增生减低，粒、红、巨核三系细胞减少。

问题与思考：

医生诊断该患者为再生障碍性贫血的依据是什么？

再生障碍性贫血（aplastic anemia，AA，简称再障）是一种可能由不同病因和机制引起的骨髓造血功能衰竭症。主要表现为骨髓造血功能低下、进行性贫血、出血、感染及全血细胞减少（红细胞、粒细胞和血小板均减少）的综合征。按病程及表现通常分为重型再障（SAA）和非重型再障（NSAA）。从病因上 AA 可分为先天性（遗传性）和后天性（获得性）。获得性 AA 根据是否有明确诱因分为继发性和原发性，原发性即无明确诱因者。

我国再障发病率每年 0.74/10 万人口，可见于各年龄段，老年人发病率较高，男、女发病率无明显差别。

【病因和发病机制】

（一）病因

半数以上病例找不到明显诱因，现分述引起再障可能的相关因素：

1．药物及化学物质（表 6-1）　药物引起再障最多见的为氯霉素，其毒性可引起骨髓造血细胞内线粒体蛋白质合成受抑制，影响 DNA 合成及损害骨髓微环境。此外，还有磺胺类、抗肿瘤化疗药物及苯等。抗生素、磺胺类药物及杀虫剂引起的再障与其剂量关系不大，与个人敏感性有关；抗肿瘤药与苯对骨髓的抑制与剂量相关。苯是重要的骨髓抑制毒物，它广泛用于石油化工、油漆、染料、塑料、橡胶、制药、杀虫剂、皮革、化肥等生产，长期与苯接触危害性较大。

2．物理因素　电离辐射主要是 X 线、γ 射线、放射性核素等，可干扰 DNA 的复制，抑制细胞有丝分裂，使造血干细胞数量减少，骨髓微环境也受损害。

3．病毒感染　各型肝炎病毒均能损伤骨髓造血，与其抑制造血细胞的分化、增殖有关。EB 病毒、流感病毒、风疹病毒等也可引起再障。

4．其他　少数阵发性睡眠性血红蛋白尿最后可逐渐演变成再障。

表6-1 引起再障的常见药物和化学物质

药物	抗微生物药：氯霉素、合霉素、磺胺药、四环素、链霉素、异烟肼等
	解热止痛药：保泰松、吲哚美辛、阿司匹林、安乃近等
	抗惊厥药：苯妥英钠、三甲双酮等
	抗甲状腺药：甲巯咪唑、苄比马唑、甲硫氧嘧啶等
	抗肿瘤药：氮芥、白消安、环磷酰胺等
	其他：氯丙嗪、米帕林、氯喹、甲苯磺丁脲、乙酰唑胺
化学物质	苯及其衍生物、滴滴涕（DDT）、有机磷农药、染发剂等

（二）发病机制

再障可能是在一定遗传背景下，由以下三种发病机制引起的一组获得的异质性“综合征”。

1．造血干细胞缺陷（“种子”学说） 包括干细胞质和量异常，再障患者骨髓 $CD34^+$ 细胞较正常人明显减少，减少程度与病情相关。其 $CD34^+$ 细胞中具有自我更新及长期培养启动能力的“类原始细胞”明显减少。有研究表明，再障造血干祖细胞集落形成能力显著降低，体外对造血生长因子反应差，免疫抑制治疗后恢复造血不完整。上述病因损伤造血干细胞，使骨髓各系造血细胞明显减少，导致外周血全血细胞减少。再障患者造血干细胞在长期骨髓体外培养基质上不能增殖或增殖显著降低。部分再障患者有单克隆造血证据，且可向具有造血干细胞异常性的阵发性睡眠性血红蛋白尿、骨髓增生异常综合征甚至白血病转化。

2．造血微环境受损（“土壤”学说） 骨髓微环境由基质细胞、细胞因子及细胞外基质构成。骨髓基质细胞分泌细胞外基质、释放造血因子支持和调节造血细胞生长。部分再障患者骨髓基质细胞体外培养生长差，且基质细胞分泌造血因子能力与正常人不同。有人证实给患者行骨髓移植时，加用正常人骨髓基质细胞及其幼稚血细胞使患者骨髓恢复正常。故认为发病可能与造血微环境缺陷有关。

3．免疫异常（免疫学说） 再障患者骨髓或血的淋巴细胞比例增高，T 细胞分泌的造血负调控因子明显增多，髓系细胞凋亡亢进，多数患者用免疫抑制剂治疗有效，说明再障的发生可能与免疫机制有关。

近年来，多数专家认为再障的主要发病机制是免疫异常，造血微环境与造血干细胞量的改变是异常免疫损伤的结果。

【临床表现】

再障的临床表现与全血细胞减少有关，主要表现为进行性贫血、出血、反复感染，而肝、脾、淋巴结多无肿大。根据起病的缓急、病情严重程度将再障分为以下两型：

（一）重型再生障碍性贫血（SAA，又称 SAA-Ⅰ）

起病急、发展快；少数可由非重型再生障碍性贫血发展而来。

1．贫血 多呈进行性加重，苍白、乏力、头晕，心悸和气短等症状明显。

2．感染 多数患者有发热，体温在 39℃以上，以呼吸道感染最常见，多见病原菌为革兰氏阴性杆菌、金黄色葡萄球菌及真菌，感染多不易控制，常合并败血症。

3．出血 常见口腔血疱，有鼻出血、牙龈出血及全身皮肤广泛出血点或大片瘀斑，内脏出血以消化道及女性月经量过多多见，可有咯血、呕血、便血、阴道出血。多数病例有眼底出血，眼底可见小出血点、出血斑，也可表现为颅内出血，此多为死亡的重要原因之一。

（二）非重型再生障碍性贫血（NSAA）

此型较多见，起病缓、病程长。

1．贫血 多为主要表现。

2．感染及出血　均较轻，以皮肤、黏膜出血为主，内脏出血较少见；感染较易控制，且上呼吸道感染常见，其次为牙龈炎、支气管炎、扁桃体炎，而肺炎、败血症等重症感染少见。常见病原菌为革兰氏阴性杆菌和各类球菌。患者可存活多年，治疗恰当病情可缓解或完全恢复。少数病例病情恶化可演变为重型再障，又称重型再障Ⅱ型，预后极差。

【实验室及其他检查】

1．血象　全血细胞减少，重型较明显，且进展较快；非重型进展慢，程度较轻。贫血为正常细胞正常色素型。网织红细胞绝对值低于正常。白细胞计数多减少，以中性粒细胞减少为主，淋巴细胞比例明显增高，血小板减少，出血时间延长。

2．骨髓象　是确诊再障的主要依据。①重型再障骨髓象显示增生低下或极度低下，粒、红、巨核细胞明显减少，淋巴细胞及非造血细胞比例明显增高。②非重型再障多部位骨髓增生减低，粒、红系及巨核细胞减少，淋巴细胞及网状细胞、浆细胞比例增多，可见较多脂肪滴，骨髓活检显示造血组织均匀减少。

【诊断要点】

1．凡有严重贫血，尤其伴有出血和发热的患者，血象表现为全血细胞减少，网织红细胞百分数< 0.01，淋巴细胞比例增高，骨髓多部位增生低下或重度减低，伴巨核细胞减少，一般无肝、脾、淋巴结肿大，除外引起全血细胞减少的其他疾病，诊断不难。确诊后应查找病因。

2．再障分型诊断标准　① SAA-Ⅰ：又称急性再障（AAA），发病急，贫血进行性加重，常伴严重感染和（或）出血。血象具备下述3项中的2项：网织红细胞绝对值小于15×10^9/L、中性粒细胞小于0.5×10^9/L和血小板小于20×10^9/L。骨髓增生广泛重度减低。如SAA-Ⅰ的中性粒细胞$< 0.2 \times 10^9$/L，则为极重型再障（VSAA）。② NSAA：又称慢性再障（CAA），指达不到SAA-Ⅰ型诊断标准的再障。如NSAA病情恶化，临床、血象及骨髓象达SAA-Ⅰ型诊断标准时，称SAA-Ⅱ型。

【治疗要点】

（一）去除病因

首先找到再障的病因，然后去除各类导致骨髓损伤或抑制的因素，嘱患者今后不再接触此类有害物质，禁用对骨髓有抑制作用的药物。

（二）支持治疗

1．纠正贫血　严重贫血，Hb< 60g/L及对贫血耐受性差者，有缺氧症状时可输血，但考虑作骨髓移植者应尽量不予输血，以减轻免疫反应；慢性贫血症状不明显者，尽量减少输血，一般输浓缩红细胞。

2．止血治疗　对皮肤、黏膜出血者，可用糖皮质激素，有减低毛细血管壁通透性的作用；对颅内、内脏出血应输浓缩血小板液或新鲜血，女性子宫出血可肌注丙酸睾酮。

3．防治感染　做好口腔卫生、皮肤清洁及病室清洁，控制探视人员，减少感染机会。发生感染时，检查感染部位并做细菌培养及药敏试验，同时给予广谱抗生素，必要时输白细胞悬液。

（三）促造血治疗

1．雄激素　适用于各型再障，是对慢性再障疗效较好的药物，有效率达56.1%，作用机制可能是刺激肾产生促红细胞生成素，对骨髓有直接刺激红细胞生成作用。常用丙酸睾酮，成人剂量50～100mg，1次/日，肌内注射，需坚持治疗3～6个月，才能判断是否有效，判断指标为网织红细胞或血红蛋白升高。其他还有司坦唑醇（康力龙）2mg，3次/日，口服；美雄酮（大力补）10mg，3次/日，口服。上述口服雄激素对肝有损害，使用中要定期查肝功能。

2．造血生长因子　适用于全部AA，特别是重型再障，一般在免疫抑制治疗后使用，如粒细胞集落刺激因子、粒-单系集落刺激因子、重组人促红细胞生成素等，维持3个月以上为宜。

（四）重型再障（SAA）和重型再障－Ⅱ型治疗

1．造血干细胞移植 最适宜的移植者是起病后不久、未经输血、未发生感染、年龄在40岁以下急性患者，有供髓者可考虑。临床多采用HLA（人类白细胞抗原）配型相合的同种异基因骨髓移植，可使50%～80%的患者长期存活。

2．免疫抑制治疗 对重型再障的患者使用抗胸腺细胞球蛋白（ATG）或抗淋巴细胞球蛋白（ALG）治疗，有时能取得满意疗效。还可使用CD3单克隆抗体、吗替麦考酚酯（麦考酚吗乙酯）、甲泼尼龙、环磷酰胺等。环孢素适用于全部再障，3～5mg/(kg·d)，疗程一般长于1年，药物不良反应有肝、肾功能损害等，应注意调节剂量及疗程，且根据患者造血功能和T细胞免疫恢复状况用药。

（五）其他治疗

1．胎肝细胞输注 采用4～5个月胎儿肝组织制成悬液，给患者输注。胎儿淋巴细胞未完全分化为T细胞，不需配型，来源方便，缺点是胎肝内造血干细胞数量较少。

2．糖皮质激素 对造血干细胞作用不能肯定，可减少毛细血管出血。

3．脾切除 慢性病例中，脾对红细胞破坏过多是贫血的重要原因，切除脾后，贫血常可减轻。有资料表明切除脾后，约1/3病例病情缓解，有的患者再次用药可出现疗效。此方法仅供参考。

【护理】

（一）护理评估

1．病史及心理社会资料

（1）主要症状及治疗经过：询问患者入院时的主要不适，是否出现出血、发热、贫血，各种症状出现时表现急缓，出血部位及发热温度。患病后曾使用过哪些药物，效果如何。若应用丙酸睾酮还应了解疗效如何，用药后有何副作用。

（2）既往史及与发病有关因素：入院前数周至数月是否曾患过病毒性肝炎或其他病毒感染，是否用过对骨髓有抑制的药物、疗程及剂量，职业是否接触有害物质如苯类或放射线等，居住地区周围环境是否存在有毒物质，如有机磷农药厂或使用苯类化工厂等。

（3）心理社会资料：本病多为久治不愈，引起患者焦虑不安，反复住院会产生悲观情绪，青年女患者常由于使用丙酸睾酮引起男性化而烦恼，常不愿交往甚至沉默哭泣。还应了解家庭主要成员对疾病的认识、对患者的态度及家庭经济情况。

2．身体评估 测生命体征，注意患者有无发热、脉搏增快、呼吸频率和节律改变、血压下降。甲床、口唇、睑结膜苍白程度，有无鼻腔、口腔、牙龈出血及全身皮肤出血，女患者有无声音变粗、皮肤粗糙、满脸痤疮。心界有无扩大，心率是否增快，肺部有无啰音。

3．辅助检查 血象是否全血细胞减少、网织红细胞百分比低于正常范围。骨髓象是否显示增生尚可或低下，但均伴巨核细胞减少。

（二）主要护理诊断

1．活动无耐力 与贫血有关。

2．组织完整性受损 与血小板减少致皮肤、黏膜、内脏出血有关。

3．焦虑 与再障久治不愈有关；与丙酸睾酮引起不良反应有关。

4．有感染的危险 与成熟粒细胞减少有关。

5．潜在并发症：脑出血。

（三）护理计划及评价

焦虑　与慢性再障久治不愈有关；与丙酸睾酮引起不良反应有关

1．护理目标

（1）患者认识到自己处于焦虑状态。

（2）患者学会有效应对方法，紧张不安减轻至消失。

（3）患者能正视身体外形的变化，自觉坚持遵医嘱用丙酸睾酮。

2．护理措施

（1）减少身心刺激：让患者处于安静、舒适环境，进行适当的室内外活动。

（2）鼓励患者倾诉、找出焦虑的原因：护理患者时主动询问患者有何不适，让患者讲出内心矛盾及苦闷，护士要认真倾听，并表示理解、同情，告诉患者其正处于焦虑状态，帮助分析其产生原因，然后共同探讨解决方法，并说明长期焦虑的不良后果。

（3）指导放松疗法：平日可做面部、四肢、腰腹部按摩，进行深呼吸；空闲时多听广播、优雅音乐。与患者聊有趣味话题，可以转移患者的注意力。

（4）提高对疾病的认识：向患者、家属讲述慢性再障可由多种原因引起造血细胞受损，骨髓造血功能衰竭，病程长，治疗效果缓慢，疗效较好的药物是雄激素，有效率达56%，但需要3～6个月才能出现疗效，6个月无效时，可换其他方法治疗。鼓励患者坚持治疗会有好转或治愈可能，并指导患者寻找病因，如药物或化学毒物、放射物质等，以便今后予以避免。

（5）药物护理：雄激素类药物主要不良反应为痤疮、毛须增多、声音变粗，女患者停经，伴男性化表现。停药后以上反应可逐渐消失。常用制剂为丙酸睾酮，该药为油剂，不易被吸收，需深部肌内注射，注意检查有无硬结，以及时处理，防止感染。

（6）病情观察：定期观察血象，了解血红蛋白、网织红细胞有无上升；做骨髓检查，因其变化早于血象；注意全身皮肤、口腔、鼻腔有无出血，体温有无升高。

（7）有效应对疾病的方法

1）正确认识、正确对待疾病：慢性病治疗时间长、效果不佳是引起焦虑的原因，正确对待慢性再障是重要的。每种病都有一般规律，也存在特殊情况，患者应主动配合治疗，学会预防出血和感染，争取病情稳定、好转甚至治愈。

2）建立社会支持网：鼓励病友间进行养病经验交流，家属亲友要给予患者物质、精神的支持，强有力的社会支持可帮助患者减轻、消除不良心态。

3）提高躯体健康：建立饮食起居规律，保证营养及睡眠，坚持每天适当活动、散步、打太极拳，根据自身体力做有益的事情，可帮助改善心态。

3．护理评价

（1）患者已知道处于焦虑之中，并学会有效应对的方法。

（2）患者紧张不安情绪明显减轻。

（3）患者了解丙酸睾酮的不良反应，能正确对待身体外貌的变化并自觉坚持遵医嘱用丙酸睾酮。

Anxiety：Related to the chronic aplastic anemia being unable to be cured for a long time；Related to the adverse reaction of testosterone propionate

1．Goals：The client will

（1）realize that he/she is in anxiety.

（2）learn the effective coping skills to reduce or even eliminate the feeling of tension or agitation.

2．Nursing Interventions：

（1）Reducing physical and psychological stimulus：Provide the client quiet and comfortable environment and let the client exercise indoor or outdoor appropriately.

（2）Encouraging the client to pour out and find out the reasons resulting in anxiety：Ask the client whether there is something wrong with he/she initiatively when providing nursing services, encourage the client to pour out his/her distress and contradiction. Nurses should listen to the client attentively, show understanding and compassion to the client and tell the client that he/she is in anxiety. Nurses should help the client to analyze what has caused anxiety, to explore the settlement methods with the client, and to explain the bad consequence of being anxious for a long term.

(3)Relaxation guidance: Guide the client to do face, limbs, waist and abdomen massages and deep breathing daily; to listen to broadcasting and graceful music in his/her leisure time. Chat with the client something interesting to distract the attention of the client.

(4) Teach the client about the disease: Educate the client and the families that the chronic aplastic anemia could be caused by many elements which could damage the hemopoietic stem cells and cause exhaustion of the hemopoietic function. Tell them that the course of chronic aplastic anemia is relatively long and the treatment effects emerge slowly. The effective rate of androgen can reach 56 percent, but it needs 3 to 6 months to see the effect. If the androgen has no effect after 6 months, other therapy methods should be taken into account. Encourage the client that the disease may be controlled or even completely cured if he/she could insist on the androgen treatment. Guide the client to seek the etiological factors, such as some prescribed drugs, chemical poisons, ionizing radiation, etc. Teach him/her how to refrain from contacting with them.

(5) Drug treatment nursing: The main adverse effects of androgen are acne, hirsutism, mankind voice, menelipsis and virilization manifestation. All these manifestations could vanish gradually after stopping using it. The common used drug, testosterone propionate, is oily preparation and difficult to be absorbed. So it needs to be injected deeply intramuscularly and nurses should examine whether there is an induration around the injection site and deal with it in time to prevent infection.

(6) Monitor the client's condition: Monitor the hemograms to see if the hemoglobin, granulofilocytes have increased. Bone marrow should be examined regularly and it changes earlier than the hemograms. Observe skin, oral mucosa, or nasal mucosa for hemorrhage. Monitor the body temperature.

(7)Effective methods to cope with the disease: The following three methods are introduced. ① To treat the disease correctly: The reasons that cause anxiety are the long-term therapy and unsatisfactory result, so it is vital to treat the disease correctly. A regular pattern and some special conditions are showed by every disease, so the client should cooperate initiatively to cure the disease and learn how to take care of himself/herself to prevent blooding and infection to strive for stabilizing, improving or even healing of the disease. ② To build up social support network: Encourage communication between clients about their experiences. The family should provide material and spirit support. A powerful social support net could decrease or even eliminate the unhealthy mood of the client. ③ To improve the physical health: Help the client to keep regular diet and daily life, guarantee sufficient nutrition intake and sleep, insist on appropriate activity, walking and doing Taiji. It could improve the client's mood to do something helpful according to the physical health status.

3. Evaluation:

(1) The client knows he/she is in anxiety and learns the effective coping methods.

(2) The client feels that his/her anxiety lessens obviously.

潜在并发症：脑出血

1．护理目标 护士能够通过观察和护理及时发现患者颅内出血先兆，及时通知医生并配合处理。

2．护理措施

（1）嘱患者多卧床休息，头部少活动，保持排便通畅，避免用力排便。监测生命体征，观察患者有无脑出血先兆，如有头痛、恶心呕吐、精神烦躁不安时，应劝慰患者保持安静，并迅速通知医生给予处理，如遵医嘱给予止痛镇静药，备好急救药品。

（2）一旦发生颅内出血，患者常进入昏迷状态，处理如下：①应即刻将患者头偏向一侧，随时吸出呕吐物或口腔分泌物，保持呼吸道通畅；②开放静脉，按医嘱给予脱水剂、止血药或输浓缩血小板液；③观察并记录患者意识状态、瞳孔大小、血压、脉搏及呼吸频率、节律。

3．护理评价　患者住院期间未发生脑出血。

【健康教育】

1．加强预防工作　对长期接触损害骨髓造血的化学、物理因素的工作者，应加强卫生宣教，提高他们对工作环境危害的认识，增强自我保健意识，促进自觉遵守规章制度及劳动防护。工作单位领导者应重视环境污染的治理，制订严格防护措施，定期为职工检查血象，有异常者按规定给予妥善安排。

2．对使用药物的教育　指导患者及社区人群不可随便用药，滥用药物常是引起再障的重要原因，如氯霉素、磺胺药、保泰松、阿司匹林、安乃近等，需要时要在医生指导下使用。

3．对患者的指导　患者出院后要坚持治疗，学会自我护理，如预防出血、感染，定期门诊复查。急性再障预后极差，常在1年内死亡，近10年来治疗方法不断改进，其预后明显改善，仍有约1/3患者死于严重感染或脑出血。慢性再障预后相对较好，部分患者经中西医结合治疗可存活数年，仅有少数患者可以治愈。

小　结

1. 再生障碍性贫血是一种可能由不同病因和机制引起的骨髓造血功能衰竭。

2. 氯霉素和苯等化学物质、物理射线及病毒感染与再障的发病有关。

3. 临床分为重型和非重型再障，以进行性贫血、出血和感染为主要特征。非重型再障起病缓，以贫血为主，出血和感染症状较轻；重型再障起病急，出血和感染症状严重。

4. 血象表现为全血和网织红细胞计数减少，淋巴细胞比例增高；骨髓象是确诊的主要依据，表现为骨髓增生减低，巨核细胞稀少。

5. 治疗主要采用免疫抑制、促造血治疗和纠正贫血、控制感染与出血的对症治疗。

6. 护理中要掌握健康教育的内容。

思考题

结合本部分案例请思考：

1．患者接受丙酸睾酮100mg/d，肌注，应如何做好用药护理？

2．患者的主要护理问题和护理要点是什么？

（王庆美　姚景鹏）

第六章再障思考题参考答案

四、溶血性贫血

学习目标

通过本部分内容的学习，学生应能够：

◎ 识记

说出溶血性贫血的概念。

◎ 理解

归纳溶血性贫血的病因、临床表现、治疗要点。

◎ 运用

护理溶血性贫血患者并进行健康教育。

溶血性贫血（hemolytic anemia，HA）是指红细胞遭到破坏、寿命缩短，而骨髓造血代偿不足所引起的贫血。临床表现特点是贫血、黄疸、脾大、网织红细胞增高和骨髓幼红细胞增生。当溶血发生而骨髓造血功能足以代偿红细胞的破坏时，可不发生贫血，称为溶血状态。

【临床分类】

溶血性贫血有多种临床分类方法，按病因可分为红细胞自身异常和红细胞外部异常所致的溶血，按溶血的部位可分为血管内溶血和血管外溶血，按发病和病情可分为急性溶血和慢性溶血。

【病因和发病机制】

（一）病因

引起溶血性贫血的主要病因见表 6-2。

表6-2　溶血性贫血的病因分类

红细胞自身异常所致溶血性贫血	
1．红细胞膜异常	
（1）遗传性红细胞膜缺陷	如遗传性球形红细胞增多症、遗传性椭圆形红细胞增多症等
（2）获得性细胞膜异常	如阵发性睡眠性血红蛋白尿等
2．遗传性红细胞酶异常	如葡萄糖 -6- 磷酸脱氢酶（G6PD）缺乏症、丙酮酸激酶缺乏症等
3．遗传性珠蛋白生成障碍	如海洋性贫血、不稳定血红蛋白病等
4．血红素异常	
（1）先天性红细胞卟啉代谢异常	如红细胞生成性血卟啉病
（2）铅中毒	可影响血红素合成
红细胞外部异常所致溶血性贫血	
1．免疫性 HA	
（1）自身免疫性 HA	
（2）同种免疫性 HA	温或冷抗体型 HA、原发性或继发性 HA 等
	新生儿溶血性贫血、血型不合输血等
2．血管性 HA	
（1）微血管病性 HA	如血栓性血小板减少性紫癜、DIC、败血症等
（2）瓣膜病	如钙化性主动脉瓣狭窄及人工心瓣膜等
（3）血管壁受到反复挤压	如行军性血红蛋白尿
3．理化因素	如大面积烧伤、血浆中渗透压改变、亚硝酸盐类中毒等
4．生物因素	如蛇毒、疟疾、黑热病等

（二）发病机制

1．溶血原理　正常红细胞形态呈双凹扁盘形，具有高度可塑性，保证了红细胞通过狭小的微循环管道，如脾窦等。红细胞的这种特性，主要取决于细胞膜、酶和血红蛋白的正常，任何一项出现异常都会造成红细胞易遭破坏。另外，红细胞受到抗体、补体、理化等因素损伤，也可引起溶血。现分述引起溶血的原因：

（1）红细胞自身异常所致溶血性贫血

1）红细胞膜异常：红细胞膜主要由蛋白质和脂类组成，膜结构正常是保证红细胞可变形性和柔韧性的重要条件。膜上有许多酶，最重要的是ATP酶，它负责膜内外钾、钠、钙离子的转运，并水解ATP供细胞代谢能量。如ATP含量降低，膜通透性发生改变，细胞内钠离子堆积，渗透压增加使水进入细胞内，则造成细胞过度膨胀而破裂；或钙离子在细胞内堆积，可使膜脆性增加，红细胞易遭破坏。遗传性球形红细胞增多症是由于膜蛋白异常，使红细胞呈球形，钠离子流入细胞内增加，红细胞易在脾内破坏。获得性阵发性睡眠性血红蛋白尿是由于红细胞膜蛋白异常所致。

2）红细胞酶的异常：参与成熟红细胞ATP生成的酶如丙酮酸激酶、葡萄糖-6-磷酸脱氢酶等发生缺陷，可引起细胞能量代谢异常，导致膜完整性受损而引起溶血。以上酶异常均为遗传性疾病。

3）血红蛋白异常：正常血红蛋白由4种珠蛋白肽链组成。血红蛋白结构异常易发生溶血。常见珠蛋白生成障碍性贫血，为珠蛋白肽链量的异常，红细胞内肽链聚集和沉淀，使红细胞硬度增加，通过脾时易被扣留破坏。血红素异常如先天性血卟啉病，此外，铅中毒可影响血红素合成而致溶血。

（2）红细胞外在环境异常所致溶血性贫血

1）免疫因素：自身免疫性溶血性贫血分原发性或继发性（如系统性红斑狼疮、病毒或药物等）；同种免疫性溶血性贫血如血型不合的输血反应。

2）物理和机械因素：大面积烧伤，可使红细胞变为球形，易被破坏。DIC时微血管内形成纤维蛋白，红细胞黏附在纤维蛋白表面时，血流冲击，红细胞易被破坏，或红细胞强行通过变窄的微血管时，也可受到机械损伤而溶血，临床称为微血管病性溶血性贫血。

3）其他：化学毒物或生物毒素对红细胞的损害，如苯、肼、铅、蛇毒等可直接破坏红细胞膜，使膜溶解。脾功能亢进时，脾对红细胞阻留、吞噬增强，可致溶血。

2．溶血场所

（1）血管内溶血：指红细胞在血循环中被破坏，血红蛋白直接进入血浆。常见血型不合的输血、阵发性睡眠性血红蛋白尿、烧伤、输注低渗溶液及化学毒物等所致急性溶血。血管内溶血起病急，常有全身症状，如腰背全身酸痛，常伴血红蛋白血症和血红蛋白尿。

（2）血管外溶血：指红细胞在脾、肝和骨髓部位遭到破坏而引起溶血。最常见的是脾，脾有识别、破坏和清除异常及衰老红细胞的功能。常见遗传性球形红细胞增多症、血红蛋白病、自身免疫性溶血性贫血（温抗体型）等。血管外溶血多起病缓慢，表现较轻，脾常肿大，多无血红蛋白尿。

3．骨髓中红系造血代偿性增生　溶血时可引起骨髓红系代偿性增生，红细胞生成可增加10倍以上，外周血可出现大量的网织红细胞和有核红细胞；严重溶血时造血组织向髓外扩大，可在脾、肝、淋巴结等部位形成髓外造血。

【临床表现】

溶血性贫血表现与起病缓急、溶血程度及溶血场所有关。

1．急性溶血　多为血管内溶血，起病急，如血型不合输血。早期表现为腰背及四肢酸痛，且逐渐加重，伴头痛、呕吐、寒战，随后出现高热、面色苍白。这些表现是由于红细胞大量破坏后分解产物对机体毒性作用所致。急性溶血主要在血管内溶血者可出现血红蛋白尿，患者多有明显贫血、黄疸。严重溶血可引起周围循环衰竭、休克，溶血产物可造成肾小管细胞缺血坏死及管腔阻塞，最终导致急性肾衰竭。

2．慢性溶血 起病缓慢、症状较轻，可有不同程度的贫血和黄疸，肝脾多肿大，在疾病过程中常可并发急性溶血。由于长期高胆红素血症，可合并胆石症和肝功能损害。

【实验室及其他检查】

（一）确定是否为溶血性贫血

1．红细胞破坏增加及寿命缩短的检查

（1）红细胞和血红蛋白有不同程度下降，血管外溶血常伴血清高胆红素血症，总胆红素增高，其中以游离胆红素增多为主，尿胆红素阴性，尿胆原增加。

（2）血清结合珠蛋白减少或消失：血管内溶血时，由肝产生的结合珠蛋白与游离血红蛋白结合，故结合珠蛋白降低或消失。

（3）血浆游离血红蛋白增多：血管内溶血时可以增高，如急性血管内溶血可见血红蛋白尿，尿隐血试验阳性；慢性血管内溶血多为含铁血黄素尿。

（4）红细胞寿命缩短：多采用 ^{51}铬标记红细胞测定，正常红细胞半寿期为 25 ～ 32 天，溶血性贫血时明显缩短。

（5）乳酸脱氢酶升高：红细胞内能量代谢通过无氧糖酵解途径，故红细胞破坏时，此酶会升高。

2．红细胞代偿性增生的检查

（1）网织红细胞增多：常为 5% ～ 20%，可高达 50% ～ 70%。

（2）外周血中出现幼红细胞。

（3）骨髓幼红细胞高度增生。

（二）确定溶血性贫血种类

1．红细胞渗透脆性试验 遗传性球形红细胞增多症时红细胞脆性增加，珠蛋白生成障碍性贫血则脆性降低。

2．酸溶血试验（Ham 试验） 多用于诊断阵发性睡眠性血红蛋白尿。

3．抗人球蛋白试验（Coombs 试验） 测定红细胞膜上或血清中自身抗体，用于诊断自身免疫性溶血性贫血。

4．血红蛋白电泳分析 对血红蛋白病的诊断有帮助。

【诊断要点】

临床表现为贫血、黄疸，可有肝脾大及血红蛋白尿，实验室检查血红蛋白下降，血胆红素增高，尿胆红素阴性，网织红细胞显著增多，骨髓幼红细胞增生活跃，可考虑为溶血性贫血，若病史中有引起溶血的原因，则更支持诊断。为肯定是哪种溶血性贫血，需作特殊实验室检查。

【治疗要点】

（一）病因治疗和预防

针对发病机制进行治疗。如化学毒物或药物诱发的溶血性贫血，应立即停止并避免再次接触；血型不合的输血后溶血，应立即停止输血；感染所致者积极控制感染。对 G6PD 缺乏症患者应避免服用氧化性药物（如伯氨喹、磺胺类、镇痛药等）、禁食蚕豆及免于感染等，以防诱发急性血管内溶血。

（二）对症治疗

1．药物治疗 糖皮质激素及免疫抑制剂用于治疗自身免疫性溶血性贫血，糖皮质激素还可用于治疗阵发性睡眠性血红蛋白尿。

2．输血　可改善患者的一般情况，但可能加重自身免疫性溶血性贫血和阵发性睡眠性血红蛋白尿，要严格掌握输血适应证，必要时使用洗涤红细胞。重症珠蛋白生成障碍性贫血（海洋性贫血）患者需要长期依赖输血，可使用滤去白细胞和血小板的浓集红细胞以减少输血反应，并使用铁螯合剂去铁胺以促进铁的排泄，预防血色病。

3．脾切除　适用于血管外溶血。对遗传性球形红细胞增多症最有价值，贫血可能永久改善。对激素治疗无效或需大剂量维持的自身免疫性溶血性贫血、丙酮酸激酶缺乏症及部分海洋性贫血，脾切除后红细胞寿命延长，将减轻贫血。

（三）其他

适当补充铁、叶酸、蛋白质等造血物质。但补铁有可能加重阵发性睡眠性血红蛋白尿患者的溶血，要慎重。

【主要护理措施】

1．病情观察　密切注意溶血性贫血患者贫血、黄疸、尿色的变化，询问患者主诉，了解辅助检查结果，发现异常情况及时报告医生。

2．休息与活动　严重贫血或正处于疾病发作期应卧床休息，慢性期及轻中度贫血可以休息与活动交替进行，以休息为主。

3．疾病知识指导　向患者讲述溶血性贫血是指红细胞受损破裂而溶血，要认识其受损诱因，且必须避免，如患 G6PD 缺乏症者，不可食用蚕豆，不能服用伯氨喹、磺胺类及镇痛药，以防诱发本病。上述疾病为遗传性疾病，不能根除，加强预防诱因可减少发作，不发作时可与正常人一样工作、生活。

4．药物护理　糖皮质激素多用于治疗自身免疫性溶血性贫血，该药物使用时间长，应注意副作用，定期测血压、血糖，观察有无上消化道出血，库欣综合征一般在减药及停药后可逐渐消失。

5．输血护理

（1）避免发生血型不合输血：输血前护理人员认真核对配血单姓名、床号、血型，应与血袋纸牌一致。输血后应严密观察患者的反应。血型不合输血反应早期表现为腰背四肢酸痛、畏寒发热、头痛、恶心腹痛，重者出现酱油尿、血压降低甚至休克，最后可出现急性肾衰竭（表现为少尿、无尿）。上述症状轻重与输入血量有关，故对输血患者的不适反应一定要认真对待，可疑血型不合时，应立刻报告医生，同时停止输血。

（2）及早发现溶血加重：免疫性溶血性贫血、阵发性睡眠性血红蛋白尿等患者输血时，即使血型相符，也可能输入补体或红细胞而使溶血加重，故在输血过程中严密观察患者反应，贫血、黄疸是否加重，可疑时，立即向医生报告。

【健康教育】

1．普及疾病常识　我国 G6PD 缺乏症多见于广西、海南、云南傣族和广东的客家人，医护人员有责任将疾病知识向蚕豆病（G6PD 缺乏症）高发区人群做广泛卫生宣教。该病是由于进食新鲜蚕豆后引起溶血发作，嘱患者不能吃蚕豆及蚕豆制品和氧化性药物（如伯氨喹、奎宁、米帕林、非那西丁、磺胺药、呋喃类、氯霉素等），因为上述因素可诱发溶血发作。加强预防宣传，可大大减少疾病的发作。另外，阵发性睡眠性血红蛋白尿患者忌食酸性食物和酸性药物，以减少溶血发作。

2．教会患者自我护理　护理人员指导患者依据贫血轻重，每天活动量要适度，以不出现心悸、气短及过度乏力为宜，合理安排休息与活动；饮食要进高蛋白、高维生素食品以保证营养。自觉不适时，要观察贫血、黄疸是否加重，注意尿色是否加深或呈酱油色，可疑病情加重应及时就诊。遗传性球形红细胞增多症多数为常染色体显性遗传，少数为常染色体隐性遗传；G6PD 缺乏症突变基因呈 X 连锁不完全显性遗传，男多于女；β 海洋性贫血是常染色体显性遗传病，β珠蛋白生成障碍性贫血基因纯合子表现为重型，杂合子表现为轻型。遗传性溶血患者应去遗传门诊进行婚育咨询，特别是对婚前、婚后的指导尤为重要。

小　结

1. 溶血性贫血是指红细胞遭到破坏、寿命缩短，而骨髓造血代偿不足所引起的贫血。

2. 主要由红细胞膜、酶、珠蛋白生成障碍、血红素异常等红细胞自身异常及免疫、血管、理化、生物因素等红细胞外部异常引起。

3. 临床表现特点是贫血、黄疸、脾大、网织红细胞增高、骨髓幼红细胞增生。

4. 治疗要去除病因，根据溶血性贫血的类型和病情给予药物、输血、脾切除等治疗。

5. 护理中要掌握输血的护理和健康教育的内容。

（王庆美　姚景鹏）

五、珠蛋白生成障碍性贫血（地中海贫血）

珠蛋白生成障碍性贫血又称地中海贫血（thalassemia）或海洋性贫血，是由于血红蛋白的珠蛋白链有一种或几种合成受到抑制所引起的一组常染色体显性遗传性溶血性贫血。

人类血红蛋白由血红素及珠蛋白组成，珠蛋白肽链于出生后共有四种：α、β、γ、δ。成人血红蛋白包括血红蛋白A(HbA)，占总量的95%以上，由一对α链和一对β链组成（$\alpha_2\beta_2$）；血红蛋白A_2（HbA_2），由一对α链和一对δ链组成（$\alpha_2\delta_2$），占总量的2%～3%；胎儿血红蛋白（HbF），由一对α链和一对γ链组成（$\alpha_2\gamma_2$），低于总量的2%。这些肽链由不同遗传基因控制，α珠蛋白基因缺失或缺陷，可导致α珠蛋白链合成减少或缺乏，称为α海洋性贫血。β珠蛋白基因缺陷导致β珠蛋白链合成减少或缺乏，称为β海洋性贫血。

β海洋性贫血遍布世界各地，在我国最多见于云南、贵州、四川、广西、广东、海南各地，α海洋性贫血在我国仅限于西南及华南一带。

【发病机制】

海洋性贫血为血红蛋白病的一种，正常人遗传血红蛋白（Hb）的等位基因一方来自父亲，一方来自母亲。从父母双方遗传得到两个相同的异位Hb基因称为纯合子，临床表现常较严重，仅从父母任何一方遗传得到一个异常基因称为杂合子，临床症状轻微。

β海洋性贫血是由于β链合成减少或缺乏，其直接原因是β链的信使RNA缺乏或没有活性，造成HbA合成减少，HbA_2和HbF增多，HbF的氧亲和力高，将加重组织缺氧。α海洋性贫血是由于基因组中DNA发生缺失或缺陷，累及α基因而发生不同程度和类型的α海洋性贫血，例如造成HbA、HbA_2、HbF合成减少，可为血红蛋白H（B4）病，若多余γ链聚合成为HbBart（γ_4），临床表现为极严重的血红蛋白Bart胎儿水肿综合征。异常血红蛋白及多余肽链可形成包涵体存在于红细胞内，使红细胞硬度增加而易在脾中阻留、破坏致发生血管外溶血。

【临床表现和实验室检查】

（一）β海洋性贫血

1．轻型　可无症状或轻度贫血，偶有脾大，血涂片可见少量靶形红细胞，红细胞呈小细胞低色素性。本病特点为 HbA_2 含量增高，病程经过良好。父或母为β海洋性贫血杂合子。

2．重型（库利贫血，Cooley anemia） 多见于婴儿期起病，呈进行性贫血，肝脾大，轻度黄疸，生长发育迟缓，呈特殊面容，即头大、额部及两颧突起、鼻梁低平、两眼距离增宽。血涂片有靶形红细胞，血红蛋白低于60g/L，呈小细胞低色素性贫血，HbF 增加显著。颅骨及长短骨 X 线片可见骨髓腔增宽，骨质疏松，颅骨内外板变薄，上述改变是因骨髓显著增生所致。多数患者于儿童期死亡。

3．中间型 多见于 4 ~ 5 岁起病，临床表现界于轻型与重型之间，HbF 含量增高，可存活至成年或老年。

（二）α 海洋性贫血

1．轻型 无症状，红细胞脆性轻度减低。血红蛋白电泳无异常发现。

2．血红蛋白 H 病（HbH，中间型） 起病缓慢，多在儿童期或成人期出现症状，表现为轻中度贫血，肝脾大，常因并发感染或服用氧化剂药物后，贫血加重且出现黄疸。红细胞脆性减低，血红蛋白电泳分析明显存在 HbH。本型常可存活至老年。

3．血红蛋白 Bart 胎儿水肿综合征 是α海洋性贫血中最严重的类型，多在胎内死亡或娩出后随即死亡。

【治疗要点】

1．一般防治 积极防治感染，忌用氧化剂药物，溶血严重者易并发叶酸缺乏，可常规给予叶酸 10mg，每日 3 次。

2．脾切除 巨脾或并发脾功能亢进者，可行脾切除手术，以 HbH 疗效较好。

3．输血 对贫血严重或并发溶血危象者可给予输血；近年来主张输血疗法，在患儿早期维持血红蛋白在 100g/L 左右，以减轻骨髓增生，避免骨骼畸形及促进生长发育。

4．骨髓移植 尚处于实验阶段，但已有获得成功的报道。

【健康教育】

本病尚无根治方法，轻度贫血不需要治疗，要积极防治诱发溶血因素如感染、氧化剂药物等。指导患者在婚前及婚后应去遗传咨询门诊，了解有关本病的知识，减少胎儿患病的机会。

（姚景鹏）

六、阵发性睡眠性血红蛋白尿

阵发性睡眠性血红蛋白尿（paroxysmal nocturnal hemoglobinuria，PNH）是由于红细胞膜的获得性缺陷，对血清补体异常敏感所引起的慢性血管内溶血性疾病。临床表现以与睡眠有关的、间歇发作的血红蛋白尿为特征，可伴有全血细胞减少或反复血栓形成。多发生在青壮年，男性明显多于女性。

【病因和发病机制】

PNH 是由于红细胞膜上缺乏抑制补体激活及膜反应性溶解的蛋白质所致。此类膜蛋白有 10 多种，都是通过糖化肌醇磷脂（GPI）连接蛋白锚连在细胞膜上，GPI 锚连膜蛋白缺乏与 PNH 细胞对补体敏感性增高有关，使红细胞对正常血清中的补体特别敏感而发生溶血。PNH 患者的 GPI 锚连膜蛋白部分或全部丧失可同时发生在粒细胞、单核细胞及淋巴细胞上，PNH 可能是一种造血干细胞基因突变所致的疾病。患者红细胞可分成两类：一类对补体敏感，另一类则不敏感（正常红细胞），对补体敏感的细胞数量越多，临床表现越重。

【临床表现】

起病缓慢，病程迁延且病情轻重不一，主要症状是血红蛋白尿、贫血、感染及血栓形成。

血红蛋白尿表现是尿色为红葡萄酒样或酱油色，多发生在睡眠后，清晨醒来或白昼睡眠后，因为补体作用最适合的pH为6.8～7.0，而睡眠时呼吸中枢敏感性降低，酸性代谢产物增多，故血红蛋白尿的发生常与睡眠有关。此外，也可由精神紧张、过劳、感染、妊娠、月经、输血、手术或服用铁剂、阿司匹林、维生素C、苯巴比妥、磺胺药等因素激发。发作严重时可伴有腰背疼痛、腹痛、发热等症状。

绝大多数患者有不同程度的贫血。本病可合并感染，以呼吸道及泌尿道感染多见，感染原因与中性粒细胞减少及其吞噬功能减低有关。

血管内血栓形成也是本病常见并发症，临床可见于脑、四肢、门静脉及肠系膜静脉等处，而血栓形成与溶血后红细胞释放促凝物质及补体作用于血小板，促进血小板聚集有关。

【实验室及其他检查】

1．血象 血红蛋白常低于60g/L，尿铁丢失过多，可呈小细胞低色素性贫血，粒细胞、血小板常减少，约半数患者有全血细胞减少，网织红细胞多数增高。

2．骨髓象 骨髓三系细胞增生活跃，以红细胞系增生为主，占本病患者多数且以血红蛋白尿发作组多见；少数患者骨髓增生低下且以不发作组常见。

3．尿液检查 可出现血红蛋白尿，若尿色改变不大，尿隐血试验可阳性。患者尿含铁血黄素试验（Rous试验）可持续阳性。

4．溶血检查 血清游离血红蛋白可升高，结合珠蛋白可降低，提示存在血管内溶血。

5．特殊溶血试验

（1）酸溶血试验（Ham试验）：是诊断本病的主要依据。具体方法：使正常人血清酸化至pH 6.4，与被检查者红细胞于37℃孵育1～2h，正常人红细胞不被溶解，而本病红细胞则被溶解。

（2）热溶血试验：将患者血液置于试管中，凝固后放37℃温箱中6～24h，由于血糖分解产酸，使血清酸化，使本病红细胞溶解。可作为筛选方法。

（3）蔗糖溶血试验：特异性差，可作简便筛选试验。将患者抗凝血与10%蔗糖水溶液按1∶9比例混合，于37℃孵育30min后离心，阳性时上清液呈棕红或微红色（PNH红细胞被破坏），本病多为阳性。

（4）蛇毒因子溶血试验：原理是蛇毒因子能通过补体交替途径，对补体敏感的红细胞发生溶血，本试验特异性强。

【诊断要点】

有血红蛋白尿发作史或尿隐血试验阳性，其发作与睡眠有关，酸溶血、蔗糖溶血、蛇毒因子或尿含铁血黄素试验有任意2种阳性，或仅1项阳性，但肯定是血管内溶血，则可诊断。

【治疗要点】

目前尚无满意治疗方法，主要是对症及支持疗法。

（一）输血

贫血严重者可输入去除含补体血浆的红细胞，输入前用生理盐水洗涤3次，可避免溶血加重，输红细胞还可抑制患者骨髓造血功能，也可间接减少补体敏感的红细胞。

（二）刺激血细胞生成

1．铁剂 缺铁患者可口服小量铁剂，剂量为常规量的1/10～1/3，补充铁剂有时可诱发溶血，这与补体敏感型网织红细胞增多有关。

2．雄激素 可促进红细胞生成，常用制剂为丙酸睾酮、司坦唑醇等。

（三）控制溶血发作

1．右旋糖酐 有抑制溶血的作用，效果较好，急性溶血发作可用此药。静脉滴注6%右旋糖酐500～1000ml。

2．**糖皮质激素**　仅对少数患者有效，能减轻溶血。

（四）血管栓塞的防治

口服华法林有防止血栓的作用，但应谨慎，有出血的危险。

（五）骨髓移植

PNH 可能是造血干细胞疾病，采用异基因骨髓移植已有少数病例报告，效果较好。

【健康教育】

1．避免感染、过度疲劳、妊娠、手术等诱发因素，以减少血红蛋白尿发作。

2．本病是慢性病，病程长，症状时轻时重，一般患者中位生存期为 10 年，也可生存 20 年以上，少数患者症状逐渐可减轻。死亡原因多为严重贫血、出血、感染及重要器官血栓形成。

（姚景鹏）

第三节　出血性疾病

出血性疾病是指正常止血功能发生障碍，造成以自发出血或轻微创伤后出血不止为主要表现的一组疾病。引起这类疾病的主要因素有三种：①毛细血管壁异常；②血小板量或质的异常；③凝血功能的障碍。其中一种或一种以上发生障碍都可引起本病。

【正常止血、凝血和抗凝血机制】

（一）正常止血机制

当血管破裂后，局部小血管即刻发生反射性收缩，这是人体对出血最早的生理性反应，继之管腔变窄，受伤的毛细血管内膜闭合，使受损部位血流减慢，血小板很快黏附于血管内皮下已暴露的胶原纤维和基膜上，聚集的血小板继之释放二磷酸腺苷（ADP），促使更多的血小板在局部黏附聚集，影响血小板黏附的因素中重要物质是血管性血友病因子（vWF），此物质是血管内皮细胞受损后表达并释放的，它可导致血小板直接黏附于损伤部位。其次，血小板糖蛋白Ⅰb 作为受体，通过 vWF 的桥梁作用，黏附于受损内皮下的胶原纤维，在胶原、凝血酶等作用下，血小板膜糖蛋白Ⅱb/Ⅲa 形成复合物（即纤维蛋白原受体），血小板以其为受体，通过纤维蛋白原互相连接而聚集，且促进血小板相互之间黏聚变形，形成血小板白色血栓。血小板膜磷脂在酶作用下释放花生四烯酸，随后转变为血栓素 A_2，能进一步促进血小板聚集、血管强烈收缩，有助于局部止血。血小板和组织损伤后，分别释放出血小板第 3 因子、组织因子，同时血浆中凝血因子Ⅻ与胶原纤维接触后，使凝血因子Ⅻ被激活成具有活性的Ⅻa，使之开始了内源性和外源性凝血系统的一系列变化。最后在血小板白色血栓周围形成纤维蛋白网，血液中红细胞、白细胞阻留于其中构成凝血块，在血小板聚集变形时，释放出血栓收缩蛋白，在其作用下凝血块收缩并紧密粘在损伤血管壁上，堵住伤口，起到永久止血作用。

（二）凝血机制

血液凝固是一系列凝血因子的酶反应，凝血过程是按照一定规律进行的，即前一个无活性的酶原转变为具有活性的酶的顺序连锁反应。在正常情况下，所有凝血因子均处于无活性状态。目前已知凝血因子有 12 种，其中存在于血浆中的因子有 11 种，除钙离子外，均为蛋白质（表 6-3）。

表6-3 凝血因子

凝血因子	常用名称
Ⅰ	纤维蛋白原（fibrinogen）
Ⅱ	凝血酶原（prothrombin）
Ⅲ	组织因子（tissue factor）
Ⅳ	钙离子（Ca^{2+}）
Ⅴ	易变因子（labile factor）
Ⅶ	稳定因子（stable factor）
Ⅷ	抗血友病球蛋白（antihemophilic globulin，AHG）
Ⅸ	血浆凝血活酶成分（plasma thromboplastin component，PTC）
Ⅹ	Stuart 因子
Ⅺ	血浆凝血活酶前质（plasma thromboplastin antecedent，PTA）
Ⅻ	接触因子 Hageman 因子
ⅩⅢ	纤维蛋白稳定因子

凝血过程如下：

1．**凝血活酶形成** 有下列两个途径：

（1）内源性凝血途径：因子Ⅻ与血管内皮下暴露的胶原组织或异物等接触后被激活，成为具有酶活性的凝血因子Ⅻa，最后激活因子Ⅹ，在 Ca^{2+} 存在条件下，因子Ⅹa 与因子Ⅴ、血小板第 3 因子形成凝血活酶。

（2）外源性凝血途径：血管壁或组织受伤后释出组织因子，最后激活因子Ⅹ，以后与内源性凝血途径步骤相同，形成凝血活酶。

近年研究发现，外源性凝血途径可能是凝血的重要始动机制。

2．**凝血酶形成** 血浆中的凝血酶原，在凝血活酶作用下，转变为凝血酶。

3．**纤维蛋白形成** 纤维蛋白原在凝血酶作用下形成纤维蛋白单体，又在因子ⅩⅢa 作用下，形成紧密稳定的纤维蛋白多聚体，完成了全部凝血过程（图 6-2）。

（三）抗凝血系统

在正常情况下，血液内凝血系统和抗凝血系统相互作用维持动态平衡，以保持血液在血管内呈流动状态。抗凝血系统包括抗凝血物质及纤维蛋白溶解系统，抗凝血酶Ⅲ（AT-Ⅲ）是主要抗凝血物质，由肝及血管内皮细胞生成，它能直接使凝血酶失去活性，并对凝血过程各凝血因子有灭活作用。纤维蛋白溶解系统（纤溶系统）对维持血液流动状态也起重要作用，纤溶酶原是在肝、脾、肾等部位生成的一种糖蛋白，可被存在于组织、血浆及尿液中的致活因子激活后形成纤溶酶。在人体内主要的纤溶酶原激活剂是组织型纤溶酶原激活剂，其主要在内皮细胞合成。纤溶酶可溶解血块，即作用在纤维蛋白（原），使其降解为小分子多肽及一系列碎片，称之为纤维蛋白（原）降解产物（fibrin degradation product，FDP）。正常人体组织和体液中含有纤溶抑制物，可防止纤溶过度而出血。临床常使用链激酶、尿激酶、重组组织型纤溶酶原激活物等激活纤溶酶原形成纤溶酶，溶解脏器血管内血栓，如急性心肌梗死的溶栓疗法。

【出血性疾病的分类】

（一）血管壁异常

1．**遗传性** 如遗传性出血性毛细血管扩张症、家族性单纯性紫癜。

2．**获得性** 如感染、过敏性紫癜、维生素 C 缺乏症、老年型紫癜等。

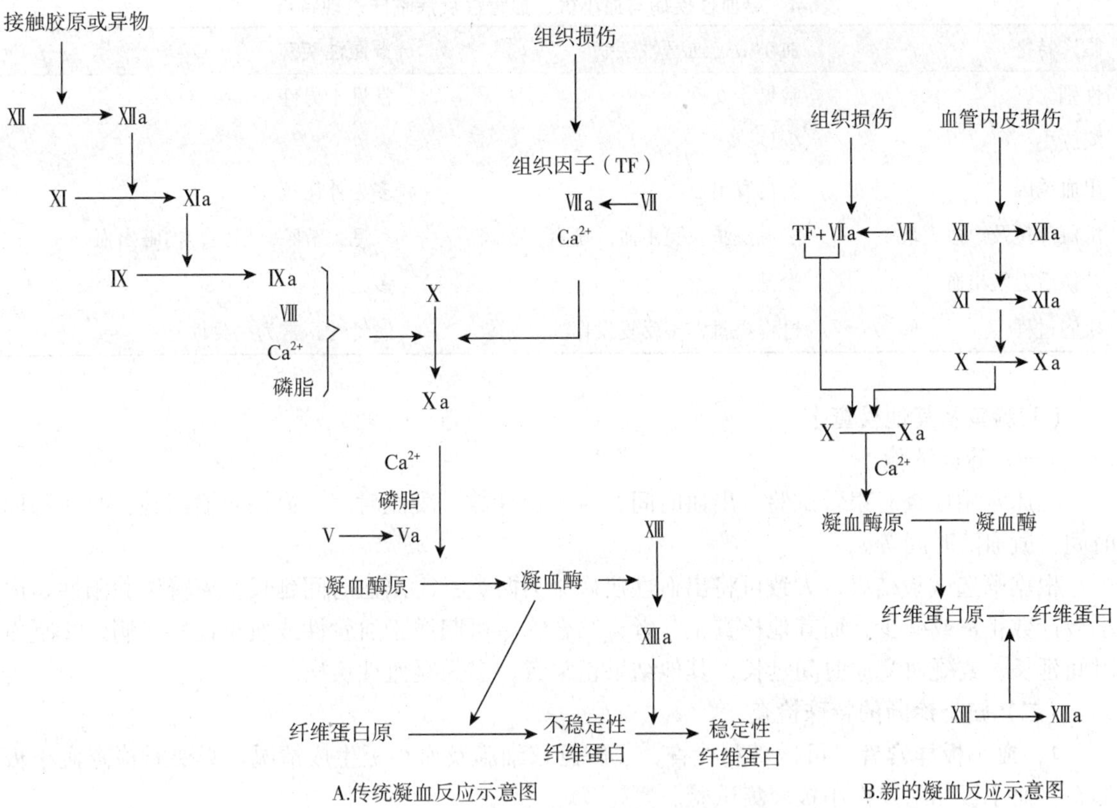

图 6-2　血液凝固示意图

（二）血小板异常

此分类包括血小板数量及质量异常。

1．血小板减少

（1）血小板生成减少：如再生障碍性贫血、白血病、感染等。

（2）血小板破坏过多：如原发性血小板减少性紫癜。

（3）血小板消耗过多：如弥散性血管内凝血、血栓性血小板减少性紫癜。

2．血小板增多　如原发性出血性血小板增多症。

3．血小板功能异常

（1）遗传性：如血小板无力症。

（2）获得性：如尿毒症、肝病等。

（三）凝血异常

1．遗传性　如血友病、遗传性凝血酶原缺乏症、遗传性纤维蛋白原缺乏等。

2．获得性　如维生素 K 缺乏症、严重肝病及弥散性血管内凝血、尿毒症性凝血异常等。

（四）循环血中抗凝物质增多或纤溶亢进

见于抗凝药物治疗，如肝素使用过量；抗因子Ⅷ抗体形成、溶栓药物过量等。

（五）复合性止血机制异常

如血管性血友病、弥散性血管内凝血。

【临床表现】

各类型出血性疾病常有不同的出血特点，血小板和血管性疾病表现类同而与凝血性疾病有所不同，详见表 6-4。

表6-4 凝血性疾病与血小板、血管性疾病临床表现特点

临床特征	血小板、血管性疾病	凝血性疾病
性别	常见于女性	常见于男性
家族史	少见	多见
出血诱因	多自发出血	多为外伤
出血部位及出血表现	多见皮肤黏膜出血、瘀点、瘀斑	多见关节腔、肌肉、内脏出血
外伤后迟发出血	少见	多见
疾病过程	过程短暂，多反复发作	遗传性，常为终身性

【实验室及其他检查】

（一）筛选试验

临床常用检查有束臂试验、出血时间、血小板计数、凝血时间、血块收缩试验、凝血酶原时间、凝血酶时间等。

根据筛选试验结果，大致可将出血性疾病分为两类：①出血时间延长，束臂试验阳性，血小板计数正常或减少，而其他检查正常者，结合临床可归属于血管性或血小板性疾病。②凝血时间延长，或凝血酶原时间延长，其他结果正常者，多为凝血性疾病。

（二）归类诊断的特殊检查

1．血小板异常者 可做骨髓检查，了解巨核细胞及血小板生成情况，必要时检查血小板形态、血小板黏附及血小板聚集试验。

2．凝血功能障碍者 可做凝血活酶时间纠正试验及凝血酶原时间纠正试验，能测出缺乏的凝血因子。

【诊断要点】

详细询问病史（出血史、过敏史、家族遗传史）、体检（出血特点）及辅助检查。一般诊断不困难。

【治疗要点】

（一）病因防治

1．遗传性出血性疾病 一般多采用预防措施，如对于血友病，避免受伤，应慎用华法林、肝素等抗凝药物，避免肌内注射药物及手术治疗，必须手术时，术前补充缺乏的凝血因子，术中、术后要观察出血情况，直至伤口愈合。

2．获得性出血性疾病 如过敏性紫癜已知由某种异体蛋白或药物引起，今后必须避免接触或食用。对血管性血友病、血小板异常者应避免使用有抑制血小板聚集作用的药物，因其可加重出血，如阿司匹林、双嘧达莫（潘生丁）、吲哚美辛（消炎痛）、保泰松等，对肝病、尿毒症所致出血应积极治疗原发病，以上措施均可减少发病。

向患者讲述出血性疾病常识及防治措施，使患者能够主动预防出血，急性出血时，会及时处理。

（二）止血措施

1．止血药 对血管性疾病，可用维生素C、维生素P、肾上腺色腙（安络血）、糖皮质激素等。血小板减少性紫癜常用糖皮质激素，肝病可用维生素K、纤维蛋白原制剂等。

2．补充凝血因子和血小板 如甲型血友病，可补充抗血友病球蛋白浓缩制剂，原发血小板减少性紫癜急性发作时可输注血小板悬液。

3．局部止血 肌肉、关节腔出血明显时，可采用压迫止血，弹性绷带或纱布包扎，必要时作关节固定，以限制活动。使用局部止血药物如凝血酶、血凝酶（立止血）及吸收性明胶海绵等。

4．促血小板生成的药物　目前已开始用于临床的药物有血小板生成素（TPO）等。

（三）其他治疗

1．基因疗法　适用于先天性出血性疾病，如血友病等。

2．血浆置换　对于重症特发性血小板减少性紫癜、血栓性血小板减少性紫癜等，血浆置换可去除抗体或相关致病因素。

（姚景鹏）

一、特发性血小板减少性紫癜

学习目标

通过本部分内容的学习，学生应能够：

◎ 识记

说出特发性血小板减少性紫癜的诊断标准。

◎ 理解

归纳特发性血小板减少性紫癜的病因及发病机制、临床表现、治疗要点，特别是急重症的处理。

◎ 运用

按护理程序护理特发性血小板减少性紫癜患者并进行健康教育。

案例 6-3

患者，女，18 岁。因皮肤瘀斑、牙龈出血 1 个月，月经量过多 6 个月而入院。

患者 1 个月来不明原因出现双下肢皮肤散在瘀点、瘀斑，牙龈间断性出血，当时未予注意，2 天前双上肢皮肤也出现瘀点、瘀斑。6 个月来月经量过多。门诊查血象：Hb 100g/L，WBC 9.0×10^9/L，血小板 40×10^9/L，即收入院。既往无特殊服药、理化物质接触史，无其他病史。

体检：T 36.5℃ ，P 80 次 / 分，R 19 次 / 分，BP 110/70mmHg 。神志清楚，全身皮肤散在鲜红色或暗红色的瘀点、瘀斑，以四肢居多，浅表淋巴结未触及；睑结膜无苍白，巩膜无黄染；牙龈有少量渗血；胸骨无压痛，双肺呼吸音清，心率 80 次 / 分，心律齐；腹软，无压痛，肝脾未触及；四肢关节无肿胀及畸形。

实验室检查：血常规示 Hb 100g/L，WBC 9.0×10^9/L ，血小板 40×10^9/L；骨髓象示巨核细胞增多，胞体大小不一，以小型多见。医生诊断为特发性血小板减少性紫癜。

问题与思考：

1．医生诊断该患者为特发性血小板减少性紫癜的依据是什么？

2．如何对患者实施护理？

案例 6-3 分析

特发性血小板减少性紫癜（idiopathic thrombocytopenic purpura，ITP）是多种机制共同参与的以血小板减少为特征的获得性自身免疫性疾病，是最常见的一种血小板减少性疾病。2007年ITP国际工作组将本病更名为原发免疫性血小板减少症（immune thrombocytopenia，ITP）。该病发生主要是由于患者对自身血小板抗原的免疫失耐受，产生体液免疫和细胞免疫介导的血小板过度破坏和血小板生成受抑，导致外周血中血小板减少。临床上以自发性皮肤、黏膜及内脏出血、血小板减少、生存时间缩短为特征。

ITP发病率为（5～10）/10万。临床可分为急性型与慢性型。急性型多见于儿童，慢性型多见于40岁以下女性，男女之比约为1∶4。60岁以上人群的发病率为60岁以下人群的2倍。

【病因与发病机制】

ITP的病因迄今未明，发病机制可能与下列因素有关。

1．体液免疫和细胞免疫介导的血小板过度破坏 将ITP患者血浆输给健康受试者可造成后者一过性的血小板减少。50%～70%的ITP患者血浆和血小板表面可检测到血小板膜糖蛋白特异性自身抗体。自身抗体致敏的血小板被单核巨噬细胞系统过度破坏。另外，ITP患者的细胞毒T细胞可直接破坏血小板。

2．体液免疫和细胞免疫介导的巨核细胞数量和质量异常致血小板生成不足 自身抗体还可损伤巨核细胞或抑制巨核细胞释放血小板，造成ITP患者血小板生成不足；另外，$CD8^+$细胞毒T细胞可通过抑制巨核细胞凋亡，使血小板生成障碍。血小板生成不足是ITP发病的另一个重要机制。

【临床表现】

1．发病过程 儿童多为急性，80%以上的儿童在起病前1～2周有呼吸系统感染史，特别是病毒感染史。起病急，常有畏寒、发热。成人ITP一般起病隐匿或缓慢。

2．出血倾向 多数出血较轻而且范围较局限，但易反复发生。表现为全身皮肤瘀点、紫癜及大小不等的瘀斑，常先出现于四肢，尤以下肢为多；鼻腔、牙龈及口腔黏膜出血也较常见；女性患者月经过多较常见，在部分患者可为唯一的临床症状；患者病情可因感染等而骤然加重，出现广泛且严重的皮肤黏膜和内脏出血。颅内出血是本病致死的主要原因，多表现为突发剧烈头痛、意识障碍、抽搐，双侧瞳孔不等大、对光反射迟钝或消失等。

3．乏力 部分患者表现较明显。

4．血栓形成倾向 ITP不仅是一种出血性疾病，也是一种血栓前疾病。

5．其他 月经长期过多可导致失血性贫血。

【实验室及其他检查】

1．血常规 急性型发作期血小板常$< 20\times10^9/L$，慢性型多为（30～80）$\times10^9/L$。反复出血或短期内失血过多者，红细胞和血红蛋白可出现不同程度的下降。白细胞多正常。

2．骨髓象 巨核细胞增加或者正常；巨核细胞发育成熟障碍，表现为巨核细胞体积变小，胞质内颗粒减少，幼稚巨核细胞增加；有血小板形成的巨核细胞显著减少；红系及粒、单核系正常。

3．其他 束臂试验阳性、出血时间延长、血块收缩不良，可有程度不等的正常细胞或小细胞低色素性贫血；而凝血机制检查正常；90%以上的患者血小板生存时间明显缩短；血小板膜糖蛋白特异性自身抗体因特异性较高，且滴度与出血频率和出血严重程度存在明显的相关性，阳性结果虽有助于ITP的临床诊断，但阴性结果不能完全排除。少数可发现自身免疫性溶血的证据。

【诊断要点】

诊断依据：①反复出现或首次出现程度不等的出血症状；②血小板计数明显减少或多次检查血小板计数减少；③脾无肿大；④骨髓巨核细胞增多或正常，有成熟障碍；⑤排除其他继发性血小板减少症。

【治疗要点】

1．一般治疗　血小板明显减少（$< 20 \times 10^9$/L）、出血严重者应卧床休息，防止外伤。避免任何降低血小板数量、抑制血小板功能及任何引起或加重出血的因素。

2．糖皮质激素　为 ITP 首选药物，近期有效率约为 80%。其作用机制是改善毛细血管通透性、减少自身抗体形成及减轻抗原抗体反应、抑制单核巨噬细胞系统破坏血小板、刺激骨髓造血及血小板向外周的释放等。常用泼尼松 1mg/（kg·d）口服，待血小板接近正常，可逐渐减量，并以小剂量（5 ~ 10mg/d）维持 3 ~ 6 个月。也可一开始就采用小剂量疗法：泼尼松 0.25mg/（kg·d）口服，其频率与常规剂量相当，而不良症状明显减轻。

3．脾切除　可减少血小板抗体产生及减轻血小板的破坏。脾切除的近期有效率为 70% ~ 90%，长期有效率为 40% ~ 50%，无效者对糖皮质激素的用量亦可减少，但一般不作首选治疗。主要适应证包括正规糖皮质激素治疗 3 ~ 6 个月无效者、出血明显危及生命者、糖皮质激素维持剂量必须大于 30mg/d 者、不宜用糖皮质激素者。脾切除的禁忌证包括妊娠期或因其他原因不能耐受手术者。术后并发症有栓塞、出血和感染等。

4．免疫抑制剂　一般不作首选。用于以上疗法无效或疗效差者，可与糖皮质激素合用提高疗效及减少糖皮质激素的用量。主要药物有长春新碱、环磷酰胺、硫唑嘌呤和环孢素等。其中最常用的是长春新碱，此药除具有免疫抑制作用外，还可能促进血小板生成和释放。具体用法：每周 1 次，每次 1mg，静注，4 ~ 6 周为 1 个疗程。环孢素主要用于难治性 ITP 患者。

5．急重症的处理　适用于：①血小板计数$< 20 \times 10^9$/L 者；②出血严重而广泛者；③疑有或已发生颅内出血者；④近期将实施手术或分娩者。

（1）血小板输注：紧急补充血小板，以暂时控制或预防严重出血。成人用量为 10 ~ 20 单位 / 次（200ml 循环血中单采所得的血小板为 1 单位），可据病情重复使用。值得注意的是，反复多次的血小板输注易产生多种抗体，引起血小板破坏加剧，仅用于严重出血或脾切除者。

（2）静注大剂量甲泼尼龙：可有效抑制单核巨噬细胞系统的吞噬效应，减少血小板的破坏。1g/d，3 ~ 5 天为 1 个疗程。

（3）静注丙种球蛋白：可竞争性抑制血小板与相关抗体的结合，减少单核巨噬细胞系统对血小板的吞噬与破坏，是目前 ITP 紧急救治最有效的方法之一。常用剂量为 400mg/（kg·d），5 天为 1 个疗程。

（4）血浆置换：可有效清除血浆中的抗血小板抗体。方法：每天置换 3L，连续 3 ~ 5 天。

【护理】

（一）护理评估

1．病史　了解患者起病的急缓，近几周有无上呼吸道感染病史、有无服用影响血小板数量和功能的药物，皮肤黏膜出血部位和出血量，有无月经量过多、外伤后出血不止及咯血、呕血、血尿等内脏出血的表现，病史的长短和发作情况。

询问患者被确诊为 ITP 的时间、原因、治疗经过及效果，了解药物种类和剂量，以及是否坚持服药。

2．心理社会资料　患者有无因反复出血或出血不止导致的恐惧、焦虑等心理问题；家属及社会对疾病相关知识的认知度和应对能力，家庭以及社会支持系统对患者在经济和精神等方面的支持度。

3．身体评估　皮肤黏膜有无瘀点、瘀斑或血肿，有无颅内出血导致的头痛、意识障碍、肢体瘫痪、抽搐、病理反射，有无皮肤黏膜苍白或脾大。

4．辅助检查　了解患者有无外周血血小板计数减少及其程度，骨髓巨核细胞的数量和形态有无异常，有无束臂试验阳性和出血时间延长，血小板相关抗体是否阳性。

（二）主要护理诊断

1．**有躯体损伤的危险：出血**　与血小板减少有关。

2．**有感染的危险**　与糖皮质激素治疗有关。

3．**恐惧**　与血小板过低、有出血的危险有关。

4．**潜在并发症**：颅内出血。

（三）护理计划及评价

有躯体损伤的危险：出血　与血小板减少有关

1．**护理目标**　主诉出血减轻；能复述引起出血的诱发因素。

2．**护理措施**

（1）病情的监测：注意观察患者的自觉症状、情绪反应、生命体征及神志变化、血小板计数等，患者出血的发生、发展或消退情况；特别是出血的部位、范围和出血量，有无新发出血或内脏出血，一旦发现血小板计数＜ 20×10^9/L、出血严重而广泛、疑有或已发生颅内出血者，要及时通知医生，做好抢救配合。

（2）预防或避免人为损伤而诱发或加重出血：①避免使用可能引起血小板减少或抑制其功能的药物，如阿司匹林、双嘧达莫、吲哚美辛（消炎痛）、磺胺类、氨苄西林、氯霉素等。②避免因外因所致的出血如指甲抓伤皮肤、牙签剔牙或用硬牙刷刷牙、局部皮肤的扑打，穿棉织宽松衣物等。③减少活动，血小板低于 20×10^9 /L 时要绝对卧床休息。④避免颅内压增高的各种因素，如便秘、剧烈咳嗽等。便秘者可口服液状石蜡或用开塞露；剧烈咳嗽可用镇咳药、抗生素治疗；有内脏及颅内出血时，应配合医生进行相应护理。

（3）用药护理：正确执行医嘱，并注意药物不良反应的观察和预防。长期使用糖皮质激素会引起身体外形的变化、胃肠道反应或出血、诱发感染等。向患者解释和指导如餐后服药、自我监测粪便颜色、预防各种感染等。静注免疫抑制剂、大剂量丙种球蛋白时，要注意保护局部血管并密切观察，一旦发生静脉炎要及时处理。

3．**护理评价**　患者诉出血减轻或停止；能说出引起出血的诱因。

【健康教育】

1．**疾病知识教育**　使患者及其家属了解疾病的病因、主要表现及治疗方法，以积极主动地配合治疗与护理。

2．**避免诱发或加重出血**　指导患者避免人为损伤而诱发或加重出血，不应服用可能引起血小板减少或抑制其功能的药物，特别是非甾体类抗炎药，如阿司匹林等。保持情绪稳定和排便通畅，是避免颅内出血的有效措施，必要时可予以辅助性药物治疗，如镇静剂、安眠药或缓泻剂等。

3．**治疗配合指导**　服用糖皮质激素者，应告知必须按医嘱、按时、按剂量、按疗程用药，不可自行减量或停药，以免加重病情。为减轻药物的不良反应，应饭后服药，必要时可加用胃黏膜保护剂或抑酸剂；注意预防各种感染。定期复查外周血象，以了解血小板数量的变化，指导疗效的判断和治疗方案的调整。

4．**自我监测病情**　皮肤黏膜出血的情况，如瘀点、瘀斑、牙龈出血、鼻出血等；有无内脏出血的表现，如月经量明显增多、呕血或便血、咯血、血尿、头痛、视力改变等。一旦发现皮肤黏膜出血加重或上述内脏出血的表现时，应及时就医。

5．**预后**　本病急性型的大多数患者数周至 4 个月可恢复正常，极少复发；慢性型（即成人 ITP）常反复发作，多迁延不愈，可达数年或更长时间，很少自行缓解。

小 结

1. 特发性血小板减少性紫癜是多种机制共同参与的以血小板减少为特征的获得性自身免疫性疾病。

2. 临床表现为多个部位出血，多出现在四肢，以下肢较常见，严重时出现内脏出血，甚至脑出血。

3. 根据反复出现或首次出现程度不等的出血症状；血小板计数明显减少或多次检查血小板计数减少；脾无肿大或轻度增大；骨髓巨核细胞增多或正常，有成熟障碍，要考虑发生血小板减少性紫癜。

4. 糖皮质激素为首发血小板减少性紫癜的首选一线药物，应用过程中开始剂量要足量，减药要逐渐减量，不可随便停药。

5. 避免人为损伤而诱发或加重出血如短指甲、使用硬质牙刷，避免应用可能引起血小板减少或抑制其功能的药物，特别是非甾体类抗炎药，如阿司匹林等。避免剧烈咳嗽、屏气等导致颅内压增高的因素。

思考题

结合本部分案例请思考：

1. 目前该患者首选用药是什么？

2. 如何对患者实施健康教育？

（魏秀红　姚景鹏）

第六章特发性血小板减少性紫癜思考题参考答案

二、过敏性紫癜

学习目标

通过本部分内容的学习，学生应能够：

◎ 识记

说出过敏性紫癜的概念及其各分型的临床表现。

◎ 理解

归纳过敏性紫癜的辅助检查和治疗要点。

◎ 运用

护理过敏性紫癜患者并进行健康教育。

过敏性紫癜（allergic purpura）是一种血管变态反应性出血性疾病。因机体对某些致敏物质产生变态反应，导致毛细血管脆性及通透性增加，血液外渗。主要表现为非血小板减少性皮肤瘀点或紫癜，可伴有腹痛、便血、关节痛、血尿及血管神经性水肿和荨麻疹等过敏表现，多为自限性。本病多见于儿童及青少年，男性略多于女性，以春秋季发病居多。预后良好。肾型患者预后主要与肾损害程度有关，多数患者仅有轻度肾损害，能逐渐恢复，少数可转为慢性肾炎或肾病综合征，预后较差。死亡率低于5%，主要死因为肾衰竭、肠套叠及肠梗阻。近年来过敏性紫癜的发病率有上升的趋势。

【病因及发病机制】

1．病因

（1）感染：最常见，包括细菌，特别是β溶血性链球菌引起的上呼吸道感染、猩红热及其他局灶性感染；病毒（如麻疹、水痘、风疹病毒）以及肠道寄生虫感染等。

（2）食物：是机体对某些动物性食物中的异性蛋白质过敏所致，如鱼、虾、蟹、蛋及乳类等。

（3）药物：抗生素类（包括青霉素、链霉素、红霉素、氯霉素以及头孢菌素类）、解热镇痛药（如水杨酸类、保泰松、吲哚美辛）及奎宁类、其他药物（磺胺类、异烟肼、噻嗪类利尿药）。

（4）其他：寒冷刺激、花粉、尘埃、昆虫咬伤、疫苗接种等。

2．发病机制

（1）蛋白质及其他大分子致敏原作为抗原：刺激人体产生抗体（主要是IgG），后者与抗原结合形成抗原抗体复合物，沉积于血管内膜，激活补体，导致中性粒细胞游走、趋化以及一系列炎症介质的释放，引起广泛的血管炎症反应，严重时可出现坏死性小动脉炎。此种炎症反应除见于皮肤、黏膜小动脉及毛细血管外，尚可累及肠道、肾及关节腔部位的小血管。肾病变多为局灶性轻型肾炎，严重者可有肾小球毛细血管灶性坏死，甚至累及全肾。

（2）小分子致敏原作为半抗原：与人体内某些蛋白质结合构成抗原，刺激机体产生抗体，此抗体吸附于血管及其周围的肥大细胞。当半抗原再次进入体内时，即与肥大细胞上的抗体产生免疫反应，致肥大细胞释放一系列炎症介质，引起血管炎症反应。

【临床表现】

多数患者病前1～3周常有发热、咽痛、乏力及食欲不振等上呼吸道感染的表现，随后出现本病典型的临床表现。

1．单纯型（紫癜型） 是最常见的临床类型。主要表现为皮肤反复的瘀点、紫癜，多局限于四肢，以下肢及臀部尤其下肢伸侧最为多见，面部、躯干、掌心或足底甚为少见；紫癜常分批出现，呈对称性分布，形状大小不等，以瘀点为多，紫红色，略高出皮肤表面或融合成片，呈出血性丘疹或小型荨麻疹，严重者可融合成片形成瘀斑，数日后瘀点或紫癜的颜色由紫红变成紫色、黄褐色、淡黄色，经7～14天消退。

2．腹型 是最具潜在危险和最易误诊的临床类型。除皮肤瘀点或紫癜外，因消化道黏膜及脏腹膜毛细血管受累引起局部水肿、出血。最常见的表现是腹痛，多位于脐周、下腹或全腹，呈阵发性腹部绞痛，或持续性钝痛，可伴恶心、呕吐、腹泻、便血、肠鸣音活跃或亢进，发作时可因腹肌紧张及明显压痛、肠鸣音亢进而误诊为外科急腹症。约见于1/3的患者，多发生在皮肤紫癜出现1周之内，偶有发生于紫癜出现之前。

3．关节型 除皮肤紫癜外，因关节部位血管受累常可出现关节肿胀、疼痛、压痛和功能障碍。多见于膝、踝、肘及腕关节。上述关节症状可反复发作，疼痛有时可呈游走性，经数日而愈，不遗留关节畸形。

4．肾型 是病情最为严重的且预后相对较差的临床类型。因肾小球毛细血管袢炎症反应导致血尿、蛋白尿、管型尿，少数患者可出现水肿、高血压和肾功能不全。多数患者在3～4周内恢复，也有反复发作迁延数月者，少数发展为慢性肾炎或肾病综合征，甚至尿毒症。

5．混合型 皮肤紫癜并具备上述2种以上类型的特点，称为混合型。

6．其他　少数患者还可因病变累及眼部、脑及脑膜血管，而出现视神经萎缩、虹膜炎、视网膜出血及水肿、中枢神经系统症状、体征等。

【实验室及其他检查】

1．血小板计数、功能及凝血相关检查　出血时间可能延长，白细胞计数正常或轻度增高，血小板计数正常。

2．尿常规　肾型或混合型可有血尿、蛋白尿、管型尿。

3．肾功能检查　肾型及合并肾型表现的混合型，可有不同程度的肾功能损伤，如血尿素氮升高、内生肌酐清除率下降等。

【诊断要点】

根据患者发病前 1 ~ 3 周有低热、咽痛、全身乏力或上呼吸道感染史；典型的四肢皮肤瘀点、紫癜，可伴有胃肠道、关节及肾的表现；血小板计数正常，束臂试验阳性，排除其他原因引起的血管炎或紫癜即可作出诊断。

【治疗要点】

1．病因防治　寻找并去除致病因素，如消除感染病灶，驱除肠道寄生虫，避免再次接触可疑的过敏药物、食物等。

2．药物治疗

（1）抗组胺类药物：异丙嗪、阿司咪唑（息斯敏）、氯苯那敏（扑尔敏）等。

（2）降低毛细血管壁的通透性：维生素 C、曲克芦丁等。

（3）糖皮质激素：具有较强的抗过敏、抑制免疫反应和降低毛细血管通透性的作用，对腹型和关节型疗效较好，对紫癜型及肾型疗效不明显。常用泼尼松 30mg/d，顿服或分次口服，重者可用氢化可的松或地塞米松静注，症状减轻后改为口服；疗程不超过 30 天，肾型患者可酌情延长。

（4）免疫抑制剂的应用：上述治疗效果不佳者可酌情使用免疫抑制剂，如环磷酰胺或硫唑嘌呤。

（5）对症治疗：腹痛患者可应用阿托品或山莨菪碱（6-542）以缓解腹痛，上消化道出血者禁食、制酸与止血，必要时输血。

（6）其他：肾型患者特别是以肾病综合征为主要表现者，可联合应用糖皮质激素、免疫抑制剂及抗凝剂。此外，中医中药也可作为慢性反复发作者或肾型患者的辅助疗法。

【主要护理措施】

1．一般护理　根据具体病情，调整休息与饮食。

（1）休息：卧床休息有利于病情的好转，过早或过多的活动则可使症状加重或复发，因此对于发作期患者均应增加卧床休息时间，避免过早或过多的活动。

（2）饮食：除了注意避免过敏性食物的摄取外，发作期可根据病情选择清淡、少刺激、易消化的普食、软食或半流质饮食，避免粗糙硬质食物。

2．病情观察　密切观察患者出血情况，了解病情有无缓解，有无新发出血、关节活动障碍等表现；对于腹痛的患者，注意评估疼痛的部位、性质、严重程度及其持续时间，有无伴随症状，如恶心、呕吐、腹泻、便血等，注意腹壁紧张度、有无压痛和反跳痛、局部包块和肠鸣音的变化情况。注意肾是否受累，观察尿色，定期做尿常规检查。

3．用药护理　遵医嘱正确、规律给药，注意药物疗效及不良反应的观察与预防。使用糖皮质激素，向患者及家属讲明可能出现的不良反应，如血压、血糖升高，应注意监测，预防感染。用环磷酰胺时，嘱患者多饮水，注意观察尿量及尿色改变。

4．对症护理　协助患者取舒适体位，如腹痛者宜取屈膝平卧位等；关节肿痛者要注意局部关节的制动与保暖；对出血严重或禁食者，应建立静脉通道，遵医嘱静脉补液，做好配血与输血的各项护理；必要时可遵医嘱使用解痉剂或消炎止痛剂。

【健康教育】

1．疾病知识教育 向患者及其家属简介本病的性质、原因、临床表现及治疗的主要方法。说明本病为过敏性疾病，解释引发疾病的有关因素及避免再次接触的重要性。

2．预防发生与复发 避免接触与发病有关的药物或食物，这是有效预防过敏性紫癜的重要措施。养成良好的个人卫生习惯，饭前便后要洗手，避免食用不洁食物，以预防寄生虫感染。注意休息、营养与运动，增强体质，预防上呼吸道感染。

3．自我监测病情 教会患者对出血情况及其伴随症状或体征的自我监测。一旦发现新发瘀点或紫癜、明显腹痛或便血、关节肿痛、血尿、水肿、泡沫尿甚至少尿者，多提示病情复发或加重，应及时就医。

4．预后 本病一般预后良好，少数肾型患者预后较差，可发展为慢性肾炎、肾病综合征，极少数发生尿毒症。

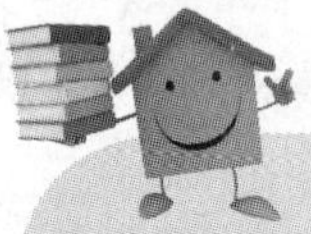

小 结

1. 过敏性紫癜是一种常见的血管变态反应性出血性疾病。

2. 过敏性紫癜分为单纯型、腹型、关节型、肾型、混合型。单纯型是最常见的临床类型；腹型为最具潜在危险和最易误诊的临床类型；关节型只会出现关节肿胀、疼痛、压痛和功能障碍，但是不会发生关节畸形；肾型是病情最为严重的且预后相对较差的一种临床类型。

3. 糖皮质激素对腹型和关节型疗效较好，对紫癜型及肾型疗效不明显。

4. 过敏性紫癜患者典型的腹痛多表现为突发脐周或下腹部的阵发性绞痛，无明显腹肌紧张和反跳痛；肠鸣音活跃或亢进多提示肠道内渗出增加或有出血。

5. 发作期患者应卧床休息，避免外伤，饮食应清淡、少刺激、易消化；指导患者遵医嘱正确、规律用药；避免服用和接触头孢菌素、磺胺、吲哚美辛、花粉等与发病有关的因素，预防呼吸道和寄生虫感染。

（魏秀红　姚景鹏）

三、血友病

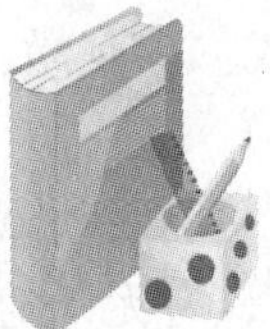

学习目标

通过本部分内容的学习，学生应能够：

◎ 识记

说出血友病的分类和临床表现。

◎ 理解

总结血友病的病因及发病机制、实验室检查、治疗要点。

◎ 运用

按护理程序护理血友病患者并进行健康教育。

血友病（hemophilia）是因遗传性凝血活酶生成障碍而引起的一组出血性疾病。包括血友病A和血友病B等，其中以血友病A最为常见，国内血友病A患者约占85%，血友病B约占12%。血友病的发病率为（5～10)/10万。血友病A、B的共同特点为幼年发病、终身性、自发性或轻微创伤后出血不止，以及凝血活酶生成障碍而出现凝血时间延长等实验室检查异常。

【病因和发病机制】

血友病A和B均为性染色体（X染色体）连锁隐性遗传（女性遗传、男性发病）。其遗传规律见图6-3。不同类型血友病的发病基础与其所缺乏的凝血因子种类有关（血友病A、B分别缺乏因子Ⅷ、因子Ⅸ)，但共同的结果均是造成机体内源性凝血途径正常运转的原料缺乏，凝血活酶生成减少，凝血酶原激活受限，最终导致凝血功能障碍而使患者发生出血或出血倾向。

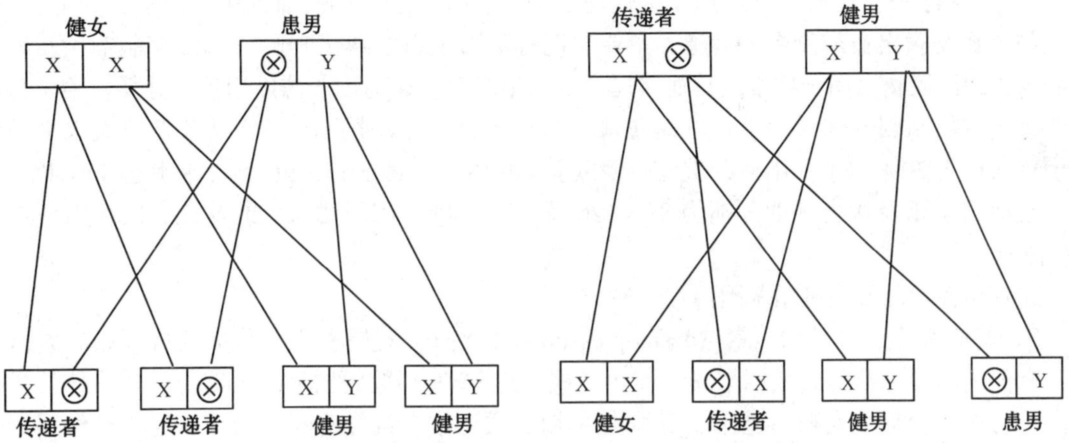

图6-3 血友病遗传方式

【临床表现】

血友病A出血较重，血友病B则较轻。

按血浆因子Ⅷ：C活性将血友病A型分为轻、中、重三型：①重型，因子Ⅷ活性低于1%；②中型，因子Ⅷ的活性为1%～5%；③轻型，因子Ⅷ的活性为6%～30%。

血友病A表现特点：①自幼在轻微外伤或手术后可引起持久出血，出血常迁延达数小时，如拔牙后出血不止。轻症患者多在青年或成年时才发病，出血症状出现越早，病情越重。②出血部位以四肢关节、软组织和肌肉最多见。若发生关节腔出血，急性期关节局部肿胀、疼痛，数日后积血可被吸收，反复多次关节腔积血不能完全吸收，可导致关节僵硬、变形，造成永久性关节活动受限（血友病关节）。③软组织、肌肉部位可出现深层组织血肿，血肿大者可伴疼痛及局部压迫症状。如颈部软组织出血可压迫呼吸道，出现呼吸困难。④重症患者可有鼻出血、胃肠道出血及血尿。

本型发病只限于男性，女性传递，但不发病。

血友病B：临床表现与A型相同，但出血较轻。

遗传性因子Ⅺ缺乏症：出血症状较轻，男女均可发病。

【实验室及其他检查】

1．筛查试验 出血时间及血小板功能，红细胞、白细胞及血小板计数大致正常，凝血时间（CT）和部分凝血活酶时间（APTT）延长。但APTT不能明确血友病的类型。

2．确诊试验 凝血活酶生成试验（TGT）及纠正试验有助于三种血友病的诊断和鉴别诊断。

3．基因诊断 主要用于携带者检测和产前诊断，目前用于基因分析的方法主要有DNA印迹法、限制性内切酶片段长度多态性等。产前诊断可在妊娠第10周左右进行绒毛膜活检确定胎儿的性别及通过胎儿的DNA检测致病基因，在妊娠16周左右进行羊水穿刺。

【诊断要点】

根据患者性别特征（男性）、符合X性染色体隐性遗传家族史及其出血的特点，结合相关实验室检查，如出血时间、血小板计数正常，凝血时间和活化部分凝血活酶时间延长以及凝血因子活性降低、凝血酶原消耗不良、简易凝血活酶生成试验等异常，可作出诊断。

【治疗要点】

1．局部治疗 深部组织出血应避免活动，早期应采用加压冷敷或绷带压迫止血，关节出血还可抬高和固定患肢。肌肉出血常为自限性，不主张进行血肿穿刺，以免感染。局部血肿消失后可适当活动。

2．替代疗法 目前血友病仍以替代疗法为主。补充缺乏的凝血因子，以达到止血目的，它是防治血友病出血最重要的措施。主要制剂有基因重组的纯化FⅧ、FⅧ浓缩制剂、新鲜冰冻血浆、冷沉淀物（因子Ⅷ浓度较血浆提高5～10倍）。凝血因子浓度用单位计算，给予每千克体重1单位Ⅷ因子和Ⅸ因子，可提高Ⅷ因子水平2%、Ⅸ因子1%。而达最低止血水平是使因子Ⅷ或Ⅸ达20%以上，出血严重或中型以上手术者，应使FⅧ或FⅨ活性水平达40%以上。

凝血因子Ⅷ及Ⅸ半衰期分别为8～12h及18～30h，因子Ⅷ每12h补充一次，因子Ⅸ每24h补充一次。

血友病各型已开始试用基因治疗。

3．其他治疗 去氨加压素（desmopressin，DDAVP）是一种人工合成的抗利尿激素类似物，有促进内皮细胞等释放因子Ⅷ的作用，或促进vWF释放而增强因子Ⅷ稳定性，使其活性增高，可用于轻症血友病A患者。达那唑、糖皮质激素、抗纤溶药物均有一定止血作用。已形成关节畸形者可作关节成形或置换手术。

【主要护理措施】

1．局部出血的护理 患者发生关节腔出血、深部组织血肿时，应卧床休息，将患肢放在合适位置，对于出血局部处理，可用冰袋或绷带加压固定，待局部出血停止、血肿消失后可少量活动。颈部或喉部软组织出血时，护理人员应在床边护理，密切观察呼吸道是否通畅，发现可疑阻塞应立即通知医生。

2．预防出血的护理 向患者说明血友病知识及反复关节腔出血的危害，应指导患者正确认识血友病为终身疾病，要接受现实，积极应对。掌握预防出血措施，关键是减少损伤，方可减少出血次数，甚至不发生出血，一旦出血，替代治疗会迅速止血。预防措施：①平日活动量要适中，避免受伤。②行走、慢跑、手持重物等活动时间均不可过长，以避免持重关节如髋、膝、踝、肘、腕等出血或深部组织血肿。③禁服阿司匹林、双嘧达莫等影响血小板功能的药物以及免疫抑制剂等，以防出血加重。

【健康教育】

1．疾病知识教育 向患者及其家属介绍疾病的原因、遗传特点、主要表现、诊断与治疗的主要方法与预防等。说明本病为遗传性疾病，需终身治疗，并应预防出血的发生。为患者提供有关血友病社会团体的信息，鼓励患者及其家属参与相关的社团及咨询活动，通过与医护人员或患友间的信息交流，相互支持，共同应对这一慢性病给患者带来的困难与烦恼。

2．预防出血 有效的预防是避免血友病患者出血或出血病情恶化的重要手段。详见本节有关内容。

3．自我监测病情 包括出血症状与体征的自我监测，如碰撞后出现关节腔出血的表现、外伤后伤口的渗血情况等。一旦发生出血，常规处理效果不好或出现严重出血（如关节腔出血等），应及时就医。

4．**出血的应急措施**　包括常见出血部位的止血方法，详见本节护理措施的有关内容。有条件者可教会患者注射凝血因子的方法，以在紧急情况下应急处理严重出血。告诉患者若需外出或远行，应携带写明血友病的病历卡，以备发生意外时得到及时的处理。

5．**预防疾病指导**　重视遗传咨询、婚前检查和产前诊断，是减少血友病发病率的重要措施。有家族史者，婚前常规进行血友病的遗传咨询。婚前检查不但可发现血友病患者，更重要的是发现血友病基因的女性携带者。血友病患者及女性携带者不宜婚配，否则应避免生育，以减少本病的遗传。为了减少血友病患儿的诞生，女性携带者均应进行产前诊断，一般妊娠第16周左右行羊水穿刺，确定胎儿性别及基因类型，以明确胎儿是否为血友病，决定是否终止妊娠。

小　结

1. 血友病是因遗传性凝血因子缺乏而引起的一组出血性疾病。包括血友病A、B，其中以血友病A最为常见。

2. 出血是血友病患者最主要的临床表现。其中以血友病A最为严重。

3. 补充凝血因子是目前防治血友病患者出血最重要的措施。

4. 护理的重点在于预防各种人为因素导致的出血如减少活动、避免粗糙硬质食物等，出血之后的应对措施如压迫止血、注射凝血因子等。

（魏秀红　姚景鹏）

四、弥散性血管内凝血

学习目标

通过本部分内容的学习，学生应能够：

◎ 识记

说出弥散性血管内凝血的定义、病因及发病机制。

◎ 理解

归纳弥散性血管内凝血的临床表现、实验室及其他检查、诊断要点及治疗要点。

◎ 运用

对弥散性血管内凝血患者进行护理及健康教育。

弥散性血管内凝血（disseminated intravascular coagulation，DIC）是多种疾病发展过程中可能出现的病理状态，由于致病因素激活凝血系统，导致全身微血栓形成，从而消耗了大量凝血因子和血小板，并继发纤溶亢进，造成全身出血、栓塞、微循环衰竭的临床综合征。

【病因和发病机制】

正常机体内凝血与抗凝系统保持着动态平衡，DIC 的发生是由于体内凝血超过抗凝能力，而导致全身微血栓形成。DIC 病因很多，各种疾病促发 DIC 的机制不尽相同，大致分为两类，但大多数情况下往往是综合因素所致。

1．血管内皮广泛损伤 临床最常见于严重的感染性疾病，多见于细菌、病毒感染，占 DIC 发病数的 31% ～ 43%，常见细菌为大肠埃希菌、铜绿假单胞菌、金黄色葡萄球菌等，还有病毒感染，多见于重症肝炎、流行性出血热等；此外，休克（失血性、过敏性等）、缺氧、大面积烧伤、抗原抗体复合物病等均可损伤小血管内皮细胞，使血管胶原纤维暴露，激活因子Ⅻ及组织因子释放，从而激活内源或外源性凝血途径。因子Ⅻ又能引起继发性纤溶亢进，凝血酶与纤溶酶的形成是 DIC 发生过程中导致血管内微血栓、凝血因子减少及纤溶亢进的两个关键机制。

2．组织损伤 恶性肿瘤占 DIC 发病数的 24% ～ 34%，常见于急性白血病、淋巴瘤、前列腺癌、胰腺癌、肝癌等，组织损伤还包括病理产科（胎盘早剥、羊水栓塞等）、严重创伤、广泛性手术、肝坏死和急性血管内溶血等，均由于释放大量组织因子进入血循环，病态细胞（恶性肿瘤细胞）及受损组织使组织因子异常表达及释放，是 DIC 最重要的始动机制。

上述各种病因激活内外源凝血系统，产生大量凝血酶，使血液呈高凝状态，发生广泛的微血栓，又消耗了大量血小板及凝血因子，使血液处于消耗性低凝状态，加之纤维蛋白溶解酶除使纤维蛋白溶解外，还可水解其他凝血因子，故造成严重出血。DIC 的发展过程，大体上可分为高凝血期、消耗性低凝血期、继发性纤溶亢进期 3 期，在 3 期中重要机制是凝血酶与纤溶酶的形成，各期常交叉出现，故临床上不能截然分开。

【临床表现】

由于原发病起病缓急、病情轻重及微血栓形成速度的不同，使 DIC 临床表现严重程度不一。一般临床上分三型：①急性型，多见于败血症、产科意外等，病情凶险、变化急剧，在数小时至 1 ～ 2 天内发病，除严重出血外常合并低血压、休克；②亚急性型，常见于恶性肿瘤转移、白血病等，症状多在几天至几周内出现；③慢性型，较少见，多发生在慢性病，如系统性红斑狼疮，病程可达数月，出血不严重，易与原发病症状相混淆。

各型 DIC 的临床表现有共同特点：

1．出血 发生率为 84% ～ 95%，是 DIC 最常见的早期表现之一，其特点是出血多、突然发生、广泛性自发性出血，部位可遍及全身，常见皮肤黏膜出血，可呈多部位的瘀点或瘀斑、伤口和注射部位渗血，严重者可有内脏出血，如呕吐、咯血、血尿、便血，甚至颅内出血。

2．微循环衰竭及栓塞症状 微循环衰竭是由于小血管栓塞，使回心血量减少，心排血量降低，可出现一过性或持续性低血压或休克，常表现为肢体湿冷、少尿、呼吸困难、发绀及神志改变等，休克程度与出血量常不成比例。休克可加重 DIC 的发展，且与 DIC 可形成恶性循环，顽固性休克常是 DIC 预后不良的征兆。

微血管栓塞可使受损部位缺血、缺氧，持续时间过长，可出现器官功能障碍，甚至出现组织坏死。内脏栓塞常见于肺、脑、肾、胃肠道等。如肺栓塞常突然发生胸痛、呼吸困难；脑栓塞表现为头痛、偏瘫、抽搐，严重则昏迷；肾栓塞常有腰痛、血尿、少尿或无尿；胃肠道黏膜缺血坏死可引起呕血和便血。浅层栓塞表现为皮肤发绀，进一步可发生坏死、脱落，多见于眼睑、四肢及胸背等部位，黏膜损伤易发生在口腔、消化道、肛门等部位，呈灶性坏死或溃疡形成。

3．微血管病性溶血 微血管内血栓形成使管腔变窄，当红细胞通过微血管时，与管腔内纤维蛋白条索相互作用，加之血流不断冲击，易造成红细胞机械性损伤和碎裂而发生溶血。溶血一般较轻微，可表现为进行性贫血，偶见皮肤、巩膜黄染。

【实验室及其他检查】

1．消耗性凝血障碍检查 ①血小板减少，可见进行性下降；②纤维蛋白原持续下降或低于 1.5g/L；③凝血酶原时间延长。

2．纤溶亢进检查　①测定纤维蛋白降解产物（FDP）增多，FDP > 20mg/L；②血浆鱼精蛋白副凝固试验（即 3P 试验）阳性。

【诊断要点】

根据临床表现有广泛出血倾向和不易用原发病解释的低血压或休克，或伴有多发性微血管栓塞症状、体征，以及实验室检查血小板及血浆纤维蛋白原进行性下降，3P 试验阳性或 FDP > 20mg/L，一般可作出诊断。

【治疗要点】

（一）治疗原发病、去除诱因

有效治疗原发病，可控制 DIC 进展，如积极控制感染性疾病。治疗休克、纠正酸中毒及电解质紊乱等诱因也极为重要。

（二）抗凝治疗

抗凝治疗是终止 DIC 病理过程、重建凝血 - 抗凝平衡的重要措施。临床常用抗凝药物主要包括普通肝素和低分子量肝素。

1．普通肝素　肝素为临床常用药物，肝素是通过与抗凝血酶Ⅲ（AT-Ⅲ）结合后，使 AT- Ⅲ被激活而发挥抗凝血作用，激活后的 AT-Ⅲ与凝血酶及多种激活的凝血因子结合并使其灭活，但不能溶解已形成的血栓。

肝素用法：一般静脉滴注肝素钠 15000U/d 左右，每 6h 用量不超过 5000U，使凝血时间维持在 20 ~ 30min 之内（试管法）。一般用药 3 ~ 5 天，有效后逐渐减量至停药。近年来肝素用量已趋向小剂量，上述用量必须严密监护血液各项检查指标。

2．低分子量肝素　与普通肝素相比，其抑制因子Ⅹa 作用较强，出血并发症较少。常用剂量为 75 ~ 150IUA Ⅹa（抗活化因子Ⅹ国际单位）/(kg·d)，一次或分 2 次皮下注射，连用 3 ~ 5 天。

3．抗血小板聚集药　对轻症或诊断不确定患者，可用双嘧达莫（潘生丁）200 ~ 400mg/d，阿司匹林 40 ~ 80mg/d，均为分次口服；低分子右旋糖酐 500ml/d，或复方丹参注射液静脉滴注，剂量为 20 ~ 40ml 加入 100 ~ 200ml 葡萄糖溶液中，每日 2 ~ 3 次，连用 3 ~ 5 日。

（三）补充凝血因子和血小板

适用于消耗性低凝血期和继发纤溶亢进期，一般每日输注新鲜血 200 ~ 800ml，全血输注已少用，也可分别输注新鲜血浆（凝血因子较全血多 1 倍）、纤维蛋白原浓缩剂或血小板悬液。

（四）抗纤溶治疗

一般宜与抗凝药物同时应用，适用于 DIC 晚期，禁用于 DIC 早、中期。常用药有氨基已酸、氨甲苯酸等。

（五）溶栓疗法

主要用于 DIC 后期，脏器功能衰竭显著且上述治疗无效者，可试用尿激酶或组织型纤溶酶原激活剂（t-PA）。

【主要护理措施】

1．病情观察　定时测生命体征，观察意识状态，皮肤、黏膜出血范围，若有呕血、便血、咯血，要记录出血量，并警惕脑出血。记录出入量，注意观察原发病症状及体征。

2．保持身心安静　对神志清醒者尤为重要，卧床休息、心情平静，以防病情加重。向患者解释积极配合治疗，病情会逐渐好转，避免患者情绪紧张。并要做好家属工作，使之理解配合。

3．症状护理　皮肤避免受压，呼吸困难者应吸氧，咯血、呕血需随时清理干净。

4．实验室检查的护理　配合医生及时为患者抽血检查，以便了解病情，调整用药，如查血小板、纤维蛋白原、凝血时间、3P 试验等。

5．**药物护理** 大剂量肝素易引起自发性出血或加重出血，按医嘱使用肝素时应观察出血减轻或加重，定期测凝血时间（CT）或活化部分凝血活酶时间（APTT），以指导用药。

【健康教育】

1．**预防病因，及早发现** 对易诱发DIC的疾病，如感染性疾病或病理产科，医护人员应积极治疗及护理，以防DIC发生的可能，有此警觉，对早期发现DIC有帮助。若已发生应及早发现、及时处理。

2．**预后** DIC预后影响因素很多，特别是急性型，死亡原因多与病因和诱因未能去除、诊断治疗不及时及患者身体状况有密切关系。一般DIC治愈率为50%～80%，好转率为20%～30%，病死率为20%～40%。

小　结

1. DIC是多种疾病发展过程中可能出现的病理状态，由于致病因素激活凝血系统，导致全身微血栓形成，从而消耗了大量凝血因子和血小板，并继发纤溶亢进，造成全身出血、栓塞、微循环衰竭的临床综合征。病因及机制为多种疾病发展过程中可能引起血管内皮广泛损伤或组织损伤，激活内外源凝血系统所致。

2. 出血是DIC最常见的早期表现之一，特点是出血多、突然发生、广泛性自发性出血，部位可遍及全身，常见皮肤黏膜出血；微循环衰竭，栓塞症状及微血管病性溶血。血小板减少进行性下降、纤维蛋白原持续下降或低于1.5g/L；凝血酶原时间延长；测定纤维蛋白降解产物（FDP）增多，FDP＞20mg/L，或3P试验阳性。

3. 治疗要点是治疗原发病、去除诱因；应用抗凝治疗是终止DIC病理过程、重建凝血-抗凝平衡的重要措施，肝素为临床常用药物。

4. 护理措施主要是病情观察，定时测生命体征，观察意识状态、出血范围，配合医生及时为患者抽血检查，及时了解病情，调整用药极为重要。

（姚景鹏）

第四节　白血病

学习目标

通过本节内容的学习，学生应能够：

◎ 识记

说出白血病的定义、分类、病因和发病机制。

◎ 理解

归纳急性、慢性粒细胞白血病的临床表现、实验室检查特点、治疗要点。

◎ 运用

按护理程序对白血病患者进行护理及健康教育。

白血病（leukemia）是一类原因未明的造血干、祖细胞的恶性克隆性疾病。由于干细胞发生恶性克隆性变，其克隆中的白血病细胞增殖失控、分化成熟障碍、凋亡受阻而停滞在细胞发育的不同阶段。白血病细胞在骨髓及其他造血组织中弥漫性、恶性增生，浸润破坏体内脏器和组织，而正常造血受抑制，临床上产生各种症状和体征。

【临床常用的白血病分类方法】

1．根据白血病细胞成熟程度和自然病程 分为急性和慢性两类。急性白血病起病急，骨髓及外周血中多为原始细胞及早幼细胞，病情发展迅速，自然病程仅数月。慢性白血病起病缓慢，白血病细胞分化停滞在较晚阶段，多为成熟和较成熟的细胞，病情发展慢，自然病程一般在1年以上。

2．按照主要受累细胞系列 将急性白血病分为急性淋巴细胞白血病（acute lymphoblastic leukemia，ALL）与急性髓系白血病，也就是国际常用的法美英（FAB）分类法。

急性淋巴细胞白血病又分成3种亚型：① L_1 型：原始和幼稚淋巴细胞以小细胞为主；② L_2 型：原始和幼稚淋巴细胞以大细胞为主；③ L_3 型：原始和幼稚淋巴细胞以大细胞为主，形态较一致，细胞内有明显空泡。

急性髓系白血病分成8型：①急性髓细胞白血病微分化型（M_0）；②急性粒细胞白血病未分化型（ML），骨髓中绝大多数为原粒细胞，预后较差；③急性粒细胞白血病部分分化型（M_2）；④急性早幼粒细胞白血病（M_3）；⑤急性粒-单核细胞白血病（M_4）；⑥急性单核细胞白血病（M_5）；⑦急性红白血病（M_6）；⑧急性巨核细胞白血病（M_7）。

慢性白血病常见慢性粒细胞白血病和慢性淋巴细胞白血病。

我国白血病发病率为（3～4）/10万，急性白血病比慢性白血病多见，其中以急性髓系白血病最多，其次为急性淋巴细胞白血病、慢性粒细胞白血病。成人中以急性粒细胞白血病最多见。儿童以急性淋巴细胞白血病较多见。我国白血病发病率与亚洲国家相近，低于欧美国家。

虽然FAB分类法已被普遍采用，但有一定的局限性，如不能区分T、B细胞，没有提供染色体异常和基因重排等重要信息，对发病机制、治疗选择及预后判断有一定影响。

【病因和发病机制】

白血病的病因目前尚不完全清楚，发病可能的有关因素如下：

1．病毒 已经证明C型RNA肿瘤病毒是某些动物患白血病的病因。从动物白血病细胞分离出C型RNA病毒接种于多种包括人以外的灵长类动物，常能发生白血病。人类白血病病因的研究，到目前为止已证明人类T淋巴细胞病毒-Ⅰ型（human T lymphocytotrophic virus-Ⅰ，HTLV-Ⅰ）能引起成人T细胞白血病（ATL）及淋巴瘤，并从恶性T细胞中已分离出病毒，就是一种C型逆转录RNA病毒。将正常脐血淋巴细胞与受感染细胞中提出的HTLV-Ⅰ混合培养后，淋巴细胞发育成具有ATL细胞特有形态，而且ATL患者血清均可检出HTLV-Ⅰ抗体，说明HTLV-Ⅰ是ATL的病因。此外，EB病毒、HIV病毒与淋巴系统恶性肿瘤的关系也已被认识，病毒感染机体后，病毒即整合并潜伏在宿主细胞内，一旦在某些因素作用下可被激活表达诱发白血病。

2．电离辐射 包括X射线、γ射线等可致白血病已被肯定。研究表明大剂量或大面积照射均可使骨髓抑制和机体免疫力下降、DNA突变、断裂重组，从而引起白血病。常见急性淋巴细胞、急性粒细胞或慢性粒细胞白血病。

3．化学因素 多种化学物质或药物可诱发白血病，苯及其衍生物已被认为可致白血病。如氯霉素、保泰松、烷化剂及细胞毒药物均有可能致白血病。

4．遗传因素 遗传因素与白血病发病有关。一个家族中偶有多个白血病患者发生。有染色体异常的一些遗传性疾病，如唐氏综合征（先天愚型）、先天性再生障碍性贫血（Fanconi综合征）等较易发生白血病。

5．**其他血液病** 某些血液病最终可能发展为白血病，如骨髓增生异常综合征、淋巴瘤、多发性骨髓瘤、阵发性睡眠性血红蛋白尿等。

白血病的发病机制非常复杂，可能是人体在理化因素作用下，先引起单个细胞突变，而后因机体遗传易感性和机体免疫功能低下，病毒感染、染色体畸变等激活癌基因，并使部分抑癌基因失活及凋亡，癌基因过度表达，使突变细胞凋亡受阻，反而得以繁殖，最终导致白血病。

一、急性白血病

案例 6-4 分析

案例 6-4

患者，男性，70 岁，退休医生，一直从事放射科工作，近 1 个月来反复发热、咽痛，咳嗽，咳少量白痰，曾用青霉素治疗，体温下降后又回升，近 3 天体温达 39℃，家人急送医院。经血象检查怀疑白血病入院。

查体：T 38.5℃，P 110 次 / 分，R 25 次 / 分，精神萎靡，轻度贫血貌，未见皮下出血点，全身浅表淋巴结不大，胸骨下端有压痛，咽部红，扁桃体Ⅱ度肿大，心率 110 次 / 分，肺（－），肝脾均在肋下 2cm，无压痛，余（－）。化验：血 WBC 13×10^9/L，Hb 110g/L，血小板 90×10^9/L，外周血分类中可见原始及早幼粒细胞。医生初步诊断为急性粒细胞白血病。

问题与思考：

1．为确诊，医生还需要作什么检查？患者患白血病的可能致病因素是什么？

2．若为该患者选用 DA 化疗方案，写出 DA 主要不良反应及护理措施。

急性白血病是造血干细胞克隆性恶性疾病，发病时骨髓中增殖大量白血病细胞并浸润各种器官和组织，而正常造血受抑制，临床表现为贫血、发热、出血和肝、脾、淋巴结不同程度肿大等。

【临床表现】

多起病急骤，常突然高热，类似“感冒”或有明显出血倾向。也可缓慢起病，表现为苍白、疲乏、低热，偶可因月经过多或拔牙后出血不止就医而发现。本病主要表现为发热、出血、贫血及各种器官和组织浸润所引起的症状和体征。

（一）发热

半数患者以发热为早期症状，可高热也可低热，白血病本身可以发热，但高热常说明有继发感染。发生感染的最主要原因是成熟粒细胞缺乏，其次是人体免疫力低下。感染以口腔炎、牙龈炎、咽峡炎最常见，且可发生溃疡或坏死，还有肺部感染及肛周炎、肛周脓肿也常见。严重时可致菌血症或败血症。最多见致病菌为革兰氏阴性杆菌如铜绿假单胞菌、大肠埃希菌、肺炎克雷伯菌等，还有金黄色葡萄球菌等革兰氏阳性球菌，且发病率有上升趋势。疾病后期常伴真菌感染如念珠菌病、曲霉菌病等，这与长期应用广谱抗生素、糖皮质激素、细胞毒类化疗药物有关。还可有病毒感染如带状疱疹等。

（二）出血

以出血为早期表现者近 40%，但出血程度不同，出血部位可遍及全身，尤其急性早幼粒细胞白血病易合并 DIC，出血可更严重。常见皮肤瘀点、瘀斑、鼻出血、齿龈出血、口腔血肿、子宫出血。眼底出血可致视力障碍，颅内出血最为严重，常表现为剧烈头痛、呕吐，两侧瞳孔大小不等，多随之昏迷而死亡，有资料表明急性白血病死于出血者占 62.24%，其中 87% 为颅内出血。出血主要原因是正常血小板减少、凝血异常、血管中淤滞及浸润大量白血病细胞。

（三）贫血

半数患者就诊时已有重度贫血，部分患者早期可无明显贫血，随病情发展而进行性加重，贫血原因主要是正常红细胞生成减少。

（四）白血病细胞对器官和组织浸润的表现

1．骨骼和关节 常有胸骨下端局部压痛，提示骨髓腔内白血病细胞过度增生。四肢骨骼、关节可有疼痛，常以儿童多见。

2．肝、脾及淋巴结 白血病细胞浸润多发生在肝、脾及淋巴结，一般肝、脾轻度至中度肿大。淋巴结肿大以急性淋巴细胞白血病较多见，纵隔淋巴结肿大常见于T细胞急性淋巴细胞白血病。

3．中枢神经系统白血病（central nervous system leukemia，CNSL） 中枢神经系统被白血病细胞浸润，可发生在疾病各时期，但多发生在缓解期，轻者表现为头痛、头晕，重者表现为头痛、呕吐、颈强直，甚至抽搐、昏迷，但不发热，脑脊液压力增高。发生原因是隐藏在中枢神经系统的白血病细胞不能被有效杀伤，与化疗药物难以通过血脑屏障有关，以ALL最常见，儿童尤甚，其次为M_4、M_5和M_2。

4．其他部位 皮肤受损表现为蓝灰色斑丘疹，局部皮肤隆起呈紫蓝色皮肤结节；牙龈可增生、肿胀；眼部常见粒细胞白血病形成的粒细胞肉瘤或绿色瘤，常浸润骨膜，以眼眶部位最常见，可引起眼球突出、复视或失明；睾丸受浸润表现为无痛性肿大，多为一侧性，睾丸白血病多见于ALL化疗缓解后的幼儿和青年，是仅次于CNSL的白血病髓外复发的根源。

【实验室及其他检查】

1．血象 多数患者白细胞计数增多，超过10×10^9/L者称白细胞增多性白血病；部分患者白细胞数正常或减少，低于1×10^9/L称白细胞不增多性白血病。分类中可发现原始细胞及幼稚细胞。

贫血轻重不同，一般属正常细胞性贫血。约50%患者血小板低于60×10^9/L，晚期明显减少，可伴出血时间延长。

2．骨髓象 骨髓检查是诊断白血病的重要依据，多数骨髓增生明显活跃或极度活跃，主要细胞为白血病原始细胞和幼稚细胞，正常粒系、红系细胞及巨核细胞系统均显著减少。

3．细胞化学染色 常见白血病（急淋、急粒、急单）的原始细胞形态比较相似，采用组织化学染色帮助区分。常用方法见表6-5。

表6-5　三种急性白血病细胞类型鉴别

	急性淋巴细胞白血病	急性粒细胞白血病	急性单核细胞白血病
过氧化物酶（POX）	（-）	分化差的原始细胞（-）～（+） 分化好的原始细胞（+）～（+++）	（-）～（+）
糖原染色（PAS）	（+），成块或颗粒状	（-）或（+），弥漫性淡红色	（-）或（+），弥漫性淡红色或颗粒状
非特异性酯酶	（-）	（-）或（+），NaF抑制不敏感	（+），能被NaF抑制

注：NaF，氟化钠

4．其他 白血病患者血液中尿酸浓度及尿液中尿酸排泄均增加，在化疗期间更著，这是由于大量白血病细胞被破坏所致。有条件的实验室可作免疫学检查，以区别急淋与急性髓系类型。白血病常伴有特异染色体和基因异常改变，如90% M_3型有t（15；17）（q22；q21），此易位使15号染色体上的早幼粒白血病基因与17号染色体上的维甲酸受体基因形成融合基因，

这是 M_3 发病及应用全反式维甲酸治疗有效的分子基础。

【诊断要点】

根据临床表现贫血、出血、发热、骨痛及血象、骨髓象的检查可以确诊。

【治疗要点】

近些年来急性白血病治疗已有明显进展，化学治疗使成人急性髓系白血病和急性淋巴细胞白血病完全缓解率分别达 60% ~ 85%、80% ~ 90%，化疗在杀灭白血病细胞的同时也损伤了大量正常造血细胞，故有效支持治疗是不可缺少的。在治疗期间，为治疗需要及减少患者反复穿刺的痛苦，应留置深静脉导管。

（一）支持治疗

病情较重的患者须卧床休息，最好是将患者安置在隔离病室或无菌层流室进行治疗。

1．维持营养 白血病是严重消耗性疾病，特别是在化疗、放疗中更重，故应重视补充营养。应给予患者高蛋白、高热量、高维生素、易消化食物，维持水、电解质平衡，必要时可经静脉补充营养。

2．防治感染 加强皮肤、口腔、肛门、阴道护理，特别是化疗、放疗后粒细胞缺乏者宜住在消毒隔离病房或层流室，以防交叉感染。发热多是感染引起，感染病灶未明，应查找原因，需作胸部 X 线检查、咽拭子及血培养和药敏试验，同时应用广谱抗生素治疗，如氨苄西林加庆大霉素或头孢菌素类抗生素，待培养结果出来后再更换抗生素。严重者可予大剂量静脉注射丙种球蛋白和输新鲜血。可以应用粒细胞集落刺激因子或粒 - 单核细胞集落刺激因子，均具有提高粒细胞作用。

3．控制出血 血小板计数过低引起出血应输血小板悬液或新鲜血，为预防严重出血，需要维持血小板 $\geq 10 \times 10^9/L$。发生弥散性血管内凝血时，应按 DIC 处理。轻度出血可使用各种止血药物。

4．纠正贫血 严重贫血可吸氧、输浓缩红细胞或全血，以维持 Hb > 80g/L。

5．预防尿酸肾病 由于大量白血病细胞被破坏，化疗时则更甚。血液及尿液中尿酸浓度明显增高，可产生尿酸肾结石，并引起肾小管阻塞，患者表现为少尿、无尿，严重者可致肾衰竭。故要求患者多饮水，必要时静脉补液，使每小时尿量大于 $150ml/m^2$，并碱化尿液，给予别嘌醇 100mg 口服，3 次 / 日，以抑制尿酸合成。

6．紧急处理高白细胞血症 循环中白细胞数 $> 200 \times 10^9/L$ 时，可产生白细胞淤滞症，表现为呼吸困难、低氧血症、反应迟钝、颅内出血等。故当血中白细胞数 $> 100 \times 10^9/L$ 时，应紧急使用白细胞分离机，清除过高的白细胞，同时要给予水化及化疗药物，预防高尿酸血症等并发症。

（二）化学治疗

常用化疗药物见表 6-6。

表6-6 治疗急性白血病常用化疗药物

药名	类别和药理作用	疗效		主要副作用
		急淋	急非淋	
长春新碱（VCR）	生物碱，抑制有丝分裂	+	±	末梢神经炎、消化道反应
泼尼松（P）	糖皮质激素，破坏淋巴细胞	+	−	库欣综合征、易感染、高血压、糖尿病、溃疡病、高尿酸血症
巯嘌呤（6-MP）	抗嘌呤代谢，阻碍 DNA 合成	+	+	骨髓抑制、肝损害
巯鸟嘌呤（6-TG）	同巯嘌呤	+	+	同巯嘌呤
甲氨蝶呤（MTX）	抗叶酸代谢，干扰 DNA 合成	+	±	口腔、胃肠道黏膜溃疡，骨髓抑制，恶心，呕吐，肝损害

续表

药名	类别和药理作用	疗效		主要副作用
		急淋	急非淋	
阿糖胞苷（Ara-C）	抗嘧啶代谢，阻碍 DNA 合成	+	+	恶心、骨髓抑制、口腔溃疡
环胞苷（CY）	同 Ara-C	+	+	同 Ara-C
左旋门冬酰胺酶（L-ASP）	酶类，影响癌细胞蛋白合成	+	−	肝损害、过敏反应、高尿酸血症、出血、白细胞减少
柔红霉素（DAUN/DNR）	抗生素，抑制 DNA、RNA 合成	+	+	骨髓抑制、心脏毒性、消化道反应
多柔比星（阿霉素，ADM）	同 DAUN	+	+	同 DAUN
高三尖杉酯碱（H）	生物碱，抑制 DNA、RNA 合成	−	+	骨髓抑制、心脏毒性、消化道反应
环磷酰胺（CTX）	烷化剂，破坏 DNA	±	+	骨髓抑制、脱发、恶心、出血性膀胱炎、肝损害
维甲酸（ATRA）	肿瘤细胞诱导分化剂，使白血病细胞分化为具有正常表型功能的血细胞	−	+	皮肤黏膜干燥、消化道反应、肝损害
羟基脲（HU）	抗嘧啶、嘌呤代谢，阻碍 DNA 合成	−	+	消化道反应、骨髓抑制
依托泊苷（VP-16）	生物碱，干扰 DNA、RNA 合成	−	+	骨髓抑制、消化道反应

1．化疗方法　急性白血病的化疗过程分为两个阶段，即诱导缓解和缓解后治疗（巩固强化及维持治疗）。

（1）诱导缓解：是指从化疗开始到完全缓解（complete remission，CR）。完全缓解标准是白血病的症状、体征消失，血象和骨髓象基本正常，即血象 Hb ≥ 100g/L（男）或 90g/L（女），中性粒细胞绝对值≥ 1.5×10^9/L，血小板≥ 100×10^9/L，外周血分类中无白血病细胞；骨髓象原始、幼稚白血病细胞≤ 5%，红系、巨核系正常。急性白血病治疗前体内白血病细胞数量为 10^{10} ～ 10^{13}/L，达到完全缓解时体内白血病细胞数减少到 10^8 ～ 10^9/L 以下。目前多采用联合化疗，优点是各药物作用在细胞周期不同阶段，且有协同作用及各药物副作用不重叠，对重要脏器损伤较小，以提高疗效。白血病细胞增殖周期大致为 5 天，每 1 个化疗疗程需 7 ～ 10 天，使在各增殖周期白血病细胞都有机会被药物杀灭。给药时剂量要充足，第一次缓解愈早愈彻底，且缓解期愈长，生存期亦愈长，常用联合化疗方案见表 6-7。

目前急淋白血病首选 VP 方案，即长春新碱每周 1 ～ 2mg，静脉注射，泼尼松 40 ～ 60mg/d，分次口服，可连续用药 4 ～ 5 周，VP 方案能使 50% 的成人急淋白血病获得 CR，但易复发，完全缓解期为 3 ～ 8 个月。若疗效不佳时，可改用 VDP 或 VLP 或四种药物同时应用（VLDP）等方案。

急性髓系白血病一般常用 DA（3+7）方案，即柔红霉素 45mg/(m^2· d)，静注第 1 ～ 3 天，阿糖胞苷 150mg/(m^2· d)，静注第 1 ～ 7 天，间隔 1 ～ 2 周后开始第 2 个疗程,60 岁以下患者，总 CR 率为 63%；或使用 HOAP、HA 方案及其他方案。国内发现对急性早幼粒细胞白血病（acute promyelocytic leukemia，APL）患者可采用维甲酸（ATRA）口服治疗直至缓解，ATRA 可诱导带有融合基因的早幼粒细胞白血病细胞分化成熟。ATRA 联合其他化疗药物可提高 CR 率，还可降低维甲酸综合征的发生率和死亡率。该综合征的发生可能与细胞因子大量释放及黏附分子表达增加有关，其表现为发热、肌肉骨骼疼痛、呼吸困难、肺间质浸润、低血压及急性肾衰竭甚至死亡。维甲酸综合征多见于 APL 单用 ATRA 诱导过程中或初期白细胞较高及治疗后上升迅速者。对高白细胞的 APL，可将砷剂作为一线药物。

（2）缓解后治疗：巩固强化及维持治疗很重要，由于达到完全缓解后体内尚有 10^8 ～ 10^9/L 白血病细胞，缓解后治疗目的是继续消灭体内残存的白血病细胞，防止复发，争取患者长期无病生存和治愈。其治疗方法为化疗和造血干细胞移植。

急淋白血病可用原诱导缓解方案 4 ～ 6 个疗程，或轮换使用多种药物，以后进入维持阶段每月维持治疗一次，逐步延长间歇期，总疗程约需 3 年。一般主张成人急淋巩固强化间歇期需用巯嘌呤（6-MP）和甲氨蝶呤交替长期口服，且是普遍应用的有效维持治疗方案；为克服耐药及在脑脊液达到治疗药物浓度，目前高剂量 Ara-C 和 MTX 已广泛应用，且疗效得到明显改善。ALL 复发多在 CR 后 2 年内发生，以骨髓复发最常见，髓外复发多见于中枢神经系统和睾丸。

急性髓系白血病可用原诱导方案巩固 4 ～ 6 个疗程，或高剂量阿糖胞苷巩固强化治疗至少 4 个疗程。化疗每 1 ～ 2 个月 1 次，共计 1 ～ 2 年，以后随访观察，如有复发再行治疗。APL 获得 CR 后，采用化疗与维甲酸交替维持治疗 2 ～ 3 年较合适。复发者用砷剂治疗仍有效。

表6-7　急性白血病常用联合化疗方案

治疗方案	药物剂量（mg）	用法	说明
急淋白血病			
VP	VCR 1 ～ 2	第 1 天，每周 1 次，静脉注射	
	P 40 ～ 60	每日分次口服	
VDP	VCR 1 ～ 2	第 1 天，每周 1 次，静脉注射	完全缓解率 74%
	DNR 30 ～ 40	第 1 ～ 3 天，每周 3 次，静脉注射	
	P 40 ～ 60	每日分次口服	
VLP	VCR 1 ～ 2	第 1 天，每周 1 次，静脉注射	完全缓解率 72%
	L-ASP 5000 ～ 10000U	每日 1 次，共 10 天，静脉滴注	
	P 40 ～ 60	每日分次口服	
MVLD	MTX 50 ～ 100	第 1 天 1 次，静脉注射	
	VCR 1 ～ 2	第 2 天 1 次，静脉注射	
	L-ASP 2000U	第 2 天 1 次，静脉滴注	
	DXM（地塞米松）6.75	每日分次口服，共 10 日	
急性髓系白血病			
DA	DAUN 或 ADM 40	第 1 ～ 3 天，每日 1 次，静脉注射	1 个疗程为 7 天，间歇 1 ～ 2 周，完全缓解率 60%
	Ara-C 150	第 1 ～ 7 天，每日 1 次，静脉滴注	
HOAP	H 4 ～ 6	第 1 ～ 7 天，每日 1 次，静脉滴注	
	VCR 2	第 1 天，每周 1 次，静脉注射	
	Ara-C 150	第 1 ～ 7 天，每日 1 次，静脉滴注	
	P 40 ～ 60	每日分次口服	
HA	H 3 ～ 4	第 1 ～ 5/7 天，每日 1 次，静脉滴注	
	Ara-C 100	第 1 ～ 7 天，每日 1 次，静脉滴注	

2．化疗药物毒副作用的防治

（1）局部反应：某些化疗药物，如柔红霉素、氮芥、多柔比星（阿霉素）等多次静注可引起静脉炎，故在静注后要用生理盐水冲洗静脉，以减轻其刺激。若发生静脉炎，需及时使用普鲁卡因局部封闭，或冷敷、休息数天直至静脉炎痊愈，否则可造成静脉闭塞。静注时，注意血管要轮换使用。药液外溢至皮下可引起局部组织的炎症甚至坏死，处理同静脉炎。

（2）骨髓抑制：抗白血病药物在杀伤白血病细胞的同时也会损害正常细胞，在化疗中必须定期查血象，做骨髓穿刺，以便观察疗效及骨髓受抑制情况。

（3）消化道反应：某些化疗药物可以引起恶心、呕吐、纳差等反应。化疗期间患者饮食要清淡、易消化和富有营养，必要时可用止吐镇静剂。

（4）其他：长春新碱能引起末梢神经炎、手足麻木感，停药后可逐渐消失。柔红霉素、高三尖杉酯碱类药物可引起心肌及心脏传导损害，用药时要缓慢静滴，注意复查心电图。甲氨蝶呤可引起口腔黏膜溃疡，亚叶酸钙可对抗其毒性作用。环磷酰胺可引起脱发及出血性膀胱炎所致血尿，有血尿必须停药。

（三）中枢神经系统白血病的防治

由于化疗药物通过血脑屏障困难，因此隐藏在中枢神经系统内的白血病细胞常是白血病复发的根源。防治中枢神经系统白血病是治疗急性白血病的一部分。常在缓解前或后鞘内注射甲氨蝶呤，每次10mg，可同时加地塞米松5～10mg，每周2次，共3周。也可用阿糖胞苷鞘内注射。需同时做头颅和脊髓放射治疗。若中枢神经系统白血病已经发生，可用上述方法治疗。

（四）睾丸白血病治疗

药物疗效不佳，必须放射治疗，且需要两侧同时放射治疗。

（五）造血干细胞移植

骨髓移植作为治疗白血病方法已应用多年，其原理是先用全身放疗、化疗和强烈的免疫抑制剂，尽量将患者体内的白血病细胞被最大可能地全部杀灭，同时充分抑制患者免疫功能，然后植入正常人的骨髓，以使患者恢复正常造血功能。进行移植的时间目前主张在急性白血病第一次完全缓解时，患者年龄控制在50岁以下。骨髓移植后早期主要并发症是严重感染及出血、移植物被排斥，以后是移植物抗宿主病。

近年临床试用自体骨髓移植或自体外周血干细胞移植，可使部分患者无病生存时间明显延长。正常脐血输注，使之重建造血，目前主要用于治疗儿童患者。

【护理】

（一）护理评估

1．病史及心理社会资料

（1）入院原因：询问患者来院时主要有何不适及其表现、症状出现的时间及轻重程度。重点了解患者有无发热、咽痛、咳嗽、咳痰、面色苍白、全身无力、胸骨疼痛、四肢关节肿痛及皮肤黏膜出血。

（2）居住环境、职业及家族史：了解患者居住环境及职业中有无长期接触放射物质或化学毒物史，如苯类；家族中有无类似疾病者。

（3）既往史及常用药物情况：患者曾患过什么病，平时常使用的药物种类。例如患类风湿关节炎10多年，经常服用保泰松，白血病的病因可能与保泰松有关。

（4）心理社会情况：应了解患者是否知道所患疾病，若知道白血病诊断，需了解患者对疾病的认识及心理活动，有无不接受此诊断或产生震惊、恐惧、悲哀。另外，家庭主要成员对疾病的认识，对患者的态度，能否正确处理突如其来的应激，家庭经济情况，有无亲友、单位组织的帮助。

2．身体评估　对危重高热患者要重点了解意识状态及测量生命体征。病情允许时应做系统体检，除神志、生命体征外，检查浅表淋巴结大小、四肢躯干皮肤有无出血，鼻腔、牙龈有无出血，睑结膜、口唇、甲床有无苍白，胸骨有无压痛，心率、两肺有无啰音及肝脾大小。

3．辅助检查 了解血象，如血红蛋白、白细胞、血小板计数，白细胞分类有无大量幼稚细胞；骨髓象是否增生极度活跃，且主要为原始、幼稚细胞，这对诊断及病情观察极有帮助。

（二）主要护理诊断

1．组织完整性受损 与血小板过低致皮肤黏膜出血有关。

2．潜在并发症：脑出血。

3．活动无耐力 与白血病引起贫血、白血病致代谢率增高、化疗药物副作用有关。

4．有感染的危险 与正常粒细胞减少、免疫力低下有关。

5．恐惧 与急性白血病疾病性质有关。

（三）护理计划及评价

有感染的危险 与化疗期间正常粒细胞减少、免疫力低下有关

1．护理目标

（1）患者认真做好各项预防感染措施，以降低身体内外环境易感染因素。

（2）患者能及早发现不适且及时向医护人员讲述。

2．护理措施

（1）保证休息、活动和睡眠：根据患者病情及体力，可适当活动与休息交替进行，既减少体力消耗，又减少坠积性肺炎发生。化疗后可下床活动 10 ～ 15min，卧床休息 30min 再下床活动，患者若无不适，每天室内活动 3 ～ 4 次，以后逐渐增加活动时间或活动次数。保证每天睡眠 7 ～ 9h，以增强免疫力。

（2）饮食护理：进食高蛋白、高维生素、高热量、易消化饮食。向患者、家属说明化疗期间需保证足够营养，以便增强免疫力、减少感染，这是帮助化疗顺利进行的基本保证。让家属带给患者平日喜爱的饭菜和水果，对恶心、呕吐者，应在停止呕吐后指导患者进行深呼吸和有意识吞咽，以减轻恶心症状，少量多次进食，并遵医嘱给予止吐药。同时保证每天饮水量。

（3）观察感染征象：询问患者有无咽痛、咳嗽、尿痛及低热、排便时肛周疼痛及疲乏无力感增加。观察体温、脉率、呼吸频率及血压变化，了解血象中白细胞总数及其分类结果、尿常规有无异常。若以上各项提示感染迹象，要及时通知医生。注意进食情况并记录出入量。

（4）保持病室清洁：病室每日通风 2 次，每次 15 ～ 30min，以使室内空气新鲜；用消毒液（来苏儿、氯己定等）擦洗地面，紫外线消毒室内每周 2 ～ 3 次，每次 20min。限制探视，以防交叉感染。

（5）保持皮肤、口腔、肛门清洁：①定期擦浴换衣；②进餐前后及睡前用漱口液（多贝尔液、苏打水或氯己定）漱口，用软毛刷刷牙，病情重者可用棉签蘸漱口液擦拭，以防口腔炎及呼吸道感染；③便后坐浴，每次便后用 1∶5000 高锰酸钾溶液坐浴，预防肛周感染；④女性患者，经期应每天用温热流动水冲洗会阴部。

（6）化疗的护理：①遵医嘱静注化疗药，药物静注速度要慢，以减轻对血管壁的刺激，化疗药物可损伤皮下组织，故药物不可注射在血管外或向血管外渗。②化疗药其他副作用：如阿糖胞苷、高三尖杉酯碱等易引起恶心呕吐，给药前可遵医嘱给予镇吐剂；柔红霉素、高三尖杉酯碱易引起心肌、心脏传导损害，静注期间注意听心率、心律，患者出现胸闷心悸，应做心电图，发现异常及时通知医生；甲氨蝶呤引起口腔溃疡时，可用 0.5% 普鲁卡因含漱，减轻疼痛，便于进食和休息。

（7）输血或输血浆护理：患者全血减少或贫血明显，遵医嘱输血或血浆，以恢复抵抗力及体力。输血前严格核对血型、姓名、床号，输血后密切观察有无输血反应。静脉注射时要严格执行无菌操作，治疗完毕要用消毒棉球压迫注射部位直至止血。

(8) 保护性隔离：粒细胞≤ 0.5×10^9/L 者应给予隔离，让患者及家属理解保护性隔离的必要性，使他们自觉遵守隔离制度。

(9) 指导患者、家属配合预防感染措施：①首先向患者、家属说明化疗期间粒细胞易减少，且患者免疫力低下，易发生感染，有上呼吸道感染者不能探视；患者做到饭前便后要洗手，自觉发热、全身酸痛、咽痛咳嗽等不适，要及时向医护人员报告。②让患者、家属理解保证患者休息、营养，保持皮肤、口腔、肛门清洁的重要性，并学会自我护理。

3．护理评价

(1) 患者建立了良好的卫生习惯，病室空气、地面、用品已做到定期消毒。

(2) 患者未发生感染。

【健康教育】

1．预防教育　长期接触放射性核素或苯类等化学物质的工作者，必须严格遵守劳动保护制度，不可在工作忙碌时忽略防护措施。另外，定期查血象，平日要加强营养和重视休息。

2．坚持缓解后治疗、建立养病生活方式　患者获得完全缓解后，需在院外巩固、维持治疗。出院时向患者及家属解释白血病是难治病，但目前治疗方法多，效果较好，使他们树立信心，进一步说明坚持每 1 ～ 2 个月维持治疗是争取长期缓解或治愈的重要手段。

出院后要安排适宜养病的生活方式，保证休息和营养，注意个人卫生，少去人群拥挤的地方，保持乐观情绪。定期门诊复查血象，发现出血、发热及骨骼疼痛要及时去医院检查。向家属说明给予患者精神、物质支持是重要的协助治疗。

3．预后　急性白血病未经治疗者平均生存期仅 3 个月左右，近些年白血病治疗进展快，使疗效明显提高，患者生存期大大延长。决定预后因素除治疗方法外，还与患者年龄有关，1 ～ 9 岁患者预后较好，年龄较大与白细胞计数较高的白血病患者预后较差。急性早幼粒细胞白血病患者若能避免早期死亡，则预后良好，多可治愈。此外，预后还与白血病分型及染色体异常有关，但随治疗方法的改进而变化，例如 T-ALL 和 L_3 型 B-ALL 过去认为预后不良，随着有效强化治疗，其预后大为改善，50% ～ 60% 的成人患者可以长期存活。

小　结

1. 白血病是造血干细胞恶性克隆性疾病。与发病相关的因素有病毒、免疫缺陷、接触放射性或化学物质及遗传因素。

2. 急性白血病的临床表现为贫血、发热、出血和肝、脾、淋巴结不同程度肿大；发热常是继发感染所致，发生感染的最主要原因是成熟粒细胞缺乏，其次是人体免疫力低下，常见感染部位为口腔、咽部、肺及肛周。中枢神经系统白血病多发生在治疗后缓解期，轻者表现为头痛、头晕，重者表现为头痛、呕吐、颈强直，甚至抽搐、昏迷，发生原因与化疗药物不易通过血脑屏障有关。诊断白血病最重要的是依据骨髓检查。

3. 急性白血病的化疗过程分为两个阶段，即诱导缓解和缓解后治疗（巩固强化）。应知道常用化疗方案及其毒副作用和护理措施。目前主张急性白血病第一次完全缓解时进行骨髓移植。

思考题

第六章急性白血病思考题参考答案

结合本部分案例请思考：

1．简述急性白血病的治疗第一阶段诱导缓解达到完全缓解的标准。

2．简述急性白血病治疗达到完全缓解后，患者出院时医护给予的健康教育内容。

（姚景鹏）

二、慢性粒细胞白血病

学习目标

通过本部分内容的学习，学生应能够：

◎ 识记

说出慢性粒细胞白血病在我国的发病情况及临床特点。

◎ 理解

归纳慢性粒细胞白血病的各期临床表现、血象、骨髓象及染色体检查、治疗要点。

◎ 运用

按护理程序对慢性粒细胞白血病患者进行护理。

慢性白血病按细胞类型分为慢性粒细胞、淋巴细胞、单核细胞白血病三型，我国以慢性粒细胞白血病（慢粒）为多见。其临床特点：病程发展缓慢，外周血粒细胞明显增多且不成熟，在绝大多数患者受累细胞中可找到Ph标记染色体和（或）*BCR*（22号染色体断裂集中区）-*ABL*（9号染色体上原癌基因）融合基因，可有脾大甚达巨脾程度。慢粒在我国年发病率为(0.39～0.99)/10万，国内中位发病年龄为45～50岁，男性多于女性。

【临床表现】

慢性粒细胞白血病（chronic myelocytic leukemia，CML，简称慢粒白血病）自然病程可分为慢性期、加速期及急变期。

1．慢性期　起病缓，早期常无自觉症状。一旦出现症状常是乏力、消瘦、低热、多汗或盗汗等代谢率增高的表现。脾大常为突出体征，由于脾大而引起左上腹不适，随病情进展脾逐渐增大，可达脐水平甚至可伸入盆腔，质地坚实、平滑、无压痛。若发生脾梗死或脾周围炎，可引起局部疼痛。治疗后病情缓解时，脾常可缩小，但随病情发展会再度增大。多数病例可有胸骨中下段压痛。慢性期可持续1～4年。

2．加速期　加速期主要表现为原因不明的发热，骨、关节痛，逐渐出现贫血、出血加重，脾迅速肿大，对原来治疗有效药物变为无效。加速期可持续几个月至数年。

3．急变期　临床表现与急性白血病相似，常有严重贫血、出血、感染、发热等症状。急变期多数为急粒变，少数为急淋变，偶有单核细胞、巨核细胞及红细胞的急性变。此期是慢粒的终末期，预后极差，多在数月内死亡。

【实验室及其他检查】

1．血象　慢性期白细胞计数多＞ $20\times10^9/L$，可达 $100\times10^9/L$ 以上，分类中各阶段中性粒细胞均增多，以中幼和晚幼、杆状核粒细胞为主，原始细胞＜ 10%；嗜酸、嗜碱性粒细胞增多对诊断有帮助。血红蛋白早期可正常，血小板计数正常或增多，晚期血红蛋白及血小板可明显下降。加速期血象细胞分类原始细胞≥ 10%。

2．骨髓象　骨髓呈现粒细胞系列增生极度活跃，中幼粒、晚幼粒细胞明显增多，慢性期原始粒细胞＜ 10%，加速期原粒细胞＞ 10%，急变期可明显增高达 30% ～ 50% 或更高。

3．染色体检查及其他　95% 以上慢粒患者血细胞中出现 Ph 染色体（小的 22 号染色体），显带分析为 t（q；22）（q34；q11）。9 号染色体长臂远端 ABL 原癌基因易位至 22 号染色体长臂的断裂集中区（BCR），并形成 BCR-ABL 融合基因。其编码蛋白主要为 P_{210}。P_{210} 具有酪氨酸激酶活性，可导致慢粒白血病的发生。Ph 染色体可见于粒、红、单核及巨核、淋巴细胞中。少数患者有 BCR-ABL 融合基因阳性而 Ph 染色体呈阴性。血清及尿中尿酸浓度增高，与化疗后大量白细胞破坏有关。

【诊断要点】

临床表现贫血、脾大及 Ph 染色体阳性对诊断有帮助，确诊主要依靠血象及骨髓象。

【治疗要点】

（一）分子靶向治疗

甲磺酸伊马替尼（imatinib mesylate，IM）为酪氨酸激酶抑制剂，使酪氨酸残基不能磷酸化，从而抑制 9 号染色体易位至 22 号染色体的融合基因细胞增殖。该药治疗 8 年无事件生存率达 81%，伊马替尼需终身服用，治疗剂量 400mg/d。另外，口服 IM 患者有 10% ～ 15% 出现疾病进展，可加大剂量或改用达沙替尼。副作用为白细胞减少、血小板减少和贫血，严重者可减量或停药。服药依从性以及严密监测对获得最佳疗效非常关键。

（二）α- 干扰素

剂量为 300 万～ 500 万 U/(m^2·d)，肌内或皮下注射，每周 3 ～ 7 次，需使用数月至数年不等，该药与小剂量 Ara-C 联合应用，每月连用 10 天，可使部分患者血细胞 Ph 染色体减少，且可提高疗效。有效者 10 年生存率可达 70%。常见副作用为流感样症状，有畏寒、发热、头痛、厌食、全身疼痛，若使用对乙酰氨基酚、苯海拉明等可减轻副作用，但也有部分患者需要减药或停药。

（三）化学治疗

化疗药物有羟基脲、阿糖胞苷、白消安等，其中首选羟基脲。

1．羟基脲（hydroxyurea，HU）　药效作用迅速，持续时间短，用药后 2 ～ 3 天细胞数下降，停药后又很快回升。常用剂量为每日 3g，分 2 次口服，白细胞减少至 $20\times10^9/L$ 时剂量减半，降至 $10\times10^9/L$ 时改小剂量 0.5 ～ 1g/d 维持治疗。有资料表明该药治疗慢粒中位生存期约为 5 年，且急变率低。目前单独应用 HU 限于高龄、具有并发症者，且对甲磺酸伊马替尼不能耐受的患者。

2．其他药物　白消安（busulfan）用药 2 ～ 3 周后外周血白细胞开始减少，停药后白细胞持续减少 2 ～ 4 周。始用剂量为每日 4 ～ 6mg，口服。当白细胞数降至 $20\times10^9/L$ 时，改用小剂量维持，每 1 ～ 3 天给药 2mg，白细胞应保持在（7 ～ 10）$\times10^9/L$。白消安毒副作用主要是骨髓抑制，血小板减少或全血细胞减少，还可能促使急性变。阿糖胞苷小剂量［15 ～ 30mg/（m^2·d）］可控制病情发展，并使 Ph 染色体阳性细胞减少。还有砷剂、高三尖杉酯碱等药物。

（四）造血干细胞移植

此法是目前普遍认可的根治性标准治疗。异基因骨髓移植需在慢粒慢性期症状缓解后尽早进行，同胞间移植后患者 3 ~ 5 年无病存活率为 60% ~ 80%。自身骨髓移植后复发率较高。

（五）其他治疗

脾大明显而化疗效果不佳时，可做脾区放射治疗。别嘌醇 100mg，每 6h 1 次，且每日尿量在 2500ml 以上，以防化疗期间细胞破坏过多过速引起的尿酸肾病。

（六）加速期治疗

若未使用过靶向药物，可采用加量的第二代靶向药或达沙替尼 140mg/d，若达到慢性期，应立即作造血干细胞移植。

（七）急变期治疗

加大靶向药物剂量，再加上联合化疗方案，达到慢性期，立即行造血干细胞移植。移植后需给予靶向药治疗以减少复发。

【主要护理措施】

（一）慢性期、加速期药物治疗期间的护理

1．休息与活动 治疗期间要多休息，尤其贫血较重患者（血红蛋白 6g/dl 以下），以休息为主，直至症状体征消失才可适当活动，不可过劳。

2．饮食 进食高蛋白、高维生素食品，如瘦肉、鸡肉、新鲜蔬菜及水果，以保证营养，每日饮水 1500ml 以上，预防尿酸肾病。

3．症状护理 脾大显著，易引起左上腹不适，可采取左侧卧位，进食可采用少量多餐以减轻腹胀。定期洗澡，注意口腔卫生，少去人群多的地方，以预防感染。

4．药物护理 遵医嘱给患者服用羟基脲或伊马替尼，定期复查血象，向患者说明使用的药物可出现的副作用，待减药或停药后副作用可减轻或消失，使之能与医护人员配合，坚持治疗。

5．密切观察病情 起病后 1 ~ 4 年间 70% 慢粒患者可进入加速期，注意观察患者有无原因不明的发热、骨痛、贫血、出血加重及脾迅速肿大，或原使用药物有效变为无效等，有以上任一项变化应及时就诊，及早得到治疗。

（二）急变期的护理

预防感染、出血、贫血的护理措施同急性白血病。

【健康教育】

1．慢性期症状缓解后患者的指导 应向患者及家属讲解疾病知识，慢粒白血病是慢性经过，临床过程分为三期，应该争取缓解时间延长，缓解时体内仍然存在白血病细胞，使患者对此有所了解，坚持主动遵医服药。帮助患者建立长期养病生活方式，安排好休息、适量活动、充足睡眠，饮食要有足够营养，按时服药，定期门诊复查，保持情绪稳定，家庭应给予患者精神、物质多方面支持。

症状缓解后可以工作或学习，但不可过劳，接触放射性核素或化学物质如苯类者必须调换工作，以消除环境中的危险因素。出现贫血、出血加重、发热、脾大时，要及时去医院检查，以防加速期、急变期的发生。

2．预后 本病化疗后中位生存期为 39 ~ 47 个月，5 年生存率 25% ~ 35%，极少数患者可生存 10 ~ 20 年。病程后期发生急变者，其预后差，多数患者于几周或几个月内死亡。近年来造血干细胞移植、伊马替尼治疗已经改善慢粒白血病的预后和生存；此外，通过细胞和分子遗传学技术检测 Ph 染色体和 BCR-ABL 融合基因动态监测微小残留病灶及实施相应的治疗，可望根除疾病。

小　结

1. 我国以慢性粒细胞白血病为多见，慢粒自然病程可分为慢性期、加速期及急变期。慢性期早期常无症状，脾大常为突出体征。加速期主要表现为原因不明的发热，骨、关节痛，贫血、出血加重，脾迅速肿大，对原来有效药物变成无效。急变期表现与急性白血病相似。慢性期血象、骨髓象原始粒细胞< 10%，90% 以上慢粒患者血细胞中出现 Ph 染色体。

2. 慢粒靶向治疗药物伊马替尼为酪氨酸激酶抑制剂，该药治疗 8 年无事件生存率达 81%，伊马替尼需终身服用，但要了解副作用及定期查血象；造血干细胞移植是普遍认可的根治性方法。

3. 对慢性期症状缓解后患者及家属讲解疾病知识，学会主动自我护理。建立长期养病生活，安排休息、适量活动、充足睡眠，饮食有足够营养，一定坚持按时服药，定期门诊复查，保持情绪稳定，家属应协助观察药物副作用。

（姚景鹏）

第五节　淋 巴 瘤

学习目标

通过本节内容的学习，学生应能够：

◎ 识记

复述淋巴瘤的定义及可能的病因。

◎ 理解

归纳霍奇金及非霍奇金淋巴瘤的临床表现、辅助检查、诊断及治疗要点。

◎ 运用

按护理程序对淋巴瘤患者进行护理和健康教育。

淋巴瘤（lymphoma）是原发于淋巴结和淋巴组织，且是免疫系统的恶性肿瘤。

本病发生多与免疫反应过程中淋巴细胞增殖分化产生的某种免疫细胞恶变有关。淋巴瘤可发生在身体的任何部位，其中以淋巴结、扁桃体、脾及骨髓最易受累。累及血液、骨髓时可形成淋巴细胞白血病。病理学将淋巴瘤分为霍奇金淋巴瘤（Hodgkin lymphoma，HL）和非霍奇金淋巴瘤（non-Hodgkin lymphoma，NHL）两大类。国内以 20 ～ 40 岁居多，男多于女，并以非霍奇金淋巴瘤占多数。临床以无痛性、进行性淋巴结肿大及局部肿块为典型表现，伴发热、消瘦、盗汗等，偏中晚期常有肝脾大，晚期有恶病质。我国淋巴瘤总发病率男性为 1.39/10 万，女性为 0.84/10 万。发病率明显低于欧美国家及日本。

【病因和发病机制】

目前对淋巴瘤的病因及发病机制尚不清楚。从好发于非洲儿童的伯基特（Burkitt）淋巴瘤组织中分离得到EB（Epstein-Barr）病毒，该病毒可引起人类B淋巴细胞恶变而致Burkitt淋巴瘤。用荧光免疫法检查部分霍奇金淋巴瘤患者血清，可发现高价抗EB病毒抗体。对霍奇金淋巴瘤患者淋巴结进行连续组织培养，在电镜下可见EB病毒颗粒。

胃黏膜淋巴瘤的发病与幽门螺杆菌抗原的存在有密切关系，幽门螺杆菌可能是该类淋巴瘤的病因。

近年来发现遗传性或获得性免疫缺陷患者伴发淋巴瘤较多，如干燥综合征、器官移植后长期应用免疫抑制药者发生淋巴瘤概率比一般人为高。有学者证明人类T淋巴细胞病毒-Ⅰ型（HTLV-Ⅰ）是T细胞淋巴瘤的病因，HTLV-Ⅱ近来被认为与T细胞皮肤淋巴瘤发病有关。

【病理和分类】

淋巴瘤典型淋巴结病理学特征是大量异常淋巴细胞或组织细胞浸润破坏了正常滤泡性结构及被膜周围组织、被膜及被膜下窦。淋巴瘤根据病理变化不同分为两大类，每类又有多种亚型。

（一）霍奇金淋巴瘤

目前认为这是一种独立的类型，在肿瘤组织中存在R-S（Reed-Stemberg）细胞为HL的特征。目前普遍采用1965年Rye会议的分类法，该分类法简便，又便于指导临床工作，国内以混合细胞型为最常见，其次为结节硬化型，其他型较少见（表6-8）。

表6-8 霍奇金淋巴瘤的分型（1965年Rye会议）

类型	R-S细胞	病理组织学特点	临床特点
淋巴细胞为主型	少见	结节性浸润，主要为中小淋巴细胞	病变局限，预后较好
结节硬化型	细胞较大	胶原纤维将浸润细胞分隔成结节	年轻人多见，诊断时多在Ⅰ、Ⅱ期，预后相对好
混合细胞型	较多	纤维化伴局限坏死	有播散倾向，预后相对较差
淋巴细胞减少型	数量不等	主要为组织细胞浸润	老年人多见，预后最差

（二）非霍奇金淋巴瘤

1982年美国国立癌症研究所制订NHL国际工作分型（IWF），因与当时的疗效及预后等有一定的符合度，故被各国专家认同与采纳（表6-9）。

表6-9 非霍奇金淋巴瘤的国际工作分型（IWF，1982）

恶性程度	病理组织学特点
低度	A．小淋巴细胞型
	B．滤泡性小裂细胞型
	C．滤泡性小裂细胞与大细胞混合型
中度	D．滤泡性大细胞型
	E．弥漫性小裂细胞型
	F．弥漫性大、小细胞混合型
	G．弥漫性大细胞型
高度	H．免疫母细胞型
	I．淋巴母细胞型（曲折核或非曲折核）
	J．小无裂细胞（Burkitt或非Burkitt淋巴瘤）型
其他	毛细胞型、皮肤T细胞型、组织细胞型、髓外浆细胞瘤、不能分型及其他

1994 年提出了欧美淋巴瘤分型修订方案，2001 年 WHO 在此基础上提出了淋巴组织肿瘤分型方案，其内容有形态学特点，也反映应用单克隆抗体、细胞遗传学和分子生物学等新技术对淋巴瘤的新认识及确定的新病种，见表 6-10。

表6-10　淋巴组织肿瘤WHO分型（2001年）

霍奇金淋巴瘤	B 细胞	T 细胞和 NK 细胞
结节性淋巴细胞为主型霍奇金淋巴瘤（NLPHL）	原始 B 细胞肿瘤	原始 T 细胞肿瘤
典型霍奇金淋巴瘤*	B- 原淋巴细胞白血病 / 淋巴瘤*（B-ALL/LBL）	原始 T 淋巴细胞白血病 / 淋巴瘤*（T-ALL/LBL）
结节硬化型，1 和 2 级（NSHL）		
富于淋巴细胞典型霍奇金淋巴瘤（LPHL）	成熟（外周）B 细胞肿瘤	成熟（外周）T 细胞肿瘤
混合细胞型霍奇金淋巴瘤*（MCHL）	B- 慢淋白血病 / 小淋巴细胞淋巴瘤*（B-CLL/SLL）	T- 幼淋巴细胞白血病（T-PLL）
淋巴细胞消减型霍奇金淋巴瘤（LDHL）	B- 幼淋巴细胞白血病（B-PLL）	T- 大颗粒淋巴细胞白血病（T-LGL）
	B- 淋巴浆细胞白血病（LPL）	侵袭性 NK 细胞白血病（ANKCL）
	脾边缘区 B 细胞淋巴瘤 ± 绒毛状淋巴细胞（SMZL）	结外 NK/T 细胞淋巴瘤，鼻型（NK/TCL）
	毛细胞白血病（HCL）	肠病型 T 细胞淋巴瘤（ITCL）
	淋巴结边缘区 B 细胞淋巴瘤 ± 单核细胞样 B 细胞（MZL）	肝脾 γδT 细胞淋巴瘤 皮下脂膜炎样 T 细胞淋巴瘤
	浆细胞骨髓瘤 / 浆细胞样淋巴瘤*（PCM/PCL）	蕈样肉芽肿*/ 赛塞里（Sézary）综合征（MF/SS）
	黏膜相关性淋巴样组织结外边缘区 B 细胞淋巴瘤*（MALT-MZL）	间变性大细胞淋巴瘤（ALCL）T 和裸细胞，原发性皮肤型
	滤泡性淋巴瘤（FL）	周围性 T 细胞淋巴瘤*，无其他特征（PTCL）
	套细胞淋巴瘤*（MCL）	血管免疫母细胞性 T 细胞淋巴瘤*（AITCL）
	弥漫性大 B 细胞淋巴瘤*（DL-BCL）	间变性大细胞淋巴瘤*（ALCL）T 和裸细胞，原发性全身型*
	Burkitt 淋巴瘤*（BL）	

注：*常见类型。2008 年 WHO 提出淋巴瘤分型新方案，在此不再赘述

【临床表现】

淋巴瘤可原发于淋巴结或结外淋巴组织，可引起淋巴结肿大和压迫症状，侵犯器官组织，引起各系统症状，是两类淋巴瘤表现的共同点，但各类又有不同。

（一）霍奇金淋巴瘤

多见于青年人，儿童少见。

1．淋巴结肿大及全身组织器官受累　多数患者以无痛性、进行性颈部及锁骨上淋巴结肿

大为首发症状，其次为颌下、腋下、腹股沟等处淋巴结肿大，肿大淋巴结可以互相粘连融合成块，质硬无压痛。少数患者仅有深部淋巴结肿大，并可压迫邻近器官引起症状，如纵隔淋巴结肿大，可致咳嗽、胸闷、上腔静脉压迫综合征；腹膜后淋巴结肿大可压迫输尿管，引起肾盂肾炎；硬膜外肿块可导致脊髓压迫症等。侵犯各器官可引起肺实质浸润、胸腔积液、骨痛、腰胸椎破坏及肝脾大、肝痛、黄疸等。

2．全身症状 30% ~ 40% HL 患者以原因不明的持续发热为起病症状，此时常已有腹膜后淋巴结受累，男性多见，且一般年龄稍大，发热可为周期性或持续性高热；发热后常有盗汗、疲乏、消瘦。另外，常见部分患者全身或局部皮肤瘙痒，多见于年轻女性患者。

（二）非霍奇金淋巴瘤

与 HL 比较，NHL 临床表现特点是：

1．随年龄增长而发病增多，常以高热或各系统症状发病，无痛性进行性颈部和锁骨上淋巴结肿大为首发表现者较 HL 少；NHL 有远处扩散及常累及结外淋巴组织倾向，大多发展迅速，易发生早期远处扩散。

2．全身各组织器官受累 胃肠道受累以 NHL 为多见，侵犯部位多为小肠、胃，结肠很少受累。临床表现为腹痛、腹泻和肿块，症状可类似消化性溃疡、肠结核等。尸解 33.5% 有肾损害，常为双侧浸润，可表现为肾大、高血压、肾功能不全及肾病综合征。骨骼损害以胸椎及腰椎最常见，股骨、肋骨、颅骨次之。骨髓受浸润者占 1/3 ~ 2/3，约 1/5 NHL 患者在晚期发展成急性淋巴细胞白血病。皮肤受累表现为肿块、皮下结节及溃疡等。

发热、消瘦、盗汗等全身症状多见于晚期，很少见全身瘙痒。

【实验室及其他检查】

1．血象、骨髓象 骨髓涂片如能找到 R-S 细胞则是 HL 骨髓浸润的依据，霍奇金淋巴瘤常有轻或中度贫血。非霍奇金淋巴瘤白细胞数多正常，且少数晚期并发白血病，此时血象、骨髓象酷似急性淋巴细胞白血病。

2．其他检查 胸部 X 线、腹部超声或 CT 检查对纵隔、肺门淋巴结、腹腔内及腹膜后淋巴瘤诊断有帮助，特别指出 CT 是腹部检查的首选方法。活检取淋巴结病理切片有助于确定诊断。疾病活动期有红细胞沉降率加快、血乳酸脱氢酶活力增高，后者升高多提示预后不良；如血清碱性磷酸酶活力或血钙增加，常提示骨骼受累。染色体易位检查有助于 NHL 的分型诊断，如 t（14；18）是滤泡细胞淋巴瘤的标记，t（8；14）是 Burkitt 淋巴瘤的标记等。用淋巴细胞分化抗原的单抗测定淋巴瘤细胞的免疫表型，可区分 B、T 细胞的免疫表型，NHL 大部分为 B 细胞型。

【诊断要点】

进行性、无痛性淋巴结肿大者应考虑本病的可能，经淋巴结活检证实即可确诊。

根据病变范围不同，可将淋巴瘤分为四期，对于治疗方案选择及预后估计有帮助。1971 年 Ann Arbor 会议推荐的临床分期法主要用于 HL，NHL 也参照使用。现介绍主要分期如下：

Ⅰ期：病变仅限于 1 个淋巴结区（Ⅰ）或结外单个器官局部受累（Ⅰ E）。

Ⅱ期：病变累及横膈同侧 2 个或 2 个以上淋巴结区（Ⅱ），或病变局限侵犯淋巴结以外器官及横膈同侧 1 个以上淋巴结区（Ⅱ E）。

Ⅲ期：横膈上下两侧均有淋巴结病变（Ⅲ），可伴脾累及（Ⅲ S），或结外器官局限受累（Ⅲ E）或脾与局限性结外器官均受累（Ⅲ SE）。

Ⅳ期：1 个或多个结外器官广泛侵犯，伴或不伴淋巴结肿大，肝或骨髓只要受到累及均属Ⅳ期。

以上各期又可按患者有无全身症状（发热、体重减轻、盗汗等）分为 A、B 两组，A 组为无全身症状，B 组为有全身症状。

【治疗要点】

1. 放射治疗 ^{60}Co或直线加速器照射病变部位。照射方式有斗篷式，适用于病变位于横膈以上；倒"Y"字式，适用于横膈以下病变，照射部位应包括从横膈下淋巴结至腹主动脉旁、盆腔及腹股沟淋巴结，同时照射脾区。剂量为3000～4000Rad（30～40Gy），3～4周为1个疗程，全身淋巴结照射即膈上斗篷式加膈下倒"Y"字式。

放射治疗适用于Ⅰ、Ⅱ期病例，HL以ⅠA、ⅡA疗效好，早期常可达根治目的。NHL低度恶性组放疗后可无复发，存活达10年。Ⅲ、Ⅳ期病例应以化疗为主，选择性局部放疗。

2. 化学治疗 目前多采用联合化疗，争取首次治疗获得完全缓解，有利于患者长期存活。

HL的ⅠB、ⅡB和Ⅲ～Ⅳ期患者，即使属淋巴细胞消减型，也均应以化疗为主，巨大肿块可加用局部放疗。常用方案为MOPP方案，药物组成为氮芥、长春新碱、丙卡巴肼、泼尼松，至少用6个疗程，或至完全缓解，再给予2个疗程，一般可获良好疗效。目前采用ABVD（多柔比星、博来霉素、长春新碱、达卡巴嗪）也可获得缓解。有研究显示ABVD的缓解率和5年无病生存率均优于MOPP方案，故ABVD已成为HL的首选方案。目前治疗HL策略是化疗为主的放化疗综合治疗。

NHL按病理分类的中高度恶性组应以化疗为主，即Ⅰ、Ⅱ期也应化疗，必要时配合局部放疗，基本化疗方案为CHOP（环磷酰胺、多柔比星、长春新碱、泼尼松）或COP（环磷酰胺、长春新碱、泼尼松），恶性程度高者可分别或同时在化疗方案中加入博来霉素、甲氨蝶呤，对患者缓解率及生存期均有提高。

化疗药物副作用及其防治与急性白血病化疗药物类同。

3. 其他治疗 如属缓解期短、难治易复发的侵袭性淋巴瘤，年龄在55岁以下且重要脏器功能正常者，可考虑全淋巴结放疗及大剂量联合化疗后进行异基因或自身骨髓移植，已取得令人鼓舞的效果。脾功能亢进有切脾指征者，可行切脾术以提高血象。干扰素有生长调节及抗增殖效应，也可应用。单克隆抗体治疗可使用于NHL及HL的淋巴细胞表达CD20患者，凡CD20阳性的B细胞淋巴瘤，均可用CD20单抗（利妥昔单抗）治疗。胃淋巴瘤也可用抗幽门螺杆菌的药物治疗，部分患者淋巴瘤消失。

【主要护理措施】

1. 一般护理 卧床休息，食用高蛋白、高维生素、高热量饮食，以补充体内消耗，增强机体抵抗力。嘱患者积极配合治疗，疾病会逐渐好转，使患者保持心情平静。化疗放疗期间，病室要定期进行空气、地面消毒，治疗操作注意无菌，以预防感染。

2. 药物护理 遵医嘱给予化疗药物，常用药物有丙卡巴肼及博来霉素，此两种药易引起胃肠道反应如恶心、呕吐，还有皮炎、脱发、骨髓抑制，偶有肝、肾功能损害。患者化疗时出现上述反应需遵医嘱对症处理，并向患者解释脱发、皮炎在停药后可恢复。其他化疗药物副作用及防治可参考急性白血病一节。

3. 放疗护理 放疗期间应定期查白细胞计数，低于3×10^9/L则应报告医生是否停止治疗。若患者出现恶心、呕吐等副作用，应遵医嘱给予对症处理，且向患者说明上述症状在放疗停止后会逐渐消失。放疗局部若有烧伤，要及早涂烫伤油膏保护皮肤。

【健康教育】

1. 对治疗期、缓解期患者的指导 向家属及患者讲述有关疾病的知识及治疗方法，化疗、放疗的副作用，指出近几年由于治疗方法改进，淋巴瘤缓解率大大提高，不少患者达到完全治愈，鼓励患者定期来院化疗或放疗，并与医护人员积极配合，克服治疗中的副作用。

全部治疗结束，患者仍要保证充分休息、睡眠，加强营养，心情舒畅以提高免疫能力。如有身体不适或发现肿块应及早来医院检查。

2. 预后 淋巴瘤治疗已取得很大进步，HL已成为化疗可治愈的肿瘤之一。HL预后与组织类型及临床分期密切相关：淋巴细胞为主型预后最好，5 年生存率为 94.3%；淋巴细胞消减型最差,5 年生存率仅为 27.4%。HL 的临床分期中，Ⅰ、Ⅱ期 5 年生存率为 90% 以上，Ⅲ、Ⅳ期及其他组织类型预后较差。老年人及儿童预后一般比中青年要差。NHL 与病理类型密切相关，低度恶性组发现较早，经合理治疗可存活 5 ~ 10 年或以上，其他恶性程度高组预后不佳。

小　结

1. 淋巴瘤为是原发于淋巴结和淋巴组织，且是免疫系统的恶性肿瘤；病理学将淋巴瘤分为霍奇金淋巴瘤和非霍奇金淋巴瘤两大类。目前对淋巴瘤的病因及发病机制尚不清楚。

2. 多数霍奇金淋巴瘤患者以无痛性、进行性颈部及锁骨上淋巴结肿大为首发症状，其次为颌下、腋下、腹股沟等处淋巴结肿大。少数患者仅有深部淋巴结肿大，并可压迫邻近器官引起症状，如纵隔淋巴结肿大时有上腔静脉压迫综合征，腹膜后淋巴结肿大可压迫输尿管等。非霍奇金淋巴瘤常以高热或各系统症状发病，无痛性进行性颈部和锁骨上淋巴结肿大为首发表现者较 HL 少；NHL 有远处扩散及原发累及结外淋巴组织倾向，大多发展迅速，易发生早期远处扩散。

3. 依据病情、病理可选用放射治疗及化疗。

4. 根据采用的治疗方案不同，对放射治疗及化疗进行相应护理。

（姚景鹏）

第六节　血栓性疾病

学习目标

通过本节内容的学习，学生应能够：

◎ 识记

陈述血栓性疾病的定义。

◎ 理解

归纳血栓性疾病的病因及发病机制、临床表现及诊断要点、治疗要点。

◎ 运用

对血栓性疾病患者进行护理及健康教育。

血栓形成（thrombosis）是指在一定条件下，血液有形成分在血管内（多数为小血管）形成栓子，造成血管部分或全部堵塞，相应组织和（或）器官血供障碍的病理过程。依血栓组成成分可分为血小板血栓、红细胞血栓、纤维蛋白血栓和混合血栓等。按血管种类可分为动脉性、静脉性和毛细血管性血栓。

血栓栓塞（thromboembolism）是血栓由形成部位脱落，在随血流移动的过程中部分或全部堵塞某些血管，引起相应组织和（或）器官缺血、缺氧、坏死（动脉血栓）及淤血、水肿（静脉血栓）的病理过程。

以上两种病理过程所引起的疾病，临床上称为血栓性疾病。

血栓性疾病严重威胁人类生命健康，其发病率高居各种疾病之首，近年来有渐增趋势，是当代医学研究的重点之一。

【病因和发病机制】

本病的病因和发病机制十分复杂，目前尚未完全阐明，但近年研究表明血栓性疾病的发生、发展主要与下列6种因素有关：

1．血管内皮损伤　当血管内皮细胞因机械（如动脉粥样硬化）、化学（如药物）、生物（如内毒素）、免疫及血管自身病变等因素受损伤时，可促使血栓形成。发病机制是：①内皮损伤组织因子释放，致外源凝血途径被激活；②血管壁受损促凝血因子被激活，致内源凝血途径被激活；③血小板黏附、聚集反应增加可促进血栓的形成。

2．血小板数量增加、活性增强　各种导致血小板数量增加、活性增强的因素，均有诱发血栓性疾病发生的可能，如血小板增多症及机械、化学、生物、免疫反应等导致血小板破坏加速。目前认为血小板因素在动脉血栓形成的发病中有更为重要的地位。

3．血液凝固性增高　在各种生理和病理状态下，如妊娠、高龄及创伤感染等应激反应、高脂血症、恶性肿瘤等，人体凝血活性增加。高凝状态是血栓性疾病的发病基础。

4．抗凝活性减低　人体生理性抗凝活性减低，是血栓形成的重要条件。包括遗传性或获得性的抗凝蛋白含量及活性异常：①抗凝血酶原减少或缺乏；②抗凝血酶（AT）减少或缺乏；③某些凝血因子结构异常引起抗蛋白C现象等。

5．纤溶活性降低　临床常见有：①纤溶酶原结构或功能异常，如异常纤溶酶原血症；②纤溶酶原激活剂释放障碍等。以上因素可致人体对纤维蛋白的清除能力下降，有利于血栓形成及扩大。

6．血液流变学的改变　各种原因引起的血液黏滞度增高、红细胞变形能力下降等，均可导致全身或局部血流淤滞、缓慢，为血栓形成创造条件。如高脂血症、脱水、红细胞增多症等。

【临床表现】

因血栓形成的血管类型、部位、血栓形成速度等不同，其临床表现不同，分述如下：

1．动脉血栓形成　动脉血栓形成多见于冠状动脉、脑动脉、肠系膜动脉和肢体动脉等，这些部位的血栓多数是在动脉粥样硬化斑块破裂的基础上形成的，即血管内皮的损伤导致血栓形成，早期多为血小板血栓，随后为纤维蛋白血栓。临床表现：①发病多较突然，可有局部剧烈疼痛，如心绞痛、腹痛、肢体剧烈疼痛等；②由于相关供血部位缺血缺氧所致器官、组织结构及功能异常，可表现为心肌梗死、心律失常、心源性休克、脑梗死（可有意识障碍、偏瘫）和急性下肢缺血、坏死等；③血栓脱落引起脑栓塞、肾栓塞等相关症状及体征。

2．静脉血栓形成　最为多见。常见于深静脉腘静脉、股静脉、肠系膜静脉等，多为红细胞血栓或纤维蛋白血栓。主要表现有：①血栓形成导致受累局部血液回流不畅，发生淤血和水肿、疼痛，甚至局部坏死；②深静脉系统的血栓可以顺血流栓塞到肺动脉导致肺栓塞，甚至导致死亡。肺栓塞多发生在深静脉血栓形成的基础之上，尤其近端深静脉包括腘静脉以上。因此，对于肺栓塞应该从预防深静脉血栓形成开始。

3．毛细血管血栓形成 常见于弥散性血管内凝血、血栓性血小板减少性紫癜等。临床表现为皮肤黏膜栓塞性坏死，微循环不良可致器官功能障碍。

【诊断要点】

此类疾病的诊断主要基于基础疾病，如动脉粥样硬化、糖尿病、肾病等，以及各种血栓形成及栓塞的症状和体征，辅助检查如CT、多普勒血管超声、MRI和血管造影等。

【治疗要点】

（一）治疗基础疾病

控制糖尿病、高脂血症，防治动脉粥样硬化症。

（二）一般治疗

卧床休息，肢体静脉血栓形成者应抬高患肢。

（三）对症治疗

包括止痛、纠正器官功能衰竭等。

（四）抗血栓药物治疗

1．抗凝治疗 凝血酶是使纤维蛋白原转变为纤维蛋白并最终形成血栓的关键环节，因此抑制凝血酶很重要。抑制途径包括抑制其生成即抑制活化的因子X和直接灭活已形成的凝血酶。目前认为抑制前者较后者在预防和治疗血栓形成方面更有效。

（1）肝素：肝素作为抗凝血酶药物在临床应用较普遍，主要应用于近期发生的血栓性疾病，肝素钠的初始剂量为10000～20000U/d，每6～8h一次，静脉滴注，用部分凝血活酶时间（APTT）监测以调整剂量，使APTT延长1～2倍为宜，总疗程一般不宜超过10日。普通肝素的常见副作用为血小板减少、出血等。

低分子肝素平均分子量为4000～6500，其抗因子Xa的作用是普通肝素的2～4倍。低分子肝素应用方便，不需监测凝血时间，较少引起血小板减少、出血等，国内外治疗指南建议可用低分子量肝素代替普通肝素，我国已在临床上广泛应用，剂量为3000IU/d，皮下注射，每日1～2次。

（2）抗凝血酶（AT）：主要用于AT缺乏症及DIC患者，可增强肝素的抗凝效果，以减少肝素所致出血并发症。

（3）口服抗凝药：华法林可抑制肝合成的凝血因子Ⅱ、Ⅶ、Ⅸ、X的活化，使之停留在原有抗原无活性的状态。此药常在肝素治疗的同时或后期给药，以抵消华法林治疗初期5天内诱发的短暂高凝；常用剂量为2～3mg/d，用药时需监测凝血酶原时间（PT）。

2．抗血小板药物治疗 急性血栓形成中血小板活化起着重要的作用，血小板被激活后，触发血小板黏附、活化和聚集，形成血小板栓子，导致血栓形成。有效的抗血小板治疗已成为急性血栓形成的常规治疗。常用的药物包括环氧化酶抑制剂、特异性因子Xa抑制剂、血小板膜糖蛋白Ⅱb/Ⅲa受体拮抗剂等。

（1）环氧化酶抑制剂：代表药物为阿司匹林，通过抑制血小板内的环氧化酶达到阻断血小板聚积而发挥抗血栓作用。小剂量（50～150mg/d）阿司匹林可以选择性抑制血小板聚积；大剂量（$>$500mg/d）不但不能增加疗效，反而会引起明显的胃肠道反应、血小板减少和出血并发症等。

（2）二磷酸腺苷（ADP）受体拮抗剂：是一种强有力的抗血小板制剂，可抑制ADP诱导的血小板的聚集。常用药物为噻氯匹定（ticlopidine，抵克力得），250mg/d，常见的副作用是胃肠道反应、皮疹、出血等，一般不严重，停药后自然消失。最严重的副作用是骨髓抑制，包括粒细胞及各类血细胞减少；长期口服噻氯匹定后还可致总胆固醇水平升高，发生率为9%，该药因副作用较大，现已被氯吡格雷所代替。氯吡格雷（clopidogrel，波立维）常用剂量为

75mg/d，药理作用同噻氯匹定，起效快，口服 2h 即起效，而没有噻氯匹定引起粒细胞减少的副作用。

（3）血小板膜糖蛋白（GP）Ⅱb/Ⅲa 受体拮抗剂：有强的抗血小板聚集反应，短期内可降低突发性血管闭塞及冠脉血栓形成的发生率。该药口服无效，需静脉注射，GP Ⅱb/Ⅲa 受体拮抗剂的最大潜力在于对冠心病的一、二级预防。

（4）双嘧达莫：通过抑制磷酸二酯酶或增加腺苷环化酶活性，抑制血小板聚集而发挥抗血小板作用。常用剂量为 25 ～ 50mg，每日 3 次。双嘧达莫的不良反应有恶心、消化道不适和头痛。

3．溶栓治疗 主要用于新近血栓形成或血栓栓塞的治疗。动脉血栓最好在发病 3h 内进行，最晚不超过 6h；静脉血栓应在发病 72h 内实施，最晚不超过 6 日。

该类药物主要通过激活纤维蛋白溶解酶原（Pg）转化成纤维蛋白溶解酶（Pm），纤维蛋白溶解酶可以催化血栓的纤维蛋白（F）水解。静脉注射溶栓药物或应用导管将溶栓药物注射于局部，以溶解血栓，恢复正常血供。常用溶栓药物有尿激酶（UK）、链激酶（SK）、组织型纤溶酶原激活剂（t-PA）等。

溶栓治疗的监测指标有两种：①血纤维蛋白原，应维持在 1.2 ～ 1.5g/L 水平以上；②血 FDP 检测，使其在 400 ～ 600mg/L 为宜。

（五）介入疗法和手术治疗

如对重要脏器（心、脑等）新近形成的血栓或血栓栓塞（动脉血栓 6h，静脉血栓 6 日），可通过导管将溶栓药物注射于局部，以溶解血栓，恢复正常血供；恢复血管通畅的人工机械方法还有球囊导管术。以上疗法在急性心肌梗死治疗中已取得极大成功。对陈旧性血栓经内科治疗效果不佳而侧支循环形成不良者，可考虑外科栓子切除术治疗，即手术取出血栓或切除栓塞血管段并重新吻合。

【主要护理措施】

1．病情观察 对新近形成的血栓或血栓栓塞患者应监测意识状态、血压、脉率及呼吸频率、局部疼痛、皮肤温度及颜色变化。测尿量，以防肾衰竭。

2．用药护理 普通肝素应定时测 APTT，且及时向医生汇报，以调整剂量；华法林口服应定时查凝血酶原时间（PT）；采用溶栓疗法应定时查血纤维蛋白原及血 FDP，以上均应向医生报告，对药物剂量调整很重要。对患者用药出现的副作用应注意观察，且与医生商量如何处理。

3．对基础疾病的护理 冠状动脉粥样硬化、糖尿病、血脂异常等护理措施见相关章节。

【健康教育】

1．对已有冠心病、脑血管疾病患者及高龄、高脂血症、糖尿病者应进行血栓性疾病知识教育，告知其以预防为主，遵医服药极重要且定期门诊复查；适量活动以舒适为度。

2．对有基础疾病者讲述治疗该病是防治血栓性疾病的重要措施，故患者应认真对待所患的疾病，保持正确生活方式如低盐、低热量、低脂饮食控制，坚持每日适量活动，戒烟戒酒等。

3．告知已患血栓性疾病者遵医服药，坚持康复治疗，定期门诊复查。

小 结

1. 血栓形成是指血液有形成分在血管内形成栓子，造成血管部分或全部堵塞，相应组织和（或）器官血供障碍的病理过程；血栓栓塞是血栓由形成部位脱落，在随血流移动的过程中部分或全部堵塞某些血管，引起相应组织和（或）器官缺血、缺氧、坏死（动脉血栓）及淤血、水肿（静脉血栓）的病理过程。以上两种病理过程所引起的疾病临床上称为血栓性疾病。

2. 动脉血栓形成的临床表现：①发病多较突然，可有局部剧烈疼痛，如心绞痛、腹痛、肢体剧烈疼痛等；②由于相关供血部位缺血缺氧所致器官、组织结构及功能异常，如心肌梗死、心律失常、心源性休克、脑梗死（可有意识障碍、偏瘫）和急性下肢缺血、坏死等。

静脉血栓形成最为多见。常见于深静脉腘静脉、股静脉、肠系膜静脉等。主要表现：①血栓形成导致受累局部血液回流不畅，发生淤血和水肿、疼痛，甚至局部坏死；②深静脉系统的血栓可以顺血流栓塞到肺动脉导致肺栓塞，甚至导致死亡。

3. 治疗要点：治疗基础疾病，控制糖尿病、高脂血症，防治动脉粥样硬化症；一般治疗包括卧床休息、肢体静脉血栓形成者抬高患肢；对症治疗包括止痛、纠正器官功能衰竭等；药物治疗主要为各种抗血栓药物；必要时行介入及手术治疗。

4. 会对血栓患者进行护理及健康教育。

（姚景鹏）

第七节 多发性骨髓瘤

学习目标

通过本节内容的学习，学生应能够：

◎ 识记

陈述多发性骨髓瘤的定义。

◎ 理解

归纳多发性骨髓瘤的病因及发病机制、临床表现及诊断要点、治疗要点。

◎ 运用

对多发性骨髓瘤患者进行护理及健康教育。

多发性骨髓瘤（multiplemyeloma，MM）是浆细胞恶性增殖性疾病。在骨髓内有克隆性浆细胞（或称骨髓瘤细胞）异常增生，并分泌单克隆免疫球蛋白或其片段（M 蛋白），引起溶骨性骨骼破坏，导致相关器官或组织损伤。常见临床表现为骨痛、贫血、肾功能损害、感染和高钙血症等。我国骨髓瘤发病率约为 1/10 万，低于欧美工业发达国家；发病年龄大多在 50 ～ 60

岁，40 岁以下者较少见，男女之比为 3 ∶ 2。

【病因和发病机制】

病因尚不明确。遗传、环境因素、化学物质、病毒感染、慢性炎症、抗原刺激等可能与骨髓瘤的发病有关。有学者认为人类疱疹病毒 8 型（humanherpesvirus-8，HHV-8）参与了骨髓瘤的发生。目前认为骨髓瘤细胞起源于 B 细胞，细胞因子白介素 -6（IL-6）是促进 B 细胞分化成浆细胞的调节因子。进展性骨髓瘤患者骨髓中 IL-6 异常升高，提示以 IL-6 为中心的细胞因子网络失调可导致骨髓瘤细胞增生。现认为 IL-6 是骨髓瘤细胞的生长因子，IL-6 促进骨髓瘤细胞增生，抑制骨髓瘤细胞凋亡。

【临床表现】

（一）骨骼损害

骨髓瘤细胞在骨髓中大量增生，刺激由基质细胞衍变而来的成骨细胞过度表达 IL-6，激活破骨细胞，导致骨质疏松甚至溶骨性破坏。骨痛常为早期的主要症状，随病情发展而加重。疼痛部位多在腰骶部，其次是胸廓和肢体。活动或扭伤后骤然剧痛者有自发性骨折的可能，多发生在肋骨、锁骨、下胸椎和上腰椎。骨髓瘤细胞浸润骨骼时可引起局部肿块，多见于肋骨、锁骨、胸骨及颅骨。少数病例仅有单个骨骼损害，称为孤立性浆细胞瘤。

（二）感染

正常多克隆免疫球蛋白减少及中性粒细胞减少者，免疫力下降，容易发生各种感染，如细菌性肺炎和尿路感染，甚至败血症。病毒感染以带状疱疹多见。

（三）贫血

90% 以上患者有程度不一的贫血，部分患者以贫血为首发症状，贫血的发生与骨髓瘤细胞浸润抑制造血、肾功能不全等有关。

（四）出血倾向

以鼻出血、牙龈出血和皮肤紫癜为多见。出血的原因有：①血小板减少，且 M 蛋白包在血小板表面，影响血小板的功能；②凝血障碍：M 蛋白与纤维蛋白单体结合，影响纤维蛋白多聚化，M 蛋白尚可直接影响因子Ⅷ的活性；③血管壁因素：高免疫球蛋白血症和淀粉样变性，可损伤血管壁。

（五）淀粉样变性和雷诺现象

少数患者，尤其是 IgD 型，可发生淀粉样变性，主要表现为舌、腮腺肿大，心脏扩大，腹泻或便秘，皮肤苔藓样变，外周神经病变以及肝、肾功能损害等。如果 M 蛋白为冷球蛋白，则可引起雷诺现象。

（六）高钙血症

表现为呕吐、乏力、意识模糊、多尿或便秘等。发生机制包括破骨细胞引起的骨再吸收和肾小球滤过率下降致钙的清除能力下降。

（七）肾功能损害

为本病的重要表现之一。临床表现有蛋白尿、管型尿甚至急、慢性肾衰竭。急性肾衰竭多因脱水、感染、静脉肾盂造影等引起。慢性肾衰竭发病机制有以下几方面：①游离轻链（本周蛋白）被肾近曲小管吸收后沉积在上皮细胞胞质内，使肾小管细胞变性、功能受损，如蛋白管型阻塞，则导致肾小管扩张；②高血钙引起多尿以至少尿；③尿酸过多，沉积在肾小管，导致尿酸性肾病。

（八）高黏滞综合征

血清中 M 蛋白增多，尤以 IgA 易聚合成多聚体，可使血液黏滞性过高，引起血流缓慢、组织淤血和缺氧，在视网膜、中枢神经和心血管系统尤为显著。临床表现有头昏、眩晕、眼花、耳鸣，并可突然发生意识障碍、手指麻木、冠状动脉供血不足、慢性心力衰竭等症状。

（九）髓外骨髓瘤细胞浸润

1．器官肿大 如淋巴结及肾、肝、脾等受累器官肿大，临床发现肝大者约占40%，半数有脾大。

2．神经损害 临床上以胸、腰椎破坏压迫脊髓所致的截瘫较常见，其次为神经根损害。脑膜如有骨髓瘤细胞浸润则可致脑神经瘫痪，但较少见。3% ~ 5% 的患者可出现多发性神经病变，表现为双侧对称性远端感觉和运动障碍。如同时有多发性神经病变（P）、器官肿大（O）、内分泌病（E）、单株免疫球蛋白血症（M）和皮肤改变（S）者，称之为POEMS综合征。

3．髓外浆细胞瘤 临床表现为孤立性病变仅见于软组织者，如口腔及呼吸道等。

4．浆细胞白血病 多发性骨髓瘤也可发展为浆细胞白血病，大多属IgA型，症状和治疗同其他急性白血病，外周血中浆细胞大于 $2.0\times10^9/L$ 时即可诊断。

【实验室和其他检查】

（一）血象

贫血可为首见征象，多属正常细胞性贫血。血片中红细胞排列成钱串状（缗钱状叠连），白细胞总数正常或减少。红细胞沉降率显著增快。晚期有全血细胞减少，并可发现骨髓瘤细胞在血中大量出现。血小板计数多数正常，有时可减少。

（二）骨髓象

主要为浆细胞系异常增生，并伴有质的改变。骨髓瘤细胞大小形态不一，成堆出现。有时可见多核（2 ~ 3个核），核内有核仁1 ~ 4个，并可见双核或多核浆细胞。骨髓瘤细胞免疫表型为 $CD38^+$、$CD56^+$。

（三）血液生化检查

1．单克隆免疫球蛋白血症的检查

（1）蛋白电泳：患者血清或尿液在蛋白电泳时可见一浓而密集的染色带，扫描呈现基底较窄单峰突起的M蛋白（myelomaprotein）。

（2）免疫固定电泳：可确定M蛋白的种类并对骨髓瘤进行分型。①IgG型骨髓瘤约占52%，IgA型约占21%，轻链型约占15%，个别为IgD型，IgE型及IgM型均极罕见；②伴随单株免疫球蛋白的轻链，不是κ链即为λ链；③约1%的患者血清或尿中不能分离出M蛋白，称为不分泌型骨髓瘤。少数患者血中存在冷球蛋白。免疫固定电泳发现重链是诊断重链病的重要证据。

（3）血清免疫球蛋白定量测定：显示骨髓瘤患者单克隆免疫球蛋白增多的同时，正常免疫球蛋白减少。

（4）血清游离轻链检测：结合蛋白电泳和免疫固定电泳能提高多发性骨髓瘤和其他相关浆细胞疾病检测的敏感性。

2．血钙、磷测定 因骨质广泛破坏，出现高钙血症。晚期肾功能减退，血磷也增高。由于本病主要为溶骨性改变而无新骨形成，通常血清碱性磷酸酶正常。

3．血清 β_2 微球蛋白及血清乳酸脱氢酶活力 两者均高于正常。β_2 微球蛋白是由浆细胞分泌的，与全身骨髓瘤细胞总数有显著相关性。血清乳酸脱氢酶水平也可反映肿瘤负荷，所以可用以提示预后和预测治疗效果。

4．白细胞介素6（IL–6）和C反应蛋白（CRP） 骨髓瘤患者的血清IL-6和CRP呈正相关。血清IL-6和血清可溶性IL-6受体（sIL-6R）水平反映疾病的严重程度。

5．尿和肾功能检查 90%以上的患者有蛋白尿。血清尿素氮和肌酐可增高。约半数患者尿中出现本周蛋白（Bence-Jones protein）。本周蛋白的特点是：①由游离轻链κ链或λ链构成，分子量小，故血清中常不能发现，可从尿中大量排出；②当尿液逐渐加温至 45 ~ 60℃时，本周蛋白开始凝固，继续加热至沸点时重新溶解，再冷至 60℃以下，又出现沉淀；③尿蛋白电泳时，出现浓集区带，即本周蛋白。

（四）影像学检查

骨病变有以下 3 种 X 线表现：①早期为骨质疏松，多在脊柱、肋骨和盆骨；②典型病变为圆形、边缘清楚如凿孔样的多个大小不等的溶骨性损害，常见于颅骨、盆骨、脊柱、股骨、肱骨等处；③病理性骨折，常发生于肋骨、脊柱、胸骨。少数早期患者可无骨骼 X 线表现。为避免诱发急性肾衰竭，应禁止进行 X 线静脉肾盂造影检查。

（五）细胞遗传学

染色体的异常通常为免疫球蛋白重链区基因的重排。染色体的异常包括 del(13)、del(17)、t（4；14）、t（11；14）及 lq21 扩增。

【诊断、分型、分期】

（一）诊断标准

诊断多发性骨髓瘤的主要指标为：①骨髓中浆细胞＞ 30%；②活组织检查证实为骨髓瘤；③血清中有 M 蛋白：IgG ＞ 35g/L，IgA ＞ 20g/L 或尿中本周蛋白＞ 1g/24h。次要指标为：①骨髓中浆细胞占 10% ~ 30%；②血清中有 M 蛋白，但未达上述标准；③出现溶骨性病变；④其他正常的免疫球蛋白低于正常值的 50%。诊断 MM 至少要有一个主要指标和一个次要指标，或者至少包括次要指标①和②在内的三条次要指标。

有症状 MM 最重要的标准是终末器官的损害，包括贫血、高钙血症、溶骨损害、肾功能不全、高黏滞综合征、淀粉样变性或者反复感染。

（二）分型

根据血清 M 成分的特点可将本病分为 IgG 型、IgA 型、IgD 型、IgM 型、IgE 型、轻链型、非分泌型以及双克隆或多克隆免疫球蛋白型 8 种类型，其中 IgG 型最常见，其次为 IgA 型。

（三）分期

确定多发性骨髓瘤诊断和免疫球蛋白分型诊断后，应按国际分期系统（international staging system,ISS）进行分期（表 6-11），为判断预后和指导治疗提供依据。有肾功能损害者归入 B 组，肾功能正常者为 A 组。

表6-11　国际分期系统（ISS）

分期	分期的依据	中位生存时间
Ⅰ期	血清 β_2 微球蛋白＜ 3.5mg/L。血清白蛋白＞ 35g/L	62 个月
Ⅱ期	血清 β_2 微球蛋白介于Ⅰ期和Ⅲ期之间	44 个月
Ⅲ期	血清 β_2 微球蛋白＞ 5.5mg/L	29 个月

【治疗要点】

（一）治疗原则

对无症状或无进展的 MM 患者可以观察，每 3 个月复查 1 次。对有症状的 MM 患者应积极治疗。

（二）有症状 MM 患者的治疗

1. 化学治疗　有症状 MM 患者的初治方法为诱导化疗，常用化疗方案见表 6-12。来那度胺是一种有效的沙利度胺类似物，与地塞米松联合用于治疗复发、难治性 MM。

表6-12 骨髓瘤常用联合治疗方案

方案	药物	一般剂量	用法说明
MPT	美法仑（马法兰）	4mg/（m^2·d）	口服共7天　每4周重复一次，至少半年
	泼尼松	40mg/（m^2·d）	口服共7天
	沙利度胺	100mg/d	每天一次，连续半年
VAD	长春新碱	0.4mg/d	静脉滴注共4天　第4周重复给药
	多柔比星（阿霉素）	10mg/d	静脉滴注共4天
	地塞米松	40mg/d	口服，第1～4、9～12、17～20天
PAD	硼替佐米	1.3mg/（m^2·d）	静脉推注，第1、4、8、11天
	多柔比星	9mg/（m^2·d）	静脉滴注共4天
	地塞米松	30～40mg/d	口服，第1～4、8～11、15～18天
VADT	长春新碱	0.4mg/d	静脉滴注共4天　第4周重复给药
	多柔比星	10mg/d	
	地塞米松	40mg/d	
	沙利度胺	100～200mg/d	口服，第1～28天
DT	地塞米松	30～40mg/d	口服，第1～4、9～12、17～20天
	沙利度胺	100～200mg/d	口服，第1～28天
DTPAEC	地塞米松	40mg/d	口服，第1～4天
	沙利度胺	100mg/d	口服，连续
	顺铂	10mg/（m^2·d）	静脉滴注共4天
	多柔比星	10mg/d	静脉滴注共4天
	环磷酰胺	400mg/m^2	静脉滴注共4天
	依托泊苷	40mg/（m^2·d）	静脉滴注共4天

2．骨质破坏的治疗　二膦酸盐有抑制破骨细胞的作用，如唑来膦酸钠每个月4mg，静脉滴注，可减少疼痛，部分患者出现骨质修复。放射性核素内照射有控制骨损害、减轻疼痛的疗效。

3．造血干细胞移植　自体干细胞移植可提高缓解率，改善患者总生存期和无事件生存率，是适合移植患者的标准治疗。清髓性异基因干细胞移植可在年轻患者中进行，常用于难治复发患者。

4．贫血的治疗　可考虑促红细胞生成素治疗。

5．肾功能不全的治疗

（1）水化、利尿，减少尿酸形成和促进尿酸排泄。

（2）有肾衰竭者，应积极透析。

（3）慎用非甾体类抗炎镇痛药。

（4）避免使用静脉造影剂。

6．高钙血症的治疗水化、利尿　每日补液2000～3000ml，保持尿液量＞1500ml/d；可使用二膦酸盐、糖皮质激素和（或）降钙素。

7．高黏滞综合征的治疗　血浆置换可用于有症状的高黏滞综合征患者。

8．感染的治疗有感染症状者应用抗生素治疗　对粒细胞减少患者可给予G-CSF（粒系集落刺激因子）。

【主要护理措施】

1．**身心休息**　在疾病活动期，尤其伴骨痛、出血等症状者应少活动，多休息。

2．**饮食**　给予高热量、高蛋白、高维生素、少渣饮食，避免口腔黏膜擦伤，餐前后要用淡盐水漱口。

3．**症状护理**　①出血部位护理：皮肤出血时不可搔抓或挤压；鼻腔出血有血痂，不可用手挖，以防再出血；牙龈出血用苏打漱口液漱口，不可用牙刷、牙签清理牙齿。②骨痛护理：依据不同部位骨痛，决定采取侧位或仰卧位休息，以使骨痛减轻。③髓外浸润可致神经损害，如双侧下肢多发性神经病变，双下肢疼痛、麻木，夜间及寒冷时加重，故应保暖、将双下肢平放在床上。勿用暖水袋以免烫伤。

4．**病情观察**　多发性骨髓瘤患者有头昏、眼花、眩晕等可疑高黏滞综合征症状者应及时报告医生，遵医嘱取血查血液黏度；定期查血象，注意白细胞计数，过低应注意有感染的可能；血红蛋白降低、有贫血表现者，要少活动。血清乳酸脱氢酶水平增高与疾病严重程度有关，应注意定期检查

5．**药物护理**　口服美法仑可有恶心、呕吐等不适；多柔比星（阿霉素）可有心脏毒性如心律不齐等副作用，应及时作心电图；长春新碱可致末梢神经炎等。故按医嘱用药时应注意化疗药物的副作用，且及时向医生报告，以得到及时处理。

【健康教育】

1．**出院指导**　多发性骨髓瘤是需要长期治疗的疾病，故应向患者及家属说明出院后应遵医按时服药，或定期门诊化疗；在家饮食仍要为高蛋白、高维生素食品，保证营养；少去人多场所，以避免上呼吸道感染及外伤；有病情变化，如发热、皮肤或牙龈出血、骨痛加重等应及时门诊复查。

2．**预后**　多发性骨髓瘤病程有高度异质性，中位生存期为 3 ～ 4 年，有些患者可存活 10 年以上。影响预后的因素有年龄、C 反应蛋白水平、血清乳酸脱氢酶水平、骨髓浆细胞浸润程度、肾功能、ISS 及细胞遗传学异常等。

小　结

1.　多发性骨髓瘤是浆细胞恶性增殖性疾病。在骨髓内有克隆性浆细胞异常增生，并分泌单克隆免疫球蛋白或其片段（M 蛋白），引起溶骨性骨骼破坏，导致相关器官或组织损伤。

2.　病因尚不明确。遗传、环境因素、化学物质、病毒感染、慢性炎症、抗原刺激等可能与骨髓瘤的发病有关。

3.　常见临床表现为骨痛、贫血、肾功能损害、感染和高钙血症等。

4.　肾功能损害为本病的重要表现之一。高黏滞综合征是因血清中 M 蛋白增多，使血液黏滞性过高，引起血流缓慢、组织淤血和缺氧，临床表现有头昏、眩晕、眼花、耳鸣，并可突然发生意识障碍等症状。

4.　治疗要点：对无症状或无进展的 MM 患者可以观察，每 3 个月复查 1 次。对有症状的 MM 患者应积极进行化学治疗。

5.　护理要点为保证营养、休息，症状及药物护理，对患者及家属进行健康教育。

（姚景鹏）

第八节　输血反应及造血干细胞移植的护理

一、输血反应

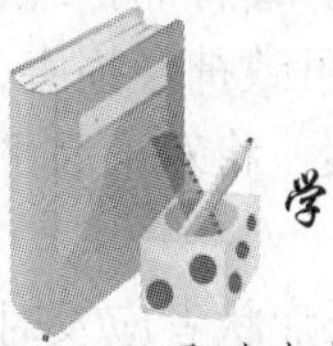

学习目标

通过本部分内容的学习，学生应能够：

◎ 识记

复述成分输血的含义及输血程序。

◎ 理解

归纳主要输血反应的临床表现及防治措施。

◎ 运用

对输血患者运用输血程序和实施护理措施。

输血在临床应用极为广泛，可分为输全血及成分输血。输全血在我国目前仍较普遍，库存血几乎不含或微含血小板、粒细胞及某些凝血因子且也会降解，临床应用时需注意此问题。近些年成分输血发展迅速，将全血分别制成高浓度制品如红细胞、白细胞、血小板、血浆等，根据患者需要可有针对性地进行治疗，成分输血节约血源是今后发展方向。输血对改善病情、提高疗效有重要作用。

输血反应以发热最多见，其次是过敏反应，而溶血反应及细菌污染血液的严重反应极为少见。近些年还发现输血可传播疾病，必须强调献血者需经审批合格，且在合格实验室作血型、肝功能、乙肝病毒、丙肝病毒及艾滋病病毒等一系列检查，合格者方可采血，以上程序国家均有严格规定，我国医护人员应学习遵守献血法规。发生输血反应不仅增加患者痛苦，而且可造成死亡，然而输血反应多数是可以避免的。强调输血程序为：

1．医护人员到血库领血时，应与血库人员共同查对输血申请单、交叉配血报告单（含供、受者血型鉴定）、血袋标签等，核对无误进行签字后才能发血。

2．取回血液，由病房 2 名医护人员再次核对供血是否符合相应的输血申请单要求，例如供血成分、血型、贮存时间、受血者姓名、年龄、性别、血型及床号、住院号等，需再次确定各项符合要求。

3．护士再到受血者床头核实姓名、年龄、性别、血型等后，采用标准输血器和严格无菌技术执行输血医嘱。

值得指出，临床工作需要护理人员具有输血的基本知识，另外，临床工作中严格执行输血操作程序，同时输血过程中要密切观察患者的反应，发现可疑反应要及时报告医生，以得到及早处理，上述各项是十分重要的工作环节。现分述各种输血反应及防治措施：

（一）发热反应

1．原因　主要是保养液配制不纯或输血器具等清洗不彻底，在血液或血制品中产生致热原（死菌、细菌产物等）引起，近些年使用一次性塑料制品输血用具，使致热原引起的发热有所减少。其次，多次输血患者体内产生抗白细胞或抗血小板抗体，再次输血可发生抗原抗体反应而导致发热。

2．临床表现 非溶血性发热是最常见的输血反应，发生率可达40%以上。多在输血后15min出现症状，有时发生在输血结束后1～2h。先有寒战，继之发热，体温可高达38～41℃，伴有头痛、恶心、呕吐、皮肤潮红，血压多无变化，一般1～2h后发热反应逐渐消退。在全身麻醉条件下，发热反应常不显著。

3．防治措施 一旦出现症状，应即刻停止输血，密切观察生命体征，寒战时给予保暖，按医嘱口服阿司匹林或抗组胺药物，必要时肌内注射异丙嗪或静脉滴注氢化可的松200mg，均可减轻发热。

预防发热反应的常用方法是：输血前过滤去除血液中所含致热原、白细胞及其碎片。若使用旧式输血器具，在输血后对输血器皿应严格清洗和消毒，并在输血前用无菌生理盐水冲洗。输血前半小时可按医嘱给予患者异丙嗪25mg肌内注射，并在输血头15min减慢输血速度。

（二）过敏反应

1．原因 多数发生在过敏体质的受血者或因多次受血而致敏，此外，血液或血制品含过敏原，而受血者体内有相应IgE、致敏的肥大细胞和嗜碱性粒细胞，可导致抗原抗体反应并释放出多种活性物质引起过敏反应。

2．临床表现 过敏反应大多发生在输血过程中或之后，轻者仅为皮肤瘙痒或荨麻疹，常在数小时后消退。重者可出现喉头水肿、支气管痉挛、支气管哮喘、血管神经性水肿，严重者发生过敏性休克。

3．防治措施 轻者可减慢输血速度并应用抗组胺药物如苯海拉明、异丙嗪等，过敏反应重者应停止输血，立刻皮下注射肾上腺素（1∶1000）0.5～1ml，或同时静脉滴注糖皮质激素。发生喉头水肿者，有时需作气管插管或气管切开，以防窒息。

有过敏史的患者，在输血前半小时口服苯海拉明或异丙嗪，可减轻或避免过敏反应。另外，不要选用过敏体质的供血者，并要求供血者在献血前4h禁食。

（三）溶血反应

溶血反应指输入的红细胞或受血者的红细胞发生大量破坏引起溶血。临床工作中以输入红细胞发生溶血更多见。此反应虽仅占输血反应的极少数，但是后果严重。

1．原因

（1）血型不合：一般指ABO血型不合的溶血反应，偶见于Rh血型系统。

ABO血型主要根据红细胞表面是否具有A或B抗原或称A或B凝集原而确定血型。例如A型血的红细胞膜上具有A型抗原，B型血的红细胞膜上有B型抗原，AB型血则红细胞膜上有A、B两种抗原，O型血的红细胞表面A、B两种抗原均不具备。ABO血型的血清中有两种不同抗体，即抗B抗体、抗A抗体，这些抗体生来就有或“天然”产生的，主要是IgM（表6-13）。

表6-13 血型、抗原与抗体自然分布情况

血型	红细胞表面抗原	血清中抗体
A	A	抗B
B	B	抗A
AB	A、B	无
O	无	抗A及抗B

从表6-11可看出，每种血型本身红细胞与血清之间抗原抗体不一致或缺乏任何一种，因此，不会发生凝集作用。当误输不合血型的血液，例如将B型血输给A型或O型血患者时，由于A型或O型血患者血清中存有抗B抗体，与B型血的红细胞表面B抗原发生抗原抗体反应，造成血管内溶血。

Rh血型系统抗原有多种，在临床工作中仅以红细胞表面D抗原存在则表示Rh阳性，不含D抗原者为阴性。Rh血型与ABO血型系统之间无相互关系，ABO血型可伴有Rh阳性或阴性。我国人口中Rh阳性占绝大多数。Rh血型发生溶血反应主要是Rh阴性者输入Rh阳性血液后，体内产生抗D抗体，当第二次再接受Rh阳性血液时，即可发生溶血，抗Rh抗体属IgG。Rh阴性者在妊娠时就可因胎儿少量Rh阳性红细胞而致敏，也可因输血而致敏，当已致敏者接受Rh阳性红细胞时就可能因抗原抗体反应引起严重溶血。已致敏者怀有Rh阳性胎儿时，其抗D抗体会通过胎盘引起严重新生儿溶血病。

过去认为O型血是万能输血者，因为O型血红细胞无抗原，其血清中抗A及抗B抗体被受血者血液稀释，不会发生溶血反应。近几十年来发现因输入O型血而发生溶血反应，说明O型血清中抗A、抗B抗体效价仍很高，有溶血能力。

（2）输血前供血者红细胞已被破坏：由于血液保存不妥或保存过期、输血前过度震荡、血液内加入低渗溶液如蒸馏水等引起。

（3）受血者红细胞本身原因：例如阵发性睡眠性血红蛋白尿患者输血后易使溶血加重，可能输入的补体促使患者红细胞加速破坏。

2．临床表现 一般在输血中或输血后发生。①急性输血性溶血表现：多在输入血液10～50ml后即可产生症状，随输血量增加，溶血反应加重。轻者有发热、一过性轻微黄疸及血红蛋白尿。重者寒战、高热、面色潮红、腰背疼痛、胸闷、呼吸困难、心率加快、血压下降等，随后出现黄疸和血红蛋白尿，常合并急性肾衰竭及弥散性血管内凝血甚至造成死亡；②慢性输血性溶血表现：输血数日后出现黄疸、网织红细胞升高等，可见稀有血型不合或首次输血后致敏产生同种抗体，再次输入该供者红细胞后发生溶血。

3．处理 当怀疑溶血反应时，应立即停止输血，报告医生，同时严密观察病情，遵医嘱做好以下各项检查和治疗。

（1）密切观察体温、血压、脉搏、呼吸、尿量及患者反应，记录输入血量及重病记录。迅速核对患者及供血者血型、交叉配血试验报告单、血袋姓名等有无差错，同时重新作供血者和受血者血型及交叉配血试验。

（2）立即取患者静脉血3～5ml，用离心沉淀，观察血浆颜色，若转变为淡红色，说明有多量游离血红蛋白，这是溶血反应的可靠证据。

（3）血红蛋白尿有时仅见于患者第一次尿液，注意观察输血后第一次尿标本很重要。3～6h内取血查血清胆红素，此时血清非结合胆红素已增高。

（4）及时治疗：出现溶血性休克要纠正休克，静脉注入地塞米松或氢化可的松，升压药可使用多巴胺，输血浆或右旋糖酐以补充血容量，有少尿者可静脉注射呋塞米（速尿）、20%甘露醇以达利尿目的。

4．预防 血型不合输血的发生，多由于工作粗枝大叶所致。因此，加强对工作人员责任感及严格遵守输血程序的教育极为重要。配血工作要求认真负责，领血及输血前要反复查对血型、姓名、床号。另外，输血时应采用同型血，且过期血不准使用。

（四）其他反应

1．细菌污染血液的输血反应 此种反应发生率为1%～3%，而死亡率高达60%～70%。

（1）原因：采血室空气严重污染；保养液、血袋及采血器灭菌不严或污染；供血者发生菌血症或冰箱温度不稳致血液中细菌繁殖。

（2）临床表现：大多数为革兰氏阴性杆菌污染。轻者易误认为发热反应，重者输入数毫升血液即可出现寒战、高热、胸闷、呼吸困难、恶心、腹痛、腹泻，甚至四肢湿冷、脉细弱、血压下降，表现为感染中毒性休克。

（3）抢救措施：一旦发现应立即停止输血，并报告医生。遵医嘱给予广谱抗生素、糖皮质激素及升压药物进行抗感染、抗休克治疗。并取剩余血及患者血液作血培养。

2．传播疾病　供血者的疾病通过输血传播给受血者。常见疾病为各型病毒性肝炎、疟疾、梅毒、艾滋病等。输血传播的肝炎主要是乙型肝炎和丙型肝炎。疟疾高发区输血是重要感染途径，多为间日疟。国外调查结果表明，输血和血浆制品引起艾滋病占所有输血病例的20%，我国对此应引起高度重视。

主要预防措施是严格选择供血者，除检查肝功能外，还应检查乙型肝炎病毒表面抗原、艾滋病病毒抗体，阳性者不可献血；以往曾患疟疾未经治疗或“治愈”未满3年者，均不应献血。我国在1998年10月已实施《中华人民共和国献血法》，是为保障献血者、受血者的健康，保障输血安全及血液质量的法律，我国医务人员必须遵循献血法，以保障输血、献血及人民生命的安全。

3．血循环负荷过重和枸橼酸中毒　输血量过多、速度过快可使心脏负荷加重，易导致急性左心衰竭，在老年人、贫血及心、肺疾病患者更易发生。其常在输血过程中或输血后突然发生呼吸困难、发绀、两肺湿啰音。发现上述情况应立即停止输血，按急性左心衰竭给予处理。另外，大量输血后（一次或一天内输入1500ml以上），可引起枸橼酸中毒，枸橼酸与游离血钙结合，可产生低钙血症，患者有低钙性手足搐搦及心律失常表现，治疗应补充钙剂。

小　结

1．成分输血是将全血分别制成高浓度制品如红细胞、白细胞、血小板、血浆等，根据患者需要有针对性地进行治疗，成分输血可节约血源。输血程序：①医护人员到血库领血时，应与血库人员共同查对输血申请单、交叉配血报告单等；②取回血液，由病房2名医护人员再次核对供血是否符合相应的输血申请单要求等；③护士再到受血者床头核实姓名、年龄、性别等。以上层层把关后，输血反应会减少，特别是血型不合的输血一般不会发生。

2．输血反应中，发热是最常见的，发生率可达40%以上，多在输血后15min出现症状；过敏反应大多发生在输血过程中或之后，轻者为皮肤瘙痒或荨麻疹，重者可出现喉头水肿、支气管痉挛，严重者发生过敏性休克；溶血反应多发生在血型不合的输血，多在输入血液10～50ml后即可产生症状，输血量增加，溶血反应加重。防治方法是护理人员对输血患者要密切观察病情，患者出现不适及时向医生报告且停止输血，争取时间给予相应处理。

二、造血干细胞移植的护理

学习目标

通过本部分内容的学习，学生应能够：

◎ 识记

说明造血干细胞移植的基本原理及异体 HSCT 和自体 HSCT 的含义。

◎ 理解

总结骨髓移植的步骤及相应护理措施。

◎ 运用

对造血干细胞移植患者实施护理。

造血干细胞移植（hematopoietic stem cell transplantation，HSCT）经过 40 余年不断发展，已可治愈不少造血系统恶性肿瘤及致命性血液病，造血干细胞移植已成为重要的有效治疗方法。其治疗基本原理是患者（受者）移植前接受超大剂量化疗和放疗，以最大限度地杀灭受者体内肿瘤细胞，并抑制其免疫反应和造血功能，然后经血管将供者（健康者）或自体造血干细胞输入患者体内，这些造血干细胞随血循环分布到全身骨髓组织中，在受者体内存活、生长、繁殖、分化，以达重建造血及重建免疫功能的目的。

按造血干细胞来源于健康供者还是患者本身，可分为 2 种，即异体 HSCT 及自体 HSCT。异体 HSCT 又分为：①异基因移植，将正常供者（不含同卵孪生者）造血细胞移植给受者；②同基因移植，是受者与供者基因完全相同的移植，在人类，只有同卵孪生间移植，供受者之间不会有移植物被排斥和移植物抗宿主病的免疫方面问题。自体造血干细胞移植是抽取患者自身造血细胞，待患者实施大剂量化疗或放疗后，再自身回输。

按造血细胞来源分为骨髓移植、外周血干细胞移植、脐血移植。①骨髓移植：采集骨髓液技术较成熟，采集自体骨髓液需加入冷冻保护剂，液氮保存或 −80℃深低温冰箱保存，移植时复温后回输。②外周血干细胞移植：使用造血生长因子后或在化疗后恢复期，血中造血干细胞明显升高，这时可采血。正常供体在采用造血因子的第 4 ～ 6 天，可用血细胞分离机采集外周血单个核细胞。一般造血重建快速而稳定。③脐血移植：脐血中造血干细胞和免疫细胞均相对不成熟，脐血移植后移植物抗宿主病相对少，造血重建速度较慢。

造血干细胞移植多应用于恶性病，如造血系统恶性疾病（急性白血病、慢粒白血病等）以及其他实体瘤，非恶性病如重型再障、重型海洋性贫血等疾病的治疗。下面主要介绍骨髓移植步骤及护理。

（一）术前准备及护理

1．供者准备 异基因骨髓移植应首先选择供者，然后供、受者抽血作人白细胞抗原（human leukocyte antigen，HLA）配型，选择组织相容的亲属为供者来源。供者确定后，移植前 2 周对供者进行循环采血，其目的是保证骨髓移植手术时有足够新鲜血液提供给供者，以避免发生失血性休克，另外，可以刺激供者骨髓造血干细胞生长。具体方法：第一次采血 400ml 放入冰箱保存，4 ～ 5 天后回输 400ml 血后再采血 600ml，放入冰箱保存，再隔 4 ～ 5 天将 600ml 血回输，采集 800ml 血准备为供者骨髓移植当天自体回输。

2．病室准备 患者（受者）居住在无菌层流室，按保护性隔离措施进行隔离。无菌层流室内设有空气净化器，达到空气净化的目的。患者入室前进行严格的空气消毒，常用方法为过氧乙酸熏蒸 12 ～ 24h 后，通风排气 1 ～ 2 天，再用含氯消毒剂擦洗全室，即可使用。

进住患者后每天用含氯消毒剂（0.2% 免克灵）擦洗患者床、家具、墙面和地面。

3．患者准备及护理

（1）一般躯体准备：对患者进行心、肺、肝、肾功能及口腔、鼻腔、直肠的检查；复查骨髓象、血象、血型。

（2）心理准备：向患者说明采用造血干细胞移植治疗的重要性，以及为何要进住无菌层流室，以减轻患者紧张及孤独感。

（3）预处理及其护理：入室前 2 天剃去全身毛发并洗澡，在入室当天用氯已定洗浴后进入无菌层流室。以后每日用氯霉素药液滴鼻及碘仿油膏涂鼻、外耳道喷雾及口腔含漱，可用百安锑等化学消毒剂，排便后用碘仿擦洗肛门。每日定时口服肠道不吸收的抗生素，可抑制肠道细菌繁殖，并食用无菌饮食以达预防内源性感染的目的。大多数患者，特别是青年人的恶性病均采用传统的清髓性预处理，预处理主要采用全身照射、细胞毒药物和免疫抑制剂。

预处理的目的：清除基础疾病如杀灭肿瘤细胞或白血病细胞；抑制受体免疫功能，避免排斥移植物，使骨髓移植得以成功。

预处理常用方案：如环磷酰胺每日 1.8g/m^2 体表面积，连用 2 天后，于骨髓移植术前 1 天行全身照射，总量 800 ～ 1200Rad（8 ～ 12Gy），1 次或分次照射。目前还可采用口服白消安代替全身照射，剂量为 1mg/kg，连用 4 天，每天分 4 次口服。预处理方案还可使用异环磷酰胺、米托蒽醌、多柔比星（阿霉素）、顺铂、紫杉醇等。

预处理的护理：

1）预防环磷酰胺副作用：大剂量环磷酰胺静脉滴注，其代谢产物对膀胱黏膜有化学性刺激作用，用药期间输液量要充足，连续输液，24h 保证入量 4000 ～ 5000ml，碱化尿液，以便使代谢产物被稀释并迅速排出体外。

2）预防尿酸肾病：在预处理期间，由于肿瘤细胞被大量破坏，释放出核糖核酸，易形成尿酸，为避免发生尿酸肾病，应鼓励患者多饮水，保证足够入量。

3）放疗反应的护理：放疗后患者常有恶心、呕吐、发热、腹泻、脸潮红、腮腺肿胀等反应，严格执行隔离措施，在无感染情况下，多在 1 周后症状消失。

4）病情观察：预处理期间认真观察生命体征，放疗、化疗反应，记录出入量，责任护士专人从始至终进行整体护理，及时发现患者的反应，及时报告医生，以便得到迅速处理。

（二）术中护理

1．骨髓液采集步骤 在手术室操作，手术者应在供者髂棘多部位抽取骨髓液，将采集的骨髓液立即置入含有肝素的保养液中，充分混合后，经不锈钢网或尼龙网过滤后装入血袋。

2．骨髓液回输注意事项

（1）在无菌层流室进行，经受者中心静脉插管输入，护理人员要在床旁监护，输注速度宜先慢后快，骨髓液在 6h 内需全部输完。每袋骨髓液至最后 5ml 时，应留在袋中弃去，以防脂肪颗粒引起肺栓塞。

（2）遵医嘱给予鱼精蛋白，目的是中和肝素，原则上鱼精蛋白 1mg 可中和 100U 肝素，保养液中肝素用量要计算准确。

（三）术后护理

1．一般护理 预处理用药患者常有恶心、呕吐、口腔黏膜炎等不适，多在移植后 5 ～ 7 天出现，故继续用漱口液漱口，每日 3 次；氯霉素眼药水滴眼每日 3 次；可用碘仿油膏涂鼻前庭，每日 2 次；氯霉素眼药水滴鼻预防鼻咽部感染；便后可用稀碘仿溶液冲洗肛门，且用碘仿软膏涂肛门；每日用氯已定（洗必泰）液擦浴，特别注意中心静脉插管局部护理。护理人员对上述护理部位要进行连续观察，发现可疑变化，应及时向医生报告。

2．预防感染的护理

（1）严格执行层流室内常规灭菌规定：每日用含氯消毒剂（0.2% 免克灵）擦洗全室墙壁及室内家具、器材及其他用品。

（2）工作人员遵守入层流室的制度：进入层流室时要穿戴消毒的帽子、口罩、隔离衣、袜套，双手用肥皂清洗后在氯己定溶液中浸泡 5min，然后戴上消毒手套才能入室接触患者。责任护士要严格执行上述规定，同时负有监督、检查责任。

（3）观察病情：每天要询问患者主诉，测体温、呼吸、血压、脉搏，听诊心率及肺部有无啰音。骨髓移植后患者白细胞总数一般在 1 周内降到 0 ～ $100/mm^3$，到第 3 周左右白细胞总数可回升达 $1000/mm^3$。患者粒细胞缺乏、免疫功能极度低下、黏膜屏障受损及留置导管，故极易发生细菌及病毒感染，若发现感染迹象应及时向医生报告。应注意以下几种感染：

1）细菌感染：目前由于细菌感染多发现早且联合使用足量广谱抗生素，细菌感染控制较好，注意警惕移植中后期患者骨髓造血功能虽基本恢复，但免疫功能缺陷，仍有较高感染风险。

2）病毒感染：常见移植后单纯疱疹病毒Ⅰ型和Ⅱ型感染，阿昔洛韦 5mg/kg，每 8h 1 次静脉滴注治疗有效。巨细胞病毒（CMV）感染是最严重的移植后病毒性感染，多发生在移植后 35 ～ 100 天，感染的原因是输入了 CMV 阳性血液或患者体内病毒激活。CMV 病表现为间质性肺炎，起病急、呼吸困难、呼吸加快、发热、末梢发绀及低氧血症，胸片呈弥漫性间质病变。处理措施是迅速高流量面罩或正压给氧，静脉使用更昔洛韦和免疫球蛋白。

3）念珠菌感染：可用氟康唑预防 200 ～ 400mg/d，口服。

（4）药物及插管的护理：遵医嘱给予成分输血及抗生素，做好中心静脉插管的护理，每 24h 换三通管，夜间用稍高浓度的肝素及抗生素将导管封闭，该插管可以放置 1 ～ 2 个月以上。

（5）适当增加肺部活动：血小板数回升至不易出血时，可指导患者进行室内活动，扩展胸部，加强扩胸运动，促进呼吸道分泌物排出。

3．预防出血的护理

（1）观察病情：注意观察皮肤有无出血点、瘀斑、鼻出血、牙龈出血，尿、便、痰液颜色，若发现可疑出血应及时报告医生，并配血、备浓缩血小板。

（2）监测血小板数：骨髓移植后每日测血小板，血小板回升至 $\geqslant 50\times10^9/L$ 的时间多长于 4 周。若血小板低于 $20\times10^9/L$，应向患者说明注意事项，如少活动，避免受外伤，排便时不可用力等。

（3）预防出血知识教育：指导患者勿用手挖鼻腔，不可用牙签剔牙，不用指甲搔抓皮肤，若发生头痛、恶心、呕吐或视物模糊要及时卧床休息，并通知医护人员。

4．预防移植物抗宿主病（graft versus host disease，GVHD）的护理　移植活的骨髓造血干细胞含有免疫活性细胞，主要是 T 淋巴细胞，与受者组织发生免疫反应可导致组织损伤，称为 GVHD。其临床类型分急、慢性两种，急性 GVHD 在骨髓移植后 3 个月内发生，3 个月以后发生者称为慢性 GVHD。GVHD 主要表现为皮疹（皮肤红斑和斑丘疹）、持续性厌食和（或）腹泻、肝功能异常，常伴有发热，轻者可治愈，重者表现为全身红皮病或斑丘疹、每天腹泻量＞ 1500ml、血总胆红素＞ 6mg/dl，病情严重可导致死亡。护理要点如下：

（1）预防性用药的护理：遵医嘱于移植前一天开始静脉滴注环孢素，每天每千克体重 2.5mg，持续给药约 1 个月，以后改为每天 6mg/kg 口服，直至 6 个月，也可联合使用甲氨蝶呤，于移植后第 1、3、6 和 11 天共静注 4 次。环孢素有肝、肾毒性，要定期检查肝、肾功能。此外，从移植物中去除 T 细胞也是有效预防 GVHD 的方法。急性 GVHD 治疗常较困难，甲泼尼龙为首选药物，剂量 1 ～ 2mg/（kg·d）。移植后生存期超过 6 个月的患者，20% ～ 50% 可合并慢性 GVHD，其表现类似自身免疫病，如系统性硬化病、关节炎、皮肌炎、面部皮疹等，常用泼尼松和环孢素治疗。

（2）观察病情：了解肝功能，观察全身皮肤有无斑丘疹、水疱或脱屑，每天排便次数、粪便性状，巩膜有无黄染，有 GVHD 可疑表现者应向医生报告。

（3）GVHD 发生后症状护理：有皮疹、水疱或皮肤大片脱屑的局部皮肤要注意清洁，不可使局部破损，勿受压或搔抓以免引起感染。腹泻出现后要记录每天排便次数、每次便量、便中有无肠黏膜脱落，记录出入量。黄疸出现要注意巩膜黄染及全身皮肤黄染变化情况，以协助了解肝损害程度。

（4）药物护理：遵医嘱使用大剂量糖皮质激素和小剂量免疫抑制剂时，注意药物副作用；大剂量糖皮质激素易诱发消化道出血及发生感染等，故应观察患者排便颜色，体温有无升高。

5．预防心力衰竭的护理　做骨髓移植的患者使用大量环磷酰胺及环孢素，这两种药均对心脏有毒性作用，加之大量输液、输骨髓液、输血，另外，患者血红蛋白下降至 60g/L 以下，均会增加心脏负荷，易诱发心力衰竭。护理要点如下：

（1）病情观察：每天测血压、呼吸频率、脉率，听心率、两肺底湿啰音，输液过程中若出现心率加快、呼吸频率加速，应迅速减慢输液速度，并向医生报告。

（2）用药护理：术后静脉给药、输液、输血时，滴注速度严格按医嘱执行，同时定时观察心律、心率、呼吸频率，听肺部有无湿啰音，以便能早发现早处理。

6．心理护理　患者单独居住在层流室 50 ～ 70 天，无亲人陪床，易产生紧张情绪及孤独感。要求护理人员不但要具有骨髓移植的理论知识及熟练的护理技能，而且还会应用 Maslow 层次需要理论指导护理工作。首先要满足患者生理需要，护士做好骨髓移植后各项护理工作，同时要满足患者爱的需求，待患者如亲人，传送家属与患者之间的信息，带给患者温暖，鼓励患者与医护人员配合，克服困难，以满足患者最高心理需求。

小　结

1. 造血干细胞移植的基本原理是患者（受者）移植前接受超大剂量化疗和放疗，以最大限度杀灭受者体内肿瘤细胞，并抑制其免疫反应和造血功能，然后经血管将供者（健康者）或自体造血干细胞输入患者体内，这些造血干细胞随血循环分布到全身骨髓组织中，在受者体内存活、生长、繁殖、分化，以达重建造血及重建免疫功能的目的。

2. 骨髓移植步骤分术前、中、后三步。术前护理重点为供者、病室及患者准备，了解预处理目的及常用方案；术中护理重点是骨髓液回输注意事项；术后护理重点是预防感染、出血及移植物抗宿主病。

（姚景鹏　颜　霞）

第七章　内分泌代谢性疾病患者的护理

第一节　概　述

学习目标

通过本节内容的学习，学生应能够：

◎ 识记

列举常见内分泌腺、激素及其功能、内分泌系统的负反馈调节。

◎ 理解

解释内分泌代谢性疾病常见症状、体征的发生原因、常用检查。

◎ 运用

按护理程序对本系统常见问题进行护理。

内分泌系统是由人体内分泌腺及分布在某些脏器中具有内分泌功能的组织所构成的，通过分泌激素调节人体的代谢过程、生长发育、脏器功能、生殖衰老等生命现象，维持人体内环境的相对稳定，以适应内外环境的变化。本系统疾病比较常见，可由多种原因引起内分泌腺的病理和病理生理改变，表现为相应腺体功能的亢进或减退。

【主要内分泌腺及其生理功能】

不同的内分泌腺分泌不同的激素，各具其特殊的生理功能，详见表 7-1。

表7-1　主要内分泌腺、激素及生理功能

内分泌腺	激素	生理功能
垂体		
腺垂体	促甲状腺激素（TSH）	促进相应靶腺体（甲状腺、肾上腺、性腺）合成与释放相应激素，维持各靶腺体的功能活动
	促肾上腺皮质激素（ACTH）	
	黄体生成素（LH）	
	促卵泡激素（FSH）	
	生长激素（GH）	促进蛋白质合成、脂肪分解和生长发育
	催乳素（PRL）	促进乳腺发育
	促黑激素（MSH）	作用于皮肤内黑色素细胞，促进黑色素沉着
神经垂体	抗利尿激素（ADH）	促进肾远曲小管和集合管对水的重吸收
	催产素（OXT）	促进哺乳期泌乳，刺激分娩时的子宫收缩，有轻度抗利尿作用

续表

内分泌腺	激素	生理功能
甲状腺	甲状腺素（T_4）	促进物质与能量代谢及生长和发育过程
	三碘甲状腺原氨酸（T_3）	同 T_4
	降钙素（CT）	降低血钙
甲状旁腺	甲状旁腺素（PTH）	作用于骨骼、肾，通过升高血钙和降低血磷，调节体内钙磷代谢
肾上腺		
肾上腺皮质	糖皮质激素（主要为皮质醇）	参与营养物质代谢、水电解质代谢和应激反应，并有抑制免疫功能、抗炎、抗过敏、抗病毒和抗休克作用
	盐皮质激素（主要为醛固酮）	促进肾远曲小管和集合管重吸收钠、水和排钾
	性激素（主要为雄激素、少量雌激素）	促进蛋白质合成和骨骺愈合
肾上腺髓质	肾上腺素	作用于α和β受体，兴奋心脏，升高血压，扩张支气管平滑肌；参与体内物质代谢，使血糖升高，满足能量需要
	去甲肾上腺素	作用于α受体，收缩血管，使血压升高
性腺		
睾丸	雄激素	促进男性生殖器官发育和男性第二性征出现并维持其正常状态，促进蛋白质合成
卵巢	雌激素	促进女性生殖器发育和第二性征出现并维持其正常状态；有保钠保水效应，促进钙盐沉着，预防骨质疏松
	孕激素	促进子宫内膜增生，维持妊娠，协同雌激素促进乳腺发育，还有致热作用
胰岛	胰高血糖素	促进糖原分解和糖异生，促进脂肪分解，使血糖升高
	胰岛素	促进葡萄糖的利用和转化，使血糖降低；促进蛋白质、脂肪的合成和贮存

除上述内分泌腺外，一些脏器如胃肠道、肾、脑，尤其是下丘脑中也存在具有内分泌功能的组织和细胞。下丘脑分泌的激素有促甲状腺激素释放激素（thyrotropin-releasing hormone，TRH）、促性腺激素释放激素（gonadotropin-releasing horwone，GnRH）（包括黄体生成激素释放激素和促卵泡激素释放激素）、促肾上腺皮质激素释放激素（corticotropin releasing hormone，CRH）、生长激素释放激素（growth hormone releasing horwone，GHRH）、催乳素释放因子（prolactin releasing factor，PRF）、促黑激素释放因子（melanocyte-stimulating hormone releasing factor，MRF）等。

下丘脑分泌的抑制激素有：生长激素释放抑制激素（GHRIH）又称生长抑素（somatostatin，SS）、催乳素释放抑制因子（prolactin release inhibiting factor，PIF）、促黑激素释放抑制因子（MSHRIF，MIF）等。其主要生理功能为对腺垂体进行调节，促进或抑制其分泌相应的促激素——促甲状腺激素（thyroid-stimulating hormone，thyrotropin，TSH）、促肾上腺皮质素（adrenocorticotropic hormone，corticotropin，ACTH）、黄体生成激素（luteinizing hormone，LH）、促卵泡刺激素（follicle stimulating hormone，FSH）、生长激素（GH）、催乳素（prolactin，PRL）、

促激素（MSH）。胃肠道分泌促胃液素、促胰液素、肠抑素等，其主要生理功能为调节胃肠平滑肌运动及黏膜腺体的分泌功能。肾分泌的激素有前列腺素、促红细胞生成素、肾素，并能促使 25- 羟维生素 D_3 转化为 1,25-$(OH)_2D_3$。前列腺素有扩张肾血管、降低血压的作用；促红细胞生成素的作用是刺激骨髓加速红细胞的生成；肾素通过血管紧张素的生成而参与醛固酮的分泌和血压的调节；1,25-$(OH)_2D_3$ 可促进小肠对钙的吸收和钙盐沉积，使血钙升高。

【内分泌系统的功能调节】

（一）神经系统与内分泌系统的相互调节

内分泌系统直接由下丘脑调控，下丘脑的神经分泌细胞可以合成释放激素和抑制激素，通过垂体门静脉系统进入腺垂体，调节腺垂体各种内分泌细胞合成与分泌相应激素，对周围靶腺如甲状腺、肾上腺、性腺进行调控，亦可直接对靶器官、靶细胞进行调控。当下丘脑各种释放激素分泌受抑制时，相应的腺垂体功能常减退，而周围腺体可发生继发性功能减退。

下丘脑是联系内分泌系统和神经系统的枢纽。内分泌系统和神经系统在结构和功能上是密切联系的。首先，几乎所有内分泌腺都直接或间接地受神经系统的影响。从大脑皮质的高级中枢发出的信息到达下丘脑，可影响其神经分泌物质的合成和分泌。神经细胞分泌的多种神经递质，如去甲肾上腺素、多巴胺、乙酰胆碱、5- 羟色胺等，均可影响下丘脑神经分泌细胞的分泌功能。下丘脑又可通过神经分泌物质来控制脑垂体的分泌活动。故下丘脑是神经系统直接对内分泌系统进行调节的主要环节。这种神经系统通过内分泌系统间接地调节机体内多种器官的活动形式，称为神经 - 体液调节。其次，激素同样也影响神经系统的功能。某些激素如甲状腺素、肾上腺糖皮质激素分泌过多或过少时可引起神经功能障碍，或是兴奋，或是抑制，重者可产生严重精神症状甚至昏迷。

（二）内分泌系统的反馈调节

下丘脑、垂体与靶腺之间存在着反馈调节，主要是负反馈调节，如下丘脑 CRH 通过垂体门静脉而刺激腺垂体分泌 ACTH，而 ACTH 水平增加又可兴奋肾上腺皮质分泌皮质醇，使血液中皮质醇浓度升高，皮质醇反作用于下丘脑，抑制 CRH 的分泌，并在腺垂体抑制 ACTH 的分泌，进而减少肾上腺分泌皮质醇，维持三者之间的动态平衡；反之，血液中皮质醇水平较低时，则 CRH、ACTH 的分泌增加。在生理状态下，这种反馈调节使相距较远的腺体之间相互联系，彼此配合，保持机体内环境的稳定，并克服各种病理状态。反馈调节现象还见于内分泌腺和体液代谢物质之间，如血糖升高可刺激胰岛 β 细胞分泌胰岛素，而血糖过低则可抑制胰岛素分泌。病理状态下，当下丘脑 - 垂体功能减退时，靶腺功能减退使腺体萎缩，激素分泌减少；当下丘脑 - 垂体功能亢进时，靶腺功能增强，使激素分泌增多。反之，当周围腺体功能减退时，则下丘脑 - 垂体受反馈抑制的作用减弱而分泌相应促激素增多；当周围腺体功能亢进时，通过对下丘脑 - 垂体的反馈抑制，使相应促激素分泌减少。

（三）免疫系统和内分泌功能

免疫系统可通过细胞因子对神经内分泌系统的功能产生影响。如在下丘脑神经元上有白细胞介素 -1（IL-1）受体，IL-1 通过受体作用于下丘脑的 CRH 合成神经元，促进 CRH 的分泌。神经内分泌系统对机体免疫也有调节作用，通过神经递质或激素与淋巴细胞膜表面受体结合介导免疫系统的调节，如糖皮质激素、性激素等可抑制免疫应答，而生长激素、甲状腺素和胰岛素能促进免疫应答。内分泌系统不但调控正常的免疫应答，在自身免疫反应中也起作用，内分泌系统常见的自身免疫病有 1 型糖尿病、桥本甲状腺炎、格雷夫斯（Graves）病等。多数自身免疫病好发于育龄女性，肾上腺皮质激素治疗有效，说明内分泌系统与自身免疫病的发病有关。

【内分泌代谢性疾病常见症状及体征】

（一）性功能障碍

1．概念 由内分泌代谢性疾病所致的生殖器官发育迟缓或过早，性欲减退或丧失，不育，女性月经减少或闭经，男性阳痿。

2．常见原因　由各种内分泌系统疾病所致性腺功能减退，性激素分泌不足引起，常见于甲状腺功能亢进症、库欣（Cushing）综合征、肾上腺皮质功能减退症、腺垂体功能减退症等，前两者主要与甲状腺激素水平或皮质醇水平过高，反馈抑制了垂体促性腺激素分泌有关，而后两者则与性腺功能直接受损或垂体促性腺激素分泌不足有关。

3．临床特点　女性患者伴有多毛、痤疮、男性化等症状，见于库欣综合征；毛发脱落，尤以阴毛、腋毛为甚，见于肾上腺皮质功能减退症和腺垂体功能减退症；对于男性患者可伴有阴茎缩小，睾丸变软，胡须、阴毛、腋毛稀少，常见于库欣综合征、肾上腺皮质功能减退症、腺垂体功能减退症。此外，患者同时伴有原发病的其他症状和体征。

（二）进食和营养改变

1．概念　是因疾病等因素所致食欲亢进或低下，进而导致机体营养状况发生改变的一组症状和体征。营养改变表现为体重增加或下降，当体重较理想体重增加 20% 以上时，即为肥胖，当体重较理想体重下降 20% 以上时，则为消瘦。

2．常见原因

（1）食欲亢进：主要与机体营养物质代谢增高或糖丢失过多且利用不足有关，前者见于甲状腺功能亢进症，后者见于糖尿病，尤其是 1 型糖尿病，这两类患者尽管进食量较多，但均因蛋白质和脂肪分解代谢增加而体重下降，以致出现消瘦。

（2）食欲低下：与机体营养物质代谢降低或消化吸收不良有关，前者见于甲状腺功能减退症，但此类患者体重不降，反而可因黏液性水肿而增加，以致达肥胖水平，后者见于肾上腺皮质功能减退症、腺垂体功能减退症患者，因糖皮质激素的减少，使胃酸及胃蛋白酶分泌减少而出现消化吸收不良，体重下降并出现消瘦。

3．临床特点　不同病因所致的进食和营养改变，其伴随的症状亦有所不同：如甲状腺功能亢进症和糖尿病患者，虽都表现出多食易饥，但前者同时伴随排便次数增多甚至腹泻，而后者以多尿、多饮、消瘦表现更为突出；甲状腺功能减退症者常伴随腹胀、便秘，严重者可出现麻痹性肠梗阻或黏液水肿性巨结肠；肾上腺皮质功能减退症、腺垂体功能减退症患者常表现为嗜咸食，恶心、呕吐，腹泻、腹胀、腹痛等，此外，患者同时还可表现出原发病的其他症状和体征。

（三）疲乏无力

1．概念　疲乏无力是指一种无法抵御的持续的精疲力竭感，以及体力和脑力功能的下降。

2．常见原因

（1）蛋白质分解代谢亢进：如甲状腺功能亢进症、库欣综合征、糖尿病，因蛋白质分解代谢亢进，形成负氮平衡，肌肉消瘦、萎缩而致乏力。

（2）能量产生不足：甲状腺功能减退症时产热减少，能量物质 ATP 不足而易出现疲乏无力；肾上腺皮质功能减退症、腺垂体功能减退症患者因营养物质摄取和吸收减少，也导致能量物质产生不足而疲乏无力。

（3）水电解质紊乱：肾上腺皮质功能减退症、腺垂体功能减退症者因醛固酮分泌不足，以及钠摄入不足，导致负钠平衡，从而出现全身乏力；抗利尿激素分泌失调综合征者因内源性抗利尿激素分泌异常增多导致低钠血症，亦表现为软弱无力。

3．临床特点　因不同病因而伴有不同的临床表现，如甲状腺功能亢进症、库欣综合征、糖尿病常伴有肌肉萎缩、体重减轻；甲状腺功能减退症者伴有体重增高、怕冷、动作迟缓等；肾上腺皮质功能减退症、腺垂体功能减退症者则伴有厌食、恶心、呕吐、消化不良以及失水、低钠、低血压表现；抗利尿激素分泌失调综合征者则表现为水负荷过多时出现水潴留和低钠，若限制水摄入，则低钠血症被纠正。

（四）身体外形的改变

1．概念 由于疾病因素导致毛发、肤色、体型等的改变。

2．常见原因及临床特点

（1）毛发改变：常与性腺激素分泌异常有关，因而常同时伴有性功能障碍表现。

（2）体型改变：消瘦与肥胖。库欣综合征患者由于皮质醇增多，皮质醇促进脂肪分解，抑制脂肪合成。四肢对皮质醇敏感，脂肪分解加剧，皮下脂肪减少，肌肉萎缩，引起四肢躯干纤细；皮质醇抑制葡萄糖利用，促进糖异生，使血糖升高，胰岛素分泌增加，促进脂肪合成，面部、躯干对胰岛素敏感，脂肪合成增加，从而形成四肢相对瘦小的向心性肥胖，并伴有满月脸、多血质和紫纹。

（3）皮肤色素加深：与垂体 ACTH、促脂素（lipotropin，LPH）、促黑激素（MSH）分泌增多有关，常见于肾上腺皮质功能减退症（Addison 病）、库欣病、异位 ACTH 综合征等，表现为全身皮肤呈弥漫性棕褐色，在暴露部位经日晒后极易出现，也可出现在乳晕、会阴及外生殖器，特别在受压、受摩擦、皮肤皱褶、瘢痕及肢体的伸侧面等部位明显。黏膜色素沉着见于齿龈、舌部、颊黏膜等处，呈大小不等的蓝灰、蓝黑或蓝色色素沉着斑。

【内分泌代谢性疾病常用实验室及其他检查】

（一）功能诊断

1．血液生化检查 测定血糖、血脂、血酮体、钾、钠、钙、磷、pH、CO_2 结合力等，由此判断内分泌代谢性疾病对糖、脂类、蛋白质、电解质和酸碱平衡的影响。

2．激素测定 测定空腹 8 ~ 12h 后血中激素如 T_3、T_4、TSH、GH、PRL、ACTH、FSH、LH、胰岛素、C 肽、皮质醇、醛固酮、PTH 等和 24h 尿中激素及其代谢产物如尿 17- 羟和 17- 酮皮质类固醇等，由此判断垂体及靶腺的功能。

3．动态功能测定 ①兴奋试验：如 ACTH、TSH、TRH、GnRH、CRH 兴奋试验，胰岛素低血糖兴奋试验等，以判断激素的贮备能力。②抑制试验：如地塞米松抑制试验、T_3 抑制试验等，以判断有无自主性激素分泌过多，有无功能性肿瘤存在等。

4．放射性核素检查 如甲状腺摄 ^{131}I 率试验，可用来判断甲状腺功能。

5．细胞学检查 如阴道涂片、精液检查等，以判断卵巢和睾丸的功能。

（二）定位诊断

定位诊断包括病变性质和部位的确定。

1．影像学检查 包括 X 线平片、CT、MRI 检查，可鉴定下丘脑 - 垂体疾病、肾上腺肿瘤、胰岛肿瘤等。

2．放射性核素检查 如甲状腺、肾上腺、甲状旁腺扫描等。

3．超声检查 可用于甲状腺、肾上腺、胰腺、卵巢、睾丸等。

4．组织病理鉴定 细针穿刺细胞病理活检等。

5．静脉导管检查 选择性静脉导管在不同部位取血测定激素，可明确垂体、甲状腺、肾上腺、胰岛病变部位。

（三）病因诊断

病因诊断包括自身抗体检测，如甲状腺球蛋白抗体、甲状腺过氧化物酶抗体、促甲状腺激素受体抗体、胰岛素抗体等。

【内分泌代谢性疾病护理评估要点】

（一）病史及心理社会资料

1．了解患者入院原因及常见的不适症状

（1）性功能障碍：将患者安排在一个私密、舒适的环境中，评估患者当前性功能状态，包括性欲、性生活型态以及女性患者月经及生育状况，性功能障碍出现时间、有无诱因、对心理的影响。相关的伴随症状如毛发多少、外生殖器变化；此外，曾采取过何种检查治疗措施，用药情况及效果如何。

（2）进食和营养改变：评估患者食欲、每日进食量、种类、次数，根据其每日活动量推断其每日摄入的总热量是否与每日应需热量一致；有无厌食、恶心、呕吐；有无咸淡口味的改变；饮水有无改变，每天饮水量，有无腹泻或便秘，排尿次数和量；体重改变，有无消瘦或肥胖。

（3）疲乏无力：评估患者活动耐受力状况，从事日常生活能力有无改变；睡眠状况有无改变；精神、情绪变化；症状出现的时间，有无诱发因素；是否伴随有其他症状体征。

（4）身体外形改变：评估患者毛发、肤色、体型等有何变化，有何种伴随症状，形象改变对心理的影响。

2．日常生活及自理程度　评估患者患病前的日常生活型态，包括饮食、饮水、排泄、睡眠、休息、活动，有何嗜好，生活自理能力如何，患病后上述型态有何改变。

3．家族史、过敏史及服药情况　本系统疾病多有遗传因素存在，需详细评估患者家族中有无内分泌代谢性疾病或自身免疫性疾病患者；患者对食物、药物有无过敏；曾经长期服用的药物，如降糖药，了解种类、剂量。

4．发病相关因素　评估患者既往健康状况，有无内分泌代谢性疾病或自身免疫性疾病，包括本系统以外的自身免疫病，如重症肌无力、恶性贫血、萎缩性胃炎等，有无结核或其他病毒、细菌感染，有无精神或身体重创，女性患者有无产后大出血，是否长期或大剂量服用过激素或影响激素合成的药物或食物，如保泰松、碳酸锂、含碘药物等，是否居住在某些内分泌疾病流行的地区。

5．心理社会因素　了解患者受教育程度和工作性质，评估其性格特征以及对压力事件的应对能力及方式，对所患疾病、预后及防治知识的认知程度，发病后对其日常生活、工作、家庭有无影响，有无精神心理的变化，了解患者的亲人朋友对患者的态度、对疾病及其保健知识的了解程度，以及对患者提供的物质和精神上的支持情况。

（二）身体评估

评估患者精神意识状态，过度兴奋或淡漠、意识障碍等；生命体征变化；营养状况，测量身高、体重、皮褶厚度，判断有无消瘦或肥胖（有无向心性肥胖）；皮肤黏膜，有无皮肤干燥或潮湿、脱屑、粗糙、色素沉着，毛发有无稀疏、脱落或增多，痤疮；其他，如突眼、甲状腺肿大、皮肤紫纹，心脏大小、心音亢进或减弱、有无杂音等，四肢有无肌力或肌张力的改变及手震颤；外生殖器情况，作此项检查一定同时有 2 名医护人员在场。

（三）辅助检查

根据病史及身体评估推断所需进行的有关检查，首先测定相应腺体的功能，如测甲状腺功能，需测定血 TT_3、TT_4、FT_3、FT_4、TSH、^{131}I 摄取率（测定前 3 天需禁碘）；测肾上腺功能，需测血皮质醇、醛固酮、ACTH 水平、尿 17- 羟和 17- 酮皮质类固醇；测性腺功能，需进行阴道涂片、精液检查，以及 FSH、LH 水平测定；如测胰岛功能，需测定胰岛素、C 肽，同时测定血糖、血脂、血 pH、CO_2 结合力等。为明确病变性质和部位，尚需进行相应腺体的影像学、放射性扫描、超声等检查以及组织病理活检。在进行上述各种检查时，护士应将注意事项向患者、家属交代清楚，使之更好配合（见各论）。

【内分泌代谢性疾病常用护理诊断、护理计划及评价】

（一）常用护理诊断

1．营养失调：低于机体需要量　与营养物质分解代谢增加或摄取、吸收减少有关。

2．活动无耐力　与肌肉消瘦、萎缩，能量产生不足或负钠平衡有关。

3．性功能障碍　与性腺激素分泌不足、紊乱有关。

4．**身体意象紊乱** 与疾病所致毛发脱落或多毛、向心性肥胖、皮肤色素沉着等身体外形改变有关。

5．**焦虑** 与不了解疾病治疗措施、对预后缺乏信心有关。

6．**知识缺乏**：缺乏有关疾病及其保健知识。

（二）护理计划及评价

身体意象紊乱 与疾病所致毛发脱落或多毛、向心性肥胖、皮肤色素沉着等身体外形改变有关

1．护理目标

（1）患者能够积极配合治疗与护理活动。

（2）患者能够正确对待自身形象的改变，焦虑程度减轻。

2．护理措施

（1）护士对患者应表现出耐心、关心、爱护及尊重，与之建立良好的护患关系；多与患者交谈，鼓励患者表达心理感受，以了解身体外形改变对患者的影响及其焦虑程度。

（2）为患者解释身体外形改变的原因、治疗措施及其效果，并对其强调坚持治疗将有希望使身体外形得到改善或复原，同时改善其他症状，为患者树立战胜疾病的信心，减轻焦虑程度。

（3）帮助患者正确认识疾病及对待疾病，正确对待自身形象的改变。

（4）指导患者改善身体外形的一些方法，如合体的衣着、恰当的修饰等，以增加其心理舒适感和自信心。

（5）鼓励患者亲友多探视，给予关心、爱护和尊重，并注意回避过多的关于外貌、形象方面的话题，避免伤害患者自尊。

（6）鼓励患者多与他人交往，逐渐恢复与人交往的正常心态，恢复其自信。

3．护理评价

（1）患者能够积极配合治疗与护理活动。

（2）患者能够正确对待自身形象的改变，焦虑程度减轻。

性功能障碍 与性腺激素分泌不足、紊乱有关

1．护理目标

（1）患者及其配偶能够正确对待疾病，焦虑减轻。

（2）患者诉性功能障碍得到改善，满意度逐渐提高。

2．护理措施

（1）医护人员以严肃、尊重的态度，为患者提供检查与指导，鼓励其诉说当前的性功能状况，了解性欲、性生活型态有何改变。同时鼓励患者及其配偶诉说由于性问题对身心所产生的影响，判断他们的焦虑程度。同时要注意观察患者及其配偶情绪的变化以及有何行为举止的异常，使其共同面对当前存在的性问题，以缓解患者心理压力，减轻其自卑感或愧疚感。

（2）女性患者有性交痛，可建议其使用润滑剂，以水剂为佳。提供患者及其配偶有关性教育的材料或提供性咨询门诊信息，帮助其采取恰当的方式表达性情感，提高其性生活满意度。

3．护理评价

（1）患者及其配偶能够正确认识性功能障碍，焦虑减轻。

（2）患者诉其性问题有所缓解，满意度较前提高。

活动无耐力 与肌肉消瘦、萎缩，能量产生不足或负钠平衡有关

1．护理目标

（1）消瘦患者体重增加，肌肉萎缩患者得到有效康复锻炼，萎缩症状得到控制或减轻。

（2）患者日常活动得到满足，活动量逐渐增加，活动时未出现躯体损伤或出现不适。

2．护理措施

（1）根据病因采取相应饮食护理措施，以保证有足够的蛋白质或钠盐摄入，减轻肌肉消瘦或负钠平衡（参看各论中相应疾病的饮食护理）。

（2）保持舒适、安静的休息环境，对于甲状腺功能亢进症者环境温度宜保持在18 ～ 20℃，而甲状腺功能减退症者温度应为 22 ～ 24℃，以保证患者充足的休息和睡眠，减少机体消耗。患者休息时给予肢体按摩，并进行床上肢体的主动或被动运动。

（3）做好生活护理，协助患者进餐、如厕、洗漱等，满足其基本的生活需要，并提供活动时的保护，以免因活动无力造成损伤。

（4）鼓励患者下床活动，避免发生失用性肌肉萎缩。为患者制订活动计划，每天的活动强度和时间应循序渐进，以患者不感觉疲劳为度，活动时注意有适当保护措施，以免造成摔伤、碰伤等。

（5）积极配合原发病的治疗和护理活动，原发病的控制是彻底纠正活动无耐力的基础（参看各论中相应疾病的护理措施）。

3．护理评价

（1）消瘦患者体重增加，肌肉萎缩患者每天进行康复锻炼，萎缩症状得到有效控制或减轻。

（2）患者日常活动均得到满足，活动量增大，期间无损伤或不适感。

小　结

1. 内分泌系统是由人体内分泌腺（如垂体、甲状腺、肾上腺、性腺、胰岛等）及分布在某些脏器中具有内分泌功能的组织（如下丘脑、胃肠道、肾等）所构成的，通过分泌相应激素调节人体的代谢过程、生长发育、脏器功能、生殖衰老等生命现象，维持人体内环境的相对稳定，以适应内外环境的变化。下丘脑 - 垂体 - 靶腺之间主要存在负反馈调节。

2. 由于本系统各腺体或组织之间存在反馈调节，不同腺体的功能异常常常可以引起一些相似的症状、体征，比如常见性功能障碍、进食和营养改变、疲乏无力、身体外形的改变等，但各有其相应的临床特点，需要进一步采取相应的功能检查和定位检查等来确诊。

3. 本系统常见护理问题如营养失调（低于机体需要量）、活动无耐力、性功能障碍、身体意象紊乱、焦虑和知识缺乏等，通过对患者病史及心理社会资料、身体评估和辅助检查的评估，找出这些护理问题发生的相关因素，制订针对相关疾病的心理的、精神的和社会的等方面的措施和指导。

（刘智平　王　彦）

第二节 腺垂体功能减退症

学习目标

通过本节内容的学习，学生应能够：

◎ 识记

说出腺垂体功能减退症的概念和病因。

◎ 理解

归纳腺垂体功能减退症的临床表现、辅助检查和治疗要点。

◎ 运用

对腺垂体功能减退症患者进行护理，观察并护理垂体危象的患者，并配合医生抢救。

腺垂体功能减退症（pituitary deficiency）是由多种病因所致一种或多种腺垂体激素减少或缺乏的一组临床综合征。因病因不同，累及的激素种类和数量不同，故临床表现复杂多变，但补充所缺乏激素治疗后症状可获得迅速缓解。

【病因及发病机制】

任何引起下丘脑、垂体病变的疾病都可能造成腺垂体功能减退。

1．肿瘤 垂体腺瘤为成人最常见病因；颅咽管瘤（儿童多见）、转移性肿瘤、少数白血病、淋巴瘤等破坏下丘脑、垂体门脉系统均可造成本症。

2．产后垂体缺血性坏死［希恩（Sheehan）综合征］ 妊娠期间垂体生理性增生、肥大，代谢旺盛，对缺血、缺氧极为敏感。胎盘早剥、前置胎盘等致大出血引起垂体缺血性坏死或因感染性休克等致弥散性血管内凝血导致垂体坏死是最常见的原因。

3．其他 自身免疫性垂体炎，蝶鞍区手术和放疗、颅脑外伤，病毒、细菌、真菌等感染均可侵及下丘脑、垂体门脉系统而致病。

【临床表现】

临床表现取决于垂体受累程度，一般垂体组织破坏 50% 以上才出现症状，破坏 75% 以上症状明显，主要表现为各靶腺（性腺、甲状腺、肾上腺）功能减退。因肿瘤所致者可有垂体压迫症状，如头痛、视力减退、视野缺损甚至失明等。

1．性腺（卵巢、睾丸）功能减退 女性有产后大出血、休克、昏迷病史，最早症状为无乳，继之月经稀少、闭经、性欲减退、性征退化、性器官萎缩等；男性性欲减退、阳痿、睾丸松软缩小等。两性均有生育能力减退或丧失，阴毛、腋毛脱落。以上表现系由促性腺激素及催乳素不足所致。

2．甲状腺功能减退 由促甲状腺激素（TSH）分泌不足所致，基本与原发性甲状腺功能减退的临床表现相同，但病情较轻，无甲状腺肿大，可有不耐寒冷、皮肤干燥、心动过缓、便秘、智力迟钝等，明显的黏液水肿不常见。

3．肾上腺皮质功能减退 由促肾上腺皮质激素（ACTH）缺乏所致，与 Addison 病相似，有无力、厌食、恶心、呕吐、体重减轻、抵抗力差、易感染、直立性低血压、低血糖等表现，但无皮肤色素沉着，反见皮肤苍白或蜡黄。

4．生长激素不足 儿童期表现为生长停滞。

5．垂体功能减退性危象（简称垂体危象） 在垂体功能减退症基础上，各种应激（如感染、脱水、手术等）、麻醉及镇静催眠药、降糖药等可诱发垂体危象。临床表现为低血糖型、低体温型（≤ 30℃）、高热型（≥ 40℃）、水中毒型、循环衰竭型等，但各型可混合存在。突出表现为消化系统、循环系统和神经精神症状。

【实验室及其他检查】

（一）腺垂体激素测定

ACTH、TSH、LH（黄体生成素）、FSH（促卵泡激素）、PRL（催乳素）、GH（生长激素）水平均可不同程度降低。

（二）动态试验

TRH（促甲状腺激素释放激素）、CRH（促肾上腺皮质激素释放激素）、GnRH（促性腺激素释放激素）兴奋试验均可选用，药物刺激后相应垂体激素不升高提示垂体病变，延迟反应则病变在下丘脑。

（三）靶腺功能测定

1．甲状腺功能 TT_4、FT_4 降低，但 TT_3、FT_3 可正常或降低。

2．肾上腺皮质功能 血、尿皮质醇及尿 17- 羟皮质类固醇水平降低。

3．性腺功能 女性雌激素水平低，阴道涂片细胞学示卵巢功能不良；男性睾酮水平降低或正常，精液检查示精子发育停止等。

【诊断要点】

根据垂体靶腺功能减退症状、体征，结合实验室腺垂体激素测定、靶腺功能测定等可作出诊断。

【治疗要点】

（一）一般治疗

进食高热量、高蛋白、高维生素、易消化食物。注意生活规律，避免劳累、紧张、激动、感染等，注意保暖，纠正贫血。

（二）激素替代治疗

以靶腺激素替代治疗为主。

1．糖皮质激素 应在甲状腺激素应用前或同时应用，以免诱发肾上腺皮质功能不全及危象发生。每天口服氢化可的松 20 ～ 30mg，一般上午服 2/3 剂量，下午服剩余部分，剂量小的可清晨一次口服。应激时酌情加量 2 ～ 3 倍，应激度过后渐减量。

2．甲状腺激素 甲状腺片剂或左甲状腺素，小量开始，逐渐加量。以临床反应及 FT_4 水平监测药物剂量。

3．性激素 生育期妇女可进行人工调节月经周期治疗，恢复第二性征及性功能，必要时可少量应用长效雄激素改善性欲，氯米芬及 GnRH 可诱导排卵；男性患者用 FSH 及 LH 联合治疗可能诱导精子生成。

4．生长激素 儿童生长停滞时可于骨骺愈合前应用。

5．病因防治 如肿瘤所致应进行手术或放射治疗；产妇应加强产前保健及围生期监护，减少产后大出血的发生。

（三）垂体危象的处理

1．纠正低血糖 静脉注射 50% 葡萄糖液 40 ～ 60ml 抢救低血糖，继之 10% 葡萄糖液静脉滴注。

2．糖皮质激素的应用 氢化可的松 200 ～ 300mg 加入 10% 葡萄糖液中静脉滴注，以解除急性肾上腺功能减退危象。

3．补充血容量 静滴 5% 葡萄糖生理盐水，输入量根据失水程度而定。

4．保温 低体温者采取保温措施，并口服甲状腺激素，首选 T_3，口服或胃管内注入，每次 20 ~ 30μg，每 6h 一次，应密切注意心脏功能变化。

5．积极抗感染、纠正休克。

【护理】

（一）主要护理诊断

1．营养失调：低于机体需要量 与肾上腺皮质功能低下致厌食、呕吐、腹泻有关。

2．性功能障碍 与性腺激素分泌不足有关。

3．潜在并发症： 垂体危象。

（二）护理措施

1．一般护理 保持病房安静，温、湿度适宜，冬天注意保暖。患者保持情绪稳定，注意休息和生活规律，避免劳累。

2．饮食护理 给予高热量、高蛋白、高维生素、易消化的饮食，少量多餐，以增强机体抵抗力；多吃水果、蔬菜，防止便秘。

3．用药护理 患者及其家属理解激素替代治疗需长期甚至终身坚持服药，同时保证给药种类、剂量、时间准确，任意减量或停药可导致垂体危象发生。慎用镇静催眠药及降血糖药，以防诱发垂体危象。

4．病情观察 观察患者生命体征、精神状态变化。观察患者皮肤、皮下脂肪、面色等营养状况。观察有无头痛、恶心、呕吐、视力障碍等肿瘤压迫症状。记录出入液量，监测血糖及血电解质水平。

5．心理支持 耐心倾听患者感受，并让患者理解激素替代治疗可以补充、恢复所丧失的各种功能，树立战胜疾病的信心。

6．一旦发生垂体危象，立即报告医师并协助抢救。主要措施有：

（1）迅速建立静脉通道，遵医嘱补充水分，保证激素类药及时准确使用。

（2）保持呼吸道通畅，给予氧气吸入。

（3）患者应保暖，对高热型患者给予降温处理。

（4）避免感染：做好口腔护理、皮肤护理，保持排尿通畅，防止尿路感染。

（5）密切观察患者的意识状态、生命体征变化，有无低血糖、低血压、低体温等情况。

【健康教育】

1．向患者讲解激素替代治疗可改善全身代谢及性功能，防治骨质疏松，提高生活质量。为其制订系统用药程序，包括：①用药名称、剂量、时间、用法、注意事项；②剂量不足和过量表现；③应激情况下应适当增加糖皮质激素用量。嘱患者保持生活规律，加强营养，避免劳累、受寒、感染、饥饿、过度饮水、紧张、激动等应激情况，忌用或慎用麻醉剂、镇静催眠剂及降糖药等。

2．国内近年来采用新法接生及重视围生医学，因分娩所致大出血引起垂体坏死已大为减少，若发生腺垂体功能急性衰退，患者可死亡。若为良性肿瘤压迫垂体，经手术去除肿瘤后进行长期或终身激素替代治疗，可消除症状，恢复一定劳动力，长期存活。

小结

1. 腺垂体功能减退症是由多种病因所致一种或多种腺垂体激素减少或缺乏的一组临床综合征，补充所缺乏激素治疗后症状可迅速缓解。

2. 临床表现取决于垂体受累程度，一般垂体组织破坏50%以上才出现症状，主要表现为各靶腺（性腺、甲状腺、肾上腺）功能减退，而引起内分泌系统相应症状。

3. 治疗的首要措施是激素替代治疗，同时积极预防垂体危象，密切观察病情变化。

4. 掌握腺垂体功能减退症患者用药护理，熟知给药种类、剂量、时间，告知患者任意减量或停药可导致垂体危象的发生。熟悉垂体危象的观察要点和急救的护理措施。

（李飞霏　刘智平　肖菊青）

第三节　甲状腺疾病

一、单纯性甲状腺肿

学习目标

通过本部分内容的学习，学生应能够：

◎ 识记

复述单纯性甲状腺肿的概念和病因。

◎ 理解

总结单纯性甲状腺肿的临床表现、辅助检查和治疗要点。

◎ 运用

护理单纯性甲状腺肿患者并进行健康教育。

甲状腺肿（goiter）是指良性甲状腺上皮细胞增生形成的甲状腺肿大。单纯性甲状腺肿（simple goiter）也称为非毒性甲状腺肿（nontoxic goiter），是指非炎症和非肿瘤原因导致的不伴有临床甲状腺功能异常的甲状腺肿。单纯性甲状腺肿患者约占人群的5%，女性发病率是男性的3 ~ 5倍。如果一个地区儿童中单纯性甲状腺肿的患病率超过10%，称之为地方性甲状腺肿（endemic goiter）。

【病因及发病机制】

（一）地方性甲状腺肿

1. 病因　地方性甲状腺肿的最常见原因是碘缺乏病（iodine deficiency disorder，IDD）。多见于山区和远离海洋的地区。甲状腺肿的患病率和甲状腺体积随着碘缺乏程度的加重而增加，补充碘剂后，甲状腺肿的患病率显著下降。轻度碘缺乏地区的人群在机体碘需要量增加的情况下可出现甲状腺肿，如妊娠期、哺乳期等，由于碘排泄的增加和胎儿甲状腺对碘需求量的增加，应增加碘的摄入，以免因低碘血症造成后代神经智力发育的障碍，此属生理性甲状腺肿。

2. 发病机制　碘是甲状腺合成甲状腺激素的重要原料之一，碘缺乏时合成甲状腺激素不足，反馈引起垂体分泌过量促甲状腺激素（TSH），刺激甲状腺增生肥大。

（二）散发性甲状腺肿

1. 病因　散发性甲状腺肿的原因复杂。外源性因素包括食物中的碘化物、致甲状腺肿物质和药物等。内源性因素包括儿童先天性甲状腺激素合成障碍，如甲状腺内的碘转运障碍、过氧化物酶活性缺乏、碘化酪氨酸偶联障碍、异常甲状腺球蛋白形成、甲状腺球蛋白水解障碍、脱碘酶缺乏等。

2．发病机制 各类原因导致甲状腺激素合成障碍，TSH分泌反馈性增加，导致出现甲状腺肿。

【临床表现】

1．症状 临床上一般无明显症状。重度肿大的甲状腺可引起压迫症状，出现咳嗽、气促、吞咽困难或声音嘶哑等。胸骨后甲状腺肿大可使头部、颈部和上肢静脉回流受阻，出现面部青紫、肿胀，颈胸部浅静脉扩张等。

2．体征 甲状腺常呈现轻、中度弥漫性肿大，表面平滑，质地较软，无压痛。

3．其他 病程较长的甲状腺肿后期可出现结节性肿大，也可出现自主性功能亢进。碘缺乏严重的地方性甲状腺肿流行地区可出现地方性呆小病。

【实验室及其他检查】

1．甲状腺功能检查 血清总甲状腺素（TT_4）、三碘甲腺原氨酸（TT_3）正常，TT_4/TT_3的比值常增高。血清TSH水平一般正常。

2．血清甲状腺球蛋白（Tg）测定 Tg水平增高，增高的程度与甲状腺肿的体积呈正相关。

3．B超检查 是确定甲状腺肿的主要检查方法，可见均匀分布的甲状腺肿。

【诊断要点】

诊断主要依据为患者有甲状腺肿而甲状腺功能基本正常。地方性甲状腺肿地区的流行病史有助于本病的诊断。

甲状腺肿可分为三度：外观没有肿大，但是触诊能扪及者为Ⅰ度；既能看到，又能触及，但是肿大没有超过胸锁乳突肌外缘者为Ⅱ度；肿大超过胸锁乳突肌外缘者为Ⅲ度。

【治疗要点】

有压迫症状者可手术治疗。甲状腺肿本身一般不需治疗，主要是改善碘营养状态。食盐加碘是目前国际上公认的有效防治措施，但应注意碘过量的倾向，以免引起碘致甲状腺功能亢进症和自身免疫甲状腺病。碘摄入量100～200μg/L是WHO公认的碘摄入量的适宜和安全范围。妊娠和哺乳妇女碘摄入量标准为150～250μg/L。

【主要护理措施】

1．病情观察 观察患者甲状腺肿大的程度、质地以及颈部增粗的进展，有无结节及压痛，如结节在短期内迅速增大，应警惕恶变。

2．饮食护理 指导患者进食含碘丰富的食物，如海带、紫菜等海产品，食用碘盐等。避免摄入大量阻碍甲状腺激素（TH）合成的食物，如卷心菜、花生、菠萝、萝卜、核桃等。

3．恰当修饰 指导患者改善自身形象，用高领衫、围巾等适当修饰外形，增加心理舒适和美感。

4．心理护理 多与患者接触和交流，鼓励患者表达其感受，交谈时语言要温和，耐心倾听。讲解疾病有关知识，消除紧张情绪，树立自信心。也可安排患有相同疾病并已治疗成功的病友进行交流。鼓励家属主动与患者沟通，促进患者与家人之间关系，减轻患者抑郁感。鼓励患者参加社交活动。必要时可安排心理医生疏导。

【健康教育】

1．用碘指导 为患者及家属讲解碘与本病发生的关系，对于地方性甲状腺肿地区的居民应强调食用加碘盐的必要性；食盐加碘应当根据地区的自然碘环境有区别地推行，碘充足和碘过量地区应使用无碘食盐，具有甲状腺疾病遗传背景或潜在甲状腺疾病的个体不宜食用碘盐。

2．用药指导 嘱患者避免服用硫氰酸盐、保泰松、碳酸锂等阻碍TH合成的药物。

3．**预后**　本病经治疗后甲状腺肿可缩小或消失，预后较好。但若未及时治疗，也可形成结节性甲状腺肿，出现甲状腺功能亢进，甚至恶变。

小　结

1. 单纯性甲状腺肿指非炎症和非肿瘤原因导致的不伴有临床甲状腺功能异常的甲状腺肿。最常见病因是碘缺乏。

2. 临床表现一般无明显症状，甲状腺常呈轻、中度肿大，表面平滑，质地较软，无压痛。

3. 除出现压迫症状者可手术治疗外，一般无需特殊处理，食盐加碘是推荐的防治措施。

4. 护理中要掌握健康教育的内容。

二、甲状腺功能亢进症

学习目标

通过本部分内容的学习，学生应能够：

◎ 识记

陈述甲状腺功能亢进症的概念和分类。

◎ 理解

总结甲状腺功能亢进症的病因、临床表现、治疗要点，甲亢危象的临床表现及治疗要点。

◎ 运用

按护理程序护理甲状腺功能亢进症患者并进行健康教育。

案例 7-1

患者，男性，29 岁，半年前无明显诱因出现体重下降约 15kg，伴食欲亢进，活动后出现乏力，未予重视。后患者逐渐出现性格焦躁易怒，双眼球较前突出。近 1 周患者无明显诱因出现阵发性心悸，夜间不能平卧，每夜出现 3 ~ 4 次，遂来院求治。查体：身高 175cm，体重 54kg，脉搏 112 次 / 分，BP 140/60mmHg。颈部可触及弥漫性甲状腺Ⅱ度肿大。心界向左扩大 1.5cm，未闻及杂音。手指、眼睑及舌震颤，膝及跟腱反射亢进。食欲旺盛，排便每日 2 ~ 3 次，不成形。双下肢足背凹陷性水肿。实验室检查：FT_3 24.23pmol/L，FT_4 59.36pmol/L，TSH 0.005mU/L。心电图示：心房颤动，ST-T 段改变。心脏彩色超声检查提示左右心房增大，二尖瓣反流，心律不齐。既往无自身免疫病及甲亢家族史。

T7-1

案例 7-1 分析

案例 7-1

问题与思考：

1．该病例可能的医疗诊断是什么？为什么？

2．该病例目前心功能分级是多少？

3．如何对该患者进行健康指导？

甲状腺毒症（thyrotoxicosis）指血液循环中甲状腺激素（TH）过多而引起的以神经、循环、消化等系统兴奋性增高、代谢亢进为主要临床表现的一组综合征，可分为甲状腺功能亢进类型和非甲状腺功能亢进类型。甲状腺功能亢进症（hyperthyroidism）简称甲亢，系指甲状腺腺体本身分泌 TH 过多所引起的甲状腺毒症。其病因包括弥漫性毒性甲状腺肿（Graves disease，GD，格雷夫斯病）、结节性毒性甲状腺肿和甲状腺自主高功能腺瘤（Plummer disease）等。甲亢的患病率为 1%，其中 80% 以上是 Graves 病引起，女性多于男性，其男女之比为 1：（4 ～ 6），20 ～ 50 岁为高发年龄。本节主要讨论 Graves 病。

【病因和发病机制】

GD 是器官特异性自身免疫病，有显著的遗传倾向，同胞兄妹发病危险性为 11.6%，单卵孪生子发病有较高的一致率。目前发现，GD 与 HLA、CD40、Tg 和 TSHR 等基因有关，是一个复杂的多基因疾病。环境因素参与了 GD 的发病，如细菌感染、性激素、应激等都对本病的发生有影响。

GD 的主要特征是患者的血清中存在针对甲状腺细胞 TSH 受体的特异性自身抗体，即 TSH 受体抗体（TSH receptor antibodies，TRAb）。90% ～ 100% 未经治疗的 GD 患者 TRAb 阳性。TRAb 分为两种类型，即 TSH 受体刺激性抗体（TSHR stimulating antibody，TSAb）和 TSH 受体刺激阻断性抗体（TSHR stimulating- blocking antibody，TSBAb）。TSAb 与 TSH 受体结合，激活腺苷酸环化酶信号系统，导致甲状腺细胞增生和甲状腺激素合成、分泌增加。TSH 对 TSHR 的刺激受到下丘脑 - 垂体 - 甲状腺轴的负反馈调节，保持甲状腺激素产生的平衡。但是 TSAb 对 TSHR 的刺激没有这种调节机制，导致甲状腺激素过度产生。所以，TSAb 是本病的致病性抗体。母体的 TSAb 也可通过胎盘屏障，导致胎儿或新生儿发生甲亢。TSBAb 与 TSH 受体结合则阻断 TSH 与受体结合，产生抑制效应，甲状腺细胞萎缩，甲状腺激素产生减少。临床上 GD 患者自发性发展为甲状腺功能减退与 TSBAb 的产生占优势有关。

甲亢眼征分为两类，一类为单纯性突眼，病因与甲状腺毒症所致的交感神经兴奋性增高，使眼外肌群和上睑肌张力增高有关。另一类为浸润性突眼，即 Graves 眼病，病理基础是眶后组织的自身免疫炎症引起软组织水肿和淋巴细胞浸润，大量黏多糖堆积和糖胺聚糖沉积，透明质酸增多，导致突眼、眼外肌损伤和纤维化。

【临床表现】

临床表现主要由血液循环中甲状腺激素过多引起，其症状和体征严重程度与病程、激素升高的程度和患者年龄等因素有关。

（一）症状

1．高代谢症状 甲状腺激素分泌增多致交感神经兴奋性增高及三大营养物质代谢加速，产热和散热均明显增多，基础代谢率增加。患者常表现为怕热、多汗、消瘦、乏力。

2．中枢神经系统兴奋 患者常表现为易激动、烦躁失眠，手、舌、眼睑有细震颤。

3．消化系统症状 患者出现食欲亢进、排便次数增多或腹泻。

4．肌肉骨骼系统症状　主要表现为甲状腺毒性周期性麻痹（thyrotoxic periodic paralysis，TPP），20 ~ 40 岁亚洲男性好发，病变主要累及下肢，发作时有低钾血症，甲亢控制后可自愈。少数患者发生甲亢性肌病，出现近端肌群萎缩、软弱无力。有 1% 患者可伴发重症肌无力。

5．生殖系统症状　女性患者可出现月经稀少。

（二）体征

大多数患者有甲状腺程度不等的弥漫性肿大，质地中等（病程较长或食用含碘食物较多者可坚韧），无压痛。甲状腺可触及震颤，闻及血管杂音。

心血管系统表现有心率增快、心脏扩大、心律失常、心房颤动、脉压增大等。少数病例可见皮肤黏液性水肿，白种人多见，皮损多为对称性，多发生在胫骨前下 1/3 部位，也见于足背、踝关节、肩部、手背或手术瘢痕处，早期皮肤增厚、变粗，有广泛、大小不等的棕红色或红褐色或暗紫色突起不平的斑块或结节，边界清楚，直径 5 ~ 30mm 不等，皮损周围的表皮稍发亮，薄而紧张，病变表面及周围可有汗毛增生、变粗、毛囊角化，后期皮肤粗厚如橘皮或树皮样。

（三）眼征

25% ~ 50% GD 患者伴有不同程度眼病，多见于男性。单纯性突眼多随病情控制自行恢复，预后良好，表现为眼球轻度突出，眼裂增宽，瞬目减少。浸润性突眼表现为眼球显著突出，超过眼球突度参考值上限 3mm 以上（中国人群突眼度女性 16mm，男性 18.6mm），少数患者仅有单侧突眼。患者自诉有眼内异物感、胀痛、畏光、流泪、复视、斜视、视力下降。查体见眼睑肿胀，结膜充血水肿，眼球活动受限，严重者眼球固定，眼睑闭合不全、结膜和角膜外露而形成角膜溃疡、全眼炎，甚至失明。GD 的临床病情评估标准见表 7-2。

表7-2　Graves眼病病情评估

分级	眼睑挛缩	软组织受累	突眼*	复视	角膜暴露	视神经
轻度	＜ 2mm	轻度	＜ 3mm	无或一过性	无	正常
中度	≥ 2mm	中度	≥ 3mm	非持续性	轻度	正常
重度	≥ 2mm	重度	≥ 3mm	持续性	轻度	正常
威胁视力	—	—	—	—	严重	压迫

* 指超过参考值的突度

（四）特殊临床表现

1．甲状腺危象（thyroid crisis）　也称甲亢危象，是甲状腺毒症急性加重的临床综合征，发生原因可能与血液循环中甲状腺激素水平增高有关。多发生于较重甲亢未予治疗或治疗不充分的患者。主要诱因有感染、严重精神刺激、创伤、手术等。表现为高热或过高热，大汗，心动过速（≥ 140 次 / 分），焦虑、烦躁不安、谵妄，恶心、呕吐、腹泻，严重患者可有心力衰竭、休克及昏迷等。病死率在 20% 以上。

2．甲状腺毒性心脏病（thyrotoxic heart disease）　甲状腺毒症导致心动过速、心排血量增加、心房颤动和心力衰竭。心力衰竭分为两种类型：一类是心动过速和心排血量增加导致，主要发生在年轻甲亢患者，称为“高排出量型心力衰竭”，常随甲亢控制而恢复；另一类是诱发和加重已有或潜在缺血性心脏病的心力衰竭，使心脏泵衰竭，多发生在老年患者。心房颤动也是影响心脏功能的因素之一，甲亢患者中 10% ~ 15% 发生心房颤动，甲亢发生心力衰竭时 30% ~ 50% 与心房颤动并存。

3．淡漠型甲亢（apathetic hyperthyroidism）　多见于老年人，起病隐袭，无明显高代谢综合征、眼征和甲状腺肿，主要表现为神志淡漠、乏力、头晕、昏厥，明显消瘦，厌食、腹泻等，可伴有心房颤动、震颤和肌病等，70% 患者无甲状腺肿大。故老年人不明原因的突然消瘦、新发生心房颤动时应考虑本病。若未及时治疗易发生甲亢危象。

【实验室及其他检查】

（一）实验室检查

1．促甲状腺激素（TSH） 血清 TSH 浓度的变化是反映甲状腺功能最敏感的指标，是筛查甲亢的一线指标，也是诊断亚临床型甲亢的主要指标，因后者甲状腺激素水平正常，仅有 TSH 水平改变。

2．血清总甲状腺素（TT_4） 该指标稳定，重复性好，是诊断甲亢的主要指标之一。妊娠、雌激素、急性病毒性肝炎、先天因素等可引起 TT_4 升高；雄激素、糖皮质激素、低蛋白血症、先天因素等可引起 TT_4 降低。

3．血清游离甲状腺素（FT_4）、游离三碘甲腺原氨酸（FT_3） 与甲状腺激素的生物效应密切相关，是诊断甲亢的主要指标。但稳定性不如 TT_4。

4．血清总三碘甲腺原氨酸（TT_3） 大多数甲亢时血清 TT_3 与 TT_4 同时升高。

5．^{131}I 摄取率 此为诊断甲亢的传统方法，目前已被 TSH 测定技术所取代。甲亢时 ^{131}I 摄取率增高且高峰前移。甲状腺功能亢进类型的甲状腺毒症 ^{131}I 摄取率增高；非甲状腺功能亢进类型的甲状腺毒症 ^{131}I 摄取率减低。

6．TSH 受体抗体（TRAb） 是鉴别甲亢病因、诊断 GD 的重要指标之一。新诊断的 GD 患者 75% ~ 96% 阳性。

7．TSH 受体刺激抗体（TSAb） 与 TRAb 相比，TSAb 不仅能与 TSH 受体结合，而且还可产生对甲状腺细胞的刺激作用。85% ~ 100% 新诊断的 GD 患者阳性。

（二）眼部 CT 和 MRI

可排除其他原因所致的突眼，评估眼外肌受累的情况。

【诊断要点】

具备以下三项即可诊断甲状腺功能亢进症：①高代谢症状和体征；②甲状腺肿大；③血清 TT_4、FT_4 增高，TSH 减低。应注意，淡漠型甲亢的高代谢症状不明显，尤其是老年患者，仅表现为明显消瘦或心房颤动；少数患者无甲状腺肿大。

甲亢诊断成立，若触诊和 B 超证实甲状腺肿大呈弥漫性即可确诊为 GD。

在做出甲亢的诊断时，应排除其他疾病所致的甲状腺毒症，常见的有亚急性甲状腺炎等，同时应注意鉴别结节性毒性甲状腺肿和甲状腺自主高功能腺瘤。

【治疗要点】

一般治疗包括患者适当休息，避免劳累，保持心情平静，保证足够热量、水分和营养，忌用兴奋性和刺激性食物和饮料。

有三种使甲状腺激素分泌减少的疗法被普遍采用，即抗甲状腺药物（antithyroid drugs，ATD）、^{131}I 和手术治疗。

（一）抗甲状腺药物

ATD 的主要作用机制为抑制甲状腺合成甲状腺激素，是甲亢的基础治疗。常用 ATD 分为硫脲类和咪唑类两类，硫脲类包括甲硫氧嘧啶和丙硫氧嘧啶（propylthiouracil，PTU）等，咪唑类包括甲巯咪唑（methimazole，MMI，他巴唑）和卡比马唑（甲亢平）等。常用的是 PTU 和 MMI，前者可抑制外周组织中 T_4 转为 T_3，作用较 MMI 迅速，控制甲亢症状快，但是必须保证每 6 ~ 8h 给药一次，且肝毒性大于 MMI；但 MMI 可能导致胎儿发育不良，因此，妊娠前 3 个月的甲亢、甲状腺危象应选择 PTU。

1．适应证 病情轻、中度，甲状腺肿大轻、中度，孕妇、高龄或由于其他严重疾病不能手术者，甲状腺手术前或 ^{131}I 治疗前的准备，术后复发且不适宜 ^{131}I 治疗者。

2．剂量与疗程 ①治疗期：每次 MMI 10 ~ 20mg，每天一次口服，或者 PTU 每次

50 ~ 150mg，每天 2 ~ 3 次口服。每 4 周复查血清甲状腺激素水平。②维持期：当血清甲状腺激素达到正常后减量。维持剂量 MMI 每次 5 ~ 10mg，每天 1 次口服；或 PTU 每次 50mg，每天 2 ~ 3 次。维持治疗 1 ~ 1.5 年，每 2 个月复查血清甲状腺激素。

3．不良反应 主要为粒细胞减少，重者可致粒细胞缺乏症。除定期检查外周血白细胞数目外，监测患者的发热、咽痛临床症状尤为重要。可在用药数天内发生。当中性粒细胞低于 $1.5 \times 10^9/L$ 时应当停药，且不能换用另一种 ATD。当白细胞低于 $4.0 \times 10^9/L$ 但中性粒细胞大于 $1.5 \times 10^9/L$ 时不需停药，但应减量，加用促进白细胞增生的药。另外，还有少数患者出现皮疹、血管炎、中毒性肝病等。

（二）放射碘（^{131}I）治疗

其作用机制是 ^{131}I 被甲状腺摄取后释放出 β 射线，破坏甲状腺组织细胞，减少甲状腺激素的分泌。β 射线在组织内射程只有 2mm，不会累及邻近组织。

1．适应证 适用于甲状腺肿大Ⅱ度以上，对抗甲状腺药物过敏或治疗后复发，甲亢合并心脏病，甲亢伴白细胞减少、血小板减少或全血细胞减少，甲亢合并肝、肾等脏器功能损害，浸润性突眼，不宜手术或不愿接受手术或手术后复发。对活动期甲亢可加用糖皮质激素。治疗前 ATD 要停药 1 周，特别对于选择小剂量 ^{131}I 治疗的患者，因为药物可能减少对甲状腺的破坏作用。

2．禁忌证 妊娠和哺乳期妇女。

3．并发症 ①甲状腺功能减退症，这是 ^{131}I 治疗难以避免的结果，需要甲状腺素替代治疗。②放射性甲状腺炎，见于治疗后 7 ~ 10 天，重者可给予阿司匹林或糖皮质激素治疗。③诱发甲状腺危象，主要发生在未控制的甲亢重症患者。④加重活动性浸润性突眼，可在治疗前 1 个月给予激素治疗，^{131}I 治疗 3 ~ 4 个月后逐渐减量。

（三）手术治疗

1．适应证 中、重度甲亢，药物治疗无效或停药复发或不能坚持长期服药者；甲状腺显著肿大有压迫症状，胸骨后甲状腺肿，穿刺细胞学检查怀疑恶变，抗甲状腺药物无效或者过敏的妊娠患者。

2．禁忌证 重度活动性浸润性突眼，合并严重心脏、肝、肾疾病而不能耐受手术者，妊娠头 3 个月和第 6 个月以后。

3．手术方式 通常采取甲状腺次全切除术。

4．并发症 主要是手术损伤导致的永久性甲状旁腺功能减退和喉返神经损伤。

（四）其他治疗

1．碘剂 减少碘摄入量是甲亢的基础治疗之一。过量的碘摄入会加重病情和延长病程，增加复发的可能性，所以甲亢患者应当食用无碘食盐，忌用含碘药物和含碘造影剂。仅在甲状腺手术前和甲状腺危象时使用复方碘溶液。

2．β 受体阻滞药 主要用来阻断甲状腺激素对心脏的兴奋作用并阻断外周组织 T_4 向 T_3 的转化，多在抗甲状腺药物初治期使用，以较快控制甲亢的临床症状。常用普萘洛尔，对有支气管疾病者，可选用 β_1 受体阻滞药，如阿替洛尔等。

（五）甲状腺危象的治疗

防止危象必须注意术前准备和预防感染等诱因，本类型预防常较治疗有效，一旦发生，需紧急抢救。

1．抗甲状腺药物 首选丙硫氧嘧啶（PTU），首次 500 ~ 1000mg 口服或经胃管注入，以后给予 250mg，口服，每 4h 一次。

2．碘剂 可抑制甲状腺激素的释放，服用 PTU 1h 后再加用复方碘溶液，每 6h 一次，每次 5 滴，一般使用 3 ~ 7 天。

3．β 受体阻滞药 选用普萘洛尔，每天 60 ~ 80mg，口服，每 4h 一次。

4．糖皮质激素 氢化可的松300mg首次静滴，以后每次100mg，每8h一次，防止肾上腺皮质功能低下。

5．降低和清除血浆甲状腺激素 在上述治疗效果不满意时，可选用腹膜透析、血液透析或血浆置换等措施迅速降低血浆甲状腺激素浓度。

6．支持治疗 对高热者给予物理降温或药物降温，但应避免用乙酰水杨酸类药物。还可给氧及各种镇静剂等。

（六）浸润性突眼的治疗

1．一般治疗 使用利尿剂、高枕卧位、限制钠盐，以减轻球后水肿。注意保护眼睛，戴有色眼镜以防强光和灰尘刺激；夜间使用1%甲基纤维素眼药水，白天使用人工泪液；睡眠时眼睛不能闭合者可使用盐水纱布或眼罩预防角膜损伤。吸烟可加重本病，应当戒烟。

2．活动性浸润突眼 使用糖皮质激素以消除局部炎症，可每天口服泼尼松40～80mg，每日2次，持续2～4周。以后逐渐减量，如果减量后症状加重，要减慢减量速度。激素治疗需持续3～12个月。严重病例用甲泼尼龙500～1000mg冲击治疗，隔日一次，连用3次，但需注意该药的肝毒性。

3．球后放射治疗 可与糖皮质激素联合使用，减轻眶内和球后浸润，用于严重突眼或不能耐受大剂量糖皮质激素时，一般不单独使用。

4．眶减压手术 如果糖皮质激素和球后放射无效，角膜感染或溃疡，压迫导致视网膜和视神经改变可能引起失明时，需行眶减压手术。

5．控制甲亢 轻度活动性突眼时治疗甲亢可选择抗甲状腺药物、^{131}I和手术中的任何一种方法，但持续性活动性突眼超过3个月或选择^{131}I治疗时，需同时使用糖皮质激素预防突眼加重。

（七）妊娠期甲亢的治疗

1．ATD治疗 首选PTU，MMI的致畸作用已经有明确报告。ATD可以少量通过胎盘抑制胎儿的甲状腺功能，所以应尽可能减低ATD剂量，每2周～1个月测定一次母体血清甲状腺激素，使其维持在轻度高于非妊娠成人参考值上限的水平。哺乳期首选MMI治疗，因PTU有致急性肝炎的报告，监测方法同妊娠期。

2．手术治疗 经PTU治疗未能控制的甲亢，可以选择在妊娠4～6个月手术治疗。

【护理】

（一）护理评估

1．病史 评估患者本次发病的症状，有无怕热多汗、多食、排便次数增多、消瘦乏力、心悸气促、焦躁易怒等症状；有无甲亢危象的征兆，如高热、大汗、心动过速、烦躁不安、谵妄、呼吸急促、恶心、呕吐等症状。注意询问有无感染、口服过量甲状腺激素药物、严重精神创伤等诱因。询问患者患病后检查和治疗的经过，目前用药情况和病情控制情况等。育龄妇女要注意询问月经、生育情况。

2．心理社会资料 评估患者患病后对日常生活的影响，是否有睡眠、活动量和活动耐力的改变。注意评估患者的心理状态，有无焦虑、恐惧、多疑等心理变化。注意患者及家属对疾病的了解程度，患者所在社区的医疗保障服务情况等。

3．身体评估 ①生命体征：观察患者体温、脉搏、血压有何改变；②精神、意识状况：观察患者有无过度兴奋、焦躁易怒、紧张不安等，或神志淡漠、嗜睡、反应迟钝等表现；③营养状况：评估患者有无消瘦、贫血等；④皮肤、黏膜：评估皮肤是否潮湿、多汗，有无双下肢胫骨前皮肤粗厚、变粗及大小不等红斑等黏液性水肿表现；⑤眼征：评估有无眼球突出，眼裂增宽，有无视物疲劳、畏光、复视、视力下降、视野变小等，有无角膜溃疡；⑥甲状腺：了解甲状腺肿大程度，有无对称性弥漫性肿大，可否触及震颤和闻及血管杂音；⑦心脏血管：有无心率增快、心律失常等；⑧骨骼肌肉：有无肌力减退及肌肉萎缩等。

4．辅助检查　了解患者基础代谢率、甲状腺激素测定、抗体测定、甲状腺影像学检查、甲状腺摄 ^{131}I 率等。

（二）主要护理诊断

1．营养失调：低于机体需要量　与基础代谢率增高导致代谢需求大于摄入以及胃肠蠕动快、吸收不良有关。

2．活动无耐力　与蛋白质分解增加、甲状腺毒性心脏病、肌力减退等有关。

3．个人应对无效　与性格及情绪改变有关。

4．有组织完整性受损的危险　与浸润性突眼有关。

5．潜在并发症：甲状腺危象。

（三）护理计划及评价

营养失调：低于机体需要量　与基础代谢率增高、胃肠蠕动快、营养吸收不良有关

1．护理目标　患者能认识消瘦的原因，并保证每天摄入足够营养；患者能恢复并保持正常体重。

2．护理措施

（1）促进身心休息，减少消耗：保证休息和睡眠，轻症者可适当活动；根据患者体重变化情况调整饮食计划。

（2）饮食护理：给予高热量、高蛋白质、高维生素及矿物质丰富的饮食。可增加奶类、蛋类、瘦肉类等优质蛋白以纠正体内的负氮平衡。多进食新鲜蔬菜、水果。鼓励患者多饮水，每天饮水 2000 ～ 3000ml 以补充出汗、呼吸加快、腹泻等所丢失的水分，但合并心脏病的患者注意避免补液过多引起心力衰竭。不饮浓茶、咖啡等刺激性饮料或食物。减少粗纤维食物的摄入。避免进食含碘丰富的食物如海带、紫菜等，慎食卷心菜、甘蓝等易导致甲状腺肿的食物，应食用无碘盐。

（3）用药护理：按医嘱使用抗甲状腺药物，不可自行减量或停服；密切监测药物副作用，及时处理。常见不良反应包括：①粒细胞减少：多发生在用药后 2 ～ 3 个月内，严重者可致粒细胞缺乏症，因此应定期复查血象。如果外周血白细胞低于 3×10^9/L 或中性粒细胞低于 1.5×10^9/L，应停药，并遵医嘱使用促进白细胞增生药物。②药疹：可用抗组胺药治疗，除严重皮疹外不用停药。③其他：如中毒性肝炎、肝坏死等。

3．护理评价　患者能恢复并保持正常体重；能认识消瘦的原因，并保证每天摄入足够营养。

Altered nutrition：Less than body requirements related to increased rate of basal metabolism，and poor absorption of nutrition because of the quick gastrointestinal peristalsis.

1．Goals：The client will

（1）Have adequate understanding of weight loss，and have adequate nutrition intake.

（2）Attain ideal body weight.

2．Intervention

（1）Provide adequate physical and psychological rest and decrease the energy consumption. For those in critical condition or complicated with heart failure or severe infection staying in bed is required. For those in relatively mild condition appropriate activities are permitted with the limit of not feeling fatigue. For those complicated with anxiousness and insomnia sedative and hypnotic agents can be administered. Provide cool，well ventilated，quiet，stable environment with the room temperature at 18 to 20 ℃ and avoid the strong light and noise incitement.

（2）Diet nursing：Explain the cause of weightloss and guarantee the everyday food with the high calories，high protein，high vitamin and minerals，low fibers and appropriate fat. Provide adequate protein with 1 to 2g（kg · d). Increase the intake of protein with good quality such as milk, egg, lean meat, fish etc. Provide easy digestive food. Increasing the intake of fruit is encouraged. Avoid the spicy, stimulating food and those with fibers, and high iodine such as kelp, laver etc. Adequate water intake is important. Cordial like strong teas and coffees should be avoided.

（3）Drug therapy nursing

1）Administer antithyroid drugs according to orders. Teach the client not to decrease the dosage or stop using the drug without permission of physicians. To control the progress of the disease and prevent the relapse, foods with plenty of iodine should be avoided during the period of medication and even after stopping the medication. Monitor the side effect of medication. Propylthiouracil（PTU）and Methimazole（Tapazole）may cause agranulocytosis. Monitor white blood cell count every week. Observe for fever and sore throat.

2）If Propranolol is used, should start from a small dosage and monitor heart rate for bradycardia.

（4）Emotional support

Understand those who experience emotional instability and irritability. Explain to family members these manifestations are related to hyperthyroidism and will decrease and disappear with the treatment and control of the disease. Ask family members to understand the client and give emotional and substantial support.

（5）Monitoring the client's condition

Weight the client weekly and assess for changes.

Observe blood pressure, heart rate, body temperature and changes of white blood cell count after taking antithyroid agents.

活动无耐力　与蛋白质分解增加、甲状腺毒性心脏病、肌力减退等有关

1. 护理目标　患者能逐步增加活动量，活动时无明显不适。

2. 护理措施

（1）休息与活动：病情轻者可下床活动，以不感到疲劳为度。病情重、心力衰竭或合并严重感染者应严格卧床休息。对于紧张不安失眠者，可遵医嘱给予镇静药。

（2）环境：保持环境安静，避免嘈杂。避免强光和噪声刺激。限制探视时间，治疗护理时间相对集中。通风良好，保持室温恒定、凉爽。

（3）生活护理：协助患者完成日常生活自理，如洗漱、进餐、如厕等，对大量出汗的患者，应随时更换浸湿的衣服及床单，防止受凉。

3. 护理评价　患者能耐受日常活动，生活自理，活动耐力增加。

个人应对无效　与性格及情绪改变有关

1. 护理目标　患者能恢复并保持足够的应对能力。

2. 护理措施

（1）心理护理：应向患者及家属耐心解释病情，提高其对疾病的认知，了解其情绪、性格改变是暂时的，待治疗后症状会逐渐减轻甚至消失。鼓励患者表达内心感受，与患者建立互信，共同探讨控制情绪和减轻压力的方法，指导和帮助患者正确处理生活中的突发事件。

（2）家庭社会支持：为患者提供有利于改善情绪的环境，如保持居室安静和轻松的气氛，勿提供兴奋、刺激的消息，以避免患者激动。鼓励患者参与团体活动，加强患者出院后的延续性心理护理。

（3）病情观察：观察患者精神状态，注意有无焦虑、烦躁、心悸等甲亢加重的表现，必要时遵医嘱使用镇静剂。

3．护理评价　患者能解释情绪和行为改变的原因，能正确处理生活突发事件。

有组织完整性受损的危险　与浸润性突眼有关

1．护理目标　患者能执行保护眼睛的措施，无感染发生，角膜无损伤。

2．护理措施

（1）眼部护理：采取保护措施，预防眼睛受到刺激和伤害。外出戴深色眼镜，以防光线刺激、灰尘和异物的侵害；经常用眼药水湿润眼睛，避免过度干燥，睡觉涂抗生素眼膏；眼睑不能闭合者用无菌生理盐水纱布或眼罩覆盖双眼，防治结膜炎和角膜炎；指导患者当眼睛有异物感、刺痛或流泪时，勿用手直接揉眼睛，可用0.5%甲基纤维素或氢化可的松溶液滴眼，以减轻症状；睡觉或休息时，抬高头部，使眶内液回流减少，减轻球后水肿。

（2）用药护理：限制钠盐摄入；遵医嘱使用利尿剂，以减轻组织充血、水肿。

（3）病情观察：定期进行眼科角膜检查，如有畏光、流泪、疼痛、视力改变等角膜炎、角膜溃疡先兆，应立即复诊。

3．护理评价　患者能采取各项保护眼睛的措施，无结膜炎、角膜炎等并发症出现。

潜在并发症：甲状腺危象

1．护理目标　护士能够及早发现病情变化，并给予抢救处理。

2．护理措施

（1）避免诱因：指导患者自我心理调整，避免感染、严重精神刺激、创伤等诱发因素。

（2）病情监测：观察生命体征和神志变化。如发现原有症状加重，出现高热（体温＞39℃）、严重乏力、烦躁、多汗、心悸、心率≥140次/分、食欲减退、恶心、呕吐等要及时通知医生，并协助处理。

（3）急救处理：①绝对卧床休息：呼吸困难时取半坐卧位，立即给予吸氧；②及时准确给药：迅速建立静脉通道，遵医嘱给予PTU、复方碘溶液、β受体阻滞剂、氢化可的松等药物，注意观察药物反应和病情变化，准备好抢救用物，如镇静剂、强心剂等；③严密监测病情变化，观察神志变化，定时测量生命体征，准确记录24h出入量；④对症护理：对高热者，给予物理或药物降温，躁动不安者应使用床栏保护，昏迷者应加强基础护理，如定时翻身、拍背，腹泻严重者注意肛周护理，保持皮肤清洁，及时擦拭汗液、更换浸湿的衣服和床单，提供鼻饲护理、口腔护理、皮肤护理等。

3．护理评价　患者未发生甲状腺危象或发生时被及时发现和处理。

【健康教育】

1．疾病知识指导　指导有关甲亢的知识和保护眼睛的方法和技巧，教会患者自我护理。指导患者注意加强自我保护，衣领宜宽松，避免压迫甲状腺，禁用手挤压甲状腺。鼓励患者保持开朗乐观的情绪，避免精神刺激，建立良好的人际关系和良好的社会支持系统。

2．用药指导　指导患者坚持遵医嘱按剂量、按疗程服药，不可随意减量和停药。服用药物的开始3个月，每周查血象一次，每隔1～2个月复查甲状腺功能。

3．病情监测　每天清晨起床前自测脉搏，定期测量体重。脉搏减慢、体重增加是治疗有效的标志。如出现高热、恶心、呕吐、突眼加重等，应警惕甲状腺危象，及时就诊。告诉患者导致甲状腺危象的一些诱因并尽量避免。

4．其他　对有生育需求的女性患者，应告知其妊娠可加重甲亢，宜治愈后再妊娠。社区护士应对甲亢患者定期家访，给予相应的健康指导，鼓励家属主动关心患者，促进患者与家属的互动和患者康复。

5．预后　本病病程较长，经积极治疗预后较好，少数患者可自行缓解。单纯ATD治疗的患者，复发率较高。部分放射性碘治疗、甲状腺手术治疗所致甲状腺功能减退症者需甲状腺激素终身替代治疗。

小 结

1. 甲状腺毒症是血中TH增多所导致的以神经、循环、消化等系统兴奋性增高和代谢亢进为主要表现的一组临床综合征，以Graves病常见。

2. 遗传和环境两个因素与甲状腺功能亢进症的发病密切相关。

3. 具备以下三项即可诊断甲状腺功能亢进症：①高代谢症状和体征；②甲状腺肿大；③血清TT_4、FT_4增高，TSH减低。甲亢诊断成立，若触诊和B超证实甲状腺肿大呈弥漫性即可确诊为GD。

4. 甲亢危象是甲状腺毒症急性加重的一组临床综合征。多发生于较重甲亢未予治疗或治疗不充分的患者。主要诱因有感染、严重精神刺激、创伤、手术等。表现为高热或过高热，大汗，心动过速（≥140次/分），焦虑、烦躁不安、谵妄，恶心、呕吐、腹泻，严重患者可有心力衰竭、休克及昏迷等。

5. 甲状腺功能亢进症需长期甚至终身治疗。治疗目的在于控制甲状腺激素水平，防止和减少并发症。包括抗甲状腺药物（ATD）、^{131}I和手术治疗三种疗法，其中，抗甲状腺药物治疗为甲亢初始治疗的首选方法。

6. 护理应重视饮食护理、浸润性突眼的护理及甲状腺危象的防治。药物护理应关注抗甲状腺药物的主要副作用为粒细胞缺乏，指导患者定期复查血常规。

思考题

结合本部分案例请思考：

1．甲亢患者治疗方案的选择是什么？

2．甲亢患者的护理要点是什么？

第七章甲亢思考题参考答案

三、甲状腺功能减退症

学习目标

通过本部分内容的学习，学生应能够：

◎ 识记

说出甲状腺功能减退症的概念和病因。

◎ 理解

归纳甲状腺功能减退症的临床表现、辅助检查和治疗要点。

◎ 运用

护理甲状腺功能减退症患者并进行健康指导。

甲状腺功能减退症（hypothyroidism，简称甲减）是由各种原因导致的低甲状腺激素血症或甲状腺激素抵抗而引起的全身性低代谢综合征。其病理特征是黏多糖在组织和皮肤堆积，表现为黏液性水肿。国外报告的临床甲减患病率为 0.8% ～ 1.0%，我国学者报告为 1.0%。

根据病变部位，可将本症分为：①原发性甲状腺功能减退症，是甲状腺腺体本身病变引起的甲减，占全部甲减的 95% 以上，且 90% 以上原发性甲减是由自身免疫、甲状腺手术和 ^{131}I 治疗所致；②中枢性甲状腺功能减退症，是下丘脑和垂体疾病引起的促甲状腺激素释放激素（TRH）或者促甲状腺激素（TSH）分泌减少所致，其中下丘脑疾病引起的甲减称为"三发性甲状腺功能减退症"；③甲状腺激素抵抗综合征，由甲状腺激素在外周组织发挥作用障碍引起。

根据病变的原因，可将本症分为：药物性甲减、^{131}I 治疗后甲减、手术后甲减、特发性甲减等。根据甲状腺功能减低的程度可分为临床甲减和亚临床甲减。

【病因及发病机制】

1．**自身免疫损伤**　最常见的原因是自身免疫性甲状腺炎，包括桥本甲状腺炎、萎缩性甲状腺炎、产后甲状腺炎等。

2．**甲状腺破坏**　包括甲状腺手术、^{131}I 治疗等。

3．**碘过量**　可引起具有潜在性甲状腺疾病者发生一过性甲减，也可诱发和加重自身免疫性甲状腺炎。

4．**抗甲状腺药物**　如锂盐、咪唑类、硫脲类等。

【临床表现】

本病多见于中年女性，起病隐袭，病程较长，发展缓慢。

1．**症状**　主要表现以代谢率减低和交感神经兴奋性下降为主，病情轻的早期患者可以没有特异症状。典型患者畏寒少汗、乏力、嗜睡、记忆力减退、关节疼痛、手足肿胀感、体重增加、便秘、女性月经紊乱或月经过多、不孕。

2．**体征**　典型者可见表情呆滞、反应迟钝、声音嘶哑、听力障碍，面色苍白、颜面和（或）眼睑水肿、唇厚舌大、常有齿痕，皮肤干燥、粗糙脱屑、皮温偏低、水肿，手掌、脚掌皮肤可呈姜黄色，毛发稀疏，跟腱反射时间延长，脉率缓慢。累及心脏可出现心包积液和心力衰竭。少数病例可出现胫前黏液性水肿，重症患者可发生黏液性水肿昏迷。

3．**黏液性水肿昏迷**　见于病情严重的患者，尤其是老人，病死率高。多发生在冬季寒冷时，诱因为甲状腺激素替代治疗中断、寒冷、感染、麻醉或镇静药使用不当等。临床表现常先出现嗜睡，体温低至 35℃以下，呼吸减慢，心动过缓，血压下降，四肢肌肉松弛、反射减弱，可因昏迷、休克、心肾衰竭而死亡。死亡率高达 70%。

【实验室及其他检查】

1．**甲状腺功能检查**　原发性甲减血清 TSH 增高，FT_4 和 TT_4 降低，其降低水平与病情程度有关，是诊断甲减的必备指标。亚临床甲减仅有 TSH 增高，FT_4 和 TT_4 正常。

2．**甲状腺自身抗体**　血中常可检出甲状腺球蛋白抗体（TgAb）和甲状腺过氧化物酶抗体（TPOAb），是确定原发性甲减病因的重要指标和诊断自身免疫性甲状腺炎的主要指标，以 TPOAb 更具意义。

3．**其他**　常有轻、中度贫血，血清总胆固醇、心肌酶谱可升高。少数病例血清泌乳素升高，蝶鞍增大。

【诊断要点】

确诊主要依靠甲减的症状和体征，血清 TSH 增高和 FT_4 减低。若 FT_4 减低，而 TSH 不增高，应考虑中枢性甲减，需做 TRH 试验进行证实。详细询问病史有助于本病诊断，如甲状腺手术、^{131}I 治疗、Graves 病、桥本甲状腺炎病史和家族史等。

【治疗要点】

本病一般不能治愈，需终生替代治疗，治疗目的在于将血清 TSH 和甲状腺激素水平恢复到正常范围内。

（一）替代治疗

首选左甲状腺素（L-T_4），起始剂量和达到完全替代剂量的时间取决于患者的病情、年龄、体重和心脏状态等个体差异。成年患者每日替代剂量为 50 ～ 200μg，每日平均剂量 125μg；老年患者需较低剂量，约为 1.0μg/（kg· d）；甲状腺癌术后患者需要约 2.2μg/（kg· d）。每日 1 次晨服，一般起始剂量为每日 25 ～ 50μg，每 1 ～ 2 周增加 25μg，直到达到治疗目标。患缺血性心脏病患者起始剂量宜小，调整剂量宜慢，以免诱发和加重心脏病。治疗初期，每 4 ～ 6 周需复查激素，根据结果调整药物剂量；治疗达标后每 6 ～ 12 个月复查一次。

（二）亚临床甲减的处理

在伴有高胆固醇血症或血清 TSH ＞ 10mU/L 时需给予 L-T_4 治疗。

（三）黏液性水肿昏迷的治疗

1．**补充甲状腺激素** 首选 L- T_3 静脉注射，每 4h 10μg，直至患者症状改善，清醒后改为口服；或 L- T_4 首次静脉注射 300μg，以后每日 50μg，至患者清醒后改为口服。如无注射剂，可将片剂研粉后自胃管内注入，L-T_3 20 ～ 30μg，每 4 ～ 6h 一次，以后每 6h 5 ～ 15μg；或首次 L- T_4 100 ～ 200μg，以后每日 50μg，至患者清醒后改为口服。

2．给氧、保温、保持呼吸道通畅，必要时建立人工气道。

3．每日氢化可的松 200 ～ 300mg 持续静脉滴注，患者清醒后减量。

4．根据需要补液，输液量和速度不宜过多过快，以免增加心脏负担。

5．控制感染，治疗原发病。

【主要护理措施】

（一）病情观察

观察患者生命体征、神志精神状态，有无寒战、皮肤苍白、体温过低等表现及心律不齐、心动过缓等现象，并及时通知医生处理。

（二）饮食护理

指导患者进食高蛋白、高维生素、低钠、低脂饮食，细嚼慢咽，少量多餐。多食蔬菜水果等粗纤维食物，促进胃肠蠕动。桥本甲状腺炎所致甲减患者应避免摄取含碘食物和药物，以免诱发严重黏液性水肿。鼓励患者适当活动，并经常进行腹部按摩，指导患者养成每天定时排便的习惯，为卧床患者创造良好排便环境，减轻便秘。必要时遵医嘱给予导泻剂，并观察排便次数、性状和量。

（三）加强保暖

室温保持在 22 ～ 23℃，注意保暖，如添加衣服、加盖棉被或用热水袋取暖等。冬天外出时戴手套，穿棉鞋，避免受凉。

（四）用药护理

遵医嘱按时服药；同时观察患者有无多食、消瘦、心悸、易出汗、情绪不安等药物过量的表现，一旦出现，及时给予处理；嘱患者不可随意增减药物。

（五）黏液性水肿昏迷的预防和护理

1．避免寒冷、感染、各种应激刺激以及不适当地使用麻醉和镇静剂等诱发因素。

2．密切观察神志、生命体征的变化及全身黏液性水肿情况。若出现原有症状加重、体温低于 35℃、呼吸浅慢、心动过缓、血压降低、嗜睡等表现，或出现口唇发绀、呼吸深长、喉头水肿等症状，应立即报告医生并配合抢救。

3．建立静脉通道，遵医嘱给予急救药物。保持呼吸道通畅，吸氧，必要时行气管插管或气管切开。保暖，但不宜选择局部热敷，以免烫伤或加重循环不良。监测生命体征和动脉血气分析，记录24h出入量。

【健康教育】

1．**疾病知识指导**　向患者及其家属讲解发病原因及注意事项。注意个人卫生，冬天注意保暖，减少出入公共场所，以防感染和创伤。慎用镇静、止痛、麻醉药物等。

2．**用药指导**　对于终身替代治疗患者，向其解释终身坚持服药的必要性，不可随意加减药物剂量或停药；指导患者自我监测甲状腺素药物过量的症状，一旦出现多食消瘦、脉搏增快、心律失常、发热大汗、情绪激动等情况，应及时就医。因替代治疗所需的剂量会随年龄、体重、环境、疾病的变化而改变，嘱患者应每年至少监测2次血清TSH、T_4、T_3水平，及时进行剂量调整。对有心脏病、高血压、肾炎的患者，应特别注意剂量的调整。

3．**病情监测指导**　指导患者认识导致黏液性水肿昏迷的诱因，学会自我观察。若出现原有症状加重、体温低于35℃、呼吸浅慢、嗜睡等表现，需立即就医。指导患者定期复查肝肾功能、甲状腺功能、血常规等。

4．**预后**　本症治疗效果较好，如能及时治疗，病情可得到显著改善。一般预后良好，大多数患者需终身服药治疗。少数不及时治疗或中断治疗者可因黏液性水肿昏迷或发生心脏病而死亡。

小　结

1．甲状腺功能减退症是由各种原因导致的低甲状腺激素血症或甲状腺激素抵抗而引起的全身性低代谢综合征。其病理特征是黏多糖在组织和皮肤堆积，表现为黏液性水肿。

2．临床表现主要以代谢率减低和交感神经兴奋性下降为主，病情轻的早期患者可以没有特异症状。典型患者畏寒少汗、乏力嗜睡、记忆力减退、表情呆滞、反应迟钝、声音嘶哑、面色苍白、颜面和（或）眼睑水肿，皮肤干燥、粗糙脱屑，皮温偏低、水肿，毛发稀疏，女性月经紊乱。累及心脏可出现心包积液和心力衰竭。少数病例可出现胫前黏液性水肿，重症患者可发生黏液性水肿昏迷。

3．本症一般不能治愈，需终生替代治疗，首选左甲状腺素。

4．护理方面应重视用药护理以及黏液性水肿昏迷的预防和护理，强调健康教育的重要性。

（叶紫薇　王　彦）

第四节 肾上腺皮质疾病

一、库欣综合征

学习目标

通过本部分内容的学习，学生应能够：

◎ 识记

说出库欣综合征的概念。

◎ 理解

总结库欣综合征的临床表现、辅助检查和治疗要点。

◎ 运用

护理库欣综合征患者并进行健康教育。

库欣综合征（Cushing syndrome），是由各种病因造成肾上腺分泌过量糖皮质激素（主要是皮质醇）所致病症的总称。主要表现为向心性肥胖、满月脸、多血质外貌、紫纹、痤疮、高血压、继发性糖尿病和骨质疏松等。

【病因及发病机制】

1．依赖ACTH的库欣综合征 包括：①垂体ACTH分泌过多伴肾上腺皮质增生：最常见，约占本病的70%，又称库欣病，主要为垂体微腺瘤（直径< 1cm），少数由下丘脑功能失调，促肾上腺皮质激素释放激素不适当分泌，刺激垂体ACTH细胞增生所致；②异位ACTH综合征：系垂体以外的肿瘤分泌大量ACTH，刺激肾上腺皮质增生，分泌过量的皮质醇，最常见的是肺癌（约占50%），其次是胸腺癌、胰腺癌（各占约10%）和甲状腺髓样癌。

2．不依赖ACTH的库欣综合征 肾上腺皮质肿瘤自主分泌过量皮质醇。①腺瘤：占15% ~ 20%，常为单侧，肿瘤直径3 ~ 4cm，女性多于男性。②肾上腺皮质癌：占5% ~ 10%，儿童占半数，进展迅速，极易远处转移。

3．医源性库欣综合征 长期大量使用ACTH或糖皮质激素，抑制自身下丘脑-垂体-肾上腺轴，致使腺体萎缩，分泌功能低下，而临床表现类似皮质醇增多症，称类库欣综合征。

【临床表现】

皮质醇分泌过多导致代谢紊乱和多器官功能障碍是本病临床表现的主要病理生理基础。起病缓、病程较长。典型表现如下：

1．向心性肥胖、满月脸 由于脂肪代谢异常，使体内脂肪重新分布，四肢脂肪向面部及躯干转移，形成典型的向心性肥胖、满月脸、水牛背、悬垂腹等，但四肢瘦小。

2．对感染的抵抗力低 蛋白质分解代谢亢进，呈负氮平衡，表现为肌肉萎缩、疲乏无力、组织修复能力差、抑制机体免疫功能，易发生感染；病久者可出现骨质疏松；儿童可出现生长发育停滞。

3．糖代谢异常 皮质醇对抗胰岛素作用，并促进肝糖原异生，引起葡萄糖耐量异常，部分患者出现糖尿病，即类固醇性糖尿病。

4．**高血压**　由于皮质醇增加儿茶酚胺对小血管的张力，加之水钠潴留，可出现高血压。

5．**多血质、紫纹、痤疮**　皮肤改变是由于蛋白质分解亢进，可见皮肤菲薄，毛细血管易透见，而致面颈部发红，呈多血质面容；皮下弹性纤维断裂、微血管显露，在大腿、下腹、臀等部位形成皮肤紫纹；面、颈、前胸部可见痤疮。

6．**性功能障碍**　肾上腺雄激素分泌增多，致女性男性化，出现痤疮、多毛、月经紊乱、不育。

7．**神经精神改变**　高皮质醇兴奋大脑皮质，引起中枢神经系统功能紊乱，患者易激动、失眠，重者有躁狂甚至出现精神病。

【实验室及其他检查】

1．**皮质醇及其代谢产物测定**　血皮质醇及24h尿游离皮质醇、尿17-羟皮质类固醇（17-OHCS）增高。

2．**皮质醇昼夜节律消失**　正常人清晨8～9时最高，午夜最低，本病皮质醇昼夜节律紊乱。

3．**小剂量地塞米松抑制试验**　每6h口服地塞米松0.5mg，连服2天，对比给药前、后血、尿皮质醇及其代谢产物水平，明显受抑制者（抑制50%以上）为正常，不受抑制（未达上述指标）应考虑高皮质醇血症的存在，需行进一步检查。

4．**大剂量地塞米松抑制试验**　尿17-羟皮质类固醇或尿游离皮质类固醇可被大剂量地塞米松抑制到对照值的50%以下，说明病变在垂体或下丘脑，如不被抑制，则说明皮质醇或ACTH分泌是自主性的，病变在肾上腺或由异源性ACTH分泌肿瘤所致。

5．**ACTH测定**　原发于肾上腺的肿瘤，ACTH被抑制而明显降低，库欣病时为正常高限或增高，异源性ACTH综合征则明显升高。

6．**影像学检查**　包括肾上腺B超检查、蝶鞍区断层摄片、CT、MRI等，可显示病变部位的影像学改变。

【诊断要点】

有典型症状、体征，实验室检查显示皮质醇分泌增多、失去昼夜分泌节律、不被小剂量地塞米松抑制，可确诊为本病，病因诊断尚需配合影像学检查、血浆ACTH测定等。

【治疗要点】

1．**垂体微腺瘤**　可采用：①经蝶窦显微外科手术切除微腺瘤；②垂体放射治疗；③垂体手术加肾上腺切除术；④可选用作用于下丘脑-垂体的药物，如赛庚啶、溴隐亭等，或米托坦（双氯苯二氯乙烷）、美替拉酮、氨鲁米特、酮康唑等皮质醇合成抑制剂。

2．**肾上腺肿瘤**　腺瘤手术可治愈，腺癌应及早手术，不能手术者，可选用皮质醇合成抑制剂。

3．**异源性ACTH综合征**　主要治疗原发肿瘤，可采用手术、放疗、化疗或联合使用皮质醇合成抑制剂。

【护理】

（一）主要护理诊断

1．**体液过多**　与盐皮质激素分泌过多导致水钠潴留有关。

2．**自我形象紊乱**　与皮质醇增多症所致的形象改变有关。

3．**有感染的危险**　与蛋白质分解过多、抵抗力下降有关。

4．**有皮肤完整性受损的危险**　与疾病所致皮肤菲薄有关。

（二）护理措施

1．**病情观察**　观察患者原有症状的变化以及皮肤的变化（特别是注射部位皮肤有无瘀斑），有无感染的症状、体征，观察其情绪变化及睡眠情况，监测血压、血糖、血K^+、Na^+、

Cl^-水平。

2．饮食护理 给予高蛋白、高钾、高钙、低钠、低热量、低糖类饮食，鼓励患者食用柑橘、枇杷、香蕉、南瓜等含钾丰富的食物。并发糖尿病者，给予糖尿病饮食。避免刺激性食物，禁烟酒。

3．适当活动 鼓励患者做一些力所能及的活动，防止肌肉萎缩，改善骨质疏松，并可消耗多余脂肪。有骨质疏松时，限制活动范围与运动量，做好安全防护，防止摔伤和骨折。

4．心理护理 鼓励患者表达自己的感受，耐心倾听患者的倾诉；对于其所表现出来的情绪反应，给予理解，避免使用刺激性的言行；安慰患者，向患者说明当激素水平控制正常后，症状、体征即可消失；嘱患者的亲友关心、体贴患者，帮助患者树立战胜疾病的信心。

5．预防感染 保持病室环境及床单位整洁，室内温湿度适宜，减少感染源；对患者及家属的日常生活进行保健指导，指导保持皮肤、口腔、会阴等清洁卫生，注意保暖，预防上呼吸道感染。

【健康教育】

1．疾病知识指导 指导患者注意预防感染，保持皮肤清洁，防止外伤、骨折等各种可能导致病情加重或诱发并发症的因素，定期门诊复查。

2．用药指导和病情监测 指导患者有关疾病的基本知识和治疗方法，指导患者正确用药，并学会观察药物疗效和不良反应，了解激素替代治疗的注意事项，尤其是识别激素过量或不足的症状和体征，告诫患者不能随意停药或减量。若发生虚弱、头晕、发热、恶心、呕吐等应立即就医。

3．心理指导 对患者进行心理指导，以减轻疾病带来的焦虑等不良情绪，指导患者家属提供有效的心理、情感支持。教会患者自我护理措施，适当从事力所能及的活动，以增强患者的自信心和自尊感。

4．预后 垂体腺瘤经手术摘除后，病情在数月后逐渐好转，向心性肥胖等症状减轻，尿糖消失，女性患者月经恢复，甚至可受孕。如病程已久，肾血管发生不可逆损害，则血压不易降至正常。肾上腺皮质腺瘤早期手术切除预后良好，皮质癌的疗效取决于是否能早期发现及能否完全切除，有转移者预后差。

小　结

1. 库欣综合征是由各种病因造成肾上腺分泌过量皮质激素（主要是皮质醇）所致病症的总称。

2. 本病主要表现为向心性肥胖、满月脸、多血质外貌、紫纹、痤疮、高血压、继发性糖尿病和骨质疏松等。

3. 根据不同的病因进行相应的手术、放疗、药物等治疗。

4. 护理中要掌握健康教育的内容。

二、原发性慢性肾上腺皮质功能减退症

学习目标

通过本部分内容的学习，学生应能够：

◎ 识记

说出原发性慢性肾上腺皮质功能减退症的概念。

◎ 理解

总结原发性慢性肾上腺皮质功能减退症的临床表现、辅助检查和治疗要点。

◎ 运用

护理原发性慢性肾上腺皮质功能减退症患者并对其进行健康教育。

原发性慢性肾上腺皮质功能减退症（chronic adrenocortical hypofunction）又称 Addison 病，是多种原因所致双侧肾上腺绝大部分被破坏，使肾上腺皮质激素分泌不足引起的临床病症。继发者由下丘脑 - 垂体病变引起。主要表现为乏力、消瘦、皮肤黏膜色素沉着、低血压等症候群。

【病因及发病机制】

1．感染　肾上腺结核为最常见的病因，近年已趋下降，皮质及髓质均可受累，呈干酪样坏死，可有钙化。肾上腺真菌感染、艾滋病后期、巨细胞病毒感染、严重败血症等均可导致肾上腺破坏，引起功能低下。

2．自身免疫性肾上腺炎　由自身免疫导致肾上腺皮质破坏所致，表现为两侧肾上腺皮质被破坏，呈纤维化；髓质一般不被破坏。大多数患者血中可检出抗肾上腺的自身抗体。近50% 的患者伴其他器官特异性自身免疫病，称为自身免疫性多内分泌腺体综合征（autoimmune polyendocrine syndrome，APS），多见于女性。单一性自身免疫性肾上腺炎多见于男性。

3．其他　恶性肿瘤肾上腺转移、淋巴瘤、白血病浸润、淀粉样变性、双侧肾上腺切除、放射治疗破坏、肾上腺酶系抑制药（如美替拉酮、氨鲁米特、酮康唑）或细胞毒药物（如米托坦）的长期应用、血管栓塞、先天性肾上腺脑白质营养不良等也可导致本病。

上述原因常引起皮质醇分泌不足，可导致以下改变：

（1）对垂体 ACTH 反馈抑制作用减弱致后者浓度增高，其中的促黑激素作为 ACTH 的片段也可因分泌增加而引起皮肤和黏膜黑色素沉着。

（2）糖异生减弱，且对胰岛素敏感性增强，易发生低血糖。

（3）低钠血症，对儿茶酚胺升压作用的反应性降低而出现低血压。

（4）胃酸及胃蛋白酶分泌减少，故引起纳差、恶心、呕吐，久之体重下降、消瘦。

（5）伴随发生的醛固酮分泌不足加重排钠潴钾，水分丧失，低血压。

【临床表现】

起病隐袭，呈缓慢进行性发展，90% 肾上腺皮质被破坏方可出现明显临床症状。

1．皮肤、黏膜色素沉着　为本病最具特征的临床表现，几乎见于所有患者。绝大多数患者色素沉着，以暴露处、摩擦处、乳晕、瘢痕等处尤为明显，全身皮肤呈弥漫性棕黑、棕黄色；齿龈、舌部、颊黏膜等处可见大小不等蓝灰、蓝黑色素沉着斑。

2．低血压　血压可低至 80/50mmHg，伴头昏、眼花、直立性晕厥。肾上腺危象时血压可降至零。

3．胃肠道症状　食欲减退、嗜咸食、胃酸过少，消化不良；恶心、呕吐、腹泻出现提示

病情加重，可有体重减轻、消瘦。

4．**疲乏无力** 呈进行性加重。

5．**糖代谢障碍** 糖异生减弱，肝糖原耗损，易发生低血糖症状。

6．**应激能力下降** 对创伤、感染、空腹等应激能力减弱，甚至可出现肾上腺危象。

7．**神经精神症状** 萎靡、淡漠、嗜睡、记忆力减退、意识模糊，可出现精神失常。

8．**性腺功能异常** 女性月经失调或闭经，阴毛、腋毛减少或脱落，但病情轻者仍可生育。男性有性功能减退、阳痿。

9．**肾上腺危象** 为本病急骤加重的表现。常在感染、创伤、手术、分娩、过劳、呕吐、腹泻、失水或突然中断肾上腺皮质激素治疗等应激情况下，病情突然恶化，糖皮质激素急剧缺乏，出现肾上腺危象。表现为恶心、呕吐、腹泻、严重脱水、心率快、脉搏弱、低血压、精神失常，常有高热、低血糖、低钠血症、意识障碍等，如不及时抢救可发展为休克、昏迷甚至死亡。

【实验室及其他检查】

1．基础血、尿皮质醇及尿17-羟皮质类固醇降低，血ACTH增高。

2．**ACTH兴奋试验** 最具诊断价值。给予ACTH后血、尿皮质醇及其代谢产物均达不到正常倍数。

3．肾上腺B型超声、X线、CT、MRI等检查。

4．**血液生化检查** 血钠、血氯、血糖降低，血钾、血钙增高。血常规检查：常有正细胞正色素性贫血，少数合并有恶性贫血；白细胞分类示中性粒细胞减少，淋巴细胞相对增多，嗜酸性粒细胞明显增多。

【治疗要点】

（一）一般治疗

宜进高糖、高蛋白及富含维生素食物。摄入足够的食盐，每日至少8～10g。

（二）激素替代治疗

1．**糖皮质激素** 根据身高、体重、性别、年龄、劳动强度等，确定合适的基础量。服药应模拟激素分泌昼夜节律，即小剂量清晨一次口服，较大剂量于清晨睡醒时服全日量的2/3，下午4时前服余下的1/3剂量。为避免胃肠刺激，应餐后服用。首选氢化可的松，一般常用剂量为每日20～30mg，以后可逐渐减量。有发热等并发症时适当加量。

2．**盐皮质激素** 经糖皮质激素治疗和补充食盐后仍有头晕、乏力、血压偏低者，需加用盐皮质激素，可每日给予9α-氟氢可的松0.05～0.1mg，上午8时一次口服。有水肿、高血压、低血钾者减量。

（三）病因治疗

有活动性结核者应积极抗结核治疗。如为自身免疫病者，应明确是否有其他腺体功能减退并给予相应治疗。

（四）肾上腺危象的治疗

此为内科急症，应积极抢救。

1．**补液** 一般初治第1、2日需每日补生理盐水2000～3000ml，补充葡萄糖液以避免发生低血糖。维持水、电解质及酸碱平衡。

2．**糖皮质激素** 立即静注氢化可的松100mg，以后每6h静滴100mg，第2、3日可减至每日300mg，分次静滴。病情好转逐渐减至每日100mg，呕吐停止，能进食者改为口服。

3．积极治疗感染及其他诱因。

【护理】

（一）主要护理诊断

1．**疲乏** 与低血钠、低血糖、低蛋白血症有关。

2．体液不足　与醛固酮不足所致水钠排出增多及呕吐、腹泻有关。

3．营养失调：低于机体需要量　与胃肠功能紊乱所致厌食、呕吐、腹泻有关。

4．潜在并发症：肾上腺危象。

（二）护理措施

1．病情观察　①监测生命体征，记录出入量，监测血钠、血钾、血钙水平，评估意识状态、活动耐力；②有无恶心、呕吐、腹泻等胃肠道症状，食欲、进食量、体重，有无低血糖及脱水表现；③观察色素沉着情况；④一旦患者出现原有症状加重、虚弱无力、极度厌食、恶心、呕吐、低血压等肾上腺危象的先兆表现，应立即报告医生。

2．饮食护理　进食高糖类、高蛋白、高维生素、高钠（每日摄入＞8 ~ 10g）饮食。鼓励患者多饮水，每日摄取水分 3000ml 以上。若有大量出汗、呕吐、腹泻时增加水、盐摄入量；注意避免进食含钾丰富的食物，以免加重高钾血症，诱发心律失常。

3．休息与活动　病室环境应安静、舒适，保证患者充分睡眠和休息；鼓励适当活动，但应避免过劳；嘱患者改变体位时宜缓慢，尤其由卧位变为坐位、立位时，以防直立性低血压、晕厥的发生。

4．药物护理　指导患者正确服用糖皮质激素及盐皮质激素，观察药物疗效及不良反应。

5．心理护理　向患者及其家属讲解本病知识及长期坚持激素替代治疗的必要性和意义，使其树立治病信心，积极配合治疗和护理。患者由于皮肤黏膜色素沉着常有自卑感，护士及家属应避免此方面的刺激性言语。

6．肾上腺危象护理

（1）配合抢救：迅速建立两条静脉通道，按医嘱补充生理盐水、葡萄糖和糖皮质激素，注意观察治疗效果。

（2）病情监测：严密观察患者生命体征、意识状态，定时监测血电解质及酸碱平衡情况。

（3）积极控制感染，避免创伤、过度劳累和突然中断治疗。手术和分娩时应做好充分准备，当患者出现恶心、呕吐、腹泻、大量出汗等时应立即进行处理。

【健康教育】

1．向患者及其家属强调终生激素替代治疗的必要性，教会患者正确服药，学会观察药物不良反应和疗效（如食欲改善、体重增加、乏力缓解、色素沉着变浅则说明激素剂量合适；若效果不满意则说明激素剂量尚不足，需加量；若出现肥胖、食欲亢进、失眠等则说明激素剂量过大，应立即减量），应激（如感染、创伤、手术、分娩、过劳等）时应增加糖皮质激素用量。定期门诊复查，了解体内激素水平，调整药物剂量。

2．自从肾上腺皮质激素应用于临床以后，本病预后明显改观，若能早期就诊，及时诊治，病情可望缓解，劳动力得到恢复，寿命大大延长。

小　结

1. 原发性慢性肾上腺皮质功能减退症又称 Addison 病，是多种原因所致双侧肾上腺绝大部分被破坏，引起肾上腺皮质激素分泌不足所致。

2. 肾上腺结核为本病最常见的病因。

3. 该病需终身使用肾上腺皮质激素替代治疗。

4. 掌握肾上腺危象的护理及该病健康教育知识。

（张晓茹　肖菊青）

第五节 糖尿病

学习目标

通过本节内容的学习，学生应能够：

◎ 识记

说出糖尿病的诊断标准及分型。

◎ 理解

归纳1型、2型糖尿病的病因、临床表现及治疗要点（降糖药物的分类、药理作用及副作用），糖尿病急性并发症和慢性并发症的临床表现及治疗要点。

◎ 运用

运用糖尿病治疗原则“五驾马车”为糖尿病患者提供健康教育指导，制订合理的饮食、运动计划，达到血糖控制目标。

案例 7-2

案例 7-2 分析

患者，男，45岁，驾驶员，身高165cm，体重80kg。6个月前，出现多尿、口渴、饮水次数增加，每日尿量约2500ml，饮水量3000ml左右。近1个月出现体重无明显诱因下降10kg，伴有饥饿感，饭量较前增加。近1周双足尖偶出现烧灼样和针刺样疼痛，疼痛持续时间较短，为3 ~ 5s。1周以来患者自测空腹血糖波动在10.8 ~ 17.3mmol/L。既往无糖尿病、高血压、冠心病史。父母健在，有两个哥哥，母亲和哥哥均患有糖尿病。患者有吸烟、饮酒嗜好，饮食偏油腻、重咸，喜好甜食。入院后测得空腹血糖15.7mmol/L，餐后2h血糖20.1mmol/L。双侧下肢肌电图结果提示：神经传导受阻。患者入院后行胰岛素治疗，即早、中、晚餐前门冬胰岛素剂量分别为8IU、9IU和10IU，睡前甘精胰岛素10IU皮下注射。

问题与思考：

1．该患者的临床诊断是什么？属于哪种类型糖尿病？为什么？

2．发生糖尿病的主要因素有哪些？

3．该患者伴发何种并发症？

糖尿病（diabetes mellitus，DM）是一组由多种病因引起的以慢性血糖水平增高为特征的代谢性疾病，由于胰岛素分泌缺陷和（或）胰岛素作用缺陷导致糖、蛋白质、脂肪代谢紊乱。临床表现为多尿、多饮、多食、消瘦和疲乏无力等，可并发眼、肾、神经、心脏、血管等组织器官的慢性进行性病变、功能减退和衰竭，病情严重或应激时可发生急性代谢紊乱，如酮症酸中毒、高渗性昏迷等。

糖尿病是常见病、多发病，患病率随着人们生活水平的提高、生活方式的改变及人口老龄化而迅速增加。WHO 1997年报告全球有1.35亿糖尿病患者，预计到2025年将升至3亿，而国际糖尿病联盟 2011 年统计，全球糖尿病患者数已达 3.66 亿。我国糖尿病患病率也呈快速增长趋势，2013 年中国糖尿病患者数为 9840 万，居世界首位；更为严重的是，我国约 60% 的糖尿病患者未被诊断。

糖尿病给社会和经济带来沉重的负担，使患者的生活质量降低，成为严重威胁人类健康的世界性公共卫生问题。我国原卫生部已于 2003 年 11 月启动了《中国糖尿病指南》的推广工作。

1999 年，WHO 公布了糖尿病的分型标准，即 1 型糖尿病、2 型糖尿病、其他特殊类型糖尿病和妊娠期糖尿病。

【病因和发病机制】

糖尿病的病因和发病机制较为复杂，至今尚未完全明了。目前认为糖尿病是由多种原因引起的，与遗传因素、环境因素有关。

（一）1 型糖尿病

1 型糖尿病的病因和发病机制主要是以易感人群为背景的病毒感染、化学物质所致的胰岛 β 细胞自身免疫反应引起 β 细胞破坏和功能损害，导致胰岛素分泌不足。其发生、发展过程如下：

第 1 期（遗传易感期）：研究发现，1 型糖尿病易感性涉及多个基因，目前尚未完全识别。易感基因的研究解释了部分 1 型糖尿病的家族聚集性，并赋予个体对该病的易感性，但其发病常为多个易感基因的共同参与及环境因素的影响所致。

第 2 期（启动自身免疫反应）：环境因素中的病毒感染可启动胰岛 β 细胞的自身免疫反应，已知的有柯萨奇病毒、腮腺炎病毒、风疹病毒、巨细胞病毒等。人类对病毒诱发糖尿病的易感性受遗传控制，病毒感染可直接损伤胰岛组织引起糖尿病，也可损伤胰岛组织后，诱发自身免疫反应，进一步损伤胰岛组织引起糖尿病。

第 3 期（免疫学异常）：患者受病毒感染后胰岛素分泌功能虽然尚维持正常，但机体处于自身免疫反应活动期，循环中出现自身抗体，如胰岛细胞自身抗体、胰岛素自身抗体等。研究表明，大约 90% 新发病的 1 型糖尿病患者血循环中有多种胰岛细胞自身抗体。另外，细胞免疫在 1 型糖尿病发病中也有重要作用，细胞因子是 1 型糖尿病细胞免疫中主要的效能分子，其中主要是白细胞介素 -1（IL-1）对胰岛细胞有毒性作用。

第 4 期（进行性胰岛 β 细胞功能丧失）：免疫反应后，随着 β 细胞数量减少，胰岛分泌功能逐渐下降，血糖逐渐升高，但仍能维持糖耐量正常。

第 5 期（临床糖尿病）：患者有明显的高血糖，出现糖尿病症状，胰岛的病理学改变主要是 β 细胞数量明显减少，仅残存少量 β 细胞分泌少量胰岛素。

第 6 期：胰岛 β 细胞几乎完全破坏，需依赖外源胰岛素维持生命。

（二）2 型糖尿病

2 型糖尿病与遗传因素和环境因素的关系更为密切，其发病机制与胰岛素抵抗和胰岛素分泌缺陷有关，而非胰岛 β 细胞自身免疫破坏。环境因素包括老龄化、不良生活方式、体力活动减少、营养过剩等，与遗传因素共同作用引起肥胖，尤其是向心性肥胖。与胰岛素抵抗和 2 型糖尿病的发生密切相关。其发生、发展过程如下：

1．遗传易感性　目前认为 2 型糖尿病有较强的遗传倾向，可由多基因变异引起，其发病与环境因素有关。

2．胰岛素抵抗和 β 细胞功能缺陷　是 2 型糖尿病发病机制中的两个要素。胰岛素抵抗是指胰岛素作用的靶器官（肝、肌肉和脂肪组织）对胰岛素作用的敏感性降低。由于胰岛素对其靶组织的生理效应降低，组织对葡萄糖的摄取、利用和储存减弱，肝葡萄糖输出增加，为此，胰岛 β 细胞代偿性分泌更多胰岛素（高胰岛素血症）以维持糖代谢正常，但随着病情进展，仍不能使血糖恢复至正常水平，最终导致高血糖。β细胞功能缺陷即胰岛素分泌缺陷，正常时葡萄糖所诱导的胰岛素分泌呈双峰，此时胰岛素第一分泌相缺失或减弱，第二个胰岛素高峰延迟，并维持较高浓度，所以开始空腹血糖尚处于正常，但随着胰岛β细胞功能缺陷的发展，导致空腹高血糖。持续高血糖的刺激促使高胰岛素血症的发展，使靶组织胰岛素受体数目下降和（或）亲和力降低，加重胰岛素抵抗。从血糖升高至出现临床症状一般需7年，此期若能纠正危险因素，如改变生活方式、增加体力活动等，则有助于延缓糖尿病的发生。

3．糖耐量减低和空腹血糖调节受损 糖耐量减低为葡萄糖不耐受的一种类型，而空腹血糖调节受损是指血糖浓度高于正常，但低于糖尿病诊断值，以上均为正常葡萄糖稳态和糖尿病高血糖之间的中间代谢状态，表明葡萄糖调节已受到损害。

4．临床糖尿病 此期可无明显症状，但血糖升高并达到糖尿病的诊断标准。

糖尿病时，葡萄糖在肝、肌肉和脂肪组织的利用减少以及肝糖原输出增多是发生高血糖的主要原因。脂肪合成代谢减少，血游离脂肪酸和三酰甘油（甘油三酯）浓度升高；在胰岛素极度缺乏时，脂肪组织大量动员分解，产生大量酮体，当超过机体对酮体的氧化利用能力时，形成酮症或发展为酮症酸中毒。蛋白质的合成亦减弱，分解代谢加速，导致负氮平衡。

【临床表现】

1型糖尿病多发生于青少年，起病急，症状明显且严重，可以酮症酸中毒为首发症状；2型糖尿病多见于40岁以上成人和老年人，多为肥胖体型，起病缓慢，症状较轻。

（一）代谢紊乱症候群

1．多尿、多饮、多食和体重减轻 糖尿病血糖增高引起渗透性利尿导致尿量增加。每日尿量可达2000～10000ml。尿量增多，体内丢失大量水分而脱水，加上高血糖刺激大脑渴感中枢，引起口渴、烦渴多饮、饮不解渴。尿中丢失了大量的葡萄糖，机体能量供应不足，而产生饥饿感，进食量增加。患者吃得多，血糖升高明显，尿中排糖增加，饥饿感更加强烈，形成易饥多食。机体外周组织对葡萄糖利用障碍，脂肪分解增多，蛋白质代谢呈负氮平衡，肌肉逐渐消瘦，伴有疲乏无力，加之失水，体重明显减轻。以上症状即为“三多一少”，即多尿、多饮、多食和体重减轻。

2．皮肤瘙痒 由于高血糖和周围神经病变导致皮肤干燥和感觉异常，患者常伴皮肤瘙痒，女性患者因尿糖刺激而出现外阴瘙痒不适。

3．其他症状 四肢酸痛，麻木、乏力，性欲减退，阳痿不育，月经不调，粪便干结，视物模糊等。

（二）急性并发症

1．糖尿病酮症酸中毒（diabetic ketoacidosis，DKA） 糖尿病病情加重时，脂肪分解加速，大量脂肪酸经β氧化产生大量乙酰乙酸、β-羟丁酸和丙酮，三者统称为酮体。当酮体超过组织的氧化利用能力时，血酮体升高，称酮血症，尿中出现酮体，称酮尿症，临床上统称为酮症。乙酰乙酸、β-羟丁酸为酸性代谢产物，消耗体内储备碱，若代谢紊乱进一步加剧，血酮继续升高，则pH下降，发生代谢性酸中毒，即糖尿病酮症酸中毒。出现意识障碍时则发生了糖尿病酮症酸中毒昏迷。

（1）诱因：酮症酸中毒的发生与代谢紊乱进一步加剧有关。常见诱因有：①感染，以呼吸道、泌尿道、胃肠道感染最常见；②胰岛素治疗中断或不适当减量；③饮食不当，摄入过多的甜食、脂肪或过度限制糖类；④精神因素、精神创伤、过度激动或劳累；⑤应激、外伤、手术、麻醉、妊娠、脑卒中、心肌梗死、甲亢等，应用肾上腺皮质激素治疗也可引起DKA；⑥原因不明，据统计10%～30%的患者以DKA突然发病，无明确诱因可查。

（2）临床特征：患者表现为糖尿病本身症状加重，多尿、多饮明显，乏力、肌肉酸痛、恶心、呕吐、食欲减退，常伴头痛、嗜睡、烦躁、呼吸深快、有烂苹果味（丙酮味）；后期严重失水，尿量减少，皮肤弹性减退、眼眶下陷、黏膜干燥，心率加快、血压下降、心音低弱、脉搏细速、四肢发凉、体温下降；晚期则出现不同程度的意识障碍、昏迷。少数患者表现为腹痛，易误诊。

2．高渗性非酮症糖尿病昏迷（hyperosmolar nonketotic diabetic coma，HNC，**简称高渗性昏迷**） 是糖尿病的一种少见而严重的急性并发症，也是糖尿病昏迷的一种特殊类型。以严重高血糖、高血浆渗透压、严重脱水、无明显酮症、伴有进行性意识障碍为主要临床表现。多见于老年糖尿病患者，病情危重，病死率极高。近年来由于诊治水平提高，病死率显著下降，但仍高达 15% ～ 20%，早期诊断和早期治疗尤为重要。

（1）诱因：①应激状态，感染最常见，还有外伤、手术、脑血管意外、心肌梗死、中暑、消化道出血、烧伤和胰腺炎等；②水摄入不足或水丢失过多，常见于生活不能自理、神志不清、饥饿、限制饮水、严重呕吐或腹泻、使用利尿剂或脱水剂、腹膜透析或血液透析、大面积烧伤、并发尿崩症；③糖负荷增加，如使用糖皮质激素、甲状腺激素、免疫抑制剂、利尿剂或大量输入葡萄糖液、饮用大量含糖饮料、静脉高营养和高糖因素；④其他，如合并库欣综合征、肢端肥大症、甲亢等内分泌疾病，或急、慢性肾功能不全，急、慢性肾衰竭，糖尿病肾病。

（2）临床特征：①约 2/3 患者发病前无或有轻度糖尿病病史；②多见于老年人，2 型糖尿病患者多见；③血糖＞ 33.3mmol/L（600mg/dl）；④血渗透压≥ 350mOsm/L；⑤严重脱水、无明显酮症酸中毒、有不同程度意识障碍或昏迷；⑥死亡率高。

3．感染　常出现皮肤疖、痈等化脓性感染，可反复发生，重者可引起败血症或脓毒血症；皮肤真菌感染常见足癣、体癣等；女性患者常见真菌性阴道炎和肾盂肾炎、膀胱炎等；合并肺结核者亦较非糖尿病者比例高。

（三）慢性并发症

1．糖尿病大血管病变（diabetic macroangiopathy）　常见动脉粥样硬化，且发病年龄较轻，病情进展较快。这与动脉粥样硬化的某些易患因素如肥胖、高血压、脂质及脂蛋白代谢异常在糖尿患者群中发生率高有关。病变主要发生在主动脉、冠状动脉、脑动脉、肾动脉和肢体外周动脉，引起冠心病、缺血性或出血性脑血管病、肾动脉硬化、肢体动脉硬化等。目前认为糖尿病是心血管病死亡的独立危险因素，大多数糖尿病患者死于心血管和脑血管动脉粥样硬化。肢体动脉硬化常见下肢动脉病变，可有下肢疼痛、感觉异常、间歇性跛行，严重时可致肢体坏疽。

2．糖尿病微血管病变（diabetic microangiopathy）　典型改变有微循环障碍、微血管瘤形成和微血管基膜增厚，主要表现在视网膜、肾、神经、心肌组织，以糖尿病肾病和视网膜病为主要表现。

（1）糖尿病肾病（diabetic nephropathy）：毛细血管间肾小球硬化症是主要的糖尿病微血管病变之一，常见于糖尿病病程超过 10 年者，是 1 型糖尿病患者的主要死因，对于 2 型糖尿病，其严重性仅次于冠状动脉和脑动脉粥样硬化病变。典型表现为蛋白尿、水肿和高血压，晚期出现氮质血症，最终发生肾衰竭。

（2）糖尿病视网膜病变（diabetic retinopathy）：常见于病程超过 10 年的糖尿病患者，是失明的主要原因之一。病变早期表现为视网膜出血、渗出等，发展至后期则属增殖性视网膜病变，表现为新生血管形成、玻璃体积血、机化物增生，以至出现视网膜剥离，导致失明。

（3）糖尿病神经病变（diabetic neuropathy）：以多发性周围神经病变最常见，下肢较上肢严重，首先表现为对称性肢端感觉异常，呈袜子或手套状分布，伴麻木、针刺、灼热或如踏棉垫感，有时伴痛觉过敏；随后有肢体隐痛、刺痛或烧灼样痛，夜间及寒冷季节加重。后期运动神经受累，出现肌张力减弱，严重时出现肌肉萎缩和瘫痪。自主神经病变也较常见，可较早出现，表现为瞳孔改变（缩小且不规则、对光反射消失等）、排汗异常（无汗、少汗或多汗）、胃肠功能失调（胃排空延迟、腹泻或便秘）、心血管自主神经功能失常（直立性低血压、持续心动过速或心动过缓）以及尿失禁、尿潴留、阳痿等。

（4）眼的其他病变：除视网膜病变外，还可出现黄斑病、白内障、青光眼、虹膜睫状体病变等。

（5）糖尿病足（diabetic foot，DF）：是在合并下肢远端神经异常和下肢动脉供血不足的基础上，发生足部感染、溃疡及深层组织破坏引起的足部病变（图 7-1）。足部病变严重可致肢端坏疽，是截肢、致残的主要原因。局部对温度觉和痛觉下降，对外伤的感知能力减弱，一旦皮肤破溃，皮下组织暴露于周围定植的病原体，可引起感染。感染初期可能较表浅，但感染蔓延到皮下邻近组织甚至更深层组织，可引起更加严重的感染。

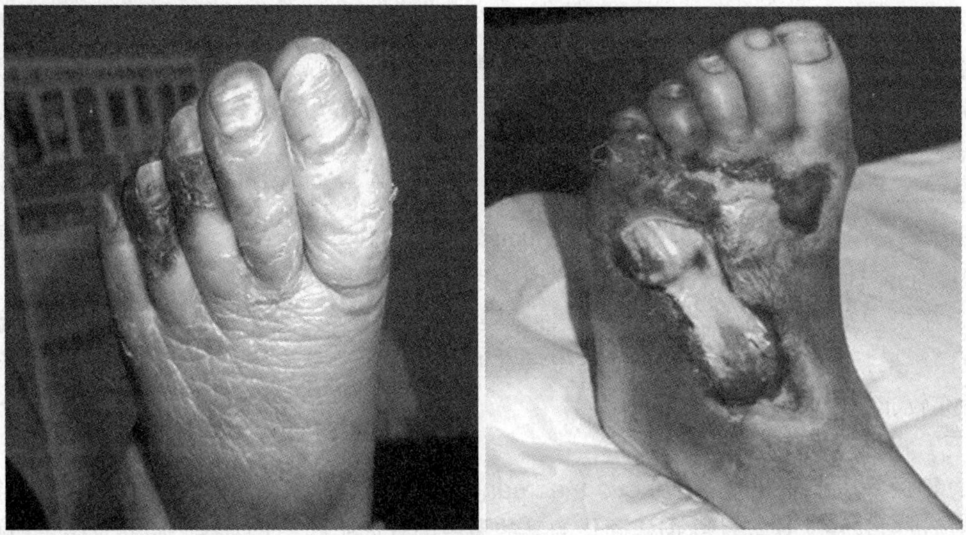

图 7-1　糖尿病足

【实验室及其他检查】

1．尿糖测定　尿糖阳性是诊断糖尿病的重要线索，但只是提示血糖值超过肾糖阈，而尿糖阴性不能排除糖尿病的可能。如并发肾疾病时，肾糖阈升高，即使血糖升高，尿糖也可能为阴性。

2．血糖测定　血糖升高是诊断糖尿病的主要依据，也是判断糖尿病病情和评价糖尿病控制状况的主要指标，常用指标有空腹血糖（fasting plasma glucose，FPG）和餐后 2h 血糖（2hPG）。可用血浆、血清或全血，如血细胞比容正常，血浆、血清血糖比全血血糖可升高15%。诊断糖尿病时必须用静脉血浆测定血糖，治疗过程中随访血糖控制程度时可用便携式血糖仪（毛细血管全血测定）进行测定。

3．口服葡萄糖耐量试验（oral glucose tolerance test，OGTT）　当血糖高于正常范围而又未达到诊断糖尿病标准时，须进行 OGTT。试验前禁食至少 8h，清晨空腹进行。成人口服 75g 无水葡萄糖（WHO 建议），溶于 250 ～ 300ml 水中，3 ～ 10min 内饮完，空腹及开始饮葡萄糖水后 30min、60min、120min 检测静脉血浆葡萄糖浓度。

4．糖化血红蛋白（$GHbA_1$）和糖化血浆蛋白测定　$GHbA_1$ 可反映 8 ～ 12 周血糖总水平，是判断糖尿病血糖控制的金标准；糖化血浆蛋白反映患者 2 ～ 3 周平均血糖水平，为近期病情监测的指标。

5．胰岛 β 细胞功能检查　胰岛素释放试验和 C 肽释放试验反映基础和葡萄糖介导的胰岛素释放功能，有助于了解 β 细胞功能（包括储备功能）和指导治疗。前者测定受血清中胰岛素抗体和外源性胰岛素干扰，后者不受干扰。

6．其他检查　自身抗体测定、胰岛素敏感性检查、基因分析等，有助于区分糖尿病类型。急慢性并发症时测定酮体、电解质、酸碱平衡、血脂等。

【诊断要点】

1999 年 WHO 公布了新的糖尿病诊断标准（表 7-3）：糖尿病症状加任意时间血浆葡萄糖水平≥ 11.1mmol/L（200mg/dl），或空腹血糖（FPG）水平≥ 7.0mmol/L（126mg/dl）。当血糖高于正常范围而又未达到诊断糖尿病标准时，须进行口服葡萄糖耐量试验（OGTT）。另外，诊断糖耐量减低（impaired glucose tolerance，IGT）的标准为 OGTT 中 2h 血浆葡萄糖水平为 7.8 ～ 11.0mmol/L（140 ～ 199mg/dl）。空腹血糖调节受损（impaired fasting glucose，IFG）诊断标准为空腹血浆葡萄糖水平为 6.1 ～ 6.9mmol/L（110 ～ 125mg/dl），IFG 或 IGT 的诊断应根据 3 个月内的 2 次 OGTT 结果，用其平均值来判断。

表7-3　糖尿病的诊断标准（WHO，1999）

诊断标准	静脉血浆葡萄糖水平（mmol/L）
1. 糖尿病症状 + 随机血糖 或	≥ 11.1
2. 空腹血糖（FPG） 或	≥ 7.0
3.OGTT 2h 血糖（2hPG） 无糖尿病症状者，需改日重复检查	≥ 11.1

注：空腹状态指至少禁食 8h；随机血糖指一天中任意时间的血糖

【治疗要点】

治疗目的：通过糖尿病治疗的“五驾马车”——饮食指导、运动指导、药物治疗、健康教育、自我监测五个方面共同管理糖尿病，减少血糖波动，防止和（或）延缓糖尿病慢性并发症的发生，预防急性并发症（表 7-4）。

表7-4　中国成人2型糖尿病综合控制目标（2013）

项目	目标值
血糖（mmol/L）	
空腹	4.4 ～ 7.0
非空腹	10.0
糖化血红蛋白（%）	＜ 7.0
血压（mmHg）	＜ 140/80
总胆固醇（mmol/L）	＜ 4.5
高密度脂蛋白胆固醇（mmol/L）	
男性	＞ 1.0
女性	＞ 1.3
三酰甘油（mmol/L）	＜ 1.7
低密度脂蛋白胆固醇（mmol/L）	
未合并冠心病	＜ 2.6
合并冠心病	＜ 1.8

续表

项目	目标值
体质指数（kg/m^2）	< 24.0
尿白蛋白 / 肌酐比值［mg/mmol（mg/g）］	
男性	< 2.5（22.0）
女性	< 3.5（31.0）
尿白蛋白排泄率［μg/min（mg/d）］	< 20.0（30.0）
主动有氧活动（分 / 周）	≥ 150.0

（一）糖尿病健康教育

这是本病重要的基础管理措施，患者认识糖尿病危害及防治措施，可充分发挥患者自身能力，主动积极配合治疗，有利于血糖达标，防止并发症的发生发展，故糖尿病健康教育被公认为是其他治疗措施成败的关键。

（二）饮食治疗

这是糖尿病基础治疗之一，需严格和长期坚持，其目的是维持标准体重。对于 1 型糖尿病患者，配合胰岛素治疗有利于控制高血糖和防止低血糖的发生；对于 2 型糖尿病患者，通过减轻体重，有利于改善高血糖、脂代谢紊乱和高血压，并可减少降血糖药物的剂量。

（三）体育锻炼

此亦为糖尿病基础治疗之一，尤其对于肥胖的 2 型糖尿病患者来说更为重要。运动有利于减轻体重，提高胰岛素敏感性，改善血糖和脂代谢紊乱，使血糖下降，三酰甘油和极低密度脂蛋白下降，有利于预防冠心病、动脉硬化等；改善血液循环与肌肉张力，防止骨质疏松；还可减轻患者的压力和紧张，使之心情舒畅；并可减少降糖药物或胰岛素的用量。

（四）自我监测血糖（self-monitoring of blood glucose，SMBG）

应用便携式血糖仪了解血糖水平，为调整药物剂量提供依据。每 2 ～ 3 个月复查 $GHbA_{1c}$，了解糖尿病病情控制程度，以便及时调整治疗方案。每年 1 ～ 2 次全面复查，了解血脂水平，心、肾、神经功能和眼底情况，以便尽早发现一些并发症，给予相应的治疗。

（五）药物治疗

1．口服药物治疗

（1）促进胰岛素分泌剂：此类药物作用机制为刺激胰岛 β 细胞分泌胰岛素，作用要靠机体尚保存有功能的胰岛 β 细胞组织，适用于无急性并发症的 2 型糖尿病，不适用于 1 型糖尿病、有严重并发症的 2 型糖尿病、孕妇、哺乳期妇女、大手术围术期、儿童糖尿病和全胰腺切除术后等。

1）磺酰脲类：第一代药物有甲苯磺丁脲（D-860）、氯磺丙脲等，第二代药物有格列本脲（优降糖）、格列吡嗪、格列齐特（达美康）、格列波脲、格列喹酮（糖适平）、格列美脲等，目前倾向于使用第二代药物。

年老者宜尽量使用短、中效药物，以减少低血糖的发生。用药应从小剂量开始，第二代药物于早餐前半小时口服，根据血、尿糖结果调整剂量和用药次数。本类药物常见不良反应是低血糖，可能与剂量过大、饮食不配合、体力活动过度、使用长效制剂或同时应用增强磺酰脲类降糖作用的药物有关。还可见胃肠道反应、肝功能损害、皮疹等，一旦出现需立即停药。水杨酸类、磺胺类、利血平、β 受体阻滞药等可增强磺酰脲类降糖效应，降低降糖效应的药物有噻嗪类利尿药、糖皮质激素等，在同时使用时应当注意，以免出现低血糖或疗效降低等不良反应。

2）非磺酰脲类：主要用于控制餐后高血糖，在每次进餐前即刻服药，不进餐不服药。主要从胃肠道排泄，伴肾功能损害者可以使用。不良反应同磺酰脲类，目前有瑞格列奈和那格列奈两种制剂。

（2）双胍类：主要作用机制是抑制糖原异生和糖原分解，抑制肝葡萄糖输出，改善外周组织对胰岛素的敏感性，增加对葡萄糖的摄取和利用，加速无氧糖酵解。单独使用不引起低血糖，与磺酰脲类合用可增强其降血糖作用。主要用于体型肥胖的2型糖尿病患者。糖尿病并发酮症酸中毒、急性感染、充血性心力衰竭、肝肾功能不全或有任何缺氧状态存在者禁用，也不宜用于孕妇和哺乳期妇女。主要有二甲双胍，每日500～1500mg，分2～3次于餐中或餐后口服。常见胃肠道反应，如食欲降低、口干、口苦、金属味、恶心、呕吐、腹泻等，坚持一段时间后可减轻或消失。本类药促进无氧糖酵解，产生乳酸，有肝、肾功能不全，低血容量休克或心力衰竭等缺氧情况时，可诱发乳酸性酸中毒，若发生应按急症处理。

（3）α-葡萄糖苷酶抑制剂（AGI）：其作用机制为抑制小肠黏膜的α-葡萄糖苷酶，延迟糖类吸收，降低餐后高血糖。适用于空腹血糖正常而餐后血糖明显升高的2型糖尿病者。不宜用于胃肠功能紊乱者及孕妇、哺乳期妇女和儿童，肝肾功能不全者慎用。目前有阿卡波糖（拜糖平）和伏格列波糖两种制剂，进食第一口食物后服用。常见不良反应为胃肠反应，如腹胀、排气增多、腹泻，用药一段时期后可减轻；与磺酰脲类或胰岛素合用若发生低血糖，应直接用葡萄糖处理，进食双糖或淀粉类食物无效。

（4）胰岛素增敏剂：属噻唑烷二酮类，又称格列酮类。其作用机制为与过氧化物酶体增殖物激活受体（PPARγ）结合，增加靶组织对胰岛素作用的敏感性，减轻胰岛素抵抗，因此称为胰岛素增敏剂。有罗格列酮和吡格列酮两种制剂，用于2型糖尿病患者，尤其胰岛素抵抗明显者。1型糖尿病、孕妇、哺乳期妇女和儿童不宜使用本药。主要不良反应为水肿，有心力衰竭倾向或肝病者不用或慎用。

（5）DPP-Ⅳ抑制剂：通过抑制DPP-Ⅳ而减少胰高血糖素样肽-1（GLP-1）在体内的失活，增加GLP-1在体内的水平。GLP-1以葡萄糖浓度依赖的方式增强胰岛素分泌，抑制胰高血糖素分泌。目前国内上市的DPP-Ⅳ抑制剂为西格列汀。DPP-Ⅳ抑制剂单独使用不增加低血糖发生的风险，不增加体重。

2．胰岛素治疗

（1）适应证：1型糖尿病，糖尿病酮症酸中毒、高渗性昏迷和乳酸性酸中毒伴高血糖时，糖尿病合并重症感染、消耗性疾病、各种慢性并发症急性发作，外科手术前后，妊娠和分娩，2型糖尿病患者经饮食及口服降糖药治疗控制不佳者，全胰腺切除引起的继发性糖尿病。

（2）制剂类型：按起效作用快慢和维持作用时间，胰岛素制剂分为速（短）效、中效和长（慢）效三类，见表7-5。

表7-5 胰岛素制剂类型及其作用时间

制剂类型	制剂	皮下注射作用时间（h）			注射时间
		开始	高峰	持续	
速效	门冬（赖脯）胰岛素	15min	0.5～1	2～5	餐前5～10min，3次/天
短效	普通胰岛素（RI）	0.5	2～4	6～8	餐前0.5h，3～4次/天
中效	低精蛋白胰岛素（NPH）	1～3	6～12	18～26	早或晚餐前1h，1～2次/天
长效	精蛋白锌胰岛素（PZI）	3～8	14～24	28～36	早或晚餐前1h，1次/天
	甘精（地特）胰岛素	3～4	14～24	24～36	早晨或睡前，1次/天

动物胰岛素多从猪、牛的胰腺中提取，应用DNA重组技术和酶转化技术制成的胰岛素称人胰岛素，比动物胰岛素较少引起免疫反应。随着科技的发展，又研制出了一些胰岛素类似物，如赖脯胰岛素、门冬胰岛素等快速胰岛素制剂以及甘精胰岛素等长效胰岛素。

(3) 给药途径：胰岛素多从皮下注射给药，腹部皮下注射后吸收最快，其次分别为上臂、大腿、臀部。糖尿病合并急性并发症高血糖状态时，可从静脉途径给药。胰岛素吸入是一种新的给药方式，主要是经肺途径，有干粉状和可溶性液态两种，经雾化由肺泡吸收，其应用目前尚处于研究改进中。持续皮下胰岛素输注治疗（continuous subcutaneous insulin infusion，CSII），也称胰岛素泵，是将放置速效胰岛素的容器通过导管与胰岛素泵连接，将导管通过针头置于患者皮下组织，用可调程序的微型电子计算机根据不断测定的血糖浓度来控制胰岛素的输注，模拟人体胰岛素基础分泌和进餐时的脉冲式释放模式，使血糖控制在正常或接近正常水平。

(4) 胰岛素的储存：胰岛素不能冰冻保存，应避免温度过高、过低（不宜低于2℃或高于25℃）、阳光直射。开封后的胰岛素常温保存，室温一般不超过25℃，预混胰岛素使用前要充分混匀，避免剧烈震荡。

(5) 胰岛素的使用方法：1型糖尿病较普遍的强化胰岛素治疗方案为每餐前注射速效胰岛素加睡前注射中效胰岛素或长效胰岛素类似物，前者目的为控制餐后高血糖，其剂量按血糖变化及每餐量的大小需要根据患者血糖情况进行个体化调节，后者即为保持夜间基础胰岛素水平。初次使用胰岛素时，一般情况下，1型糖尿病者可为每日每千克体重0.5～1.0IU，基础胰岛素剂量为全天剂量的40%～50%，其余分别用于每餐前。2型糖尿病由于同时存在胰岛素分泌缺陷和胰岛素抵抗，故初始剂量一般偏高，待血糖控制后再减少胰岛素剂量。当空腹血糖＜7.8mmol/L时不需要胰岛素治疗；空腹血糖在7.8～11.1mmol/L时，可于睡前注射中效胰岛素制剂，或每天注射1～2次长效制剂，以维持基础胰岛素水平；空腹血糖＞11.1mmol/L时，可每天注射2次中效制剂，或加用速效制剂。

当糖尿病患者在急性应激时，如重度感染、急性心肌梗死、脑卒中或手术等，易促使代谢紊乱迅速严重恶化，故不论哪种类型糖尿病，均应按实际需要使用胰岛素治疗以度过急性期，但应注意避免低血糖的发生，血糖水平以维持在6.7～11.1mmol/L为宜。

(6) 不良反应：胰岛素的主要不良反应为低血糖反应，与剂量过大和（或）饮食失调、运动量过大有关，多见于1型糖尿病患者。表现为出汗、手抖、心悸、紧张、软弱无力、面色苍白、四肢冰冷、饥饿、思维迟钝、步态不稳、躁动甚至昏迷。其次为局部过敏反应，在注射部位出现瘙痒，随之出现荨麻疹样皮疹，罕见严重过敏反应。此外，长期注射胰岛素局部可出现脂肪营养不良，表现为在注射部位出现皮下结节、皮下脂肪萎缩或增生等。

（六）手术治疗

年龄在18～60岁、一般状况好、手术风险较低、经生活方式干预和各种药物治疗难以控制的肥胖的2型糖尿病患者，$GHbA_{1c}$ ＞7.0%，BMI ≥ 32kg/m^2，可考虑减重手术治疗。主要有腹腔镜袖状胃切除术、胃旁路术、腹腔镜下可调节胃束带术（LAGB）、胆胰旁路术。术后$GHbA_{1c}$ ≤ 6.5%，空腹血糖≤ 5.6mmol/L，可视为2型糖尿病已缓解。

（七）胰腺移植和胰岛细胞移植

主要用于1型糖尿病患者，可解除对胰岛素的依赖，提高生活质量。但两者均因技术等方面的原因未能普及。

（八）糖尿病急性并发症的治疗

1．糖尿病酮症酸中毒的治疗

(1) 补液：是抢救本症的首要且极其关键的措施。由于患者常有重度失水，只有在有效组织灌注恢复后，胰岛素的生物效应才能充分发挥，且单独注射胰岛素而无足够的液体，可进一步将细胞外液移至细胞内，组织灌注更显不足。因此开始多使用生理盐水，如无心力衰竭，开始补液速度应较快，1 ~ 2h 内输入 1000 ~ 2000ml，以尽快补充血容量，第一天总量为 4000 ~ 5000ml，严重失水者可达 6000 ~ 8000ml。补液过程中应在中心静脉压监护下调节输液速度及量，以防心力衰竭和肺水肿的发生。可同时从胃肠道补液，总量占输入量的 1/3 ~ 1/2。

（2）胰岛素治疗：宜采用小剂量（短效）胰岛素每小时每千克体重 0.1U 持续静脉滴注的治疗方案，具有简便、有效、安全的优点，较少引起脑水肿、低血糖、低血钾等副作用。可加入到生理盐水中静脉滴注，也可间歇静脉注射或皮下注射，均需加用首次负荷量，即一般静脉注射短效胰岛素 10 ~ 20U。用药过程中，需每 1 ~ 2h 检测血糖、钾、钠、氯和尿糖、尿酮体等，当血糖降至 13.9mmol/L 时，改生理盐水为 5% 葡萄糖液（按每 2 ~ 4g 葡萄糖加 1U 胰岛素计算）。尿酮体消失后，根据患者血糖、尿糖及进食情况调节胰岛素剂量，逐渐恢复平时的治疗。

（3）纠正电解质及酸碱平衡失调：轻、中度酸中毒患者经输液和注射胰岛素后即可纠正，无需补碱，对于 pH ＜ 7.1 的重度代谢性酸中毒，需予以碳酸氢钠静脉滴注，但应注意补碱速度和剂量，以免引起脑细胞酸中毒或加重脑水肿。

本症患者体内有不同程度的缺钾，早期可因大量失水及代谢性酸中毒的存在，血钾水平不能真实反映体内缺钾程度，待输液、胰岛素治疗后，血钾常明显下降。治疗前血钾水平正常，每小时尿量在 40ml 以上，即可在输液和胰岛素治疗的同时开始补钾；治疗前血钾水平高于正常，暂不补钾。需监测血钾水平，并进行心电监护，结合尿量，调整补钾剂量和速度。

（4）治疗诱因和并发症：积极控制严重感染，治疗过程中注意防治休克、心力衰竭、心律失常、肾衰竭、脑水肿等严重并发症。

2．高渗性非酮症糖尿病昏迷的治疗　治疗原则与酮症酸中毒相近，应积极补液（先等渗溶液，必要时考虑输注 0.45% 氯化钠低渗溶液）、小剂量胰岛素使用、参考每小时尿量补钾，并积极治疗诱因和并发症，严密观察病情变化。

（九）糖尿病慢性并发症的治疗

1．糖尿病足的治疗

（1）全身治疗：血糖、血压、血脂控制良好及改善营养、纠正水肿对糖尿病足的快速愈合非常重要。

（2）神经性足溃疡的治疗：关键是彻底清创、引流、减轻足部的压力，根据溃疡深度、面积、渗出量及是否合并感染来决定换药次数和局部用药。

（3）缺血性病变的处理：对轻度血管阻塞或没有手术指征者，可采取保守治疗，静脉输入扩血管和改善血液循环的药物。对有严重周围血管病变者，应尽可能行血管重建手术，如血管置换、血管成形或血管旁路移植术、血管腔内介入治疗。当患者出现足部坏疽或病变广泛不能通过血管重建手术改善者，则考虑截肢。

（4）感染的治疗：要在监测血糖的基础上，强化胰岛素治疗，根据细菌培养和药物敏感试验选用合适的抗菌药；有骨髓炎和深部脓肿者，须早期切开排脓减压，彻底引流，切除坏死组织、不良肉芽、死骨等。

2．糖尿病合并其他慢性并发症的治疗　定期进行各种并发症筛查，早期诊断。全面控制各种危险因素，达到综合控制目标，是防止并发症发生发展的重要措施。

（十）妊娠期糖尿病的治疗

妊娠早期糖尿病患者会出现恶心、呕吐症状，容易导致患者低血糖，中期因胰岛素拮抗激素如催乳素分泌增加易出现 DKA；分娩后多种胰岛素拮抗因素消失而容易导致低血糖。上述因素将对胎儿产生不利影响，导致畸形、流产、巨大儿或生长迟缓、新生儿低血糖等，故妊娠期间严格控制糖尿病病情十分重要。

【护理】

（一）护理评估

1．病史 ①本次发病的主要症状，如尿量、饮水、饮食及体重变化，有无皮肤感染、瘙痒，有无肢体感觉异常、疼痛等；对于急症患者评估其有无恶心、呕吐、脱水表现，呼吸频率、深度、气味改变，神志有无异常。②本次发病有无诱因，如感染、身心重大创伤、饮食不当等。③家人有无糖尿病、高脂血症、心脑血管疾病或其他自身免疫性疾病。④发病后患者的营养状况及睡眠、活动及耐力等日常生活情况。

2．心理社会资料 患病后患者有无情绪变化，应对能力及对疾病的了解程度，患者亲属对患者患病的态度，对其所患疾病的认识程度，对患者所提供的物质、精神、生活和保健等方面的支持情况如何。

3．身体评估 测量患者身高、体重、营养状况、生命体征、意识状态，皮肤有无水肿、感染灶，足部皮肤有无破损、溃疡，眼部检查有无异常，肌力和肌张力有无减弱，腱反射有无异常等。

4．辅助检查 检查血糖、尿糖、尿酮体、糖耐量试验、糖化血红蛋白、肾功能、尿蛋白、眼底、血脂、血 pH、CO_2 结合力、电解质、心电图等。

（二）主要护理诊断

1．营养失调：低于机体需要量或高于机体需要量 与胰岛素分泌缺陷和（或）作用缺陷所致糖、蛋白质、脂肪代谢紊乱有关。

2．活动无耐力 与葡萄糖利用减少、蛋白质分解代谢加速有关。

3．有感染的危险 与糖尿病所致血糖升高、蛋白质分解增加、抵抗力低下、微循环障碍有关。

4．潜在并发症：低血糖。

5．潜在并发症：糖尿病足。

6．知识缺乏：缺乏糖尿病治疗及自我保健知识。

7．预感性悲哀 与糖尿病导致患者生活质量下降、各种急慢性并发症对身体的影响以及不良预后对患者情绪影响有关。

（三）护理计划及评价

营养失调：低于机体需要量或高于机体需要量 与胰岛素分泌缺陷和（或）作用缺陷所致糖、蛋白质、脂肪代谢紊乱有关

1．护理目标

（1）患者能够根据糖尿病治疗目标，坚持按糖尿病饮食计划进食。

（2）患者体重恢复至理想体重 ±5% 的范围并保持稳定。

2．护理措施

（1）饮食护理：患者了解饮食治疗的目的和意义，以及具体实施的步骤，使之能够积极配合并坚持。

1）计算标准体重：根据患者年龄、性别、标准体重、实际体重、有无并发症及体力活动情况而定。标准体重 = 身高（cm）－ 105（若年龄＞ 40 岁，则减号后该数字为 100）。

2）判定体重是否为标准体重：肥胖度（或消瘦度）=（实际体重 － 标准体重）/ 标准体重 ×100%。实际体重超过标准体重的 10% 为超重，超过 20% 为肥胖，超过 40% 为重度肥胖；实际体重低于标准体重 10% 为体重不足，低于 20% 为消瘦。

3）全天所需总热量（kcal）= 标准体重 × 每日每千克体重所需热量（表 7-6）。根据食物营养成分不同，糖类占饮食总热量 50% ～ 60%，脂肪约占总热量的 30%，蛋白质占总热量的 12% ～ 15%。

表7-6　糖尿病患者每日每千克体重所需热量（kcal）

体型	卧床	轻体力劳动	中体力劳动	重体力劳动
肥胖	15	20 ～ 25	30	35
正常	15 ～ 20	30	35	40
消瘦	20 ～ 25	35	40	40 ～ 45

4）食物中各种营养物质的分配：糖类提倡用粗制米、面和一定量杂粮，提倡食用燕麦片、莜麦粉、荞麦粉、窝头、绿豆、白芸豆等，忌食葡萄糖、蔗糖、蜜糖及其制品如糖果、甜点、冰激凌及含糖饮料等。蛋白质摄入成人每日每千克体重 0.8 ～ 1.2g，儿童、孕妇、乳母、营养不良和消瘦者宜增至 1.5 ～ 2.0g，伴糖尿病肾病者应限制在 0.8g，动物蛋白质应占 1/3 以上，提倡食用瘦肉、鱼、鸡、鸡蛋、牛奶、豆类等。脂肪类应限制动物性脂肪如羊、牛、猪油，宜用豆油、菜子油、花生油、玉米油等植物油，少食动物内脏、鱼子、虾、蛋黄等含胆固醇高的食物。同时，因纤维素可延缓食物的吸收，降低餐后血糖，促进肠蠕动，防止便秘，所以每日饮食中纤维素含量不少于 40g，提倡食用绿叶蔬菜、豆类、粗谷物、含糖分低的水果等，含糖量较高的水果不宜多吃，且应避免在正餐后吃，可在午睡后或晚睡前食用。戒烟限酒，每日食盐量应限制在 6g 以下。

5）热量分配：三餐热量分配一般为 1/5、2/5、2/5 或 1/3、1/3、1/3，或按四餐分为 1/7、2/7、2/7、2/7。将热量换算成食物重量，根据生活习惯、病情和药物治疗的需要制订食谱。

6）饮食护理的注意事项：空腹时不宜进行锻炼；若平时的劳动强度发生改变，则饮食总量需相应增减，若偶尔增加体力活动，应在体力活动开始之前加餐，一般每次加餐主食 25g 左右；外出吃饭不可暴饮暴食，也不能过度减少主食量；口服降糖药物或注射胰岛素者应注意定时进食，若进餐时间延后，应在餐前先喝一杯牛奶或吃 1 ～ 2 块饼干，以免发生低血糖反应。

7）每周定期测量体重，如体重变化较大（变化大于 2kg），应报告医生。

（2）体育锻炼：根据年龄、性别、体力、病情及有无并发症等不同条件，进行选择性、有规律的运动，循序渐进，长期坚持。

1）运动适于 2 型糖尿病肥胖者和血糖在 11.1 ～ 16.7mmol/L（200 ～ 300mg/dl）以下者，以及 1 型糖尿病稳定期患者。并发急性感染、严重急慢性并发症患者以及重症糖尿病患者禁忌运动。

2）运动要求：选择有氧运动方式，如散步、慢跑、骑自行车、健身操、游泳、太极拳、打球等，根据年龄、性别、身体状况及个人喜好选择。运动强度为运动时脉率达到相同年龄正常人最大心率的 60% ～ 75%，简易计算方法为：脉率 =170 － 年龄。以不感到疲劳为宜，若出现呼吸困难、胸闷、头晕等应立即停止。每次运动时间不少于 20 ～ 30min，可逐渐延长，但以不超过 1h 为宜，每周至少 3 次。

3）运动注意事项：尽量避免在酷热或严寒天气运动；每日运动时间和量保持恒定，以餐后 1h 进行运动为宜，以免发生低血糖；若在运动中出现饥饿感、心慌、出冷汗、四肢无力等，表明发生了低血糖，应立即停止运动，并进甜食，一般休息 10min 左右即可缓解，否则送医院治疗。运动时随身携带甜食和写有姓名、家庭住址和电话及病情的卡片以应急需。

（3）口服降糖药的护理：遵医嘱按时按剂量服药，不可随意增减，定时定量进餐，指导患者认识药物不良反应，及时发现，同时监测用药后血糖、尿糖及糖化血红蛋白的变化。

（4）胰岛素治疗的护理

1）使用胰岛素专用注射器准确抽吸胰岛素，当混合使用长、短效胰岛素时，应先抽短效，再抽长效，然后轻轻摇匀，不可反向操作，以免长效胰岛素混入短效胰岛素中，影响短效胰岛素的疗效。

2）胰岛素的储存：未开封的胰岛素（包括瓶装胰岛素、胰岛素笔芯和胰岛素特充注射笔）按说明书放置在 2 ~ 8℃的环境中，避免冷冻和阳光直射，防止反复震荡。已开封的胰岛素可室温保存，28 ~ 30 天内有效，但随着存放时间的延长，药物效价呈下降趋势。

3）指导患者及家属注射胰岛素，将每一注射部位分为若干注射点，每点相隔至少 1cm，2 周内不得在同一注射点注射；用 75% 乙醇严格实施胰岛素药瓶及注射部位皮肤的消毒，按皮下注射的要求指导患者及家属。

4）观察胰岛素的常见不良反应，预防低血糖发生。应注意注射剂量准确、运动量合理、注意胰岛素注射时间和进食时间的配合，当出现低血糖反应时，及时监测血糖，根据情况给患者进食含糖食物如糖果、甜点或含糖饮料或静脉注射 50% 葡萄糖液 40 ~ 100ml，一般约 10min 好转。一旦胰岛素过敏出现，应立即更换胰岛素制剂种类，遵医嘱应用抗过敏药物。对于注射局部反应，应在注射过程中采用多部位皮下轮换注射的方法以防止皮下脂肪增生或萎缩。

5）定期监测血糖、糖化血红蛋白的变化，以及时调整胰岛素剂量。

（5）疾病基本知识及防治知识指导：让患者及家属知晓本病为终生疾病，要长期坚持治疗，达到良好控制目标，以减轻或延缓并发症的发生发展。

3．护理评价　患者能够遵守有关糖尿病治疗的目标，坚持按糖尿病饮食进餐，体重恢复至理想体重并保持稳定。

有感染的危险　与糖尿病所致血糖升高、蛋白质分解增加、抵抗力下降、微循环障碍有关

1．护理目标

（1）患者能够自觉坚持采取预防感染的措施。

（2）患者未发生感染。

2．护理措施

（1）为患者讲解糖尿病易合并感染的原因以及感染可能带来的不良后果，使其自觉注意保持皮肤、口腔、会阴部及足部等的清洁。每天注意观察皮肤、足部有无感染或破损等情况，一旦发现，应及时就医，不可自行处理。

（2）皮肤护理：勤洗澡、勤换衣，每日用温水清洗皮肤，并适当按摩以促进血液循环；衣着宜宽松，质地柔软。

（3）呼吸道、口腔护理：保持口腔清洁，睡前、早起后刷牙，饭前后漱口；避免与呼吸道感染者接触，保持居住环境空气清新。

（4）泌尿道护理：女性患者特别要注意保持外阴清洁，经常用流动的温水清洗外阴，然后擦干，并及时更换内裤。

（5）足部护理：①选择合适的鞋袜，避免足部受压：宜选用轻巧柔软、前头宽大、大小合适的鞋子，且透气性要好，跟低平，每日需检查鞋内有无裂缝、钉头露出或小沙粒等以免刺破足部皮肤；袜子质地应弹性好、透气性好、吸水性好，如毛袜、线袜等，大小合适，无紧口，每日更换清洗，不穿有洞或修补不平整的袜子。②保持足部清洁：每日用温水（< 40℃）及中性软皂洗脚，每次不宜超过 10min，脚趾缝间要洗干净，用柔软而吸湿性强的毛巾擦干；如皮肤干燥，适当涂抹润肤膏，并轻轻按摩皮肤，由趾端往上按摩；趾甲不要剪得太短，应与脚趾平齐；预防脚癣，勤换鞋袜。③预防足部外伤：不要赤足行走，以防刺伤，禁用热水袋、烤灯等温热足部，以防烫伤。④促进足部血液循环：注意足部保暖，避免暴露于寒冷或潮湿的环境中；每天进行适度的小腿和足部运动；经常按摩足部；戒烟，以免刺激血管，加重供血不足。⑤每天检查足部（包括趾间、足底、足背）是否有水疱、裂口、擦伤及其他改变，趾甲有无异常，足部颜色、温度有何改变，有无水肿，评估足部感觉、足背动脉搏动情况，发现异常及时就医。

3．护理评价　患者自觉坚持预防感染的措施，皮肤、呼吸道、口腔、泌尿道、足部等部位未出现感染的征象。

Interventions

1．Train patients with diabetes consciously to keep skin，mouth，perineum and feet clean byexplaining the reasonsof susceptibilityto infection and the adverse consequences of infection. Pay attention to observe conditions of skin and feet. Seeking professional care other than handlingby themselves onceinfection and ulcerationisfound.

2．Skin care. Have warm showerand massage daily to promote blood circulation.Wear loose，soft dress，and change clothesconstantly.

3．Respiratory system and oral care. Brush teeth every morning and night，rinse mouth after meals as well. Maintain indoor air fresh. Avoid of contact with person of respiratory tract infections.

4．Urinary tract nursing. Female patients should pay more attention to maintain vulva cleanness by washing it with running warm water and changing underwear timely.

5．Practice proper foot care to prevent infection.

（1）Wears well-fitting，noncompressive shoes and socks，namely，long enough，wide enough，supple，air permeable，and low heeled. Check the shoes and replace socks every day.

（2）Keep the feet clean. Bathes feet daily in warm water（< 40℃）by mild soap. Don't soak feet for prolonged periods（no longer than 10min）. Prevent moisture between toes.Nails should be cut with the ends of the toes.

（3）Prevents injuries to feet. Do not go barefoot or expose feet to hot water bottles，lamps，etc.

（4）Stimulates circulation of feet. Pay attention to keep the feet warm，avoid exposure to cold and wet environment. Givemoderate exercise and massage of feet and lower legs everyday. Try to kick the habit of smoking which is known to aggravate peripheral vascular problems.

（5）Inspect feet carefully and routinely for blisters，cracks，abrasions，and nail abnormalities，etc. Observe feet for color，temperature，and presence of edema. Assess foot sensation and pulse of arteria dorsal pedis.Seek professional care immediately when any unusual symptoms become evident.

【健康教育】

（一）疾病知识及其防治教育

为患者家属讲解糖尿病的疾病知识，使之认识到糖尿病的各种急、慢性并发症是导致患者致死、致残、生活质量严重下降的直接原因。研究表明，严格控制血糖虽可预防和延缓慢性并发症的发生，但程度有限，尚需患者早期、积极、全面控制血压、血糖、血脂等危险因素。

1．指导患者掌握糖尿病饮食计划的制订并有效实施。

2．指导患者根据身体条件坚持体育锻炼，严格按要求活动并注意防止低血糖发生。

3．指导患者掌握各类口服降糖药和胰岛素的药理作用、应用要求、不良反应及应急措施。

4．指导患者学会自我监测血糖、尿糖水平，并使之达标。每 2 ~ 3 个月复查 $GHbA_{1c}$，每年进行 1 ~ 2 次全面复查，重点了解血脂水平，心、肾、神经功能，眼底情况，以早期发现大血管、微血管并发症，并早期给予相应的治疗。

5．保持生活规律，情绪稳定，戒烟限酒，讲究个人卫生，预防各种感染。

（二）预后

糖尿病为慢性疾病，需进行终生治疗，其预后取决于血糖控制情况以及各种并发症的控制情况。1 型糖尿病患者约 40% 死于糖尿病肾病，2 型糖尿病患者主要死于心脑血管疾病。

小 结

1. 糖尿病是由于胰岛素分泌缺陷和（或）胰岛素作用缺陷导致糖、蛋白质、脂肪代谢异常，以多尿、多饮、多食、消瘦为主要表现的临床综合征。根据糖尿病病因，分成四大型，即 1 型糖尿病、2 型糖尿病、其他特殊类型糖尿病和妊娠期糖尿病。

2. 1 型糖尿病主要是病毒感染、化学物质等作用于有遗传易感性的个体产生的自身免疫反应，导致胰岛 β 细胞损害，胰岛素分泌不足；2 型糖尿病与遗传因素、环境因素关系密切。

3. 多尿、多饮、多食、体重下降等症状加上任意时间血浆葡萄糖水平 ≥ 11.1mmol/L，或空腹血糖水平 ≥ 7.0mmol/L，可诊断为糖尿病。当患者血糖高于正常又未达到诊断标准时，须进行 OGTT。

4. 快速补液是治疗糖尿病急性并发症 DKA 的首要措施，护理时关注最初 1 ~ 2h 和第一个 24h 补液量；密切监测胰岛素用量和血糖变化，当血糖降到 13.9mmol/L 时，改用 5% 葡萄糖液；监测血电解质及酸碱平衡变化；治疗导致 DKA 发生的诱因及并发症。

5. 围绕糖尿病治疗“五驾马车”开展健康教育。为患者制订个体化血糖、血脂控制目标，加强患者定期随访指导。

思考题

第七章第五节思考题参考答案

结合本节内容请思考：

1. 糖尿病酮症酸中毒的抢救原则是什么？
2. 胰岛素的主要副作用是什么？如何预防和处理？

（刘智平　王　彦）

第六节　高尿酸血症

学习目标

通过本节内容的学习，学生应能够：

◎ 识记

说出高尿酸血症的概念。

◎ 理解

归纳高尿酸血症的病因、临床表现及治疗要点。

◎ 运用

对高尿酸血症患者进行护理及健康教育。

高尿酸血症（hyperuricemia）是嘌呤代谢障碍引起的代谢性疾病。临床上分为原发性和继发性。原发性的部分患者是由于先天性相关酶缺乏致使尿酸合成增加及肾排泄减少或重吸收增加所致，常与高血压、冠心病、糖脂代谢紊乱等心血管疾病聚集发生，大部分患者病因不明；继发性是由于某些系统性疾病或药物引起。仅有少数患者发展为痛风，出现关节病变、痛风肾和痛风石等临床表现。本节重点讨论原发性高尿酸血症。

【病因及发病机制】

病因和发病机制不清。本病发生、发展过程中环境和遗传因素起重要作用，患病率受到多种因素的影响，与遗传、性别、年龄、生活方式、饮食习惯、药物治疗和经济发展程度等有关。根据近年各地高尿酸血症患病率的报道，目前我国约有高尿酸血症者 1.2 亿，约占人口的 10%，高发年龄为中老年男性和绝经后女性，但近年来有年轻化趋势。

（一）高尿酸血症的形成

尿酸是人体嘌呤化合物的终末代谢产物。嘌呤代谢紊乱导致高尿酸血症。人体内尿酸有两个来源，从富含核酸或嘌呤蛋白质的食物中分解而来的属外源性，从体内合成和代谢分解的核酸而来属内源性。人体中尿酸 80% 来源于内源性，20% 来源于外源性。人体内尿酸约 2/3 经肾排泄，另 1/3 由肠道排出或在肠道内被细菌分解。在正常人体内，血循环中 99% 以上的尿酸以钠盐的形式存在，并在较窄的范围内波动。任何原因引起的尿酸生成增多和（或）排泄减少，都会导致血尿酸浓度升高。在正常嘌呤饮食状态下，非同日两次空腹血尿酸水平男性高于 420μmol/L，女性高于 360μmol/L，即称为高尿酸血症。在高尿酸血症的成因中，内源性代谢紊乱较外源性因素更为重要。

1．尿酸排泄减少　尿酸排泄障碍是引起高尿酸血症的重要因素，包括肾小球尿酸滤过减少、肾小管重吸收增多、肾小管尿酸分泌减少以及尿酸盐结晶在泌尿系统的沉积。尿酸盐可自由透过肾小球，但滤过的尿酸盐几乎完全被近曲小管所吸收（分泌前重吸收），而后肾小管分泌尿酸盐，分泌后的尿酸盐又有部分被吸收（分泌后重吸收）。当肾小球的滤过减少，或肾小管对尿酸盐的重吸收增加，或肾小管分泌尿酸盐减少时，均可引起尿酸盐的排泄减少，导致高尿酸血症。

2．尿酸生成增多　主要由外源性嘌呤摄入过多或嘌呤代谢过程中酶的缺陷所引起。在嘌呤代谢过程中，各环节都有酶参与调控。当嘌呤核苷酸代谢酶缺陷、功能异常时，则引起嘌呤合成增加而导致尿酸水平升高。

原发性高尿酸血症常伴有肥胖、糖尿病、动脉粥样硬化、冠心病和高血压等，目前认为与胰岛素抵抗有关。继发性则主要由于肾疾病致尿酸排泄减少，以及骨髓增生性疾病致尿酸生成增多，还有某些药物抑制尿酸的排泄等多种原因所致。

（二）痛风的发生

临床上仅有部分高尿酸血症患者发展为痛风，多数患者临床表现为急性关节炎，其确切原因不清。痛风发生与血尿酸浓度过高，或在酸性环境下尿酸可析出结晶，沉积在骨关节、肾和皮下组织等有关，造成组织病理改变，导致痛风性关节炎、痛风肾和痛风石等。急性关节炎是由于尿酸盐结晶在关节部位的沉积引起的急性炎症反应。长期尿酸盐结晶沉积形成的异物结节即痛风石。痛风性肾病表现为肾髓质和锥体内有小的白色针状物沉积，周围有白细胞和巨噬细胞浸润。

【临床表现】

临床多见于 40 岁以上的男性，女性多在更年期后发病。常有家族遗传史。

（一）无症状期

仅有高尿酸血症（男性和女性血尿酸水平分别＞ 420μmol/L 和 350μmol/L）而无关节炎、痛风石、尿酸结石等临床症状。患者不曾有过痛风关节炎发作，只是查体时，偶然发现血中尿酸值偏高。血尿酸增高至症状出现的时间可长达数年至数十年，有些可终身不出现症状。随年龄增长，痛风的患病率增加，并与高尿酸血症的水平和持续时间有关。血尿酸水平越高，未来5年发生痛风的可能性越大。

（二）高尿酸血症与其他慢性病

1. 高尿酸血症与高血压 目前，多个流行病学研究证实，血尿酸水平增高是高血压发病的独立危险因素。多项研究表明，高尿酸血症可能对高血压有直接的促进作用，高尿酸血症和高血压互为因果，互相影响。

2. 高尿酸血症与动脉粥样硬化 大多数临床研究和流行病学调查都证实了血尿酸水平与颈动脉粥样硬化、冠状动脉粥样硬化性心脏病等大中血管疾病的发生密切相关。

3. 高尿酸血症与糖尿病 有研究证实，长期高尿酸血症与糖耐量异常和糖尿病发病具有因果关系。

4. 高尿酸血症与代谢综合征 代谢综合征的病理生理基础是高胰岛素血症和胰岛素抵抗。胰岛素抵抗使糖酵解过程及游离脂肪酸代谢过程中血尿酸生成增加，同时通过增加肾对尿酸的重吸收直接导致高尿酸血症。代谢综合征患者中大部分同时合并高尿酸血症。

（三）急性痛风性关节炎

高尿酸血症是痛风的发病基础，只有尿酸盐在机体相关组织中沉积下来造成损害才出现痛风，是原发性痛风最常见的首发症状，好发于下肢关节，典型发作起病急骤，数小时内症状发展至高峰，关节及周围软组织出现明显的红肿热痛，疼痛甚为剧烈，甚至不能忍受被褥的覆盖。大关节受累时可有关节渗液。并可伴有头痛、发热、白细胞增高等全身症状。多数患者在发病前无前驱症状，半数以上患者首发于跗趾，而在整个病程中约90%患者跗趾被累及。跖趾、踝、膝、指、腕、肘关节亦为好发部位，而肩、髋、脊椎等关节则较少发病。初次发病常只影响单个关节，反复发作则受累关节增多。痛风发作持续数天至数周可自然缓解，关节活动可完全恢复，仅留下炎症区皮肤色泽改变等痕迹，而后出现无症状阶段，历时数月、数年甚至十余年，多数患者于1年内复发，此后每年发作数次或数年发一次，受累关节也越来越多，引起慢性关节炎及关节畸形。

（四）高尿酸血症与肾损害

尿酸与肾疾病关系密切。表现在两个方面：

1. 尿酸性肾病 起病隐匿，早期仅有间歇性蛋白尿，随着病情的发展而呈持续性，伴有肾浓缩功能受损时夜尿增多，晚期可发生肾功能不全，表现为水肿、高血压、血尿素氮和肌酐升高。少数患者表现为急性肾衰竭，出现少尿或无尿。急性尿酸性肾病常见于骨髓增生性疾病化疗或放疗时尿酸盐大量产生的患者，由于尿酸结晶在肾集合管、肾盂肾盏及输尿管内沉积，可使尿流阻塞，发生少尿和急性肾衰竭。

2. 尿酸性肾结石 部分高尿酸血症患者可出现尿酸性结石，结石呈泥沙样，常无症状，结石较大者可发生肾绞痛、血尿。当结石引起梗阻时导致肾积水、肾盂肾炎、肾积脓或肾周围炎，严重者可致急性肾衰竭。感染可加速结石的增长和肾实质的损害。

【实验室及其他检查】

（一）血尿酸测定

用血清标本，采用尿酸酶法。正常男性为150～380μmol/L（2.5～6.4mg/dl），正常女性为100～300μmol/L（1.6～5.0mg/dl），更年期后接近男性。男性或绝经后妇女血尿酸水平＞420μmol/L（7.0mg/dl），绝经前女性＞350μmol/L（5.8mg/dl）则可确定为高尿酸血症。

（二）尿尿酸测定

限制嘌呤饮食5天后，如每天尿酸排出量＞3.57mmol（600mg），则提示尿酸生成增多。

（三）滑囊液或痛风石检查

急性关节炎期行关节腔穿刺，抽取滑囊液，用偏振光显微镜技术可见针形尿酸盐结晶。

（四）其他检查

X 线检查、CT 检查、磁共振显像（MRI）检查等有助于发现骨、关节的相关病变或尿酸性尿路结石影。

【诊断要点】

男性或绝经后妇女血尿酸水平＞420μmol/L（7.0mg/dl），绝经前女性＞350μmol/L（5.8mg/dl）则可诊断为高尿酸血症。中老年男性如出现特征性关节炎表现、尿路结石或肾绞痛发作，伴有高尿酸血症应考虑痛风。关节液穿刺或痛风石活检证实为尿酸盐结晶可做出诊断。X 线检查、CT 或 MRI 扫描对明确诊断具有一定的价值。

【治疗要点】

原发性高尿酸血症与痛风的防治目的：控制高尿酸血症，预防尿酸盐沉积；迅速终止急性关节炎的发作；防止尿酸结石形成和肾功能损害。

（一）一般治疗

控制总热量的摄入，避免进食高嘌呤饮食（如心、肝、肾等）；严禁饮酒；肥胖患者必须适当运动，降低体重，减轻胰岛素抵抗；宜每天饮水 2000ml 以上以增加尿酸排出；避免过度劳累、紧张、受冷、受湿及关节损伤等诱发因素；避免使用抑制尿酸排泄的药物，如噻嗪类利尿药等；避免各种诱发因素并积极治疗相关疾病等。

（二）高尿酸血症的治疗

1．排尿酸药　该类药物可以抑制近端肾小管对尿酸盐的重吸收，从而增加尿酸的排泄，降低尿酸水平。适合肾功能良好者，已有尿酸盐结石形成或每天尿酸排出量＞3. 57mmol（600mg）时不宜使用。常用丙磺舒（每日 0.5g，分 2 次服用）、苯溴马隆（每日 25 ～ 100mg）。用药期间要多饮水，并服碳酸氢钠，每天 3 ～ 6g，以碱化尿液使尿酸不易在尿中积聚形成结晶。

2．抑制尿酸生成药物　别嘌醇通过抑制黄嘌呤氧化酶，使尿酸的生成减少，适用于尿酸生成过多或不适合使用排尿酸药物者。每日 2 ～ 4 次，每次 100mg。

3．碱性药物　碳酸氢钠可碱化尿液，使尿酸不易在尿中积聚形成结晶，成人每日口服 3 ～ 6g，长期大量服用可致代谢性碱中毒，并且因钠负荷过高引起水肿。

（三）急性痛风性关节炎期的治疗

卧床休息，抬高患肢，休息至关节痛缓解 72h 后始可恢复活动。药物治疗越早，疗效越好。常用药物有以下几种：

1．秋水仙碱　是急性痛风性关节炎的特效药，一般服药后 6 ～ 12h 症状减轻，24 ～ 48h 内 90% 的患者症状缓解。由于临床疗效卓著，对诊断困难病例可作试验性治疗，有助于鉴别诊断。用药过程中注意该药可引起白细胞、血小板减少及脱发等不良反应。国内极少静脉给药。

2．非甾体抗炎药　常用药物有吲哚美辛、双氯芬酸、布洛芬、吡罗昔康、罗非昔布等，效果不如秋水仙碱，但较温和，发作超过 48h 也可应用，症状消退后减量。活动性消化性溃疡、消化道出血为禁忌证。

3．糖皮质激素　上述药物治疗无效或不能使用秋水仙碱和非甾体抗炎药时，可考虑使用糖皮质激素或促肾上腺皮质激素（ACTH）短程治疗。

（四）发作间歇期和慢性期的处理

治疗目的是维持血尿酸保持在正常水平，较大的痛风石或经皮溃破者可手术剔除。

（五）其他

应积极进行降压、降脂、减轻体重、改善胰岛素抵抗等综合治疗措施。

【护理】

（一）主要护理诊断

1．营养失调：高于机体需要量　与血尿酸增高有关。

2．**知识缺乏**：缺乏高尿酸血症相关知识。

3．**潜在并发症**：急性痛风性关节炎、尿酸性肾病。

4．**疼痛**　与急性痛风性关节炎、尿酸性肾结石、痛风石有关。

（二）护理措施

1．**饮食护理**　①多饮水，保持每天尿量在2000ml以上，以增加尿酸的排泄，避免高尿酸性肾病；②多食新鲜蔬菜和水果等碱性食物如马铃薯、奶类、柑橘、西瓜等，提高尿酸盐溶解度，有利于尿酸排泄；③严格限制饮食中的嘌呤摄入，急性期必须禁忌海鲜、荤汤、动物内脏，限制肉类、豆类、香菇、花生、腰果、瓜子、油菜等，以植物油为宜，应戒烟、酒特别是啤酒；④饮食中减少脂肪含量，少吃含油脂多的食物，适当控制糖类；⑤限制每日钠盐摄入，少吃过咸食物。

2．**适量运动**　运动可增加能量消耗，减轻和控制体重。

3．**心理护理**　有研究表明，高尿酸血症与焦虑情绪、工作紧张及过度劳累有关，指导患者学会自我调节，以适应社会环境的变化，缓解患者紧张情绪，正确对待疾病，保持乐观情绪，增强抗病的信心。

4．**疼痛护理**　指导患者学会并掌握缓解疼痛的方法，如分散注意力，以减轻疼痛和焦虑。避免诱发因素，在急性期不应对局部进行冷敷或热疗。应卧床休息，可适当在床上活动，保持皮肤清洁，防止发生压疮。

5．**药物护理**　常用的NSAIDs药物有阿司匹林、吲哚美辛（消炎痛）、布洛芬等。该类药物对胃黏膜有直接刺激作用，嘱患者应在饭后服药，可加用保护胃黏膜药，注意少量多餐，避免生冷、辛辣刺激性食物。秋水仙碱可引起恶心、呕吐、腹泻、骨髓抑制、肝损伤等，应注意观察不良反应，白细胞低于正常时禁用。使用别嘌醇者除有皮疹、发热、胃肠道反应外，还有肝损害、骨髓抑制等不良反应；肾功能不全者剂量减半应用。使用糖皮质激素时，应观察其疗效，停药后密切注意有无症状的反跳现象。

【健康教育】

1．**疾病知识指导**　高尿酸血症的高发人群为45岁以上男性、肥胖人群、企事业干部、教师、私营企业主等社会应酬较多和脑力劳动者、贪食肉类者、酗酒者。向患者说明本病是一种终身疾病，但经积极有效治疗，患者可正常生活和工作。嘱其保持心情愉快，避免情绪紧张；生活要有规律；肥胖者应减轻体重；防止受凉、劳累、感染、外伤等。

2．**饮食指导**　戒酒尤其是啤酒和白酒。控制饮食是防治痛风的基本措施之一。饮食控制的基本原则是不喝酒，不吃动物内脏，如肝、肾、脑、心、肠等和肉类的汤，少吃海产品，并且喝充足的水。对食物中嘌呤的含量目前尚无很好的检测方法，对患者而言，只能提出一些痛风患者必须坚持的饮食原则，以供参考。每天饮水量＞2000ml以助尿酸排泄。

小　结

1. 高尿酸血症是嘌呤代谢障碍引起的代谢性疾病。

2. 临床表现为无症状期、血尿酸增高导致尿酸盐在机体相关组织中沉积引起痛风，出现急、慢性关节炎及肾损害。

3. 治疗高尿酸血症以饮食治疗及降尿酸药物治疗为主。

4. 对高尿酸血症及急、慢性痛风性关节炎患者进行护理及健康教育。

（吴　晶　姚景鹏）

第七节　血脂异常和脂蛋白异常血症

学习目标

通过本节内容的学习，学生应能够：

◎ 识记

陈述血脂异常的定义。

◎ 理解

归纳血脂异常的临床分类及脂蛋白的分类，血脂异常的临床表现、实验室检查及治疗要点。

◎ 运用

对血脂异常患者进行护理及健康教育。

血脂异常（dyslipidemia）通常指血浆中总胆固醇（total cholesterol，TC）和（或）三酰甘油（triacylglycerol，TG）水平升高，也包括高密度脂蛋白胆固醇水平降低。

由于脂质不溶或微溶于水，必须与蛋白质结合以脂蛋白的形式存在，方可在血液循环中转运，故血脂异常实际表现为脂蛋白异常血症。临床上可分为两类：①原发性，属遗传性脂代谢紊乱。②继发性，常见于控制不良的糖尿病、甲状腺功能减退症及肾病综合征等。脂蛋白异常血症与冠心病的发生、发展密切相关。我国人群血脂平均水平低于发达国家，但升高幅度很快。从 20 世纪 80—90 年代的 20 年间，我国对不同地区人群进行了 3 次可比性调查，结果表明血清总胆固醇水平超过最高界限（5.20mmol/L 或 200mg/dl）者，男性由 17% 上升为 33%，女性由 9% 连续上升为 32%，故防治血脂异常对提高生活质量、延长寿命具有重要意义。

【血脂、脂蛋白和载脂蛋白】

1．血脂　是人体内三酰甘油（甘油三酯）、胆固醇和类脂（主要为磷脂）的总称。

2．脂蛋白　血浆脂蛋白是由蛋白质（载脂蛋白）、胆固醇、三酰甘油和磷脂等所组成的复合体。由于该复合体外壳分子中部分具水溶性，部分为脂溶性，故可介于水、脂的交界面，使脂蛋白溶于血浆，随血液运送到全身组织进行代谢。脂蛋白常用分类法有超速离心法和电泳法。根据超速离心法可将血浆脂蛋白分为 5 大类：乳糜微粒（chylomicron，CM）、极低密度脂蛋白（very low density lipoprotein，VLDL）、中密度脂蛋白（intermediated-density lipoprotein，IDL）、低密度脂蛋白（low density lipoprotein，LDL）和高密度脂蛋白（high density lipoprotein，HDL）。这 5 种脂蛋白的密度依次增加，而颗粒则依次变小。电泳法是根据不同密度脂蛋白表面电荷不同，将其分离，与上述 5 类大致类同。多数脂蛋白在肝和小肠组织中合成，并主要经肝进行分解代谢。

3．载脂蛋白　脂蛋白的蛋白质部分承担在血浆中转运脂类的功能，故称为载脂蛋白。该物质与脂质结合形成水溶性物质，除转运脂类外，还参与酶的调节，以及参与细胞膜受体的识别和结合反应。所有载脂蛋白均在肝内合成，小肠黏膜细胞可合成部分载脂蛋白。

【脂蛋白的代谢及分类】

1．脂蛋白的代谢途径

（1）外源性代谢途径：是指从饮食摄入胆固醇和三酰甘油并在小肠中合成 CM。

（2）内源性代谢途径：是指由肝合成的极低密度脂蛋白（VLDL）转变为中密度脂蛋白（IDL）和低密度脂蛋白（LDL），以及 LDL 被肝或其他器官代谢的过程。

2．脂蛋白的分类

（1）乳糜微粒（CM）：CM 颗粒最大，含三酰甘油。进食脂肪后，在小肠消化吸收，经十二指肠和空肠黏膜细胞合成三酰甘油、胆固醇和磷脂。乳糜微粒形成后，由黏膜细胞吸收，经乳糜管、胸导管进入体循环，且迅速被代谢。由于 CM 大，不能进入动脉壁内，一般不致引起动脉粥样硬化，但易诱发急性胰腺炎。

（2）极低密度脂蛋白（VLDL）：VLDL 颗粒较 CM 小。主要在肝合成，其次是小肠，重要功能是将内源性三酰甘油运送至肝外组织。许多因素如饮食品种、肥胖程度及血浆胰岛素水平等均可影响肝内 VLDL 的分泌。血浆 VLDL 水平升高是冠心病的危险因素。

（3）低密度脂蛋白（LDL）：LDL 是 VLDL 的降解产物，颗粒较 VLDL 更小，主要含内源性胆固醇。其重要作用是将胆固醇从肝内运转到肝外组织。LDL 分为三种亚类，其中 LDL_3 颗粒小且致密，容易进入动脉壁内，又易被氧化，故具有更强的致动脉粥样硬化作用。

（4）高密度脂蛋白（HDL）：颗粒最小，密度最高，脂肪和蛋白质含量各占约一半。HDL 主要在肝合成，部分来自小肠乳糜微粒的代谢。HDL 的主要作用是将肝外组织细胞中的胆固醇转运出来，然后被肝分解代谢，可以阻止游离胆固醇在动脉壁和其他组织积聚，HDL 最终在肝内分解。高糖饮食可引起 VLDL 升高、HDL 降低，盐酸可抑制 VLDL 合成，使 HDL 水平升高。HDL 水平升高，有利于促进外周组织（包括动脉壁）移除胆固醇，防治动脉粥样硬化的发生。

【血脂及其代谢】

1．胆固醇 食物中的胆固醇在小肠内与磷脂、胆酸结合成微粒，经肠黏膜吸收后形成胆固醇酯，经淋巴系统进入体循环。内源性胆固醇在肝和小肠黏膜由乙酸合成。胆固醇的功能是构成细胞膜、生成类固醇激素及维生素 D 等，未被吸收的胆固醇在小肠下段转化为类固醇随粪便排出。高热量、高脂、高饱和脂肪酸饮食促进胆固醇合成，使血浓度升高；饥饿、低热量饮食或肝吸收胆固醇较多时，可减少胆固醇合成；食物中的纤维素可减少胆固醇吸收。

2．三酰甘油 来自食物的三酰甘油经消化、吸收后成为乳糜微粒的主要成分；内源性的三酰甘油主要由小肠和肝合成。血浆中的三酰甘油是机体恒定的能量来源，任何三酰甘油来源过多，包括进食和自身合成或其分解障碍均可引起高三酰甘油血症。

3．磷脂 主要由肝及小肠黏膜合成，食物中的蛋黄、瘦肉含有磷脂。磷脂是生物膜的重要组成成分，对脂肪吸收、转运、储存也起重要作用，是维持乳糜微粒结构稳定的因素。

4．游离脂肪酸 由长链脂肪酸与白蛋白结合而成。代谢途径：①供肌细胞利用；②被肝摄取，并再合成为三酰甘油。糖尿病患者游离脂肪酸水平升高，在酮血症时更显著。血浆游离脂肪酸升高表示脂肪动员加强。

【脂蛋白异常的分类】

1．脂蛋白异常表型分类 目前沿用 1970 年世界卫生组织（WHO）的分类法。主要依据各种脂蛋白升高程度不同进行分型，不含病因学。脂蛋白异常血症可分为 5 型。

（1）Ⅰ型高脂蛋白血症（又称家族性高脂蛋白血症）：血脂主要是三酰甘油（TG）升高，而总胆固醇（TC）可正常或轻度增加。临床罕见。

（2）Ⅱa 型脂蛋白异常血症：血脂 TC 升高，TG 正常，临床上常见。Ⅱb 型脂蛋白异常血症：TC、TG 均升高，临床上非常常见。

（3）Ⅲ型脂蛋白异常血症（又称家族性异常 β 脂蛋白血症）：TC、TG 均显著升高，临床少见。

（4）Ⅳ型脂蛋白异常血症：TG 升高，TC 正常或偏高。

（5）Ⅴ型脂蛋白异常血症：TG、TC 均升高，以 TG 升高为主。

表型分类法有助于对脂蛋白异常血症的诊断与治疗。

按简易分型法可分为高胆固醇血症、高三酰甘油血症和混合型高脂血症，即 TC、TG 都升高。

2．按原发、继发性分类　原发性是指由遗传基因缺陷，或与环境因素相互作用引起的。原发性血脂异常占血脂异常的绝大多数，如 LDL 受体缺陷影响 LDL 的分解代谢引起家族性高胆固醇血症。继发性是由某些全身性疾病引起血脂异常，如糖尿病、肾病等，也可由应用某些药物引起。

常见的继发性高脂血症如下：

（1）糖尿病：控制不良者主要表现为血清 TG、VLDL 水平升高。

（2）甲状腺功能减退症（甲减）：甲减患者血 TC 水平升高，同时有血 TG 升高。

（3）肾病：肾病综合征时血 VLDL 和 LDL 升高；肾衰竭、透析者，肾移植术后者常见 TG 升高、HDL 降低。

（4）药物：长期大量应用糖皮质激素可使血 TC 和 TG 上升；β 受体阻断药可升高 TG，降低 HDL；利尿药可升高 TC 和 TG 水平。

【临床表现】

血脂异常可见于不同年龄、性别人群，但患病率随年龄增大而增加，高胆固醇血症高峰发病年龄在 50 ～ 69 岁。多数血脂异常患者无任何症状和异常体征，而在常规血生化检查时被发现。血脂异常的主要临床表现如下。

1．黄色瘤、早发性角膜环和脂血症眼底改变　黄色瘤的产生原因是脂质在真皮内沉积，表现为局限性皮肤隆起，颜色可为黄色，多呈结节、斑块或丘疹状，质地一般柔软，最常见的是眼睑周围扁平黄色瘤。早发性角膜环出现在 40 岁以下，多伴血脂异常。高三酰甘油血症可产生脂血症眼底改变。

2．动脉粥样硬化　脂质在血管内皮沉积引起动脉粥样硬化，可致冠心病、脑血管病等。严重的高胆固醇血症有时可出现游走性多关节炎。严重的高三酰甘油血症可引起急性胰腺炎。

【实验室检查】

测定空腹（禁食 12 ～ 14h）血浆或血清 TC、TG、LDL-C、HDL-C。抽血前最后一餐应忌高脂饮食和禁酒。

【诊断要点】

1．临床表现　血脂异常血症可在较长时间内无症状。症状主要表现为皮肤黄色瘤；另一个严重表现是脂质在血管内皮沉积引起动脉粥样硬化，可致冠心病、脑血管病等。了解家族史、药物应用史及饮食习惯，有助于分析血脂异常的原因。

2．实验室检查

（1）血脂：常规测定血浆 TC（血清所有脂蛋白中胆固醇的总和）和 TG（所有脂蛋白中三酰甘油总和）水平。目前认为我国人群血清 TC 的合适范围是＜ 5.18mmol/L（200mg/dl），边缘升高时为 5.18 ～ 6.18mmol/L（200 ～ 230mg/dl），升高为＞ 6.19mmol/L（240g/dl）；TG 合适范围是＜ 1.76 mmol/L（150mg/dl），升高为＞ 2.27 mmol/L（200mg/dl）。

（2）脂蛋白：用沉淀法测定高密度脂蛋白胆固醇（HDL-C），合适范围是＞ 1.04mmol/L（40mg/dl），减低为＜ 0.91mmol/L（35mg/dl）；低密度脂蛋白胆固醇（LDL-C）测定可用免疫法，LDL-C 的合适范围是＜ 3.12mmol/L（120mg/dl），边缘升高为 3.15 ～ 3.61mmol/L（121 ～ 139mg/dl），升高为＞ 3.64mmol/L（140mg/dl）。

【治疗要点】

高脂血症与冠心病、脑血管疾病患病率密切相关，应进行长期综合治疗。

1．饮食、运动治疗 无论哪一型高脂蛋白血症，饮食治疗是首要的基本措施，应长期坚持。进食低脂、适量纤维素饮食，肥胖患者需食用低热量食品，以植物油为主，不食动物内脏，七八分饱。坚持每日户外运动，可以散步、慢跑、打太极拳、游泳等，每日活动30 ~ 60min，以全身舒适为度。积极的体育活动非常重要，体重减轻后可加强降低LDL-C的作用。运动和降低体重，除有利于降低胆固醇外，还可使三酰甘油降低、HDL-C升高。

2．保持心理平衡、戒烟、戒酒 学会自我调节心态，戒烟、戒酒。定期复查血脂水平，以调整药物。

3．继发性高脂血症的治疗 需积极治疗原发病，如糖尿病，控制血糖在正常范围等。

4．药物治疗

（1）用药指征

1）未发现冠心病或其他部位动脉粥样硬化者，若血脂达到以下水平应考虑用调脂药物：①无冠心病危险因素者：TC > 6.19mmol/L（240mg/dl），LDL-C > 4.14mmol/L（160mg/dl）；②有冠心病危险因素者：TC > 5.72mmol/L（220mg/dl），LDL-C > 3.64mmol/L（140mg/dl）。

2）已发现冠心病或其他部位动脉粥样硬化者：TC > 5.20mmol/L（200mg/dl），LDL-C > 3.12mmol/L（120mg/dl）。

（2）调节血脂药物

1）他汀类药：该类药属于羟甲基戊二酰辅酶A还原酶抑制剂，此药通过抑制该酶，可阻碍肝合成胆固醇，而降低血浆及细胞内游离胆固醇，加速循环中VLDL、LDL的分解代谢，还可抑制肝内VLDL合成。主要降低血清TC和LDL-C，一定程度地降低TG、VLDL，轻度升高HDL-C水平。适用于高胆固醇血症和以胆固醇升高为主的混合型高脂血症。常用他汀类药物剂量：洛伐他汀常用20mg，辛伐他汀20mg，普伐他汀20mg，氟伐他汀20mg，上述制剂均为晚上一次口服。瑞舒伐他汀20mg，阿托伐他汀10 ~ 20mg，可在任何时间服用。主要不良反应有肝功能异常、血清肌酸激酶升高、肌肉疼痛，严重者可引起横纹肌溶解、急性肾衰竭。

2）苯氧芳酸类（又称贝特类）：该类药增强脂蛋白脂酶活性，促进TG、VLDL分解及胆固醇逆向转运。主要降低TG、VLDL，适用于高三酰甘油和以三酰甘油升高为主的混合型高脂血症。制剂剂量：非诺贝特每次0.1g，3次/日；苯扎贝特缓释片每晚服1次，每次0.4g，苯扎贝特每次0.2g，3次/日；吉非贝齐和氯贝丁酯因副作用大，临床上已很少应用。这类药物的不良反应为胃肠道反应，有一过性血清转氨酶和肌酸激酶升高，如明显异常应及时停药；有加强抗凝药作用，合用抗凝药时应减量。

3）烟酸类：烟酸属B族维生素，超过作为维生素作用剂量时，有明显调脂作用，作用机制未明，可能与抑制脂肪组织脂解和减少肝中VLDL合成与分泌有关。可降低血清TC、TG、LDL-C、VLDL水平，还可升高血清HDL-C的水平。主要制剂：烟酸，开始口服每次0.1g，3次/日，以后酌情增至每次1 ~ 2g，3次/日。不良反应有面部潮红、瘙痒、胃肠道症状。严重时可使消化性溃疡恶化，偶有肝功能损伤，还可引起高血糖、高尿酸，禁用于慢性肝病和严重痛风患者。阿昔莫司为烟酸衍生物，不良反应较烟酸少，剂量0.25g，每日1 ~ 3次，餐后口服。

4）胆酸螯合树脂类：通过在肠道内与胆酸不可逆结合，阻止胆酸的肠肝循环，促使胆酸随粪便排出，阻断胆固醇从肠道吸收，使肝细胞内游离胆固醇代谢，降低LDL-C水平。适用于单纯高胆固醇血症及以胆固醇增高为主的混合型高脂血症。主要制剂有考来烯胺（消胆胺），常用剂量为口服每次4 ~ 5g，3次/日，总量不超过16g/d；考来替泊（降胆宁）5 ~ 20g/d，以上药物在服药时从小剂量开始，1 ~ 3个月内达最大耐受量。不良反应有腹胀、恶心、呕吐及便秘。该药可干扰叶酸、地高辛、华法林及甲状腺素等药物吸收，合用时应予以注意。

5）肠道胆固醇吸收抑制剂：依折麦布（ezetimibe）口服后被迅速吸收，结合为依折麦布-葡萄糖醛酸，作用在小肠细胞，抑制胆固醇和植物固醇吸收，促进肝LDL受体合成，加速LDL清除。适应证为高胆固醇血症及以胆固醇升高为主的混合型高脂血症。或与他汀类联合治疗。常用剂量10mg，每天1次。常见副作用有头痛及肌肉疼痛，有可能引起肝功能异常。

6）鱼油制剂及其他：有中度降低三酰甘油和升高HDL-C的作用，主要适用于轻度高三酰甘油血症，对TC和LDL-C无影响。其他包括中药制剂、普罗布考等。

（3）调节血脂药物的选择：按血脂异常进行选药。

1）TC、LDL-C增高为主的可选用他汀类。

2）TG增高为主的首选用贝特类或烟酸、阿昔莫司。

3）混合型以TC、LDL-C增高为主可选用他汀类，以TG增高为主则用贝特类，TC、LDL-C与TG均升高，可选他汀类与贝特类联合或与烟酸联合用药。注意联合用药不良反应会增加，可能出现严重反应如横纹肌溶解症。

（4）其他治疗措施——外科治疗和血浆净化疗法：对少数纯合子型家族性高胆固醇血症对药物无法耐受者可考虑以下方法。①手术治疗：有一定效果，如回肠末端切除术、门-腔静脉分流吻合术及肝移植术；②可从血浆中分离某些高浓度脂蛋白，又称血浆置换术。

【主要护理措施】

1．无继发性疾病血脂异常患者的护理

（1）饮食、运动护理：进低脂、低热量食物，可多吃蔬菜、水果、谷物、杂粮、鱼、鸡、瘦肉，主食不吃过饱，避免肥胖；坚持户外运动，如散步、慢跑、游泳等，每日30min以上，以舒适为度。

（2）心情舒畅、心理平衡：可参加休闲娱乐活动。

（3）戒烟戒酒：可减少动脉粥样硬化。

（4）用药护理：坚持遵医用药，他汀类药物晚上睡前服用，血脂正常后可半年至1年再复查，血脂不正常应2～3个月复查。监测药物副作用如有无肌肉痛、定期查肝功能等。

2．伴继发性疾病血脂异常患者的护理

（1）积极治疗继发性疾病如糖尿病、甲状腺功能减退症等，遵医用药，定期门诊复查，使血糖控制在正常水平，甲状腺功能、T_3、T_4恢复正常。

（2）按糖尿病饮食进餐，继续糖尿病治疗，遵医用降血脂药，另外坚持户外运动，运动量由医生决定；甲减患者除遵医用降血脂药外，应按上述饮食、运动护理执行；继发性疾病患者心理平衡、戒烟戒酒也很重要。

【健康教育】

1．提倡科学膳食、均衡饮食、坚持规律的体育锻炼，防止肥胖，戒烟戒酒，注意保持心理平衡。

2．对肥胖者及明显超重者应定期作血脂常规检查；已患心脑血管疾病或2型糖尿病者应成为预防的主要对象，向他们讲述血脂异常对疾病的影响及定期查血脂、坚持服降血脂药的重要性。向患者说明降脂治疗一般是长期的，甚至是终生的。服降血脂药期间出现胃肠反应、肌痛等，要及时去医院就诊。

小 结

1. 血脂异常通常指血浆中总胆固醇（TC）和（或）三酰甘油（TG）升高，也包括高密度脂蛋白降低。

2. 血脂是人体内三酰甘油、胆固醇和类脂（主要为磷脂）的总称。脂蛋白是由蛋白质（载脂蛋白）、胆固醇、三酰甘油和磷脂等所组成的复合体。脂蛋白的蛋白质部分承担在血浆中转运脂类的功能，故称为载脂蛋白。

3. 血脂异常临床上可分为两类：①原发性，属遗传性脂代谢紊乱；②继发性，常见于控制不良的糖尿病、甲状腺功能减退症及肾病综合征等。脂蛋白异常血症与冠心病的发生、发展密切相关。

4. 主要临床表现有黄色瘤、早发性角膜环和脂血症眼底改变及动脉粥样硬化，可致冠心病、脑血管病等。目前我国人群血清 TC 的合适范围是 < 5.18mmol/L（200mg/dl）；TG 合适范围是 < 1.76mmol/L（150mg/dl）；高密度脂蛋白胆固醇（HDL-C）合适范围是 > 1.04mmol/L（40mg/dl），减低为 < 0.91mmol/L（35mg/dl）；低密度脂蛋白胆固醇（LDL-C）合适范围是 < 3.12mmol/L（120mg/dl）。

5. 治疗要点：高脂血症与冠心病、脑血管疾病患病率密切相关，应进行长期综合治疗。包括饮食、运动治疗，保持心理平衡、戒烟、戒酒；对继发性高脂血症需积极治疗原发病；药物治疗，目前以他汀类药物为主。

6. 护理措施：督促患者饮食、运动治疗、戒烟、戒酒；治疗原发病，如糖尿病。监测降脂药物副作用，及时门诊复查。应掌握健康教育内容。

（姚景鹏）

附：代谢综合征

代谢综合征（metabolic syndrome，MS）是指人体的蛋白质、脂肪、糖类等物质发生代谢紊乱的病理状态，是一组复杂的代谢紊乱症侯群。MS 的中心环节是肥胖和胰岛素抵抗，主要为肥胖症，尤为中心性肥胖，且 MS 患者具有糖尿病、心脑血管疾病的危险因素。随着生活水平提高和生活方式改变，我国 MS 发病率也明显升高，迫切需要关注疾病的预防、早期诊断和干预。

【病因及发病机制】

基本病因和发病机制尚未完全明了。MS 的发生是复杂的遗传和环境因素相互作用的结果。目前一般认为，胰岛素抵抗是 MS 的中心环节，而肥胖，特别是中心性肥胖，与胰岛素抵抗的发生密切相关。

胰岛素抵抗指胰岛素作用的靶器官（主要是肝、肌肉和脂肪组织等）对外源性或内源性胰岛素作用的敏感性降低。在疾病的早中期，机体为了克服胰岛素抵抗，常代偿性分泌过多胰岛素，引起高胰岛素血症。

胰岛素抵抗是 MS 的基本特征，它通过各种机制与 MS 其他疾病的发生发展密切相关，如 2 型糖尿病、高血压、脂蛋白代谢异常等，还参与动脉粥样硬化全过程。

【临床表现】

MS的临床表现包含各疾病及其并发症、各疾病表现，如肥胖症、血脂异常、糖尿病、高血压、冠心病和脑卒中等。

【诊断要点】

目前我国主要采用的是中华医学会糖尿病学分会（2004）建议的MS诊断标准。具备以下4项中的3项或全部者可确诊：①超重和（或）肥胖：BMI大于或等于25kg/m^2；②高血糖：FPG大于或等于6.1mmol/L（110mg/dl）及（或）OGTT 2h PG大于或等于7.8mmol/L（140mg/dl）及（或）已确诊为糖尿病并接受治疗者；③高血压：收缩压/舒张压>140/90mmHg及（或）已确诊为高血压并接受治疗者；④高三酰甘油或高密度脂蛋白降低。

【防治原则】

防治MS的主要目标是预防心血管病和2型糖尿病的发生，对已有心血管病者则是预防心血管事件再发。具体措施如下：

1. 建立良好的生活方式　合理饮食即低热量低脂膳食、适当体力活动、减轻体重及戒烟是预防MS的基础。

2. 针对各种危险因素的药物治疗　对糖尿病、高血压、血脂紊乱及肥胖等选用相应药物治疗。且治疗必须达到目标值。

（吴　晶　姚景鹏）

第八章 风湿性疾病患者的护理

第一节 概 述

学习目标

通过本节内容的学习，学生应能够：

◎ 识记

说出风湿性疾病的概念。

◎ 理解

归纳风湿性疾病的特点、常见症状及护理措施。

◎ 运用

对风湿性疾病患者常见症状进行护理。

风湿性疾病（rheumatic diseases）简称风湿病，泛指影响骨、关节及其周围软组织，如肌肉、滑囊、肌腱、神经等的一组疾病。其病因包括感染性、免疫性、代谢性、内分泌性、退行性、地理环境性、遗传性、肿瘤性等。风湿性疾病根据其发病机制、病理及临床特点分类，主要包括弥漫性结缔组织病、脊柱关节病、退行性变如骨性关节炎、与代谢和内分泌相关的风湿病及感染相关的风湿病等。

弥漫性结缔组织病，简称结缔组织病（connective tissue disease，CTD），是风湿性疾病中的一大类，除了具有慢性病程、关节肌肉病变外，还有血管和结缔组织慢性炎症的病理改变，累及多系统多器官，病程及预后个体差异大。主要疾病有系统性红斑狼疮（SLE）、类风湿关节炎（RA）、多肌炎 / 皮肌炎（polymyositis，PM/dermatomyositis，DM）、系统性硬化病（systemic sclerosis，SS）等。

近年来随着社会卫生服务水平的提高及人们生活方式的改变，链球菌感染相关的风湿热已明显减少，而骨关节炎（osteoarthritis，OA）、痛风性关节炎的发病率呈现上升趋势。风湿病发病率高，且有一定的致残率。

【风湿性疾病特点】

1．自身免疫性疾病 由于机体淋巴细胞失去了对自身组织的耐受性，对自身组织出现免疫反应，从而导致组织损伤。其发病机制可能与淋巴细胞活化有关。T 淋巴细胞的活化依靠存在于它们表面的 T 淋巴细胞抗原识别受体（TCR），识别由抗原递呈细胞（antigen presenting cell，APC）所递呈的自身抗原和主要组织相容复合体（major histocompatibility complex，MHC）分子的复合物，以及在辅助刺激因子的作用下被活化，活化后的 T 细胞可以分泌大量的致炎症性细胞因子，造成组织损伤，同时又激活 B 淋巴细胞产生大量抗体。

2．以血管和结缔组织慢性炎症的病理改变为基础 风湿病的病理改变有炎症性反应和非炎症性病变，其主要病变可发生在不同的靶组织，引起的特异临床症状因疾病而异。炎症反应大部分因免疫反应引起，局部组织有大量淋巴细胞、巨噬细胞、浆细胞聚集浸润。血管病变也是风湿病常见的共同的病理改变，以血管壁炎症为主，血管壁增厚、管腔狭窄造成组织器官供血不良，广泛组织受损。非炎症性反应有关节软骨变性、皮下纤维组织增生等。

3．病变可累及多系统　风湿病是涉及多学科多系统的疾病。有些疾病以关节损伤为主，如RA、骨性关节炎（OA）等。有些疾病为多脏器损害的系统性疾病，如SLE、血管炎病、原发性干燥综合征（primary Sjogren syndrome，pSS）等。因此除了关节表现外其他系统可以受损。

4．糖皮质激素治疗有一定反应　糖皮质激素（简称激素）是大多数结缔组织病的一线治疗药物，具有很强的快速抗炎及调节代谢作用，激素能通过中枢神经受体调节自身昼夜活性规律，并通过位于体内的各种细胞受体，改变该细胞合成的蛋白性能，减少致炎症细胞因子，抑制巨噬细胞吞噬和抗原递呈作用，减少NK细胞及循环中的淋巴细胞数量，抑制细胞免疫反应。但长期应用糖皮质激素副作用较大，应掌握适应证及用药剂量，加强对不良反应的监测。

【风湿性疾病常见症状及体征】

（一）关节受损症状

1．概念　风湿病常常累及关节，引起关节病变。以关节损害为主的疾病有类风湿关节炎、骨关节炎，另一类以多脏器损害的系统性疾病如SLE、血管炎等亦可引起关节受损。临床可表现为急、慢性关节炎性反应，关节疼痛，可伴关节肿胀、晨僵、关节活动受限、功能障碍等。

2．常见原因

（1）与自身免疫反应有关：如应用免疫荧光技术发现类风湿关节炎患者滑膜组织中有免疫球蛋白、补体及免疫复合物沉积，并激活补体系统，大量的中性粒细胞向滑膜和关节腔内渗入，引起炎性反应。

（2）感染因素：病毒、细菌等感染可产生许多炎性因子，引起关节滑囊损伤。

（3）代谢障碍：如痛风患者由于代谢紊乱引起高尿酸血症，尿酸钠结晶沉积于相应组织，引起急慢性痛风性关节炎。

（4）退行性关节炎：由于各种原因引起关节软骨损伤，软骨弹性降低，软骨的负重及抗压能力减退，关节边缘及软骨下骨反应性增生，而引起关节疼痛。

3．临床表现

（1）关节疼痛：常为风湿性疾病患者关节受累的首发症状，急性关节疼痛时起病急，伴有关节局部肿胀、发热潮红、活动受限；慢性关节病变时可有关节囊增厚、软骨和骨被破坏，关节间隙狭窄、骨质增生。除了局部关节肿胀、变形、活动受限外，由于病程迁延可引起骨质疏松、肌肉萎缩、关节强直、畸形甚至致残。晨僵是关节活动受限的一种临床表现，指患者晨起或静止活动状态一段时间后，出现关节活动僵硬，轻度的关节僵硬经活动后症状可减轻或消失，重者需数小时才能缓解，晨僵以类风湿关节炎多见，且最典型。

（2）关节运动功能障碍：根据其程度可分为5度。关节功能正常为0度；关节运动受限至1/3以内为Ⅰ度；关节运动受限至2/3以内为Ⅱ度；关节运动受限至2/3以上为Ⅲ度；关节完全强直为Ⅳ度。

（二）雷诺现象

1．概念　雷诺现象（Raynaud phenomenon，RP）是指由于可逆性动脉痉挛而引起的双侧对称性发作性的肢端缺血，表现为患者受到刺激后突然出现肢端局部皮肤苍白、发绀与潮红的色泽变化，手指麻木、疼痛等短暂的症状。风湿病中以弥漫性结缔组织病如系统性硬皮病为最多见，其他如类风湿关节炎、皮肌炎、SLE等。

2．常见原因　病因尚未完全阐明，受冷、精神紧张刺激可诱发雷诺现象。原因可能为：

①间歇性交感神经兴奋性增高。②动脉血管壁病变导致末梢血管对寒冷、精神压力等刺激出现过度反应，先收缩继而淤胀。③目前认为血管内皮细胞功能异常是主要病理生理基础。

3．临床表现 雷诺现象典型发作可分为3期：①缺血期：由于动脉痉挛引起双侧指（趾）远端皮肤出现发作性苍白、僵冷、麻木或疼痛。②缺氧期：受累部位继续缺血，毛细血管扩张淤血，肤色发绀，皮肤温度降低、疼痛。③充血期：血管痉挛解除，动脉充血，皮肤潮红，皮温回升，可有刺痛。发作时间在十几分钟或持续1h以上。严重时必须采用保暖或将患肢浸泡于温水中才能缓解。反复多次发作患者受累部位可出现皮肤干燥、肢端皮下组织萎缩、指腹消失、指尖萎缩溃疡、指甲生长不良征象。

（三）皮肤、黏膜受损

1．概念 风湿性疾病由于各种原因可引起皮肤黏膜损害，皮损如皮疹、溃疡，毛发脱落、皮下结节，以及各种黏膜的炎症、溃疡等。

2．常见原因 机体的免疫稳定失常，自身过敏，对日光、食物、药物等的过敏反应可引起各种皮疹。皮损中常见的红斑是由于毛细血管网的扩张引起的。血管病变炎性反应和周围神经病变可引起血液循环不良，易致皮肤损伤。

3．临床表现

（1）皮炎、皮疹：主要表现为皮肤瘙痒感及各种皮疹。常见的皮疹有皮肤红斑、红肿、丘疹、水疱、渗出、糜烂甚至形成溃疡。也可以有皮肤色素沉着或脱色、毛发脱落等症状。SLE患者颊部有蝶形红斑，皮肤盘状红斑。

（2）皮下结节：类风湿关节炎皮下结节多位于关节隆突及受压部位，如尺骨鹰嘴、前臂近端伸侧，结节无痛、质硬、边界清楚，结节表面皮肤容易破损，甚至引起溃疡感染。痛风患者可见由尿酸盐结晶形成的痛风结节，典型的部位在耳翼，也常见于跗趾、指关节、腕关节等处，大小不一，初起质软，纤维增生后可变硬，表皮易破溃，排出豆渣样物质。

（3）黏膜受损：最常见的为口腔黏膜受损，如系统性红斑狼疮有30%～45%的患者口腔黏膜损害，表现为口腔黏膜糜烂、溃疡、明显疼痛，周围有红色斑块或白色斑点条纹，受损部位黏膜水肿、黏膜下出血、瘀斑等。皮肌炎患者常见舌、软腭、颊等部位黏膜水肿、浅表溃疡、红斑、毛细血管扩张等，并伴有疼痛。

【风湿性疾病实验室及其他检查】

1．自身抗体检测 对风湿性疾病尤其是结缔组织病的早期诊治及鉴别诊断有很大帮助。常用的自身抗体谱有抗核抗体（antinuclear antibody，ANA）谱，包括抗双链（ds）DNA抗体、抗组蛋白抗体、抗非组蛋白抗体、抗核仁抗体及抗其他细胞成分抗体五大类。其中抗非组蛋白抗体包含一组抗可被盐水提取的可溶性抗原（ENA）抗体，即抗ENA抗体，对于风湿性疾病的诊断具有重要意义，但与疾病的严重程度和活动度无关。

ANA阳性要考虑结缔组织病的可能，但正常老年人或其他疾病如肿瘤，血清中可存在低滴度的ANA。ANA最常见于SLE及混合结缔组织病（mixed connective tissue disease，MCTD）。抗ENA抗体谱在临床上对结缔组织病的诊断极有帮助。类风湿因子（rheumatoid factor，RF）见于多种结缔组织病，但特异性差，根据其滴度可判断RA活动性。其他自身抗体有抗中性粒细胞胞浆抗体（antineutrophil cytoplasmic autoantibody，ANCA），对血管炎诊断有帮助；抗角蛋白抗体谱，对RA有较高特异性。其中特别是抗环瓜氨酸多肽抗体（抗CCP）对RA有很好的敏感性和特异性，有助于RA早期诊断。

2．人类白细胞抗原（HLA）检测 HLA-B27与有中轴关节受累的脊柱关节病密切关联。HLA-B27在强直性脊柱炎中阳性率为90%，亦可见于反应性关节炎、银屑病关节炎等脊柱关节病，在正常人群中也有10%的阳性率。

3．关节镜和关节液检查 本检查对关节病的诊治和研究有一定意义，通过关节镜直接观察关节腔表层结构的变化，活检滑膜标本可作病理诊断、探讨发病机制。抽取关节液可鉴别炎性与非炎性病变，也可作关节腔灌洗、滑液引流而起治疗作用。

4．影像学检查　根据需要选择作关节X线摄片、CT、血管造影等，均为重要的辅助检测手段，可帮助诊断及疗效评价。

5．病理检查　通过活组织标本取样，如肾组织、皮肤、肌肉、结节活检作病理检查，对诊断和治疗有决定性意义。

【风湿性疾病护理评估要点】

（一）病史及心理社会资料

1．了解患者入院原因及病情变化

（1）关节受损：应详细询问患者关节症状起始时间；关节疼痛部位是否固定或呈游走性，是否对称；关节疼痛与活动的关系；关节外伴随症状情况，如发热、皮疹、乏力、食欲减退、消瘦、贫血、蛋白尿或其他器官系统症状。

（2）雷诺现象：雷诺现象起始发作时间、频度及可能的诱发因素；发作规律如好发时间、发作时肢端温度及色泽变化、发作持续时间及患者主观感受、缓解方法等。

（3）皮肤、黏膜受损：了解皮肤黏膜受损的时间及诱因，如遭受风寒、日光照射、接触过敏物质等；有无伴发热、关节肌肉疼痛；皮肤黏膜受损表现，皮肤黏膜受损病因是否明确。是否去医院就诊，是否治疗过，使用药物情况，疗效如何。

2．日常生活及自理程度　评估患病以来饮食、饮水、睡眠、二便、活动与休息、日常生活自理能力是否受到影响等。

3．家族史与生活史　询问患者亲属有无类似发病史、患者出生地、职业、居住环境、工作环境等。

4．心理社会资料　评估患病对患者心态的影响，观察患者对病情变化的反应、对治疗的态度。了解家属对患者的生活照顾及心理支持情况。

（二）身体评估

评估患者生命体征及营养状态，受损关节局部有无肿胀、触痛、压痛及其严重程度，有无关节活动受限、关节畸形、功能障碍的严重程度，关节周围的皮肤、肌肉的改变。

评估雷诺现象发作部位肢端皮肤、指甲生长情况，有无皮下组织萎缩、溃疡、营养障碍等体征。

评估皮损部位、范围、分布及形态、颜色特征；评估眼、口腔、鼻腔以及会阴等部位黏膜有无受损及表现；根据病情需要评估患者有无皮下结节，结节分布部位、数目、大小、硬度与压痛等情况。

（三）辅助检查

了解自身抗体检测、关节影像学检查结果如X线摄片、CT等，以及关节滑液检查。明确病因诊断，HLA监测有助于脊柱关节病的诊断。皮肤活检作病理检查如皮肤狼疮带试验、皮下结节活检。皮肤黏膜受损疮面的微生物检验对治疗也有重要价值。

【风湿性疾病常用护理诊断、护理计划及评价】

（一）常用护理诊断

1．疼痛：关节疼痛　与关节炎性病变有关。

2．躯体移动障碍　与关节活动受限、僵硬、功能障碍以及肌无力等有关。

3．周围组织灌注量改变　与肢端小动脉痉挛、舒缩功能调节障碍有关。

4．皮肤完整性受损　与血管炎性反应、免疫抑制剂引起感染等因素有关。

（二）护理计划及评价

疼痛：关节疼痛　与关节炎性病变有关

1．护理目标

（1）学会减轻关节疼痛、保护关节的方法。

（2）关节疼痛减轻或消失。

2．护理措施

（1）合理安排休息与体位：①创造一个安静舒适的环境，关心患者的饮食起居，并注意做好安全防护。②急性发作期或慢性活动期关节明显肿痛时，应给予卧床休息，减轻关节负重。③指导正确体位。类风湿关节炎患者常常为了减轻疼痛，而采用不正确姿态及体位，久之会引起关节屈曲挛缩而影响功能，所以应给予指导，尽量保持受损关节的伸展位置，必要时可用石膏托、支架予以制动，减轻疼痛。

（2）局部物理疗法：如蜡疗、微波、超短波理疗、热敷、温水浴、按摩肌肉、活动关节以改善血液循环，解除痉挛与疼痛。避免关节负重引起的痉挛，鼓励患者使用辅助工具，如手杖、助步器等可减少对关节的作用力，保护关节，减轻疼痛。

（3）避免内、外环境不良刺激：避免如寒冷、潮湿、情绪激动、外伤，忌刺激性食物，戒烟酒，以免诱发或加重关节疼痛。积极治疗原发疾病。

（4）心理护理：鼓励患者诉说对疼痛的感受，表扬患者对治疗护理的积极配合。教会患者应对疼痛带来的负面情绪，通过力所能及的活动、娱乐、听音乐等分散对疼痛的注意力。

（5）药物副作用的观察及护理：治疗风湿关节炎性病变，多采用非甾体抗炎药，以改善关节疼痛。并根据疾病的严重程度，选用糖皮质激素或改变病情的抗风湿药物，控制疾病的发展。但这些药物都有一定副作用，所以治疗时应遵医嘱，按时准确给药，告诉患者用药方法、药物可能发生的副作用及预防措施。用药后与患者共同评估药物疗效及关节症状缓解的情况。

1）非甾体抗炎药（NSAID）：具有镇痛消肿作用，能改善关节肿痛，但不能控制病情进展，其传统性药物有布洛芬、萘普生、双氯芬酸，这些药物对胃肠道有不良反应，甚至引起溃疡、出血、穿孔，故应饭后服用。美洛昔康、塞来昔布、罗非昔布等胃肠道反应小，但上述这些药物均能减少前列腺素合成，影响肾血液灌注，可引起水肿、高血压等不良反应，故应严密观察。孕妇、肝肾功能受损者慎用或禁用。

2）糖皮质激素：具有快速强效的抗炎作用，抑制细胞免疫反应，故在风湿病急性发作时能明显改善关节疼痛症状，不良反应是易感染、胃酸分泌增多、引起消化性溃疡，可引起向心性肥胖、高血压、糖尿病、骨质疏松、肌无力、精神兴奋等症状，停药可引起病情复发、激素依赖症状。指导患者服药注意事项，激素应于饭后服用，并遵循医嘱可同时服用硫糖铝，H_2受体阻滞剂如雷尼替丁、法莫替丁等，以减少消化道副作用。服药期间应进低盐、高蛋白、含钾丰富饮食。长期服药者应补充适量钙剂及维生素D，防止骨质疏松及股骨头无菌性坏死。其次要加强病情观察，如监测体温、血压、血糖、尿糖变化。要做好预防感染的措施，如保持口腔、皮肤、会阴等部位的清洁。服药过程中一定要坚持按时按量服用，即使关节肿痛症状改善也不能擅自更改药物剂量和突然停药，以防病情变化。

3）改变病情抗风湿药（disease-modifying antirheumatic drug，DMARD）：这类药物可以防止和延缓疾病对关节的破坏，常常采用联合治疗方法。常用的药物有甲氨蝶呤、青霉胺、金制剂、雷公藤总苷、硫唑嘌呤、环磷酰胺、环孢素等，此类药物不良反应主要有胃肠反应，如恶心呕吐、食欲减退。对骨髓有抑制作用，可引起白细胞、血小板减少。也可引起黏膜溃疡、皮疹、脱发、出血性膀胱炎，对肝、肾等有毒性作用。用药期间应定期检测血尿常规、肝肾功能。鼓励患者多饮水，促进药物代谢产物排泄，口服药物宜饭后服用，可减少消化道反应。

3．护理评价

（1）患者能正确运用减轻关节疼痛的技巧和方法。

（2）患者主诉及临床征象均反映关节疼痛减轻或消失。

躯体移动障碍　与关节活动受限、僵硬、功能障碍以及肌无力等有关

1．护理目标

（1）患者关节活动受限及僵硬程度减轻。

（2）患者获得基本生活自理或从事简单工作的能力。

2．护理措施

（1）加强安全防护，避免受伤。①病情活动期要卧床休息，一切生活必要品放在随手可取之处。做好皮肤护理，定期变换体位，预防压疮发生。鼓励咳嗽排痰，预防肺部感染。②注意安全移动或行走，床边、走廊、厕所设安全扶手，指导上下床坐轮椅、扶行器、拐杖、假肢等方法。③注意肢体感觉功能有无改变，防止烫伤。④咀嚼困难及有吞咽障碍者，应给予流质或半流质饮食，少量缓慢进食，防止呛咳，避免发生窒息的危险。必要时可经鼻饲提供机体营养。

（2）病情稳定时制订康复锻炼计划，有计划地锻炼四肢关节活动能力和肌力。①与患者共同评估其四肢关节活动能力，拟定康复锻炼计划。②要求患肢应缓慢进行活动，活动量由小到大，活动由被动到主动逐渐递增，以不感到疼痛疲劳为度，配合理疗、按摩等康复措施，在可能情况下鼓励患者使用患肢，锻炼患肢功能如吃饭、穿衣、如厕。③对健侧肢体实施主动全关节活动锻炼，每日4次以上，要尽可能应用健侧肢体帮助患肢活动，并逐步尝试进行自我生活照顾。④坚持治疗。

（3）心理护理：帮助患者克服自卑心态，勇敢面对生活并积极治疗原发病，预防关节肌肉等再次受损的可能，争取最大程度地恢复躯体活动功能，做力所能及的事来提高生活质量。

3．护理评价

（1）患者能坚持锻炼，关节活动度及关节功能得到一定程度的改善。

（2）患者能达到生活基本自理，已能参加轻度工作。

周围组织灌注量改变　与肢端小动脉痉挛、舒缩功能调节障碍有关

1．护理目标

（1）患者周围组织血流灌注得到改善。

（2）患者能了解雷诺现象诱发因素并能避免或减少发作次数。

2．护理措施

（1）观察雷诺现象发作情况，评估肢端组织血流灌注情况，其皮肤温度、颜色，有无苍白、发绀，有无冰冷麻木或疼痛感觉，有无感觉和运动功能丧失。并观察其发作频率、诱发因素、影响范围、持续时间及缓解过程。

（2）遵医嘱给予扩血管药物治疗，如复方丹参、低分子右旋糖酐、硝苯地平、地巴唑等，严重肢端血管痉挛引起皮肤苍白疼痛时，局部可涂硝酸甘油膏以扩张血管，改善血液循环，缓解症状。

（3）指导患者避免诱发因素：①做好肢体防寒保暖工作，避免皮肤在寒冷空气中暴露时间过长，天冷时应穿戴好防护服，特别要保持肢体末端温度，应穿戴手套、袜子，并根据气温变化调节厚薄。需要洗涤时避免接触冷水，宜用温水。避免局部创伤。②避免吸烟和饮用咖啡，以免引起交感神经兴奋，导致病变小血管收缩痉挛。③保持愉快情绪，避免因情绪激动和劳累诱发血管痉挛。

3．护理评价

（1）患者已掌握避免诱发因素的方法。

（2）周围组织血液灌注量得到改善，雷诺现象发作次数减少至消失。

皮肤完整性受损　与血管炎性反应、免疫抑制剂引起感染等因素有关

1．护理目标

（1）患者皮肤受损的面积缩小或完全修复。

（2）患者能掌握自我护理皮肤的方法。

2．护理措施

（1）心理护理：帮助患者克服自卑心理，保持乐观情绪，避免不良精神刺激。对患者热情关心、不嫌弃，鼓励患者说出自己的感受。让患者主动参与涂药、换药，学会自我观察及护理方法。

（2）饮食护理：饮食宜清淡、易消化，忌刺激性佐料，不饮浓茶与酒。避免食用易引起变态反应的异性蛋白如鱼、虾等。保证足量的水分和丰富的维生素。

（3）皮肤护理：①保持皮肤清洁干燥，每日用温水沐浴或擦洗2次，忌用碱性肥皂。对重症患者要做好预防压疮护理，并保持床单、衣裤的清洁平整、干燥柔软、透气性好，避免搔抓皮肤。②将对日光过敏者的病床安排在避免阳光直接照射的位置，外出时采用遮阳措施，穿长衣长裤，戴宽边帽或打伞，戴保护性眼镜，暴露部位可涂防晒膏。③皮损局部护理：根据临床症状及皮损特点，选择合适的局部外用药及护理方法。局部用药一般具有清洁、止痒、抗菌、抑制变态反应等作用，如皮损有糜烂渗出时可选用冷湿敷，每日数次，每次30min，每10min浸药一次，湿敷时应保持敷料潮湿与清洁，温度必须低于皮肤温度，面积较大时可轮流湿敷。湿敷时注意保暖，湿敷后局部可涂消炎抗菌膏。急性炎症性皮损有红斑、丘疹、肿胀，无渗出时可选用水粉剂搽药，搽药前应摇匀，搽药时轻度加压，不可重搽以免加重皮肤损害，用药过程中若有不良反应应立即停用。头面部、会阴黏膜等处不宜用刺激性强的药物。④观察患者皮损的部位、范围大小、色泽、形态的改变，并做好记录。

（4）加强原发性疾病护理：系统性红斑狼疮、系统性硬皮病、皮肌炎等常可引起全身系统重要脏器损害，应做好相应护理，预防各种并发症，并加强全身用药副作用的观察及护理。对原发疾病的有效控制常可明显改善患者的皮损症状。

3．护理评价

（1）患者受损的皮肤逐步修复愈合，未出现新的皮损。

（2）患者能正确护理自己的皮肤。

小　结

1．风湿性疾病简称风湿病，泛指影响骨、关节及其周围软组织，如肌肉、滑囊、肌腱、神经等的一组疾病。

2．风湿性疾病特点：①属自身免疫性疾病；②以血管和结缔组织慢性炎症的病理改变为基础；③病变可累及多系统；④糖皮质激素治疗有一定作用。

3．风湿性疾病常见症状有关节疼痛、肿胀、活动受限，雷诺现象，皮肤、黏膜受损等。应了解以上症状常见于哪类疾病及具体临床表现、常采用的护理诊断、护理措施。

4．风湿性疾病药物护理极重要，除遵医用药外，还应了解药物副作用，需及时发现，及时向医生报告。

（李英丽　姚景鹏）

第二节　系统性红斑狼疮

学习目标

通过本节内容的学习，学生应能够：

◎ 识记

说出系统性红斑狼疮的概念。

◎ 理解

归纳系统性红斑狼疮的临床表现、实验室及其他检查、诊断要点和治疗要点。

◎ 运用

护理系统性红斑狼疮患者并进行健康教育。

系统性红斑狼疮（systemic lupus erythematosus，SLE）是一种有多系统性损害的慢性自身免疫性疾病，病程特点可呈病情急性发作与缓解交替进行，其血清中有以抗核抗体为主的多种自身抗体。我国 SLE 患病率为（30.13 ~ 70.41）/10 万，多见于青年女性，尤其以 20 ~ 40 岁育龄女性最多。通过早期诊断和综合治疗，本病预后有明显改善；肾衰竭及中枢神经系统性损害者预后较差。

【病因和发病机制】

（一）病因

病因目前尚不明确，一般认为与遗传、环境、内分泌因素有关。

1．遗传因素

（1）流行病学及家系调查：资料显示，SLE 患者的第 1、2 代亲属中患同类疾病率明显高于非本病患者的亲属，其第 1 代亲属患 SLE 者 8 倍于无 SLE 患者家庭，单卵双胞胎患 SLE 者 5 ~ 10 倍于异卵双胞胎，但大部分病例不显示其遗传性。

（2）易感基因：目前研究已证明 SLE 是一种多基因相关疾病，人类白细胞抗原（HLA）系统在发病中具有重要作用，SLE 患者可出现 HLA- Ⅲ类的 C2 或 C4 缺损，HLA- Ⅱ类的 DR2、DR3 频率异常。研究推测多个基因在一定条件下相互作用干扰了正常免疫耐受性而致病。

2．环境因素　40% 的 SLE 患者对日光过敏，紫外线照射可促使皮肤上皮细胞凋亡，新抗原暴露成为自身抗原，甚至诱发疾病急性发作。某些药物、病原体亦可诱发本病，出现 SLE 临床症状。

3．雌激素因素　女性患者明显多于男性，更年期前阶段为 9∶1，儿童及老人为 3∶1。在动物模型中，雄激素治疗可使病情缓解，雌激素可使病情恶化，提示雌激素在 SLE 发病中有一定影响。

（二）发病机制

外来抗原如药物、病原体等可引起人体 B 细胞活化。由于易感者免疫耐受性低，B 细胞通过交叉反应与模拟外来抗原的自身抗原相结合，并将抗原递呈给 T 细胞使之活化。B 细胞在 T 细胞活化刺激下，产生大量的各种自身抗体，自身抗体与自身抗原相结合产生特异性免疫反应，造成组织损伤。

1．致病性自身抗体　以 IgG 型为主，与自身抗原有很高的亲和力，如 DNA 抗体可与肾组织直接结合导致组织损伤；抗血小板抗体可破坏血小板引起血小板减少；抗红细胞抗体可引起红细胞破坏，出现溶血性贫血；抗 SSA（RO）抗体可经胎盘损害胎儿，影响新生儿心脏传导系统；抗磷脂抗体可引起抗磷脂抗体综合征（antiphospholipid syndrome，APS）；抗核糖体抗体与神经精神狼疮发病有关。

2．致病性免疫复合物 免疫复合物（immune complex，IC）由自身抗体和相应自身抗原相结合形成，当清除 IC 机制异常，IC 形成过多或 IC 大小不当不能被吞噬或排出时，IC 沉积于靶细胞，激活补体系统，导致组织损伤。

3．T 细胞和 NK 细胞功能失调 SLE 患者由于 T 细胞功能异常和 NK 细胞功能失调，不能抑制 $CD4^+$ T 细胞的作用，在 $CD4^+$ T 细胞的刺激下，B 细胞持续活化，产生大量自身抗体，而新抗原又不断出现，使自身免疫持续存在。

【病理】

SLE 的基本病理改变为炎性反应和血管异常，可以出现在身体任何器官。中小血管管壁炎症、坏死，继发性血栓形成，导致管腔狭窄和局部组织器官缺血、功能障碍。特征性病理改变为：①苏木紫小体（细胞核受抗体作用变性为嗜酸性团块）；②“洋葱皮样病变”，即小动脉周围有显著的向心性纤维增生，主要表现在脾中央动脉及心瓣膜结缔组织反复纤维蛋白样变性而形成赘生物。另外，心包、心肌、肺、神经系统等也可出现上述基本病理变化。

免疫荧光及电镜检查下，几乎所有的 SLE 患者都有肾病变。WHO 将狼疮性肾炎分为 6 型：Ⅰ型为系膜轻微病变性狼疮性肾炎，Ⅱ型为系膜增生性狼疮性肾炎，Ⅲ型为局灶性狼疮性肾炎，Ⅳ型为弥漫性狼疮性肾炎，Ⅴ型为膜性狼疮性肾炎，Ⅵ型为终末期硬化性狼疮性肾炎。此外，肾组织如见增殖性改变、纤维素样坏死、核破裂、细胞新月体形成、白细胞浸润、透明血栓及间质炎性改变，可视为急性活动期指标，若有肾小球硬化、纤维性新月体形成、肾小管萎缩、间质纤维化则为慢性指标。

【临床表现】

临床症状多样，个体差异大，早期症状多不典型。

（一）全身症状

活动期患者大多有全身症状，约 90% 患者有发热，常见低中度热，继发感染时可有高热，其他可有疲乏无力、体重下降等。

（二）皮肤黏膜表现

80% 患者在病程中出现皮疹，具有特征性的表现为颊部蝶形红斑，为不规则水肿性红斑，疾病缓解时可消退，留有色素沉着。特殊的皮肤类型有亚急性皮肤型红斑狼疮，在暴露部位出现广泛皮疹，呈对称性，有时形成疱状，愈合无瘢痕。还可见斑丘疹、盘状红斑、甲周红斑、手掌网状青斑、冻疮样皮损。30% 患者有雷诺现象。其他如口腔溃疡、脱发也常见。

（三）多发性浆膜炎

50% 以上 SLE 患者急性发作期可出现多发性浆膜炎，如双侧中小量胸腔积液、心包积液。

（四）肌肉关节受损

常见症状为关节疼痛，以指、腕、膝关节为主，但明显关节炎少见，大多无关节破坏，小部分患者出现股骨头坏死，是否与应用激素有关尚未确定。部分患者可出现肌炎、肌痛、肌无力。

（五）重要脏器受损

1．肾 肾是最常见的受累器官，几乎所有的患者都有肾组织病理改变，75% 患者有临床表现，早期以蛋白尿、尿中有多数红细胞为常见，如病情发展可出现管型尿、肾性高血压、肾功能不全、肾衰竭。

2．心血管 患者常出现纤维蛋白性心包炎或渗出性心包炎，但心脏压塞少见。10% 患者有心肌损害，出现心前区不适、疼痛、心律失常、气促，严重时可发生心力衰竭。10% 患者有周围血管病变如血栓性血管炎。

3．肺　约 35% 患者有双侧中小量胸腔积液，患者发生狼疮性肺炎时可有发热、干咳、气促，胸部 X 线片多见两下肺片状浸润阴影，少数患者可出现肺间质性病变。约 2% 患者合并弥漫性肺泡出血，病死率达 50% 以上。

4．中枢神经系统　25% 患者可累及中枢神经系统，以脑为主，称为神经精神狼疮（neuropsychiatric lupus，NP-SLE，又称狼疮脑病）。其病变为脑局部血管炎微血栓形成、心瓣膜赘生物脱落小栓子，或有针对神经细胞的自身抗体，或合并抗磷脂抗体综合征。患者可表现为无菌性脑膜炎、脑血管病变、脱髓鞘综合征、狼疮性头痛、运动障碍、急性意识错乱、癫痫以及焦虑、情绪障碍，甚至幻觉、妄想等精神障碍症状，少数患者有脊髓损伤，出现截瘫、二便失禁。有 NP-SLE 者提示病情活动期。

5．消化系统　30% 患者有消化道症状，如食欲不振、呕吐、腹痛、腹泻、腹水等。40% 患者有血清转氨酶升高，少数并发急腹症，如胰腺炎、肠坏死、肠梗阻，提示 SLE 急性发作或活动。

6．血液系统　约 60% 活动性 SLE 患者有贫血，10% 属溶血性贫血。40% 患者有白细胞减少，20% 患者有血小板减少。由于血细胞减少，临床可产生相应症状，部分患者有无痛性轻度或中度淋巴结肿大、脾大等。

（六）抗磷脂抗体综合征（APS）

患者血清中反复出现抗磷脂抗体，临床表现为动静脉血栓形成、血小板减少、习惯性自发性流产。APS 出现在 SLE 的活动期，但 SLE 患者血清中出现抗磷脂抗体不一定有 APS。

（七）其他症状

30% SLE 患者有继发性干燥综合征，15% 患者有视网膜血管炎而影响视力，眼底可见出血、视盘（视乳头）水肿、视网膜渗出物等，早期治疗大多可以逆转。

【实验室及其他检查】

1．一般检查　血常规、尿常规、肝功能检测可了解血液、肾、肝受损情况。红细胞沉降率加快提示疾病活动期。

2．自体抗体测定　患者血清中多种自身抗体是 SLE 诊断标记、判断 SLE 活动性及临床亚型的指标。常测定的有以下几种自身抗体：

（1）抗核抗体谱：①抗核抗体（ANA）是筛选结缔组织病的主要抗体，几乎所有 SLE 患者 ANA 均呈阳性，但特异性低，不能作为 SLE 与其他结缔组织病的鉴别。②抗双链 DNA（dsDNA）抗体，多出现在 SLE 活动期，是诊断 SLE 标记抗体之一。③抗可提取核抗原（ENA）抗体是一组临床意义各不相同的抗体，其中抗 Sm 抗体是诊断 SLE 标记抗体之一，特异性高达 99%，但敏感性仅 25%；抗 RNP 抗体的阳性率为 40%，但对 SLE 诊断特异性不高，往往提示 NP-SLE 或 SLE 的雷诺现象和肌炎出现。

（2）抗磷脂抗体：包括抗心磷脂抗体、狼疮抗凝物、梅毒血清试验假阳性等对自身不同磷脂成分的自身抗体。

（3）抗组织细胞抗体：有抗红细胞膜抗体、抗血小板相关抗体、抗神经元抗体等。

（4）其他：类风湿因子、抗中性粒细胞胞浆抗体在少数患者中亦可出现。

3．补体测定　常检测的有总补体（CH50）、C3、C4。补体低下尤其是 C3 下降提示 SLE 活动期，C4 下降还可能是 SLE 易感性表现。

4．活组织检查

（1）狼疮带试验：取外观正常腕上方或受损暴露区域皮肤，用免疫荧光法检测皮肤的表皮与真皮交界处有无免疫球蛋白和补体的沉积，阳性者提示 SLE 活动期。

（2）肾组织活检：通过免疫荧光和电镜检查，根据其病理改变可帮助狼疮性肾炎分型，判断病情急慢性期。对狼疮性肾炎的诊断、指导治疗和估计预后有重要意义。

5．影像学检查 如X线摄片、CT检查、头颅MRI以及超声心动图等均能为早期发现SLE患者器官损害提供诊断依据和观察治疗效果。

【诊断要点】

1997年美国风湿病学会（ACR）推荐的SLE分类标准对诊断SLE有价值。①颊部红斑：两颧突出部位固定红斑，扁平或高起；②盘状红斑：片状高于皮面的红斑，黏附有角质脱屑和毛囊栓，陈旧者可见萎缩性瘢痕；③光过敏：对日光有明显反应，引起皮疹；④口腔溃疡；⑤关节炎：非侵蚀性关节炎累及2个或以上的外周关节；⑥浆膜炎：胸膜炎或心包炎；⑦肾病变：尿蛋白＞0.5g/24h或+++，或管型；⑧神经病变：癫痫发作或精神病，除外药物或已知的代谢紊乱；⑨血液疾病：溶血性贫血，或白细胞减少，或淋巴细胞减少，或血小板减少；⑩免疫学异常：抗dsDNA抗体阳性，或抗Sm抗体阳性，或抗磷脂抗体阳性（包括抗心磷脂抗体阳性，或狼疮抗凝物，或至少持续6个月的梅毒血清试验假阳性，三者中具备一项阳性）；⑪抗核抗体：在任何时候和未用药物诱发“药物性狼疮”的情况下，抗核抗体滴度异常。上述11项中，符合4项或4项以上者，在除外感染、肿瘤和其他结缔组织病后，可诊断为SLE，其特异性为85%，敏感性为95%。

【治疗要点】

治疗原则：①早诊断、早治疗。②对病程活动期及重症患者应给予强有力药物控制，病情缓解后给予维持性治疗。

（一）一般治疗

SLE急性活动期患者应卧床休息，必要时进行心理治疗，保持良好心理状态应对疾病，病情稳定时适当锻炼，参加轻度工作，避免强阳光暴晒和紫外线照射，避免应用诱发本病的药物（如避孕药等），及早发现和治疗感染征象。缓解期可以免疫注射，但尽可能不用活疫苗。

（二）糖皮质激素

1．激素冲击疗法 用于急性暴发性危重SLE患者，如急性肾衰竭、NP-SLE发作状态、严重溶血性贫血，激素治疗能迅速控制病情。选用甲泼尼龙500～1000mg，加入葡萄糖溶液中缓慢静脉滴注，每日1次，连用3～5天为1个疗程。同时可加用免疫抑制剂如环磷酰胺，对于NP-SLE还可鞘内注射地塞米松10mg及甲氨蝶呤10mg，每周1次，并联合应用抗癫痫及减低颅内压治疗。病情控制后继续用大剂量泼尼松，如以下方法治疗。

2．大剂量短程小剂量维持 用于控制SLE急性发作或活动期。可选用大剂量泼尼松或泼尼松龙每日0.5～1mg/kg，晨起顿服，病情稳定后2周或疗程6周内缓慢减量，每1～2周减10%，减至每日0.5mg/kg小剂量维持，以免复发，并可减少药物副作用。

3．一般型SLE 有发热、皮损、关节痛、轻度蛋白尿者每日宜用泼尼松0.5～1mg/kg。

4．缓解期长期维持性治疗 控制疾病复发可每日晨服泼尼松7.5mg。

（三）免疫抑制剂

适用于严重活动期SLE。大剂量激素和免疫抑制剂联合应用，以控制活动、减少复发。常用免疫抑制剂有环磷酰胺（CTX）冲击疗法，每次10～16mg/kg加入0.9%氯化钠溶液200ml静脉缓慢滴注，维持1h以上，每4周1次，共6次，以后改为每3个月1次，直至活动期静止后1年停用。CTX口服为2mg/(kg·d)，分2次服用。硫唑嘌呤适用于中等度严重者，每日2mg/kg口服，病情缓解后减量持续一段时间停用。若大剂量激素和CTX联合用药4～12周病情无改善或白细胞减少不能用CTX者，可改用环孢素治疗。其他如轻型SLE有皮疹、关节痛可考虑用羟氯喹，每次0.2g，每日2次。中药雷公藤总苷也有一定疗效。对上述药物都必须严密监测毒性反应及疗效。

（四）其他药物治疗

大剂量丙种球蛋白是一种有效的辅助治疗，适用于体质虚弱、病情严重难治性 SLE 患者，每日 0.4g/kg 静脉滴注，3 ~ 5 天为 1 个疗程。另外，还可选用血浆置换、造血干细胞或间充质干细胞移植等。根据抗磷脂抗体滴度和临床情况，应用阿司匹林或华法林行抗血小板抗凝治疗。反复出现血栓者，需长期或终身抗凝治疗。

【主要护理措施】

（一）合理安排休息与活动

急性活动期需卧床休息，减少机体消耗，保护脏器功能，维持生命体征的稳定，预防并发症发生。缓解期应动静结合，防止疲劳，逐步锻炼恢复体力，并巩固疗效，预防复发。病情稳定后鼓励患者从家庭融入社会，适当娱乐，参加轻度工作，促进身心进一步恢复健康。

（二）营养护理

一般情况下给予丰富的蛋白质、维生素，提供足够的热量。有脏器功能受损时视病情给予调整，如肾功能不全时应给予低盐、优质低蛋白饮食；心力衰竭时应控制水钠摄入，给予低盐、低热量、易消化饮食；意识障碍时，可给予鼻饲饮食，提供机体热量所需。

（三）心理护理

SLE 是慢性系统性自身免疫性疾病，疾病的迁延、反复急性活动期发作和多脏器功能损害，严重危害患者的心理健康。由于生命受到威胁，患者可产生恐惧、焦虑、紧张；病情的迁延不愈也可使患者悲观、抑郁，护理时应根据患者不同时期的心理特征给予关心、安慰、鼓励，松弛患者情绪。制订近期康复目标，对点滴进步予以表扬，以帮助其克服心理问题，增强治疗康复信心。

（四）皮肤护理

皮肤出现皮疹、红斑者应保持皮肤清洁，用温水擦洗或用 30℃左右的清水作湿敷，每日 3 次，每次 30min，促进局部血液循环，使鳞屑脱落，但要避免水温过高，避免肥皂刺激。皮损有感染时，应给予清创消毒，适当应用抗生素促使皮损愈合。无皮损时也要保持皮肤清洁，预防皮肤黏膜受损，如要注意口腔清洁，防止黏膜溃疡。

（五）关节护理

关节明显疼痛时鼓励患者多休息，剧烈疼痛时可按医嘱给予止痛消炎剂。平时应维持关节正常功能，适当活动，保持关节活动度。注意关节局部保暖，防止受凉。

（六）发热护理

患者发热时，应给予休息。观察体温变化及全身伴随症状，有无各系统感染迹象。高热时注意补充水分，保持机体清洁，及时更换衣裤，按医嘱给予降温处理和抗生素等药物治疗。

（七）严密观察病情，保护重要脏器功能，预防并发症

1. 严密观察病情，评估疾病的活动性及严重性　症状有抽搐、精神异常、视力异常、肌炎；尿常规检查有无管型尿、血尿、蛋白尿；观察有无皮疹、脱发、发热；血常规检查有无血小板减少、白细胞减少；脑受损时提示病情严重，合并高血压、糖尿病及继发感染时往往病情加重。

2. 维护肾功能　患者肾功能减退出现血尿和蛋白尿时应卧床休息，观察尿量、尿色变化。定期定时测量体重和血压，如出现尿量减少、水肿、血压增高时，应控制水分及钠盐摄入，防止心肺负荷加重。若血肌酐、尿素氮增高，应给予优质低蛋白饮食。

3. 维护心肺功能　SLE 活动期应密切观察患者心率、心律、心音等变化，以及时发现有无心力衰竭。观察患者呼吸频率，是否有呼吸困难，心肺功能不全者应卧床休息，按需给予氧气吸入，严格控制静脉输液的速度和量，按医嘱给予强心、利尿、抗生素等药物治疗，并观察

治疗效果及药物副作用。

4．维护脑功能 观察患者精神反应和意识状态，注意有无情绪不稳定、精神障碍、抽搐等症状。做好安全保护措施，防止外伤、自伤及意外。

5．药物副作用的观察及护理 详见本章第一节。

【健康教育】

1．教育患者避免一切诱发疾病的急性发作或加重的因素，避免阳光照射，外出时做好遮阳措施，保护外露皮肤免受损害，避免刺激性物质如碱性肥皂、化妆品、染发烫发剂等接触皮肤，避免服用诱发本病的药物，避免接受各种预防接种。

2．养成良好的生活卫生习惯，预防各种感染，缓解期适当锻炼以增强体质，但要避免劳累，在可能情况下参加轻度工作或复学，有助于提高生活质量。

3．告知患者控制疾病的基本知识，本病虽属慢性免疫性疾病，但若能加强自我护理，积极配合治疗，遵医嘱坚持用药，不擅自变更药物剂量或突然停药，定期随访，可达到延长缓解期、长期控制减缓病情。

4．指导生育 ①妊娠可诱发 SLE 活动，尤其在妊娠早期和产后 6 周，故应尽可能减少妊娠次数。非缓解期易发生流产、早产和死胎，并加重 SLE 病情，应避免妊娠。②缓解期半年以上，且无脏器功能严重损害的 SLE 患者，口服泼尼松剂量低于每日 10mg，一般可安全妊娠。③妊娠头 3 个月至妊娠期应用免疫抑制剂均可对胎儿生长发育产生影响，故必须停药半年以上方可妊娠。但目前认为羟氯喹和硫唑嘌呤对妊娠影响相对较小，尤其是羟氯喹可在妊娠全程使用。④有习惯性流产或抗磷脂抗体阳性者，妊娠时需遵医嘱服用小剂量阿司匹林或根据病情应用低分子肝素治疗。⑤激素通过胎盘时被灭活（但地塞米松和倍他米松例外），孕晚期应用对胎儿影响较小，妊娠时及产后可按病情需要给予糖皮质激素治疗。⑥产后应避免哺乳。⑦加强对围生期孕妇和胎儿的观察。

5．对患者家属的教育 指导家属给予患者精神支持和生活照顾，并要有长期呵护的心理准备，对患者要细心观察，及早发现疾病变化，及时诊治，预防疾病复发。

6．预后 早期诊断、合理治疗使 SLE 预后明显改善，目前 10 年存活率已达 90% 以上，15 年存活率也已达到 80%。急性期 SLE 患者的死亡原因主要是 SLE 的多脏器严重损害和感染，尤其是伴有严重神经精神狼疮、肺动脉高压和急进性狼疮性肾炎者。慢性肾功能不全和药物（尤其是长期大剂量激素）的不良反应、冠状动脉粥样硬化性心脏病等多为 SLE 远期死亡的主因，各种严重感染也是 SLE 并发症致死的主要因素。

小 结

1. 系统性红斑狼疮是一种常见于育龄女性的自身免疫性疾病，急性发作与缓解交替出现。

2. 临床症状多样，多系统受累，患者血清中可查到以抗核抗体为主的多种自身抗体。

3. 糖皮质激素加免疫抑制剂是 SLE 的主要治疗方案。

4. 护理中要掌握主要护理措施和健康教育的内容。

（李英丽　姚景鹏）

第三节　类风湿关节炎

学习目标

通过本节内容的学习，学生应能够：

◎ 识记

复述类风湿关节炎的概念。

◎ 理解

总结类风湿关节炎的病因与发病机制、临床表现、诊断要点和治疗要点。

◎ 运用

对类风湿关节炎患者进行护理及健康教育。

案例 8-1

案例 8-1 分析

患者，女性，61 岁，退休公务员，5 年前开始无诱因的两手指关节肿胀疼痛，晨起时感觉疼痛的指关节僵硬 1 ～ 2h，逐渐两腕关节也开始肿胀疼痛，时轻时重。曾按风湿性关节炎抗风湿治疗，不见好转。近 1 年来病情逐渐加重，指关节、腕关节均变形，时而发热、食欲不振。病程进展中患者常情绪低落。

体格检查：体温 37.8℃，脉搏 95 次 / 分，呼吸 18 次 / 分，血压 110/75mmHg。营养中等，自动体位。胸廓对称，右肺下野叩诊浊音，语颤减弱，呼吸音减弱。心音钝，心律整，心率 95 次 / 分。腹软无压痛，肝脾未触及。两腕关节明显肿胀畸形，两手指关节梭状变形，指甲稍苍白。脊柱与下肢无异常。实验室检查：红细胞沉降率增快。类风湿因子阳性（滴度＞1 ：20）。X 线检查：胸片示右膈肋角变钝；关节片示指关节、腕关节骨质疏松，关节间隙变窄。

根据病史及关节 X 线检查医生诊断为类风湿关节炎，活动期；并给予波尼松口服治疗。

问题与思考：

1．医生诊断该患者为类风湿关节炎的依据是什么？

2．该患者口服波尼松副作用有哪些？

3．该患者主要的护理诊断是什么？

类风湿关节炎（rheumatoid arthritis，RA）是一种以侵蚀性、对称性多关节炎为主要临床表现的慢性、全身性自身免疫性疾病。其基本病理变化为滑膜炎、血管翳形成，逐渐造成关节软骨及骨质破坏，久之导致关节畸形和功能丧失。我国的患病率为 0.32% ～ 0.36%，成人任何年龄可发病，80% 发病于 35 ～ 50 岁，据调查女性患者约 3 倍于男性，类风湿关节炎是我国影响劳动力和致残的主要疾病之一。

【病因和发病机制】

（一）病因

病因尚不明了，可能与下列因素有关：

1．环境因素 目前研究认为某些病毒、细菌、支原体的感染可能与RA的发病及病情发展有密切相关，它们通过某些途径如改变滑膜细胞、淋巴细胞基因表达而改变其性能，激活T、B等淋巴细胞，以及感染因子的某些成分和自身抗原通过分子模拟引起自身免疫性反应，但至今尚未证实有导致本病的直接感染因子。

2．遗传因素 流行病学调查本病有遗传倾向，RA患者的一级亲属患RA的概率为11%，单卵双生子同时患RA的概率为12%～30%，而双卵双生子同患RA的概率仅为4%。多项研究发现在RA患者中HLA-DR4单倍型与RA发病相关。

（二）发病机制

确切发病机制不明。RA是一种自身免疫性疾病，免疫紊乱是RA主要的发病机制。活化的$CD4^+$ T细胞和巨噬细胞膜Ⅱ类主要组织相容复合物（MHC-Ⅱ）阳性的抗原递呈细胞（APC）浸润关节滑膜。滑膜关节组织的特殊成分或内源性物质也可以作为自身抗原被APC呈递给活化的$CD4^+$ T细胞，启动特异性免疫应答，导致相应的关节炎症状。

$CD4^+$ T细胞在RA发病中起主要作用，在RA滑膜组织中有大量的$CD4^+$ T细胞浸润，其产生的细胞因子IL-2、IFN-γ也增多，在病程中T细胞克隆因受到不同的抗原刺激而活化增殖，滑膜的巨噬细胞也因抗原而活化，其所产生的细胞因子如肿瘤坏死因子α（TNF-α）、白介素-1（IL-1）等增多，促使滑膜处于慢性炎症状态，TNF-α可进一步破坏关节软骨和骨，最终造成关节畸形。IL-1是引起RA全身症状如发热、乏力、急性期蛋白合成增多而造成C反应蛋白和红细胞沉降率升高的主要因素。

RA患者滑膜组织细胞出现不正常的凋亡过程，使RA滑膜炎免疫反应持续存在，而病程迁延。

RA是遗传因素、环境因素及免疫系统紊乱等综合作用的结果。

【临床表现】

起病缓慢而隐匿，多数先有数周低热、乏力、全身不适、体重下降等症状，以后逐渐出现典型关节症状。少数起病急，数天内出现多个关节症状。

（一）关节表现

主要累及小关节，尤其是手关节。从短暂、轻微的手关节炎到急剧进行性多关节炎，反复发作，常伴有晨僵。其表现可分为滑膜炎和关节结构破坏症状，前者治疗后有可逆性，后者难以逆转，但病情转归个体差异大。

1．关节疼痛与肿胀 关节痛是最早出现的症状，最常见的部位是腕、掌指、近端指间关节，其次是足趾、膝、踝、肘、肩等关节，多呈对称性、持续性疼痛伴有压痛。由于关节腔积液、周围软组织炎症或关节滑膜肥厚，可引起关节肿胀，受累关节的皮肤还可出现色素沉着。

2．晨僵 早晨起床后关节及其周围有僵硬感，称“晨僵”。95%患者可出现晨僵，典型发作时间在晨间，也可以发生在日间，其持续时间与炎症程度呈正比，持续时间超过1h者意义较大。晨僵常作为观察本病活动的指标之一。

3．关节畸形 本病晚期由于滑膜炎的绒毛破坏了软骨和骨质结构，造成关节纤维性或骨性强直。同时关节周围的肌腱、韧带受损，使关节不能保持于正常位置，造成手指关节的半脱位，如尺侧偏斜、屈曲畸形。当关节周围肌肉萎缩、痉挛时可使畸形加重。

4．特殊关节受累的表现 如颈椎可动小关节受累时可出现颈部活动受限，甚至因颈椎半脱位可出现脊髓压迫症状，表现为双手感觉异常、肌力减弱、腱反射亢进、病理反射阳性等。

肩、髋关节受损时局部疼痛、活动受限；另有 1/4 的 RA 患者可有颞颌关节受损，讲话、咀嚼时感觉疼痛，张口受限等。

5．关节功能障碍　关节肿痛和结构破坏可引起关节功能障碍。美国风湿病学会根据其对生活影响的严重程度分为四级：Ⅰ级，能照常进行日常生活和各项工作；Ⅱ级，可进行一般的日常生活和某种职业工作，但参与其他项目活动受限；Ⅲ级，可进行一般的日常生活，但参与某种职业工作或其他项目活动受限；Ⅳ级，日常生活的自理和参与工作的能力均受限。

（二）关节外表现

1．类风湿结节　是本病常见的关节外表现，20% ～ 30% 的患者可出现，常位于关节隆突处及受压部位的皮下，如前臂伸面、肘鹰嘴突附近、枕部、跟腱等部位。结节分布呈对称性，质硬、无压痛、大小不一，直径数毫米至数厘米，其出现提示病情活动。

2．类风湿血管炎　可出现在患者的任何系统脏器。体检能观察到指甲下或指端小血管炎，少数引起局部组织缺血性坏死，眼部可引起巩膜炎甚至巩膜软化而影响视力。

3．肺病变　大约 30% 的患者可有肺间质病变和肺 X 线片的异常，常无明显临床症状，部分患者可出现肺功能不全，若出现慢性纤维性肺泡炎则预后差。类风湿结节也可出现在肺部，呈单个或多个结节，结节液化咳出可形成空洞。10% 患者可有胸膜炎，为单侧或双侧性少量渗出性胸腔积液。由于肺内动脉病变或肺间质病变，可引起肺动脉高压。

4．心包炎　约 30% 患者可出现小量心包积液，无明显临床症状。

5．其他系统症状　胃肠道可有上腹部不适、胃痛、纳差、恶心，甚至出现黑粪，大多与服用非甾体抗炎药有关。尿异常可能为抗风湿药致肾损害或并发淀粉样变性引起。部分患者可出现小细胞性低色素性贫血。RA 患者伴有脾大、中性粒细胞减少，甚至出现贫血和血小板减少。30% ～ 40% RA 患者可出现干燥综合征。

【实验室及其他检查】

1．血液检查　有轻至中度贫血，活动期血小板增高，白细胞及分类正常。红细胞沉降率（ESR）增快，C 反应蛋白（CRP）增高。测定的自身抗体主要有：①类风湿因子（RF）：临床常规检测 IgM 型 RF，见于 70% 的 RA 患者血清中，其数量与病情的活动性和严重性呈正比，必须结合临床考虑。②抗角蛋白抗体谱：包括抗角蛋白抗体（AKA）、抗环瓜氨酸肽抗体（抗 CCP）等，这组抗体尤其是抗 CCP 有助于 RA 的早期诊断。

2．关节滑液检查　关节炎症时关节腔内滑液增多，超过 3.5ml；滑液中白细胞明显增多，中性粒细胞占优势。

3．影像学检查　关节 X 线检查对 RA 的诊断、关节病变的分期及监测病情变化很有意义。初诊至少应摄手指及腕关节的 X 线片，可见关节周围软组织肿胀影、关节端骨质疏松（Ⅰ期）；关节间隙因软骨破坏而狭窄（Ⅱ期）；关节面出现虫蚀样破坏性改变（Ⅲ期）；晚期可见关节半脱位和关节破坏后的纤维性及骨性强直（Ⅳ期）。关节 X 线数码成像、CT、MRI 及关节超声检查对 RA 的早期诊断有帮助。

4．类风湿结节活检　其典型的病理改变有助于诊断。

【诊断要点】

目前 RA 诊断普遍采用美国风湿病学会（ACR）于 1987 年修正的分类标准。①晨僵持续至少每天 1h，病程至少 6 周；②至少同时有 3 个关节软组织肿胀或积液，至少 6 周；③腕、掌指、近端指间关节区中，至少 1 个关节区肿胀，至少 6 周；④对称性关节炎至少 6 周；⑤类风湿结节；⑥ X 线片改变（至少有骨质疏松和关节间隙狭窄）；⑦血清 RF 阳性。符合上述 7 项中 4 项者即可诊断为类风湿关节炎。

该诊断标准容易遗漏一些早期或不典型的患者，所以诊断时应结合本病的特点，即对称、多发性小关节炎，症状可相继出现，自然病程呈间歇反复发作，大多数逐渐加重，再结合辅助检查进行综合全面考虑。2010 年 ACR 和欧洲抗风湿病联盟提出新的 RA 分类标准和评分系统，新纳入了炎症标志物 ESR、CRP 和抗 CCP，提高了诊断的敏感性，为早期诊断和早期治疗提供了重要依据，目前该标准正被临床实践验证推广。

【治疗要点】

目前临床上尚无根治及预防 RA 的特效措施。治疗 RA 以早期诊治为原则，以控制关节炎的发展、促进受损关节的修复、减轻临床症状、保护关节功能、降低致残率为治疗目的。其治疗方法包括一般治疗、药物治疗、物理治疗及手术治疗。

（一）一般治疗

急性期及发热、内脏受累的患者应卧床休息，关节制动以减轻症状；恢复期应开展关节功能锻炼和物理治疗以维护关节功能，提高生活质量。

（二）药物治疗

根据药物性能，治疗类风湿关节炎的药物包括非甾体抗炎药、改变病情抗风湿药及糖皮质激素等。

1．非甾体抗炎药（NSAIDs） 该类药物通过抑制环氧酶（COX）的作用，抑制前列腺素的产生，达到镇痛消肿、改善关节炎症状作用。但 NSAIDs 不能控制病情，应与改变病情抗风湿药同时应用，其副作用有胃肠道症状，可能引起溃疡、出血、穿孔，也可能一过性抑制肾排钠，出现水肿、高血压等症状。常用的 NSAIDs 有布洛芬 1.2 ～ 3.2g/d，分 3 ～ 4 次服用；萘普生 0.5 ～ 1.0g/d，分 2 次服，双氯芬酸 75 ～ 150mg/d，分 3 次服；吲哚美辛 75 ～ 100mg/d，分 3 次服；其他还有美洛昔康、罗非昔布等，一般仅选用 NSAIDs 中的一种药，持续 2 周，观察其疗效。

2．改变病情抗风湿药（DMARDs） DMARDs 不仅能改善患者的关节症状，还能控制 RA 活动性，预防关节结构被破坏，因此应及早用药，并以联合应用更有效。由于 DMARDs 各药物作用机制不同，副作用不同，治疗过程中要严密监测不良反应，常用的药物有甲氨蝶呤（MTX），是治疗 RA 的 DMARDs 中首选药物，该药能抑制细胞内二氢叶酸还原酶，抑制嘌呤合成，并具有抗炎、修复骨破坏的作用，每周服用 1 天，剂量为 7.5 ～ 20mg，疗程半年。其副作用为对肝、胃肠道有损害，并可抑制骨髓。羟氯喹 400mg/d，分 2 次服用。氯喹 250mg/d 一次服用，长期服用可出现视物盲点，所以应定期作眼底检测。少数患者用氯喹可能出现心肌受损。硫唑嘌呤 100mg/d 口服，病情稳定后可用 50mg 维持，能抑制细胞的合成，用药期间应监测血象及肝肾功能。肿瘤坏死因子（TNF）拮抗剂为生物制剂，具有抗炎、防止骨破坏作用，但可激活慢性感染，TNF 单抗可诱发自身免疫反应。此类生物制剂宜与 MTX 联合应用，其他可选用的药物还有金制剂、青霉胺、雷公藤总苷等。

3．糖皮质激素 有强大抗炎作用，能迅速缓解症状，适用于关节炎症状严重或有关节外症状或急性发作者。有系统症状的患者可用泼尼松 30 ～ 40mg/d，症状控制后递减至每日 ≤ 10mg 维持。糖皮质激素不能根治疾病，且有不良反应，长期应用可产生依赖性。

（三）物理治疗

热疗可减轻关节疼痛僵硬和肿胀，松弛肌肉韧带。但热疗必须在急性期后才可应用，热疗后运动关节效果更好，热疗可用热水袋、红外线等干热疗法，也可用热敷、沐浴等湿热方法。急性炎症期用冷敷能降低局部温度，降低痛觉感受器的敏感性，减轻关节疼痛，减慢渗出炎性反应、止血，雷诺病和外周血管病变者禁忌。采用冷热疗法要注意防止皮肤受损。

（四）手术治疗

可行滑膜切除术，但可再次增生，应同时用 DMARDs 治疗。晚期关节畸形功能障碍时可作关节成形术、关节置换术，以减轻疼痛、矫正畸形，改善关节功能。

【护理措施】

（一）休息与体位

急性活动期常伴有发热、乏力等全身症状，应卧床休息，以减少体力消耗，保护关节功能，避免脏器受损，限制受累关节活动，保持关节于功能位。如肩关节不要处于外旋位，肩两侧可顶枕头等物品，维持肩关节外展位；维持指关节伸展；髋关节两侧放置靠垫，预防髋关节外旋；平卧者膝下放一平枕，使膝关节保持伸直位；足下放置足板，定时给予按摩和被动运动，防止足下垂。每日至少俯卧位 2 ～ 3 次，每次半小时以预防髋关节屈曲挛缩，足部伸出床外，全身肌肉放松。由于膝、腕、指、趾关节不易做到维持功能位，可借助可塑夹板固定，尤其夜间休息时，肌肉处于松弛状态，容易加重畸形。故对受累关节，每晚临睡时，绑上夹板，晨起先卸掉夹板，在床上适当活动，日常梳洗、早餐后，再绑上夹板，但每天应放开 2 ～ 3 次，让关节适当活动。

（二）饮食护理

合理的营养对疾病康复有积极作用，一般情况下宜给予丰富的蛋白质、维生素、钙、铁等食物。当患者因用药出现胃肠反应时，应及时调配，给予清淡、易消化饮食，忌生冷、油腻、刺激性食物。

（三）病情观察

病情观察要点：①了解关节疼痛的部位、性质、关节肿胀和活动受限的程度，有无畸形、晨僵的表现，以判断病情及疗效；②观察全身症状，有发热、咳嗽、呼吸困难、胸闷、心前区疼痛、腹痛、消化道出血、头痛等关节外症状，提示病情严重，应尽早给予及时处理；③观察药物疗效及副作用，如血象、肝肾功能变化等，应及时向医生报告。

（四）晨僵护理

鼓励患者早晨起床后行温水浴，或用热水浸泡僵硬的关节，而后活动关节。夜间睡眠时戴弹力手套保暖，可减轻晨僵程度。

（五）预防关节失能

为保持关节功能，防止关节畸形和肌肉萎缩，护士应指导患者锻炼。在症状基本控制后，鼓励患者及早下床活动，必要时提供辅助工具（如滑轮、弹簧、沙袋等）。训练手的灵活性、协调性，可做日常生活活动训练，包括饮食、更衣、洗漱等基本动作技巧，循序渐进，消除依赖心理，不断强化，提高熟练度。做肢体锻炼如摸高、伸腰、踢腿及其他全身性伸展运动等，由被动向主动渐进，配合理疗、按摩，以增加局部血液循环，松弛肌肉，活络关节，防止关节失能，活动强度应以患者能承受为限。

（六）心理护理

患者因病情反复发作、顽固的关节疼痛、关节活动功能障碍、疗效不佳、久治不愈等，常表现出情绪低落、抑郁或焦虑急躁，担心致残后生活不能自理，甚至对生活失去信心。护士在与患者接触中要观察患者的心理状态，并通过心理疏导，安慰和鼓励患者克服消极情绪，以良好的心理状态应对疾病。

1．认识和疏导负性情绪　提供合适的环境使患者表达悲哀，尽量减少外界刺激。护士应认真倾听，帮助患者认识负性情绪不利于疾病的康复，长期的情绪低落会造成体内环境失衡，引起食欲不振、失眠等症状，反过来又加重病情。

2．鼓励患者自我护理　与患者一起制订康复的重点目标，激发患者对家庭、社会的责任感，鼓励自强，正确对待疾病，积极与医护人员配合，争取获得好的治疗效果。对已经发生关节功能残障的患者，要鼓励发挥健康肢体的作用，尽量做到生活自理或参加力所能及的工作，体现生存价值。

3．参与集体活动　组织患者集体学习疾病的知识或座谈，以达到相互启发、相互学习、相互鼓励，也可让患者参加集体娱乐活动，充实生活。

4．建立社会支持体系 嘱家属亲友给患者以物质支持和精神鼓励。亲人的关心会使患者情绪稳定，从而增强战胜疾病的信心。

【健康教育】

1．指导患者和家属了解 RA 疾病知识 RA 是具有慢性反复发作的病程，并有可能致残的疾病。在 RA 急性发作时应及早就医治疗、控制病情，防止重要器官功能受损，防止关节被破坏。缓解期应鼓励患者坚持治疗辅以理疗等，并在体能容许条件下适当锻炼和坚持工作，以维护关节功能，增强体质。

2．避免各种诱发关节炎的因素 避免在潮湿寒冷的环境里作息，避免感染各种风寒，忌各种生冷、辛辣刺激性食物。

3．对已有关节功能障碍的患者要加以训练 可利用各种辅助工具和健侧肢体最大限度地学会自我照顾，以提高生活质量。

4．预后 大多数患者病程为发作与缓解交替，并出现轻重程度不同的关节畸形和功能损害。早期合理治疗可逆转关节炎，预防关节的破坏。随着人们对 RA 的不断深入研究和以 TNF-α 拮抗剂为代表的生物制剂的出现，RA 预后明显改善，积极正确治疗后，80% 以上患者可达到病情缓解，仅有少数最终致残。死亡率较低，RA 患者死亡的主要原因为感染、血管炎、肺间质纤维化。

小结

1. 类风湿关节炎是以侵蚀性、对称性多关节炎为主要表现的慢性全身性自身免疫性疾病。滑膜炎是 RA 的基本病变。

2. 环境和遗传因素与 RA 发病密切相关，免疫紊乱是 RA 主要的发病机制。

3. 关节受累主要表现为从短暂、轻微的少关节炎到急剧进行性多关节炎，反复发作，常伴有晨僵。可表现为关节疼痛、肿胀、畸形、功能障碍。关节外表现主要有类风湿结节、类风湿血管炎、器官系统受累。

4. RA 早期诊治可控制关节炎的发展，减轻临床症状，保护关节功能，促进受损关节的修复，降低致残率。治疗措施包括一般治疗、药物治疗、物理治疗及手术治疗，其中药物治疗最为重要，常用的药物有非甾体抗炎药、改变病情抗风湿药及糖皮质激素等。

5. 护理重点是患者体位、休息、预防关节失能及家属给予心理物质支持。

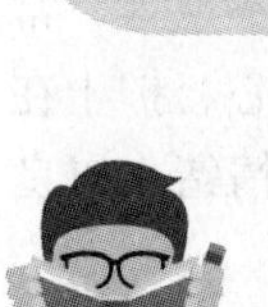

思考题

结合本节案例请思考：

1．RA 患者如何预防关节失能？

2．如何对 RA 患者进行健康教育？

第八章第三节思考题参考答案

（李英丽　姚景鹏）

第四节　特发性炎症性肌病

学习目标

通过本节内容的学习，学生应能够：

◎ 识记

复述特发性炎症性肌病的概念。

◎ 理解

归纳特发性炎症性肌病的病因与发病机制、临床表现、辅助检查和治疗要点。

◎ 运用

护理特发性炎症性肌病患者并进行健康教育。

特发性炎症性肌病（idiopathic inflammatory myositis，IIM）是一组病因未明的以四肢近端肌无力为主的骨骼肌非化脓性炎症性疾病。包括多发性肌炎（polymyositis，PM）、皮肌炎（dermatomyositis，DM）、包涵体肌炎（inclusion body myositis，IBM）、非特异性肌炎和免疫介导的坏死性肌病等。国外报道发病率为（0.5 ~ 8.4）/10 万人口。发病年龄高峰为 10 ~ 15 岁和 45 ~ 60 岁，其中成人多发性肌炎与皮肌炎占特发性炎症性肌病的 70% 左右。

【病因与发病机制】

确切病因尚不清楚，一般认为是由遗传易感性、通过免疫介导、感染与非感染环境等因素诱发本组疾病。

1．遗传因素　研究表明，携带 HLA-DR3 的个体患炎症性肌病风险高，抗 Jo-1 抗体阳性患者均有 HLA-DR52，包涵体肌炎可能与 HLA-DR1、DR6 和 DQ1 更加密切相关。IIM 也可能与细胞因子及其受体、C4、C2 等有关。

2．病毒感染　动物模型为病毒在特发性炎症性肌病中的作用提供了支持。给新生的瑞士小鼠注射柯萨奇病毒 B1 或给成年小鼠注射心肌炎病毒 221A，可产生剂量依赖的多发性肌炎模型。有报告经电镜观察 PM/DM 患者的肌肉标本发现某些细小核糖核酸病毒颗粒。

3．免疫异常　IIM 患者可被检测到多种自身抗体，如抗核抗体、肌炎特异性自身抗体（myositis specific autoantibody，MSA），以抗 Jo-1 抗体最常见。PM/DM 者常伴有其他自身免疫性疾病，如桥本甲状腺炎、重症肌无力，或伴发其他结缔组织病如系统性红斑狼疮、系统性硬化病等。

【病理】

病理特点为肌组织内炎症细胞浸润，以淋巴细胞为主，其他细胞亦可见到。在 PM 中炎症细胞多集聚在肌纤维周围的肌内膜区，在 DM 中主要浸润肌束和小血管周围的肌外膜区，肌纤维的退行性变更多见于皮肌炎。

【临床表现】

PM 和 DM 的临床表现特点是对称性四肢近端肌无力。全身症状可有发热、乏力、厌食和体重减轻等。

（一）多发性肌炎

常隐袭起病，病情在数周、数月甚至数年内缓慢进展至高峰。极少数起病急，在数日内出现严重的肌无力甚至横纹肌溶解、肾衰竭。任何年龄均可发病，女性居多，男女之比为1：2。多发性肌炎为全身性疾病，常见发热、乏力、体重减轻、关节炎、晨僵等。

1．肌肉表现 为双侧对称性的四肢近端肌无力，以肩胛带和骨盆带肌最易受累，其次为颈肌和咽喉肌，呼吸肌很少受累，眼肌及面部肌肉几乎不受影响。患者可感到近端肢体肌无力，可伴有肌痛，髋周及大腿无力，抬步、下蹲或起立困难，步态蹒跚，行走困难，肩胛带肌群受累时不能举物抬臂、梳头穿衣困难。累及颈部肌肉时可表现为卧位时抬头困难，仰头无力。咽喉及上端食管横纹肌受累，1/4的患者可出现吞咽困难、呛咳、发音困难等症状。下食管括约肌无力可引起胃酸反流、食管炎等。

2．肺部表现 当多发性肌炎影响呼吸肌时，可导致呼吸肌无力、呼吸运动减低、肺不张、排痰困难、肺部感染。也可因食管功能障碍、喉反射失调引起吸入性肺炎。并发急性肺泡炎时可表现为发热、剧咳、气短、呼吸困难，甚至导致成人呼吸窘迫综合征。肺间质纤维化时可表现为进行性呼吸困难、肺功能受损。肺部受累是多发性肌炎常见的死亡原因。

3．心脏表现 约30%患者可见心脏改变，常见为心律不齐、心悸，晚期可出现充血性心力衰竭，心力衰竭是因心肌炎、心肌纤维化所致。

4．肾病变 少见，可能有轻度局灶性、系膜增生性肾小球肾炎，偶有蛋白尿、血尿、急性肾衰竭。

（二）皮肌炎

皮肌炎占特发性炎症性肌病的35%，皮肌炎具有多发性肌炎的所有临床表现，出现典型的皮疹可诊断为皮肌炎。但皮疹表现与肌肉受累程度常不平行，皮疹可出现在肌炎前、后或同时，皮疹的类型和范围也因人而异，可以有各种各样的皮肤表现。典型的皮疹是以上眼睑为中心的眶周水肿性紫红色斑，紫红色斑也可出现在前额、颈前、胸上部呈“V”形分布，或肩颈后及上臂外侧呈披肩样分布。皮疹还常见于掌指关节、指间关节、肘、膝等关节伸面及肩、胯、踝等易受摩擦部位，紫红色丘疹可融合成斑片，有毛细血管扩张，略带细小鳞屑，称为Gottron征，晚期可有色素减退，皮肤萎缩。“技工手”样变也是皮肌炎的特征，指垫皮肤角化、增厚、皲裂。手掌、足底也可角化过度，手掌和侧面出现污秽状暗黑色的横条纹，故名技工手。其他还有甲周毛细血管扩张红斑、光过敏、雷诺现象等。缓解期皮疹可消失或皮肤萎缩、色素脱失、皮下钙化，皮疹可反复发作。

10%的皮肌炎患者，临床及活组织检查证实有皮肌炎的皮肤改变，但无肌炎证据，则称为无肌病性皮肌炎，可能为疾病早期或亚临床类型皮肌炎。

（三）特殊类型

1．儿童皮肌炎 有特殊性，起病急，皮疹与肌无力常同时发生，常伴有血管炎，皮下组织和肌肉可发生异位钙化，脂肪代谢障碍。有的患儿对药物反应良好，可以完全缓解，但伴有血管炎者病情发展快，可造成相应组织损伤，如引起胃肠道出血、穿孔，预后不佳。

2．包涵体肌炎 多见于中老年人，起病隐袭，病程缓慢，四肢远、近端肌肉均可受累，表现为长期无痛性、非对称性肌无力，伴肌萎缩，腱反射减弱或消失，也可累及心血管出现高血压。其病理特征性变化为细胞内有空泡，电镜下显示细胞质和细胞核内有管状和丝状包涵体。

【实验室及其他检查】

1．一般检查 红细胞沉降率增快，血肌酸增高，肌酐下降，尿肌酸增多，尿中肌酸/（肌酸+肌酐）＞1/10有助于诊断。

2．血清肌酶谱 血清中肌酶可增高，其敏感性由高到低依次为肌酸激酶（CK）、醛缩酶（ALD）、天门冬氨酸氨基转氨酶（AST）、丙氨酸氨基转移酶（ALT）、乳酸脱氢酶（LDH），其中以CK升高最有特异性。但这些酶广泛存在于肝、胆、心脏、肾等组织中，因此对肌炎诊断敏感性虽高，而特异性不高。

3．自身抗体　约3/4患者抗核抗体阳性，近1/2患者类风湿因子阳性，近年发现了一类肌炎特异性自身抗体（MSA）：①抗氨酰tRNA合成酶抗体：其中抗Jo-1抗体检出率较高，此类抗体阳性者常表现为肺间质病变、关节炎、“技工手”和雷诺现象，称之为“抗合成酶综合征”。②抗SRP抗体：对多发性肌炎更具特异性。③抗Mi-2抗体：是皮肌炎特异性抗体，此抗体阳性者95%可见皮疹，但少见肺间质病变，预后较好。

4．肌电图检查　90%病例可出现肌电图异常，典型的肌电图为肌源性损害，包括三联征：①插入电位活动增强，表现为正锐波、自发性纤颤波；②自发性奇异高频放电；③低波幅、短程多相波。肌电图对早期诊断和鉴别肌源性与神经源性损害有意义。

5．肌活检　选择病变累及但不特别严重的肌肉作活检，2/3病例呈典型肌炎病理改变，肌细胞受损、炎症细胞浸润、肌纤维肿胀、横纹消失，肌纤维呈玻璃样、空泡变性，甚至坏死，肌结构消失，由纤维组织代替，钙质可沉积。部分患者可见血管炎性改变，另1/3病例肌活检可呈非典型改变，甚至正常。

【诊断要点】

5项诊断条件：①四肢对称性近端肌无力；②肌酶谱升高；③肌电图示肌源性改变；④肌活检异常；⑤皮肤特征性表现。

诊断多发性肌炎应具备前4项，具备全部5项可诊断为“典型皮肌炎”。

【治疗要点】

治疗应遵循个体化原则，因人而异。首选药物为糖皮质激素，治疗前应对患者病情进行评估，重症患者用甲泼尼龙静滴冲击疗法，一般患者口服泼尼松1～2mg/(kg·d)，1～4周见效，3～6个月症状好转、肌酶正常后逐渐减量，维持疗程1年以上。激素治疗效果欠佳、副作用大、不能耐受或减量复发的病例，可考虑应用免疫抑制剂，常用药物为甲氨蝶呤、硫唑嘌呤等。皮肤损害时可考虑加用羟氯喹。危重病例还可用大剂量丙种球蛋白静脉冲击疗法。疾病累及心肺或其他系统者可给予相应治疗。

【主要护理措施】

（一）休息与活动

急性期有明显肌痛、肌肉肿胀时必须卧床休息，协助做好基础护理，以减少肌肉负荷和避免肌肉损伤，预防并发症。病情缓解后可逐步增加活动量，锻炼肌力，帮助无肌力的肢体作被动运动、肌肉按摩，也可配合水疗、理疗等治疗方法，促进血液循环，延缓肌肉萎缩，促进恢复肌力。

（二）饮食护理

给予高蛋白、高维生素食物，以促进肌蛋白合成。对咀嚼和吞咽困难者应给予半流质或流质饮食，少量缓慢进食，防止呛咳反流，必要时可给予鼻饲营养。

（三）皮肤护理

保持患者的床单、衣裤清洁卫生。皮疹局部应保持清洁干燥，以暴露为好，皮肤红肿有水疱时可使用炉甘石洗剂，有渗出时可用3%硼酸溶液作湿敷，有感染时应作细菌培养（详见本章第一节）。

（四）病情观察及实施相应护理

1．观察患者肌肉、皮肤受累情况，评估肌力，以做好安全保护及生活指导。

2．观察患者伴随的全身症状，有无发热、关节疼痛以及心肺功能、消化道症状，为危重患者做好各种应急准备及急救护理。

3．严密观察糖皮质激素和免疫抑制剂等药物应用的疗效及副作用，并指导患者用药方法（详见本章第一节）。

（五）心理护理

由于本病病情复杂、病程长，可有脏器损害，患者心理压力大，应帮助患者克服焦虑、恐惧、悲观等不良心理反应，给予心理疏导，树立治病信心，并教会患者自我护理方法，减少机体损伤，延缓病情，有利于康复。

【健康教育】

1．将疾病知识传授给患者及家属 使患者得到良好的家庭关心和物质支持，使之能正视疾病，增加治疗信心。

2．避免一切诱发因素 如避免寒冷刺激，预防感染和创伤，有皮损的患者应防止日光照射，避免一切免疫接种。

3．合理安排生活 劳逸适度，坚持康复锻炼，遵医嘱坚持用药，不随意减药或停药，患者及家属应加强疾病观察与护理，老年人特别要警惕伴发其他肿瘤，应定期门诊随访。

4．指导生育 育龄女性患者应做好避孕措施，避免妊娠，否则有病情加重或复发的可能。一旦妊娠，应在医生指导下积极治疗，不轻易人工流产，避免应用细胞毒药物。

5．预后 本病应用糖皮质激素治疗后预后明显改善，5 年生存率为 80%，死亡率已明显减低。早诊断、早治疗、有效控制并发症也有助于改善预后。广泛血管炎的重症幼儿及严重心、肺功能受损伴发恶性肿瘤的患者预后差。

小　结

1. 特发性炎症性肌病是以骨骼肌非化脓性炎症为主要病变，遗传易感、个体因感染等环境因素诱发、由免疫介导的一组自身免疫性疾病。

2. PM/ DM 的主要临床表现为隐袭起病的对称性四肢近端肌无力。

3. 治疗特发性炎症性肌病应遵循个体化原则，用药首选糖皮质激素。

4. 护理中要掌握主要护理措施和健康教育的内容。

（李英丽　姚景鹏）

第九章　理化因素所致疾病患者的护理

第一节　中毒概述

学习目标

通过本节内容的学习，学生应能够：

◎ 识记

陈述中毒和毒物的概念。

◎ 理解

归纳急性中毒常见的发病机制、诊断要点和治疗原则。

人类生存的环境中，存在某些对健康有危害的因素，而理化因素对健康的影响为本章重点内容。物理因素指高温、低温、电离辐射、电击及淹溺等。化学因素多指工农业生产对环境的污染，尤其是对居住环境及食物的污染，常遇到的化学物如有机溶剂、刺激性气体、窒息性毒物、杀虫药、药物等，还有饮酒过量或酗酒，可导致急、慢性酒精中毒。

近几十年对中毒的诊断、治疗有了较大进展，人们已知各种毒物都有其作用的靶部位，如慢性苯中毒靶器官是骨髓，四氯化碳主要靶器官是肝，有机磷杀虫药靶分子是神经系统的乙酰胆碱酯酶等；由于毒理学研究的深入，已逐步从器官水平到分子水平阐明某些中毒的发病机制；此外，预防中毒也有较大进步，我国多次强调改善工农业生产中劳动保护条件，目的是降低职业中毒的发病率，并对生产中已发生中毒事件给予严肃处理。

中毒（poisoning），是指由于有毒化学物质进入人体，在效应部位积累到一定量，产生损害全身性的疾病。引起中毒的化学物质称毒物。

根据接触毒物的量和时间不同，将中毒分为急性中毒和慢性中毒。短时间内接触大量毒物产生急性中毒，长时间接触小量毒物产生慢性中毒。急性中毒发病急剧，症状严重，进展迅速，如不及时治疗，可能危及生命。慢性中毒起病较缓，病程较长，大多缺乏特异临床表现，多属职业病范畴。

【病因和发病机制】

（一）病因

1．职业性中毒　在生产过程中，一些原料、加工产物及成品是有毒的，如果在生产过程中不注意防护、与毒物密切接触，或在运输、保管及使用方面不遵守防护规章制度，均可能发生中毒。

2．生活性中毒　使用药物过量、自杀、谋害、误食或接触有毒物质等情况下，造成过量毒物进入人体，均可引起中毒。

（二）毒物的吸收、代谢和排泄

毒物可以通过呼吸道、消化道、皮肤及黏膜等途径侵入人体。在工农业生产中，毒物主要以粉尘、蒸汽、气体、烟雾的形式由呼吸道吸入，常见的有硫化氢、氯气、一氧化碳等。对于生活性中毒，大多数毒物是经口食入，由呼吸道吸入的毒物主要是一氧化碳。苯胺、硝基苯、有机磷农药等脂溶性毒物，可通过完整的皮肤、黏膜侵入，毒蛇咬伤时，毒液可经皮肤或黏膜伤口进入体内。

毒物被吸收后进入血循环，主要在肝经过氧化、还原、水解等作用进行代谢。大多数毒物经代谢后毒性可明显降低。

大多数毒物由肾和肠道排出。气体和易挥发的毒物吸收后，一部分从呼吸道排出，少数毒物经皮肤排出。有些毒物排出缓慢，蓄积在体内的器官或组织内，可造成慢性中毒。

（三）中毒机制

各种毒物作用机制多不相同，常见中毒机制如下：

1．缺氧 窒息性毒物如一氧化碳、硫化氢、氰化物等可通过不同的作用途径，阻止氧的吸收和利用，如吸入硫化氢后，可引起支气管痉挛、肺水肿，造成窒息性缺氧；食入或吸入氰化物后，可抑制细胞氧化酶功能，导致组织缺氧，尤其是脑和心肌对缺氧敏感，易发生损害。

2．抑制酶的活性 毒物由于抑制人体酶的活力而引起毒性作用。如有机磷农药抑制胆碱酯酶，重金属抑制含巯基的酶，氰化物抑制细胞色素氧化酶等。

3．局部刺激、腐蚀作用 强酸、强碱可吸收组织中的水分，并与蛋白质或脂肪相结合，使细胞变性、坏死。

4．麻醉作用 有机溶剂（苯、汽油、煤油等）和吸入性麻醉药均具有强亲脂性，脑组织和细胞膜脂类含量高，该类物质可以通过血脑屏障，进入脑内而蓄积于脑细胞膜，干扰氧和葡萄糖进入细胞内而抑制脑功能。

5．竞争受体 如阿托品中毒是由于阿托品阻断毒蕈碱受体，出现心搏加快、瞳孔散大等中毒症状。

6．干扰细胞或细胞器的生理功能 四氯化碳在体内经酶催化形成三氯甲烷自由基，后者作用在肝细胞膜并使线粒体、内质网变性，肝细胞坏死。

人体受到毒物作用，在体内的毒性大小与毒物性质、剂量及个体易感性有密切关系。如汽油中毒，汽油对神经组织有强亲和性，故主要损害神经系统；空气中毒物颗粒愈小，挥发性愈强，则吸入肺内量愈多，毒性也愈大；个体对毒物敏感性不同，多与年龄、营养、健康状况等因素有关。

【临床表现】

急性中毒可产生严重的症状，如昏迷、惊厥、呼吸困难、休克、少尿等常为共有的症状。

（一）皮肤黏膜症状

1．皮肤及口腔、消化道黏膜烧伤 常见于强酸、强碱、甲酚皂溶液（来苏水）等腐蚀性毒物中毒，口服腐蚀性毒物后除黏膜烧伤外，严重者可发生食管、胃穿孔。硝酸可使皮肤黏膜痂皮呈黄色，盐酸痂皮呈棕色，硫酸痂皮呈黑色。

2．发绀 引起氧合血红蛋白不足的毒物可产生发绀，如麻醉药、有机溶剂中毒可麻痹或抑制呼吸中枢，刺激性气体引起肺水肿，亚硝酸盐、苯胺等中毒产生高铁血红蛋白血症而出现发绀。

（二）眼部症状

瞳孔缩小见于有机磷农药、吗啡等中毒，瞳孔扩大见于阿托品、莨菪碱类中毒；视神经炎见于甲醇中毒。

（三）神经系统症状

1．昏迷 是急性中毒常见症状。见于：①窒息性毒物中毒，如一氧化碳、硫化氢、氰化物、亚硝酸盐（高铁血红蛋白生成性毒物）等，由于脑缺氧可迅速陷入昏迷；②麻醉药、催眠药及镇静药等中毒，如乙醚、硫喷妥钠、地西泮、巴比妥类，昏迷由浅入深，各种反射逐渐减弱以至消失；③有机溶剂中毒，如苯、汽油、煤油等，因具有强亲脂性，进入脑而抑制其功能；④杀虫药中毒，如有机磷杀虫药，可干扰脑功能而引起昏迷。

2．其他　谵妄见于阿托品、酒精等中毒；肌纤维震颤可见于有机磷杀虫药中毒；瘫痪可见于一氧化碳中毒后，脑损伤致单瘫或偏瘫；蛇毒中毒时出现肌肉麻痹；精神失常表现为忧郁、痴呆和躁狂，可见于有机溶剂、一氧化碳、酒精及阿托品等中毒。

（四）呼吸系统症状

1．呼吸气味　有机溶剂挥发性强，常有特殊气味，如酒味；氰化物有苦杏仁味；有机磷杀虫药有蒜味。

2．肺水肿　刺激性气体如氨、氯气，磷化锌及有机磷杀虫药等中毒可引起肺水肿。

3．呼吸频率异常　呼吸减慢见于催眠药、吗啡中毒，呼吸中枢过度抑制可导致呼吸麻痹；呼吸加快见于水杨酸类、甲醇等中毒，可兴奋呼吸中枢使呼吸加快。

（五）循环系统症状

1．心律失常　洋地黄、夹竹桃、蟾蜍等中毒兴奋迷走神经，拟肾上腺素类药物中毒兴奋交感神经，以上均可引起心律失常。

2．休克　急性中毒时，导致休克的常见原因为：①血容量不足：剧烈吐泻引起，见于三氧化二砷（砒霜）中毒；严重化学灼伤使血浆渗出，见于强酸、强碱中毒。②周围血管扩张：由于毒物抑制血管舒缩中枢，引起外周血管扩张，使有效血容量不足，见于巴比妥类中毒。③心肌损害：见于依米丁（吐根碱）、砷、锑中毒，引起心脏收缩力下降。

3．心搏骤停　可能由于：①毒物直接作用于心肌：见于洋地黄、奎尼丁、氨茶碱等；②缺氧：见于窒息性毒物，如氰化物中毒；③低钾血症：见于排钾性利尿药、可溶性钡盐等中毒。

（六）泌尿系统症状

常见对肾的损害包括：肾小管坏死见于氯化汞（升汞）、四氯化碳、氨基糖苷类抗生素、蛇毒、生鱼胆等中毒；肾缺血多为毒物导致休克后引起；肾小管阻塞，如磺胺结晶堵塞肾小管，砷化氢中毒可引起血管内溶血，致游离血红蛋白堵塞肾小管。以上情况均可引起急性肾衰竭，出现少尿以至无尿。

（七）血液系统症状

毒物损害血液系统的表现为：①溶血性贫血：由于中毒后红细胞破坏增速所致，如砷化氢中毒可引起急性血管内溶血；②白细胞减少及再生障碍性贫血：见于苯、氯霉素、抗癌药等中毒；③出血：见于肝素、双香豆素、蛇毒等引起血液凝固障碍，或阿司匹林、氯霉素、抗癌药等引起血小板质或量的异常。

【诊断要点】

中毒诊断主要依据毒物接触史和临床表现。病史可向患者及其同事、家属、亲友、现场目睹者作调查，必要时深入现场，以寻找毒物的证据。体格检查应包括随身物品，如药瓶、药袋等。必要时采取呕吐物、胃内容物、血、尿、便标本进行毒物测定。

【治疗要点】

急性中毒病情变化迅速，应该紧急进行抢救。治疗原则是立即终止接触毒物，消除进入体内已被吸收或尚未吸收的毒物，使用特殊解毒剂及对症治疗。具体措施加下：

（一）立即终止接触毒物

口服毒性药物的要立即停止服用；呼吸道侵入有毒气体或蒸汽、雾气时要立即将病员转移到空气新鲜的地方；从皮肤侵入的毒物，除离开中毒现场外，还要立即脱去污染的衣物，并用肥皂水和大量温水清洗接触部位的皮肤。

（二）清除体内尚未吸收的毒物

1. 清除胃肠道内未被吸收的毒物 清除胃内毒物常用催吐或洗胃等方法，早期彻底清除毒物可使病情明显好转。

（1）催吐：对神志清楚、能合作的服毒者，可行催吐。昏迷、惊厥、口服腐蚀剂者不应催吐。吞服腐蚀性毒物者使用催吐可能引起食管、胃出血或穿孔。具体方法：让患者饮温开水300 ~ 500ml，然后用压舌板或患者手指刺激咽后壁或舌根部引起呕吐。如此反复进行，直到胃内容物完全吐净为止。也可应用吐根糖浆催吐。空腹服毒者需先饮水500ml后再实施催吐。

（2）洗胃：为迅速清除胃内毒物的有效方法。洗胃应尽早进行，一般在服毒后6h内洗胃有效，但超过6h，由于部分毒物仍可滞留在胃内，故多数有洗胃的必要。洗胃应注意以下事项：①服强腐蚀性毒物者插管时，可能发生穿孔，一般不宜洗胃；②惊厥者插管可诱发惊厥，昏迷者插管时可产生吸入性肺炎，故洗胃应慎重。

插胃管时应该避免误入气管，具体操作：先将胃管头部涂液状石蜡润滑，胃管由口腔插入至50cm左右，若能吸出100 ~ 200ml胃内容物，则说明胃管在胃内，或可由胃管注入适量空气，同时在胃区听到咕噜声，说明在胃内。确定胃管在胃内后，应吸出所有胃内容物。洗胃时患者头低位并转向左侧卧位，以免洗胃液误吸入气管内。每次注入液量200 ~ 250ml，不宜过多，避免促使毒物进入肠内。反复灌洗直到回收液澄清为止。一般洗液总量至少2 ~ 5L，多者达6 ~ 10L。撤出胃管时先将胃管尾部管口夹住，防止拔管时管内液体反流入气管。

洗胃液的选用：毒物不明者均可用温开水或生理盐水，若已知毒物种类，可选择适当的溶液或加入相应的解毒剂。例如：①保护剂：吞服腐蚀性毒物后，可用牛奶、蛋清、米汤、植物油等保护胃肠道黏膜；②溶剂：服用汽油、煤油等有机溶剂时，可应用液状石蜡150 ~ 200ml，使其溶解而不被吸收，然后再洗胃；③中和剂：吞服强酸可采用弱碱如氢氧化铝凝胶等中和，强碱可用弱酸如稀醋等中和；④吸附剂：活性炭是强有力吸附剂，可吸附多种毒物，一般可用20 ~ 30g加水200ml，由胃管灌注；⑤解毒剂：解毒药与体内毒物起中和、氧化、沉淀等化学作用，如选用1 ∶ 5000高锰酸钾液可使生物碱、蕈类氧化解毒，此外，有些化学物可与毒物作用，生成毒性小、溶解度低的物质，故可作洗胃剂，如5%硫酸钠与可溶性钡盐作用，生成不溶性硫酸钡。

（3）导泻：洗胃后，灌入泻药以清除进入肠道的毒物。常用盐类泻药硫酸钠或硫酸镁15g溶于水内，口服或由胃管灌入。硫酸镁吸收过多，镁离子对中枢神经系统有抑制作用，故对呼吸抑制、昏迷、有机磷中毒晚期者不宜使用。一般不用油类泻药，以免促进脂溶性毒物吸收。

（4）灌肠：除外腐蚀性毒物中毒，可应用于口服中毒超过6h者，导泻无效及肠蠕动被抑制的毒物（巴比妥、阿片类、颠茄类）中毒，可用1%温肥皂水5000ml连续多次灌肠。

2. 清除皮肤上的毒物 通过皮肤吸收到体内的毒物，例如有机磷杀虫剂，一定要脱去污染的衣服，用肥皂水或大量清水冲洗皮肤和毛发。

3. 清除眼内毒物 毒物溅入眼内，应立即用清水反复多次冲洗，一般不用化学拮抗药。

（三）促进已吸收毒物排出

1. 利尿 绝大多数毒物由肾排泄，为增加尿排出，可采用以下措施：①静脉输注葡萄糖可增加尿量，促进毒物从肾排出；②少数毒物如苯巴比妥、水杨酸等，可用呋塞米（速尿）等较强利尿剂促进毒物排出；③改变尿pH可促使毒物由尿排出，如用碳酸氢钠使尿液碱化（pH可达8.0），可促进弱酸性化合物如苯巴比妥、水杨酸类离子化，使其不易被肾小管上皮细胞重吸收，而从尿中排出。如有急性肾衰竭，不宜应用利尿方法。

2. 吸氧 一氧化碳中毒时，吸氧可促使碳氧血红蛋白解离，加速一氧化碳排出，高压氧治疗效果更好。

3. 血液净化 一般多用于中毒严重、血液毒物浓度明显增高，经积极治疗效果不佳者。

（1）血液透析：血液透析可用于清除血液中分子量较小、非脂溶性毒物。如对清除苯巴比妥、水杨酸类、甲醇等均有效。特别对肾功能不全、呼吸抑制的患者更具有指征。短效巴比妥、格鲁米特（导眠能）和有机磷杀虫药等，因具有脂溶性，透析效果不好。氯酸盐、重铬酸盐能损害肾，引起急性肾衰竭，故是血液透析的首选指征。严重中毒要及早透析，一般在中毒12h内进行透析效果较好，如果时间过长，毒物与血浆蛋白结合后，则不易透出。

（2）血液灌流：将患者血液流过装有活性炭或树脂的灌流柱，毒物被吸附后，血液再输回患者体内。此法能吸附脂溶性或与蛋白质结合的化学物，故用透析疗法不能排除的毒物，可用血液灌流法排除。但应注意在血液灌流中，血液正常成分如血小板、白细胞、凝血因子、二价阳离子也可被吸附排出，故需要监测和补充。

（3）血浆置换：对生物毒如蛇毒、蕈中毒及砷化氢等溶血性毒物中毒疗效更佳。

（四）特殊解毒剂的应用

1．金属解毒药　常用解毒药物有氨羧螯合剂和巯基螯合剂：①依地酸钙钠：本品是最常用的氨羧螯合剂，可与多种金属形成稳定、可溶的金属螯合物而排出体外，用法为每日1g，加在5%葡萄糖液250ml稀释后静脉滴注，多用于铅中毒；②二巯丙醇：此类药含有活性巯基，进入体内可与某些金属形成无毒的螯合物而由尿排出，副作用多，有恶心、呕吐、腹痛、头痛、心悸等；③二巯基丙磺酸钠：作用与二巯丙醇相似，但疗效较高，副作用较少。巯基螯合剂用于治疗锑、铅、汞、砷、铜等中毒。

2．高铁血红蛋白血症解毒药　小剂量亚甲蓝（美兰）可使高铁血红蛋白还原为正常血红蛋白，用于治疗亚硝酸盐、硝基苯等中毒引起的高铁血红蛋白血症。1%亚甲蓝5～10ml（1～2mg/kg）稀释后静脉注射。药液注射外渗时易引起组织坏死。大剂量效果相反，可产生高铁血红蛋白血症。

3．氰化物解毒药　一般采用亚硝酸盐-硫代硫酸钠疗法。亚硝酸盐使血红蛋白氧化为高铁血红蛋白，后者与血液中的氰化物形成氰化高铁血红蛋白，硫代硫酸钠与高铁血红蛋白结合的氰离子作用转变为毒性低的硫氰酸盐从尿中排出。

4．有机磷杀虫药中毒解毒药　阿托品、碘解磷定等详见本章第二节。

5．中枢神经抑制剂解毒药　纳洛酮是阿片类麻醉药的解毒药，其是阿片受体拮抗剂，能拮抗β-内啡肽对机体产生的不利影响（机体处于应激状态时，促进腺垂体释放β-内啡肽）。对麻醉镇痛药引起的呼吸抑制有特异的拮抗作用，对急性酒精中毒有催醒作用，且用于多种镇静催眠药如地西泮等中毒，均可取得一定疗效。0.4～0.8mg静脉注射。另一种药物为氟马西尼，该药是苯二氮䓬类（如地西泮、硝西泮等）中毒的拮抗药。

（五）对症治疗

大多数急性中毒并无特殊解毒药，积极对症治疗特别重要，尤其是危重患者，目的在于保护重要器官，如脑、心、肾、肝等，使其恢复功能，同时要争取时间，使毒物在体内经过自身解毒和排泄。若有解毒剂，为维持生命功能，对症治疗仍是必需的。具体措施如下：

1．急性中毒患者应卧床休息、保暖。密切观察患者神志、呼吸、血压、脉搏等。

2．昏迷患者必须保持呼吸道通畅，维持呼吸和循环功能。定期翻身，避免发生肺炎和压疮，输液或鼻饲以维持营养，针对昏迷原因进行治疗。

3．惊厥时应保护患者避免受伤，使用抗惊厥药如苯巴比妥钠和地西泮（安定）等。

发生肺水肿、脑水肿、呼吸衰竭、休克、心律失常、心搏骤停、急性肾衰竭等时均应积极抢救，治疗方法详见有关章节。

急性中毒的临床表现和治疗要点见表9-1。

表9-1 常见急性中毒的临床表现和治疗要点

	毒物	最小致死量	临床表现	治疗要点
腐蚀性毒物	强酸 浓硫酸 浓硝酸 浓盐酸	 5ml 5ml 5ml	皮肤灼伤 吞服后，口腔、消化道黏膜腐蚀，严重者休克，后期可发生食管、胃穿孔，食管狭窄	皮肤冲洗，不可洗胃，饮牛奶、蛋清、氢氧化铝凝胶；抗休克输液，止痛，防止食管狭窄
	强碱 氢氧化钠 浓氨水	 5g 10ml	同上	皮肤冲洗 保护剂：牛奶、生蛋清 抗休克：输液，止痛
金属	汞		吸入高浓度汞蒸气后，出现口腔炎	脱离接触，解毒药，二巯基丙磺酸钠或二巯丁二钠
	砷化氢	$50mg/m^3$	吸入后数小时至1～2天，大量血管内溶血，出现血红蛋白尿、贫血。严重者可发生急性肾衰竭	碱化尿液早期应用解毒剂如二巯丁二钠。防治急性肾衰竭
有机溶剂	甲醇	30ml	吸入后眼、上呼吸道黏膜有明显刺激现象。饮入后可引起胃肠炎。可有意识障碍、视力障碍，并可引起酸中毒	纠正酸中毒：碳酸氢钠
	乙醇（酒精）		初期欣快、兴奋、健谈，随血乙醇浓度增高，可出现步态不稳、视物模糊、恶心呕吐、昏迷、血压下降、呼吸变慢，可引起呼吸循环麻痹	维持气道通畅及循环功能，保暖，保证水、电解质、酸碱平衡。纳洛酮有助于缩短昏迷时间
	苯	15ml $24g/m^3$	吸入大量苯蒸气或饮入大量苯后，出现麻醉现象	脱离有毒环境，保持呼吸道通畅，禁用肾上腺素，以免诱发心室颤动
	汽油 煤油	40ml或$25g/m^3$ 100ml或$15g/m^3$	饮入或吸入后，呼吸有特殊气味，头痛头晕，重症可伴有精神失常、昏迷、惊厥、呼吸麻痹。误吸入呼吸道可发生支气管炎、化学性肺炎	避免直接洗胃，以免汽油或煤油误入气管 吸入性肺炎时，吸氧，抗生素
	四氯化碳	$90g/m^3$ 30ml	吸入或饮入后，有麻醉和消化道黏膜刺激症状。严重者逐渐出现肝、肾、心肌损害	保护肝、肾功能
窒息性毒物	硫化氢	$1.0g/m^3$	吸入后，眼和上呼吸道黏膜有明显刺激现象，心悸、呼吸加快、肺水肿、昏迷；吸入高浓度后，突然昏迷，呼吸停止	脱离有毒环境 吸氧 必要时人工呼吸
杀鼠剂	磷化氢	2～3g $27.8mg/m^3$	吸入后1～3h，头晕呕吐，胸闷。严重者出现肺水肿、休克、昏迷。可有心律失常、肾衰竭	吸入中毒时，脱离有毒环境
	磷化锌 磷化铝		食入磷化锌或磷化铝后，作用与磷化氢相同	食入中毒时，洗胃：可用0.5%硫酸铜溶液。导泻：硫酸钠，治疗休克、肺水肿、急性肾衰竭，保护肝、心脏
	三氧化二砷（砒霜）	100mg	食入后出现严重胃肠炎、休克。1～3周后出现周围神经病、皮炎。可有肝病	解毒药：二巯丙醇、二巯基丙磺酸钠、二巯丁二钠。抗休克：补液

续表

	毒物	最小致死量	临床表现	治疗
药物	阿托品 颠茄 曼陀罗（洋金花）	10mg 种子 9 粒	口干、吞咽困难、皮肤干燥潮红、瞳孔散大、视物模糊、心动过速、排尿困难、发热。重症者谵妄、幻觉、躁动、抽搐、昏迷	躁动时：地西泮（安定）10mg 肌注
	异烟肼	10g	食入后嗜睡。肌纤维震颤、惊厥、呼吸肌痉挛而窒息	惊厥时：地西泮、苯巴比妥钠。解毒药：维生素 B_6 每日 200 ~ 400mg，肌注或静滴，烟酰胺每日 500mg，分次内服或静滴
	苯酚类 苯酚 甲酚皂溶液（来苏儿）	 8 ~ 15g 3g（口服）	皮肤接触发生灼伤。吞服时，口腔、食管、胃黏膜腐蚀。中枢神经系统抑制明显：昏迷、血压下降。可发生急性肾衰竭	皮肤污染时，彻底清洗；口服时，洗胃后给予牛奶保护胃黏膜，休克者补液；对急性肾衰竭积极处理
有毒动植物	发芽马铃薯（龙葵素）		龙葵素对黏膜有腐蚀性，对中枢神经系统有麻醉作用。食后出现咽干、急性胃肠炎、头痛、昏迷、惊厥、呼吸困难。严重者呼吸中枢麻痹	对症治疗
	蛇毒		神经毒性：表现为四肢无力，眼睑下垂，视物模糊、呼吸困难至呼吸肌麻痹。心脏毒性和凝血障碍：引起全身皮肤、黏膜、消化道、颅内出血，心律失常，休克，心力衰竭。肌毒性：全身肌肉疼痛，无力，横纹肌坏死，肌球蛋白引起急性肾衰竭	伤口清创，伤口上方用绷带包扎以延迟扩散 抗蛇毒素静脉滴注 应积极治疗弥散性血管内凝血、休克、呼吸衰竭、心力衰竭、肾衰竭

【护理】

（一）护理评估

1．入院原因及身体评估　中毒患者临床表现多种多样，以昏迷最多见，还有高热谵妄、意识模糊、恶心呕吐等，对以上症状均要询问发生时间及地点，昏迷为深昏迷还是浅昏迷，存在角膜反射、对光反射者为浅昏迷，反射消失者为深昏迷。引致昏迷常见于 CO 中毒、镇静催眠药中毒、急性酒精中毒等；高热伴谵妄、意识模糊，体温可达 40℃以上，常有定向障碍、幻听、幻视、语言紊乱，易发展为昏迷，多见于阿托品急性中毒或中暑等。身体评估除观察神志外，应测量生命体征，病情危重应及时给予处理；病情允许情况下可做细致体格检查，有时对诊断有帮助，如呼吸有蒜味、瞳孔缩小、肌纤维震颤、肺水肿体征等常见于有机磷农药中毒。

2．毒物接触史

（1）现场调查：常是了解毒物接触的重要环节，任何中毒患者被送到急诊室后，护理人员必须向家属、同事、邻居或护送者了解发病情况及发病现场。①发现患者时患者的表现，如昏迷不醒或伴口吐白沫或呕吐物在身上，有无二便失禁；②患者周边有无药瓶或可疑中毒物；③发病时间，如是几点钟发现患者的；④当时发病环境，如在房间发现患者，室内有无煤炉，同室人是否均发病，或在喷洒农药时倒在田地里。总之通过详细询问发病现场情况常可找到毒物接触线索。

（2）既往史及常服用药物情况：患者曾患过什么疾病，或目前仍存在的疾病，平日服用哪些药物。如患精神分裂症或心理障碍，经常服用镇静剂，这种情况应注意让家属检查患者药瓶中药物有否减少。

(3) 患病前情绪变化：自杀者在服毒前常有明显情绪改变，这点常为服毒者确诊提供线索。可向家属、同事、邻居了解患者近来是否有不愉快事情发生，情绪有什么变化等。

3．心理社会情况 神志清楚者服毒后有时会后悔，常主动要求医护抢救；昏迷者清醒后若是有意自杀，要小心可能有再次自杀的念头和行为；在工农业生产中若操作未按规章制度进行或误服者，清醒后能积极配合医护人员治疗。另外，了解家属、单位同事对患者的态度也十分重要，可有利于护理人员指导工作。

4．辅助检查 要做呕吐物、血、尿、便等毒物检测，如怀疑有机磷农药中毒可测全血胆碱酯酶活性，CO 中毒时取血做碳氧血红蛋白测定。

（二）主要护理诊断

1．急性意识障碍：昏迷 与安眠药或一氧化碳或有机磷农药中毒有关。

2．有皮肤完整性受损的危险：压疮 与昏迷时躯体不能活动有关。

3．有误吸的危险 与保留胃管、鼻饲有关。

4．低效性呼吸型态 与镇静催眠药抑制呼吸中枢有关。

（三）护理计划及评价

急性意识障碍：昏迷 与安眠药中毒有关

1．护理目标

(1) 患者昏迷期间生命体征能保持在正常范围。

(2) 患者昏迷期间不发生压疮及肺部感染。

2．护理措施

(1) 病情观察：①定时测生命体征；②观察昏迷的变化，角膜反射，瞳孔对光反射若由消失转为存在，说明昏迷已由深变浅，病情在好转；③了解化验结果并将结果及上述情况随时向医生报告；④记出入量，做好重病记录工作。

(2) 体位：保持平卧位时，头偏向一侧，以防舌向后坠阻塞气道；保留胃管者需左侧卧位。昏迷期间体温易下降，注意给患者保暖。

(3) 保持呼吸道通畅：为患者放置正确体位后，注意有呕吐物、痰液应及时吸出，若有舌根后坠，可用舌钳拉出。患者出现呼吸加快、发绀加重，可能是缺氧加重，应及时报告医生，便于及早抢救，必要时做气管切开。

(4) 吸氧：持续吸氧，氧流量为每分钟 2 ~ 4L，由于昏迷期间脑组织缺氧，可诱发脑水肿，加重意识障碍，故应持续吸氧。

(5) 按昏迷护理常规进行护理：①定时翻身、拍背；②用热湿毛巾擦洗皮肤，对骨突部定时按摩，以防压疮发生；③定时做口腔清洗，每天 2 ~ 3 次；④保留导尿管者必须每周更换一次，并及时清洗尿道外口；⑤排便后用 1∶5000 高锰酸钾溶液冲洗肛门。

(6) 药物护理：遵医嘱静脉输液及给予药物，如中枢神经系统兴奋药尼可刹米、纳洛酮；苯二氮䓬类中毒可遵医嘱给予氟马西尼拮抗。必要时遵医嘱进行血液透析或血液灌流。

3．护理评价

(1) 患者已清醒，血压、脉率、呼吸频率在正常范围。

(2) 昏迷期间未发生并发症。

Acute confusion：Coma：Related to soporific poisoning.

1．Nursing Goals：

(1) The client's vital signs will maintain within normal range.

(2) The client will not complicate with bedsore and infection of the lungs while he/she is in coma.

2. Nursing interventions:

(1) Observe the client's condition:

① Measure vital signs regularly.

② Observe for changes of coma, corneal reflex. Reflex of pupils to light changing from negative to positive indicates that the client is changing from deep coma into light coma and the condition of the client is getting better.

③ Understand results of different tests and inform the doctor in time.

④ Record intake and output and chart properly.

(2) Position: Keeping lying down position. Turn the client's face to one side while lying down on back to avoid tongue falling backward and blocking the airway. If a nasogastric tube is inserted, client should lie on the left side. While the client is in coma, body temperature may drop and keeping the client warm is vital.

(3) Keeping respiratory tract unblocked:

Once the client is in right position, nursing staff should check if there is any vomit or sputum and clean it. In case the tongue falls backward, tongue forceps can be used to pull it out. If the client's breath is accelerated and cyanosis is aggravated, physicians should be informed in time for necessary treatment.

(4) Inhale oxygen:

Administer oxygen continuously with flow of 2 ～ 4L/minute. Brain tissue is lack of oxygen while the client is in coma. Hypoxic condition may induce hydrocephalus that will aggravate unconsciousness. So administration of oxygen is essential.

(5) Routine care for coma clients:

① Turn the client over and percuss the client's back regularly.

② To avoid bed sore, nursing staff should use warm wet towel to embrocate the skin of the client and massage the prominences regularly.

③ Oral care 2 ～ 3 times a day.

④ After defecation, anus should be rinsed with 1 ∶ 5000 potassium permanganate solution.

⑤ Urethral catheter must be changed weekly. The external urethral orifice should be cleaned in time.

(6) Medication nursing:

Administer drugs and intravenous fluid according to orders.

(7) Dialysis and hemoperfusion: These methods are not effective to benzodiazepines and effective to phenobarbitone. Use them according to orders.

【健康教育】

1．普及防毒知识　结合厂矿、城市、农村地区居民实际情况进行防毒健康教育。如我国北方初冬向居民宣传预防煤气中毒；农村使用农药季节宣传预防农药中毒；毒蛇咬伤常见于我国南方农村、山区、沿海一带，夏秋季发病较多，在毒蛇分布地区，夜间外出时要穿厚长裤、长袜及鞋子，头戴帽子，并携带防卫工具如手拿木棒及手电筒等。

2．预防某些食品及饮用水的中毒　烟熏腌制鱼肉或变质韭菜、咸菜等含较多硝酸盐，进入肠道被细菌还原为亚硝酸盐，大量吸收后使血红蛋白氧化为高铁血红蛋白，后者无携氧能力，致全身缺氧青紫，故不可食用腌制食品、变质食品等。苦井水含较多硝酸盐和亚硝酸盐，应禁止食用。有些野蕈类（俗称蘑菇）不易辨认有无毒性，故野蕈不可食。河豚在我国从北向南大江河均产，教育产地居民捕捉到要经过适当处理后方可食用。棉子油含有棉酚，为工业用油，不可食用。未长熟（青紫皮马铃薯）或发芽马铃薯含龙葵素很高，致胃肠道症状及中枢神经系统抑制，大量食用可引起急性中毒，少许发芽马铃薯应深挖去发芽部分，并浸泡半小时以上，才可煮炒后食用。

3．加强毒物管理 生产及使用毒物部门应严格管理，要大力宣传严格遵守操作规则及加强毒物保管制度。生产设备密闭化，防止毒物外漏。对厂矿有毒物车间和岗位应加强局部通风和全面通风，以达排出毒物目的，严格遵守废水、废气、废渣处理规章。必须遵守车间空气中毒物最高容许浓度规定，工作人员定期查体。农药杀虫剂和杀鼠剂毒性很大，要加强保管，装杀虫剂容器要加标记，投放鼠药也应有标记，以免误服。

小 结

1. 由于有毒化学物质进入人体，在效应部位积累到一定量，产生损害全身性的疾病称为中毒。引起中毒的化学物质称毒物。

2. 中毒诊断主要依据毒物接触史和临床表现。必要时采取呕吐物、胃内容物、血、尿、便标本进行毒物测定。

3. 中毒的治疗原则是立即终止接触毒物，消除进入体内已被吸收或尚未吸收的毒物，使用特殊解毒剂及对症治疗。

（姚景鹏 李湘萍）

第二节 有机磷杀虫药中毒

学习目标

通过本节内容的学习，学生应能够：

◎ 识记

陈述有机磷杀虫药中毒的发病机制及阿托品化、阿托品中毒的表现。

◎ 理解

1．归纳急性有机磷杀虫药中毒的临床表现、治疗要点。

2．总结诊断急性有机磷杀虫药中毒的依据及判断中毒严重程度的主要指标。

◎ 运用

按护理程序护理有机磷杀虫药中毒患者并进行健康教育。

案例 9-1 分析

案例 9-1

患者，男性，61 岁，持续在自家果园施洒农药约半日后突然晕倒在地，呼之不应，被家人就近送往社区卫生服务中心。

查体：昏迷状态，P 120 次 / 分，R 30 次 / 分，BP 125/80mmHg，口唇发绀，双侧瞳孔缩小，口鼻周围大量白色泡沫样分泌物，有蒜臭气味，伴大汗，面部及四肢肌肉震颤。心率 120 次 / 分，律齐，听诊两肺满布湿啰音，余（－）。实验室检查：血常规（－）。医生初步诊断为：急性有机磷农药中毒。医嘱静脉给予阿托品、氯解磷定。

问题与思考：

1．该患者初步诊断为急性有机磷农药中毒的主要依据是什么？为明确诊断，需考虑的一项实验室检查项目是什么？

2．阿托品、氯解磷定治疗有机磷农药中毒的药理作用及相应药物护理措施是什么？

急性有机磷杀虫药中毒（acute organophosphorus insecticides poisoning，AOPIP）是有机磷杀虫药进入体内抑制乙酰胆碱酯酶（acetyl cholinesterase，AChE）活性，引起体内生理效应部位乙酰胆碱（ACh）大量蓄积，使胆碱能神经持续过度兴奋，出现毒蕈碱样、烟碱样和中枢神经系统等中毒症状和体征，严重者常死于呼吸衰竭。

有机磷杀虫药（OPI）属于有机磷酸酯类或硫化磷酸酯类化合物，常用剂型有乳剂、油剂和粉剂，色泽由淡黄至棕色，稍有挥发性，有大蒜臭味，难溶于水，不易溶于多种有机溶剂。有机磷杀虫药特点为：①杀虫效力强；②具有广谱杀虫作用；③易降解，对环境污染小；④在酸性环境中较稳定，在碱性条件下容易水解而失效 [甲拌磷耐碱，美曲膦酯（敌百虫）遇碱能变成毒性更强的敌敌畏]；⑤对于人畜一般毒性较大。常用有机磷杀虫药的性质、用途及毒性分级见表 9-2。

表9-2　常用有机磷杀虫药的性质、用途及毒性分级

毒性分级	性质及用途
剧毒类（LD_{50} < 10mg/kg）	甲拌磷（3911）、内吸磷（1059）、对硫磷（1605）、速灭磷、特普等，以上均为油性液体，多用于拌种子、处理土壤或接触杀虫剂
高毒类（LD_{50} 10 ~ 100mg/kg）	甲基对硫磷、氧乐果、敌敌畏、久效磷、杀扑磷、亚砜磷等，敌敌畏为挥发性液体，用于杀灭桑茶害虫和蚊蝇等
中度毒类（LD_{50} 100 ~ 1000mg/kg）	美曲膦酯（敌百虫）、乐果、乙硫磷（1240）、倍硫磷、亚胺硫磷等，美曲膦酯（敌百虫）溶于水，广泛应用接触杀虫剂，乐果是具有内吸作用的杀虫剂
低毒类（LD_{50} 1000 ~ 5000mg/kg）	马拉硫磷（4049）、碘硫磷、氯硫磷、辛硫磷、甲基乙酯磷等

【病因和发病机制】

（一）病因

1．职业性中毒　职业性中毒多由于生产有机磷杀虫药的工厂生产设备密闭不严，使毒物污染空气；或产品在包装过程中操作者防护不完善，通过皮肤、呼吸道吸收入体内；或在使用及喷洒过程中个人不按防护措施执行，使药液污染皮肤或湿透衣服由皮肤吸收及吸入空气中 OPI。

2．生活性中毒 生活性中毒多由于故意吞服、误服、误用被 OPI 污染的水和食品，甚至滥用 OPI 治疗皮肤病或驱虫引起。

（二）发病机制

体内胆碱酯酶可分为真性和假性两类。真性为乙酰胆碱酯酶，主要存在于中枢神经灰质、红细胞、交感神经节和运动终板中，水解乙酰胆碱作用最强。假性即丁酰胆碱酯酶，存在于中枢神经白质、血浆、肠黏膜及一些腺体中，能水解丁酰胆碱，但难水解乙酰胆碱，其对有机磷杀虫药敏感，但抑制后恢复较快。有机磷杀虫药毒性作用是与真性乙酰胆碱酯酶迅速结合，形成磷酰化胆碱酯酶而使其失去活性，不能分解乙酰胆碱，结果导致乙酰胆碱在体内大量蓄积，引起胆碱能神经（包括部分中枢神经，交感、副交感神经节，运动神经元等）先兴奋后抑制，从而产生临床相应中毒症状，即毒蕈碱样、烟碱样和中枢神经系统症状。

【临床表现】

有机磷杀虫药可经呼吸道、胃肠道、皮肤黏膜迅速吸收，吸收后迅速分布于全身各器官，以肝内浓度最高并在肝内进行生物转化和代谢，吸收后 6 ～ 12h 血中浓度达峰。主要通过肾排泄，一般 48h 后可完全排出体外，在体内无积蓄。

（一）急性中毒全身损害

急性中毒发病时间与杀虫药毒性大小、剂量及侵入途径密切相关。自呼吸道和口服者症状发生较快，口服中毒可在 10min ～ 2h 内出现症状。经皮肤黏膜吸收，症状常在接触毒物 2 ～ 6h 内出现；通常发病愈早，病情愈重。中毒后出现急性胆碱能危险（acute cholinergic crisis），主要表现如下：

1．毒蕈碱样症状（muscarinic signs） 这组症状出现最早，类似毒蕈碱作用，又称 M 样症状。主要是副交感神经末梢兴奋所致，主要表现为腺体分泌增加及平滑肌痉挛，以消化道和呼吸道症状较为突出，消化道症状常表现为恶心、呕吐、腹痛、腹泻，呼吸道症状为支气管痉挛及腺体分泌物增多所致，可出现呼吸困难及胸闷、咳嗽，严重时发生肺水肿。此外，还可引起二便失禁、心搏减慢、瞳孔缩小、视物模糊、大汗、流涎。

2．烟碱样症状（nicotinic signs） 这组症状类似烟碱作用，又称 N 样症状。主要是横纹肌运动神经过度兴奋所致，表现为肌纤维震颤，常先自小肌群如眼睑、面部开始，逐渐发展至四肢、全身肌肉抽搐，患者常有全身紧束及压迫感，后期出现肌力减退和瘫痪，如发生呼吸肌麻痹可诱发呼吸衰竭。此外，乙酰胆碱刺激交感神经节末梢释放儿茶酚胺致血管收缩、血压增高和心搏加快。

3．中枢神经系统症状 早期可出现头晕、头痛、乏力，逐渐出现烦躁、谵妄、抽搐及昏迷。严重时可发生呼吸中枢衰竭或脑水肿而死亡。

4．局部损害 对硫磷、内吸磷、美曲膦酯（敌百虫）及敌敌畏接触皮肤后可引起过敏性皮炎，皮肤可红肿、出现水疱和剥脱性皮炎。溅入眼内可引起结膜充血和瞳孔缩小。

5．病情反复 急性中毒者有时经急救好转后，可在数日至 1 周后突然出现再度昏迷，或出现肺水肿而死亡。反复原因可能与洗胃及皮肤、毛发去除毒物不彻底或过早停药有关。上述情况更易发生在乐果、马拉硫磷口服中毒者。

（二）迟发性多发神经病

急性中毒多无后遗症，少数急性重度和中度中毒患者症状消失后 2 ～ 3 周，可发生迟发性多发神经病（delayed polyneuropathy），出现感觉、运动型多发性神经病变，主要累及肢体末端，出现进行性肢体麻木、刺痛，呈对称性手套、袜套型感觉异常，伴四肢肌肉萎缩无力。重症患者出现轻瘫或全瘫。其发生原因可能是有机磷杀虫药抑制神经靶酯酶，并使其老化所致。

（三）中间型综合征

此征发生于急性中毒症状缓解后、迟发性多发神经病变发生前。多发生在急性 OPI（甲拌磷、乐果、敌敌畏等）重度中毒 24 ~ 96h 及胆碱酯酶活化药用量不足者，主要表现为第Ⅲ、Ⅶ、Ⅸ、Ⅹ对脑神经支配的肌肉、屈颈肌、四肢近端肌肉以及呼吸肌肌力弱和麻痹。患者在胆碱能危象消失、意识清醒或未恢复情况下，出现部分或全部上述肌群无力或麻痹，可表现为眼睑下垂、外展障碍、面瘫和呼吸肌麻痹，常迅速发展为呼吸衰竭，导致患者死亡。其发生机制可能与胆碱酯酶受到长期抑制，影响神经 - 肌肉接头处突触后功能有关。

【实验室及其他检查】

1．胆碱酯酶活力测定　是诊断有机磷杀虫药中毒，判断中毒程度、疗效及预后估计的主要指标。正常人血胆碱酯酶活力为 100%，低于 80% 属异常。

2．尿中有机磷杀虫药代谢产物测定　有机磷农药在体内分解，由尿中排出，因而可反映毒物的吸收，有助于有机磷杀虫药中毒的诊断和鉴别诊断。

【诊断要点】

有机磷杀虫药接触史、典型症状和体征、特殊大蒜气味及全血胆碱酯酶活力测定均为诊断的重要证据。临床上为了便于观察病情及治疗，将急性中毒分为轻度、中度、重度中毒三级，见表 9-3。

表9-3　急性有机磷农药中毒严重程度分级

程度分级	临床症状	血胆碱酯酶活力
轻度中毒	以毒蕈碱样症状为主，出现轻度中枢神经系统症状	50% ~ 70%
中度中毒	毒蕈碱样症状加重，出现烟碱样症状，中枢神经系统症状加重	30% ~ 50%
重度中毒	除毒蕈碱样症状和烟碱样症状外，合并肺水肿、抽搐、昏迷、呼吸麻痹和脑水肿	< 30%

【治疗要点】

（一）迅速清除毒物

喷洒农药中毒者应立即脱离现场，脱去污染衣服，用肥皂水反复清洗被污染的皮肤、头发和指甲缝隙部位，禁用热水或乙醇擦洗，以防皮肤血管扩张促进毒物吸收。口服中毒者要尽早、反复洗胃。可用清水、2% 碳酸氢钠（敌百虫禁用）或 1∶5000 高锰酸钾溶液（对硫磷忌用）进行洗胃，直至洗出液澄清且无大蒜味为止，然后再给硫酸钠导泻。在清除毒物的同时，应尽早用解毒药治疗。眼部污染可用 2% 碳酸氢钠溶液、生理盐水或清水连续冲洗。

（二）应用特殊解毒药物

应用原则：早期、足量、联合、重复用药。中毒早期即联合应用抗胆碱能药和胆碱酯酶活化药效果更好。

1．胆碱酯酶活化药　此类药物能使受抑制的胆碱酯酶恢复活性，还能作用于外周 N 受体，减轻或消除烟碱样症状，但对解除毒蕈碱样症状和防止呼吸中枢抑制效果差。中毒 24h 后，磷酰化的胆碱酯酶的老化率达 97%，已不能被活化剂活化，故宜早用。目前常用的有氯解磷定、碘解磷定（或称解磷定）和双复磷。由于氯解磷定的活化作用强、毒性小、水溶性大，可供静脉或肌内注射，故为临床首选的解毒药。通常中毒表现消失，血胆碱酯酶活力恢复至 50% ~ 60% 或以上，即可停药。

使用活化药时应注意不良反应，防止过量中毒。一般不良反应有短暂的眩晕、视物模糊或复视、血压升高等。碘解磷定活化作用较差，毒性小，水溶性小，仅能静脉注射，是临床次选解毒药。剂量较大时，可有口苦、咽痛、恶心，注射速度过快可致暂时性呼吸抑制。双复磷因毒性较大，不良反应明显，临床上已少用。

2．抗胆碱能药 胆碱受体分为M和N型二类。OPI中毒时积聚的ACh先兴奋中枢N受体，且兴奋的N受体可改变M受体构型，使M受体对ACh更加敏感，而对M受体阻断药如阿托品疗效降低。因此，在治疗有机磷杀虫药中毒时，外周性与中枢性抗胆碱能药具有协同作用。

（1）M受体阻滞药：又称外周性抗胆碱能药。最常用药物为阿托品和山莨菪碱，能阻断乙酰胆碱对外周M受体的作用，对减轻、清除毒蕈碱样症状和对抗呼吸中枢抑制有效，但对烟碱样症状和胆碱酯酶活力恢复没有作用。

阿托品使用原则是早期、足量、反复给药，直到毒蕈碱样症状消失或达到"阿托品化"。阿托品化指征为颜面潮红、口干、皮肤干燥、肺部湿啰音减少或消失、心率加快（90～100次/分）等。当出现阿托品化时，则应减少阿托品剂量或停用，密切观察病情变化，观察意识状态及瞳孔大小，便于剂量调节。用药过程中若有阿托品中毒表现，应及时停用阿托品。阿托品中毒表现为瞳孔明显扩大、意识模糊、狂躁不安、谵妄、抽搐、瞳孔扩大、昏迷和尿潴留等，此时应立即停用阿托品。

（2）N受体阻滞药：又称中枢性抗胆碱能药，如东莨菪碱、苯那辛等。对中枢M和N受体作用强，对外周M受体作用弱。戊乙奎醚（长托宁）对外周M受体和中枢M、N受体均有作用，对心率无明显影响，较阿托品作用强，有效剂量小，作用时间长，不良反应少，首次用药需与氯解磷定合用。

根据OPI中毒程度可采用胆碱酯酶活化剂与阿托品联合用药。轻度中毒可单用胆碱酯酶活化药。中、重度中毒时，阿托品与胆碱酯酶活化药宜联合应用，具有协同效果，此时阿托品用量需酌减。目前国内已有将生理性拮抗剂与中毒酶活化药组成的复方制剂（解磷注射液）。

（三）对症治疗

有机磷中毒的死因主要为呼吸衰竭，其原因是肺水肿、呼吸肌麻痹及呼吸中枢抑制，故维持正常呼吸功能极为重要。对症治疗包括及时给氧、吸痰、保持呼吸道通畅，一旦出现呼吸肌麻痹应及早行气管插管或切开并予以辅助呼吸。积极防治肺水肿、脑水肿，做好心电图监护，及时纠正电解质和酸碱平衡的失调，为防止病情反复，重度中毒患者症状缓解后应逐渐减少解毒药用量，症状消失后停药观察至少3～7天。一旦症状重现，应立即抢救。

【护理】

（一）护理评估

1．入院原因及心理社会资料 患者在清醒状态时多不愿说出有关服毒情况，常有头晕头痛、多汗、恶心、呕吐、腹痛、腹泻症状，或伴轻度呼吸困难或全身肌肉发紧。昏迷者呼吸困难加重，口鼻冒出白泡沫，二便失禁或伴惊厥。对清醒者边抢救边向家属了解服毒原因、患者心理问题及家属对患者的态度。对于使用农药过程或误服者，无论在神志清醒还是昏迷后神志转清醒，均会与医护人员合作。自杀者清醒后，有可能再次自杀，护理人员应该提高警惕。

2．接触毒物的种类及方式 询问护送者患者接触的是哪类有机磷农药，以便了解毒性程度；另外，要了解患者接触毒物的途径，如拌种子、喷洒农药、误食、自杀等，便于迅速决定采用清除毒物的方法。

3．身体评估 呼吸有蒜味，意识清楚或昏迷，瞳孔缩小，呼吸频率多增快，中重度中毒者可伴两肺湿啰音，肌纤维震颤或伴惊厥，呼吸极度困难。

4．辅助检查 迅速为患者做全血胆碱酯酶活力测定。

（二）主要护理诊断

1．急性意识障碍：昏迷 与有机磷杀虫药中毒有关。

2．**体液不足：脱水**　与有机磷杀虫药致严重吐泻、大量出汗有关。

3．**气体交换受损**　与有机磷杀虫药中毒致细支气管分泌物过多引起肺水肿有关。

4．**有误吸的危险**　与保留胃管有关。

5．**知识缺乏：**缺乏应用有机磷杀虫药时的自我防护知识。

（三）护理计划及评价

气体交换受损　与有机磷杀虫药致细支气管分泌物过多引起肺水肿有关

1．护理目标

（1）患者呼吸困难减轻、双肺湿啰音减少。

（2）患者生命体征保持稳定。

2．护理措施

（1）病情观察：①定时测生命体征，尤其是呼吸频率，观察呼吸深度、意识状态；②观察有无发绀及听诊双肺湿啰音变化；③了解全血胆碱酯酶化验结果及动脉血氧分压变化；④记录24h出入量并做好重病记录。

（2）体位：患者体位应有利于呼吸运动，如清醒者可取半坐卧位，昏迷者平卧位头偏向一侧。

（3）保持呼吸道通畅：重症早期呼吸道有大量分泌物，常伴肺水肿，及时有效吸痰十分重要。昏迷者除头偏向一侧外，注意随时吸取呕吐物及痰液，若呼吸运动减慢、发绀加重，应及时报告医生，并协助抢救，准备好气管切开包及呼吸机。

（4）吸氧：持续高浓度高压力吸氧，氧流量6 ~ 8L/min，每天更换鼻导管，根据病情变化及动脉血氧分压变化，调节氧气流量。

（5）加强重病护理：对危重患者应设有专人护理，便于完成上述病情观察，保证患者能得到及时抢救。

（6）对昏迷者按昏迷护理常规进行护理：见本章第一节。

（7）药物护理：遵医嘱定时静脉给予阿托品，注意患者体征是否达到阿托品化，并避免阿托品中毒，静脉滴注碘解磷定或氯解磷定。必要时给予呼吸中枢兴奋剂尼可刹米。

3．护理评价

（1）患者呼吸困难明显减轻，双肺湿啰音基本消失。

（2）患者生命体征在正常范围。

Impaired air exchange：related to excess bronchial secretion caused by organophosphorous insecticides poisoning.

1. Goals：

（1）The client's dyspnea is relieved with rales in both lungs lessened.

（2）The client's vital signs remain stable.

2. Nursing interventions：

（1）Observe the client's condition：

1）Vital signs are measured regularly. Pay special attention to breath frequency and depth. Observe the depth of consciousness.

2）Observe if there is any cyanosis and any change of rales by auscultation.

3）Monitor the whole blood cholinesterase level and the changes of arterial pressure of oxygen.

4）Record intake and output and chart properly.

（2）Position：Position adopted should ease the breathing movement. Conscious clients may take semi-Fowler position. The client in coma should lie flat on back with face turning to one side.

(3) Airway management: There will be large volume of secretion from airway in the early stage of severe cases. Pulmonary edema is common. Suctioning the sputum effectively is essential. If breathing movement slows down or cyanosis aggravates, physicians should be informed in time. place a tracheotomy package and a ventilator at bedside.

(4) Administer oxygen: Administer oxygen continuously with flow of 6 to 8L/minute in the early stage. Then adjust the oxygen flow according to condition of the client and arterial pressure of oxygen.

(5) Provide intensive care: Nursing staff should always stay with the severe client.

(6) Implement the routine care of coma: Refer to the first part of chapter nine.

(7) Medication nursing: Atropine should be administrated to the client on a regular basis according to orders. Observe physical signs of atropinization, i. e. dilated pupils, flush face, thirsty mouth, dry skin, lessened rales, etc. Administer PAM or PAM C1 intravenously. Central system stimulants such as nikethamide should be administrated if necessary。

3. Nursing evaluations:

(1) The client's dyspnea is relieved obviously and rales disappeared.

(2) The client's vital signs is maintained within normal range.

【健康教育】

1．普及预防有机磷杀虫药中毒的知识 向生产者、使用者（特别是农民）广泛宣传各类有机磷杀虫药都可通过皮肤、呼吸道、胃肠道进入体内导致中毒，喷洒农药时应遵守操作规程，做好个人防护。生产和加工有机磷杀虫药的工厂，建立生产设备检修制度，工作人员应定期体检，测定胆碱酯酶活力。

2．出院指导 出院时应向家属及患者交代，患者需要在家休息 2 ~ 3 周，按时服药，不可单独外出，以防发生迟发性神经病。对自杀的患者，要教会患者应对压力和应激的方法，并学会获取社会支持网的帮助。

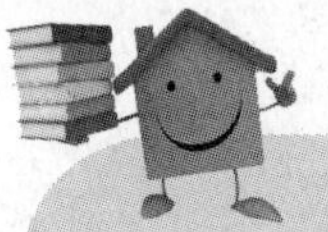

小　结

1. 有机磷杀虫药毒性作用机制是与胆碱酯酶结合而使其失去活性，导致乙酰胆碱蓄积，引起胆碱能神经先兴奋后抑制，从而产生相应中毒症状，即毒蕈碱样、烟碱样和中枢神经系统症状。

2. 毒蕈碱样症状出现最早，主要表现为腺体分泌增加及平滑肌痉挛；烟碱样症状特征性表现为横纹肌兴奋到抑制，可造成患者肌纤维震颤，严重者出现呼吸肌麻痹；中枢神经系统症状亦表现为兴奋到抑制的过程，严重者出现昏迷及呼吸中枢衰竭。

3. 有机磷农药中毒的特殊解毒剂是胆碱酯酶活化药和抗胆碱能药，治疗原则是早期、足量、联合和重复应用，注意观察阿托品化的表现，预防阿托品中毒的发生。

4. 对昏迷患者能配合医生进行抢救，恢复后健康教育为重点。

思考题

结合本节案例请思考：

1．有机磷杀虫药中毒的发病机制是什么？
2．急性有机磷杀虫药中毒的治疗要点是什么？
3．阿托品化、阿托品中毒的表现是什么？
4．有机磷中毒患者病情观察的要点是什么？

（姚景鹏　李湘萍）

第九章第二节思考题参考答案

第三节　急性一氧化碳中毒

学习目标

通过本节内容的学习，学生应能够：

◎ 识记

陈述一氧化碳的产生及对人体的危害。

◎ 理解

归纳急性一氧化碳中毒的病因、发病机制、临床表现、诊断及治疗要点。

◎ 运用

对急性一氧化碳中毒患者进行护理。

案例 9-2

患者，女性，35 岁，中午 11 时用自家煤炉做午饭后，自感头痛头晕、乏力，伴恶心、呕吐，随即倒在地上。患者家属中午回家，一进门发现很浓的煤气味，其爱人倒在地上，呼之患者喃喃自语，家属立即将患者抱到屋外，急送往附近医院急诊。

查体：意识模糊，呼之能应，双侧瞳孔等大，对光反射存在，口唇黏膜呈樱桃红色，血压 90/50mmHg，心率 68 次 / 分，心音低，律齐，肺、腹（－）。医生初步诊断为急性一氧化碳中毒，急查血液 COHb。

问题与思考：

1．医生初步诊断患者为急性一氧化碳中毒的依据是什么？
2．该患者治疗要点及主要护理措施和健康教育是什么？

案例 9-2 分析

含碳物质燃烧不完全时，都可产生一氧化碳（CO），俗称煤气。在生产和生活环境中，几乎任何燃烧设备都可产生一氧化碳。不注意环境通风，吸入过量一氧化碳，可发生急性一氧化碳中毒（acute carbon monoxide poisoning），常导致全身组织缺氧，脑组织对缺氧耐受性最差，易产生神经系统严重损伤，甚至造成死亡。

【病因和发病机制】

CO 是无色、无臭、无味的气体，此特性使人们不易及时察觉 CO 的存在，故易发生中毒；空气中 CO 浓度达到 12.5% 时有爆炸的危险。

（一）病因

1．工业生产中，制造煤气的发生炉含 CO 30% ～ 35%。炼钢、炼焦、烧窑等生产过程中，炉门和窑门关闭不严，煤气管道漏气都可逸出大量 CO。矿井打眼放炮产生的烟雾中 CO 含量较高；火车通过隧道时，空气中 CO 可达到有害浓度；还有煤矿瓦斯爆炸时能产生大量 CO。

2．日常生活中，煤炉产生的气体中 CO 含量高达 6% ～ 30%，冬季取暖煤炉烟囱堵塞、漏气、倒风或目前家庭常用的燃气加热器淋浴，如通风不良均可引起 CO 中毒。

（二）发病机制

CO 中毒主要引起组织缺氧，缺氧机制是：① CO 经呼吸道进入血液，与红细胞内血红蛋白结合形成稳定的碳氧血红蛋白（COHb）。由于 CO 与血红蛋白的亲和力比氧与血红蛋白的亲和力大 240 倍，同时碳氧血红蛋白的解离较氧合血红蛋白的解离速度慢 3600 倍，故易造成碳氧血红蛋白在体内的蓄积，COHb 不能携氧，还影响氧合血红蛋白正常解离，即氧不易释放到组织，从而更加导致组织和细胞缺氧。② CO 还可抑制细胞色素氧化酶的活性，影响细胞呼吸和氧化过程，阻碍对氧的利用。以上这些因素更加重组织、细胞缺氧。

脑缺氧病理变化过程：CO 中毒时，脑、心对缺氧最敏感，常最先受损。病理损害包括：①缺氧时，脑血管先发生痉挛，后麻痹扩张，脑内三磷酸腺苷（ATP）生成障碍，导致钠泵转移失灵，细胞内钠离子蓄积，引起脑细胞内水肿。②缺氧引起脑内酸性产物增多，使血管渗透性增加，又致脑细胞间质水肿；脑组织血液循环障碍可致脑血栓形成、脑皮质和基底节局灶性缺血性坏死及大脑广泛脱髓鞘病变，故可使部分患者发生迟发性脑病，心肌则可发生坏死。

【临床表现】

正常人血液中 COHb 含量可达 5% ～ 10%。急性 CO 中毒临床症状严重程度与血液中 COHb 含量密切相关，同时与患者中毒时体力活动及平素健康状况也有关。目前将急性 CO 中毒分为轻、中、重三度。

（一）轻度中毒

患者可出现剧烈头痛、头晕、口唇黏膜呈樱桃红色、四肢无力、胸闷、心悸、耳鸣、恶心、呕吐、嗜睡或意识模糊。此时如能及时脱离中毒环境，吸入新鲜空气，症状可较快消失。轻度中毒患者血液中 COHb 浓度一般可高至 10% ～ 20%。

（二）中度中毒

除上述症状加重外，常常出现呼吸困难、意识丧失、昏迷，多为浅昏迷，患者面色潮红、口唇呈樱桃红色、脉快、多汗。如能及时脱离中毒环境，经吸氧治疗，常于数小时后恢复正常，一般无明显的并发症。中度中毒患者血液中 COHb 浓度可高至 30% ～ 40%。

（三）重度中毒

患者出现深昏迷、抽搐、呼吸困难，呼吸浅而快，面色苍白、四肢湿冷、周身大汗，可有二便失禁、血压下降，患者可呈去大脑皮质状态，即可睁眼、无意识、不语不动、肌张力增强。最后因脑水肿、呼吸循环衰竭而死亡。昏迷时间超过 48h 者，迟发性脑病发生率较高；昏迷时受压肌肉发生坏死，坏死肌肉释放肌球蛋白可引起急性肾衰竭。死亡率高，生存者多有轻重不同的后遗症。重度中毒患者血液中的 COHb 浓度可高于 50%。

（四）迟发性脑病（神经精神后发症）

急性 CO 中毒患者在清醒后，经过 2 ～ 60 天的“假愈期”，根据脑部受损情况可出现下列任一种临床表现，称为迟发性脑病。

1. 精神意识障碍 有的患者可出现幻视、幻听、忧郁、烦躁等精神异常，大部分患者经过较长时间可恢复，少数可发展为痴呆，或呈现痴呆木僵、去大脑皮质状态。

2. 锥体外系神经障碍 由于基底神经节和苍白球损害出现震颤麻痹综合征，表现为患者逐渐发生表情淡漠，肌张力增加，肌肉震颤及运动迟缓。

3. 锥体系神经损害或大脑皮质局灶性功能障碍 可发生肢体瘫痪，如偏瘫或单瘫；局灶性功能障碍如出现失语、失明、不能站立及继发性癫痫等。

4. 脑神经及周围神经损害 如皮肤感觉障碍或缺乏，视神经萎缩和听神经损害。

【实验室及其他检查】

1. 血液 COHb 测定 取患者血液 1 ～ 2 滴，用蒸馏水 3 ～ 4ml 稀释，摇匀后再加 10% 氢氧化钠溶液 1 ～ 2 滴后混匀，若混合液为淡红色，则为阳性，正常血液呈绿色，本方法血 COHb 浓度高达 50% 时才呈阳性反应。分光镜检查可见 CO 特殊吸收带。

2. 脑电图检查 可见缺氧性脑病的波形。

3. 头部 CT 检查 脑水肿时可见脑部有病理性密度减低区。

【诊断要点】

根据 CO 接触史、急性中毒的症状和体征及血液 COHb 试验阳性，可以诊断为 CO 中毒。血液 COHb 测定是确诊有价值的指标，采取血标本一定要及时，否则离开现场后数小时 COHb 会逐渐消失。

【治疗要点】

（一）立即脱离中毒环境

将患者迅速转移到空气新鲜处，松解衣服，注意保暖，保持呼吸道通畅。

（二）纠正缺氧

必须迅速纠正组织缺氧，可用鼻导管或面罩吸氧，吸入氧气可加速 COHb 解离，促进 CO 排出。吸入氧气的压力高则 COHb 的解离速度快，CO 排出多。如当吸入新鲜空气时，由 COHb 释放出 CO 半量约需 4h；吸入纯氧时可缩短至 30 ～ 40min，吸入 3 个大气压的纯氧可短至 20min。

高压氧舱治疗能增加血液中溶解氧，提高动脉血氧分压，可迅速纠正组织缺氧，缩短昏迷时间和病程，预防迟发性脑病发生。

呼吸停止时应及时进行人工呼吸，或使用呼吸机。对危重患者可考虑换血疗法或血浆置换。

（三）生命脏器功能支持：

有严重冠心病患者，COHb 浓度大于 20%，则有心搏骤停危险，应进行心电监护，CO 中毒患者（无高压氧舱治疗指征）推荐给予 100% 氧治疗，直至 COHb 浓度降至 10% 以下；伴心肺基础病患者，建议给予 100% 氧治疗，直至 COHb 浓度降至 2% 以下。

（四）对症治疗

1. 控制高热和抽搐 对高热者可采用物理降温，体表用冰袋，头部用冰帽，使体温保持在 32℃左右，低温可降低脑代谢率，增加脑对缺氧的耐受性。必要时可用冬眠药物。有频繁抽搐，首选药为地西泮（安定）10 ～ 20mg 静注。

2. 防治脑水肿 脑缺氧可致血管扩张及渗透性增加，可引起脑水肿。严重中毒后脑水肿可在24～48h发展到高峰，应及时使用脱水疗法，最常用20%甘露醇250ml静脉滴注，每日2次，也可与呋塞米（速尿）联合或交替使用。必要时静脉给予地塞米松10～30mg/d。

3．促进脑细胞功能恢复 可补充脑细胞代谢需要的药物，常用的有ATP、细胞色素C、辅酶A和大剂量维生素C、维生素B等。

4．防治并发症及迟发性脑病 昏迷期间保持呼吸道通畅，定时翻身以防发生压疮和肺炎，出现低血压、酸中毒等时应给予相应处理。急性CO中毒患者苏醒后，应该休息观察2周，以防迟发性脑病和心脏后发症的发生。

【主要护理措施】

1．病情观察 对昏迷者定时测量生命体征，观察神志变化，记出入量及重病记录。对清醒者询问头痛、恶心、呕吐情况，均要了解COHb测定结果。

2．对神志清楚者给予吸氧，病室通风，使空气新鲜，遵医嘱用脱水剂或促进脑细胞功能恢复药物。

3．昏迷者

（1）按昏迷护理常规进行护理，参照本章第一节。

（2）迅速给患者吸高浓度（＞60%）高流量氧（8～10L/min），有条件可用高压氧舱治疗。呼吸停止者应做人工呼吸，备好气管切开包及呼吸机。

（3）高热惊厥者应遵医嘱给地西泮（安定）静脉或肌内注射，并给予物理降温，头戴冰帽，体表大血管处放置冰袋。

（4）保持呼吸道通畅，平卧，头偏向一侧，随时吸取口咽分泌物及呕吐物。

（5）药物护理：对脑水肿者遵医嘱给予20%甘露醇静脉快速滴注，以达脱水目的，并按医嘱静滴ATP、细胞色素C等。

（6）恢复期护理：患者清醒后仍要休息2周，可加强肢体锻炼，如被动运动、按摩、针灸，以促进肢体功能恢复。

（7）疾病知识指导：向患者及家属交代恢复期2个月内有可能发生迟发性脑病，并解释原因，使之及时发现来院治疗。

4．出院指导 无论病情轻或重，当患者出院时，应向家属、患者进行一氧化碳中毒的宣传，使之提高警惕，避免再次中毒。

【健康教育】

1．加强预防CO中毒的宣传 家庭用火炉要安装烟囱，使烟囱严密，不可漏气，应定期检查，并保持室内通风。

2．厂矿要认真执行安全操作规程，加强劳动防护 煤气发生炉和管道要经常维修以防漏气。应设置专人负责矿井下空气中CO浓度的监测和报警。负责厂矿的医务人员应检查并保证工人在进入高浓度CO环境内执行紧急任务时，戴好特制的CO防毒面具，系好安全带，并需要2人同时工作，以便彼此监护和互救。

我国规定车间空气中CO最高容许浓度为30mg/m^3，要定期测定有CO的车间及实验室（接触CO）空气中CO浓度。

3．预后 轻度中毒可完全恢复。重症昏迷时间过长者，常预后严重，合并迟发性脑病者恢复较慢，少数可发展为永久性后遗症。

小　结

1. CO中毒缺氧机制：① CO经呼吸道进入血液，与红细胞内血红蛋白结合形成稳定的碳氧血红蛋白（COHb）。由于CO与血红蛋白的亲和力比氧与血红蛋白的亲和力大得多，同时碳氧血红蛋白的解离较氧合血红蛋白的解离速度慢得多，故易造成碳氧血红蛋白在体内的蓄积，还影响氧合血红蛋白正常解离，从而更加导致组织和细胞缺氧。② CO还可抑制细胞色素氧化酶的活性，影响细胞呼吸和氧化过程，阻碍对氧的利用。以上这些因素更加重组织、细胞缺氧。最易受损器官是脑、心，对缺氧最敏感。

2. 诊断要点为CO接触史、急性中毒的症状和体征及血液COHb试验阳性。

3. 治疗要点为立即脱离中毒环境，迅速纠正组织缺氧，重者可缩短昏迷时间，还可预防迟发性脑病的发生。

4. 对昏迷患者按昏迷护理常规护理。患者清醒后应对患者及家属进行加强预防CO中毒的宣传。

思考题

急性CO中毒主要引起组织缺氧、脑缺氧的病理变化是什么？

第九章第三节思考题参考答案

（姚景鹏）

第四节　中　暑

学习目标

通过本节内容的学习，学生应能够：

◎ 识记

陈述中暑的概念及病因。

◎ 理解

归纳中暑的发病机制、临床表现、诊断要点及治疗要点。

◎ 运用

对中暑患者进行护理及健康教育。

中暑（heat illness）是指在高温和湿度较大的环境下引起体温调节中枢障碍、汗腺功能衰竭和水电解质过度丧失所致的疾病。根据发病机制不同，中暑可分为热（日）射病、热衰竭和热痉挛三种类型。

【病因和发病机制】

（一）病因

人体对高温环境是一种生理适应过程，一般经过 5 ～ 14 天便能逐渐增加对高温的耐受能力，表现为心排血量和出汗量增加。对环境高温适应能力不足是致病的主要原因。中暑的主要原因有：①环境温度过高，如在闷热夏季，特别在烈日暴晒下不戴帽劳动；②人体产热增加，如从事重体力劳动、发热、甲状腺功能亢进等；③散热障碍，如湿度大且通风不良、过度肥胖、穿不透气衣服等；④汗腺功能障碍，见于硬皮病、广泛皮肤烧伤后瘢痕形成等。

（二）正常体温调节及中暑发病机制

1．正常体温 是在下丘脑体温调节中枢控制下，使产热和散热平衡的结果，正常人腋窝温度一般维持在 36 ～ 37.4℃。①产热：人体热能来源主要是体内氧化代谢过程，全身运动如体力活动可使产热增加。②散热：常温下人体散热主要依靠辐射，其次是传导、对流及蒸发。在室温 15 ～ 25℃时，辐射是人体主要散热方式；如环境温度升高超过皮肤温度时，通过辐射及传导、对流进行散热发生困难，主要通过出汗及皮肤和肺泡表面的蒸发（呼吸加速）进行散热，人体深部组织的热量通过血液循环至皮下组织经扩张的皮肤血管散热。

2．体温调节功能障碍 在高温环境下，大量出汗仍不足以散热可致体温调节中枢功能障碍，汗腺功能衰竭致汗闭，可使体温迅速升高而发生热射病。

3．水、电解质代谢紊乱 高温环境下且通风不良时，出汗是主要散热途径，大量出汗常伴有水、电解质的丢失，若补充水盐不足，易导致脱水，血容量不足可引起周围循环衰竭的症状，称热衰竭；丢失盐过多且补充不足可引起肌肉痉挛，而发生热痉挛。

（三）高温对人体各系统的影响

中暑对人体损害主要是体温＞ 42℃时，对细胞产生直接损伤作用，引起酶变性，线粒体功能障碍，体内蛋白质可变性，且引起多数脏器功能障碍。

1．中枢神经系统抑制 高温对中枢神经系统起抑制作用，早期出现注意力不集中、反应迟钝、四肢无力；高热对大脑、脊髓的毒性作用严重，可快速致细胞死亡，继发脑水肿和局部出血、颅内压增高致昏迷。小脑浦肯野细胞更为敏感，常出现共济失调及辨距不良。

2．心脏负担加重 高温使人体皮肤血管扩张，血流加速，心排血量增加，而且大量出汗可引起血液浓缩及黏稠度增高，均可造成心脏负担加重，最终易导致心排血量降低。高热能引起心肌缺血、坏死，促发心力衰竭、心排血量降低。

3．其他 高热致严重脱水，使心排血量降低时，可使肾血流量减少，肾小球滤过率下降易致肾衰竭。严重中暑患者肺血管内皮受热损伤会发生 ARDS，且发病 2 ～ 3 天可出现肝坏死、弥散性血管内凝血。

【病理】

小脑、大脑皮质神经细胞坏死，浦肯野细胞更明显，心肌细胞可有坏死、出血及溶解；肝小叶中心坏死；肾缺血及肾小管退行性变。

【临床表现】

中暑可分为以下几型，但常混合存在。

（一）热衰竭（中暑衰竭）

此为最常见的一种，常发生于老年人、产妇及尚未能适应高温气候和环境者。多由于大量出汗导致水、盐丢失，补充液体不足，使血液浓缩及外周血管扩张引起血容量不足。主要表现为皮肤苍白、多汗、疲乏无力、眩晕、恶心、呕吐，可有明显脱水征，如脉搏细数、血压下降、直立性晕厥，体内多无过量热蓄积，一般体温基本正常或轻度升高。检查可有血液浓缩、高钠血症及轻度氮质血症和肝功能异常。如不治疗可发展为热射病。

（二）热痉挛（中暑痉挛）

在高温环境下进行强体力劳动或剧烈活动，大量出汗后出现肌肉痉挛，多在活动停止后发生，好发生在四肢肌肉和腹肌，以腓肠肌为著，常呈对称性，多持续 3min 后缓解，时发作时缓解。体温多正常，症状出现可能与严重低钠和过度通气有关。血清钠降低。可为热射病的早期表现。

（三）热射病（中暑高热）

这是一种严重急症，表现为高热（＞ 40℃）及神志障碍。临床分为劳力性和非劳力性，劳力性主要是高温环境下内源性产热过多，非劳力性为体温调节功能障碍。

1．劳力性　在高温环境下、湿度大、通风不良，进行重体力劳动或过度运动时易发生。患者多为平素健康年轻人，多在劳动或活动数小时后发病，患者常表现为大量出汗、心率加快、体温迅速升高、神志逐渐模糊、谵妄、昏迷，伴抽搐、血压下降、呼吸浅速等。患者可发生横纹肌溶解、脑水肿、肺水肿、弥散性血管内凝血及肝肾衰竭。

2．非劳力性　在高温环境下，多见于通风不良的老年人、偏瘫或慢性病者，表现为皮肤干燥、颜面发红、无汗，直肠温度多在 41℃以上，神志模糊，逐渐发生昏迷，瞳孔对称缩小，终末期散大。严重者可出现休克、心律失常、心力衰竭、肺水肿、脑水肿，常在发病后 24h 左右死亡。

头部直接受太阳辐射引起的热射病称日射病。

【实验室及其他检查】

热射病白细胞总数和中性粒细胞比例增高，严重病例可出现肝、胰、肾及横纹肌损害改变，如尿常规可见蛋白及管型，血尿素氮、乳酸脱氢酶等增高。热痉挛时血清钠、氯降低。热衰竭时可有高钠血症。怀疑颅内出血或感染时，应作脑 CT、脑脊液检查。

【诊断要点】

根据患者所处季节环境温度，如炎热暑天或高温条件下工作，再结合临床表现，诊断不难。

【治疗要点】

（一）热衰竭和热痉挛

将患者转移到阴凉通风处休息，用冰水或冰袋擦浴，热痉挛患者口服凉盐水和含盐饮料或静脉注射生理盐水，可迅速好转。有循环衰竭者由静脉补给生理盐水并加葡萄糖液和氯化钾。一般患者在 30min 至数小时内即可恢复。

（二）热射病

必须积极治疗，迅速采取各种降温措施，而且降温速度决定患者预后，要求 1h 内使直肠温度降至 37.8 ～ 38.9℃为宜，若抢救不及时，死亡率可高达 5% ～ 30%。

1．体外、体内降温　用冰袋或冰水、乙醇擦浴；头部戴冰帽，颈、腋下、腹股沟等处放置冰袋；同时按摩四肢及躯干皮肤，促进血液循环以加速散热。肛温降至 38℃时应暂停降温。体外降温无效者，用冰盐水进行胃或直肠灌洗，也可用 20℃或 9℃无菌生理盐水进行腹膜或血液透析。

2．药物降温　氯丙嗪有调节体温中枢功能，扩张血管，加速散热，降低代谢及耗氧量，有协助物理降温作用，但应避免寒战作用。用法：氯丙嗪 25 ～ 50mg 加入 5% 葡萄糖盐水 250 ～ 500ml 静脉滴注，1 ～ 2h 内滴完。用药过程中要严密观察体温、血压、心率等变化。收缩压下降至 90mmHg 时，应减药或停药。

3．并发症治疗　有癫痫发作者可静脉输注地西泮，昏迷者应进行气管内插管，保持呼吸道通畅并给氧，酌情用抗生素，防治感染。脱水、酸中毒者应补液、纠正酸中毒。并发休克、脑水肿、心力衰竭、急性肾衰竭或弥散性血管内凝血时，应给予相应及时治疗。纠正休克时应静脉输注生理盐水或林格液，必要时用异丙肾上腺素升高血压，勿用血管收缩剂，以防影响皮肤散热。降温期间应连续监测体温，观察尿量及动脉血气分析结果。

【主要护理措施】

1．病情观察 依据病情轻重给予相应观察。如神志清楚、生命体征稳定，可观察出汗多少、有无双侧小腿痉挛。对昏迷者则应定时测生命体征，观察意识状态及体温的变化，记出入量，做重病记录。

2．症状护理

（1）双下肢腓肠肌发作痉挛时，协助患者按摩局部以减轻疼痛。

（2）对昏迷者按昏迷护理常规进行护理，如头偏向一侧、吸痰、翻身、拍背、保持呼吸道通畅，做好口腔、皮肤清洁，预防感染。

（3）高热者需物理降温，用冰水或乙醇全身擦浴，同时按摩四肢、躯干皮肤，使之发红充血以促进散热，大血管处可放置冰袋。多同时使用氯丙嗪，可遵医嘱静脉滴注，并注意观察该药副作用，如易使血压下降，应定时测血压；由于高热可对脑、心、肺、肾等重要脏器造成严重损伤，故对热射病患者要求 1h 内使直肠温度降至 37.8 ～ 38.9℃，但测肛温若达 38℃应暂停降温治疗，如体温回升，可再次进行降温治疗。

（4）对惊厥者可遵医嘱用地西泮（安定）静脉或肌内注射，使用开口器以防舌被咬伤。

3．保持病室凉爽 室温以 20 ～ 25℃为宜，室内要通风，且可利用空调及病床下可放置冰块。

4．输液护理 对老年人及原有心脏病者，输液速度要适中，避免发生左心衰竭。

【健康教育】

1．加强防暑降温的宣传 夏季向居民介绍防暑知识，炎热天气应穿宽松、透气、浅色服装，避免穿紧身衣裤，适当补充防暑饮料。居住处要通风，降低室温。外出戴防晒帽，老年人、产妇、体弱及慢性病者对高温气候耐受性差，应给予较好照顾，出现中暑症状应及时治疗。

2．高温车间防暑措施 各单位医护人员在夏季到来前应为工作人员做体格检查，发现心脏病、高血压、肝肾疾病等慢性病患者及年老体弱者，不应让其从事高温作业。医务室工作人员应定期下车间巡回医疗，指导工人要合理补盐、补水，必要时减轻他们的工作量。

高温车间应不断提高自动化操作水平，减轻重体力劳动；改善劳动条件，加强隔热、通风等降温措施；补充含盐饮料，每位工人每天供水 4 ～ 5L，盐 10g 左右，饮食中增加维生素 C 的含量。

3．夏季田间劳动防暑措施 农民在地里劳动必须戴草帽，劳动时间不要持续太长，劳动间歇时应到阴凉处休息。出汗较多时应补充凉盐水，不可单独饮井水或白开水。

4．预后 年老体弱或伴慢性病的重症中暑者，特别是热射病（中暑高热），若抢救不及时，死亡率较高，常介于 20% ～ 70%，50 岁以上患者可高达 80%。体温升高程度及持续时间与病死率直接相关，昏迷超过 6 ～ 8h 或出现弥散性血管内凝血者预后不良。中暑后能及时诊断、及早治疗，一般短期即可恢复。

小　结

1．中暑是指在高温和湿度较大的环境下引起体温调节中枢障碍、汗腺功能衰竭和水电解质过度丧失所致的疾病。

2. 中暑发病机制为在高温环境下，大量出汗仍不足以散热可致体温调节中枢功能障碍，汗腺功能衰竭致汗闭，可使体温迅速升高而发生热射病；高温环境下且通风不良时出汗是主要散热途径，大量出汗常伴有水、盐的丢失，若补充水盐不足，易导致脱水，血容量不足可引起周围循环衰竭的症状，称热衰竭；丢失盐过多且补充不足可引起肌肉痉挛，而发生热痉挛。

3. 中暑治疗要点 ①体内、体外降温：肛温降至38℃时应暂停降温。体外降温无效者，用冰盐水进行胃或直肠灌洗，也可用20℃或9℃无菌生理盐水进行腹膜或血液透析。②药物降温：氯丙嗪有调节体温中枢功能，降低代谢及耗氧量，有协助物理降温作用。③并发症治疗：酌情用抗生素，防治感染。对脱水、酸中毒者应补液、纠正酸中毒等。

4. 护理中教育人群在高温车间的防暑措施及夏季田间劳动的防暑措施。

（姚景鹏）

第五节　镇静催眠药中毒

学习目标

通过本节内容的学习，学生应能够：

◎ 识记

说出镇静催眠药中毒及戒断综合征的定义、病因及发病机制。

◎ 理解

归纳急性及慢性镇静催眠药中毒的临床表现、诊断要点及治疗要点。

◎ 运用

对急性及慢性镇静催眠药中毒患者施行护理措施。

镇静催眠药是一类具有镇静和催眠作用的药物，该类药物对中枢神经系统有抑制作用，小剂量引起镇静，过大剂量可麻醉全身，包括延脑中枢。镇静催眠药中毒（sedative-hypnotic poisoning）是由于服用过量的镇静催眠药而导致的一系列中枢神经系统过度抑制的病症。急性中毒是由一次服用大剂量镇静催眠药引起。慢性中毒是指长期滥用催眠药，可引起耐药性和依赖性的各种症状。

长期滥用催眠药物，突然停药或快速减量可引起戒断综合征。

【病因和发病机制】

（一）病因

20世纪50年代以前常用镇静催眠药是巴比妥类，但易产生耐药性及依赖性，长期应用可产生慢性中毒。20世纪50年代以后开始使用非巴比妥类药物。20世纪60年代开始用苯二氮䓬类药物，目前此类药几乎取代大部分镇静催眠药。临床使用的镇静催眠药可分为以下几类：

1．苯二氮䓬类 是目前临床应用最广的镇静催眠药，并有抗焦虑作用，其优点是对呼吸影响小，嗜睡、乏力等副作用轻。大致分三类：

（1）长效类（半衰期＞30h）：地西泮（安定）、氯氮䓬（利眠宁）、氟西泮（氟安定）。

（2）中效类（半衰期 6～30h）：奥沙西泮（舒宁）、阿普唑仑（佳静安定）、艾司唑仑（舒乐安定）

（3）短效类：三唑仑。

2．巴比妥类 巴比妥类药物不良反应大，安全性差，作为镇静催眠药目前应用较少，本类药是广谱抗惊厥药。

（1）长效药：巴比妥、苯巴比妥（鲁米那）。

（2）中效药：戊巴比妥、异戊巴比妥。

（3）短效药：硫喷妥钠、司可巴比妥（速可眠）。

3．非巴比妥非苯二氮䓬类（中效至短效） 水合氯醛、甲喹酮（安眠酮）、格鲁米特（导眠能）、甲丙氨酯（眠尔通）。

4．吩噻嗪类（抗精神病药） 指治疗各种精神症状及各类精神病的药物。吩噻嗪类药物按不同的侧链结构，可分为 3 类：①脂肪族，如氯丙嗪；②哌啶类，如硫利达嗪（甲硫达嗪）；③哌嗪类，如奋乃静、氟奋乃静、三氟拉嗪。

（二）发病机制

1．中毒 镇静催眠药物均具有脂溶性，脂溶性强的药物易迅速穿过血脑屏障，作用于中枢神经系统。各类镇静催眠药物引起中毒的机制分述如下：

（1）苯二氮䓬类：近年来研究认为苯二氮䓬类药物对中枢神经系统的抑制作用与增强 γ-氨基丁酸（GABA）能神经功能有关。在神经突触后膜表面有由苯二氮䓬受体、GABA 受体及氯离子通道组成的大分子复合物，该类药与突触后膜上的苯二氮䓬受体结合后，增强 GABA 与其受体结合的亲和力，激活 GABA 受体，使氯离子通道开放，结果增强 GABA 能神经对突触后的抑制功能。

（2）巴比妥类：也有促进 GABA 能神经抑制效应的作用，但巴比妥类与苯二氮䓬类在中枢神经系统的作用又有所不同，苯二氮䓬类主要选择性作用于边缘系统，影响情绪和记忆力；巴比妥类主要作用于网状结构上行激活系统而引起中枢抑制，发生意识障碍，且巴比妥类随剂量加大而抑制作用相继加深，由镇静、催眠、麻醉以至延脑中枢麻痹。

（3）非巴比妥类非苯二氮䓬类：对中枢神经系统作用与巴比妥类相似。

（4）吩噻嗪类药物：主要作用于网状结构，以减轻焦虑紧张、幻觉妄想和病理性思维等精神症状。这类药物中毒被认为是抑制中枢神经系统多巴胺受体，减少邻苯二酚胺的生成所致。

2．耐受性、依赖性和戒断综合征 各类镇静催眠药都可产生耐受性、依赖性，也均可产生戒断综合征，发生机制尚未完全阐明。长期服用苯二氮䓬类药物可使苯二氮䓬类受体减少，表现为用药剂量逐渐增加以维持疗效，是发生耐受的原因之一。长期服用苯二氮䓬类药物突然停用时，发生苯二氮䓬类受体密度上调而出现戒断综合征。巴比妥类、非巴比妥类以及乙醇发生耐受性、依赖性和戒断综合征的情况更为严重。

【临床表现】

（一）急性中毒

1．巴比妥类中毒 一次服用大剂量巴比妥类引起中枢神经系统抑制，症状严重程度与该类药物剂量有关。

（1）轻度中毒：患者嗜睡，可以唤醒，有判断力和定向力障碍，情绪不稳定，注意力不集中，记忆力减退，步态不稳，语言含糊不清，眼球震颤。各种反射存在，体温、脉搏、呼吸、血压正常。

(2) 重度中毒：进行性中枢神经系统抑制。①由嗜睡渐步入浅昏迷至深昏迷，深昏迷早期可有肌张力增强、腱反射亢进，后期全身肌肉松弛，各种反射消失；②呼吸浅而慢，渐变为不规则或呈潮式呼吸甚至呼吸停止；③抑制延髓血管运动中枢，可出现低血压至发生休克、体温下降等；④长期昏迷可并发肺部感染、脑水肿、肾衰竭。

2．苯二氮䓬类中毒　中枢神经系统抑制较轻，可有嗜睡、意识模糊、口齿不清、共济失调，很少出现长时间的昏迷和呼吸抑制。若存在，应想到可能与其他镇静催眠药联合使用。

3．非巴比妥非苯二氮䓬类中毒　其表现与巴比妥类中毒类同。但又各有特点：如水合氯醛中毒可有心律失常、肝肾功能损害；格鲁米特中毒意识障碍有周期性波动，有抗胆碱能神经症状，如瞳孔散大等。

4．吩噻嗪类中毒　最常见的是锥体外系反应，其表现为：①震颤麻痹综合征；②静坐不能；③急性肌张力障碍反应，如斜颈、吞咽困难、牙关紧闭等。此外在治疗过程中尚有直立性低血压、尿潴留等发生。对氯丙嗪类药物过敏者，可出现剥脱性皮炎、粒细胞缺乏及胆汁郁积性肝炎。

此外，这类药物有抗胆碱能作用，常出现心动过速、高热、肠蠕动减少；又有对 α 肾上腺素能阻滞作用，故常导致血管扩张及血压降低。大剂量中毒后，表现为昏迷、呼吸抑制等。

（二）慢性中毒

长期服用大量催眠药的患者可发生慢性中毒，除有轻度中毒症状外，常伴有精神心理变化，包括：①智能障碍，如工作、学习能力的减退，记忆力、计算力、理解力下降；②人格变化，如对家庭和社会失去责任感及丧失进取心等精神心理变化；③意识障碍和轻躁狂状态，出现一时性躁动不安或意识模糊状态，言语兴奋及欣快感等。

（三）戒断综合征

长期服用大剂量镇静催眠药的患者，突然停药或迅速减药量时，可发生戒断综合征。主要表现为自主神经兴奋性增高和神经精神症状。一般患者用药量多在治疗量 5 倍以上，持续用药时间超过 1 个月，用药量越大，用药时间越长，则突然停药者出现的症状越严重。主要表现如下：

1．轻症　停药后 1 天或数日内出现焦虑、易激动、头痛、失眠、厌食、无力及肌肉震颤等症状，2 ～ 3 天后达高峰，还有恶心、呕吐、肌肉痉挛等表现。滥用苯二氮䓬类药物者突然停药后发病较晚，症状较轻，以焦虑、失眠为主。

2．重症　突然停药后 1 ～ 2 天，或 7 ～ 8 天后出现癫痫样发作，可发作一次、几次，甚至可呈癫痫状态。有时出现以幻觉、妄想、定向力丧失、高热为特征的谵妄等，数日至 3 周内恢复。滥用巴比妥类药物者，突然停药后发病早且常见，表现为重症，可出现癫痫发作及轻躁狂状态。

【实验室及其他检查】

1．血液、尿液、胃液中药物浓度测定　检查结果对诊断有帮助。

2．动脉血气分析　呼吸受抑制时动脉二氧化碳分压（$PaCO_2$）可能升高。

3．血液生化检查　对昏迷者应查血糖、电解质、尿素氮、肝功能等。

【诊断要点】

1．急性中毒　有服用大量镇静催眠药物史，临床表现有意识障碍、呼吸抑制及血压下降，并有血液或尿液或呕吐物中药物检测等证据，确诊不难，但应注意与糖尿病酮症酸中毒、尿毒症、肝性脑病、脑出血、脑膜炎等昏迷者鉴别。

2．慢性中毒　有长期滥用大量催眠药史，出现轻度精神症状应考虑为慢性中毒；若为突然停药或急速减药量后出现焦虑、失眠或癫痫发作、幻觉、谵妄等，可能为戒断综合征。

3．戒断综合征 有长期滥用大量催眠药史，一般患者用药量多在治疗量5倍以上，持续用药时间超过1个月，用药量越大，出现焦虑、失眠或癫痫发作的症状等。

【治疗要点】

（一）急性中毒

1．清除毒物 包括未吸收及已吸收的毒物。

（1）洗胃：口服者可用1∶5000高锰酸钾或活性炭吸附剂充分洗胃，洗胃后灌入硫酸钠泻药，以清除进入肠道的毒物。镁离子对中枢神经系统有抑制作用，故不宜使用硫酸镁。

（2）碱化尿液与利尿：采用呋塞米和碱性液，每天可静滴5%碳酸氢钠100～200ml，使尿液碱化有利于巴比妥类药物排出。

（3）血液净化疗法：服药剂量大、症状严重者，可考虑做血液透析或血液灌流，但仅对苯巴比妥类药物、格鲁米特、甲喹酮及吩噻嗪类中毒有效，对苯二氮䓬类药物中毒无效。

2．特殊解毒剂 巴比妥类药物中毒无特效解毒药。苯二氮䓬类拮抗剂为氟马西尼，该药物通过竞争抑制苯二氮䓬受体而阻断苯二氮䓬类药物的作用，剂量为0.2mg，缓慢静脉注射，必要时可重复给药。

3．对症治疗

（1）维持昏迷患者重要器官功能：①保持呼吸道通畅，必要时做气管插管或气管切开，呼吸麻痹时可应用呼吸机，呼吸有明显抑制者可用中枢兴奋药，如尼可刹米；②维持血压及心脏监护，急性中毒者血压降低多由于血管扩张，应补充血容量，必要时用升压药，多为适量多巴胺，发现心律失常可给予及时处理；③促进意识恢复，可给予葡萄糖和纳洛酮，纳洛酮对促醒有一定疗效；④输液或鼻饲保证营养。

吩噻嗪类药物中毒无特效解毒剂，治疗以对症和支持疗法为主。

（2）治疗并发症：合并肺部感染者应选用抗生素，有肾衰竭表现如已处于无尿期，应注意水、电解质平衡。

（二）慢性中毒

逐渐减药至停用催眠药物，可伴随心理治疗。

（三）戒断综合征

用足量镇静催眠药控制戒断症状，如地西泮10～20mg或苯巴比妥1.7mg/kg，每小时一次肌内注射控制戒断症状至消失，由此算出一天用药总量，再分成3～4次口服，稳定2～3天后，逐渐减药至停药，共需10～15天。

【护理】

（一）护理评估

1．入院原因、身体评估 患者被送至急诊室者处于焦虑、头痛、全身肌肉发作性震颤或已处昏睡、昏迷、谵妄，应询问陪护人员发现患者时的精神、意识状态，呼吸深浅快慢，有无癫痫样发作，患者身旁有无呕吐物、药瓶。向家属了解患者平日是否每天睡前服用催眠药、服用剂量，患者对服催眠药曾有何想法，是否想停用，有否精神疾病而需要每天服用镇静药，近日来患者在工作单位或家庭中有无不愉快的事情而情绪异常。

身体评估注意意识状态，测体温、血压、脉搏、心率、呼吸速率，呼吸道是否通畅，有无肌肉震颤。

2．辅助检查 检测患者血、尿、呕吐物中有无镇静催眠药。

3．心理社会资料 急性中毒原因可能常见于2种情况，一种是自杀，患者多处于应激状态中，不能自拔与解脱，其内心极度痛苦。另一种可能是精神异常，由于服药过多所致。

慢性中毒者多因失眠而长期服催眠药，工作学习越紧张服药越多，造成长期过量服药。失眠原因多与情绪不良、精神过度紧张有关，患者常不知道或不愿意用非药物方法治疗失眠。

戒断综合征患者突然停药或大量减药，其原因可能为患者自动停用，或家属强迫患者停用，总之，与患者、家属知识缺乏有关。

（二）主要护理诊断

1．意识障碍：昏迷　与镇静催眠药作用于中枢神经系统有关。

2．低效性呼吸型态　与该类药物抑制呼吸中枢有关。

3．组织灌注量改变：休克　与该类药作用于血管运动中枢有关。

4．知识缺乏：缺乏对镇静催眠药的使用知识。

（三）护理计划及评价

焦虑伴肌肉震颤　与催眠药快速减量引起轻症戒断综合征有关

1．护理目标

（1）患者焦虑、肌肉震颤减轻至消失。

（2）患者、家属理解由于快速减催眠药引起的不适，并学会逐渐减量。

2．护理措施

（1）病情观察：定时测量生命体征，观察意识状态及焦虑程度，观察肌肉震颤范围及程度。

（2）评估焦虑程度、说明焦虑原因：患者表现烦躁，易激惹，能遵从别人劝告，多为中度焦虑；患者感到孤独无助，有幻觉，过度换气，不听从别人指导，多为重度焦虑。了解患者的表现以决定焦虑水平。向患者家属说明患者处于焦虑状态，其原因与快速减催眠药有关，通过治疗慢慢会好转。

（3）活动与休息交替：卧床休息、心情平静很重要，下床活动时要有人陪伴，以防跌倒。

（4）创造安全与安静环境：病室内外尽量减少噪声，医护人员与患者谈话要简单明了，减少对患者的不良刺激，室内外活动环境应安全，如走廊有把手、地面要防滑。

（5）日常自理活动护理：患者四肢肌肉震颤明显时，要协助其完成洗漱、进食、入厕等自理活动，一旦肌肉震颤减轻，尽量由患者自己完成，护理人员要在旁边陪护。

（6）药物护理：遵医嘱给予催眠药肌内注射，待症状消失后改为口服，稳定 2 ～ 3 天，之后逐渐减药约需 10 天。

（7）出院指导：向患者、家属再次嘱咐催眠药用量大时不可快速减药，以免引起戒断综合征。由于失眠使用催眠药时，可在晚上用热水泡脚，睡前听轻松音乐或室外散步 0.5 ～ 1h，使精神放松可促进睡眠。

3．护理评价

（1）患者焦虑、肌肉震颤已消失。

（2）患者、家属学会逐渐减催眠药。

【健康教育】

1．向失眠者普及改善失眠的常识　失眠者自身因素常为过度紧张或强脑力劳动，或精神受到应激源刺激而处于焦虑、抑郁、恐惧之中，以上均可使大脑功能紊乱，午睡时间过长或夜尿过多也可致失眠，环境因素多为外界吵闹、噪声使患者不能入睡。

改善方法：脑力过度疲劳或处于应激状态者，晚上要做些轻松的工作，睡前淋浴或用热水洗脚，睡前可喝热牛奶一杯，禁饮有兴奋作用的饮料。另外，白天坚持锻炼，每周 3 ～ 4 次，每次半小时，运动种类可为步行、慢跑、体操等，对减轻应激反应、促进睡眠有一定帮助。保持睡眠的规律性是重要的，按时上床、早睡早起有利于健康。夜尿多者应在晚上限制液体入量，睡前如厕。午睡半小时左右较合适。环境噪声干扰入睡者，可关闭门窗，听轻松音乐或录音故事，放松全身肌肉、做深呼吸，慢慢可以入睡。偶尔服用催眠药是可以的，但不能长期服用，失眠者应以采取心理及物理疗法为主。

2．对已服用催眠药患者的指导　向患者解释长期服用各类催眠药均可产生耐受性，一般

1～2周药效降低，需加大剂量，久用后会产生依赖性，有精神依赖（睡前必服）及躯体依赖（不服药睡不着），且在治疗剂量时常有不良反应发生如轻度头晕、乏力、困倦，少数人服用后可引起多梦、情绪低落，巴比妥类药物还易引起粒细胞减少、对肝肾功能有不良影响。嘱咐患者首先不要长期服用催眠镇静药，已服用者在撤药过程中要逐渐减量，严防突然停药。

3．药物管理及预后 药房、医护人员对镇静催眠药保管、处方、使用管理要严格，家庭中有情绪不稳定或精神不正常者，家属对该类药物一定要妥善保管，以免发生意外。

轻度中毒无需治疗可以恢复，中度中毒经治疗一般1～2天可恢复，重度中毒可能需要3～5天才能清醒，死亡率低于5%。

小 结

1．镇静催眠药中毒是由于服用过量的镇静催眠药而导致的一系列中枢神经系统过度抑制的病症。急性中毒是指一次服用大剂量镇静催眠药。慢性中毒是指长期滥用催眠药，可引起耐药性和依赖性的各种症状。长期滥用催眠药物，一般患者用药多在治疗量5倍以上，时间超过1个月，突然停药或快速减量，可引起戒断综合征。

2．镇静催眠药中毒机制为，镇静催眠药物均具有脂溶性，作用于中枢神经系统。

苯二氮䓬类作用机制为，苯二氮䓬类药物与突触后膜上的苯二氮䓬受体结合后，增强GABA与其受体结合的亲和力，使氯离子通道开放，结果增强GABA能神经对突触后的抑制功能。

3．长期服用大量催眠药的患者可发生慢性中毒，除有轻度中毒症状外，常伴有精神心理变化，包括智能障碍、人格变化、意识障碍和轻躁狂状态。

4．急性中毒清除毒物的方法有洗胃、碱化尿液与利尿及血液净化疗法；苯二氮䓬类拮抗剂为氟马西尼。

5．会实施中毒昏迷患者病情监测及护理常规；向患者及家属普及改善失眠的方法。

（姚景鹏　李湘萍）

第十章　传染病患者的护理

第一节　概　述

学习目标

通过本节内容的学习，学生应能够：

◎ 识记

列举感染过程中的5种表现、传染病流行过程的基本条件。

◎ 理解

总结传染病的基本特征及临床特征，隔离、消毒基本知识。

◎ 应用

1．运用所学传染病的预防知识对常见传染病作出预防计划。

2．在传染病护理工作中正确执行隔离、消毒措施。

3．运用常见症状的护理程序于传染病患者的整体护理中。

传染病（communicable diseases）是由各种病原微生物（如细菌、病毒、立克次体、螺旋体、朊病毒、支原体等）和寄生虫（原虫、蠕虫）等感染人体后所引起的一组具有传染性、在一定条件下可造成流行的疾病。感染性疾病是指由病原体感染所致的疾病，包括传染病和非传染性感染性疾病。

传染病是对人类健康危害很大的一组疾病，历史上天花、鼠疫的流行夺去了很多人的生命。目前霍乱仍在世界各国流行，造成了巨大的损失。新中国成立前，我国卫生条件差，人民生活水平低，一些传染病如天花、霍乱、血吸虫病、疟疾、脊髓灰质炎等广泛流行。新中国成立后，我国实行了预防为主、防治结合的卫生方针，有些传染病如天花已经被消灭，有些传染病如脊髓灰质炎、麻疹、白喉、百日咳等发病率也明显下降，传染病已不再是我国引起死亡的首要原因。但也有一些传染病，如病毒性肝炎、感染性腹泻、肾综合征出血热、狂犬病、结核病等仍广泛存在；已被消灭的传染病仍有死灰复燃之可能；与此同时，又新出现一些新的传染病如艾滋病、军团菌病、非典型性肺炎等，甲型N_1H_1流感也多次流行；国外流行的传染病如埃博拉出血热、朊病毒病等亦有可能传入我国，因而对传染病的防治工作不能放松。

传染病护理在传染病防治工作中具有不可缺少的、重要的作用，护理专业的学生必须学习、掌握传染病的相关知识，如病原学、流行病学、临床表现、预防、消毒及隔离的基本理论知识和技能，并将整体护理的理论运用于传染病护理实践中，作好传染病患者的整体护理，促进患者早日康复。并且传染病护理在传染病预防、控制其流行和传播中也起着至关重要的作用，作为护理人员，除作好临床护理工作外，还应积极开展宣传、教育，使广大群众掌握传染病的防治知识，以便最终控制、消灭传染病。

【感染与免疫】

（一）感染的概念

感染（infection）是病原体侵入人体后与人体相互作用或斗争的过程。构成传染和感染过程必须具备三个因素，即病原体、人体和它们所处的环境。在漫长的进化过程中，有些病原体与人体宿主之间达到了互相适应、互不损害的平衡状态，如肠道中的大肠埃希菌。但大多数病原体与人体宿主之间是不相适应的，因而引起双方之间的斗争，由于斗争的结果各异，因而产生了感染过程中的各种不同表现，而临床表现明显的感染性疾病只不过是各种不同的表现之一。

（二）感染过程的表现

病原体通过各种途径进入人体，就开始了感染过程，感染后的表现主要取决于病原体的致病力和机体的防御能力，同时也受当时外界环境及治疗措施的影响。此过程可产生以下 5 种不同结局：

1．病原体被清除 病原体侵入人体后，可被人体的非特异性免疫屏障如皮肤及黏膜的屏障作用、胃酸的杀菌作用等所清除；亦可被人体的特异性被动免疫（如来自母体经胎盘传给胎儿的抗体或人工注射的抗体）所中和；还可被由预防注射或感染后获得的特异性主动免疫而清除，人体不产生病理变化，也无临床症状。

2．隐性感染 又称亚临床感染，是指病原体侵入人体后，仅引起机体发生特异性免疫应答，而不引起或只引起轻微的组织损伤，因而无明显症状、体征，甚至无生化改变，只有通过免疫学检查才能检出特异性抗体。在大多数传染病中隐性感染多见，如流行性乙型脑炎、脊髓灰质炎等。隐性感染过程结束后，大多数人可将病原体完全清除，并获得程度不等的特异性主动免疫。但亦有少数隐性感染者未能将病原体完全清除，病原体持续存在于体内，称为无症状携带者，如伤寒、乙型肝炎等，成为某传染病的重要传染源。

3．显性感染 又称临床感染，是指病原体侵入人体后，不但引起机体发生免疫应答，而且通过病原体本身的作用和（或）机体的变态反应，导致组织损伤，引起病理改变，出现临床表现而发病。在大多数感染性疾病中，显性感染仅占全部受感染者的一小部分，仅少数传染病（如麻疹），大多数感染者表现为显性感染。显性感染过程结束后，病原体被清除，感染者可获得稳定而持久的免疫力，而不易再受感染，如麻疹、甲型肝炎、伤寒等。但也有些传染病感染后免疫力不巩固，易再感染而发病，如细菌性痢疾。也有少部分患者成为病原携带者，称为恢复期病原携带者。

4．病原携带状态 病原体在人体内生长、繁殖，而人体并不出现疾病的临床表现，但能携带或排出病原体，称为病原携带状态。按病原体种类不同可分为带病毒者、带菌者及带虫者；按其发生于显性感染还是隐性感染之后，分别称为恢复期或健康病原携带者；携带病原体时间持续 3 ~ 6 个月以下或以上则称为急性或慢性携带者。由于病原携带者持续排出病原体而不表现临床症状，不易被人们注意，故成为许多传染病的重要传染源，如伤寒、痢疾、霍乱、乙型肝炎等。

5．潜伏性感染 病原体感染人体后，寄生在机体某些部位，由于机体的免疫功能足以将病原体局限化，但不能将其从这些组织中进一步清除出去或消灭掉，病原体便长期潜伏在组织中。当人体免疫功能减低时，原已潜伏在人体内的病原体便乘机繁殖，引起发病。常见的潜伏性感染如带状疱疹、疟疾、结核等。潜伏性感染期间病原体一般不排出体外，这是与病原携带者不同之处。

上述感染的 5 种表现形式，在不同传染病可有所不同，一般而言以隐性感染最常见，病原携带者次之，显性感染比例最低，但一旦出现则最容易识别。5 种表现形式也不是一成不变的，在一定条件下可以互相转变。

（三）感染过程中病原体的致病作用

病原体侵入人体后能否引起疾病，与病原体的致病能力及人体的免疫功能两方面因素有关。病原体的致病力包括以下几方面：

1．侵袭力　侵袭力是指病原体侵入机体并在机体内生长、繁殖的能力。有的病原体可直接侵入人体（如钩端螺旋体），有些细菌（如霍乱弧菌）需先黏附于肠黏膜表面才能定植下来产生肠毒素，一些病毒则常通过与细胞表面的受体结合再进入细胞内，阿米巴原虫通过其半乳糖黏附素而黏附于结肠黏膜细胞上。

2．毒力　毒力由毒素和其他毒力因子所组成。毒素包括内毒素和外毒素。内毒素通过激活单核巨噬细胞系统释放细胞因子而起作用。外毒素通过与靶器官的受体结合，进入细胞内而起作用。毒力因子中，有些具有穿透能力，如钩虫丝状蚴；有些具有侵袭能力，如志贺菌；有些具有溶组织能力，如溶组织阿米巴原虫。

3．数量　在同一传染病中，入侵病原体的数量一般与致病能力成正比。但在不同传染病中，能引起疾病发生的最低病原体的数量差别很大，如伤寒发病需要 10 万个菌体，而细菌性痢疾仅需要 10 个菌体。

4．变异性　病原体可因环境、药物或遗传等因素而产生变异，变异的结果可使病原体的毒力增强或减弱。

（四）感染过程中机体的免疫应答作用

机体的免疫应答对感染过程的表现和转归起着重要作用。免疫应答分保护性免疫应答和变态反应两大类。保护性免疫应答有利于机体抵抗病原体入侵与破坏，变态反应促进病理生理过程和组织损伤。保护性免疫应答分非特异性与特异性免疫应答。变态反应均是特异性免疫应答。

1．非特异性免疫　非特异性免疫是人体对入侵的各种病原体以及其他异物的一种清除机制，又称先天性免疫或自然免疫。包括：

（1）天然屏障：有外部屏障，即皮肤、黏膜及其分泌物，如气管黏膜上的纤毛、溶菌酶等；内部屏障，如血脑屏障和胎盘屏障等。

（2）吞噬作用：单核巨噬细胞系统具有非特异的吞噬功能，可清除体液中的颗粒状病原体，包括血液中游走的大单核细胞和肝、脾、淋巴结及各种粒细胞等。

（3）体液因子：包括补体、溶菌酶及单核巨噬细胞和淋巴细胞被激活而释放的多种细胞因子（如白细胞介素、干扰素、肿瘤坏死因子等），可直接或通过免疫调节作用而清除病原体。

2．特异性免疫　特异性免疫是指人体对抗原识别后产生的针对该抗原的免疫反应，这种免疫力只对该抗原有作用，对其他抗原无作用，故特异性免疫通常只针对一种传染病。感染后的免疫通常都是特异性免疫，且是主动免疫。通过细胞免疫和体液免疫的相互作用而产生的免疫应答，分别由 T 淋巴细胞和 B 淋巴细胞来介导。

（1）细胞免疫：主要通过 T 淋巴细胞来完成。抗原进入机体，刺激 T 淋巴细胞致敏，致敏的 T 淋巴细胞与相应抗原再次相遇时，发生分化、增殖，并释放出多种淋巴因子，通过细胞毒性作用和淋巴因子来杀伤病原体及其所寄生的细胞。许多细胞内寄生的病原体感染，如伤寒沙门菌、结核分枝杆菌、疱疹病毒、立克次体感染等，细胞免疫均起重要作用。此外，T 淋巴细胞还有调节体液免疫的功能。

（2）体液免疫：是指 B 淋巴细胞在抗原刺激下所产生的一种特异性免疫。致敏 B 淋巴细胞受抗原刺激后，转化为浆细胞，并产生能与相应抗原结合的抗体，即免疫球蛋白（Ig）。不同抗原可诱发不同的免疫应答，因而抗体又可分为抗毒素、抗菌抗体、中和抗体等，可促进细胞吞噬功能、清除病原体。抗体主要作用于细胞外的微生物。Ig 在化学结构上又分为 5 类，即 IgM、IgG、IgA、IgD、IgE，各具不同功能。IgM 在感染过程中首先出现，是近期感染的标志。

IgG 在临近恢复期出现，存在时间较长。IgA 主要是呼吸道和消化道黏膜上的局部抗体。IgE 主要作用于原虫和蠕虫。

【传染病的流行过程及影响因素】

（一）传染病流行过程的基本条件

传染病的流行过程就是传染病在人群中的发生、发展和转归的过程。决定流行过程的三个基本条件是传染源、传播途径和人群易感性。在预防、控制和消除传染病的发生与流行时，采取管理传染源、切断传播途径、保护易感人群三项措施中的一项或两项，即可杜绝传染病的发生和流行。

1．传染源 传染源是指病原体已在体内生长、繁殖并能将其排出体外的人和动物。传染源包括以下几方面：

（1）患者：是重要传染源，包括急性期及慢性期患者，尤其是轻型患者数量较多、症状轻而不易被发现，故作为传染源意义更大。

（2）隐性感染者：在某些传染病中，隐性感染者是重要传染源，如脊髓灰质炎等。

（3）病原携带者：慢性病原携带者不显出症状而长期排出病原体，在某些传染病（如伤寒、细菌性痢疾）中具有重要的流行病学意义。

（4）受感染的动物：受感染的动物以啮齿类动物最常见，其次为家畜、家禽。有些动物受病原体感染后本身发病，如狂犬病、鼠疫，也可传给人类，引起严重疾病。以动物为传染源传播的疾病，称为动物源性传染病。也有一些动物受感染后本身不发病，而可将携带的病原体传播给人，引起人类发病，如流行性乙型脑炎、钩端螺旋体病等。

2．传播途径 传播途径是指病原体由传染源排出后，经过一定的途径到达另一个易感染者体内。主要有：

（1）呼吸道传播：易感者将含有病原体的空气、飞沫或尘埃吸入呼吸道而引起感染，如麻疹、白喉、流行性脑脊髓膜炎、SARS 等。

（2）消化道传播：有些传染病由进食被病原体污染的食物、水而引起，如伤寒、细菌性痢疾等。水源被污染常引起某些传染病的暴发流行。

（3）接触传播：与传染源直接接触，病原体进入人体，如被狂犬咬伤而患狂犬病。有时传染病可通过接触被病原体污染的用具、玩具而传播，如白喉。

（4）虫媒传播：被病原体感染的吸血节肢动物（如蚊子、跳蚤、白蛉、虱等）在叮咬吸血时将病原体传播给易感者，称虫媒传播，如流行性乙型脑炎、疟疾、流行性斑疹伤寒等。

（5）血液、体液、血制品传播：病原体存在于感染者的血液和体液中，可通过输血及血制品将病原体传给他人，如乙型肝炎、丙型肝炎、艾滋病等。

（6）母婴传播：某些传染病，在母亲妊娠期间，病原体可通过胎盘感染胎儿，引起宫内感染，或新生儿通过产道时以及出生后在与母亲密切接触中受到感染，称为母婴传播，如乙型肝炎、艾滋病等。

（7）土壤传播：有些寄生虫的虫卵，如钩虫卵等，必须在土壤中发育成有感染力的蚴，经口或直接钻入皮肤而感染。有些细菌的芽胞，如破伤风梭菌芽胞，可长期存在于土壤中，通过直接接触进入皮肤伤口，而引起发病。

3．人群易感性 对某种传染病缺乏特异性免疫力的人称为易感者，易感者在某一特定人群中的比例决定该人群的易感性。易感者在人群中达到一定数量时，则传染病的流行很容易发生。普遍进行疫苗接种，进行主动免疫可降低人群易感性，对控制传染病的流行起一定作用。

（二）影响流行过程的因素

1．自然因素 主要是地理、气候和生态等条件，对传染病流行过程的发生、发展有重要影响，如长江流域某些湖沼地区有适合于钉螺生长的地理、气候环境，这就形成了血吸虫病的地区性分布特点。自然因素还可通过降低机体的非特异性免疫力而促进流行过程的发展，如寒冷可减弱呼吸道抵抗力，使呼吸道传染病多发生于冬、春季节。炎热的夏季使人的胃酸分泌减少，而有利于消化道传染病的发生和流行。某些自然生态环境为传染病在野生动物之间的传播创造了良好条件，如鼠疫、钩端螺旋体病等，人类进入这些地区时亦可受染，称为自然疫源性传染病。

2．社会因素 包括社会制度、经济和生活条件，以及文化水平等，对传染病的流行过程有决定性的影响。新中国成立以来，我国坚持实行以预防为主的防治传染病的策略和措施，为控制各种传染病的流行发挥了决定性的作用。

【传染病的特征】

（一）基本特征

传染病与其他疾病的主要区别在于其具有下列基本特征：

1．有病原体 每一种传染病都是由特异性的病原体所引起的，检查病原体在确定传染病的诊断时具有重要意义。

2．有传染性 这是传染病与其他感染性疾病的主要区别，但传染性大小不同。排出病原体的时期就是传染期，不同传染病其传染期长短不一，了解各种传染病的传染期是决定患者隔离期的重要依据。

3．有流行病学的特征 传染病的流行过程，在自然因素和社会因素影响下表现出各种特征：

（1）有流行性：传染病可在人群中流行，依据发生病例数的多少不同可分为散发、流行、大流行、暴发。①散发：系指某种传染病在某地常年的发病情况或常年发病率的一般水平。②流行：当某病发病率显著高于常年发病率的一般水平或为散发发病率的数倍时则称为流行。③大流行：当某病在一定时间内迅速波及全国各地，甚至范围超出国界或洲界时，则称为大流行。④暴发：在某一地区或集体单位中，多数病例的发病时间高度集中于一个短时间之内，则称为暴发。

（2）有地方性：由于自然因素与社会因素的不同，某些传染病仅局限在一定的地理范围内发生，表现有地方性的特点，如血吸虫病仅发生在长江以南地区。

（3）有季节性：有的传染病的发生与流行受季节的影响，如流行性乙型脑炎，在北方地区只发生在夏、秋季的7、8、9三个月内，有明确的季节性，与蚊虫的孳生、活动有关。

4．有感染后免疫 人体感染病原体后，无论是显性还是隐性感染，均能产生针对该病原体及其产物（如毒素）的特异性免疫，从而阻止病原体的侵入或限制其在体内生长、繁殖或消灭病原体。通过血清中特异性抗体检测可知其是否具有免疫力。感染后免疫属主动免疫。由于病原体的种类不同，感染后所获免疫的持续时间长短和强弱也不同。大多数病毒性传染病感染后免疫持续的时间最长，往往可保持终生。细菌、螺旋体、原虫性传染病感染后免疫持续的时间较短，而蠕虫感染后通常不产生保护性免疫，如血吸虫病等。

（二）临床特征

1．病程发展具有阶段性 急性传染病的发生、发展和转归多有一定的阶段性，一般可分为以下几个时期：

（1）潜伏期：从病原体侵入人体起，至受感染者开始出现临床症状止的时期，称为潜伏期。通常相当于病原体在体内繁殖、转移、定位、引起组织损伤和功能改变，导致临床症状出现之前的整个过程。各种传染病的潜伏期长短不一，短的仅数小时，大多数在数天内，有的可长达数月或数年，但一般都有一个相对不变的限定时间（最长、最短）。潜伏期是确定传染病检疫期及密切接触者医学观察期的重要依据，对一些传染病的诊断也有一定参考意义。有些传染病在潜伏期末已具有传染性。

（2）前驱期：从患者开始感到不适至出现该病的明显症状时为止的一段时间称为前驱期。该期症状多无特异性，为许多传染病所共有，可表现为发热、头痛、乏力、食欲不振及肌肉酸痛等，一般持续 1 ~ 3 日。起病急骤者可无此期表现。前驱期已具有传染性。

（3）症状明显期：在此期间不同种传染病各自出现该病具有特征性的症状、体征及实验室检查所见。病情由轻转重，到达顶峰，然后随机体免疫力的产生，病原体被抑制并被逐渐清除，病情减轻进入恢复期。此期易产生并发症。

（4）恢复期：患者机体免疫力增长至一定程度，体内病理生理过程基本终止，症状及体征基本消失，临床上称为恢复期。在此期间体内可能还有残余病理改变（如伤寒）或生化改变（如病毒性肝炎），病原体还未完全消除（如霍乱、痢疾），许多患者的传染性还要持续一段时间。

有些传染病患者进入恢复期后，已稳定退热一段时间，由于潜伏于组织内的病原体再度繁殖至一定程度，使初发病的症状再度出现，称为复发，见于伤寒、疟疾等。当病情进入恢复期后，体温尚未稳定下降至正常时，发热等初发症状再度出现，则称为再燃。也有些传染病患者在恢复期结束后，机体功能仍长期未能复常，称为后遗症，多见于中枢神经系统传染病，如流行性乙型脑炎。

2．常见症状及体征

（1）发热：发热是传染病最常见的表现，不同病原体引起的发热其热程及热型均不相同，如热型可见稽留热、弛张热、间歇热、波状热等。

（2）皮疹：也是传染病常见临床表现之一，不同传染病其皮疹出现时间、形态、出现部位等各异。有些皮疹是某些传染病所特有的，而同样的皮疹可见于不同传染病，同样的传染病也可出现不同皮疹。另外，各种发疹性传染病出现皮疹的时间有一定规律，如水痘在发热第一天出疹，猩红热常在发热第 2 日出疹，天花在第 3 日，麻疹在第 4 日，斑疹伤寒在第 5 日，伤寒在第 6 日出疹。常见的皮疹类型有斑疹（如麻疹）、丘疹（如病毒感染）、红斑疹（如猩红热）、疱疹（如水痘）、荨麻疹（如急性血吸虫病）等。

（3）出现毒血症、菌血症、败血症、脓毒血症等。

（4）肝、脾和淋巴结肿大：由于病原体及其代谢产物的作用，出现单核巨噬细胞系统充血、增生性反应，临床表现为肝、脾和淋巴结肿大。

T10-1
毒血症、菌血症、败血症及脓毒血症的概念

【传染病的诊断与治疗原则】

（一）传染病的诊断原则

对传染病作出早期、正确诊断，不仅能使患者得到及时、有效的治疗，而且还有利于早期采取隔离、消毒、预防等措施，防止传染病的传播。传染病的诊断应综合分析下列几方面的资料：

1．临床资料 全面、准确、详尽地询问病史，进行系统、细致的身体评估，对确定传染病的临床诊断极为重要，特别应注意有诊断价值的体征，如伤寒的玫瑰疹、麻疹的口腔黏膜斑等。另外，发病的诱因和起病的方式对传染病的诊断有重要的参考价值，应加以注意。

2．流行病学资料 流行病学资料在传染病的诊断中占有重要地位，包括年龄、职业、籍贯、发病季节、居住与旅游地点、个人及周围卫生情况、密切接触史及预防接种史等。

3．实验室检查 实验室检查对某些传染病和寄生虫病的诊断具有非常重要的意义，尤其是病原学检查可为诊断提供直接依据，血清免疫学检查亦是确诊某些传染病的重要条件，其他实验室检查也可对诊断提供帮助。

（1）一般实验室检查：包括血液、尿液、粪便常规检查和生化检查。

1）血液常规检查：白细胞计数与分类对传染病诊断有一定价值。一般说来，细菌性感染白细胞总数增加（但有例外，如伤寒、布鲁菌病等白细胞总数不增高，甚至减少）；病毒性感染白细胞总数大多减少（但流行性乙型脑炎、狂犬病等白细胞总数增加）；原虫感染时白细胞总数也常减少，如疟疾；蠕虫感染时嗜酸性粒细胞增加，如钩虫病、血吸虫病等。

2）尿常规检查：如出现大量蛋白尿有助于肾综合征出血热的诊断。

3）粪便常规检查：有助于感染性腹泻和蠕虫感染的诊断。

4）血生化检查：有助于病毒性肝炎的诊断等。

（2）病原学检查

1）直接检出病原体：许多传染病可通过显微镜或肉眼检出病原体而确诊，如从血液和骨髓涂片检出疟原虫，皮肤及脑脊液涂片检出脑膜炎球菌，粪便中检出阿米巴原虫，通过孵化法在粪便中检出血吸虫毛蚴等，均可迅速确诊。

2）病原体分离：细菌、螺旋体、真菌等通常可用人工培养基分离培养，如伤寒沙门菌、痢疾杆菌等，是临床常用的诊断方法；病毒分离则需应用组织细胞培养或动物接种。用以分离病原体的检测标本有血液、尿液、粪便、皮疹、脑脊液、痰、骨髓等。为提高病原体的检出率，应在病程早期及应用抗病原体药物治疗前采集标本，并及时送检，要注意标本的保存、运输。

（3）病原体核酸检查：用分子生物学技术检测病原体特异性 DNA 和 RNA，有病原学诊断价值。

（4）免疫学检测：应用已知的病原体抗原或抗体检测血清或体液中的相应抗体或抗原，是最常用的免疫学检测方法。

1）特异性抗原检测：病原体特异性抗原的检测，有助于在病原体直接分离培养不成功的情况下提供病原体存在的直接证据，其诊断意义往往较抗体检测更为可靠，如乙型肝炎表面抗原（HBsAg）、e 抗原（HBeAg）的检测，可为诊断提供明确根据。目前常用方法为酶联免疫吸附试验（enzyme linked immunosorbent assay，ELISA）及放射免疫测定（radioimmunoassay，RIA）等。

2）特异性抗体检测：在传染病早期，特异性抗体在血清中往往尚未出现或滴度很低，而在后期或恢复期则抗体滴度显著升高，故用急性期及恢复期双份血清检测其抗体由阴性转为阳性或滴度升高 4 倍以上往往有重要的意义。检测的抗体是 IgM 或 IgG，对近期感染或既往感染有鉴别诊断意义。常用的检测方法有凝集试验、补体结合试验、中和反应、放射免疫测定（RIA）、酶联免疫吸附试验（ELISA）等。

3）T 细胞亚群检测：可了解细胞免疫功能状态，常用于艾滋病的诊断。

4．其他检查　常用：①影像学检查：X 线检查常用于诊断并殖吸虫病，计算机断层扫描（CT）及磁共振检查（MRI）常用于诊断脑囊虫病等。② B 型超声检查：用于诊断肝硬化、肝脓肿等。③内镜检查：如纤维结肠镜检查常用来诊断慢性腹泻、血吸虫病等。④活体组织检查：对某些传染病确定诊断也有重要的意义，如慢性肝炎等。

（二）传染病的治疗原则

传染病治疗的目的不仅在于治愈患者，还应注意控制传染源，防止传染病进一步传播。应采取综合治疗原则，同时应加强护理及做好隔离、消毒工作。

1．一般治疗　一般治疗包括相应的隔离措施；支持疗法，即根据不同的疾病过程给予适当的营养物质，保证足够的热量，维持水、电解质平衡，以提高机体防御能力和免疫功能；良好的护理及心理治疗等措施。

2．病原治疗　病原治疗是针对病原体的特异性治疗措施，既可清除病原体，控制病情发展，治愈患者，又有控制与消除传染源的作用，是治疗传染病的关键措施。常用的治疗有：

（1）抗菌治疗：针对细菌和真菌的药物主要为抗生素及化学制剂。应根据病原学诊断选择抗菌药物，最好根据细菌培养及药物敏感试验结果选药。应用时应严格掌握适应证，另外还应注意用量要适当、疗程要充足，并密切注意观察药物不良反应。

（2）抗病毒治疗：包括广谱抗病毒药如利巴韦林、抗 RNA 病毒药如奥司他韦、抗 DNA 病毒药如阿昔洛韦等。

（3）抗寄生虫治疗：原虫及蠕虫感染的病原治疗常用化学制剂，如甲硝唑、吡喹酮等。

（4）抗毒素治疗：抗毒素是应用细菌毒素免疫动物而获得的，注射后可中和患者血液和组织液的内毒素，达到治疗的目的，如白喉和破伤风抗毒素。

3．对症治疗 对症治疗不但可减轻患者痛苦，而且通过调整患者各系统的功能，达到减少机体消耗、保护重要器官功能，使损伤减少到最低限度的目的。例如高热时采取降温措施，抽搐时采取镇静治疗，脑水肿时采取脱水疗法，严重毒血症时应用肾上腺皮质激素等，都可帮助患者度过危险期，促进早日康复。

4．免疫治疗 应用干扰素、胸腺素等药物可参与免疫调节，提高机体免疫力。特异性免疫制剂，如乙肝高效免疫球蛋白等可提高机体特异性免疫功能。

5．康复治疗 有些传染病如流行性乙型脑炎，急性期后可能留有后遗症，可采用物理治疗等康复治疗，以帮助患者功能恢复。

6．中医治疗 有些中药有抗微生物、调节免疫功能及对症治疗等作用，对某些传染病有较好疗效。针灸在治疗瘫痪等后遗症方面也有较好作用。

【传染病的预防】

传染病的预防是一项非常重要的工作，作好此项工作可以减少传染病的发生及流行，甚至可以达到控制和消灭传染病的目的。预防工作应掌握针对传染病流行的三个环节采取综合性措施的原则和根据不同传染病的特点针对主要环节重点采取相应措施的原则。

（一）管理传染源

1．对传染病患者的管理 早期发现传染源才能及时进行管理。传染病报告制度是早期发现、控制传染病的重要措施，可使防疫部门及时掌握疫情，采取必要的流行病学调查及防疫措施。根据《中华人民共和国传染病防治法》的规定及时上报，是每位医疗、防疫人员必须做到的。按此法规定，我国将法定传染病分为 3 类：

甲类：共 2 种，包括鼠疫、霍乱。为强制管理的烈性传染病，城镇要求发现后 2h 内通过传染病疫情监测信息系统上报，农村不超过 6h。

乙类：共 25 种，包括传染性非典型肺炎、艾滋病、病毒性肝炎、脊髓灰质炎、人感染高致病性禽流感、麻疹、流行性出血热、狂犬病、流行性乙型脑炎、登革热、炭疽、细菌性和阿米巴性痢疾、肺结核、伤寒和副伤寒、流行性脑脊髓膜炎、百日咳、白喉、新生儿破伤风、猩红热、布鲁菌病、淋病、梅毒、钩端螺旋体病、血吸虫病、疟疾。为严格管理的传染病，城镇要求发现后 6h 内通过传染病疫情监测信息系统上报，农村不超过 12h。但乙类传染病中的传染性非典型肺炎、炭疽中的肺炭疽、脊髓灰质炎，必须采取甲类传染病的报告、控制措施。

丙类：共 10 种，包括流行性感冒，流行性腮腺炎，风疹，急性出血性结膜炎，麻风病，流行性和地方性斑疹伤寒，黑热病，棘球蚴病，丝虫病，除霍乱、细菌性和阿米巴性痢疾、伤寒和副伤寒以外的感染性腹泻病。为监测管理的传染病，要求 24h 内报告。

2．对传染病接触者的管理 与传染源密切接触过的健康人，在该病的最长潜伏期内称接触者。接触者可能受到感染而处于疾病的潜伏期，有可能是传染源。对接触者应根据具体情况采取检疫措施、医学观察、预防接种或药物预防。

3．对病原携带者的管理 在人群中发现病原携带者，应对其采取管理、治疗、随访观察、调整工作岗位等措施，特别是对于食品制作和供销人员、炊事员及托幼机构工作人员应定期检查，及时发现病原携带者，及时治疗及调换工作。

4．对动物传染源的管理　如有经济价值的家禽、家畜，应尽可能加以治疗，必要时宰杀后加以消毒处理；如无经济价值的则应予以杀灭。

（二）切断传播途径

1．一般卫生措施　应根据不同传播途径采取不同措施：

（1）对消化道传染病：应着重管理、保护水源，加强饮食卫生管理，管理粪便，讲究个人卫生及消灭苍蝇、蟑螂等。

（2）对呼吸道传染病：应着重保持室内空气流通，必要和可能时进行空气消毒，提倡呼吸道传染病流行季节戴口罩等。

（3）虫媒传染病：大力开展杀虫（蚊、苍蝇、跳蚤、虱等）、灭鼠的群众运动，也为重要的切断虫媒传染病传播途径的卫生措施。

2．消毒　广义的消毒包括消灭传播媒介即杀虫措施在内，狭义的消毒是指消灭污染环境的病原体而言。做好消毒工作，是切断传播途径的重要措施（详见本章传染病的隔离与消毒）。

（三）保护易感人群

1．提高非特异性免疫力　平时养成良好的卫生习惯、规律的生活方式、改善营养、加强体育锻炼等均可增强人群的非特异性免疫力。

2．提高特异性免疫力　是预防传染病非常重要的措施。

（1）自动免疫：接种疫苗、菌苗及类毒素之后，可使机体产生对病毒、细菌和毒素的特异性主动免疫，免疫力常出现于接种后 1 ～ 4 周，可保持数月或数年。我国已将多种传染病的预防接种列入了计划免疫项目中。

（2）被动免疫：接种抗毒素、特异性高价免疫球蛋白、丙种球蛋白后，可使机体产生特异性被动免疫。常用于治疗及对接触者的紧急预防，免疫力仅持续 2 ～ 3 周。

3．预防服药　有些传染病可通过预防服药进行预防，如对流行性脑脊髓膜炎密切接触者可口服磺胺药，对疟疾可口服乙胺嘧啶进行预防。

【传染病的隔离和消毒】

（一）传染病的隔离

1．隔离的定义　隔离是把传染病患者（传染源）与健康人和非传染病患者分开，安置在指定地方，进行集中治疗和护理，以防传染和扩散。

2．隔离种类

（1）呼吸道隔离：适用于经空气和飞沫传播的各种呼吸道传染病，分别是空气隔离、飞沫隔离。空气隔离适用于带有病原微生物的微粒子（直径小于 5μm），如肺结核、水痘等；飞沫隔离适用于带有病原微生物的飞沫核（直径大于 5μm），如手足口病、百日咳、白喉、流行性感冒、流行性腮腺炎等。

1）相同病种患者住同一房间，床与床之间距离为 2m。

2）接近患者时应戴口罩、帽子，必要时穿隔离衣。

3）患者的体液、与体液接触过的物品需进行消毒处理。

4）患者一般不能外出，如要到其他科室检查时需戴口罩。

5）病室用紫外线进行空气消毒，每日 2 次；通风每日不少于 3 次；地面擦洗每日 2 次；室内保持一定温度和湿度。

（2）消化道隔离：适用于经粪 - 口途径传播的消化道传染病，如伤寒、细菌性痢疾等。

1）不同病种患者最好分房收容，如条件不允许，不同病种患者也可同居一室，但每个患者之间必须实行隔离，床边挂上“床边隔离”标记。

2）密切接触患者时要穿隔离衣，护理不同病种患者要更换隔离衣。护理完患者要严格消毒双手。

3）患者的用具、餐具、便器要专用，用后要消毒。对患者的呕吐物及排泄物也应进行消毒。

4）患者之间交换用物、书报等要注意消毒。

5）病房设纱窗、纱门，做好防蝇、灭蝇及灭蟑螂工作。

（3）严密隔离：适用于由强毒力病原体感染所致的、有高度传染性和致死性的传染病，以防止经空气和接触传播，如霍乱、鼠疫、肺炭疽、传染性非典型肺炎、人感染高致病性禽流感等。

1）患者应住单人房间，门上标明“严密隔离”标记。门口设置用消毒液浇洒的脚垫，门把手包以消毒液浸湿的布套。

2）病房内设备固定、专用，室内物品须经严密消毒处理后方可拿出室外。

3）工作人员进入严密隔离病房根据需要另戴帽子、口罩及穿隔离衣、围裙，换隔离胶鞋。

4）患者的食具、便器、排泄物、分泌物均按不同的处理方法严密消毒处理。

5）患者禁止出病室，禁止探视和陪住。

6）病室每日须消毒，患者出院或死亡，其病室必须进行终末消毒。

（4）虫媒隔离：适用于以昆虫作媒介的传染病，如流行性乙型脑炎、疟疾等。

1）病室应有防蚊设备，经常检查纱门、纱窗是否完好，并应喷洒灭蚊药物。

2）由虱传播的疾病，患者入院时要做好灭虱和卫生管理工作。

（5）接触隔离：适用于病原体直接或间接接触皮肤或黏膜而引起的传染病，如狂犬病、破伤风等。

1）不同病种患者应分室收住。

2）接触患者应穿隔离衣、戴帽子、戴口罩，护理不同病种患者时须更换隔离衣并洗手。

3）为患者换药及进行护理时应戴橡皮手套，已被污染的用具和敷料应严密消毒或焚烧。

4）患者出院或死亡，病室应进行终末消毒。

（6）血液和（或）体液隔离：适用于由血液、体液及血制品传播的传染病，如乙型肝炎、丙型肝炎、梅毒、艾滋病等。

1）同病种患者同居一室。

2）若患者的血液、体液有可能污染工作服，需穿隔离衣。接触患者的血液、体液时需戴手套，必要时戴护目镜。

3）医疗器械应进行严格消毒，有条件时可使用一次性用品。

4）被患者的血液或体液污染的物品，应销毁或装入污物袋中，并做好标记，送出病房进行彻底消毒处理或焚烧。

5）当触摸患者或接触到患者的血液或体液时，要认真洗手后再检查或护理其他患者。

（二）传染病的消毒

1．消毒的定义　是消除或杀灭由传染源排出到外环境中的病原体，从而切断传播途径，控制传染病的传播。

2．消毒种类

（1）疫源地消毒：指对有传染源存在或曾经有过传染源的地点所进行的消毒。

1）随时消毒：随时对传染源的排泄物、分泌物、污染物品进行消毒，以便及时杀灭从传染源排出的病原体，防止传播。

2）终末消毒：是指传染源已离开疫源地所进行的最后一次彻底的消毒措施，以便杀灭残留在疫源地内各种物体上的病原体。如患者出院、转科或死亡，对其所住病室和用物等的消毒。

（2）预防性消毒：是对可能受到病原体污染的物品和场所进行的消毒，以预防传染病的发生，如病室的日常卫生处理、餐具消毒、空气消毒等。

【传染病的护理】

（一）传染病护理工作特点

传染病有很多不同于其他疾病的特点，故对传染病患者的护理有其特殊性，特别是由于传染病具有传染性，在一定条件下可以造成传播，故对传染病患者的护理除做好常规护理外，还要作好消毒、隔离。传染病护理工作特点是：

1．执行严格的消毒、隔离制度和管理方法　严格的消毒、隔离制度和管理方法是传染病护理工作的重点，因传染病院（科）是传染病患者集中的场所，易造成院内、外交叉感染，为了有效地控制传染病的传播，要求医护人员、患者及家属必须严格执行隔离、消毒制度。为了做好这一工作，传染病院（科）的工作人员必须了解各种病原体的性质、各种传染病流行过程的三个环节，掌握各种隔离技术和消毒方法。各种管理制度，如传染病院（科）的组织设施、探视及陪住制度等也要严格按照消毒、隔离的原则进行。

2．密切观察病情变化　由于大多数传染病发病急骤、病情危重、变化快、并发症多，故传染科护理人员应以高度责任感密切、细致、准确地观察病情，及时发现病情变化，配合医生分秒必争地采取抢救措施，挽救患者生命。

3．传染病流行前应做好准备工作　由于某些传染病具有季节性特征，每当流行高峰时患者数量增多，危重患者增加，故须根据传染病不同病种，在每次流行高峰前做好充分准备。

4．护理工作范围广泛　作为传染科护士不仅要参加治疗和护理患者，还要指导患者、家属、工作单位做好消毒、隔离工作，并要进行预防传染病的健康教育。

5．护士是传染病责任报告人　传染科护士是传染病的责任报告人之一，应严格执行传染病报告制度。

（二）传染病的常见症状及护理

1．发热

（1）护理评估

1）病史：对于发热患者应询问：①起病缓急、发热程度、热程、热型；②伴随症状：如有无皮疹、腹泻、黄疸、意识障碍、头痛、食欲不振、呕吐、体重减轻等；③原因及诱因：诊断为何种疾病，有无受凉、劳累等诱因；④处理经过：所应用的针对病原的治疗、退热药物及降温措施的名称、用法及效果等；⑤有无因发热引起的心理反应，如恐惧、紧张、不安，或由于持续高热诊断不明确所引起的焦虑，或有无因住院经济负担过重造成的心理压力；⑥有无传染病接触史。

2）身体评估：重点评估生命体征、营养状况、意识状态、面色、有无皮疹、皮肤弹性有无减退、全身浅表淋巴结有无肿大、扁桃体大小及有无分泌物、颈部软硬度、肺部叩诊音、呼吸音及啰音、心率及心音强弱、腹部压痛及肝脾大小、神经系统检查等。

3）实验室及其他检查：血、尿、便常规及细菌学、有关血清学、脑脊液、肝功能检查，必要时作胸部X线及B型超声检查等。

（2）护理计划：以护理诊断“体温过高　与病原体感染有关”为例制订护理计划。

1）护理目标

A．体温下降直至恢复正常，患者舒适感增加。

B．由发热引起的身心反应减轻、消失。

2）护理措施

A．病情观察：应注意观察生命体征、意识状态、出入量、体重、发热引起的身心反应的变化、治疗及护理效果等。

B．环境：发热患者病室应保持适宜的温度、湿度，一般室温维持在18～20℃，湿度

60% 左右较适宜，还应注意通风、避免噪声。

C．休息：传染病患者在症状明显期多表现为高热，故应绝对卧床休息，保持心情平静，注意勤变换体位，使患者有舒适感。

D．饮食护理：应给予高热量、高蛋白、高维生素、易消化的流质或半流质饮食，注意补充足够的液体，必要时静脉输液以保证入量。

E．降温措施：可采用物理降温，如温水擦浴、乙醇擦浴、冰袋、冰帽、冰毯、冷盐水灌肠等。但应注意有些患者在出疹期禁用物理降温和乙醇擦浴，以避免对皮肤的刺激。对持续高热物理降温效果不明显者可按医嘱采用药物降温，护士应了解解热剂的成分、药理作用、禁忌证等，避免发生不良反应及过敏反应。还应注意用量不宜过大，以免大量出汗引起虚脱。

高热伴惊厥者，可应用亚冬眠疗法治疗。在冰敷前先肌内或缓慢静脉注射冬眠药物（氯丙嗪和异丙嗪），待患者安静后再在头部及大血管处放置冰袋，使患者体温维持在 37 ～ 38℃，以后酌情每 2 ～ 4h 肌注半量冬眠药物。亚冬眠疗法维持时间依病情而定。此疗法可使人体新陈代谢处于低水平，耗氧量减少，使中枢神经系统处于保护性抑制状态，减轻脑细胞损害。护理人工冬眠患者时应注意观察生命体征；随时吸痰以保持呼吸道通畅；并应注意作好皮肤护理，防止冻伤。

F．口腔、皮肤护理：协助患者在饭后、睡前漱口，病情危重者给予口腔护理，避免口腔内感染。患者大量出汗后应用温水擦拭，更换内衣、寝具，保持皮肤清洁、干燥，预防感染。

G．药物治疗的护理：对病原体感染引起的发热需进行病原治疗，护士应了解病原治疗药物的作用、用法、剂量、用药间隔时间、不良反应等，严格按规定用药，以保证药物疗效。

3）护理评价：体温降至正常，发热引起的身心反应消失，患者感到舒适。

2．皮疹

（1）护理评估

1）病史：对于出现皮疹的患者应询问：①皮疹出现时间、初发部位、发展情况、皮肤损害性质、损害程度。②伴随症状：询问有无发热、瘙痒等伴随症状。③原因及诱因：询问引起皮疹的疾病，有无食物或药物过敏史等。④处理经过：应用药物名称、方法、不良反应、效果等。⑤传染病接触史及预防接种史。

2）身体评估：重点评估生命体征，意识状态，面色，皮疹的性质、部位、形态，全身浅表淋巴结有无肿大，扁桃体大小及有无分泌物，颈部软硬度，肝脾大小，神经系统检查等。

3）实验室及其他检查：血常规、粪便常规及病原学、有关血清学、脑脊液检查等。

（2）护理计划：以护理诊断“皮肤完整性受损：皮疹　与病原体和（或）代谢产物造成皮肤血管损伤有关”为例制订护理计划。

1）护理目标：皮肤不发生继发性损伤及感染。

2）护理措施

①病情观察：生命体征，意识状态，皮疹性质、数量、部位的变化，伴随症状的变化，治疗及护理效果等。

②病室应保持整洁、定时通风、定时空气消毒。

③休息：皮疹较重、伴有发热等症状者应卧床休息。

④饮食：应避免进食辛辣刺激性食物。

⑤皮肤护理

A．保持皮肤清洁，每日用温水轻擦皮肤，禁用肥皂水、乙醇擦拭皮肤。

B．有皮肤瘙痒者应避免搔抓，防止抓伤皮肤造成感染。皮肤剧痒者可涂止痒剂等。

C．皮肤结痂后让其自行脱落，不要强行撕脱，翘起的痂皮可用消毒剪刀剪去。疹退后若皮肤干燥可涂以润肤露保护皮肤。

D．对大面积瘀斑的坏死皮肤应注意保护，定时进行皮肤消毒。翻身时应注意避免拖、拉、拽等动作，防止皮肤擦伤，并应防止二便浸渍。也可使用保护性措施，如海绵垫、气垫等，尽量不使其发生破溃。皮疹发生破溃后应注意及时处理，小面积者可涂以 0.5% 聚维酮碘（碘伏）或抗生素软膏，大面积者用消毒纱布包扎，防止继发感染。如有感染者给予定时换药，必要时敷以中药以促进组织再生。医务人员操作前注意洗手，还应注意病室空气定时消毒。

E．衣着应宽松、舒适、柔软，内衣裤应勤换洗。床褥应保持清洁、松软、平整、干燥，必要时被服高压消毒后使用。

F．有些发疹性传染病可伴有口腔黏膜疹，应注意作好口腔护理，每日用温生理盐水彻底清洗口腔 2 ～ 3 次，每次进食后用温水轻拭口腔，以保持口腔清洁、黏膜湿润。

⑥药物治疗的护理：根据引起皮疹的不同病因，配合医生进行原发病治疗，注意用药方法、剂量、效果及不良反应等。

3）护理评价：皮肤保持完好，无继发损伤及感染。

小　结

1. 感染过程具有 5 种表现。

2. 病原体侵入人体后能否引起疾病，与病原体的致病能力及人体的免疫功能两方面因素有关。

3. 决定流行过程的三个基本条件是传染源、传播途径和人群易感性。自然因素、社会因素也影响流行过程。

4. 传染病的基本特征是：①有病原体；②有传染性；③有流行病学的特征；④有感染后免疫。其临床特征是病程发展具有阶段性，分为：①潜伏期；②前驱期；③症状明显期；④恢复期。

5. 传染病的诊断原则是：根据流行病学资料、临床资料、实验室及其他检查资料综合分析后进行诊断。治疗原则：一般治疗、病原治疗、对症治疗、免疫治疗、康复治疗、中医治疗，其中病原治疗是主要治疗。

6. 传染病的预防：针对传染病流行的三个环节采取综合性措施和根据不同传染病的特点针对主要环节重点采取相应措施的原则。包括：①管理传染源；②切断传播途径；③保护易感人群。

7. 传染病的隔离种类有：①呼吸道隔离；②消化道隔离；③严密隔离；④虫媒隔离；⑤接触隔离；⑥血液和（或）体液隔离等。

8. 传染病的消毒种类有：疫源地消毒（随时消毒、终末消毒）、预防性消毒。

9. 传染病护理工作具有其特点；掌握传染病的常见症状，如发热、皮疹的护理程序。

（吴光煜）

第二节　病毒感染性疾病

一、病毒性肝炎

学习目标

通过本部分内容的学习，学生应能够：

◎ 识记

列举各型病毒性肝炎的病原学特点。

◎ 理解

归纳病毒性肝炎的临床表现、实验室及其他检查、诊断要点、治疗要点。

◎ 应用

1．根据病毒性肝炎的流行病学制订预防措施。

2．按护理程序护理病毒性肝炎患者并进行健康教育。

案例 10-1

T10-2

案例 10-1 分析

患者，男，28 岁。因发热、食欲不振 1 周，尿黄 3 天而入院诊治。

患者近 1 周来发热，体温 38℃左右，伴乏力、食欲不振、厌油腻、恶心、未吐，近 3 天来尿黄，因症状明显就诊。既往体健，无肝病史。

身体评估：T 37.3℃，BP 110/70mmHg，P 80 次 / 分，一般状况好，皮肤、巩膜明显黄染，心肺未见异常，腹软，肝右肋下 2.0cm，脾侧位肋下可及。

实验室检查：ALT 1500U/L，AST 1270U/L，A/G 4.2/2.0，血清胆红素 126.8μmol/L，PTA（凝血酶原活性）60%，抗 -HAV IgM（+）。初步诊断为甲型病毒性肝炎，入院治疗。

问题与思考：

1．诊断该患者为甲型病毒性肝炎的依据是什么？

2．应如何保护甲型病毒性肝炎的易感人群？

病毒性肝炎（viral hepatitis）是由多种肝炎病毒引起的以肝损害为主要表现的全身性疾病。按病原学分类，目前已确定的有甲型病毒性肝炎、乙型病毒性肝炎、丙型病毒性肝炎、丁型病毒性肝炎及戊型病毒性肝炎。各型肝炎临床上均以乏力、食欲减退、肝大、肝功能异常为主要表现，部分病例可出现黄疸。甲型和戊型肝炎主要表现为急性肝炎，乙型、丙型、丁型肝炎大多呈慢性感染，少数可发展为肝硬化，甚至发生肝细胞癌。近年来又发现了庚型肝炎病毒和输血传播病毒，尚待进一步研究。

【病原学】

1．甲型肝炎病毒（hepatitis A virus，HAV）属嗜肝 RNA 病毒科，无包膜，球形。HAV 只有一个抗原抗体系统和一个血清型，感染后早期出现 IgM 型抗体，一般持续 8 ～ 12 周；

IgG 型抗体是既往感染或免疫接种后的标志，可长期存在。

HAV 抵抗力较强，但加热 100℃ 5min、紫外线照射 1h 和含氯消毒剂等均可使其灭活。

2．乙型肝炎病毒（HBV） 属嗜肝 DNA 病毒科。在电镜下观察，HBV 感染者血清中可见 3 种病毒颗粒：① Dane 颗粒；②小球型颗粒；③管状颗粒。Dane 颗粒是完整的 HBV 颗粒，分为包膜及核心两部分，包膜蛋白质即乙型肝炎表面抗原（HBsAg），核心部分含环状双股 DNA、DNA 聚合酶（DNAP）、核心抗原（HBcAg）和 e 抗原（HBeAg），是病毒复制的主体。小球型、管状颗粒由 HBsAg 组成，为空心包膜，不含核酸，无感染性。

HBV 抵抗力很强，对低温、干燥、紫外线及一般化学消毒剂均能耐受，煮沸 10min、高压蒸汽、过氧乙酸、戊二醛和含氯消毒剂均可使其灭活。

HBV 的抗原抗体系统：

（1）表面抗原（HBsAg）和抗体（抗 -HBs）：人体感染 HBV 后最早 1 ～ 2 周便可在血中出现 HBsAg，在急性乙型肝炎患者中持续 5 周～ 5 个月，在慢性乙型肝炎患者和无症状携带者血中可持续存在多年。HBsAg 本身只有抗原性，无传染性。HBsAg 消失后数周血中出现具有保护作用的抗 -HBs，可保持多年。抗 -HBs 阳性见于乙肝恢复期、过去感染或乙肝疫苗预防接种后。除血液外，HBsAg 还可存在于患者各种体液和分泌物，如唾液、尿液和精液之中。

（2）核心抗原（HBcAg）和抗体（抗 -HBc）：血液中 HBcAg 主要存在于 Dane 颗粒的核心，肝组织中 HBcAg 主要存在于受感染的肝细胞核内，血液中不易测到。HBcAg 可诱生抗体，即抗 -HBc，血液中的抗 -HBc 有两型，即抗 -HBc IgM 和抗 -HBc IgG，抗 -HBc IgM 是 HBV 感染后较早出现的抗体，绝大多数出现在发病第 1 周，抗 -HBc IgM 阳性提示乙型肝炎急性期和慢性乙型肝炎的急性发作期。抗 -HBc IgM 下降消失后出现抗 -HBc IgG，可持续多年，是 HBV 既往感染的标志。

（3）e 抗原（HBeAg）和 e 抗体（抗 -HBe）：HBeAg 稍后（或同时）于 HBsAg 在血液中出现，是 HBV 活动性复制和传染性强的标志。抗 -HBe 在 HBeAg 消失后出现，表示 HBV 复制多处于静止状态，传染性减低，一般持续 1 ～ 2 年。

3．丙型肝炎病毒（HCV） 为单股正链 RNA 病毒，人感染 HCV 后可在血液中检出 HCV RNA 和抗 -HCV。抗 -HCV 为非保护性抗体，而是有传染性的标志，抗 -HCV 又分为 IgM 型和 IgG 型。抗 -HCV IgM 在发病后即可检测到，一般持续 1 ～ 3 个月。如果抗 -HCV IgM 持续阳性，提示病毒持续复制，易转为慢性。HCV RNA 阳性是病毒感染和复制的直接指标。

4．丁型肝炎病毒（HDV） HDV 是一种必须有 HBV 共生才能复制的缺陷病毒。在慢性 HDV 感染时可在血清中检出 HDVAg、抗 -HDV，包括抗 -HDV IgM 和抗 -HDV IgG。抗 -HDV 不是保护性抗体。血清或肝组织中 HDV RNA 是诊断 HDV 感染最直接的依据。

5．戊型肝炎病毒（HEV） 为 RNA 病毒。HEVAg 主要定位于肝细胞质，血液中检测不到 HEV Ag。在 HEV 感染者血中可检出抗 -HEV，抗 -HEV IgM 在发病初期产生，阳性是近期 HEV 感染的标志，抗 -HEV IgG 多数于发病后 6 ～ 12 个月转阴。戊型肝炎患者发病早期，粪便和血液中存在 HEV，用 RT-PCR 法可检测到 HEV RNA。

【流行病学】

1．传染源

（1）甲型肝炎和戊型肝炎：传染源是急性患者和亚临床感染者。甲型肝炎患者在起病前 2 周和起病后 1 周从粪便中排出 HAV 的量最多，传染性最强。

（2）乙型、丙型、丁型肝炎：传染源分别是急性、慢性（含肝炎后肝硬化）乙型、丙型、丁型肝炎患者和病原携带者。

2．传播途径

（1）甲型、戊型肝炎：以粪 - 口传播为主，水源污染和水生贝类（如毛蚶）受染可致暴发流行。日常生活接触传播多散在发病。

（2）乙型肝炎：HBsAg 可通过各种体液排出体外，如血液、精液、阴道分泌物、唾液、乳汁、泪液、尿液、汗液等。其传播途径主要有：

1）血液和血制品传播：如输入染有乙肝病毒的血液和血制品，或使用染有病毒的注射器、医疗器械等均可造成传播。

2）母婴传播：也是重要传播途径，包括宫内感染、围生期传播、分娩后传播。围生期传播或分娩过程是母婴传播的主要方式。分娩后传播主要是母婴间密切接触。

3）日常生活接触传播：如同家庭、同学校内的密切接触也可引起 HBV 感染。

4）性接触传播：也是乙型肝炎的传播途径。

（3）丙型肝炎：HCV 感染主要通过输血、注射途径、血液透析等传播，日常生活密切接触、母婴传播、性接触传播也为可能的传播途径。

（4）丁型肝炎：传播途径与乙型肝炎相似，主要通过血液传播，日常生活接触传播也为可能的传播途径。

3．易感人群

（1）甲型、戊型肝炎：抗 -HAV 阴性者为甲型肝炎易感人群，以幼儿、学龄前儿童发病最多，但遇有暴发流行时各年龄组均可发病，感染后免疫力可持续终生。戊型肝炎显性感染主要发生于成人。

（2）乙型、丙型、丁型肝炎：抗 -HBs 阴性者为乙型肝炎易感人群。乙肝高危人群包括 HBsAg 阳性母亲的新生儿、HBsAg 阳性者的家属、反复输血或血制品者、血液透析患者、接触血液的医务工作者等。乙肝多发生于婴幼儿及青少年。丙型肝炎多见于成年人。人类对 HDV 普遍易感。

4．流行特征 甲型肝炎的发病有明显的秋、冬季高峰。戊型肝炎也有明显季节性，流行多发生于雨季或洪水后。乙型、丙型、丁型肝炎无明显季节性。

【发病机制与病理生理】

1．发病机制

（1）甲型肝炎：HAV 经口进入体内后，由肠道进入血流，引起短暂的病毒血症，约 1 周后进入肝内复制。HAV 引起肝细胞损伤机制尚未完全明了，目前认为，在感染早期，由于 HAV 大量增殖，使肝细胞轻微破坏。随后细胞免疫起了重要作用，由于 HAV 抗原性较强，容易激活特异性 $CD8^+$ T 淋巴细胞，通过直接作用和分泌细胞因子，使肝细胞变性、坏死。在感染后期，体液免疫亦参与其中，抗 -HAV 产生后可能通过免疫复合物机制造成肝细胞破坏。

（2）乙型肝炎：乙型肝炎发病机制非常复杂，目前尚未明了。HBV 侵入人体后，未被单核巨噬细胞系统清除的病毒通过血流到达肝和其他器官，如胰腺、肾、脾、淋巴结等，并在部分组织细胞内复制。HBV 虽能在细胞内复制，但乙型肝炎的组织损伤并非 HBV 复制的直接结果，而是机体的免疫反应在清除 HBV 的过程中造成细胞损伤。肝细胞病变主要是由细胞免疫反应所引起，肝外损伤主要是由免疫复合物引起。乙肝慢性化机制也尚未完全明了，可能与免疫耐受有关。

（3）丙型肝炎：其发病机制与 HCV 的直接致病作用及免疫损伤有关。

（4）丁型肝炎：其发病机制还未完全阐明，有人认为 HDV 对肝细胞有直接致病作用，宿主的免疫反应也参与了肝细胞损伤。

（5）戊型肝炎：发病机制还未完全阐明，可能与甲型肝炎类似，细胞免疫是引起肝细胞损伤的主要原因。

各型病毒性肝炎均以肝细胞损害为主，其基本病理变化为肝细胞变性、坏死，同时伴有不同程度的炎性细胞浸润、间质增生和肝细胞再生。肝外器官也可有一定损害。

2．病理生理

（1）黄疸：以肝细胞性黄疸为主，肝细胞膜的通透性增加及肝细胞对胆红素的摄取、结合、排泄等功能障碍而引起黄疸。也可因肝细胞肿胀及汇管区炎症细胞浸润、水肿，使胆汁排出受阻而引起黄疸。

（2）肝性脑病：多见于重症肝炎及晚期肝硬化。其发生机制与血氨及其他毒性物质的潴留、支链氨基酸/芳香族氨基酸比例失调及假性神经递质假说有关（详见本书“肝性脑病”一节）。肝性脑病诱因为大量利尿引起低钠和低钾血症、消化道大出血、高蛋白饮食、合并感染、大量放腹水等。

（3）出血：是由于肝细胞严重损伤时，引起肝合成的凝血因子减少；重型肝炎时发生弥散性血管内凝血导致凝血因子减少和血小板消耗；肝硬化脾功能亢进使血小板减少等因素均可引起出血。

（4）腹水：重症肝炎及失代偿期肝硬化时，由于醛固酮分泌过多和利尿激素的减少导致钠潴留，是产生早期腹水的主要原因。门脉高压、低蛋白血症及肝淋巴回流障碍是后期腹水产生的主要原因。

（5）肝肾综合征：由于内毒素血症、肾血管收缩、肾缺血、有效血容量下降等造成肾小球滤过率降低，从而引起急性肾功能不全，多为功能性。见于重症肝炎及肝硬化。

【临床表现】

潜伏期：甲型肝炎，2～6周，平均4周。乙型肝炎，1～6个月，平均3个月。丙型肝炎，2周～6个月，平均40日。丁型肝炎，4～20周。戊型肝炎，2～9周，平均6周。

1．急性肝炎　各型肝炎病毒均可引起急性肝炎。

（1）急性黄疸型肝炎

1）黄疸前期：甲型、戊型肝炎起病较急，有畏寒、发热，体温在38～39℃。乙型、丙型、丁型肝炎多起病缓慢，常无发热。黄疸前期常见症状为显著乏力、食欲减退、厌油腻、恶心、呕吐、腹胀、右季肋部疼痛等，有时有腹泻或便秘，尿色逐渐加深，至本期末呈浓茶色。少数病例以发热、头痛、上呼吸道感染症状为主要表现。本期ALT、AST即可升高。本期平均持续5～7日。

2）黄疸期：发热消退，但消化道症状继续加重，尿色逐渐加深，巩膜、皮肤也出现黄染，于1～2周内达高峰。有些患者可有粪便颜色变浅、皮肤瘙痒等梗阻性黄疸表现。肝多肿大，一般在肋下1～3cm，有压痛及叩击痛，脾也可有轻度肿大。肝功能检查ALT和胆红素升高，尿胆红素阳性。此期持续2～6周。

3）恢复期：黄疸逐渐消退，症状减轻以至消失，肝、脾缩小，肝功能逐渐恢复正常。此期持续2周～4个月，平均1个月。

（2）急性无黄疸型肝炎：远较急性黄疸型肝炎常见，整个病程不出现黄疸，症状较轻，常不易被发现。恢复较快，大多在3个月内恢复。

2．慢性肝炎　乙型、丙型、丁型肝炎可迁延不愈形成慢性肝炎。甲型、戊型肝炎不形成慢性肝炎或病毒携带状态。慢性肝炎是指急性肝炎病程超过半年未愈者，或发病日期不明，或虽无肝炎病史但B超检查或肝活检病理学检查符合慢性肝炎表现者。可按病情分为轻度、中度、重度，依据HBeAg阳性与否可分为HBeAg阳性或阴性慢性乙型肝炎。

（1）轻度：临床症状轻微或缺如，肝功能检查仅1项或2项轻度异常。

（2）中度：症状、体征、实验室检查居于轻度和重度之间。

（3）重度：有明显或持续肝炎症状，如乏力、食欲不振、腹胀、肝区痛、便溏等；体征主要有肝病面容、肝掌、蜘蛛痣、脾大等；实验室检查主要有ALT、AST反复或持续升高、血清白蛋白降低、球蛋白升高等。

3．重型肝炎（肝衰竭） 所有肝炎病毒均可导致重型肝炎，但甲型、丙型少见。发病诱因多为起病后未适当休息、精神刺激、营养不良、嗜酒、应用损害肝药物、妊娠、合并感染、有其他合并症等。表现为一系列肝衰竭症候群：出现极度乏力；严重消化道症状；精神、神经症状，如嗜睡、性格改变、行为异常、意识障碍等肝性脑病表现；黄疸进行性加深（血清总胆红素≥171μmol/L或每日上升≥17μmol/L）；肝进行性缩小；有明显出血倾向，凝血酶原活性（prothrombin activity，PTA）＜40%；还可出现中毒性鼓肠、肝臭或少量腹水，也可有扑翼样震颤及病理反射。

（1）急性重型肝炎（急性肝衰竭）：亦称暴发型肝炎。急性起病，发病初类似急性黄疸型肝炎，但病情发展迅猛，起病2周内出现Ⅱ度以上肝性脑病为特征的肝衰竭症候群。本型病死率高，发病多有诱因。患者常因肝肾综合征、脑疝、消化道出血等死亡，病程不超过3周。

（2）亚急性重型肝炎（亚急性肝衰竭）：亦称亚急性肝坏死。起病较急，发病15日～26周出现肝衰竭症候群。肝性脑病症状多出现于疾病的后期。病程可长达数月，患者常死于消化道出血、肝肾综合征、肺部或腹腔等处严重感染，存活者易发展为坏死后肝硬化。

（3）慢加急性（亚急性）重型肝炎：是在慢性肝病基础上出现的急性（亚急性）肝衰竭的临床表现。

（4）慢性重型肝炎（慢性肝衰竭）：在肝硬化基础上，肝功能进行性减退或失代偿。出现腹水或其他门脉高压表现、肝性脑病、血清总胆红素升高、白蛋白＜30g/L、凝血功能障碍、PTA≤40%。

4．淤胆型肝炎 亦称毛细胆管炎型肝炎。起病类似急性黄疸型肝炎，但症状较轻，主要表现为较长期（3周以上）肝内梗阻性黄疸，如可出现皮肤瘙痒、粪便颜色变浅、肝大和梗阻性黄疸的实验室检查结果。大多数患者可顺利恢复。

5．肝炎肝硬化 根据临床表现可分为代偿期肝硬化与失代偿期肝硬化。

【并发症】

甲型与戊型肝炎仅引起急性肝炎，并发症少见。慢性肝炎肝内并发症多发生于HBV和（或）HCV感染，主要有肝硬化、肝细胞癌、脂肪肝。肝外并发症有胆道炎症、糖尿病、甲状腺功能亢进、再生障碍性贫血、心肌炎、肾小球肾炎等。重型肝炎可引起肝性脑病、继发感染、上消化道出血、电解质紊乱及肝肾综合征等严重并发症。

【实验室及其他检查】

1．肝功能检查

（1）血清酶的检测：①血清丙氨酸转氨酶（ALT）：又称谷丙转氨酶（GPT），最常用，是判断肝细胞损害的重要指标。急性肝炎在黄疸出现前3周，ALT即开始升高，直至黄疸消退后2～4周恢复正常。慢性肝炎患者病情活动进展时ALT也升高。重型肝炎由于大量肝细胞坏死，ALT随黄疸迅速加深反而下降，呈酶-胆分离现象。②天门冬氨酸转氨酶（AST），又称谷草转氨酶（GOT），意义与ALT相同。③其他血清酶类，如乳酸脱氢酶（LDH）、γ-谷氨酰转肽酶（γ-GT）、碱性磷酸酶（ALP）等在肝炎时也可升高。

（2）血清白蛋白检测：慢性肝炎、重型肝炎和肝硬化时常有血清清蛋白减少，丙种球蛋白升高，形成清/球（A/G）比值下降，甚至倒置，反映肝功能的显著损害，对诊断有一定参考价值。

（3）血清胆红素检测：急性或慢性黄疸型肝炎、活动性肝硬化时血清胆红素升高，重型肝炎时血清胆红素常超过171μmol/L。直接胆红素在总胆红素中的比例还可反映淤胆的程度。

（4）凝血酶原时间（PT）、凝血酶原活性（PTA）检测：凝血酶原主要由肝合成，肝病时凝血酶原时间延长，并与肝损害程度呈正比。PTA高低与肝损害程度呈反比，PTA＜40%是诊断重型肝炎的重要依据，也是判断预后的敏感指标。

（5）血氨检测：血氨升高提示肝性脑病，但两者之间无必然联系。

2．尿三胆检测　急性肝炎黄疸期尿胆红素及尿胆原均增加。

3．病原学检查

（1）甲型病毒性肝炎：血清抗 -HAV IgM 呈阳性，具有诊断意义。抗 -HAV IgG 阳性则提示过去感染 HAV 而产生的免疫或疫苗接种后反应。

（2）乙型病毒性肝炎：① HBsAg 与抗 -HBs；② HBeAg 与抗 -HBe；③抗 -HBc，也可分别检测抗 -HBc IgM、抗 -HBc IgG；④ HBV DNA：位于 HBV 核心部分，与 HBeAg 几乎同时出现在血液中，是 HBV 复制和具有传染性的标志。

（3）丙型病毒性肝炎：①抗 -HCV IgM 和抗 -HCV IgG：抗 -HCV IgM 阳性提示 HCV 现症感染，抗 -HCV IgG 阳性提示 HCV 现症感染或既往感染。② HCV RNA：阳性是病毒感染和复制的直接标志。

（4）丁型病毒性肝炎：HDVAg 阳性是诊断急性 HDV 感染的直接证据。抗 -HDV IgM 阳性是现症感染的标志。抗 -HDV IgG 不是保护性抗体，高滴度抗 -HDV IgG 提示感染的持续存在，低滴度提示感染静止或终止。血清或肝组织中 HDV RNA 是诊断 HDV 感染最直接的依据。

（5）戊型病毒性肝炎：急性肝炎患者抗 -HEV IgM 阳性，即可诊断为戊型病毒性肝炎。恢复期抗 -HEV IgG 滴度比急性期高 4 倍者，提示 HEV 新近感染，有诊断意义。在粪便和血液标本中检测到 HEV RNA 可明确诊断。

【诊断要点】

1．流行病学资料　秋冬或夏秋季出现肝炎流行高峰，食物或水型暴发流行资料均有利于甲型和戊型肝炎的诊断。有与乙型肝炎患者密切接触史，特别是 HBV 感染的母亲所生婴儿及有注射、输血或使用血制品等历史，对乙型和丙型肝炎的诊断有重要价值。

2．临床诊断

（1）急性肝炎：有起病较急、发热、食欲不振、恶心、呕吐、厌油腻等症状；检查有肝大、压痛及叩痛，少数患者有脾大；ALT 显著升高，病程在 6 个月以内，如血清胆红素升高则可诊为急性黄疸型肝炎，血清胆红素正常可诊为急性无黄疸型肝炎。

（2）慢性肝炎：病程超过半年，有慢性肝炎症状、体征及肝功能异常可诊为慢性肝炎。

（3）重型肝炎：急性黄疸型肝炎起病 2 周内迅速出现Ⅱ度以上肝性脑病为特征性的肝衰竭症候群，可诊断为急性重型肝炎。病程在 15 日～ 26 周出现肝衰竭症候群，可诊断为亚急性重型肝炎。在慢性肝病基础上出现急性（亚急性）重型肝炎的临床表现，为慢加急性（亚急性）重型肝炎。在肝硬化基础上，肝功能进行性减退或失代偿，出现肝衰竭症候群，可诊断为慢性重型肝炎（慢性肝衰竭）。

（4）淤胆型肝炎：起病类似急性黄疸型肝炎，黄疸持续时间长，症状轻，有肝内梗阻的表现。

（5）肝炎肝硬化：有肝炎病史、慢性肝炎症状、体征、肝功能受损和肝组织学检查结果。

3．病原学诊断　根据肝炎病毒标志物检测，可对病毒性肝炎进行病原学分型。

【治疗要点】

病毒性肝炎的治疗应根据不同病原、不同临床类型及组织学损害区别对待。各型肝炎的治疗原则均以足够的休息、营养为主，辅以适当药物，避免饮酒、过劳和损害肝药物。

1．急性肝炎　甲型和戊型肝炎主要是对症和支持治疗。强调早期卧床休息，症状明显好转后再逐渐增加活动。饮食应清淡、易消化，保证足够的热量、适量蛋白质，适当补充维生素。进食量过少时可由静脉补充葡萄糖和维生素 C。

因急性丙型肝炎易转为慢性，故强调早期进行抗病毒治疗，应用干扰素可取得满意疗效，疗程 24 周。

2．慢性肝炎

（1）非特异性保肝药：如各种维生素、葡醛内酯（肝泰乐）等。

（2）降酶药：如甘草提取物、山豆根类、五味子制剂等。

（3）抗病毒药：对于慢性乙肝和慢性丙肝的抗病毒治疗非常重要，常用核苷类抗病毒药物、干扰素等。

1）慢性乙型肝炎的抗病毒治疗：对 HBV DNA 阳性的慢性乙型肝炎或肝硬化患者，可以使用以下药物。

A．核苷类抗病毒药物：目前可以选择的药物有 4 种，包括拉米夫定、阿德福韦酯、恩替卡韦、替比夫定。可以根据患者情况选择其中一种，基本用法为每日 1 片，口服。治疗过程中要监测 HBV DNA 及肝功能，以确定疗效，并防止耐药发生。

B．干扰素：普通干扰素 300 万 U 或 500 万 U，肌内注射，隔日一次；聚乙二醇干扰素每周皮下注射一次。基本疗程为 6 个月，需要注意干扰素的不良反应。失代偿期肝硬化患者不能使用干扰素治疗。

2）慢性丙型肝炎的抗病毒治疗：对 HCV RNA 阳性的慢性丙型肝炎患者，首选使用聚乙二醇干扰素联合利巴韦林治疗。经济困难的患者也可以使用普通干扰素。对利巴韦林有严重不良反应的患者，也可以单用干扰素，但疗效均不及首选方案。

（4）免疫调节药：可使用胸腺素、转移因子等。

（5）中医中药：根据症状辨证施治。

3．重型肝炎（肝衰竭）

（1）一般支持和对症治疗：因重症肝炎患者消化道症状严重，故以静脉营养治疗为主，可静脉滴注 10% ~ 25% 葡萄糖溶液，配合特制的氨基酸、新鲜血浆或白蛋白组成的营养液。并应注意补充足量的维生素 B、维生素 C 及维生素 K。可行锁骨下静脉穿刺插管术，以保证顺利输液。注意维持水、电解质及酸碱平衡。

（2）抗病毒治疗：应尽早进行抗病毒治疗，选择核苷类药物，不主张使用干扰素。

（3）阻断肝坏死、促进肝细胞再生：可应用肝细胞生长因子、前列腺素 E_1 等。

（4）免疫调节疗法：可应用胸腺素等。

（5）并发症的防治

1）肝性脑病的防治：①氨中毒的防治：口服不易吸收的广谱抗生素，减少氨的生成；口服乳果糖，以使肠腔呈酸性，减少氨的产生及吸收；并应注意保持排便通畅。②维持氨基酸平衡：输入支链氨基酸或以支链氨基酸为主的制剂。③防治脑水肿：应用 20% 甘露醇进行脱水治疗。④用左旋多巴纠正假性神经递质。

2）出血的防治：①应用组胺 H_2 受体阻滞剂，如雷尼替丁等，预防出血；②使用止血药物；③输入新鲜血、血小板或凝血因子；④必要时内镜下直接止血。

3）继发感染的防治：早期诊断感染，根据药敏试验选用抗生素。

4）肝肾综合征的防治：目前对肝肾综合征尚无有效治疗方法。①应注意避免诱发因素，如消化道出血、过量利尿、严重感染、血容量不足等均可诱发肾功能不全；②避免使用肾损害药物；③应用前列腺素 E 或多巴胺静滴并配合使用利尿剂，以保持一定尿量。

（6）人工肝支持系统和肝移植：人工肝支持系统可替代已丧失的肝功能，清除患者血中的毒性物质，暂时降低血清胆红素水平，有利于肝功能的恢复，延长生存时间。对于晚期肝硬化及肝衰竭患者可应用肝移植手术治疗。

【预防】

1．管理传染源

（1）患者的隔离：甲型、戊型肝炎患者隔离至发病后 3 周。慢性乙型和丙型肝炎患者分别按病毒携带者管理。

（2）对病毒携带者的管理：对无症状 HBV 和 HCV 携带者应进一步检测各项传染性指标，阳性者禁止献血和从事饮食、托幼、自来水等工作。

（3）对密切接触者：与甲型肝炎密切接触者检疫 45 日，其余类型肝炎检疫期尚未确定。

2．切断传播途径

（1）甲型和戊型肝炎：重点在于切断传播途径，如加强水源和粪便管理，做好饮水消毒和食品卫生工作，搞好环境和个人卫生。

（2）乙型、丙型、丁型肝炎：重点在于防止通过血液和体液的传播。

1）加强血源管理，保证血液、血制品及生物制品的安全生产与供应，对献血员和每一份血制品都要用最敏感的方法检测 HBsAg 和抗 -HCV，阳性者不得献血，阳性血液不得使用。对被血液和体液污染物品要进行严格消毒。

2）提倡使用一次性注射用具，对各种医疗器械应进行严格消毒。

3）严格掌握血液和血制品使用指征。

4）加强托幼单位和服务行业卫生管理，洗漱用具专用；公用餐具、茶具、面巾、理发用具应按规定进行消毒处理。

5）接触患者后用肥皂和流动水洗手。

6）采取主动和被动免疫阻断母婴传播途径。

3．保护易感人群

（1）甲型肝炎

1）主动免疫：易感人群可接种甲型肝炎疫苗。

2）被动免疫：对甲型肝炎患者的密切接触者，可应用丙种球蛋白肌内注射，以预防发病，剂量为 0.05 ～ 0.1ml/kg。注射时间越早越好，不宜迟于接触后 7 ～ 10 日。

（2）乙型肝炎

1）主动免疫：接种乙肝疫苗是我国控制乙型肝炎传播和流行的最关键措施。适用于任何血清中 HBsAg 或抗 -HBs 阴性的人。高危人群必须接种乙肝疫苗，主要包括新生儿、与 HBV 感染密切接触者、医务工作者、长期肾透析者、有血液疾患需长期受血者等。现普遍采用的是 0、1、6 个月的接种程序。凡新生儿，尤其是 HBsAg 阳性的母亲所娩下的新生儿，在出生后 24h 内应立即接种乙肝疫苗，按照 0、1、6 个月的程序注射 3 次，保护率为 85% 以上。

2）被动免疫：适用于已暴露于 HBV 的易感者及 HBeAg 阳性母亲所娩下的新生儿，在接种乙肝疫苗的同时应联合使用高效价乙肝免疫球蛋白（HBIG），剂量为 0.05 ～ 0.07ml/kg，肌内注射，保护期约 3 个月。

（3）戊型肝炎：疫苗也已研制成功。

目前对丙型、丁型肝炎尚缺乏特异性保护易感人群的免疫措施。

【护理】

1．急性肝炎

（1）护理评估

1）病史及心理、社会资料

①病史：应询问热程、热型及发热程度；食欲不振发生时间，既往和目前每日进食种类、进食量、体重变化、对饮食知识的了解程度；恶心及呕吐发生时间、每日呕吐次数、呕吐量、呕吐物性状；乏力发生时间、乏力对日常生活的影响；黄疸发生时间、是否进行性加重，有无皮肤瘙痒、瘙痒部位及程度、是否影响睡眠、对皮肤自我护理的了解程度；患者神志及精神状态有无变化。

②流行病学资料：应询问当地有无肝炎流行；是否与肝炎患者有密切接触；个人饮食及饮

水卫生情况；是否经常在外就餐；是否有注射、输血及使用血制品的历史；家族中是否有人感染肝炎；是否进行过肝炎疫苗接种等。

③心理、社会评估：对肝炎一般知识的了解情况、对预后的认识、对所出现的各种症状的心理反应及表现；对患肝炎后住院隔离的认识，是否有被人嫌弃或孤独感，是否有意回避他人；患病后是否对工作、学习、家庭造成影响，家庭经济情况；社会支持系统对肝炎的认识及对患者的关心程度；患者的应对能力等。

2）身体评估：生命体征、身高、体重、神志状态、营养状况、黄疸部位及程度、皮肤有无搔抓痕迹及破损、肝大小、有无压痛及叩痛、脾大小等。

3）实验室及其他检查：肝功能、肝炎病毒标记物检测、B 型超声检查等，以了解肝损害情况及确定肝炎病原学分型。

（2）主要护理诊断

1）具有传染性　与病毒性肝炎是传染病有关。

2）活动无耐力　与病毒性肝炎导致肝细胞受损有关。

3）营养失调：低于机体需要量　与摄入不足和（或）呕吐有关。

4）有皮肤完整性受损的危险　与胆盐沉着刺激皮肤引起瘙痒有关。

5）知识缺乏：缺乏病毒性肝炎的防治知识。

6）焦虑　与住院隔离有关；与不了解疾病预后或病情严重、预后不良有关。

（3）护理计划及评价（举例）

知识缺乏：缺乏急性病毒性肝炎的防治和自我护理知识

1）护理目标

①患者能复述急性肝炎的防治知识，并能正确实施治疗、护理计划。

②患者能解释皮肤瘙痒原因，并会正确执行皮肤自我护理。

③患者、家属能复述本病的传播途径，并能正确实施预防措施。

2）主要护理措施

①根据患者的文化程度、接受能力以及知识缺乏程度安排教育内容，首先向患者讲解病毒性肝炎的类型、治疗、护理知识。

A．休息：休息是治疗急性肝炎的重要措施。应强调患者早期卧床休息，因安静卧床可增加肝血流量，降低代谢率，有利于肝炎症病变的恢复，防止发生重型肝炎。在发病后 1 个月内，除进食、洗漱、排便外，其余时间应卧床休息。当症状好转、黄疸减轻、肝功能改善后，可每日轻微活动 1 ~ 2h，以患者不感觉疲劳为度。以后随病情进一步好转，可逐渐增加活动量。出院后仍应继续休息 1 ~ 3 个月，恢复日常活动及工作后，仍应避免过劳及重体力劳动。

B．饮食：合理的营养、适宜的饮食也是治疗急性肝炎的重要措施。因合理的饮食可以改善患者的营养状况，促进肝细胞修复及再生，有利于肝功能恢复。在急性肝炎早期，患者消化道症状较明显，因此应给予易消化、清淡饮食，少量多餐，应保证有足够的热量（2000 ~ 2500kcal/d）、蛋白质及维生素 C，如入量过少可给予糖水、果汁，或静脉输入 10% 葡萄糖液及维生素 C。蛋白质每日 1.0 ~ 1.5g/kg，并多进水果、蔬菜等含维生素 C 丰富的食物。但随着病情好转，食欲改善，食量增加，则应防止营养过剩，对于体重增加较快的患者，应适当控制饮食，最好能维持体重在病前水平或略增。

C．用药：按医嘱应用保肝药，不滥用药物，特别应禁用损害肝药物。

D．禁酒：肝炎患者应禁饮酒，因乙醇能严重损害肝。

E．保持乐观情绪：急性肝炎患者如过分忧郁、焦虑、情绪波动，都会造成中枢神经系统功能紊乱，免疫功能减退，不利于肝病变恢复，故应指导患者正确对待疾病，保持稳定、乐观情绪。

②讲解皮肤自我护理知识：黄疸型肝炎患者由于胆盐沉着刺激皮肤神经末梢，可以引起皮肤瘙痒。应指导患者进行皮肤自我护理，具体措施为：A．穿着布制柔软、宽松内衣裤，常换洗，并保持床单位清洁、干燥，使患者有舒适感，可减轻瘙痒；B．每日用温水擦拭全身皮肤一次，不用有刺激性的肥皂与化妆品；C．瘙痒重者可给予局部涂擦止痒剂，也可口服抗组胺药；D．及时修剪指甲，避免搔抓引起皮肤破损，如皮肤已有破损者应注意保持局部清洁、干燥，预防感染；E．必要时可采用转移患者注意力的方法减轻皮肤瘙痒。

③讲解病毒性肝炎的预防知识：告知患者所患肝炎的传播途径、隔离期、隔离措施、消毒方法及家属如何进行预防等。如甲型、戊型肝炎患者和健康人之间应作好消化道隔离，食具、茶具、生活用具严格分开；注意个人卫生，做到饭前、便后用肥皂和流动水洗手；对患者用物及排泄物进行消毒。其他类型肝炎在发病期或血中有病毒复制标记物存在时应视为有传染性，必须作好血液及生活接触隔离。讲解甲、乙型肝炎疫苗预防接种的重要性。

3）护理评价

①患者已按要求实施治疗、护理计划。

②皮肤瘙痒减轻或消失，未发生破损及感染。

③患者、家属明确所患肝炎类型及传播途径，并已执行预防措施。

Knowledge deficit：lack of knowledge of prevention，treatment and self-care of acute viral hepatitis

1．Goals：The client will

（1）repeat the knowledge of treatment and self-care of acute viral hepatitis，and put the treatment and nursing plan into practice correctly.

（2）explain what causes the itch of skin，and execute skin care correctly.

（3）The client and the important others will repeat the transmission route of the disease，and show effective preventive skills.

2．Nursing Interventions：

（1）Teach the client about types，prognosis，prevention，treatment knowledge of viral hepatitis according to his/her education background，receptive ability and degree of knowledge deficiency. The contents are as follows：

① Rest：Rest is a very important therapy to acute hepatitis. Stress the importance of bed-rest to the client during the acute phase. Bed-rest can increase the liver blood flow and decrease the metabolic rate，which will benefit the recover of inflammation and prevent severe hepatitis. Let the client rest in bed during the first month of the disease excepting taking foods，washing face and defecation. When symptoms and liver function improve，the client can do some movements slightly for 1 to 2 hours a day and stop before getting tired. The client can increase his/her activity capacity gradually along with the improvement of the disease. But after discharge，the client should still rest at home for another 1 to 3 months. Over workload and heavy physical labor should be avoided when he/she restart working.

② Diet：Reasonable nutrition and appropriate diet are important measures to treat acute hepatitis because appropriate diet could improve the nutrition condition of the client，facilitate reparation and regeneration of liver cells. During the earlier period，provide easy digested and bland foods with adequate calories，protein and Vitamin C because of the heavy gastroin-testinal symptoms. If necessary，sugar water and juice should be provided or 10% glucose and Vitamin C should be given intravenously. Insure daily protein intake of 1.0 to 1.5 g/kg. Encourage eating fruits，vegetables and other Vitamin C-rich foods. When the disease gets controlled，appetite will improve and overnutrition should be avoided. For those whose weights gain too quickly, calories intake should be controlled and their body weights should be maintained within a reasonable range.

③ Medication: Administer liver protecting drugs as ordered. Avoid drug abuse, especially drugs damaging the liver.

④ Quit alcohol: Client with hepatitis should stop drinking alcohol because alcohol damages the liver heavily.

⑤ Maintain optimistic moods: Depression or anxiety may lead to disorder of central nervous system and immune dysfunction that do bad to liver function recovery. The client should learn to cope with the disease and maintain a steady and optimistic mood.

⑥ Keep follow-up regularly: During the first month after discharge, the client should see the doctor twice a month, then once a month or once every other month. After half a year, see the doctor once every three months until one to three years.

(2) Teach the client skin care skills:

Clients with icteric hepatitis often feel skin itching caused by the deposition of bile salt in skin, which could stimulate the nerve ending. Skills to protect the skin are as follows:

① The clothes should be made from cotton and be loose. Wash the clothes frequently and keep the bed sheet clean and dry, which could increase the comfort of the client and decrease the feeling of itching. ② Clean the skin with warm water everyday and stimulative soap and cosmetics are prohibited. ③ Antipruritics could be applied and antihistamine drugs could be taken for severe cases. ④ Trim the nails regularly to avoid damaging the skin when scratching. If there has been a wound, keep the wound clean and dry and prevent it from infection. ⑤ Abstracting measures could be adopted to decrease itching if necessary.

(3) Explain the knowledge about prevention of viral hepatitis:

Tell the client and the important athers about transmission routes, quarantine, isolation measures and sterilization methods of the hepatitis. If the client has viral hepatitis type A or type E, digestive isolation should be adopted. The dinner sets, tea sets, and other daily articles of the healthy persons should be isolated from those of the client. Educate the families to wash hands before meals and after relieving themselves with soap and flowing water. Sterilize daily articles and excreta of the client. If the client is infected by other types of hepatitis sirus such as HBV, HCV or HDV and there is obvious evidence of virus replication, blood isolation and contact isolation should be adopted and vaccination should be given to contactors.

3. Evaluation:

(1) The client follows the therapy plan.

(2) The client does not suffer from skin itching and there is no wound and infection of skin.

(3) The client and the important others know the type and the transmission route of the hepatitis the client is suffering from and prevention measures are adopted.

2. 重型肝炎的主要护理措施

(1) 病情观察：①乏力、消化道症状是否进行性加重；②黄疸变化；③肝浊音界变化；④并发症的观察：精神、神经症状，及时发现肝性脑病先兆，观察出血表现，观察感染表现，严格记录出入量，及时检查尿常规、比重、血尿素氮、肌酐等，及时发现肾衰竭。

(2) 休息：绝对卧床休息，保持安定情绪。

（3）饮食：给予低脂、低盐、高糖、高维生素、易消化流食或半流食，限制蛋白质摄入量，每日蛋白质应少于 0.5g/kg，总热量成人每日至少 1200 ～ 1600kcal。重型肝炎患者往往有明显食欲不振，应鼓励患者进食，采取少量多餐；经常更换食物品种；注意食物色、香、味和加调味品等方法以增加患者食欲。进食不足者应输入 10% ～ 25% 葡萄糖液加适量胰岛素或更高浓度葡萄糖溶液，总液量以 1500 ～ 2000ml/d 为宜，不宜过多。

（4）并发症的护理

1）肝性脑病：使用利尿剂、进高蛋白饮食、消化道大出血或放腹水患者易诱发肝性脑病，应注意观察，发生肝性脑病后协助医生进行抢救并给予相应护理。

2）出血：常见出血是鼻出血、牙龈出血、注射部位出血、消化道出血等。

①及时采血查血型、血红蛋白及凝血功能等，并配血备用。

②告知患者不要用手指挖鼻或用牙签剔牙、不用硬牙刷刷牙，刷牙后有出血者可用棉棒擦洗或用水漱口。注射后局部至少压迫 10 ～ 15min，以避免出血。

③若发生出血，根据不同出血部位给予相应护理。

3）继发感染：常见的感染部位是口腔、肺部、腹腔、肠道、皮肤等，可出现相应的症状及体征。应采取预防感染的措施：①保持病室空气流通，减少探视；②做好病室环境消毒，每日对地面、家具、空气消毒 2 ～ 3 次，防止交叉感染；③做好口腔护理，定时翻身，及时清除呼吸道分泌物，防止口腔及肺部感染；④注意饮食卫生及餐具的清洁和消毒，防止肠道感染；⑤患者的衣服、被褥保持清洁，防止皮肤感染；⑥发生感染时及时按医嘱应用抗菌药物。

4）肝肾综合征：肝肾综合征常是重型肝炎患者死亡的原因，上消化道出血、大量利尿、大量及多次放腹水、严重感染等易诱发肾衰竭，对发生肝肾综合征者给予相应护理。

【健康教育】

1．预防教育　对甲型、戊型肝炎应预防消化道传播，其余各类型肝炎主要应预防血液传播。凡接受输血、应用血制品、接受大手术等患者，出院后应定期检测肝功能及病毒标志物，以便早期发现由血液传播所致的各型肝炎。强调疫苗接种对预防甲、乙型肝炎的重要作用。

2．治疗指导　甲型、戊型病毒性肝炎是自限性疾病，无需特殊治疗，应向患者讲述休息、饮食对该类型肝炎治疗的重要作用。乙、丙、丁型肝炎部分患者可转为慢性，故应强调急性肝炎彻底治愈的重要性，讲述肝炎迁延不愈对个人、家庭、社会造成的危害，按医嘱实施恰当、合理的治疗措施，促进疾病早日康复。

3．病情监测　患者出院后定期复查，急性肝炎患者出院后第 1 个月每半个月复查一次，以后每 1 ～ 2 个月复查一次，半年后每 3 个月复查 1 次，定期复查 1 ～ 3 年。

4．预后及慢性化因素　一般甲型、戊型表现为急性肝炎，预后良好，而其余各型肝炎部分患者可迁延不愈、反复发作，发展为慢性肝炎、肝硬化，甚至肝癌。反复发作的诱因为过度劳累、暴饮暴食、酗酒、不合理用药、感染、不良情绪等，应帮助患者分析复发原因，予以避免。还应教会患者自我监测病情。

小　结

1. 病原学：有甲型、乙型、丙型、丁型及戊型肝炎病毒。
2. 流行病学：重点掌握甲型及乙型肝炎的流行病学。

3. 临床表现：重点掌握急性黄疸型肝炎、重型肝炎中急性重型肝炎及亚急性重型肝炎的临床表现。急性黄疸型肝炎临床经过分三期，即黄疸前期、黄疸期、恢复期，各期有其不同表现。急性重型肝炎及亚急性重型肝炎主要表现为一系列肝衰竭症候群。

4. 实验室检查：重点掌握血清酶的检测、血清胆红素检测；PT、PTA 检测是诊断重型肝炎的重要依据，也有助于判断预后。病原学检测有助于病毒性肝炎分型。

5. 治疗要点：重点掌握急性肝炎和重型肝炎的治疗要点。

6. 预防：重点掌握甲型及乙型肝炎的预防。

7. 主要护理措施：①急性肝炎患者的主要护理措施是休息、饮食护理及有皮肤瘙痒者的皮肤护理等。②重型肝炎患者的主要护理措施是病情观察、休息、饮食、并发症的护理，特别注意预防继发感染的护理。

8. 健康教育：预防病毒性肝炎的教育、治疗指导、病情监测、预后及慢性化因素等。

（吴光煜）

二、流行性乙型脑炎

学习目标

通过本部分内容的学习，学生应能够：

◎ 识记

说出流行性乙型脑炎的病原学及发病机制。

◎ 理解

总结流行性乙型脑炎的流行病学、临床表现、实验室检查、治疗要点、预防。

◎ 运用

护理流行性乙型脑炎患者并进行健康教育。

流行性乙型脑炎（epidemic encephalitis B）简称乙脑，是由乙型脑炎病毒侵入人体所引起的以脑实质炎症为主要病变的中枢神经系统急性传染病，又称日本脑炎。本病经蚊虫叮咬传播，常流行于夏、秋季，主要分布于亚洲地区。主要临床表现为高热、意识障碍、抽搐、脑膜刺激征及病理反射，重症者常出现中枢性呼吸衰竭，病死率高，部分病例可留有神经系统后遗症。

【病原学】

乙脑病毒为虫媒病毒乙组的黄病毒科、黄病毒属，直径 40 ~ 50nm，呈球形，有包膜，核心为单股正链 RNA，其外包被一层由单股多肽蛋白组成的核衣壳。包膜中镶嵌有糖基化蛋白（E 蛋白）和非糖基化蛋白（M 蛋白）。其中 E 蛋白是病毒的主要抗原成分，具有血凝活性和中和活性。此病毒能寄生在人或动物的细胞内，尤其在神经细胞内更适宜生长、繁殖，故又称嗜神经病毒。

乙脑病毒对外界抵抗力不强，易被常用消毒剂所杀灭，不耐热，100℃ 2min 或 56℃ 30min 即可灭活，但耐低温和干燥，用冰冻干燥法在 4℃冰箱中可保存数年。在蚊体内繁殖的适宜温度为 25 ～ 30℃。

乙脑病毒的抗原性稳定，较少变异。人与动物感染后可产生补体结合抗体、中和抗体和血凝抑制抗体，这些特异性抗体的检测结果有助于临床诊断和流行病学调查。

【流行病学】

1．传染源　乙脑是人畜共患的自然疫源性疾病。人与许多动物都可成为本病的传染源。但是人被乙脑病毒感染后血中的病毒数量少且持续时间短暂，所以人不是本病的主要传染源。动物中的家畜、家禽和鸟类，如猪、牛、马、羊、鸡、鸭、鹅、蝙蝠等均可感染乙脑病毒，其中猪的感染率最高，仔猪经过一个流行季节几乎 100% 被感染，且感染后血中病毒数量多，病毒血症期长，加上猪的饲养面广，更新率快，因此猪是本病的主要传染源。一般在人类乙脑流行前 1 ～ 2 个月，先在猪中流行，故检测猪的乙脑病毒感染率可预测当年在人群中的流行趋势。

2．传播途径　乙脑主要通过蚊虫叮咬而传播。库蚊、伊蚊和按蚊的某些种都能传播本病，而三带喙库蚊是主要传播媒介，在我国分布广泛，是最重要的蚊种之一，带乙脑病毒率最高，对人、畜危害大。由于蚊虫可携带病毒越冬，并经卵传代，所以蚊虫不仅为传播媒介，也是长期储存宿主。

3．人群易感性　人对乙脑病毒普遍易感，感染后多数呈隐性感染，显性与隐性感染之比为 1 :（300 ～ 2000）。感染后可获得较持久的免疫力。病例主要集中在 10 岁以下儿童，2 ～ 6 岁儿童发病率最高，2 岁以下婴儿可从母体获得抗体而具有保护作用，成人多因隐性感染而获得免疫力。近年来由于儿童和青少年广泛接种疫苗，成人和老年人的发病率则相对增加。

4．流行特征　乙脑主要分布于东南亚和西太平洋地区。在我国大多数地区均有乙脑流行，发病率农村高于城市。随着疫苗的广泛接种，我国的乙脑发病率逐年下降。乙脑在热带地区全年均可发生，在亚热带和温带地区有严格的季节性，80% ～ 90% 的病例集中在 7、8、9 三个月，与蚊虫繁殖、气温和雨量等因素有关。本病呈高度散发，家庭成员中罕有多人同时发病者。

【发病机制与病理变化】

乙脑病毒经蚊虫叮咬途径进入人体内，先在单核巨噬细胞系统内繁殖，随后进入血液循环，形成病毒血症。感染后是否发病及发病的严重程度取决于感染病毒的数量、毒力和人体的免疫力。当被感染者机体免疫力强时，病毒在体内很快被清除，不侵入中枢神经系统，临床上表现为隐性感染或轻型病例，并可获得终身免疫力。当机体免疫力弱、病毒数量大及毒力较强时，病毒可突破血脑屏障侵入中枢神经系统，引起中枢神经系统广泛性损害。脑损伤机制包括细胞凋亡、脂质过氧化，以及免疫复合物沉积在脑实质和血管壁引起的免疫损伤。

乙脑主要病变以脑实质广泛性炎症为主，尤以大脑皮质、中脑、丘脑等最为严重。由于病变的程度及部位不同，故临床上出现多样化的神经系统症状。

【临床表现】

潜伏期 4 ～ 21 日，一般 10 ～ 14 日。典型的临床经过分为以下四期：

1．初期　为病程最初的 1 ～ 3 日。起病急，体温在 1 ～ 2 日内上升至 39 ～ 40℃，伴有头痛、精神倦怠、食欲差、恶心、呕吐和嗜睡，此期易被误认为上呼吸道感染。少数患者可出现神志淡漠和颈项强直。

2．极期　为病程的第 4 ～ 10 日，除初期症状加重外，临床表现以脑实质受损为主。高热、抽搐和呼吸衰竭是乙脑极期的危重表现，三者互相影响，互为因果。高热增加耗氧量，加重脑水肿和神经细胞病变，使抽搐加重；抽搐又加重缺氧，导致呼吸衰竭并进一步加重脑组织病变，使体温升高。

（1）高热：为乙脑必有的症状，体温常高达40℃以上，多呈稽留热型，一般持续7～10日，重型者可达3周以上。发热越高，热程越长，病情越重。

（2）意识障碍：表现为嗜睡、谵妄、昏迷等。意识障碍多发生于病程第3～8日，历时1周左右，重型者可长达1个月以上。昏迷的深浅、持续时间的长短与病情的严重程度和预后呈正相关。

（3）惊厥或抽搐：是病情严重的表现，多见于病程第2～5日。系高热、脑实质炎症、脑水肿、脑疝、痰阻或舌根后坠引起缺氧所致，发生率为40%～60%。先是面部、眼肌、口唇出现小抽搐，随后出现肢体抽搐、强直性痉挛，可发生在单肢、双肢或四肢，重型者可发生全身强直性抽搐，持续数分钟至数十分钟不等，均伴有意识障碍。长时间或频繁抽搐可导致发绀，甚至呼吸暂停，使脑缺氧和脑水肿加重。

（4）呼吸衰竭：是本病最严重的表现和主要死亡原因，多发生于深度昏迷患者。可分为：

1）中枢性呼吸衰竭：中枢性呼吸衰竭是导致死亡的最主要原因。常因脑实质炎症，尤其是延脑呼吸中枢损害、脑水肿、脑疝和低钠性脑病等因素造成呼吸中枢受损所致。表现为呼吸节律不规则及幅度不均，如呼吸表浅、双吸气、叹息样呼吸、潮式呼吸及下颌呼吸等，最后呼吸停止。

除上述呼吸异常外，脑疝患者还可表现为剧烈头痛、喷射性呕吐、昏迷加重或烦躁不安、血压升高、脉搏减慢等。脑疝可有：①小脑幕切迹疝（颞叶疝），患侧瞳孔先变小，进而逐渐散大，患侧上眼睑下垂、眼球外斜，病变对侧肢体的肌力减弱或麻痹，病理征阳性，脑干受压还可出现生命体征异常；②枕骨大孔疝（小脑扁桃体疝），生命体征紊乱出现较早，意识障碍出现较晚，因脑干缺氧导致瞳孔忽大忽小，而由于呼吸中枢严重受损，患者早期可突发呼吸骤停而死亡。

2）外周性呼吸衰竭：多由于脊髓病变引起呼吸肌麻痹、呼吸道痰阻、蛔虫阻塞喉部或并发肺部感染等所致。主要表现为呼吸先增快后变慢、胸式或腹式呼吸减弱、呼吸困难、发绀，但呼吸节律整齐。

3）混合性呼吸衰竭：中枢性及外周性呼吸衰竭并存。

（5）其他神经系统症状和体征：依病变部位和程度不同而异，多在病程10日内出现，如可出现吞咽困难、语言障碍、二便失禁或尿潴留、偏瘫或全瘫，并伴有肌张力增高等。常有浅反射（如腹壁反射与提睾反射）减弱或消失；深反射（如膝腱反射、跟腱反射）先亢进后消失；因锥体束病变可出现病理反射，如巴宾斯基征阳性等；出现脑膜刺激征，如颈强直、凯尔尼格征（克氏征）阳性，婴幼儿则多无脑膜刺激征而有前囟隆起。

（6）循环衰竭：少见，常与呼吸衰竭同时出现，表现为血压下降、脉搏细速、休克和胃肠道出血。

3．恢复期 多数患者于病程8～11日后进入恢复期，体温逐渐下降，神志逐渐转清，以后语言、表情、运动及各种神经反射逐渐恢复，通常2周左右完全恢复。部分患者需1～3个月或以上的恢复期。少数重症患者可有低热、神志迟钝、痴呆、失语、多汗、吞咽困难、肢体瘫痪等，经积极治疗后大多数患者于6个月内恢复。

4．后遗症期 5%～20%重症患者在发病半年后仍留有精神、神经症状，称为后遗症。其中以失语、强直性瘫痪、扭转痉挛、意识障碍、痴呆、精神失常等较为常见，经积极治疗后可有一定程度的恢复。

【并发症】

发生率约10%，以支气管肺炎最为常见，多为昏迷患者呼吸道分泌物不易咳出或应用人工呼吸机后感染所致。其次为肺不张、败血症、尿路感染、压疮等。重型患者应警惕出现应激性溃疡致上消化道大出血。

【实验室检查】

1. 血常规　白细胞总数常在（10 ~ 20）$\times 10^9$/L，中性粒细胞增至 80% 以上。

2. 脑脊液　压力增高，外观清亮或微混，白细胞计数多在（50 ~ 500）$\times 10^6$/L，分类早期以中性粒细胞为主，以后则以单核细胞为主。蛋白轻度增高，糖正常或偏高，氯化物正常。

3. 血清学检查

（1）特异性 IgM 抗体检测：最早在病程第 4 日即出现阳性，3 周内阳性率达 70% ~ 90%，可作为早期诊断之用。

（2）血凝抑制试验：病程第 5 日抗体可阳性，效价于第 2 周达高峰，持续时间长，可用于临床诊断及流行病学调查。临床诊断需双份血清效价呈 4 倍增高才有意义。

4. 病原学检查　由于乙脑患者病毒血症期短，血清和脑脊液中病毒分离的阳性率低，所以临床早期诊断可使用 ELISA 法或聚合酶链反应（PCR）检测乙脑病毒抗原或特异性核酸，阳性可确诊。

【诊断要点】

乙脑的诊断需结合流行病学资料和典型临床表现，确诊有赖于血清学检查和病原学检查。

1. 流行病学资料　有严格的季节性，发生于 7、8、9 三个月。10 岁以下儿童多见，但近年来成人病例有增加趋势。

2. 临床表现　起病急，高热、头痛、呕吐、意识障碍、抽搐，严重患者可有呼吸衰竭。脑膜刺激征阳性，可出现病理反射。

3. 实验室检查　血白细胞及中性粒细胞均增高，脑脊液呈无菌性脑膜炎改变，血清学检查乙脑 IgM 抗体阳性为确诊依据。

【治疗要点】

应采用中西医结合等综合治疗措施，重点做好高热、惊厥、呼吸衰竭等危重症状抢救，是提高治愈率、降低病死率之关键。

1. 药物治疗　目前尚无特效的抗病毒治疗药物，早期可试用利巴韦林、干扰素等。

2. 一般治疗　虫媒隔离，至体温正常。及时补充必要的营养物质，注意水和电解质平衡。重型患者应静脉输液，但量不宜过多，以免加重脑水肿。一般成人每天补液 1500 ~ 2000ml，儿童每天 50 ~ 80ml/kg，并酌情补充钾盐，纠正酸中毒。昏迷患者可采用鼻饲。注意口腔、皮肤清洁。

3. 对症治疗　及时控制和处理高热、抽搐及呼吸衰竭是抢救乙脑患者的关键。

（1）高热：以物理降温为主，药物降温为辅，同时降低室温，使肛温保持在 38℃左右。物理降温可采用冰敷、30% ~ 50% 乙醇或温水擦浴、冷盐水灌肠等，禁用冰水擦浴；适当应用退热药，防止用药过量致大量出汗而引起循环衰竭；持续高热伴反复抽搐者适用亚冬眠疗法，具有降温、镇静、止痉作用，用氯丙嗪和异丙嗪 0.5 ~ 1mg/kg 肌注，每 4 ~ 6h 1 次，一般疗程 3 ~ 5 日。

（2）惊厥或抽搐：应针对引起惊厥或抽搐的不同原因进行治疗。

1）因高热所致者，以降温为主。

2）因脑水肿所致者，采用脱水治疗，可用 20% 甘露醇静脉滴注或推注（20 ~ 30min 内），每次 1 ~ 2g/kg，可根据病情每 4 ~ 6h 重复使用，必要时可加用 50% 葡萄糖液、呋塞米、肾上腺皮质激素等静脉注射。肾上腺皮质激素的使用尚未形成统一意见，临床上主张根据具体情况在重型患者的抢救中酌情使用。

3）因脑实质病变所致者，可使用镇静剂。常用镇静剂有：①地西泮肌注或缓慢静脉注射，成人每次 10 ~ 20mg，儿童每次 0.1 ~ 0.3mg/kg（每次不超过 10mg）；②水合氯醛鼻饲或灌肠，成人每次 1 ～ 2g，儿童每次 60 ～ 80mg/kg（每次不超过 1g）；③亚冬眠疗法；④巴比妥钠用于预防抽搐，成人每次 0.1 ～ 0.2g，儿童每次 5 ～ 8mg/kg。

（3）呼吸衰竭：根据引起呼吸衰竭的病因进行治疗。

1）因缺氧所致者，通过氧疗增加吸入氧浓度以纠正患者的缺氧状态。

2）因脑水肿、脑疝所致之呼吸衰竭，应进行脱水治疗。对自主呼吸减弱者，可应用呼吸中枢兴奋剂，如洛贝林、哌甲酯、二甲弗林（回苏灵）等。

3）因呼吸道分泌物阻塞者：①定时翻身、拍背和吸痰（严重排痰障碍者可用纤维支气管镜吸痰）；②必要时用化痰药物（α- 糜蛋白酶、氨溴索等）和糖皮质激素雾化吸入，适当加入抗生素，防治肺部细菌感染；③经上述处理无效者，可采用气管插管和气管切开，建立人工气道辅助呼吸。

4．恢复期及后遗症的治疗 对恢复期患者应加强护理，注意营养，防止压疮及继发感染，并给予中西医结合治疗。有后遗症者，应根据不同情况采用相应的综合治疗措施，如针灸、按摩及各种功能康复锻炼等。

【预防】

应采取以防蚊、灭蚊和预防接种为主的综合预防措施。

1．管理传染源 加强对猪（尤其是仔猪）的管理，搞好饲养场所的环境卫生。流行季节前对猪进行疫苗接种，能有效地控制乙脑在人群中的流行。

2．切断传播途径 防蚊、灭蚊是预防本病的重要措施，应注意消灭蚊虫孳生地，也可应用灭蚊药物。流行季节采用各种防蚊措施，如蚊帐、驱蚊剂等。

3．保护易感人群 对 10 岁以下儿童和初次进入流行区域的人员采用流行性乙型脑炎灭活疫苗进行预防接种。第 1 年接种 2 次，间隔 7 ～ 10 日，第 2 年加强注射 1 次，3 次加强后可获得较持久的免疫力。

【主要护理措施】

精心、细致的护理对提高治愈率、降低病死率、防止后遗症的发生具有重要作用。

1．虫媒隔离 隔离至体温正常。

2．病情观察 ①生命体征：尤应注意体温变化，每 1 ～ 2h 测体温一次；观察呼吸频率、节律，以判断有无呼吸衰竭。②意识状态：注意意识障碍是否继续加重。③惊厥：发作先兆、发作次数、每次发作持续时间、每次抽搐部位和方式。④颅内压增高及脑疝的先兆：除观察生命体征、意识状态外，还应重点观察瞳孔大小、形状、两侧是否对称、对光反射等。⑤准确记录出入量。⑥并发症：如有无肺部感染及压疮等症状及体征。

3．休息 绝对卧床休息。昏迷患者应取头高脚低位，呈 15° ～ 30°，头偏向一侧，待病情好转后可酌情采取侧卧位。

4．饮食 对乙脑患者应按不同病期给予不同饮食，以补充营养。初期及极期应给予清淡流质饮食，如西瓜汁、绿豆汤、菜汤、牛奶等。昏迷及有吞咽困难者给予鼻饲或静脉输液，保证每日入量 1500 ～ 2000ml，并注意电解质平衡。恢复期应逐渐增加有营养、高热量饮食。

5．症状护理

（1）发热：乙脑患者体温不易下降，常采用综合措施控制体温。①物理降温：可采用乙醇擦浴、冷盐水灌肠或在大血管处放置冰袋等方法，特别要注意降低头部温度，如在头部使用冰帽、冰枕，必要时可以使用冰毯等，在使用冰帽时要用保护帽。采用冰帽、冰袋物理降温要注意防止局部冻伤或坏死。②药物降温：可应用解热药，注意用量不宜过大。对于高热并频繁抽搐的患者可采用亚冬眠疗法，连续治疗 3 ～ 5 日。③降低室温：可使用空调，将室温降至 28℃。

（2）惊厥或抽搐：应注意早期发现惊厥或抽搐先兆，及时处理。惊厥先兆为烦躁、眼球上翻、口角抽动、肢体紧张等。

1）针对引起抽搐的不同原因进行护理：

①因脑水肿所致者，进行脱水治疗时，护理应注意：A．脱水剂应于 30min 内注入，注射速度过慢影响脱水效果。B．准确记录出入量，注意维持水、电解质平衡。C．因甘露醇等脱水剂是高渗液体，应注意患者心脏功能，防止发生心功能不全。

②因脑实质病变引起的抽搐，可按医嘱使用抗惊厥药物。护理时应注意给药途径、作用时间及不良反应，特别应注意观察抗惊厥药对呼吸的抑制。

③因呼吸道分泌物阻塞引起抽搐者，应给予吸痰、吸氧，并加大氧流量至 4 ～ 5L/min，以迅速改善脑组织缺氧。

④因高热所致者，在积极降温的同时按医嘱给予镇静剂。

2）预防惊厥或抽搐发作、防止窒息及外伤：

①将患者放置于光线暗、安静的房间内，防止声音、强光刺激。各种检查、护理、治疗操作集中进行，尽可能减少对患者的刺激，防止惊厥发作。

②保持呼吸道通畅：当有惊厥或抽搐发作时，应立即放置患者于平卧位，头偏向一侧，清除呼吸道分泌物；松解衣服和领口；如有义齿应取下；用开口器置于上下齿列之间，防止舌咬伤；如有舌后坠堵塞呼吸道，立即用舌钳拉出。

③持续吸氧。

④专人守护，设置床档，必要时用约束带约束患者，防止坠床。

⑤惊厥发作时切勿用力牵拉或按压患者肢体，以防引起骨折。

（3）呼吸衰竭：应针对引起呼吸衰竭的原因给予护理。

1）保持呼吸通畅：因呼吸道分泌物梗阻引起者，及时、彻底吸痰是解除呼吸道梗阻的有力措施，并加强翻身、拍背引流等以助痰排出。若痰液黏稠可雾化吸入相关药物以稀释痰液。

2）吸氧：在保持呼吸道通畅基础上保证氧气供给。

3）按医嘱给予治疗呼吸衰竭药物。

4）如经以上处理无效，需进行气管插管、气管切开或应用呼吸机，护士应协助医生进行上述治疗操作，并应向家属说明治疗目的及步骤，以减轻其焦虑或恐惧，并应给予相应护理。

（4）意识障碍：除上述保持一定体位、保持呼吸道通畅、吸氧、维持水电解质平衡等措施外，意识障碍时还应注意预防并发症的护理。

1）皮肤护理：需给患者每 2 ～ 3h 翻身一次，用热湿毛巾擦洗骨突起处，并作局部按摩，每日至少 2 ～ 3 次；如有排泄物污染床褥，应及时清洗、更换，保持床单位清洁、干燥、平整无褶；搬动患者时应将患者抬离床面，不要拖、拉，以免擦伤皮肤；骨突起处应垫海绵垫、气圈，如有条件者可睡气垫床；注意观察受压部位皮肤有无发红、苍白。

2）口腔护理：每日作口腔清洗 2 次；口唇涂以甘油以防干裂；若发现口腔或上呼吸道感染，应及时处理。

3）眼睛护理：如眼睑闭合不全者，每日清洗眼睛 1 ～ 2 次，并用生理盐水湿纱布或眼罩进行保护。

4）泌尿系统护理：对昏迷患者一般需留置导尿管，应每 4h 放尿一次；定时更换导尿管及集尿袋；定时清洗尿道外口，女性患者定时冲洗外阴；排便后肛门及其周围也应冲洗干净。

5）对肢体瘫痪患者，应将肢体放于功能位，并进行肢体按摩及被动运动，防止肌肉挛缩及功能障碍。

6．恢复期及后遗症的护理

（1）对于恢复期患者应注意增加营养、防止继发感染。

（2）对遗留有精神、神经后遗症者，可进行中西医结合的综合治疗，护士应给予积极、耐心的护理，从生活上关心、照顾患者；有肢体瘫痪者给予被动肢体活动，以防止肌肉萎缩；鼓励并指导患者进行功能锻炼，帮助其尽快康复。

(3) 观察患者神志、各种生理功能、运动功能的恢复情况。

7. 心理护理 刚清醒的患者其思维能力及接受外界刺激的能力均较差，感情脆弱，易哭、易激动，应使患者保持安静，避免不良刺激，帮助患者适应环境，直至恢复正常。对躯体活动受限或有语言障碍的患者，护士应以高度责任心、同情心给予关心与照顾，并鼓励患者积极治疗，持之以恒，使功能障碍减低到最低程度。

【健康教育】

1. 预防教育 特别强调防蚊、灭蚊和接受乙脑疫苗接种对预防乙脑的重要作用。

2. 疾病知识教育 讲述乙脑的病因、主要症状特点、治疗方法、病程及预后等。本病无特效治疗，病情轻者约 2 周完全恢复，病情重者病死率在 20% 以上，存活者可留有不同程度后遗症，使患者及家属对此病有所了解，以便能配合医护进行治疗、护理。

3. 康复指导 对于乙脑恢复期遗留有精神神经症状、肢体功能障碍者，应向患者及家属讲述积极治疗的意义，尽可能使患者的功能障碍于 6 个月内恢复，以防成为不可逆性后遗症，增加家庭及社会负担。还应教育家属不要嫌弃患者，并教其切实可行的护理措施，如鼻饲、按摩、肢体功能锻炼及语言训练方法等，促进患者康复。

小　结

1. 病原学：乙脑由流行性乙型脑炎病毒引起。

2. 流行病学资料：猪是本病的主要传染源，通过蚊虫叮咬传播，有严格的发病季节。

3. 临床表现：临床经过分为四期，即初期、极期、恢复期、后遗症期。高热、抽搐和呼吸衰竭是乙脑极期的危重表现，三者互相影响，互为因果。中枢性呼吸衰竭是导致死亡的主要原因。

4. 治疗要点：目前尚无特效抗病毒药物，主要是对症、支持和综合治疗，重点做好高热、惊厥、呼吸衰竭等危重症状抢救，即把好“三关”，是提高治愈率、降低病死率之关键。

5. 预防：应采取以防蚊、灭蚊和预防接种为主的综合预防措施。

6. 主要护理措施：重点是病情观察，做好高热、惊厥、呼吸衰竭、意识障碍等危重症状的护理。

7. 健康教育：重点是预防教育、恢复期及后遗症期的康复指导。

（安子薇）

三、肾综合征出血热

学习目标

通过本部分内容的学习，学生应能够：

◎ 识记

说出肾综合征出血热的病原学特点、实验室及其他检查。

◎ 理解

总结肾综合征出血热的流行病学、发生机制及病理改变、临床表现、诊断要点、治疗要点、预防。

◎ 应用

护理肾综合征出血热患者并进行健康教育。

肾综合征出血热（hemorrhagic fever with renal syndrome，HFRS）是由汉坦病毒引起的自然疫源性疾病，又称流行性出血热（epidemic hemorrhagic fever，EHF），鼠为主要的传染源。临床上以发热、充血、出血、休克和急性肾衰竭为主要表现。

【病原学】

肾综合征出血热病原为汉坦病毒属布尼亚病毒科，是 RNA 病毒。病毒的核衣壳蛋白有较强的免疫原性和稳定的抗原决定簇，宿主感染病毒后核衣壳蛋白抗体出现最早，有利于早期诊断。膜蛋白中含有中和抗原，诱导宿主产生的中和抗体具有保护作用。

由于抗原结构的不同，汉坦病毒至少可分为 20 多个血清型，我国所流行的主要是Ⅰ型汉坦病毒和Ⅱ型汉城病毒。目前认为Ⅰ型病毒感染者的病情重于Ⅱ型病毒感染者，可能与其毒力较强有关。

汉坦病毒不耐热、不耐酸，高于 37℃和 pH 5.0 以下易灭活，对乙醚、氯仿和去氧胆酸盐等脂溶剂敏感，对紫外线、乙醇和碘酒等消毒剂也很敏感。

【流行病学】

1．传染源　许多脊椎动物可携带此病毒，主要是啮齿类动物。我国主要的宿主动物和传染源是黑线姬鼠、褐家鼠，林区则主要是大林姬鼠。患者早期的血和尿中携带病毒，但一般不会造成传染。因此，人不是主要传染源。

2．传播途径　本病为多种途径传播，主要有：

（1）呼吸道传播：携带病毒的鼠类排泄物如尿、粪等污染空气，人经呼吸道吸入后感染。

（2）消化道传播：进食被携带病毒的鼠类排泄物污染的食物，经口腔黏膜、胃肠道黏膜感染。

（3）接触传播：被鼠咬伤或破损的伤口直接接触携带病毒鼠类的血液、排泄物等。

（4）母婴传播：孕妇感染本病后，可经胎盘感染胎儿。

（5）虫媒传播：鼠的寄生虫 - 螨类亦可能通过吸血传播本病。

3．人群易感性　人群普遍易感，并以显性感染为主，隐性感染率为 5% ～ 8%。感染后可获终身免疫，且各型之间有交叉免疫。

4．流行特征　本病广泛流行于亚、欧的许多国家，我国为重疫区。虽全年均可发病，但有明显的高峰季节。其中以黑线姬鼠传播的发病高峰在 11 月—次年 1 月，次高峰在 5—7 月；

以褐家鼠传播的发病高峰在3—5月；以大林姬鼠传播的发病高峰在夏季。发病以男性青壮年农民和工人居多，不同人群发病的多少与接触传染源机会的多少有关。

【发病机制与病理变化】

本病发病机制复杂，至今尚未完全阐明。病毒进入人体后随血流侵入组织器官，进一步增殖后再进入血流引起病毒血症。病毒感染和感染后引起的免疫反应导致细胞结构和器官功能损伤。其发生机制包括：

1．病毒直接作用 病毒直接作用于感染细胞，导致其结构和功能损害。

2．免疫损伤

（1）Ⅲ型变态反应（免疫复合物损伤型）：病毒抗原与机体产生的特异性抗体结合，形成免疫复合物（IC），IC沉积在患者皮肤小血管壁、肾小球基膜、肾小管和肾间质血管等处，激活补体，造成小血管壁及肾病变。IC还可与血小板结合，致凝血功能障碍，导致出血。故IC的形成和沉积是本病血管、肾损伤及其他病理变化的重要原因。

（2）其他免疫反应：与Ⅰ型、Ⅱ型及Ⅳ型变态反应等均有关，引起一系列临床症状和脏器功能损伤。其他如细胞免疫反应等也参与了致病作用。

本病的最基本病理改变是全身小血管的广泛损伤，并可伴有多数脏器病变。

【临床表现】

潜伏期为4～46日，一般为7～14日。典型病例可有以下5期经过。非典型和轻型患者可有越期现象，而重型患者则可出现发热期、低血压休克期、少尿期互相重叠。

1．发热期 病程第1～3日，除发热外，主要为全身中毒症状、毛细血管损伤和肾损伤的表现。

（1）发热及中毒症状：多数起病急骤，体温常在39～40℃，为弛张热或稽留热。热程多在3～7日，较少超过10日。一般体温越高、热程越长，病情越重。全身中毒症状表现为全身酸痛、头痛、腰痛，少数患者出现眼眶痛。头痛、腰痛及眼眶痛，一般称“三痛”，是由于血管扩张、组织的充血、水肿所引起。多数患者还可出现恶心、呕吐、食欲减退、腹泻、腹痛等消化系统症状，是由于胃肠道充血、水肿所致。重症患者可出现嗜睡、烦躁、谵妄等神经、精神症状。

（2）毛细血管损伤：一般出现于发热2～3日后，主要为充血、出血和渗出水肿表现。皮肤充血可见面部、颈部及胸部皮肤潮红，一般称“三红”，重者呈“醉酒貌”。出血表现在皮肤及黏膜有出血点，皮肤出血以腋下、胸背部最为突出，常呈搔抓样或条索状；黏膜出血见于软腭，呈针尖样出血点。少数患者可有鼻出血、咯血、血尿或黑便。渗出水肿表现为眼睑、球结膜水肿，轻者眼球转动时结膜有漪涟波，重者球结膜呈水泡样，部分患者可出现腹水。

（3）肾损害：发热2～3日即可出现肾损害，主要表现为尿量减少、蛋白尿和尿镜检发现管型等。

2．低血压休克期 病程第4～6日，一般可持续1～3日，短者数小时，长者可达6日以上。本期特点为热退后其他症状反而加重。多数在发热末期或热退同时出现血压下降，开始可表现为面色潮红、四肢温暖，之后则转为面色苍白、口唇青紫、四肢厥冷、尿量减少、脉搏细弱、血压下降等。若不能得到有效控制，长期组织灌注不良，则可促进DIC、脑水肿、ARDS、急性肾衰竭等的发生。

3．少尿期 一般在病程第5～8日，可持续2～5日，短者1日，长者可达10日以上。本期的主要表现是少尿或无尿、氮质血症、酸中毒和水电解质紊乱。一般以24h尿量少于500ml为少尿，少于50ml为无尿。氮质血症的表现可有厌食、恶心、呕吐、腹胀、腹泻、顽固性呃逆，严重者可有头晕、头痛、嗜睡，甚至昏迷等。酸中毒表现为呼吸增快或Kussmaul深大呼吸。电解质平衡紊乱则以高钾、低钠、低钙为主。水钠潴留则进一步加重组织水肿，可出现腹水，严重者可出现高血容量综合征和肺水肿表现，如水肿、血压升高、脉压增大、脉搏洪大、颈静脉怒张、心率增快等。由于DIC、血小板功能障碍等使出血加重，有些患者表现为皮肤瘀斑增加、鼻出血、呕血、便血、咯血、血尿，甚至颅内出血等。

4．多尿期　多发生在病程第9～14日，通常持续7～14日，短者1日，长者可达数月，甚至1年。由于此期肾小管重吸收功能尚未恢复，因而肾的浓缩功能差，加之体内潴留的尿素氮等物质的渗透性利尿作用，尿量开始逐渐增加。可分为3期：

（1）移行期：尿量由每日500ml增加至2000ml，但尿素氮及肌酐等反而上升，症状加重。

（2）多尿早期：每日尿量超过2000ml，氮质血症未见改善，症状仍重。

（3）多尿后期：每日尿量超过3000ml，氮质血症逐渐好转，精神、食欲逐渐恢复。一般每日尿量可达4000～8000ml，少数可高达10000ml以上。若不能及时补充水和电解质，则易发生低血容量性休克、低钠、低钾等。此期，由于机体抵抗力下降，易继发感染，进而引发或加重休克。

5．恢复期　在病程第3～4周后，尿量逐渐减少至正常（2000ml/d以下），精神、食欲基本恢复正常。肾功能的完全恢复则需要1～3个月，重者可达数月或数年之久。

【并发症】

1．腔道出血　多见于休克期、少尿期和多尿早期。腔道出血可表现为消化道出血、腹腔出血、阴道出血以及肺出血等。

2．肺水肿　多见于休克期和少尿期。一种为ARDS（肺间质水肿），另一种为心源性肺水肿（肺泡内渗出），其中ARDS的死亡率高达67%。

3．继发感染　少尿期或多尿早期最易发生。常见消化道、呼吸道、泌尿道感染及败血症等。

【实验室及其他检查】

1．血常规　白细胞开始可正常，3～4日后升高达（15～30）$\times 10^9$/L。早期以中性粒细胞升高为主，3～4日后以淋巴细胞升高为主，并出现异型淋巴细胞，有助于早期诊断，且数目越多提示病情越重。红细胞数、血红蛋白在发热后期及低血压休克期因血液浓缩而升高，少尿期下降。血小板也减少。

2．尿常规　病程第2日出现尿蛋白，第4～6日尿蛋白常为（+++）～（++++）。尿镜检可见管型、红细胞及巨大融合细胞。部分患者尿中可出现膜状物，为大量蛋白和脱落上皮的凝聚物。

3．血液生化检查

（1）血BUN、肌酐（Cr）：多在低血压休克期开始升高，少数发热期即升高。

（2）血气分析：发热期由于过度通气可有呼吸性碱中毒，休克期、少尿期则以代谢性酸中毒为主。

（3）血清电解质：血Na^+、Cl^-、Ca^{2+}在各期多降低；血K^+在发热期、休克期处于低水平，少尿期升高，多尿期又降低。

4．免疫学检查

（1）特异性抗原检查：早期患者的血清、外周血细胞及尿沉渣细胞中均可检出病毒抗原。

（2）特异性抗体检查：IgM抗体于病后1～2日即可检出，1：20为阳性。IgG抗体出现较晚，1：40为阳性。IgM抗体阳性及IgG抗体滴度大于1：40即有诊断价值，可作为早期确定诊断的方法。双份血清抗体滴度升高4倍以上有诊断意义。

5．分子生物学检查　用RT-PCR法检测血中汉坦病毒RNA。

【诊断要点】

1．流行病学资料　在流行季节，发病前2个月内到过疫区，有鼠类接触史。

2．临床表现 主要为三大主征和病程的五期经过。三大主征即：①发热及中毒症状；②充血、出血及渗出症状；③肾功能损害症状。病程中的“三红”“三痛”、皮肤搔抓样或条索样出血、热退后症状反而加重等均为其重要特点。五期经过为发热期、低血压休克期、少尿期、多尿期和恢复期。但应注意非典型者可以越期或几期重叠。

3．实验室检查 根据白细胞增加、出现异型淋巴细胞、大量蛋白尿或短时间内尿蛋白明显增加及尿中有膜状物、血清中检出特异性 IgM 抗体等可以明确诊断。检测汉坦病毒 RNA 有助于早期和非典型患者的诊断。

【治疗要点】

治疗原则为“三早一就”，即早发现、早休息、早治疗、就近治疗及以综合疗法为主。

1．发热期

（1）抗病毒治疗：发病 4 日内可应用利巴韦林（ribavirin）800 ~ 1000mg/d，加入 10% 葡萄糖液中静滴，持续 3 ~ 5 日。

（2）减轻外渗：可给予芦丁、维生素 C 等静滴，以降低血管通透性。给予 20% 甘露醇静滴，以提高血浆渗透压。

（3）减轻中毒症状：可给予地塞米松静滴，同时还有减轻外渗的作用。呕吐频繁者可给予甲氧氯普胺（灭吐灵）肌注。

（4）预防 DIC：适当给予低分子右旋糖酐或丹参注射液静脉滴注，以降低血液黏稠度，预防 DIC。必要时应用肝素。

2．低血压休克期

（1）补充血容量：应早期、快速和适量地补充血容量，液体应晶体液与胶体液结合，晶、胶液比为 3∶1，晶体液以平衡盐液为主，胶体液常用低分子右旋糖酐、血浆、白蛋白等，根据低血压程度估计输液量，争取在 4h 内使血压稳定。

（2）纠正酸中毒：给予 5% 碳酸氢钠溶液，不但能纠正酸中毒，尚有扩容作用。

（3）改善微循环：可应用血管活性药，如多巴胺等。

3．少尿期 治疗原则为稳（稳定内环境）、促（促进利尿）、导（导泻）、透（透析）。

（1）稳定内环境：若为肾前性少尿，应静脉输入液体补充血容量，并密切观察尿量。如仍少尿则为肾性少尿，应严格控制入量，每日补液量为前一日排出量加 500 ~ 700ml。输入液以高渗葡萄糖液为主，以补充能量，减少蛋白质的分解。

（2）促进利尿：给予呋塞米（速尿），从小量开始，逐渐加大用量至每次 100 ~ 300mg。亦可用血管扩张剂。

（3）导泻：常用甘露醇 20g，每日 2 ~ 3 次口服，亦可采用 50% 硫酸镁液或大黄煎水口服导泻。

（4）透析疗法：对于明显氮质血症、高血钾及高血容量综合征的患者可进行透析疗法，临床多采用血液透析，也可用腹膜透析。

4．多尿期 移行期和多尿早期治疗同少尿期。多尿后期主要是：①维持水、电解质平衡：给予半流质和含钾饮食，补液以口服为主，不能进食者静脉补液。②防治继发感染：注意预防呼吸道和泌尿道感染，发生感染后应及时处理。

5．恢复期 应加强营养，注意休息，逐渐增加活动量，定期复查肾功能等。

【预防】

1．管理传染源 防鼠、灭鼠是预防本病的关键。

2．切断传播途径 加强食品卫生及个人防护，防止鼠类排泄物污染食物，不用手接触鼠类及其排泄物。进入疫区或野外工作人员应按要求戴口罩，穿“五紧服”，系好领口、袖口等，并避免被鼠类咬伤。还应注意防螨、灭螨。

3．保护易感人群　高危人群应接种疫苗，我国已研制出双价肾综合征出血热疫苗，产生特异性抗体的阳性率可达 90% 以上。首次注射 1 周后即可产生抗体，故可应急接种。

【主要护理措施】

1．病情观察　本病具有病情危重且变化快的特点，其治疗的关键在于及早发现和防治休克、急性肾衰竭和出血等。因此，及时而准确的病情观察是本病护理的重点：①监测生命体征及意识状态的变化；②充血、渗出及出血的变化：如“三红”“三痛”的变化，皮肤瘀斑的分布、范围，有无腔道出血等表现；③严格记录 24h 出入量，注意尿量、颜色、性状及尿蛋白的变化；④氮质血症的表现：注意有无厌食、恶心、呕吐、顽固性呃逆等症状；⑤实验室检查：如血尿素氮、肌酐、电解质及酸碱平衡的监测及血小板、凝血功能检查等。

2．休息　发病后应立即绝对卧床休息，且不宜搬动，以免加重组织及脏器的出血。恢复期患者仍要注意休息，逐渐增加活动量。

3．饮食　应注意：①给予高热量、高维生素、清淡可口、易消化的流质或半流质饮食；②发热期应注意适当补充液体；③少尿期应限制液体入量、钠盐及蛋白质的摄入，以免加重水钠潴留、氮质血症，患者口渴时，可以采用漱口或湿棉签擦拭口腔的方法以缓解口渴；④多尿期应注意液体及钾盐等的补充，指导患者多食用含钾高的食物，如橘子、香蕉等；⑤消化道出血量大的患者应予禁食。

4．症状护理

（1）高热：以物理降温为主，如应用冰袋、冰囊等，但注意不能采用乙醇或温水擦浴，以免加重皮肤损害。禁用强烈退热药，以免大量出汗促使患者提前进入休克期。

（2）循环衰竭：①迅速建立静脉通路，按医嘱准确、迅速输入液体扩充血容量，并应用碱性液及血管活性药，以迅速纠正休克。快速扩容时，注意观察心功能，避免发生急性肺水肿。②给予吸氧。③患者可因出血而致循环衰竭，应做好交叉配血、备血，为输血做好准备。④做好各种抢救的准备工作，备好抢救药品及抢救设备。⑤密切观察治疗效果。

（3）急性肾衰竭：①按量出为入、宁少勿多的原则，严格控制液体入量；②利尿、导泻治疗时，密切观察患者用药后的反应，协助排尿、排便，观察其颜色、性状及量，并及时做好记录；③出现高血容量综合征者，应立即减慢输液速度或停止输液，使患者取半坐卧位或坐位，双下肢下垂，并报告医生；④作血液透析或腹膜透析的患者，给予相应护理。

5．皮肤、黏膜的护理　①减少对皮肤的不良刺激：保持床铺清洁、干燥、平整，衣服应宽松、柔软，出汗较多时应及时更换；②帮助患者保持舒适体位，用软垫适当衬垫，并及时变换体位；③避免推、拉、拽等动作，以免造成皮肤破损；④做好口腔护理，保持口腔黏膜的清洁、湿润，及时清除口腔分泌物；⑤保持会阴部清洁，留置导尿者应做好无菌操作，定时膀胱冲洗。

【健康教育】

1．预防教育　大力宣传防鼠、灭鼠的重要性，推广各种有效的防鼠、灭鼠措施；注意加强食品卫生和个人防护；提倡高危人群接种疫苗，以预防本病。

2．疾病知识教育　介绍本病的发生、发展过程，目前尚无特效治疗药物，且病情变化快并危重，患者应按医护要求进行治疗，以便顺利康复。

3．出院指导　由于肾功能的完全恢复需要较长时间，出院后仍需继续休息 1 ～ 3 个月。加强营养，并定期复查血、尿常规及肾功能，以了解其恢复情况。

小 结

1. 病原学：肾综合征出血热病原为汉坦病毒。

2. 流行病学：肾综合征出血热传染源主要是啮齿类动物，我国主要是鼠类。有多种传播途径。

3. 临床表现：有5期经过，即发热期、低血压休克期、少尿期、多尿期和恢复期。各期均有不同特点。但应注意非典型者可以有越期或几期重叠现象。

4. 实验室检查：①血象、尿常规、血生化检查均有变化；②特异性抗原、抗体检查，IgM抗体阳性有诊断价值。

5. 诊断要点：主要根据三大主征和病程五期经过的临床表现及实验室检查，即可作出诊断，流行病学资料作参考。

6. 治疗要点：治疗原则为“三早一就”及以综合疗法为主，不同病期治疗方法不同。

7. 预防：防鼠、灭鼠是预防本病的关键。

8. 主要护理措施：病情观察、绝对卧床休息、不同病期给予不同饮食，以及高热、循环衰竭、急性肾衰竭的护理。

9. 健康教育：预防教育、疾病知识教育、出院指导。

（吴光煜）

四、狂犬病

学习目标

通过本部分内容的学习，学生应能够：

◎ 识记

列举狂犬病的病原学特点、实验室检查。

◎ 理解

归纳狂犬病的流行病学、发生机制及病理改变、临床表现、诊断要点、治疗要点、预防。

◎ 应用

按护理程序护理狂犬病患者并进行健康教育。

狂犬病（rabies）又称恐水症，是由狂犬病病毒所引起的，以侵犯中枢神经系统为主的急性传染病，人因被病兽咬伤而感染。临床表现以特有的恐水、怕风、恐惧不安、咽肌痉挛、进行性瘫痪为特征。死亡率几乎达100%。

【病原学】

狂犬病病毒属核糖核酸型的弹状病毒，病毒中心为单股负链RNA，外绕以蛋白质衣壳，表面有脂蛋白和糖蛋白包膜。从患者和病兽体内分离的病毒称“野毒株”或“街毒株”，其特点是致病力强，街毒株经多次在兔脑内传代后成为“固定毒株”，其毒力减弱，对人和犬失去致病力，但仍保留其抗原性，故可供制备疫苗之用。

狂犬病病毒易被紫外线、季铵化合物、碘酒、乙醇等灭活，加热100℃ 2min可灭活。

【流行病学】

1．传染源　主要传染源为病犬，其次为猫，狼、狐狸、食血蝙蝠等野生动物亦能传播本病。近年来有多起报道，人被“健康”的犬、猫抓咬后而患狂犬病。一般认为狂犬病患者很少传染他人。

2．传播途径　狂犬病病毒主要通过病兽咬伤、抓伤、舔伤人体的皮肤或黏膜侵入体内，也可由染毒唾液污染各种伤口、黏膜而引起感染。偶可通过剥病兽皮、进食被病毒污染的肉类及吸入蝙蝠洞穴中含病毒的气溶胶而发病。

3．人群易感性　人群普遍易感。人被病兽咬伤而未做预防接种者，发病率为15%～30%，若及时处理伤口和接种疫苗，发病率可降至0.15%。被狂犬咬伤后是否发病，与被咬伤部位、创伤程度、病兽种类、衣着厚薄、人体免疫情况、伤口局部处理情况、有无及时进行疫苗接种等因素有关。

【发病机制与病理改变】

狂犬病病毒对神经组织有强大的亲和力，病毒侵入人体后在入侵处及其周围横纹肌细胞内小量繁殖，而后沿周围神经的轴索呈向心性扩散至中枢神经系统，主要侵犯脑干、小脑等处的神经细胞，然后再从中枢神经沿周围神经呈离心性扩散，侵入各器官、组织，尤以唾液腺、舌部味蕾、嗅神经上皮等处的病毒量较多。由于迷走、舌咽和舌下神经核受损，致吞咽肌及呼吸肌痉挛，因而出现恐水、呼吸困难、吞咽困难等症状。交感神经受累可使唾液腺和汗腺分泌增加。迷走神经节、交感神经节和心脏神经节受损，可引起心血管功能紊乱和猝死。

病理改变主要是急性弥漫性脑脊髓炎，以大脑基底面海马回和脑干部位及小脑损害最为明显。

【临床表现】

潜伏期一般为1～3个月（5日至十几年）。本病全程一般不超过6日。典型临床经过分三期：

1．前驱期　常有低热、头痛、倦怠、恶心、烦躁、恐惧不安，对声、风、光等刺激敏感，并有咽喉紧缩感。已愈合的伤口及其神经支配区有痒、痛、麻及蚁走感，为最有诊断意义的早期症状。本期持续2～4日。

2．兴奋期　患者逐渐进入高度兴奋状态，突出表现为表情极度恐怖、恐水、怕风、发作性咽肌痉挛和呼吸困难，并可有体温升高（38～40℃）。恐水为本病特有的表现，患者极渴但不敢饮水，饮后也无法下咽，甚至闻及水声、看见水，或仅提及“饮水”均可引起咽肌严重痉挛。其他如风、光、声、触动等刺激，也可引起咽肌痉挛，严重发作时可出现全身肌肉阵发性抽搐。因呼吸肌痉挛可导致呼吸困难和发绀。因交感神经功能亢进，可出现大汗、流涎、瞳孔散大、对光反射迟钝、心率增快、血压升高等。多数患者神志清晰，部分患者可出现精神失常、幻听等。本期持续1～3日。

3．麻痹期　患者痉挛发作停止，进入全身弛缓性瘫痪，渐由安静进入昏迷状态，最后因呼吸、循环衰竭而死亡。本期持续时间短，为6～18h。

【实验室检查】

1．血常规及脑脊液　白细胞总数轻至中度增多，中性粒细胞占80%以上。脑脊液细胞数及蛋白质可稍增多，糖及氯化物正常。

2．免疫学检查

(1) 检测抗原：取患者脑脊液或唾液直接涂片、咬伤部位皮肤组织、角膜印片等，通过免疫荧光技术检测特异性抗原，阳性率可达98%。此外，还可使用快速狂犬病酶联免疫吸附法检测病毒抗原。

（2）检测抗体：用快速荧光焦点抑制试验可检测血清和脑脊液中的中和抗体，方法快捷，特异性和敏感性均较高。

3．病原学检查 取患者的唾液、脑脊液、泪液或脑组织接种于鼠脑分离病毒，或取动物或死者脑组织做切片染色，镜检找内基小体，阳性时可确诊。

【诊断要点】

1．流行病学资料 有被狂犬或可疑动物咬伤或抓伤史。

2．临床表现 伤口感觉异常及有恐水、怕风等典型症状，即可做出狂犬病的临床诊断。

3．实验室检查 检查病毒抗原、病毒分离或尸检发现脑组织内基小体可确诊。

【治疗要点】

目前尚无特效疗法，以对症、支持等综合治疗为主，包括：

1．隔离患者 单室严密隔离，防止唾液污染。尽量使患者保持安静，减少光、风、声等刺激，狂躁时可用镇静剂。

2．对症治疗

（1）加强监护，防止呼吸肌痉挛导致窒息，给氧，必要时作气管切开。

（2）维持水电解质平衡、纠正酸中毒。

（3）有心血管系统功能障碍时，应采取相应的措施。

（4）有脑水肿时给脱水剂。

【预防】

因本病缺乏特效疗法，预防有着特别重要的意义。

1．管理传染源 以犬的管理为主，捕杀野犬、家犬进行登记与疫苗接种，是预防狂犬病最有效的措施。对狂犬、狂猫及其他狂兽应立即击毙并焚毁或深埋。

2．伤口处理 及时、有效地处理伤口可明显降低狂犬病发病率。

（1）伤后应尽快用20%肥皂水或0.1%苯扎溴铵（新洁尔灭）或清水反复清洗伤口至少半小时，伤口深时要用注射器灌注反复冲洗，力求去除狗的涎液。注意新洁尔灭不可与肥皂水合用。

（2）冲洗后用75%乙醇反复擦洗消毒，最后涂上碘酊。

（3）伤口一般不予止血、不缝合、不包扎，以便排血引流。

（4）若咬伤部位为头、颈部或严重咬伤者，还需用抗狂犬病免疫血清或抗狂犬病免疫球蛋白，在伤口基底部及周围行局部浸润注射（免疫血清皮试阳性者应进行脱敏试验）。

（5）需注意预防破伤风及细菌感染，必要时使用破伤风抗毒素及抗菌药物。

3．预防接种

（1）主动免疫：对高危人群如暴露于狂犬病的工作人员，应做暴露前预防接种。被犬、猫或患狂犬病的动物咬伤，或被可疑狂犬病动物吮舐、抓伤、擦伤皮肤或黏膜者均应接种疫苗，做暴露后预防接种。目前我国常用的是地鼠肾疫苗，此疫苗具有免疫原性强、安全可靠等优点。

1）暴露前预防接种：共接种3次，于0、7、21日各肌内注射一针（2ml），2～3年加强注射一次。

2）暴露后预防接种：全程5针，在30日内注完，分别在0、3、7、14和30日各肌内注射一针（2ml）。严重咬伤者可加用疫苗，全程10针，即当日至第6日每日一针，而后分别于10、14、30、90日再各注射一针。

（2）被动免疫：被动免疫制剂有人抗狂犬病免疫球蛋白和免疫血清，以人抗狂犬病免疫球蛋白为佳。遇有创伤严重或创伤发生在头面、手、颈等处，咬人动物又确有狂犬病可能时，应立即注射。成人剂量为20IU/kg，总量一半在伤口基底部及周围进行浸润注射，剩余剂量做臂部肌内注射。

【主要护理措施】

1．**接触隔离**　患者住单人房间。

2．**病情观察**　①生命体征；②恐水、恐风表现及变化；③抽搐部位及发作次数、频度；④麻痹期应密切观察呼吸衰竭与循环衰竭的进展；⑤记录出入量。

3．**休息**　应绝对卧床休息，对狂躁患者应注意安全，必要时给予约束。

4．**饮食**　应给予鼻饲高热量流质饮食，如插鼻饲管有困难，插管前可在患者咽部涂可卡因溶液。必要时静脉输液，维持水、电解质平衡。

5．**保持呼吸道通畅**　及时清除口腔及呼吸道分泌物，必要时做好气管切开的准备工作。

6．**减少肌肉痉挛的措施**

（1）保持病室安静、光线暗淡，避免风、光、声的刺激。

（2）避免水的刺激，不在病室内放盛水容器；不使患者闻及水声；不在患者面前提及“水”字；输液时注意将液体部分遮挡；操作过程勿使液体触及患者。

（3）各种检查、治疗与护理尽量集中进行，操作时动作要轻巧，以减少对患者的刺激。

7．发生呼吸、循环衰竭时给予相应护理。

8．**药物治疗的护理**　对狂躁患者遵医嘱给予镇静剂，镇静剂易抑制呼吸，应观察用药后的反应，如观察患者呼吸情况、分泌物、瞳孔状态，让患者头偏向一侧以避免镇静过度和分泌物过多引起窒息。

9．**心理护理**　对狂犬病患者应备加爱护与同情，因大多数患者（除后期昏迷者外）神志清醒，内心恐惧不安，“恐水”使患者更加痛苦，故对待患者应关心体贴、语言谨慎，多用安慰性语言，做好治疗与专人护理，使患者有安全感。

【健康教育】

1．**预防教育**　管理好家犬，说明被犬、猫咬伤后及时、有效地处理伤口及进行预防接种的重要意义，督促患者进行预防接种。

2．**疾病知识**　讲述狂犬病的临床表现，恐水、怕风、兴奋、狂躁原因，嘱家属避免刺激患者，配合治疗及护理。

3．**预后**　说明本病的严重危害，缺乏特效疗法，病死率几乎达100%。

小　结

1. 病原学：狂犬病病原是狂犬病病毒。

2. 流行病学：主要传染源为病犬；狂犬病病毒主要通过病兽咬伤、抓伤、舔伤人体的皮肤或黏膜侵入体内。

3. 临床表现：①前驱期：已愈合的伤口及其神经支配区有痒、痛、麻及蚁走感，为最有诊断意义的早期症状。②兴奋期：患者高度兴奋，恐水为本病特有的表现，还可有咽肌及呼吸肌痉挛、大汗、流涎等。③麻痹期：全身弛缓性瘫痪、昏迷，最后因呼吸、循环衰竭而死亡。

4. 治疗要点：以对症、支持等综合治疗为主。

5. 预防：①加强对犬的管理。②及时、有效地处理伤口。③预防接种。

6. 主要护理措施：重点是病情观察，保持呼吸道通畅，减少肌肉痉挛的措施。

7. 健康教育：重点是宣传被犬、猫咬伤后及时、有效地处理伤口及进行预防接种的重要意义。

（吴光煜）

五、艾滋病

学习目标

通过本部分内容的学习，学生应能够：

◎ 识记

列举艾滋病的病原学特点、实验室检查。

◎ 理解

归纳艾滋病的发生机制、临床表现、诊断要点、治疗要点。

◎ 应用

1．根据艾滋病的流行病学制订预防措施。

2．护理艾滋病患者并进行健康教育。

获得性免疫缺陷综合征（acquired immunodeficiency syndrome，AIDS）简称艾滋病，是由人免疫缺陷病毒（HIV）引起的，因机体免疫功能缺陷而导致致命的机会性感染和恶性肿瘤的致死性传染病。1981 年在美国发现，至今流行于全球，具有发病缓慢、传播迅速、病死率高的特点。

【病原学】

HIV 病毒为单股 RNA 病毒，属于逆转录病毒科慢病毒属，具有逆转录酶（RT）。病毒呈椭圆形，直径为 100 ~ 200nm，外层为类脂包膜，其中嵌有糖蛋白 gp120（外膜蛋白）和 gp41（透膜蛋白），gp120 在分子构型上有与 CD4 分子结合的部位，gp41 起协同 HIV 进入宿主细胞的作用。HIV 中心有 60 ~ 80nm 直径的核心，由两条正链 RNA、逆转录酶和结构蛋白等构成（图 10-1）。

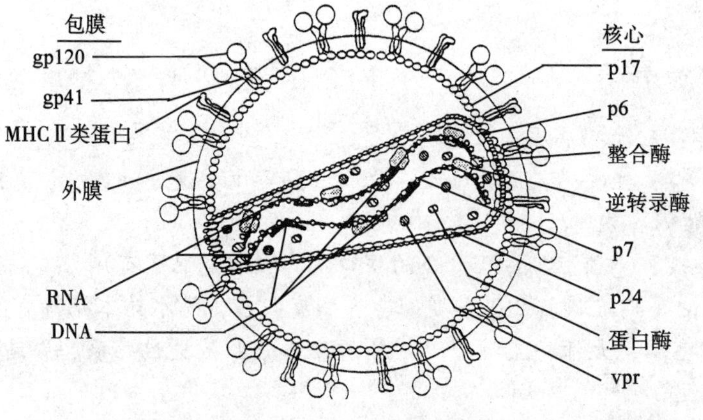

图 10-1　HIV-1 型结构图

HIV 是一种变异性很强的病毒。根据 HIV 的基因差异，分为 HIV-1 型和 HIV-2 型。目前全球流行的主要是 HIV-1 型，HIV-1 型可进一步分为不同的亚型。HIV-2 的生物学特性与 HIV-1 型相似，但其毒力和传染性均较低，潜伏期较长，临床发作进展较慢，症状较轻。我国主要流行株为 HIV-1 型，1999 年起，在部分地区发现并证实我国有少数 HIV-2 型感染者。

HIV 主要感染 $CD4^+$ T 淋巴细胞，也能感染单核巨噬细胞、B 淋巴细胞、小神经胶质细胞和骨髓干细胞等。HIV 感染人体后可刺激人体产生针对病毒多种蛋白的抗体（抗 -HIV），此抗体不是中和抗体，不产生持久的保护性免疫，而是表示已被 HIV 感染。因血清中抗 -HIV 与病毒同时存在，故凡抗 -HIV 阳性者的血清均具有传染性。

HIV 的抵抗力不强，对热敏感，56℃ 30min 或巴氏消毒法均可使其灭活。在室温下较稳定，经 4 ～ 7 天病毒部分灭活，但仍能复制；常用消毒剂均可灭活 HIV，如 75% 乙醇、0.2% 次氯酸钠、1% 戊二醛、20% 乙醛和丙酮、乙醚及漂白粉等，但对电离辐射、紫外线及 0.1% 甲醛均不敏感。

HIV 存在于感染者的血液及体液中（包括精液、唾液、乳汁、宫颈分泌物、脑脊液以及泪液等），还存在于脑组织及淋巴结中。

【流行病学】

艾滋病是当前全球最严重的公共卫生问题。我国的流行情况：1985 年我国发现首例病例，目前 HIV 已蔓延到全国所有省、自治区和直辖市，流行的趋势极为严峻。2003 年以前以血液传播为主，目前以性传播为主要途径。

1．传染源　HIV 感染者（抗 -HIV 阳性的无症状病毒携带者）及艾滋病患者均是传染源，无症状病毒携带者在流行病学上具有更重要的意义。人类是唯一的传染源，其血液、精液、子宫和阴道分泌物中含有大量病毒。

2．传播途径

（1）性传播：是本病主要传播途径（包括男性同性恋、异性恋及双性恋）。性病和性传播疾病的流行可促进本病的传播。

（2）血液传播：通过静脉吸毒者之间共用污染的注射器与针头、输入被 HIV 污染的血液或血制品，以及不规范的单采血浆等传播。

（3）母婴传播：感染本病的孕妇可经胎盘、产程中及产后血性分泌物和母乳喂养等传播给婴儿。

（4）其他途径：如病毒携带者的器官移植、人工授精，医护人员意外被 HIV 污染的针头或其他物品刺伤等亦可感染。

3．人群易感性　人群普遍易感，本病多发生于青壮年，男多于女，高危人群包括：①男性同性恋者或双性恋者，性乱交者；②静脉药瘾者；③血友病患者及多次接受输血和血制品者；④ HIV 感染 /AIDS 母亲所生的婴儿。

【发病机制与病理变化】

HIV 既有嗜淋巴细胞性又有嗜神经性，它主要攻击的靶细胞包括 $CD4^+$ T 淋巴细胞、B 淋巴细胞、单核巨噬细胞及自然杀伤细胞等，其攻击的结果是造成机体的免疫功能缺陷，从而导致各种机会性感染和恶性肿瘤的发生。

1．HIV 复制过程　HIV 侵入人体后，在辅助受体的协同作用下，病毒外膜蛋白（gp120）与 $CD4^+$ T 淋巴细胞表面的受体（$CD4^+$ T 分子）相结合，借助于 gp41 脱去衣壳后，病毒的核心蛋白和 RNA 得以进入淋巴细胞的细胞质，病毒 RNA 链在逆转录酶的作用下，逆转录成单链 DNA，然后以此 DNA 作为模板，在 DNA 多聚酶作用下不断复制 DNA，部分存留于细胞质中，部分与宿主细胞内 DNA 整合，成为潜伏状态的前病毒 DNA。经过一段潜伏感染阶段（2 ～ 10 年）后，病毒的前病毒基因被某种因素所激活，通过逆转录酶再合成 HIV 的单股 RNA 及多重病毒蛋白，经过组装，成熟的 HIV 颗粒以芽生的方式释出，再感染新的细胞，由于不断有新的靶细胞被 HIV 感染而破坏，机体细胞免疫功能日渐受损。

2．$CD4^+$ T 淋巴细胞受损伤的方式

（1）直接损伤：HIV 在细胞内大量复制，导致细胞溶解或破裂。

（2）间接损伤：受感染的 $CD4^+$ T 淋巴细胞表面有 gp120 表达，可与邻近未受感染的

$CD4^+$ T淋巴细胞结合，形成融合细胞，使细胞膜通透性改变，细胞发生溶解、破坏。

（3）骨髓干细胞受损：HIV可以破坏骨髓干细胞，使$CD4^+$ T淋巴细胞产生减少。

3．HIV使其他细胞受损 HIV可导致B淋巴细胞、单核巨噬细胞及自然杀伤细胞等受损和功能异常。

4．机体免疫系统崩溃 HIV进入人体后，24～48h到达局部淋巴结，5日左右在外周血中可以检测到病毒成分，继而产生病毒血症，导致急性感染。由于机体免疫系统不能完全清除病毒，而形成慢性感染，$CD4^+$ T淋巴细胞迅速减少，最后耗竭，导致机体免疫系统崩溃。

AIDS的病理变化呈多样性和非特异性。

【临床表现】

HIV感染后可分为三期：

1．急性期 在初次感染HIV后7～10日，此期大多数患者症状轻微，易被忽视。可出现发热、头痛、肌肉关节痛、盗汗、乏力、腹泻、皮疹、淋巴结肿大等，数日至2周症状消失。临床上多数患者难以肯定真正的急性感染期。此期可查到HIV RNA和p24抗原，5周左右抗-HIV才呈阳性，血小板可减少，$CD4^+$ T淋巴细胞计数一过性减少，$CD4^+/CD8^+$比例倒置。

2．无症状感染期 也称为临床潜伏期。本期可由HIV原发感染或急性感染期发展而来。虽无任何临床症状，但可检测到抗-HIV、HIV RNA、p24抗原。此期可持续2～10年或更长，其时间长短与病毒数量、感染途径、个体差异等因素有关。本期具有传染性，由于HIV在感染者体内不断复制，免疫系统受损，$CD4^+$ T淋巴细胞计数逐渐减少。

3．艾滋病期 为感染HIV后的最终阶段，此期$CD4^+$ T淋巴细胞计数明显下降，血浆HIV病毒载量明显升高。

（1）艾滋病相关综合征：患者出现原因不明的发热、乏力、盗汗、厌食、慢性腹泻、体重下降≥10%；部分患者表现为神经、精神症状，如记忆力减退、性格改变、精神淡漠、癫痫或痴呆等；另外还可表现为持续性全身淋巴结肿大（PGL）。PGL特点为：①浅表淋巴结肿大，至少持续3个月；②除腹股沟淋巴结以外，至少有2个或直径在1cm以上的肿大淋巴结，一般活动度好、无压痛、无粘连，可缩小、消失或重新出现；③活检为淋巴结反应性增生。

（2）机会性感染：由于严重的细胞免疫缺陷而出现多种条件致病菌感染。

1）呼吸系统：常见的有肺孢子菌肺炎（PCP），主要临床表现为发热、干咳、进行性加重的呼吸困难、发绀。肺部体征少。肺部影像学检查可见间质性肺炎，呈网格状或毛玻璃样改变。PCP是艾滋病患者最常见的机会性感染，也是主要的死亡原因。其次还可见肺结核、巨细胞病毒肺炎等。

2）消化系统：常见的有口腔白色念珠菌病，巨细胞病毒所致的口腔炎、食管炎或肠炎及隐孢子虫肠炎等。

3）中枢神经系统：可有新型隐球菌脑膜炎、弓形虫脑病、结核性脑膜炎等。

4）其他：皮肤与黏膜可发生带状疱疹、传染性软疣、尖锐湿疣等。眼部可发生巨细胞病毒视网膜炎等。

（3）肿瘤：卡波西肉瘤、恶性淋巴瘤等。卡波西肉瘤可发生在皮肤、黏膜、内脏、淋巴结、肝、脾等处。早期皮肤卡波西肉瘤通常是红色或紫红色斑疹或丘疹，数量多，迅速扩大，周围常伴有棕黄色瘀斑，在疾病进展期常融合成蓝紫色或棕色斑块或结节。晚期多合并机会性感染。

【实验室及其他检查】

1．血常规 白细胞、血红蛋白、红细胞、血小板均有不同程度减少。

2．免疫学检查 淋巴细胞总数下降，淋巴细胞绝对计数下降，$CD4^+$ T淋巴细胞明显下降[正常为（0.8～1.2）×10^9/L]，$CD4^+/CD8^+<1.0$（正常1.2～1.5）。

3．病毒及特异性抗原、抗体检测

（1）HIV 抗体检测：HIV-1/HIV-2 抗体检测，包括筛查试验（初筛和复检）和确证试验。HIV-1/HIV-2 抗体筛查常用 ELISA 法，确证试验常用免疫印迹法（WB）。

（2）HIV 抗原检测：用 ELISA 法测血清 HIV p24 抗原，有助于抗体产生窗口期的诊断。

（3）HIV RNA 检测。

（4）病毒载量测定：此测定可了解疾病进展、提供抗病毒治疗依据、评估治疗效果等，也是 HIV 感染早期诊断的参考指标。

（5）病毒分离：主要用于科研。

4．机会性感染的检查　可进行影像学、B 超、血培养等检查。

【诊断要点】

1．流行病学资料　是否属于高危人群或具备感染 HIV 的危险因素。

2．临床表现　急性期与无症状期较难诊断，故对高危人群应进行血清学检测并进行医学监测。发生机会性感染和恶性肿瘤临床应考虑艾滋病。

3．实验室检查　$CD4^+$ T 淋巴细胞数检测；抗 -HIV（ELISA 法）2 次阳性为初筛试验，抗 -HIV（WB 法）阳性为确证试验。还可检测 HIV p24 抗原、HIV RNA 等以助诊断。

【治疗要点】

本病治疗困难，常用抗病毒药并不能彻底清除 HIV，对于 HIV-1 感染者的治疗，可切断传染源，阻止本病的传播；而对艾滋病患者的治疗目的是缓解病情，预防和减少机会性感染的发生，延长生存期，提高生活质量。早期抗病毒治疗是关键。

1．抗病毒治疗　目前已获得美国 FDA 批准的抗病毒药物共有 6 类。分别为核苷类反转录酶抑制剂、非核苷类反转录酶抑制剂、蛋白酶抑制剂、整合酶抑制剂、融合抑制剂和 CCR5 受体拮抗剂。目前我国免费提供前 3 类。

（1）核苷类反转录酶抑制剂（NRTI）：主要有齐多夫定（AZT）、拉米夫定（3TC）、替诺福韦（TDF）、司他夫定（d4T）。

（2）非核苷类反转录酶抑制剂（NNRTI）：主要有奈韦拉平（NVP）、依非韦伦（EFZ）。

（3）蛋白酶抑制剂（PI）：最常用洛匹那韦 + 利托那韦（克力芝）、沙奎那韦、茚地那韦、利托那韦。

（4）整合酶抑制剂：如拉替拉韦（RAV）。

（5）融合抑制剂：如恩夫韦肽（T-20）。

（6）辅助受体拮抗剂：如马拉韦罗（MVC）。

目前主张联合用药，即高效抗反转录病毒治疗（high active anti-retroviral therapy，HAART），以避免一种药物引起病毒的变异诱发耐药。目前常用 2 种 NRTI 联合 1 种 NNRTI 或 PI。

高效抗反转录病毒疗法治疗失败的一个主要原因就是对抗病毒药物的耐药。耐药株的出现，不仅是病毒学治疗失败的原因，也是病毒没有完全被抑制而引起的，日趋成为今后抗病毒治疗的巨大障碍。耐药性发展最快的是 NNRTI 家族。随着我国免费治疗的开展，HIV 的耐药率会逐渐增加。

2．免疫调节治疗　可用白细胞介素 -2、异丙肌苷、胸腺素等，以提高免疫功能。

3．机会性感染的治疗

（1）肺孢子菌肺炎：用复方新诺明、喷他脒。

（2）弓形虫感染：用克林霉素、乙胺嘧啶、螺旋霉素等。

（3）隐球菌感染：用氟康唑、两性霉素 B、氟胞嘧啶等。

（4）念珠菌感染：用酮康唑、氟康唑。

（5）抗结核治疗：HIV 合并结核时，抗病毒治疗的时机是 $CD4^+$ T ＜ 200/ml 时，抗结核治疗 2 ~ 4 周内开始抗病毒治疗；200/ml < $CD4^+$ T < 500/ml 时，抗结核治疗 2 ~ 4 周，最长 8 周时开始抗病毒治疗；$CD4^+$ T > 500/ml，也应该在抗结核 8 周内开始抗病毒治疗。

4. 卡波西肉瘤的治疗 用长春新碱、博来霉素、多柔比星（阿霉素）等进行化疗，α 干扰素与 AZT 联合应用等。

5. 支持及对症治疗 如输血、静脉高营养及根据患者症状进行对症治疗等。

6. 中医中药治疗。

【预防】

采取以切断传播途径为主的预防措施。

1. 管理传染源

（1）加强监测：建立艾滋病监测网络，加强对高危人群的监测及国境检疫，及时发现患者及无症状带毒者。

（2）作好消毒、隔离：对患者及无症状带毒者应注意隔离，并应对其血液、排泄物、分泌物进行严格消毒处理。

2. 切断传播途径

（1）加强性道德教育，严禁卖淫、嫖娼等杂乱性交活动。

（2）加强血制品管理，严格检查血液制品；严禁注射毒品；推广一次性医疗用品，对患者使用过的物品及医疗器械应进行严格的消毒，防止医源性传播。

（3）女性 HIV 感染者尽量避免妊娠及母乳喂养，给予药物预防母婴传播。

3. 保护易感人群 加强对公用生活用品及公用医疗器械的消毒。密切接触者和医护人员应加强自身防护，并作定期检查。我国艾滋病疫苗已进入大规模Ⅱ期临床试验，这使人们看到了艾滋病的预防的曙光。

【主要护理措施】

1. 血液、体液隔离 严格执行艾滋病的消毒、隔离措施。

2. 病情观察 ①生命体征；②食欲及体重变化；③机会性感染及肿瘤的观察；④心理变化；⑤实验室检查的变化；⑥药物治疗效果及不良反应。

3. 休息 艾滋病患者发生条件致病菌感染时应绝对卧床休息，以减低机体消耗。症状减轻后可逐步起床活动。病室应安静、舒适、空气清新。

4. 饮食 给予高热量、高蛋白、高维生素、易消化饮食。注意食物色、香、味，设法促进患者食欲。对不能进食者给予静脉输液，注意维持水、电解质平衡。

5. 症状护理

（1）发热：参见第一章发热的护理。

（2）疼痛：确定疼痛部位，根据不同情况进行护理，如胸痛时应协助患者取舒适体位，给予胸部按摩或咳嗽时按压胸部以减轻疼痛等措施，或按医嘱给予止痛药。

（3）呼吸困难：密切观察呼吸困难的表现及血气分析等，协助患者取半坐卧位或端坐位，给予氧气吸入等，应避免使用镇静剂及麻醉剂，以防抑制呼吸。

（4）恶心、呕吐：①呕吐频繁者，禁食 2h，若恶心、呕吐减轻，应鼓励患者进食；②进行口腔护理，可除去呕吐引起的异味并可保持口腔的清洁、卫生，预防感染；③及时清除呕吐物，并通风换气；④采取额头冷敷或嘱患者放松，必要时在餐前 30min 遵医嘱给予止吐药。

（5）腹泻：参见细菌性痢疾的护理。

6. 皮肤护理 因艾滋病患者体质虚弱，免疫功能差，易发生继发感染，皮肤常成为病原菌侵入门户，因此应加强皮肤护理，预防发生感染。另外，卡波西肉瘤可发生在皮肤、黏膜上。护理应注意：①评估皮肤颜色、温度、完整性：观察口腔、舌、上颚是否出现斑块及破损，肛门周围皮肤是否出现溃疡；②保持皮肤清洁、卫生，经常更换衣服、被褥，穿着柔软的内衣，防止皮肤破损和继发感染；③长期卧床的患者，至少每 2h 协助翻身，必要时可使用气垫床或气垫垫于臀部等易受压处；④经常剪指甲，以免抓伤皮肤引起感染；⑤洗澡时使用液态中性皂液，以免损伤皮肤，将残留皂液洗净，以防刺激皮肤；⑥护理操作时严格执行无菌操作原则，避免医源性感染；⑦如有皮肤损伤，应用生理盐水清洗后，给予微波治疗，以防损伤面积进一步扩大，或根据医嘱给予药物治疗；⑧改进营养状况、补充水分，以增加抵抗力及伤口愈合能力。

7．药物治疗的护理

（1）对患者进行用药依从性教育：对于应用抗病毒药治疗的患者，按时、足量、按医嘱服药是非常重要的，否则会降低疗效及产生耐药性。另外，还需说明艾滋病的抗病毒治疗需要终生服药。

（2）观察药物不良反应：抗病毒药可出现以下不良反应。①胃肠道症状：表现为食欲减退、恶心、呕吐、腹痛等；②神经系统症状：表现为四肢疼痛、麻木、头痛、多梦等；③皮疹：多在颜面和躯干部出现斑丘疹，伴有瘙痒；④中毒反应：包括中毒性肝损害、骨髓抑制、急性胰腺炎等，一般在治疗 2 ～ 3 个月以后发生。

8．心理护理　艾滋病预后不良，且社会上对艾滋病也怀有恐惧心理，因此，患者会出现焦虑、抑郁、孤独无助或恐惧等心理障碍，甚至出现报复、自杀等行为，作好心理护理有重要意义。应注意以下几点：①建立良好的护患关系：护士通过自己良好的语言、神情、态度和行为去影响患者的认知，改变其不良的心理状态和行为，并帮助患者建立起有利于治疗和康复的最佳心理状态；②尊重患者的人格：对患者所表现出的反常行为和语言不要嘲笑，只有对患者尊重，才能取得患者的信任和配合，达到预期的目标；③发挥患者的主观能动性：鼓励患者主动参与，当患者取得进步时，应指出这是患者积极配合和正确努力的结果；④争取家属和亲友的支持：家属和亲友的言谈、举止直接影响患者的心理状态，良好的家庭、亲友关系能给患者以安慰和支持；⑤促进患者间良好的交流：使患者从病友那里得到帮助和关心，这样既增加了友谊，又有利于解决患者的心理问题；⑥保守秘密：患者个人隐私、人际关系和家庭矛盾等问题不希望被别人知道，护士必须严守秘密，不要随便谈论；⑦创造优美、舒适的环境：优美、舒适的环境能使患者心情舒畅。

【健康教育】

1．预防教育　特别是加强性道德教育，洁身自好，并应严禁吸毒，以及采取自我防护措施，以预防艾滋病的传播。

2．治疗指导　指导患者进行抗病毒治疗，说明按时、足量服药及坚持终生服药的重要性。艾滋病是致死性疾病，病死率很高，并随病程的延长而上升，但治疗方法及治疗药物已有较大进展，应使患者及家属建立战胜疾病的信心，保持良好心态，配合医护进行治疗。

3．设法减少机会性感染　艾滋病患者免疫功能低下，常由于机会性感染使病情恶化，甚至死亡，应指导患者及家属采取预防或减少机会性感染的措施。

4．自我监测　对无症状病毒携带者应嘱其每 3 ～ 6 个月作一次临床及免疫学检查，如出现症状随时就诊，及早治疗。

小 结

1. 病原学：艾滋病病原为 HIV（人免疫缺陷病毒）。

2. 流行病学：传染源是 HIV 感染者及艾滋病患者，可通过性传播、血液传播、母婴传播等途径传播。

3. 临床表现：HIV 感染后可分为三期。①急性期；②无症状感染期；③艾滋病期：表现为艾滋病相关综合征、机会性感染、肿瘤。

4. 实验室及其他检查：重点是 $CD4^+$ T 淋巴细胞明显下降；$CD4^+/CD8^+ < 1.0$；抗 -HIV 检测；HIV RNA 检测等及机会性感染的检查。

5. 治疗要点：早期抗病毒治疗是关键，联合用药，即高效抗反转录病毒治疗。

6. 预防：采取以切断传播途径为主的预防措施。

7. 主要护理措施：血液、体液隔离，病情观察，症状护理，心理护理等。

8. 健康教育：预防教育，治疗指导，减少机会性感染，自我监测。

（吴光煜）

第三节 细菌感染性疾病

一、伤寒

学习目标

通过本部分内容的学习，学生应能够：

◎ 识记

列举伤寒的病原学特点、实验室检查。

◎ 理解

归纳伤寒的流行病学、发病机制与病理变化、临床表现、诊断要点、治疗要点、预防。

◎ 应用

按护理程序护理伤寒患者并进行健康教育。

案例 10-2

患者女性，33 岁。因持续发热 12 天，入院诊治。

患者近 12 天来发热，开始 37℃以上，以后体温逐渐升高，近几日体温升至 39℃以上，并伴有乏力、食欲明显下降、腹胀。患者 3 周前曾饮用过生水。

身体评估：T 39.4℃，P 72 次 / 分，BP 110/70mmHg，神志清楚，表情淡漠，反应迟钝，心肺无异常，腹平软，较胀满，肝肋下 2cm、脾肋下 1cm、质软，无压痛。

T10-3

案例 10-2 分析

案例 10-2

实验室检查：血白细胞 3.7×10^9/L，肥达反应："O" 1∶160、"H" 1∶320。
初步诊断：伤寒。

问题与思考：

1．该患者诊断为伤寒的依据是什么？
2．为进一步确诊，还需作哪些实验室检查？

伤寒（typhoid fever）是由伤寒沙门菌引起的急性消化道传染病。典型临床表现为持续发热、全身中毒症状、相对缓脉、玫瑰疹、肝脾大及白细胞减少。主要并发症为肠出血及肠穿孔。

【病原学】

伤寒沙门菌属沙门菌属 D 组，革兰氏染色阴性，有鞭毛，能运动。主要抗原有菌体（O）抗原、鞭毛（H）抗原和表面（Vi）抗原，可刺激机体产生相应的特异性 IgM 和 IgG 抗体。通过检测血清中"O"及"H"抗体可辅助伤寒的临床诊断。伤寒沙门菌菌体裂解时释放出强烈的内毒素，是致病的主要因素。

伤寒沙门菌对生存环境要求低，能在日常用品、加工肉类及水生物贝类中大量繁殖，耐低温，对热及一般消毒剂较敏感，煮沸后即迅速死亡。

【流行病学】

1．传染源 传染源为患者及慢性带菌者。起病后 2 ~ 4 周排菌量最多，传染性最强，恢复期后排菌减少。排菌在 3 个月以上者称为慢性带菌者，是引起伤寒传播和流行的重要传染源。

2．传播途径 可通过被病原菌污染的水、食物、日常生活接触及苍蝇、蟑螂等经消化道传播。水源和食物污染是引起暴发流行的主要原因。

3．人群易感性 人群普遍易感，病后可产生持久免疫力。

4．流行特征 本病终年均有发病，但以夏、秋季为多。人群中以儿童及青壮年多见。

【发病机制和病理变化】

伤寒沙门菌进入消化道后，一般可被胃酸杀死，如侵入的病原菌数量多或胃酸缺乏时，细菌则进入小肠上皮细胞及巨噬细胞，并在其胞质内繁殖，再进入小肠集合淋巴结及肠系膜淋巴结，并经胸导管进入血流而引起短暂的第一次菌血症。此阶段为 7 ~ 14 日，相当于潜伏期，患者无症状。伤寒沙门菌随血流进入全身各脏器，如肝、脾、胆囊、骨髓等组织器官内继续大量繁殖，再次进入血流，引起第二次菌血症，同时释放内毒素，产生临床症状。在病程第 2 ~ 3 周，伤寒沙门菌随胆汁排入肠道，细菌经肠黏膜再度侵入肠壁淋巴组织，使原已致敏的淋巴组织产生严重的炎症反应，导致其坏死及溃疡形成。如果累及病变部位的血管可引起肠出血，侵入肌层与浆膜层可引起肠穿孔。病程第 4 周，人体免疫力进一步加强，在血液及脏器中的细菌逐渐被消灭，肠壁溃疡逐渐愈合，病情缓解，进入恢复期。少数患者由于免疫功能低下，潜伏在体内的细菌可再度繁殖，并侵入血流而复发。或因胆囊内长期有病菌存留，成为慢性带菌者。

伤寒的病理特点是单核巨噬细胞系统增生性反应，可形成伤寒小结或伤寒肉芽肿，其中以回肠末段的集合淋巴结及孤立淋巴滤泡病变最具特征性。第 1 周淋巴组织高度肿胀、隆起；第 2 周肿胀的淋巴结发生坏死；第 3 周坏死组织脱落，形成溃疡，可并发肠出血和肠穿孔；第 4 周后溃疡逐渐愈合，不留瘢痕，不引起肠道狭窄。

【临床表现】

潜伏期3～60日，一般7～14日。伤寒的典型临床经过分为下述4期：

1．初期 病程第1周，起病缓慢，主要为发热，体温呈阶梯形上升，于5～7日内可高达39～40℃。并常伴有畏寒、食欲不振、全身不适、乏力等。

2．极期 病程第2～3周，主要表现为：

（1）持续高热：多呈稽留热，少数呈弛张热或不规则热，持续2周左右。

（2）消化道症状：明显食欲不振、腹部隐痛、腹胀、便秘，少数患者可有腹泻，右下腹有轻压痛。

（3）神经系统症状：患者表情淡漠、反应迟钝、听力减退，重症者呈谵妄、昏迷，出现病理反射等中毒性脑病表现。

（4）循环系统症状：患者常出现相对缓脉，但有中毒性心肌炎时不明显。

（5）玫瑰疹：病程第7日左右，皮肤可出现直径为2～4mm小丘疹，淡红色，压之褪色，多分布于胸、腹部，数量一般少于10个，分批出现，2～3日后消退。

（6）肝、脾大：多数患者有轻度肝、脾大，质软，伴轻度压痛。并发中毒性肝炎时可见黄疸或肝功能异常。

3．缓解期 病程第3～4周，体温在波动中逐渐下降，各种症状逐渐减轻，肿大的脾开始回缩，但可能发生肠出血和肠穿孔等并发症。

4．恢复期 病程第5周，体温恢复正常，症状消失，食欲好转，但体质仍然虚弱，1个月左右完全恢复。

在第一次感染恢复后1～3周，临床症状再度出现，血培养再次阳性，称为复发，多见于抗菌治疗不彻底的患者。复发治疗与初次发病治疗方法相同。在病后2～3周体温开始下降，但尚未恢复正常时体温又复上升，血培养可以阳性，称为再燃，可能与菌血症未被完全控制有关。

【并发症】

1．肠出血 为常见的并发症，多见于病程第2～3周，轻重不一，从粪便隐血阳性至大量血便，出血量少可无症状，大量出血可引起失血性休克。饮食不当、腹泻、灌肠压力过高等常为肠出血诱因。

2．肠穿孔 为最严重并发症，多见于病程第2～3周，有时可以并发肠出血。发生诱因与肠出血相同。穿孔好发于回肠末段，急腹症的出现比较缓慢，给诊断带来困难，重症患者可能只表现为坐立不安、低血压和心动过速，胸部X线片可见膈下游离气体。超声检查有助于肠穿孔的诊断，同时可以在超声引导下进行腹膜腔液体抽吸。

3．中毒性肝炎 常见于病程第1～3周，有肝大、黄疸、ALT上升，一般在2～3周可恢复。

【实验室及其他检查】

1．血常规 白细胞计数偏低或正常，中性粒细胞减少，嗜酸性粒细胞减少或消失。

2．细菌学检查 伤寒沙门菌可以从血液、骨髓、粪便、尿液、胆汁及脑脊液、玫瑰疹中分离到。临床上多采用血培养、便培养，有时采用尿培养。培养结果阳性即可确诊。

（1）血培养：为最常用的确诊伤寒的依据。病程第1周阳性率最高，第3周开始下降，第4周常阴性。

（2）粪便培养：潜伏期即可获较高的阳性率，病程第3～4周阳性率最高。

（3）尿培养：于病程第3～4周阳性率最高。

（4）骨髓培养：阳性率略高于血培养，阳性持续时间亦较长，且较少受药物的影响。

3．免疫学检查 肥达反应：病程第2周开始阳性率逐渐增加，第4周阳性率最高，可达90%，并可持续数月。菌体（O）抗体凝集效价在1∶80及鞭毛（H）抗体在1∶160或以上时，可作为阳性指标。每周复验1次，效价逐渐上升其诊断价值更大。在带菌者中可发现“Vi”抗体持续升高。血清肥达反应有辅助诊断价值。

【诊断要点】

1．流行病学资料　流行地区、季节、环境及饮食卫生情况、伤寒接触史、预防接种史，有重要的诊断参考价值。

2．临床表现　持续发热1～2周或以上、相对缓脉、表情淡漠、腹胀、便秘或腹泻、玫瑰疹、脾大等。

3．实验室检查　白细胞总数及中性粒细胞减少、嗜酸粒细胞减少或消失、细菌培养阳性可确诊。血清肥达反应有辅助诊断价值。

【治疗要点】

1．一般及对症治疗

（1）隔离：进行消化道隔离。临床症状消失后，每隔5～7日送粪便培养一次，连续2次阴性才可解除隔离。

（2）发热：高热时首选物理降温，慎用退热药物。

（3）便秘、腹胀：给予对症处理（详见护理措施）。

（4）严重毒血症：严重毒血症患者在足量、有效抗菌治疗的同时，可短期加用小剂量肾上腺皮质激素，以减轻毒血症症状。

2．病原治疗

（1）喹诺酮类：如氧氟沙星、环丙沙星、左氧氟沙星、司氟沙星等，对伤寒沙门菌有强大的抗菌作用，为首选药物。但该类药物孕妇忌用，18岁以下青少年及儿童慎用或禁用，哺乳期妇女应用该类药物时应暂停哺乳。

（2）头孢菌素类：第二、三代头孢菌素对伤寒沙门菌有强大的抗菌活性，毒副作用轻。常用的药物有头孢曲松、头孢他啶、头孢噻肟等，是孕妇、儿童、哺乳期妇女及耐喹诺酮类药物伤寒患者的首选药物。

3．并发症治疗

（1）肠出血：绝对卧床休息，禁食。严密观察生命体征及肠出血情况。应用止血药物，适量输液或输新鲜血。内科治疗无效时，可考虑手术治疗。

（2）肠穿孔：禁食、胃肠减压，注意水、电解质平衡和肠外营养支持。除局限者外，应及早手术治疗，同时加用有效抗生素联合治疗。

【预防】

1．管理传染源　及早隔离、治疗患者。密切接触者医学观察15日。对饮食业从业人员定期检查，及时发现带菌者。将带菌者调离饮食服务业工作，并予以治疗。

2．切断传播途径　加强对粪便、水源、饮食卫生的管理，消灭苍蝇，保持良好的个人卫生。

3．提高人群免疫力　易感人群应用伤寒及副伤寒甲、乙三联菌苗预防注射，提高人群免疫力。

【护理】

1．护理评估

（1）病史及心理、社会资料

1）病史：①询问起病情况、热程、热型；②食欲情况、食量、体重变化；③有无腹胀、便秘或腹泻，每日腹泻次数及量；④神志状态及听力有无减退；⑤有无皮疹，出疹日数；⑥经过何种处理及其效果。

2）流行病学资料：应询问当地是否有伤寒流行，饮食、饮水及个人卫生情况，伤寒患者接触史，疫苗接种史。

3）心理、社会资料：患者对伤寒的认识及了解程度，对住院隔离的认识及适应情况，患病对工作、生活的影响，社会支持系统对患者的态度、对伤寒的了解程度及对消毒隔离的认识。

（2）身体评估：生命体征，神志状态，表情，反应能力；胸、腹部皮疹性状、颜色、大小、数目；心率及心音；腹部有无胀气及肌紧张、压痛、反跳痛、肠鸣音减弱或消失等急性腹膜炎体征；肝、脾大小及有无压痛。

（3）实验室检查：血常规、细菌培养（包括血、尿、粪便及骨髓培养）、血清肥达反应等。

2．主要护理诊断

（1）体温过高：与伤寒沙门菌感染有关。

（2）潜在并发症：肠穿孔或肠出血。

（3）营养失调：低于机体需要量：与高热及摄入减少有关。

（4）有感染的危险：与长期卧床及机体抵抗力低下有关。

（5）知识缺乏：缺乏有关伤寒的疾病知识及消毒、隔离知识。

3．护理计划及评价　以“潜在并发症：肠出血或肠穿孔”为例制订护理计划。

（1）护理目标

1）能按要求实施预防并发症的措施。

2）住院期间未发生并发症或并发症被及时发现和处理。

（2）护理措施

1）病情观察：①生命体征、面色、神志变化；②粪便颜色、性状，有无血便，并注意检查粪便隐血，如有肠出血，应注意观察有无血容量不足体征；③观察有无腹痛及肠穿孔体征。

2）休息：患者应绝对卧床休息至热退后1周才能逐渐增加活动，因休息可减少患者能量消耗，并可减少肠蠕动，有利于预防肠道并发症。

3）饮食：发热期间应给予营养丰富、清淡流质饮食，如蛋汤、清肉汤、新鲜果汁等，要保证每日有足够的液体量（2500～3000ml/d），鼓励患者少量、多次饮水。入量不足者给予静脉输液，以保证水、电解质平衡及促进毒素排泄。热量不宜过多，一般给予8.36kJ/d（2000kcal/d）。退热期间可给高热量、无渣或少渣、少纤维素、不易产生肠胀气的半流质饮食，如软面条、米粥等，另加瘦肉末、菜末、豆腐、土豆等，并观察进食反应。进入恢复期，患者食欲好转，可进软饭，然后逐渐恢复至正常饮食，要保证有足够的蛋白质、糖类和维生素，热量每日14.45kJ（2500kcal）。注意饮食量一定要逐渐增加，切忌饮食不节制及食用生冷、粗糙、不易消化食物，以避免发生肠穿孔或肠出血。

4）症状护理

①腹胀：腹胀时应停食牛奶及糖类等易产气食物，并注意钾盐的补充。可用松节油热敷腹部及肛管排气，禁用新斯的明，以免引起剧烈肠蠕动，诱发肠穿孔或肠出血。

②便秘：伤寒患者应保证至少隔日排便一次，如有便秘则可用开塞露或温生理盐水300～500ml低压灌肠。忌用泻药，并避免排便时过度用力，防止因剧烈肠蠕动或腹腔内压力过大造成不良后果。

5）进行有关并发症的知识教育：向患者及家属讲解有关伤寒并发症的发生时间、表现，鼓励患者有症状时及时向医护人员报告，以便早期发现、及时处理。应特别强调饮食不当是引起并发症的重要原因，并及时进行饮食指导，要求患者按规定进食，以预防或减少并发症。

6）有并发症发生时，与医生密切配合，及时进行治疗。

（3）护理评价：患者与医护人员密切合作，未发生并发症或并发症被及时发现和处理。

【健康教育】

1．预防教育　普及卫生知识，注意饮食、饮水及个人卫生，把住病从口入关；易感人群注射疫苗，以预防伤寒发生。讲述本病的消毒、隔离知识，预防传播。

2．疾病知识及预后　如疾病过程、治疗药物、疗程、药物不良反应、预后等，应重点讲述并发症知识及饮食管理的重要性，以预防或减少并发症。伤寒如不发生并发症则预后良好。

小　结

1. 病原学：伤寒病原为伤寒沙门菌。伤寒沙门菌的内毒素是致病的主要因素。

2. 流行病学：伤寒传染源为患者及慢性带菌者。通过粪 - 口途径传播。

3. 临床表现：伤寒的典型临床经过分为 4 期。①初期；②极期：表现出本病特有的症状及体征，主要表现为持续高热、消化道症状、神经系统症状、循环系统症状、玫瑰疹、肝脾大等；③缓解期；④恢复期。

4. 并发症：常见的有肠出血、肠穿孔、中毒性肝炎。

5. 实验室检查：①血常规：白细胞偏低或正常，中性粒细胞减少，嗜酸性粒细胞减少或消失。②细菌学检查：血培养、便培养获得伤寒沙门菌即可确诊。③肥达反应：有辅助诊断价值。

6. 治疗要点：重点是应用喹诺酮类或头孢菌素类药物进行病原治疗；根据症状进行对症治疗。

7. 预防：主要应采取切断传播途径为主的综合措施。

8. 主要护理措施：采取消化道隔离，密切观察病情，注意休息，饮食护理，发热、腹胀及便秘等的症状护理，其中作好饮食护理对避免发生并发症有重要作用。

9. 健康教育：①预防教育；②并发症知识及饮食管理的重要性。

（吴光煜）

二、细菌性痢疾

学习目标

通过本部分内容的学习，学生应能够：

◎ 识记

列举细菌性痢疾的病原学特点、实验室及其他检查。

◎ 理解

归纳细菌性痢疾的发生机制及病理变化、临床表现、诊断要点、治疗要点。

◎ 应用

1．根据细菌性痢疾的流行病学制订预防措施。

2．按护理程序护理细菌性痢疾患者并进行健康教育。

案例10-3分析

案例 10-3

患者女，20岁，因2天来发热、腹泻入院。

患者自昨日开始自觉发热、全身不适，未测体温，并腹泻，开始2次为稀便，以后均为脓血便，每日5～6次，量不多，并伴腹痛及里急后重感，病后曾呕吐2次，为胃内容物，食欲差，尿量少，自服几次小檗碱（黄连素），未见效，而急诊入院。

患者既往无慢性腹泻史，发病前1天曾食用久置的熟肉制品。

身体评估：T 39℃，P 96次/分，BP 110/70mmHg，神清，口腔黏膜明显干燥，心肺未见异常，腹软，左下腹有压痛，肠鸣音活跃，神经系统检查未见异常。

实验室检查：血常规，Hb 126g/L，WBC 31×10^9/L，N 88%，L 12%。便常规：黏液脓血便，镜检：白细胞满视野，红细胞10～20/HP。初步诊断为细菌性痢疾。

问题与思考：

1．该患者初步诊断为细菌性痢疾的依据是什么？

2．为明确诊断，还需进一步做什么检查？

细菌性痢疾（bacillary dysentery）简称菌痢，是由志贺菌（也称痢疾杆菌）引起的肠道传染病。主要临床表现为发热、腹痛、腹泻、黏液脓血便和里急后重等，严重者可有感染性休克和（或）中毒性脑病。

【病原学】

志贺菌属肠杆菌科志贺菌属，革兰氏染色阴性。按其抗原结构和生化反应不同分为4个血清群40余个血清型，分别为A群（痢疾志贺菌）、B群（福氏志贺菌）、C群（鲍氏志贺菌）、D群（宋内志贺菌）。我国流行的菌群以福氏志贺菌为主。各菌群及血清型之间无交叉免疫。

各群痢疾杆菌均可产生内毒素，内毒素是引起发热、毒血症、休克等全身反应的主要因素。痢疾志贺菌还有很强的产生外毒素的能力，外毒素具有神经毒、细胞毒和肠毒素作用，因此，由痢疾志贺菌所致的细菌性痢疾临床表现最严重。

志贺菌在体外生命力较强，可在瓜果、蔬菜及污染物上生存1～3周，对各种化学消毒剂敏感，易被杀死。

【流行病学】

1．传染源 传染源为急、慢性菌痢患者和带菌者，其中轻型患者、慢性患者及带菌者，由于症状轻或无症状，不易被发现，故在流行病学上具有重要意义。

2．传播途径 本病主要为粪-口途径传播。病原菌随患者粪便排出后，可污染食物、饮水、生活用品或手，经口感染，亦可通过苍蝇污染食物而传播。

3．人群易感性 人群普遍易感，病后可获得一定的免疫力，但短暂而不稳定，且不同菌群和血清型之间无交叉免疫，故易反复感染。

4．流行特征 本病终年散发，以夏、秋季多见。

【发病机制与病理变化】

志贺菌属的主要致病特点是能够侵袭肠上皮细胞并在其中繁殖。志贺菌经口进入人体后是否发病，取决于细菌数量、致病力及人体的抵抗力。机体抵抗力正常时，经口进入胃内的志贺菌大部分可被胃酸杀死，即使侵入肠道，由于肠道正常菌群的拮抗作用或肠黏膜分泌型IgA抗体的阻断，也可阻止细菌对肠黏膜上皮细胞的吸附而不发病。当机体免疫力低下或细菌数量多、致病力强时，则细菌借助菌毛作用黏附于肠黏膜上皮细胞，侵入并在其中繁殖，而后侵入固有层继续繁殖，引起肠黏膜的炎症反应，出现坏死、溃疡，而发生腹痛、腹泻和脓血便。细菌产生的内毒素吸收入血后，可引起发热等全身毒血症症状。由于细菌在体内可被吞噬细胞吞噬，且细菌很少侵入黏膜下层，故极少进入血流引起血行感染。

志贺菌释放的内毒素入血后，不但可引起发热及毒血症，而且还可以通过直接作用于肾上腺髓质、刺激交感神经系统和网状内皮系统，释放各种血管活性物质，引起急性微循环障碍，进而出现感染性休克、DIC 和重要脏器功能衰竭。临床上表现为中毒型菌痢（休克、意识障碍、抽搐、呼吸衰竭等）。中毒型菌痢以儿童多见，其发生可能与特异性体质有关。

本病的肠道病变主要在结肠，以乙状结肠和直肠的炎症及溃疡病变更为显著。急性期为黏膜弥漫性纤维蛋白渗出性炎症，并有大量不规则浅表溃疡。慢性期可有肠黏膜水肿和肠壁增厚，肠黏膜溃疡不断发生与修复导致瘢痕和息肉形成，少数可引起肠腔狭窄。中毒性菌痢肠道病变不明显。

【临床表现】

潜伏期数小时至 7 日，一般 1 ～ 2 日。

1．急性细菌性痢疾

（1）轻型（非典型）：全身症状轻，无明显发热，腹泻每日数次，黏液稀便，常无脓血，腹痛轻。病程为 3 ～ 7 日。

（2）普通型（典型）：起病急，有畏寒、发热，体温可达 39℃，也可伴寒战，继之腹痛、腹泻，排便每日 10 多次至数十次，初为稀便，1 ～ 2 日后转为黏液脓血便，每次量不多，里急后重明显。体检可有左下腹压痛及肠鸣音亢进。若治疗及时，多于 1 周左右病情逐渐恢复而痊愈，少数患者可转为慢性。如腹泻次数多，可引起脱水、酸中毒及电解质紊乱。

（3）中毒型：2 ～ 7 岁儿童多见，起病急骤，病情凶险，突然畏寒、高热（体温可达 40℃以上）、反复惊厥、嗜睡、昏迷，迅速发生循环衰竭和呼吸衰竭，而肠道症状轻微或缺如，经用生理盐水灌肠或用直肠拭子采便，镜检可见白细胞及红细胞。根据临床表现分为三型：

1）休克型（周围循环衰竭型）：主要表现为感染性休克。在全身微血管痉挛阶段，出现精神萎靡、面色苍白、四肢湿冷、脉细数、血压正常或偏低。后期微循环淤血，出现发绀、皮肤花纹、血压明显降低或休克。并可出现心、肾功能不全表现。

2）脑型（呼吸衰竭型）：由于脑血管痉挛引起脑缺氧、脑水肿、颅内压增高，甚至脑疝。可出现剧烈头痛、呕吐、血压偏高、反复惊厥，迅速进入昏迷。瞳孔大小不等或忽大忽小、对光反射迟钝或消失，呼吸节律不整、深浅不匀、双吸气等，最终因呼吸衰竭死亡。此型严重，病死率高。

3）混合型：具有以上两型临床表现，最为凶险，病死率高。

2．慢性细菌性痢疾　细菌性痢疾反复发作或迁延不愈，病程超过 2 个月即称为慢性菌痢。形成慢性菌痢可能与下列因素有关：①急性期治疗不及时、不彻底；②营养不良；③免疫功能低下；④原有慢性疾病如胃肠道疾病、肠寄生虫病等。慢性菌痢可分为下列 3 型：

（1）慢性迁延型：急性菌痢发作后迁延不愈，时轻时重。长期腹泻可导致营养不良、贫血等。

（2）急性发作型：有慢性菌痢史，间隔一段时间又出现急性菌痢的表现，但发热等毒血症症状不明显。

（3）慢性隐匿型：有急性菌痢史，无明显临床症状，但粪便培养可检出志贺菌，结肠镜检可发现黏膜炎症或溃疡等病变。

【实验室及其他检查】

1．血常规　急性期白细胞总数轻度至中度增高，多在（10 ～ 20）$\times 10^9$/L，中性粒细胞增高。慢性菌痢可有贫血。

2．粪便常规 外观为黏液脓血便，镜检可见大量脓细胞或白细胞、少量红细胞，并有巨噬细胞。

3．粪便细菌培养 粪便培养出痢疾杆菌为确诊的依据。为提高培养阳性率，粪便采集要求：①粪便标本要新鲜，留取后立即送检；②挑取粪便的脓血部分；③在使用抗菌药物前采取标本；④需多次培养。

4．免疫学检查 采用免疫学方法检测抗原，具有早期、快速的优点，对菌痢的早期诊断有一定的帮助。

5．乙状结肠镜或纤维结肠镜检查 适用于慢性菌痢患者，以助诊断。

【诊断要点】

1．流行病学资料 当地流行情况、季节、接触史、进不洁食物史等有参考价值。

2．临床表现 典型急性菌痢患者起病急，有发热、腹痛、腹泻、黏液脓血便和里急后重等症状，易于诊断。中毒性痢疾多见于儿童，急起高热、惊厥、意识障碍及循环衰竭和（或）呼吸衰竭，胃肠道症状轻微甚至缺如，应及时采取粪便进行常规检查，以便确定诊断。

3．粪便检查 典型急性菌痢为黏液脓血便，镜检有大量脓细胞、红细胞及巨噬细胞，对诊断有意义。确诊有赖于粪便细菌培养。

【治疗要点】

1．急性菌痢

（1）一般及对症治疗

1）发热：高热患者可用退热药物或物理降温。

2）腹痛：剧烈者可给予解痉药如阿托品。

3）脱水：有脱水者口服或静脉补液，保证水、电解质及酸碱平衡。

（2）病原治疗

1）喹诺酮类：对痢疾杆菌有较强的杀菌作用，是目前治疗细菌性痢疾较理想的药物，首选环丙沙星（环丙氟哌酸），其他喹诺酮类药也可选用。疗程 5 ~ 7 日。病情重、不能口服者可静脉滴注。因此类药可影响骨骺发育，故婴幼儿和孕妇不宜使用，儿童慎用。

2）其他：如头孢噻肟、头孢曲松等第三代头孢菌素也可酌情选用。

2．中毒型菌痢

（1）病原治疗：药物与急性菌痢相同，应先静脉给药，病情好转后改为口服。

（2）高热和惊厥的治疗：高热易引起惊厥而加重脑缺氧及脑水肿，应积极用退热药及物理降温。惊厥者可用地西泮（安定）等。如无效或躁动不安、反复惊厥者，可用亚冬眠疗法，使体温尽快降至 37℃左右。

（3）抗休克治疗

1）扩充血容量：是纠正休克的重要措施。常用的扩容液体有低分子右旋糖酐、平衡盐液、生理盐水等。补液量、速度及成分视脱水情况、患者心肺功能及尿量而定，力争在 2h 内改善微循环，逆转休克。

2）纠正酸中毒：休克时常伴有代谢性酸中毒，应及时给予纠正。可以应用 5% 碳酸氢钠、11.2% 乳酸钠等。

3）血管活性药：在补充血容量及纠正酸中毒基础上应用血管活性药物，以解除血管痉挛，常用山莨菪碱（654-2）、阿托品等静脉推注。如血压回升不佳者，可用多巴胺、酚妥拉明等。

4）肾上腺皮质激素：可以减轻毒血症症状、解除小血管痉挛、改善微循环、增加心肌收缩力、纠正休克。短期应用，一般不超过 3 日。

5）注意保护重要脏器功能，如有心功能不全者可用强心剂。

（4）呼吸衰竭的治疗

1）脱水治疗：脑水肿患者可用20%甘露醇快速静脉推注进行脱水治疗，每6～8h一次，以防止发生脑疝及呼吸衰竭。

2）肾上腺皮质激素：可减轻脑水肿，降低颅内压，常应用地塞米松静脉滴注。

3）对于呼吸衰竭患者应给予吸氧，并保持呼吸道通畅，应用呼吸兴奋剂，必要时行气管切开及应用呼吸机。

3．慢性菌痢

（1）病原治疗：结合粪便培养及药物敏感试验选用有效抗菌药物，常联合应用2种不同类型抗菌药物，疗程应适当延长，必要时可采用多疗程治疗。亦可应用药物保留灌肠。

（2）如出现肠道菌群失调，可应用乳酸杆菌或双歧杆菌制剂进行纠正。

【预防】

应采取以切断传播途径为主的综合措施：

1．管理传染源　对患者应行消化道隔离至症状消失，粪便培养2次阴性。对接触者观察1周。对从事饮食业、自来水厂及保育工作人员应定期作粪便培养，发现带菌者应调离工作，并进行彻底治疗。

2．切断传播途径　加强对饮食、饮水和粪便的管理，消灭苍蝇，改善环境卫生，养成良好的个人卫生习惯。对患者的污染物及排泄物作好消毒工作。

3．保护易感人群　口服多价痢疾活菌苗已取得较好效果，免疫力可维持6～8个月，但尚未广泛应用。

【护理】

1．急性细菌性痢疾

（1）护理评估

1）病史及心理、社会资料

①病史：A．起病情况、病程，每日排便次数、量、性状。B．进食、饮水情况，有无脱水表现，如口渴、尿量减少等。C．伴随症状：有无发热、腹痛、里急后重、恶心、呕吐等。D．发病诱因：有无进不洁食物、受凉、过劳等诱因。E．处理经过：发病后应用过的治疗药物、剂量及效果等。F．既往史：有无慢性细菌性痢疾病史、发作及治疗情况。

②流行病学史：痢疾患者接触史，环境及个人卫生情况等。

③心理、社会资料：有无因严重腹泻而引起的紧张、焦虑；患者及家属对痢疾的了解程度及对消毒、隔离的认识等。

2）身体评估：生命体征、神志状态、营养状况、口腔黏膜湿润程度、皮肤弹性、心率及节律、腹部压痛、肠鸣音、肛门周围皮肤情况等。

3）实验室及其他检查：血常规、粪便常规及培养、血清电解质等。

（2）主要护理诊断

1）体温过高　与痢疾杆菌感染有关。

2）腹泻　与痢疾杆菌引起肠道病变有关。

3）体液不足/有体液不足的危险　与发热、腹泻、摄入减少有关。

4）皮肤完整性受损/有皮肤完整性受损的危险　与排便次数增多及排泄物刺激有关。

（3）护理计划及评价

以“腹泻　与痢疾杆菌引起肠道病变有关”为例制订护理计划。

1）护理目标

①患者的排便次数及粪便性状恢复正常，伴随症状消失。

②保持皮肤清洁，不发生肛门周围皮肤破损及感染。

③能复述引起腹泻的原因，会实施腹泻时的自我护理。

2）主要护理措施

①病情观察：A．监测生命体征；B．准确记录出入量；C．排便情况：每日排便次数、量及性状；D．伴随症状有无改善；E．脱水及电解质紊乱表现：如皮肤弹性是否下降、口腔黏膜是否干燥、神志状况，有无四肢无力、腹胀、心律不齐及腱反射减低等低钾表现，并观察血清电解质；F．肛门周围皮肤有无破损；G．营养情况及体重；H．治疗效果。

②休息：腹泻频繁、全身症状明显者应卧床休息，并应避免精神紧张、烦躁，必要时按医嘱给予镇静剂，可有利于减轻腹泻症状。腹泻症状不重者可适当活动。

③饮食：频繁腹泻并伴有呕吐患者可暂禁食，给予静脉补液。能进食者应给予少渣、少纤维素、高蛋白、高热量、易消化的流食或半流食，脂肪不宜过多，忌食生冷及刺激性饮食，少量多餐，腹泻好转后应逐渐增加食量。

④保持水、电解质平衡：根据每日吐、泻情况，及时、准确地补充水分及电解质，以免发生水及电解质平衡紊乱。已发生脱水时应予以及时补液，对轻度及中度脱水者可采用口服补液，少量、多次给患者喂服。脱水严重者，则应按医嘱给予静脉补液，并注意补充电解质。

⑤肛门周围皮肤护理：对排便频繁者，便后宜用软纸擦拭，注意勿损伤肛门周围皮肤。每天用温水坐浴，然后局部涂以消毒凡士林油膏，以保护局部皮肤。有脱肛者可戴橡皮手套轻揉局部，以助肠管还纳。还应注意保持肛门周围皮肤清洁及保持内裤、床单清洁和干燥。

⑥药物治疗的护理：应用喹诺酮类药物或其他抗生素治疗时，应注意药物剂量、使用方法、服药时间、疗效及不良反应，如喹诺酮类药物可引起恶心、呕吐、食欲不振等胃肠道反应或过敏反应，告诉患者与食物同服可减轻胃肠道反应。应用解痉剂如阿托品时，应注意观察有无口干、心动过速及视物模糊等药物反应。

⑦标本采集：腹泻患者常需留取粪便标本作常规检查及培养，应向患者说明留取标本的目的、方法及注意事项。

⑧说明腹泻的原因，帮助患者分析其诱因，并对休息、饮食、饮水、用药、肛周皮肤护理及痢疾预防措施等给予具体指导，使患者学会自我护理。

3）护理评价

①患者排便型态已恢复正常，伴随症状消失。

②患者未发生肛门周围皮肤破损及感染。

③患者能复述腹泻的原因，并已能正确执行腹泻时的自我护理。

2．中毒型痢疾的主要护理措施

（1）消化道隔离。

（2）病情观察：①监测生命体征；②神志状态、面色；③抽搐先兆、发作次数、抽搐部位及间隔时间；④瞳孔大小、形状、两侧是否对称、对光反射，以及时发现脑疝；⑤准确记录出入量。

（3）循环衰竭

1）体位：休克患者应取头低脚高体位。因抬高下肢有利于增加从静脉回心的血量，从而相应增加循环血量。

2）氧气吸入：一般采用鼻导管给氧，氧流量 2 ~ 4L/min，必要时 4 ~ 6L，并应监测血气分析。

3）建立静脉通路：迅速开放静脉，按医嘱输入扩容液体及碱性液，以尽快补充血容量、纠正酸中毒。注意按输液原则安排好输液次序，根据病情调整滴速，密切观察循环衰竭改善情况，有如下表现说明血容量已补足：①患者口唇红润、肢端温暖、发绀消失，提示组织灌注良好。②收缩压稳定在 90mmHg 以上，脉压＞ 30mmHg，脉搏＜ 100 次 / 分、充盈有力。③尿量＞ 30ml/h，表示肾血液灌注良好。在快速扩容阶段，还应注意观察脉率、呼吸次数、肺部啰音等，以便早期发现急性肺水肿。必要时监测中心静脉压。

4）应用血管活性药的护理：循环衰竭早期常应用扩张血管药，应用山莨菪碱（654-2）、阿托品时应注意药物浓度、输注的速度及不良反应，如可引起口干、心动过速、尿潴留、视物模糊等，特别应注意区分阿托品化和阿托品中毒。

5）注意保暖：循环衰竭患者末梢循环不良，应注意保暖，尽量减少暴露部位，必要时可用热水袋，但要防止烫伤。

（4）症状护理

1）发热：见本章第一节发热的护理。

2）惊厥、意识障碍、呼吸衰竭：见本教材“流行性乙型脑炎”的护理。

（5）病原治疗的护理：静脉滴注抗菌药物时，护士应注意给药剂量、用法、间隔时间及观察不良反应，如使用环丙沙星可出现头痛、腹痛、腹泻、呕吐、皮疹等，应注意观察。

【健康教育】

1．预防教育　使群众了解细菌性痢疾的病原及传播方式，改善环境卫生，注意个人卫生，防止病从口入，是预防细菌性痢疾的重要措施。

2．疾病知识　讲述患急性细菌性痢疾时对休息、饮食、饮水的要求，肛门周围皮肤护理的方法等，还应嘱患者遵医嘱及时、按时、按量、按疗程坚持服药，一定要在急性期彻底治愈，以防转变成慢性菌痢，影响以后的生活及工作。

3．出院指导　患者出院后仍应避免过度劳累、受凉、暴饮暴食，以防菌痢再次发作。

4．对慢性菌痢患者的指导　向慢性菌痢患者介绍急性发作的诱因，如进生冷食物、暴饮暴食、过度紧张、劳累、受凉、情绪波动等，帮助患者寻找及避免诱因，并嘱患者加强体育锻炼，保持生活规律，增强体质。复发时应及时治疗。

小　结

1. 病原学：细菌性痢疾的病原是痢疾杆菌，分为4个群，各群志贺菌均可产生内毒素，是引起发热、毒血症、休克等全身反应的主要因素。

2. 流行病学：传染源为急、慢性菌痢患者和带菌者；经粪-口途径传播。

3. 临床表现：重点掌握急性普通型和中毒型细菌性痢疾的临床表现。

（1）急性普通型细菌性痢疾：主要是起病急，有发热、腹痛、腹泻、黏液脓血便，伴里急后重感。体检可有左下腹压痛及肠鸣音亢进。如腹泻次数多，可引起脱水、酸中毒及电解质紊乱。

（2）中毒型细菌性痢疾：起病急骤，病情凶险，有突起高热、反复惊厥、意识障碍，迅速发生循环衰竭和呼吸衰竭，而肠道症状轻微或缺如。临床表现分为三型：①休克型；②脑型；③混合型。

4. 实验室检查：①血常规；②粪便常规；③粪便培养出痢疾杆菌为确诊的依据。

5. 诊断要点：根据典型临床表现、便常规检查即可作出临床诊断，最后确诊有赖于粪便细菌培养。流行病学资料仅作参考。中毒型痢疾时，应及时采取粪便进行常规检查，以便确诊。

6. 治疗要点：急性菌痢治疗重点是病原治疗，其次是对症治疗。中毒型菌痢治疗重点是病原治疗、高热和惊厥的治疗、抗休克治疗、呼吸衰竭的治疗。

7. 预防：采取以切断传播途径为主的综合措施。

8. 护理：急性菌痢护理措施的重点是腹泻的护理，其中应注意病情观察、休息、饮食、保持水及电解质平衡、肛门周围皮肤护理等。中毒型痢疾护理措施的重点是病情观察、发热、惊厥、意识障碍、循环衰竭、呼吸衰竭的护理。

9. 健康教育：预防教育、痢疾的相关知识教育、出院指导等。

（吴光煜）

三、霍乱

学习目标

通过本部分内容的学习，学生应能够：

◎ 识记

陈述霍乱的病原学。

◎ 理解

总结霍乱的发病机制、临床表现、实验室检查、治疗要点。

◎ 运用

1. 根据霍乱的流行病学制订预防措施。
2. 运用护理程序为霍乱患者进行护理。

霍乱（cholera）是由霍乱弧菌（*Vibrio cholerae*）引起的烈性肠道传染病。主要经水和食物传播。发病急，传播快，被列为国际检疫传染病，在我国传染病防治法中列为甲类传染病。典型的临床表现为急性起病，剧烈腹泻、呕吐，大量米泔水样排泄物，由此导致脱水、肌肉痉挛，严重者可发生循环衰竭和急性肾衰竭。

【病原学】

霍乱的病原体为霍乱弧菌，为革兰氏染色阴性，是弧形或逗点状的杆菌，菌体尾端有鞭毛，长度可达菌体 4 ~ 5 倍，运动极为活泼，在暗视野悬滴镜检呈穿梭状运动，粪便直接涂片可见弧菌纵列呈“鱼群”样。该病原菌属兼性厌氧菌，耐碱不耐酸。霍乱弧菌可产生肠毒素、神经氨酸酶、血凝素，菌体裂解后释放内毒素。其中霍乱肠毒素（cholera toxin，CT）是产生霍乱症状的关键物质。霍乱弧菌体表有一种特殊的菌毛——毒素协同菌毛 A（toxin coregulated pilus A，TcpA），在霍乱弧菌定居人类肠道中起重要作用，也称为“定居因子”。

WHO 根据霍乱弧菌 O 抗原特异性、生化性状、致病性等不同，将霍乱弧菌分为 3 群：①O_1 群霍乱弧菌，是霍乱的主要致病菌，该菌包括两个生物型，即古典生物型及埃尔托生物型，两个生物型临床表现和流行病学特征基本相同，二者所致感染统称为霍乱。②近年来又发现非 O_1 群霍乱弧菌，其中 O_{139} 血清型也可以引起典型霍乱样疾病的流行。③不典型 O_1 群霍乱弧菌，本群弧菌在体内外均不产生肠毒素，无致病性。

霍乱弧菌不耐干燥和热，对酸和一般消毒剂均敏感，煮沸 1 ~ 2min 可杀死；在 1% 漂白粉中 10min 即死亡，但耐低温，自然环境下存活时间长，在水中能生存 1 ~ 3 周，鱼虾贝壳生物中可生存1～2周；霍乱弧菌在正常胃酸中能生存4min，在未经处理的粪便中存活数天。

【流行病学】

在历史上发生过8次霍乱大流行。近期的霍乱大流行包括2008年8月发生在津巴布韦，以及2010年10月发生在海地共和国的霍乱流行。其中，海地发生的霍乱致52万余人感染，近7000人死亡。

1．传染源　患者和带菌者是主要传染源，尤其是中、重型患者，排菌量较大、污染面广泛，是重要的传染源。而轻型患者及健康带菌者多不易检出，因而在霍乱传播中也起着重要作用。

2．传播途径　粪-口途径传播。水传播是最主要的途径，呈暴发流行，食物传播作用仅次于水传播。日常接触及苍蝇传播是散发病例的主要传播途径。

3．人群易感性　人群普遍易感，病后可产生一定免疫力，但维持时间短暂，有再次感染的可能。

4．流行特征　霍乱在热带地区全年均可发病，我国以夏、秋季为流行季节，高峰在7—9月。

【发病机制与病理变化】

人体食入霍乱弧菌后是否发病，主要取决于机体免疫力、弧菌数量和致病力。霍乱弧菌经胃抵达肠道后，通过鞭毛运动和蛋白酶的作用，穿过肠黏膜上的黏液层，在TcpA和霍乱弧菌血凝素的作用下黏附于小肠上段肠黏膜上皮细胞刷状缘。霍乱弧菌在小肠碱性环境下迅速繁殖，产生大量霍乱肠毒素。此肠毒素由A、B两种亚单位组成，B亚单位首先与小肠上皮细胞膜的受体神经节苷脂结合，然后A亚单位进入细胞膜，作用于腺苷酸环化酶使之活化。腺苷酸环化酶使三磷酸腺苷（ATP）变成环磷酸腺苷（cAMP），细胞内浓度增高的cAMP发挥第二信使的作用，促使细胞内一系列酶反应的进行，抑制肠黏膜绒毛细胞对钠的正常吸收，并且刺激隐窝细胞，使其分泌氯化物、水和碳酸氢盐的功能增强，以致大量水分与电解质聚积在肠腔内，超过了肠道正常的吸收功能，因而出现本病具特征性的剧烈水样腹泻及呕吐。剧烈泻、吐可致脱水和电解质紊乱、代谢性酸中毒、周围循环衰竭及急性肾衰竭。由于胆汁分泌减少，肠液中大量水分、电解质及黏液聚集，吐泻物呈米泔水样。由于钠、钾、钙及氯化物丢失，可发生肌肉痉挛，低钾、低钠、低钙血症。

霍乱患者尸体解剖显示的主要病理变化为严重脱水，皮下组织、肌肉及组织器官干瘪、缩小，而肠道上皮细胞是完整的，肠腔内充满米泔水样物。

【临床表现】

潜伏期一般1～3日（最短3～6h，最长7日）。

1．泻吐期　多数以剧烈腹泻开始，最初粪质呈黄稀水样，继之呈水样、无粪臭，部分患者呈米泔水样，少数患者可呈洗肉水样。每日排便自数次、10数次至无法计数。腹泻量自数千毫升至上万毫升不等。腹泻同时多无腹痛及里急后重感。腹泻后继之呕吐，呈喷射性，呕吐物初为胃内容物，后为水样，严重者可呕出米泔水样液体，少有恶心。一般无发热。本期可持续数小时至1～2日。

2．脱水期

（1）脱水：①轻度脱水：失水约1000ml，出现口唇、皮肤干燥及皮肤弹力下降；②中度脱水：失水约3000ml，表现有口渴、皮肤弹性差、眼窝凹陷、声音嘶哑、血压下降、尿量减少；③重度脱水：失水约4000ml，出现皮肤干皱无弹性、眼窝及面颊凹陷（霍乱面容）、声音嘶哑、神志改变、脉搏细速甚至触不到、血压下降甚至测不出、尿量减少甚至无尿。

（2）肌肉痉挛：低钠引起腓肠肌和腹直肌痉挛，出现痉挛性疼痛，肌肉强直。

（3）低钾血症：引起肌张力减低、腱反射消失、鼓肠，甚至心律失常。

(4) 尿毒症、酸中毒：表现为呼吸增快，意识障碍，如嗜睡、感觉迟钝，甚至昏迷。

(5) 循环衰竭：有严重失水所致的低血容量性休克的表现。

3. 恢复期 腹泻停止，脱水纠正后症状逐渐好转或消失，尿量增加，脉搏及血压恢复正常。反应性低热：症状消失后，约有 1/3 患者出现发热，持续 1 ~ 3 天后消失。由于循环改善后，残存在肠道内的毒素吸收所致。

【实验室检查】

1. 血常规及生化检查 红细胞计数和白细胞计数均升高，尿素氮、肌酐升高，碳酸氢离子降低，血清钾降低。

2. 粪便常规检查 粪便呈水样，镜检仅见少数白细胞、红细胞。

3. 细菌学检查

(1) 粪便涂片染色：可见革兰氏染色阴性的弧菌，呈鱼群样排列。

(2) 动力试验和制动试验：将新鲜粪便做悬滴或暗视野显微镜检查，可见穿梭状运动的弧菌，即为动力试验阳性。随后加 1 滴 O_1 群抗血清，如细菌停止运动，提示标本中有 O_1 群霍乱弧菌；如细菌仍活动，再加 1 滴 O_{139} 抗血清，细菌活动消失，则证明是 O_{139} 霍乱弧菌。上述检查可作为霍乱流行期间的快速诊断方法。

(3) 粪便培养：将粪便接种于 pH 8.4 碱性蛋白胨水增菌，在 36 ~ 37℃下培养 6 ~ 8h 后再分离培养。可采用的选择性培养基有碱性琼脂、碱性胆盐琼脂。增菌培养和分离培养可为明确诊断提供依据，并可对生物型和血清型做出鉴定。

【诊断要点】

1. 确诊病例 有下列情况之一者，即可确诊：①凡有泻吐症状，粪便培养霍乱弧菌阳性者；②在疫源检索中，粪便培养霍乱弧菌阳性前后各 5 日内有腹泻症状者。

2. 临床诊断病例 ①凡有典型症状的首发病例，病原学检查未确定前；②霍乱流行期间有明显接触史，且有泻吐症状，不能以其他原因解释者。

3. 带菌者 无霍乱临床表现，但粪便培养霍乱弧菌阳性者。

【治疗要点】

治疗原则：严密隔离、及时补液，辅以抗菌和对症治疗。

1. 严密隔离 ①按甲类传染病严密隔离，及时上报疫情。②确诊患者和疑似病例分别隔离，患者排泄物彻底消毒。③症状消失后 6 日，隔日粪便培养一次，连续 3 次阴性，才能解除隔离。

2. 补液疗法 是霍乱治疗的关键环节。

(1) 口服补液：是现代医学倡导的主要补液方法。近年来研究发现，腹泻患者肠道对葡萄糖的吸收能力并无改变，而葡萄糖的吸收还能促进水、钠的吸收，故可采用口服补液。口服液体中电解质及葡萄糖浓度与血浆比较大致是等渗的，且具有配制方便、服用简便、安全、患者免受输液的痛苦等优点。口服补液适用于轻、中型患者及重型患者经过静脉补液情况改善、血压回升者。

口服补盐液配方为：氯化钠 3.5g、碳酸氢钠 2.5g、氯化钾 1.5g、葡萄糖 20g，溶于 1000ml 可饮用水内。用量为最初 6h 成人 750ml/h、儿童（< 20kg）250ml/h，以后根据腹泻量适当增减口服补液量，一般约为腹泻量的 1.5 倍。

(2) 静脉补液：适用于重型或者不能口服而需要迅速补充液体的患者。补液原则是：早期、快速、足量，先盐后糖，先快后慢，纠酸补钙，见尿补钾。

静脉补液种类的选择应以维持人体正常电解质与酸碱平衡为目的。常用的有 541 溶液（$NaCl$ 5g，$NaHCO_3$ 4g，KCl 1g/1000ml）、2：1 溶液（2 份生理盐水，1 份 1.4% 碳酸氢钠溶液）、林格乳酸钠溶液等。

补液量根据脱水程度决定。最初 24h，轻度脱水：成人 3000 ~ 4000ml，儿童 120 ~ 150ml/kg，含钠液量 60 ~ 80ml/kg；中度脱水：成人 4000 ~ 8000ml，儿童 150 ~ 200ml/kg，含钠液量 80 ~ 100ml/kg；重度脱水：成人 8000 ~ 12000ml，儿童 200 ~ 250ml/kg，含钠液量 100 ~ 120ml/kg。

补液速度：最初 1 ~ 2h 快速输入。中型者以 5 ~ 10ml/min 输入，重型者以 40 ~ 80ml/min 快速输入，以后按 20 ~ 30ml/min 的速度滴入。

3．抗菌治疗　为液体疗法的辅助治疗。目的是缩短病程、减少腹泻次数、迅速清除病原菌，常用喹诺酮类药物。

4．对症治疗　重症患者经补足液体后，血压仍未上升，可用肾上腺皮质激素及血管活性药。有心功能不全、肾功能不全等并发症者给予相应处理。有严重低血钾者，纠正低血钾。

【预防】

1．管理传染源　加强疫情监测，建立、健全腹泻门诊，对腹泻患者进行登记和粪便培养，以及时发现霍乱患者。隔离、治疗患者，按甲类传染病管理报告。对密切接触者检疫 5 日，并给予预防性服药。搞好国境卫生检疫和国内交通检疫。

2．切断传播途径　做好“三管一灭”，即加强饮水消毒及食品卫生管理，作好粪便管理，改善环境卫生，消灭苍蝇。个人养成良好的卫生习惯。对患者或带菌者的粪便及排泄物均应严格消毒。

3．提高人群免疫力　预防接种霍乱菌苗在一定程度上可提高人群免疫力。在霍乱流行时作预防接种，可减少急性病例，控制流行规模。目前应用的是全菌体疫苗，保护期为 3 ~ 6 个月。应用基因工程技术研制的口服菌苗正在研究中。

【主要护理措施】

1．严密隔离　发现疫情就地隔离，并立即上报卫生防疫部门，采取严格的消毒、隔离措施，防止疫情蔓延。

2．病情观察　①每 1 ~ 2h 测生命体征一次，以及时发现循环衰竭；②密切观察腹泻、呕吐的量、次数、颜色、性状；③严格记录 24h 出入量；④观察水、电解质平衡紊乱症状：及时评估判断脱水程度，监测血清钾、钠、氯、钙、尿素氮等化验结果，发现异常及时报告医生；⑤观察治疗效果、脱水纠正情况。

3．休息　应绝对卧床休息，并应注意保持床铺清洁、平整、干燥。日常用品放于床边易于患者拿取，协助床边排便，减少体力消耗。

4．饮食　有剧烈泻、吐者应禁食，泻、吐不剧烈者可给流质饮食，恢复期给易消化半流质饮食。应注意少量多餐，并应逐渐增加食量。

5．症状护理

（1）腹泻：详见本教材“细菌性痢疾”的护理。

（2）呕吐：每次呕吐后协助患者用温水漱口，作好口腔护理，预防口腔炎。

（3）肌肉痉挛：有腹直肌及腓肠肌痉挛者，可用局部热敷、按摩、针灸的方法止痛，或按医嘱给药物治疗。

（4）体温降低、年老体弱及循环衰竭者，应注意保暖。

6．药物治疗的护理　①迅速补充液体和电解质是霍乱治疗的关键，因此对于重型患者应迅速建立 2 条以上的静脉通道，及时、准确地按照输液计划补液，有条件时监测中心静脉压，为判断病情变化和疗效提供依据。②补液过大、过快时可用输液泵，以保证及时、准确地输入液体，加压输液时注意液体加温至 37 ~ 38℃，以减轻患者的不良反应。③注意观察脱水改善情况及有无急性肺水肿表现，如呼吸困难、发绀、咳粉红色泡沫样痰及肺部啰音等，一旦出现上述症状应酌情减慢输液速度或暂停输液，并立即通知医生，配合医生采取急救措施。④及时动态地观察输液效果，如患者血压是否回升、皮肤弹性是否好转、尿量是否增加等。

【健康教育】

1．预防教育 说明霍乱是烈性肠道传染病，起病急、传播快、重症者死亡率高，故对疫点、疫区需进行封锁；对患者进行严密隔离及严格的消毒措施，以防止霍乱传播。还应说明霍乱是经消化道传播的传染病，采取切断传播途径措施有利于预防霍乱。

2．疾病知识教育 讲述本病的临床过程及治疗方法，使患者消除紧张情绪，配合治疗，以尽快控制病情发展。

小 结

1．病原学：霍乱病原是霍乱弧菌。

2．流行病学：主要传染源是患者和带菌者。经粪 - 口途径传播。

3．临床表现：典型表现为急性起病，剧烈泻吐，大量米泔水样排泄物，脱水，肌肉痉挛，循环衰竭。临床过程分 3 期：①泻吐期；②脱水期；③恢复期。

4．实验室检查：动力试验和制动试验是霍乱流行期间的快速诊断方法，重点是细菌学检查，粪便细菌培养出霍乱弧菌是诊断依据。

5．治疗要点：严密隔离、及时补液，辅以抗菌、对症治疗。

6．预防：重点是切断传播途径。

7．主要护理措施：严密隔离、病情观察、症状护理、补液治疗的护理是本病护理重点。

8．健康教育：重点说明霍乱是烈性肠道传染病，需实行严格的隔离、消毒措施；介绍相关疾病知识。

（袁顺琼）

四、流行性脑脊髓膜炎

学习目标

通过本部分内容的学习，学生应能够：

◎ 识记

说出流行性脑脊髓膜炎的病原学特点、实验室检查。

◎ 理解

归纳流行性脑脊髓膜炎的发病机制与病理变化、临床表现、诊断要点、治疗要点。

◎ 应用

1．根据流行性脑脊髓膜炎的流行病学制订预防措施。

2．按护理程序护理流行性脑脊髓膜炎患者并进行健康教育。

流行性脑脊髓膜炎（epidemic cerebrospinal meningitis）简称流脑，是由脑膜炎奈瑟菌（脑膜炎球菌）引起的化脓性脑膜炎，经呼吸道传播。其主要临床表现为突起高热、头痛、呕吐、皮肤黏膜瘀点、瘀斑及脑膜刺激征。严重者可有败血症性休克及脑实质损害。

【病原学】

脑膜炎奈瑟菌属奈瑟菌属，为革兰氏阴性双球菌，呈卵圆形或肾形，凹面相对成双排列。根据特异性荚膜多糖抗原的不同，可将脑膜炎奈瑟菌分为 13 个血清群，我国流行菌群以 A 群为主，占 97.3%，B、C 群次之。

细菌裂解后可释放内毒素，是致病的重要因素。并可产生自溶酶，在体外极易自溶而死亡，因此采集标本后应保存在 4 ~ 20℃的冰箱内，并立即送检或在床边直接接种。本菌仅存在于人体，可在患者鼻咽部、血液、脑脊液、皮肤瘀斑中发现，也可从带菌者鼻咽部分离出来。脑脊液和瘀点中的细菌多见于中性粒细胞内。

脑膜炎奈瑟菌为专性需氧菌，在血琼脂、巧克力琼脂、卵黄培养基及 5% ~ 10% 二氧化碳环境下生长良好。细菌抵抗力很弱，对干燥、寒冷、热和常用消毒剂均很敏感，在体外易自溶死亡。

【流行病学】

1. 传染源 带菌者和流脑患者是本病的传染源。流行期间人群带菌率可达 50% 以上，带菌者数量多、不易发现，作为传染源意义更大。患者从潜伏期末至发病后 10 日均有传染性。

2. 传播途径 病原菌主要经咳嗽、打喷嚏借飞沫由呼吸道传播。

3. 人群易感性 人群普遍易感，本病隐性感染率高。以 5 岁以下儿童尤其是 6 个月 ~ 2 岁婴幼儿发病率最高。感染后可产生持久免疫力。

4. 流行特征 全年可见散发病例，但以冬、春季节最多（11 月至次年 5 月）。

【发病机制与病理变化】

病原体自上呼吸道侵入人体后，发病与否取决于人体防御功能和细菌毒力的强弱。当人体免疫功能正常时，则病原菌被迅速消灭。如免疫力较弱时，细菌可在鼻咽部繁殖而成为无症状带菌状态，或仅有轻微上呼吸道感染症状而自愈。当免疫力低下或细菌毒力较强时，细菌可从鼻咽部进入血液循环，形成短暂菌血症，表现为皮肤、黏膜出血点。仅少数患者发展为败血症，病原菌可通过血脑屏障侵犯脑脊髓膜，形成化脓性脑脊髓膜炎。败血症期间，细菌侵袭皮肤血管内皮细胞，迅速繁殖并释放内毒素，作用于小血管和毛细血管，引起局部出血、坏死、细胞浸润及栓塞，临床可见皮肤、黏膜瘀点、瘀斑。

暴发型流脑休克型的发病机制，目前认为主要是由于脑膜炎球菌内毒素所致的急性微循环障碍。早期全身小血管痉挛，微循环缺血，组织血流灌注量减少，发生组织缺血、缺氧和酸中毒，临床上表现为早期休克症状。如缺氧持续，则使毛细血管扩张，血液淤积于毛细血管床内，致使有效循环血量进一步减少，休克进一步加重。由于广泛血管内皮细胞损伤和内毒素作用，胶原暴露及凝血系统被激活，加之血小板的凝集破坏和凝血物质的大量消耗，而引起 DIC 及继发纤溶亢进，使微循环障碍、出血及休克进一步加重，而此时脑膜刺激征并不明显。

暴发型流脑脑膜脑炎型则主要是由于脑部微循环障碍所致。内毒素引起脑血管痉挛、缺氧、酸中毒，血管通透性增加，血浆渗出而形成脑水肿、颅内压增高，引起惊厥、昏迷等症状，严重者可发生脑疝，出现瞳孔改变及呼吸衰竭。

病理变化：败血症期主要病变为血管内皮损害。脑膜炎期主要病变为软脑膜和蛛网膜的化脓性炎症。暴发休克型流脑患者的皮肤、内脏血管损害更为严重、广泛，造成皮肤、内脏的广泛出血。暴发型流脑脑膜脑炎型病变主要在脑实质，有颅内压升高，严重者可有脑疝。

【临床表现】

潜伏期 1 ~ 7 日，一般 2 ~ 3 日。

1．普通型 此型占全部病例的90%以上。

(1) 前驱期（上呼吸道感染期）：多数患者无明显症状，部分患者可有咽痛、咳嗽等上呼吸道感染表现，鼻咽拭子培养可发现脑膜炎奈瑟菌。此期持续1～2日。

(2) 败血症期：表现为突然高热、寒战、头痛、呕吐、全身不适及精神萎靡等毒血症症状。70%～90%的患者有皮肤、黏膜瘀点或瘀斑，大小为1～2mm至1～2cm，开始为鲜红色，后变为紫红色。病情严重者瘀点或瘀斑迅速扩大，中央呈紫黑色坏死或大疱。皮疹以肩、肘、臀等处多见。此期血培养可阳性，瘀点涂片可找到脑膜炎奈瑟菌。多数病例于1～2天后进入脑膜炎期。

(3) 脑膜炎期：脑膜炎症状可与败血症症状同时出现。除高热及毒血症症状外，还出现剧烈头痛、频繁呕吐、烦躁不安、惊厥、意识障碍等，脑膜刺激征阳性。

(4) 恢复期：体温逐渐降至正常，皮肤瘀点、瘀斑消失，症状逐渐改善，神经系统检查正常，患者在1～3周内痊愈。10%～40%患者发病后2天左右在口唇周围可出现单纯疱疹，提示预后较好。

2．暴发型 多见于儿童，起病急骤，病情凶险。根据临床表现可分为3型：

(1) 休克型：突起寒战、高热，严重者体温不升，伴头痛、呕吐，短期内出现全身皮肤及黏膜广泛瘀点、瘀斑，并迅速融合成大片伴中央坏死。循环衰竭为本型重要特征，表现为面色苍白、四肢厥冷、皮肤呈花斑状、口唇及指趾发绀、脉搏细速、血压下降或测不出。大多数患者脑膜刺激征缺如，脑脊液澄清，细胞数正常或轻度增加。血培养多阳性。本型易并发DIC。

(2) 脑膜脑炎型：主要表现为脑膜及脑实质损害。患者除高热、瘀斑外，还可有剧烈头痛、频繁呕吐、反复惊厥，迅速进入昏迷，血压升高，锥体束征阳性，严重者可发展为脑疝。枕骨大孔疝是小脑扁桃体嵌入枕骨大孔内，压迫延髓所致，临床表现为昏迷加深，瞳孔散大，肢体肌张力增强，上肢内旋、下肢强直性伸直，并迅速出现呼吸衰竭，表现为呼吸速率、节律异常，或为抽泣样呼吸、点头样呼吸及潮式呼吸，常突然出现呼吸停止。小脑幕裂孔疝为颞叶海马回或钩回嵌入小脑幕裂孔，压迫脑干和动眼神经所致，临床表现为昏迷，对侧肢体瘫痪，瞳孔大小不等、忽大忽小，瞳孔边缘有时不整齐，对光反射减弱或消失，甚至出现呼吸衰竭。

(3) 混合型：兼有上述两型临床表现，是本病最严重的类型，病死率极高。

3．轻型 多见于流行后期，病变轻微。临床表现为低热、轻微头痛及咽痛等上呼吸道症状，可见少数出血点。

【实验室及其他检查】

1．血常规 白细胞总数明显增高，一般为（15～30）×10^9/L，中性粒细胞在80%以上，并发DIC者血小板明显减少。

2．脑脊液检查 是确定诊断的重要方法。典型改变为脑脊液压力升高、外观混浊或脓样、白细胞数明显升高达1000×10^6/L以上，以多核细胞为主；蛋白含量增高，氯化物及糖含量明显降低。

3．细菌学检查 细菌学检查阳性是确诊最可靠的依据。

(1) 涂片：皮肤瘀点涂片检查简便、迅速，细菌阳性率为50%～70%。脑脊液沉淀涂片检查，阳性率为60%～80%。

(2) 细菌培养：可取瘀斑组织液、血液或脑脊液作细菌培养。应在抗菌药物使用前采集标本进行检测。

4．免疫学检测 检测患者早期血液及脑脊液中细菌特异性抗原，有助于早期诊断，阳性率在90%以上。

5．其他 脑膜炎奈瑟菌的DNA特异性片段检测及鲎试验等。

【诊断要点】

1．流行病学资料　冬春季节发病，既往未接种过流脑疫苗。

2．临床表现　突发高热、剧烈头痛、频繁呕吐、皮肤和黏膜瘀点、瘀斑及脑膜刺激征。严重者可有高热、惊厥、意识障碍、大片瘀点和瘀斑、循环衰竭及呼吸衰竭等。

3．实验室检查　白细胞总数及中性粒细胞明显增高，脑脊液呈化脓性改变，细菌学检查阳性即可确诊。免疫学检查特异性抗原阳性有助于早期诊断。

【治疗要点】

1．普通型

（1）一般及对症治疗

1）发热：高热者可用药物或物理降温。

2）颅内压增高：可用 20% 甘露醇进行脱水治疗。

3）维持水及电解质平衡。

（2）病原治疗

1）青霉素：青霉素 G 为首选药，成人 800 万 U，每 8h 一次。儿童每日 20 万～ 40 万 U/kg，分 3 ～ 4 次静脉滴注，疗程 5 ～ 7 日。

2）第三代头孢菌素：如头孢曲松或头孢噻肟，疗程 5 ～ 7 日。

3）氯霉素：对脑膜炎球菌有良好的抗菌活性，且易通过血脑屏障，可口服、肌注或静脉给药，疗程 5 ～ 7 日。

2．暴发型

（1）休克型

1）病原治疗：尽早应用有效抗生素，可联合用药，用法同前。

2）循环衰竭治疗：见本教材“中毒型痢疾”的治疗。

3）DIC 治疗：若皮肤瘀点、瘀斑不断增加，且融合成大片，并有血小板减少者，宜及早应用肝素。高凝状态纠正以后，应补充被消耗的凝血因子，可输入新鲜血液、血浆，并应用维生素 K。

4）肾上腺皮质激素的应用：适应证为毒血症症状明显的患者，应用地塞米松。

（2）脑膜脑炎型

1）病原治疗：尽早应用有效抗菌药物。

2）减轻脑水肿及防止脑疝：应用 20% 甘露醇进行脱水治疗。

3）呼吸衰竭的治疗：在积极治疗脑水肿的同时，还应注意保持呼吸道通畅，必要时应用呼吸兴奋剂、气管切开及呼吸机辅助呼吸。

4）高热、惊厥：应用物理及药物降温，并应用镇静剂，必要时行亚冬眠疗法。

【预防】

1．管理传染源　早期发现患者并就地隔离、治疗，一般隔离至症状消失后 3 日。密切接触者医学观察 7 日。

2．切断传播途径　流行期间加强卫生宣传工作，改善个人及环境卫生，保持室内通风，避免到拥挤的公共场所，减少集会，外出戴口罩等，均有利于降低发病率。

3．保护易感人群

（1）菌苗预防：应用脑膜炎球菌 A 群多糖体菌苗 0.5ml 皮下注射，保护率达 90% 以上，可大大降低流脑发病率。近年来由于 C 群的流行，我国已经开始接种 A+C 群多糖体菌苗。

（2）药物预防：对密切接触者应用磺胺甲噁唑预防，推荐剂量为成人每日 2g，儿童 50 ～ 100mg/kg，连服 3 日。

【主要护理措施】

1．**隔离** 呼吸道隔离。

2．**病情观察** 流脑患者可从普通型转为暴发型，病情急剧恶化，故密切观察病情变化十分重要。应观察：①生命体征，以早期发现循环衰竭及呼吸衰竭；②意识障碍是否加重；③皮疹是否继续增加、融合；④面色变化；⑤瞳孔大小、形状变化；⑥抽搐先兆及表现；⑦准确记录出入量。

3．**休息** 安静卧床休息，病室应保持空气流通、舒适、安静。

4．**饮食** 应给予高热量、高蛋白、高维生素、易消化的流食或半流食。鼓励患者少量、多次饮水，保证入量2000～3000ml/d。频繁呕吐不能进食及意识障碍者应按医嘱静脉输液，注意维持水、电解质平衡。

5．**症状护理**

(1) 发热：见本章第一节发热的护理。

(2) 头痛：头痛不重者无需处理，头痛较重者可按医嘱给予止痛药或进行脱水治疗，并向患者说明头痛原因。

(3) 呕吐：呕吐时患者应取侧卧位；呕吐后及时清洗口腔，并更换脏污的衣服、被褥，创造清洁环境；对呕吐频繁者可给予镇静剂或脱水剂，并应观察有无水、电解质平衡紊乱表现。

(4) 皮疹：流脑患者可出现大片瘀斑，甚至坏死，因此应注意皮肤护理。①对有大片瘀斑的皮肤应注意保护，定时进行皮肤消毒，翻身时应避免拖、拉、拽等动作，防止皮肤擦伤，并应防止二便浸渍，也可使用保护性措施，如海绵垫、气垫等，尽量不使其发生破溃；②若皮疹发生破溃，应注意及时处理，小面积者可涂以甲紫或抗生素软膏，大面积者用消毒纱布包扎，防止继发感染，如有感染者应定时换药，医务人员操作前注意洗手；③内衣应宽松、柔软，并应勤换洗，床褥应保持干燥、清洁、松软、平整，必要时被服高压消毒后使用；④病室应保持整洁、定时通风、定时空气消毒。

6．**循环衰竭** 见本教材"中毒性痢疾"的护理。

7．**惊厥、意识障碍、呼吸衰竭的护理** 见本教材"流行性乙型脑炎"的护理。

8．**药物治疗的护理**

(1) 抗菌药：应用青霉素时应注意给药剂量、间隔时间、疗程及青霉素过敏反应。应用氯霉素者应注意观察皮疹、胃肠道反应及定期查血象。

(2) 脱水剂：应用脱水剂治疗时应注意按规定时间输入药物（250ml液体应在20～30min内注射完毕），准确记录出入量，注意观察有无水、电解质平衡紊乱表现及注意患者心功能状态。

(3) 抗凝治疗：应用肝素进行抗凝治疗时应注意用法、剂量、间隔时间，并注意观察过敏反应及有无自发性出血，如皮肤及黏膜出血、注射部位渗血、血尿及便血等，发现异常应立即报告医生。

9．**心理护理** 因暴发型流脑病情危重、死亡率高，患者、家属均可产生紧张、焦虑及恐惧心理。此时，护理人员要镇静，守候在患者床前，密切观察病情变化，以认真、负责的工作作风和娴熟的操作技术，取得患者及家属的信赖，使其产生安全感。还应耐心作好安慰、解释工作，使患者增强治疗信心，与医护人员合作，争取抢救获得成功。

【健康教育】

1．**预防教育** 介绍流脑的流行过程、传播途径、预防措施，特别要宣传流脑菌苗注射对预防流脑的重要作用，鼓励群众按时接种。

2．**发病知识** 在冬、春季节，如有高热、抽搐、意识障碍及皮肤瘀点患者，应及早就医。

3．**流脑的有关知识** 疾病过程、治疗用药知识、皮肤自我护理方法及预后等。

小　结

1. 病原学：流行性脑脊髓膜炎的病原是脑膜炎奈瑟菌，注意此菌的某些特点。

2. 流行病学：传染源是流脑带菌者和患者，经呼吸道传播。

3. 临床表现：普通型流脑临床过程分 4 期，即前驱期、败血症期、脑膜炎期、恢复期。临床上有时分期不明显，其主要临床特点为突起高热、头痛、呕吐、皮肤黏膜瘀点、瘀斑及脑膜刺激征。暴发型分为 3 型：①休克型；②脑膜脑炎型；③混合型。

4. 实验室检查：①血白细胞总数及中性粒细胞明显增高。②脑脊液检查呈化脓性改变。③细菌学检查：重点是血液或脑脊液细菌培养。④免疫学检测特异性抗原。

5. 治疗要点：普通型流脑主要是对症治疗、病原治疗。对暴发休克型流脑主要是病原治疗及根据不同型采取不同治疗措施。

6. 预防：主要是采取菌苗预防接种，对密切接触者采取药物预防。

7. 主要护理措施：重点是呼吸道隔离；密切观察病情变化；症状护理，有皮疹患者应特别注意皮肤护理。对暴发型流脑患者重点是循环衰竭、惊厥、意识障碍、呼吸衰竭的护理。

（吴光煜）

五、布鲁菌病

学习目标

通过本部分内容的学习，学生应能够：

◎ 识记

列举布鲁菌病的病原学特点、实验室及其他检查。

◎ 理解

归纳布鲁菌病的流行病学、发病机制与病理变化、急性期临床表现、诊断要点、治疗要点、预防。

◎ 应用

护理布鲁菌病患者并进行健康教育。

布鲁菌病（brucellosis）又称布氏杆菌病或波浪热，是由布鲁菌引起的人、畜共患的传染病。以长期发热、多汗、关节疼痛、肝脾大为主要临床特征。本病易慢性化，易复发。

【病原学】

布鲁菌为球杆状的革兰氏阴性菌，分为 6 个种 19 个生物型，包括羊种菌、牛种菌、猪种菌、犬种菌、绵羊附睾种菌及沙林鼠种菌。其中以羊种菌致病力最强，所致临床症状最重，猪种菌次之。布鲁菌含有 20 余种蛋白抗原和脂多糖，其中脂多糖在致病中起重要作用。

布鲁菌对紫外线、热和常用消毒剂敏感，3% 漂白粉和甲酚（来苏尔）数分钟内能将其杀灭。但在自然环境中生命力强，可在乳及乳制品、皮毛、冻肉等中长时间生存。

【流行病学】

本病为全球性疾病。我国自20世纪90年代以来，布鲁菌病的发病率逐年上升，成为严重的社会问题。疫情波及25个省、市、自治区，1200多个县，主要分布在西北、东北、内蒙、青藏高原等牧区，致30万～50万人感染。我国流行主要为羊种菌，其次为牛种菌，猪种菌仅见于广西和广东个别地区。

1．传染源　主要为病畜，包括羊、牛、猪等，以羊为主要传染源。其他动物如狗、鹿、马、骆驼等亦可为传染源。病原菌存在于病畜的皮毛、胎盘、羊水、尿液、乳汁中，其中乳汁排菌可达数月至数年。虽有可能发生人传人，但此种情况极少出现。

2．传播途径

（1）接触传播：如接产羊羔、屠宰病畜、剥皮、挤奶等，实验室工作人员接触染菌标本，加工畜产品等，通过皮肤、黏膜的接触感染人体。

（2）消化道传播：进食含布鲁菌的生奶、奶制品或被污染的饮水和肉类而感染。

（3）其他：布鲁菌还可经呼吸道黏膜、眼结膜、性器官黏膜进入人体。

3．人群易感性　人群普遍易感，病后有一定的免疫力，但不稳固。各型间有交叉免疫。

【发病机制与病理变化】

侵入人体的布鲁菌经淋巴管进入局部淋巴结，在此大量繁殖成为原发病灶，进入血液循环形成菌血症。细菌释放内毒素和其他物质，导致毒血症的出现。细菌随血流播散至全身各部位（主要是肝、脾、骨髓和肾等处）进一步繁殖，引起组织细胞的变性、坏死。如果免疫功能不健全，或感染的细菌量大、毒力强，则部分细菌被吞噬细胞带入各组织器官形成新的感染灶，感染灶的细菌生长繁殖，再次进入血流，导致病情反复发作和难以根治。

【临床表现】

潜伏期一般为1～3周（3日至数月）。临床上分为急性期和慢性期：

1．急性期　大多缓慢起病，少数突然发病。

（1）发热：热型不一，以不规则热多见，典型的波浪热已不多见。不同菌种感染导致的热型不同，羊种菌感染发热明显，牛种菌感染低热者多。患者高热时可无明显不适，但体温下降后自觉症状加重，这种发热与其他症状相矛盾的现象，有一定诊断意义。此外尚可存在脉搏、体温分离，呈相对缓脉现象。

（2）多汗：是本病主要症状之一，无论患者发热与否，均有多汗，大量出汗后可发生虚脱。

（3）关节疼痛：为关节炎所致，常在发病之初出现，亦有发病后1个月才出现者。多发生于大关节如膝、腰、肩、髋等关节。关节炎可分两类：一类为感染性，常累及一个关节，滑囊液中可以分离出布鲁菌；另一类为反应性，常为多关节炎。疼痛性质初为游走性、针刺样疼痛，以后疼痛固定在某些关节。除关节炎外，尚可有滑膜炎、腱鞘炎和关节周围软组织炎。

（4）神经系统症状：以神经痛多见，常有坐骨神经痛和腰骶神经痛。少数可发生脑膜脑炎、脊髓炎等。

（5）泌尿、生殖系统症状：男性患者可发生睾丸炎、附睾炎及前列腺炎等，多为单侧睾丸肿大。女性患者可发生卵巢炎、输卵管炎及子宫内膜炎等；部分患者尚可发生特异性乳腺炎，表现为乳腺浸润性肿胀而无压痛。此外尚有少数患者可发生肾炎、膀胱炎等。

（6）肝、脾及淋巴结肿大：大约半数患者可出现肝大和肝区疼痛。脾多为轻度肿大。淋巴结肿大与感染方式有关，经口感染者以颈部、咽后壁和颌下淋巴结肿大为主，接触性传染者多发生在腋下或腹股沟淋巴结。有时腹腔或胸腔淋巴结亦可受累。肿大的淋巴结一般无明显疼痛，可自行消散，亦有发生化脓、破溃而形成瘘管者。

急性期布鲁菌病患者经抗菌治疗后，10%以上复发。复发常发生于急性感染后数月，亦有发生于治疗后 2 年者。这可能是寄生于细胞内的细菌逃脱了抗生素和宿主免疫功能的清除。

2．慢性期　病程超过 1 年转为慢性期。本期可由急性期没有适当治疗发展而来，也可缺乏急性病史，发现时已为慢性。主要表现为疲乏无力，有固定的或反复发作的关节和肌肉疼痛，可存在骨和关节的器质性损害，表现为运动受限、关节屈曲畸形、强直和肌肉萎缩。此外常有精神抑郁、失眠、注意力不集中等精神症状。

【实验室和其他检查】

1．血常规　白细胞计数正常或减少，淋巴细胞或单核细胞增多，红细胞沉降率增快，部分患者有血小板减少。

2．细菌培养　为本病确诊的重要依据。可取血液、骨髓、乳汁、脑脊液等作培养，其中骨髓培养阳性率更高。本菌培养需特殊培养基，此外细菌生长缓慢，需 10 日以上方可获阳性结果。新近有报告应用 BACTEC9240 血培养系统作血液和骨髓培养来分离布鲁菌，阳性率分别为 82.6% 和 81.2%，且 4 ～ 7 天内能获结果。

3．免疫学检查

（1）凝集试验：检测特异性 IgM 和 IgG 抗体，特异性较强。IgM 效价≥ 1∶160 有诊断意义。IgG 效价 1∶100 以上或双份血清效价升高 4 倍以上有诊断意义。

（2）酶联免疫吸附试验（ELISA）：检测特异性 IgM 抗体，具有灵敏、特异、快速等特点，适用于急、慢性期患者的诊断。

（3）其他免疫学检查：包括免疫荧光抗体检测、抗人球蛋白试验、RIA 等。

4．皮内试验　阳性表示曾经感染或正在感染布鲁菌，阴性有助于鉴别诊断。

【诊断要点】

1．流行病学　包括流行地区，职业，与羊、牛等的接触史，有无饮用未消毒的羊奶、牛奶等，有重要参考意义。

2．临床表现　多缓慢起病，急性期有发热、多汗、关节疼痛、神经痛和肝、脾、淋巴结肿大等。慢性期有神经、精神症状，以及骨关节系统损害症状。

3．实验室检查　可作血液、骨髓或其他体液等细菌培养及血清特异性检测，作为本病的确诊依据。

【治疗要点】

1．急性期

（1）一般治疗和对症治疗：①卧床休息，注意水和电解质的补充。②高热患者应用物理降温。③头痛、关节疼痛剧烈者应用镇痛剂。④中毒症状明显和睾丸炎严重者，可适当应用肾上腺皮质激素。

（2）病原治疗：应采用联合给药及多疗程治疗的方法，以减少复发。

治疗方案：①利福平 600 ～ 900mg/d，联合多西环素（强力霉素）200mg/d；②利福平 900mg/d，联合链霉素每次 0.5g，肌内注射，每日 2 次；③多西环素联合复方磺胺甲噁唑，2 ～ 3 片 / 次，每日 2 次；④利福平联合氟喹诺酮类等。上述各个方案疗程均不低于 3 周，且应交替使用 2 ～ 3 个疗程，每次更换方案应间隔 5 ～ 7 天。

WHO 推荐利福平 600 ～ 900mg/d，加多西环素 200mg/d 顿服，疗程大于 6 周，共 2 个疗程，可提高疗效，减少复发。

2．慢性期　具有局部病灶或细菌培养阳性的慢性患者，均需病原治疗，方法同急性期。慢性关节炎患者可采用理疗和中医中药治疗等。

【预防】

1．管理传染源

（1）疫区应定期检查、隔离病畜。对流产的胎羔应加生石灰后深埋。定期对健康牲畜进行预防接种。

（2）急性期患者应隔离至症状消失，血、尿细菌培养阴性方可解除隔离。患者的排泄物、污染物应消毒。

2．切断传播途径

（1）加强对畜产品的卫生监督：生乳应用巴氏消毒法消毒后才可出售，乳类应煮沸后饮用。禁止销售和食用病畜肉类。皮毛应使用环氧乙烷消毒或存放4个月后才可出售。

（2）加强粪便、水源管理：对病畜污染场所应严格消毒，防止病畜、患者排泄物污染水源。

3．保护易感人群

（1）预防接种：凡有可能受染者均应进行预防接种。目前多采用M-104冻干活菌苗皮肤划痕接种法，免疫期1年，第2年复种1次。疫区人员在产羔季节前2～4个月接种。

（2）个人防护：凡从事畜牧、屠宰、兽医及畜产品加工者，均应做好个人防护，穿工作服，戴帽子、口罩、手套及穿胶鞋。工作时不吸烟、不进食，工作结束后更衣及用消毒水或肥皂水洗手，并对用具及环境进行严格消毒。

【主要护理措施】

1．消化道隔离。

2．病情观察 ①体温变化；②关节有无红肿、疼痛表现；③男性患者注意有无睾丸肿大及疼痛；④淋巴结及肝、脾变化；⑤治疗后病情变化等。

3．休息 急性期卧床休息。

4．饮食 给予营养丰富、易消化的饮食，并保证足够的水分和电解质，成人每日入量3000ml，出汗多或入量不足者静脉补液。

5．症状护理

（1）发热：详见本章第一节发热的护理。

（2）多汗：患者出汗较多，应给予温水擦浴，及时更换内衣裤及寝具，保持皮肤清洁、干燥。

（3）关节痛：急性期关节疼痛者可服用解热镇痛剂，也可用5%～10%硫酸镁局部湿热敷，每日2～3次，或用理疗等，并采用支架保护损伤关节，防止受压。协助患者翻身、按摩、肢体被动运动，防止关节强直与肌肉挛缩。

（4）睾丸炎：有睾丸肿大者，可用“十”字吊带托扶。

6．药物治疗的护理 本病常采用利福平及其他抗菌药物进行病原治疗。护士应了解药物作用、疗程、用法及不良反应等，并告知患者。如利福平可引起肝损害，应定期检查肝功能；还可使分泌物、排泄物变成橘黄色，服药前应告诉患者，以免引起其恐惧。链霉素可致听神经损害，引起耳鸣、耳聋。还应该告诉患者预防药物不良反应的方法。本病采用多疗程及联合给药的治疗方法，应嘱患者坚持治疗。

7．心理护理 急性期患者由于发热、多汗、关节和肌肉疼痛、睾丸肿痛等症状，常感重病在身，易有恐惧、焦虑表现，尤其在一时不能确诊时，更使上述心理障碍加重。慢性期患者由于疾病反复发作，迁延不愈，常有抑郁表现。护士应根据不同病期患者的不同心理表现给予心理护理，进行心理疏导，鼓励患者配合有关检查及治疗，消除顾虑，以利于疾病早日康复。

【健康教育】

1．预防教育 对高危人群进行预防教育，讲述管理传染源及切断传播途径的措施，特别强调要加强个人防护及进行预防接种，以防止发病。

2．疾病知识及治疗指导 介绍本病有关知识，如临床表现、治疗方法等。说明本病复发率较高，急性期常采用联合用药和多疗程疗法，以避免复发及慢性化，说服患者安心住院治疗。

3．预后及出院指导　本病一般预后良好，但复发率较高，出院后仍应避免过度劳累及注意增加营养，并应于出院后1年内定期复查。

小　结

1. 病原学：布鲁菌病的病原为布鲁菌，分为6个种，其中以羊种菌致病力最强，所致临床症状最重。

2. 流行病学：布鲁菌病以羊为主要传染源；以接触传播、消化道传播为主要传播途径。

3. 临床表现：主要掌握布鲁菌病急性期的临床表现。本病大多缓慢起病，主要症状有：①发热；②多汗；③关节疼痛；④神经系统症状；⑤泌尿、生殖系统炎症症状；⑥肝、脾及淋巴结肿大。

4. 实验室检查：可取血液、骨髓、乳汁、脑脊液等作细菌培养，培养出布鲁菌为本病确诊的重要依据。还可作凝集试验等免疫学检查。

5. 治疗要点：掌握布鲁菌病急性期的治疗要点，重点是病原治疗，应采用联合给药及多疗程治疗的方法，以减少复发。

6. 预防：应采取管理传染源、切断传播途径、保护易感人群的综合措施。

7. 主要护理措施：主要是症状护理、药物治疗的护理。

8. 健康教育：预防知识教育，本病的知识教育重点是治疗指导、预后及出院指导。

（吴光煜）

第四节　原虫及蠕虫感染性疾病

一、疟疾

学习目标

通过本部分内容的学习，学生应能够：

◎ 识记

列举疟疾的病原学特点、实验室检查。

◎ 理解

归纳疟疾的流行病学，典型疟疾的临床表现、治疗要点、预防。

◎ 应用

护理疟疾患者并进行健康教育。

疟疾（malaria）是疟原虫经按蚊叮咬传播的急性传染病，临床特点为间歇性定时发作的寒战、高热、大汗，继之缓解，可有脾大及贫血等体征。

【病原学】

寄生于人体的疟原虫有 4 种，即间日疟原虫、三日疟原虫、恶性疟原虫和卵形疟原虫。疟原虫的发育过程分 2 个阶段，有两个宿主。蚊为终宿主，人为中间宿主。4 种疟原虫的生活史相似。

（一）疟原虫在人体内的发育

1．红细胞外期 当蚊叮咬人时，子孢子随按蚊唾液注入人体，30min 后在肝细胞内进行裂体增殖而成为裂殖体，进一步分裂成裂殖子，使被寄生的肝细胞肿胀破裂，释放出大量裂殖子，称红细胞外期。一部分裂殖子被吞噬细胞吞噬而消灭，另一部分进入血流并侵入红细胞内，形成红细胞内期。

疟原虫子孢子多型性假说认为，子孢子在遗传上有速发型和迟发型两种表现型。速发型子孢子侵入肝细胞后迅速发育成熟并感染红细胞，潜伏期短（12 ~ 20 日）。迟发型要经过一段“休眠状态”后才发育成熟，引起发作，其潜伏期长（6 个月以上）。

2．红细胞内期

（1）裂体增殖：裂殖子在红细胞内先后发育成小滋养体（环状体）、大滋养体、裂殖体、裂殖子，使被寄生的红细胞胀破后释放出裂殖子、疟色素和代谢产物，引起临床症状。大部分裂殖子被吞噬细胞消灭，小部分侵入其他红细胞重复上述裂体增殖，而引起临床上周期性发作症状。因疟原虫在红细胞内裂体增殖所需的时间不同，故发作周期不同，间日疟和卵形疟的周期为 48h，三日疟为 72h，恶性疟为 36 ~ 48h。

（2）配子体形成：裂殖体增殖 3 ~ 4 代后，部分裂殖子分别发育成雌、雄配子体，被雌性按蚊吸入胃内的配子体，则在蚊体内进行有性生殖，其余的配子体被吞噬细胞消灭或退变。

（二）疟原虫在蚊体内的发育

1．有性生殖 雌、雄配子体被雌按蚊吸入胃内，进行交配后，发育成合子，继之成为动合子，动合子穿过蚊胃壁发育成囊合子。

2．孢子增殖 囊合子发育成孢子囊，内含成千上万个子孢子，子孢子从孢子囊逸出，进入蚊唾液腺内。当蚊叮咬人时，子孢子随唾液侵入人体。疟原虫生活史见图 10-2。

【流行病学】

1．传染源 疟疾患者和无症状带虫者。

2．传播途径 疟疾的自然传播媒介是按蚊，我国主要为中华按蚊，经叮咬人体传播。

3．人群易感性 人群普遍易感。感染后可产生一定的免疫力，但产生缓慢，维持时间不长，如再感染则症状较轻或无症状。在高度流行区，成人发病率较低，儿童和外来人口发病率较高。

4．流行特征 我国除少数地区外，均有疟疾流行，自北向南渐趋严重。间日疟最多，恶性疟主要见于南方。一般夏、秋季发病较多。

【发病机制与病理变化】

疟原虫在肝细胞和红细胞内增殖时并不引起症状，当红细胞被裂殖体胀破后，大量裂殖子、疟色素和代谢产物进入血流时，它们作为致热原，刺激机体产生强烈的保护性免疫反应，引起寒战、高热、大汗的典型发作症状。一部分裂殖子侵入其他红细胞再进行裂体增殖而引起间歇性疟疾发作。由于裂殖体成熟的时间不同，故各型疟疾发作时间也不同。反复多次的疟疾发作，使大量红细胞遭到破坏，可产生贫血。反复发作或重复感染使机体获得一定免疫力，故血中虽仍有疟原虫增殖，但可不出现间歇性疟疾发作而成为带疟原虫者。

间日疟原虫和三日疟原虫的红细胞内期裂体增殖多在周围血中进行，其病变主要在单核巨噬细胞系统，引起肝、脾大，以脾大为主，骨髓也有增生。

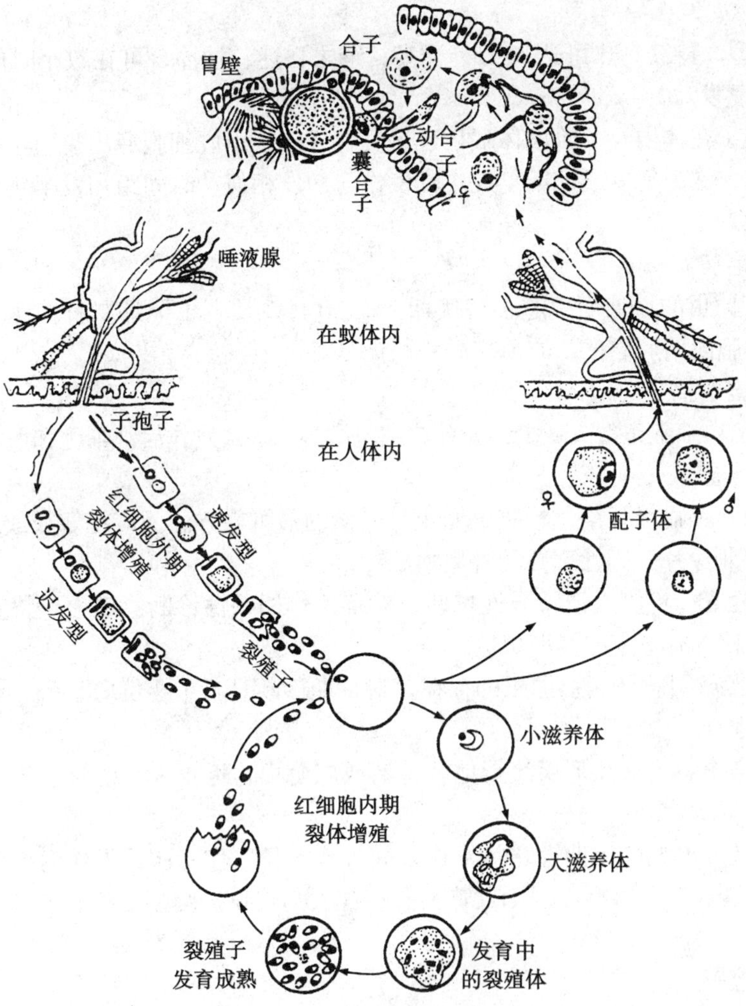

图 10-2　疟原虫生活史

【临床表现】

潜伏期：间日疟 10 ～ 20 日，三日疟 24 ～ 30 日，恶性疟 7 ～ 12 日，卵形疟 13 ～ 15 日。

（一）典型疟疾

1．症状　间日疟常呈间日发作。

（1）寒战期：突起畏寒、寒战、面色苍白、唇指发绀、四肢发凉，持续 10min ～ 2h。

（2）高热期：体温迅速上升至 40℃或更高、头痛、周身酸痛、面色潮红、皮肤干热、脉快而有力，持续 2 ～ 6h。

（3）大汗期：高热后期全身大汗淋漓，体温骤降至正常或正常以下，自觉症状明显缓解，但仍感疲乏，持续 2 ～ 3h。

寒热发作后有缓解间歇期，此期间一般无明显症状。初发时，发热可以不规则，数日后才呈典型的发作。三日疟为寒热 3 日发作一次，每次发作时间较间日疟略长，周期常较规则。卵形疟与间日疟相似，症状多较轻。恶性疟临床表现多样化，严重者可致凶险发作。

2．体征　脾轻度肿大、质软，反复多次发作后明显肿大，质较硬。肝也可有轻度肿大、质软、有压痛，血清 ALT 可增高。反复发作后常有贫血，恶性疟贫血较明显。

（二）凶险型疟疾

疟原虫引起严重而危险的临床表现，主要见于恶性疟。

1．脑型　急起高热、剧烈头痛、呕吐、谵妄和抽搐等。严重者可发生脑水肿、呼吸衰竭而死亡。

2．过高热型 持续高热可达 42℃，谵妄，继之昏迷、抽搐，可在数小时内死亡。

（三）疟疾复发

迟发型子孢子在体内经一阶段休眠后延迟发育成熟，由肝细胞释出裂殖子，再次侵入红细胞内引起的发作，称为复发或远期复发。其发作与初发相似，时间距初发半年以上。三日疟与恶性疟无远期复发。

（四）输血疟疾

由输入带疟原虫的血液而引起，潜伏期 7 ~ 10 日，长者 1 个月左右。症状与蚊传疟疾相似，因只有红细胞内期疟原虫，故治疗后一般无复发。

【实验室检查】

1．血常规 白细胞正常或减少，大单核细胞增多，多次发作后红细胞和血红蛋白可下降。

2．疟原虫检查

（1）血液涂片：血涂片染色检查疟原虫是确诊的最可靠方法。应在寒战或发热初期采血。

（2）骨髓穿刺涂片：阳性率高于外周血涂片。

3．血清学检查 检测血清特异性抗体，对疟疾作回顾性诊断、献血员检查、流行病学调查、防治效果考核等有一定的辅助价值。

4．PCR 检测 可检测到疟原虫的存在，对早期诊断具有重要价值。

【诊断要点】

1．流行病学资料 有在疟疾流行地区生活或旅游史，近年来有疟疾发作史或近期接受过输血。

2．临床表现 典型的周期性寒热发作，间日或 3 日发作一次，发作时有明显的寒战、高热和大汗，继之缓解，也可有不规则发热，并有脾大与贫血。脑型疟疾有急起高热、寒战、昏迷与抽搐。

3．实验室检查

（1）血常规：白细胞正常或减少、大单核细胞增加、贫血。

（2）疟原虫检查：血涂片查到疟原虫是确定诊断的主要依据。如临床上高度疑似本病而血涂片检查阴性者，可做骨髓穿刺涂片染色检查疟原虫。

【治疗要点】

1．一般及对症治疗 高热以物理降温为主，对入量不足且不能进食者给静脉输液，贫血者应给铁剂治疗。

2．病原治疗 根据疟原虫对抗疟药的敏感程度把疟疾分为氯喹敏感性疟疾和抗氯喹性疟疾两大类：

（1）氯喹敏感性疟疾的治疗：氯喹是最常用和最有效的控制临床发作的首选药物，对红细胞内滋养体和裂殖体有迅速杀灭作用。适用于间日疟、三日疟及无抗药性的恶性疟。常用治疗方法为 3 日 10 片疗法，即第 1、第 2 日每次 0.15g（基质），每日 4 次，第 3 日每次 0.15g（基质），每日 2 次，总剂量为 1.5g（基质）。服药后 24 ~ 48h 退热，48 ~ 72h 血中原虫消失。口服吸收快、排泄慢、作用持久。如 48h 内体温不降，且血涂片中疟原虫不减少反而上升，表明已有抗药性，应考虑改用其他抗疟疾药物，如奎宁、哌喹等。

间日疟及卵形疟患者应同时或在氯喹治疗后服用伯氨喹，15mg/d（基质），连服 14 日，作用为杀灭肝细胞内速发型和迟发型的疟原虫，有病因预防和防止复发的作用。还能杀灭各种疟原虫的配子体，有防止传播的作用。

（2）抗氯喹疟疾的治疗：目前首选的药物为青蒿素及其衍生物，其次为奎宁等。

1）青蒿素及其衍生物：对红细胞内期疟原虫有强大且快速的杀灭作用，因而可迅速控制疟疾的临床发作及症状。①双氢青蒿素片：从中药青蒿中提取，成人 60mg/d，首次加倍，1 次 / 日，连用 7 日。②其他：也可用青蒿琥酯、蒿甲醚。

2）奎宁及其他抗疟药：奎宁对抗氯喹的恶性疟有良好疗效。其他抗疟药可选用甲氟喹、哌喹、咯萘啶等。

3．凶险型疟疾的治疗

（1）一般治疗

1）发热：对体温过高者给予物理降温，将体温控制在 38℃以下，此外可用肾上腺皮质激素，如地塞米松等。

2）DIC 治疗与预防：应用低分子右旋糖酐，可防止血管内红细胞凝聚，有利于 DIC 治疗与预防。

3）抽搐：用镇静剂。

4）脑水肿：用 20% 甘露醇 250ml 快速静滴，每日 2 ~ 3 次。

（2）抗疟治疗：对凶险型疟疾需快速、足量应用有效的抗疟药物，尽快给予静脉滴注，如可用奎宁滴注或用青蒿琥酯。

【预防】

1．管理传染源

（1）根治疟疾现症患者：间日疟采用氯喹及伯氨喹联合疗法。急性期患者症状消失后可解除隔离。

（2）根治带疟原虫者：对在 1 ~ 2 年内有疟疾史者，常在流行高峰前 1 ~ 2 个月进行抗复发治疗，常采用乙胺嘧啶与伯氨喹联合治疗。

2．切断传播途径　消灭按蚊孳生地及杀灭蚊虫。

3．保护易感人群

（1）采取防蚊措施。

（2）药物预防：对高疟区、暴发流行区的人群和流行地区的外来人群给予预防性服药，可用氯喹、甲氟喹或乙胺嘧啶。

【主要护理措施】

1．虫媒隔离。

2．病情观察　①对疟疾典型发作患者主要观察体温，随时记录体温的变化；观察面色，注意有无贫血表现。②对恶性疟患者应注意观察体温、意识状态、头痛、呕吐、抽搐等表现。

3．休息　急性发作期应卧床休息，以减轻患者体力消耗。

4．饮食　注意给予高营养饮食，发作期进流食、半流食，缓解后可进普食。对贫血患者应给予高铁、高维生素和高蛋白质饮食。

5．典型疟疾各期的护理　典型发作寒战期，应注意保温，如加盖棉被、放热水袋等。发热期给予物理降温，温度过高可给阿司匹林类退热药。大汗期后给温水擦浴，及时更换衣服及床单，避免着凉，并应多饮水防止虚脱。缓解间歇期应保证患者安静休息，以恢复体力。

6．凶险型疟疾的护理　对凶险发作有惊厥、昏迷时，应注意保持呼吸道通畅，并按惊厥、昏迷常规护理。

7．药物治疗的护理　①使用氯喹者，可有食欲减退、恶心、呕吐、腹痛等胃肠道反应，另外，应特别注意观察循环系统的变化，因氯喹过量可引起心动过缓、心律失常及血压下降。②服用伯氨喹 3 ~ 4 日后可发生发绀或溶血反应，应注意观察，出现上述反应时需及时通知医生并停药。③凶险发作静脉滴注药物时，应掌握药物浓度与滴速，滴速以 40 ~ 50 滴 / 分为宜，并密切观察毒性反应。

【健康教育】

1．预防教育 宣传防蚊、灭蚊的作用，强调抗复发治疗及进行预防性服药的重要性。

2．疾病知识 讲述本病的传染过程、主要症状、治疗方法、药物不良反应、疟疾容易复发的原因等，应特别强调除服用控制发作药物外，还应服用抗复发药，以彻底根治疟疾。

小　结

1. 病原学：疟疾的病原是疟原虫。

2. 流行病学：疟疾的传染源是疟疾患者和无症状带虫者。传播途径是经按蚊叮咬人体传播。

3. 临床表现：典型疟疾间日发作，临床经过分 3 期，即寒战期、高热期、大汗期。缓解间歇期无明显症状。体征为脾大、肝轻度肿大。

4. 实验室检查：血涂片染色检查疟原虫是确诊的最可靠方法。

5. 治疗要点：治疗重点是病原治疗。

6. 预防：根治疟疾患者及带虫者，采取防蚊、灭蚊措施，预防性服用抗疟药。

7. 主要护理措施：重点是病情观察、疟疾典型发作患者各期的护理。

8. 健康教育：进行预防教育、疟疾知识教育。

（吴光煜）

二、阿米巴病

学习目标

通过本部分内容的学习，学生应能够：

◎ **识记**

列举阿米巴病的病原学特点、实验室及其他检查。

◎ **理解**

总结肠阿米巴病的流行病学，普通型肠阿米巴病、肝阿米巴病的临床表现、治疗要点、预防。

◎ **应用**

护理肠阿米巴病、肝阿米巴病患者并进行健康教育。

阿米巴病（amebiasis）是由溶组织内阿米巴感染人体所致，本病有多种类型的临床表现，常见的肠阿米巴感染（阿米巴痢疾）为原发病变，通过血流可引起肝、肺、脑等脏器发生脓肿。

（一）肠阿米巴病

肠阿米巴病（intestinal amebiasis）是溶组织内阿米巴侵入结肠所引起的病变。临床上以腹痛、腹泻、排出暗红色带有腥臭味的粪便为特征。本病易于复发成为慢性，也可并发肝脓肿等肠外阿米巴病。

【病原学】

溶组织内阿米巴有滋养体（trophozoite）和包囊（cyst）两期：

1．滋养体　分为大滋养体和小滋养体两型，分别寄生于结肠肠腔和肠壁内。

（1）小滋养体（肠腔型滋养体）：直径为 10 ~ 20μm，伪足不明显，活动力不强，无侵袭力，不吞噬红细胞，寄生于结肠腔中，以宿主肠内容物为营养。小滋养体在一般情况下随食物下至横结肠后，由于成形粪便增加，水分被吸收，营养减少，滋养体逐渐停止活动，虫体团缩，并分泌出一层较硬的外壁形成包囊，随粪便排出体外。

（2）大滋养体（组织型滋养体）：当机体抵抗力下降或肠壁受损时，小滋养体凭借机械运动和分泌溶组织酶的水解作用侵入结肠肠壁组织，大量繁殖，体积增大，直径达 20 ~ 60μm，有明显伪足，活动力增强，称为大滋养体。大滋养体有致病力，从被破坏的组织中摄取营养，并有吞噬血中红细胞的能力。其抵抗力很弱，排出体外后，在室温下数小时内死亡。

2．包囊　圆形，直径 5 ~ 20μm，碘液染色呈黄色，外周有透明囊壁，内含 1 ~ 4 个核，中央有核仁，成熟的包囊有 4 个核，具有感染性。包囊在外界中有较强的抵抗力，在粪便中能存活 2 周以上，在水中存活 5 周，普通饮水消毒的含氯浓度对其无杀灭作用。不耐热，50℃数分钟即可杀灭，在干燥的环境中也很快死亡，在 50% 乙醇中即刻死亡。

【流行病学】

1．传染源　主要传染源为慢性肠阿米巴患者、恢复期患者和无症状包囊携带者。急性期患者和症状明显者的粪便中仅排出滋养体，滋养体抵抗力很弱，在外环境中可迅速死亡，故不是主要传染源。

2．传播途径　主要通过被阿米巴包囊污染的水、食物、手等经口感染。苍蝇和蟑螂等可携带包囊，故也起到一定的传播作用。

3．人群易感性　人群普遍易感，由于感染后不产生保护性抗体，故可重复感染。

4．流行特征　本病为世界性疾病，以秋季为多，发病率农村高于城市，成人多于儿童。

【发病机制与病理改变】

人摄入被阿米巴包囊污染的水、食物后，包裹可不被胃酸杀灭而进入小肠下段，包囊囊壁被肠液消化，脱囊释放出小滋养体，随粪便下行到达盲肠、结肠等部位寄生，以肠腔内的细菌和浅表上皮细胞为食饵。在条件适宜的时候，小滋养体开始侵袭结肠的肠壁组织，转变为大滋养体，黏附于结肠黏膜上皮细胞，借助于伪足及在各种水解酶的溶解破坏性作用下，损害结肠黏膜，并深入黏膜下层及肌层，使组织坏死，形成黏膜下小脓肿，脓肿破溃后形成大小不等的溃疡，临床上出现腹痛、腹泻及脓血便。

病变部位常见于回盲部、升结肠及直肠。主要病理改变是在黏膜下层至肌层形成口小底大的烧瓶状溃疡，溃疡腔内充满黄色的坏死组织，溃疡间的组织大多完好，病灶周围炎症反应较少。当溃疡累及肌层及浆膜层时，可并发肠穿孔。溃疡累及血管，可造成出血。

【临床表现】

潜伏期 1 ~ 2 周，最短 4 日，长者达 1 年以上。可有以下临床类型：

1．无症状型（包囊携带者）　临床上无任何表现，但在粪便检查时多数能找到溶组织内阿米巴包囊。在人免疫功能低下时，此型可以转变为急性阿米巴痢疾。

2．急性肠阿米巴病

（1）轻型：临床症状轻，有腹痛、腹泻，每日排便次数不多，粪便中有阿米巴滋养体和包囊，肠道病变轻。

（2）普通型：起病缓慢，主要症状有腹痛、腹泻，每日排便 10 次左右，为黏液血便，呈暗红色或紫红色如果酱样、糊状，有腥臭味，内含大量阿米巴滋养体。如病变累及直肠时可有里急后重。全身症状轻，可有低热或不发热。体检：右下腹常有压痛。本型持续数天后可自行缓解或转为慢性。

（3）重型：多见于体弱及营养不良者。起病急骤，中毒症状显著，有高热和极度衰竭。每日排便次数可达十几次至几十次不等，多为血水样便，有奇臭味，伴呕吐、里急后重及腹部明显压痛，有不同程度的脱水、酸中毒、电解质紊乱。可出现循环衰竭，易并发肠出血、肠穿孔，如不及时抢救可于 1 ～ 2 周内因毒血症或并发症而死亡。

3．慢性肠阿米巴病 常因急性肠阿米巴病未经彻底治疗迁延所致。腹泻与便秘反复交替发作，每日排便一般为 3 ～ 5 次，呈黄糊状，带少量的黏液和血，有腐臭味，常伴脐周及右下腹疼痛。症状可持续或间歇，间歇时间不等。常因疲劳、饮食不当、寒冷及情绪变化而复发。久病者可有贫血和营养不良，极易发生并发症。排便中可找到滋养体或包囊。

【并发症】

1．肠道并发症 可发生肠出血、肠穿孔、阑尾炎、阿米巴瘤（结肠肉芽肿）等。

2．肠外并发症 阿米巴滋养体可自肠道经血液或淋巴管蔓延，也可直接蔓延，造成多种脏器和组织损害，在肝内形成脓肿，进入肺、脑等组织形成肺脓肿、脑脓肿。以阿米巴肝脓肿为最常见。

【实验室及其他检查】

1．血常规 白细胞总数可轻度增高，有细菌继发感染者可有中度增高，慢性患者可有贫血。

2．粪便检查 为确诊的重要依据。肉眼可见暗红色果酱样便，含血和黏液，有特殊的臭味，粪质较多。镜下可见大量红细胞，少量白细胞和夏科 - 莱登结晶。如找到活动的、吞噬红细胞的阿米巴滋养体则有确诊价值。慢性患者粪便镜检可见包囊。送检应及时，并注意保暖。

3．血清学检查

（1）检测特异性抗体：用酶联免疫吸附试验等方法检测其抗体 IgM、IgG，IgM 抗体在血中仅存 1 ～ 3 个月，阳性提示近期或现症感染，IgG 抗体存在时间较长，可辅助诊断。

（2）检测特异性抗原：用单克隆抗体等检测患者粪便溶组织内阿米巴滋养体抗原，阳性可作为明确诊断的依据。

4．乙状结肠镜或纤维结肠镜检查 必要时作肠镜检查，可见乙状结肠、直肠大小不等的散在溃疡，表面覆盖有黄色脓液，边缘整齐、稍充血，溃疡间黏膜大多正常。从溃疡表面刮取的标本镜检发现滋养体的机会较多。

【诊断要点】

1．流行病学资料 发病前有进食不洁食物史或与慢性腹泻患者密切接触史。

2．临床表现 有腹痛、腹泻、典型果酱样粪便，全身症状不明显。体检右下腹有压痛。

3．实验室检查 粪便镜检找到阿米巴滋养体为确诊的重要依据。慢性患者粪便镜检可见包囊。

【治疗要点】

1．一般治疗 急性期注意休息、饮食及保持水、电解质平衡。

2．病原治疗

（1）硝基咪唑类

1）甲硝唑（灭滴灵）：对阿米巴滋养体有很强的杀灭作用，为首选药物。成人每次 400mg，3 次 / 日，口服，10 日为 1 个疗程。动物实验研究发现本药有致畸性，因而妊娠 3 个月以内和哺乳妇女忌用。

2）其他硝基咪唑类药物：可选用替硝唑、奥硝唑等。

（2）二氯尼特（糠酯酰胺）：是最有效的杀灭包囊药，每次 0.5g，3 次 / 日，口服，10 日为 1 个疗程。

（3）抗生素：主要通过抑制肠道共生菌而影响阿米巴的生长繁殖，可用巴龙霉素或喹诺酮类抗菌药。

【预防】

1．管理传染源　彻底治疗患者及排包囊者，特别应注意检查和治疗从事饮食业的慢性患者及排包囊者。实行消化道隔离至症状消失或粪便连续 3 次找不到滋养体或包囊。

2．切断传播途径　加强水源和粪便管理，注意饮食、饮水卫生，消灭苍蝇和蟑螂。

【主要护理措施】

1．消化道隔离。

2．病情观察　①观察粪便的性状、排便次数、腹痛症状；②对重型患者还应密切观察生命体征及水、电解质紊乱表现；③观察并发症的表现，如肠出血、肠穿孔、肝脓肿、肝区痛等，发现异常及时报告医生。

3．腹泻、腹痛的护理　见本教材“细菌性痢疾”一节。

4．药物治疗的护理　本病常用药物为甲硝唑，应告诉患者药物名称、用法、疗程及不良反应等。本药不良反应有一过性白细胞减少、神经系统障碍，如头昏、眩晕、共济失调等，应注意观察。

5．粪便标本采集的注意事项　①及时采集新鲜粪便标本，挑选血、黏液部分，立即送检。②天冷时，让患者便于用温水冲洗过的便盆中，以防滋养体死亡。③如遇有镜检阴性时，需反复多次检查。

【健康教育】

1．预防教育　说明加强水源、粪便管理和注意个人卫生及饮食、饮水卫生对预防阿米巴病的重要意义。

2．疾病知识　如传播途径，主要症状，药物用法、疗程、不良反应，腹泻时的休息、饮食、饮水等自我护理知识及留取粪便标本的注意事项等。

3．出院指导　告知患者出院后每月复查粪便一次，连续留检 3 次，以决定是否需要重复治疗。

小　结

1．病原学：肠阿米巴病的病原是溶组织内阿米巴。

2．流行病学：传染源为慢性肠阿米巴病患者、恢复期患者和无症状包囊携带者。主要通过粪 - 口途径传播。

3．临床表现：重点掌握急性普通型肠阿米巴病的临床表现，其起病缓慢，主要症状有腹痛、腹泻，典型粪便外观为暗红色果酱样，全身症状轻。并发症以阿米巴肝脓肿为最常见。

4．实验室检查：粪便检查找到阿米巴滋养体为确诊的重要依据。

5．治疗要点：重点是应用硝基咪唑类药物进行病原治疗。

6．预防：重点是切断粪 - 口传播途径。

7．主要护理措施：重点是病情观察，腹泻、腹痛的护理，粪便标本采集的注意事项。

8．健康教育：①进行预防教育；②讲解肠阿米巴病的疾病知识；③出院复查指导。

（二）肝阿米巴病

肝阿米巴病（hepatic amebiasis）又称阿米巴肝脓肿，是肠阿米巴病最常见的重要并发症。临床表现主要有发热、肝区疼痛和肝大，大约半数患者自 1 周或数年前曾有肠阿米巴病史。

【发病机制】

肠腔内的阿米巴大滋养体借助其侵袭力进入门静脉到达肝或经淋巴系统到达肝，但亦可通过肠壁直接侵入肝，并在肝内进行繁殖，引起肝小静脉炎及周围组织的炎症反应，形成微静脉栓塞，使肝组织缺血、坏死；另外，阿米巴的溶组织作用使组织液化，从而形成肝脓肿。自原虫侵入至脓肿形成，平均需 1 个月以上。脓肿所在部位深浅不一，以大的单个的及位于肝右叶顶部为多见。肝脓肿中央有一大片坏死区，脓液为液化的肝组织，呈巧克力酱样，质黏稠或稀薄，有肝腥味，含有溶解和坏死的肝细胞、红细胞、白细胞、夏科 - 莱登晶体及残余组织等，有部分病例可找到滋养体。脓肿可因不断扩大而浅表化，以至向邻近组织穿破。慢性脓肿可发生继发性细菌感染，使脓液失去其典型特征，临床上可出现毒血症表现。

【临床表现】

临床表现的轻重与脓肿位置、大小及是否合并继发感染有关。肝脓肿起病多缓慢，以低热、盗汗等症状开始，热型以间歇型或弛张型居多。肝区痛是主要症状，常呈持续性钝痛，深吸气及变动体位时疼痛加剧。因脓肿多数在右叶顶部，刺激右侧膈肌，还可产生右肩疼痛或右下肺炎、胸膜炎征象。有些患者右下胸或右上腹隆起，甚至局部皮肤呈现水肿，按之凹陷。当脓肿浅表时，可在肋间隙触到显著的压痛点。肝大，有压痛及叩击痛。约有 10% 脓肿位于肝左叶，患者可有中上腹或左上腹包块。慢性病例呈现衰竭状态，有消瘦、贫血、水肿等。

【实验室及其他检查】

1．**血象**　急性期白细胞总数及中性粒细胞增多。慢性期大多正常，但血红蛋白降低。

2．**粪便检查**　粪便找阿米巴滋养体或包囊，有助于诊断，但阳性率不高。

3．**B 型超声检查**　可发现肝脓肿部位、大小、数目，也可指导穿刺抽脓的方向和深度。

4．**X 线检查**　可见病侧膈肌抬高，运动受限，有胸膜反应或积液。CT 或 MRI 均可显示肝内占位性病变。

5．**肝穿刺抽脓**　如能抽到典型的棕褐色脓液，即可确立诊断，有时脓液中还可找到阿米巴滋养体。

6．**血清学检查**　检查方法同肠阿米巴病，对肝阿米巴病有较大的辅助诊断价值。

【诊断要点】

1．**流行病学资料**　阿米巴痢疾史或腹泻史有助于诊断。

2．**临床表现**　起病缓慢，长期发热、肝大和局限性压痛，或右下胸腋中线区有压痛等为常见症状和体征。

3．**实验室及其他检查**　B 型超声检查为诊断阿米巴肝脓肿最方便、有效的检查方法，可发现脓肿部位、大小及与皮肤距离。在 B 型超声指导下穿刺抽脓，抽出棕褐色脓液或找到阿米巴滋养体可确定诊断。血清特异性抗体阳性也有助于诊断。X 线、CT、MRI 等有辅助诊断价值。

【治疗要点】

1．**病原治疗**　选择杀灭组织内阿米巴药物，继以 1 个疗程治疗肠阿米巴药物，以达根治。

（1）甲硝唑：为首选药物，剂量为每次 0.4g，3 次 / 日，连服 10 日。

（2）氯喹：口服后完全吸收，肝内浓度高，对肝阿米巴病有较好的疗效。

2．**肝穿刺引流**　脓腔较大或表浅者，在抗阿米巴药物治疗 2 ～ 4 日后可进行肝穿刺抽脓。穿刺应在 B 超定位下进行。对脓液量超过 200ml 者，须间隔 3 ～ 5 日重复穿刺引流。

3．**抗生素治疗**　有混合细菌感染时，应加用对细菌敏感的抗生素。

4．**外科治疗**　必要时进行手术切开引流。

【预防】

本病的预防在于及时、彻底治疗肠阿米巴病及带包囊者。

【主要护理措施】

1．消化道隔离。

2．**病情观察**　①注意观察体温、肝区疼痛等症状变化。②观察营养状态：定时测量体重，注意血红蛋白的变化。③观察肝大小、压痛及叩痛变化。④观察有无脓肿向周围组织穿破征兆。

3．**休息**　发热及其他症状明显时应卧床休息。

4．**饮食**　应给予高糖、高蛋白、高维生素、易消化饮食，以补充营养需要。有贫血者给予含铁丰富的饮食。

5．**对症护理**

（1）高热：见本章第一节发热的护理。

（2）肝区痛：可采取左侧卧位或患者舒适体位以减轻疼痛，如疼痛剧烈可按医嘱给予止痛剂以减轻疼痛。

6．**药物治疗的护理**　见肠阿米巴病。

7．**肝穿刺抽脓的护理**　协助医生进行穿刺抽脓，术前应向患者说明手术目的、方法及术中配合的注意事项，以取得患者的合作及减轻其紧张、焦虑情绪。抽脓过程中应注意观察患者反应，并记录脓液性质、颜色、气味及数量。抽取脓液标本后应立即送检。术后 8h 内应严密观察患者症状及血压、脉搏、呼吸等变化，发现异常及时通知医生。嘱患者术后卧床休息 24h。

【健康教育】

1．**预防肠阿米巴病**　患肠阿米巴病后进行彻底治疗，则可预防肝阿米巴病。

2．**相关疾病知识**　向患者讲述肝阿米巴病的疾病过程、检查及治疗措施，特别是肝穿刺抽脓是治疗措施之一，讲解与穿刺抽脓有关的事项，以使患者配合治疗。

3．**预后**　早期诊治预后较好，晚期及并发多处穿孔者预后较差。治疗不彻底者易复发。

小　结

1. 临床表现：肝脓肿起病多缓慢，常见症状是发热、肝区痛、肝大，其中肝区痛是主要症状。

2. 实验室及其他检查：B 型超声检查及肝穿刺抽脓最重要。

3. 治疗要点：病原治疗应用甲硝唑、氯喹，脓腔较大或表浅者应进行肝穿刺引流。

4. 预防：在于及时、彻底治疗肠阿米巴病及带包囊者。

5. 主要护理措施：重点是病情观察、对症护理、肝穿刺抽脓的护理。

6. 健康教育：预防肠阿米巴病，并进行彻底治疗；肝阿米巴病的相关知识教育。

（吴光煜）

三、日本血吸虫病

学习目标

通过本部分内容的学习，学生应能够：

◎ 识记

列举日本血吸虫病的病原学特点、血吸虫生活史、实验室及其他检查。

◎ 理解

总结日本血吸虫病的流行病学、发病机制、临床表现、治疗要点、预防。

◎ 应用

护理日本血吸虫病患者并进行健康教育。

日本血吸虫病（schistosomiasis japonica）是日本血吸虫寄生在门静脉系统所引起的寄生虫病。由皮肤接触含尾蚴的疫水而感染，主要病变位于肝与结肠，出现由虫卵引起的肉芽肿。急性期患者有发热、腹泻或脓血便、肝大与压痛、血中嗜酸性粒细胞显著增多。慢性期以肝脾大为主。晚期则以门静脉周围纤维病变为主，可发展为肝硬化，伴明显门脉高压、巨脾与腹水。

据西汉古尸的研究表明，血吸虫病在我国已经有2100多年历史。在我国主要分布于长江流域12个省、市、自治区，经过几十年大规模综合防治，取得了很大成绩。截至2005年底，已有5个省、市、自治区达到传播阻断标准，其余7个省血吸虫流行范围也大幅度缩小。

【病原学】

日本血吸虫成虫雌雄异体，常合抱在一起，寄生于人体门静脉系统，主要在肠系膜静脉内。存活时间一般为2～5年，长者可达20年以上。雌虫在肠系膜静脉内产卵，一条雌虫每天可产卵1000个左右。大部分虫卵滞留于宿主肝及肠壁内，部分虫卵从肠壁穿破血管，进入肠腔，随粪便排出体外。虫卵随粪便入水后，在25～30℃时孵化成为毛蚴，毛蚴在水面下作直线运动，钻入中间宿主钉螺，在螺体内发育成长，经母胞蚴和子胞蚴二代发育繁殖，7～8周后逸出尾蚴，每日数十条至百余条不等。尾蚴尾部分叉随水漂流，当人、畜接触疫水时，尾蚴很快（约10s）从皮肤或黏膜钻入体内，尾部脱落，变成童虫，在血管内随血流经心、肺达肝，1个月在肝门静脉分支内发育为成虫，最后雌雄合抱，逆血流移行至肠系膜静脉内产卵，重复其生活史（图10-3）。

日本血吸虫生活史中，人是终宿主，钉螺是唯一中间宿主。除人外，日本血吸虫病在自然界还有广泛的动物贮存宿主，如家畜中的牛、羊、狗、猫、猪等，以及各种野生动物如鼠等，共40余种。

【流行病学】

1．传染源 患者是主要传染源。在湖沼地区耕牛也是重要的传染源。其他家畜如羊、猪、狗、猫等被感染后也可传播本病。

2．传播途径 造成传播必须具备以下三个环节：

（1）虫卵随粪便入水：血吸虫病患者的粪便可通过各种方式污染水源，如在河、湖旁建造厕所、粪船渗漏、用新鲜粪便施肥等。

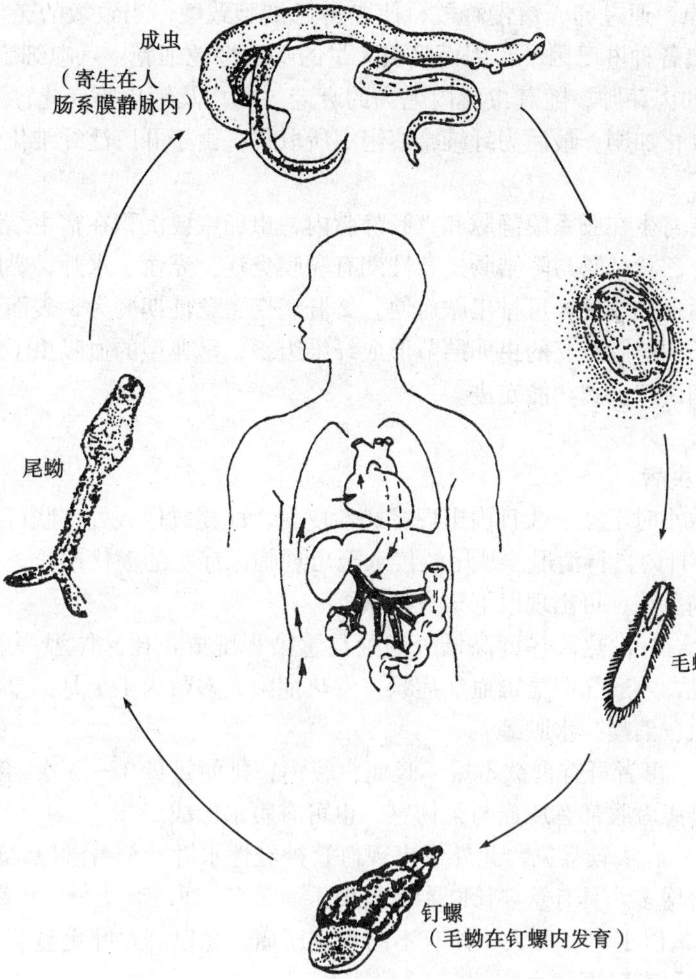

图 10-3　血吸虫生活史

(2) 钉螺孳生：钉螺水陆两栖，孳生在土质肥沃、杂草丛生、潮湿的环境中。

(3) 人、畜接触疫水：人可以通过各种生产或生活方式接触疫水，而导致感染。当水中存在感染血吸虫的阳性钉螺时，便成为疫水。人可以通过捕鱼、种田或游泳、洗漱、洗衣服等生活方式接触疫水，而导致感染。

3．人群易感性　人对本病普遍易感，感染者以农民、渔民为多，感染后可获得一定免疫力，但免疫力不持久，故可多次重复感染。

4．流行特征　血吸虫病流行于我国长江流域及其以南地区。发病以夏、秋季多发。

【发病机制与病理变化】

血吸虫病的病变可由尾蚴、童虫、成虫、虫卵及其代谢产物所引起，但以虫卵尤其是成熟虫卵引起的肉芽肿最为重要。

1．尾蚴引起的病变　尾蚴侵入皮肤后，能引起毛细血管充血和细胞浸润，该处出现红色丘疹，称为尾蚴性皮炎。

2．童虫引起的病变　童虫移行经肺时，可导致肺组织点状出血、充血和白细胞浸润，而引起患者咳嗽、痰中带血等，在感染后 1 ~ 2 周内出现，很快消失。

3．成虫引起的病变　成虫及其代谢产物仅产生轻微的静脉内膜炎、轻度贫血与嗜酸性粒细胞增多，但对人体不足以引起重大损害。

4．虫卵引起的病变　日本血吸虫病早期的病理变化主要由虫卵引起，虫卵内毛蚴的头腺分泌可溶性虫卵抗原，通过卵壳缓慢释放，使T淋巴细胞致敏，当致敏的T淋巴细胞再遇到这些抗原时，释放出各种淋巴因子，因而吸引大量的嗜酸性粒细胞、巨噬细胞等到虫卵周围，形成以虫卵为中心的肉芽肿。随着虫卵内毛蚴的衰老、死亡及钙化等变化，形成慢性虫卵结节。晚期结节内纤维化加剧，最后为纤维瘢痕组织所取代。由于肝广泛纤维化引起门脉高压和脾功能亢进。

日本血吸虫主要寄生在肠系膜静脉和直肠静脉内，虫卵主要沉积在宿主结肠和肝。①结肠病变：主要在直肠、乙状结肠与降结肠。急性期有黏膜炎症、充血、水肿，黏膜下层有黄褐色的虫卵结节，破溃后形成溃疡，可排出脓血便。②肝病变：急性期肝大，表面可见粟粒状黄色虫卵结节，晚期由于门静脉分支的虫卵结节形成纤维组织，呈典型的血吸虫干线型纤维化，继而引起门静脉高压和巨脾，脾功能亢进。

【临床表现】

（一）急性血吸虫病

在接触疫水后数小时至 2 ～ 3 日内出现尾蚴性皮炎，即尾蚴侵入处皮肤可出现有痒感的红色点状丘疹，2 ～ 3 日内自行消退。从尾蚴侵入至出现临床症状的潜伏期长短不一，以 1 个月左右为最常见。起病急骤，可出现以下全身症状：

1．发热 患者均有发热，热度高低、期限与感染程度成正比。体温一般在 38 ～ 40℃，热型以间歇热最常见，一般无明显毒血症症状。发热期限大多数为 1 个月，重型患者可长达数月，并伴有严重贫血、消瘦、水肿等。

2．消化道症状 患者可有食欲不振、腹痛、腹泻，排便每日 3 ～ 5 次，稀水便，少数患者可有脓血便。重型患者腹部有压痛与柔韧感，也可有腹水形成。

3．过敏反应 荨麻疹较常见，此外可出现血管神经性水肿、全身淋巴结轻度肿大等。血中嗜酸性粒细胞显著增多，具有重要诊断参考价值。

4．肝脾大 90% 以上患者肝大，伴有不同程度压痛，尤以肝左叶更显著，肝功能损害不明显，半数以上患者可有轻度脾大。

急性血吸虫病病程一般不超过 6 个月，经治疗迅速痊愈，如不治疗则可发展成慢性甚至晚期血吸虫病。

（二）慢性血吸虫病

流行区居民由于少量多次重复感染后形成慢性血吸虫病。大部分患者无症状，仅在粪便普查或因其他疾病就诊时被发现。一部分患者表现为腹痛、腹泻，每日 2 ～ 3 次稀便，偶尔带血，重者可有脓血便，伴里急后重，极类似慢性细菌性痢疾。此外，还可有体力下降及消瘦等。常有肝、脾大，肝大以左叶为著。

（三）晚期血吸虫病

由于反复感染，肝受损较重，又未经治疗或治疗不彻底而进入晚期阶段。主要表现为血吸虫性肝硬化及门脉高压。根据主要临床表现，可分下列三种临床类型：

1．巨脾型 最为常见，占晚期血吸虫病绝大多数。脾大可超过脐平线或腹中线，常有脾功能亢进表现。

2．腹水型 腹水是晚期血吸虫病肝功能失代偿的表现。腹水程度轻重不等，病程长短不一，常反复发作。可因并发上消化道出血、肝性脑病或感染而死亡。

3．侏儒型 自幼反复感染引起体内各内分泌腺出现不同程度萎缩，功能减退，以性腺功能不全最常见，引起发育障碍，表现为身材矮小，第二性征缺如，但智力发育正常。本型目前已少见。

【并发症】

血吸虫病的并发症多见于晚期患者。

1．肝硬化的并发症 以肝硬化所致食管胃底静脉曲张引起大出血最为常见，也可发生肝脑综合征。

2．肠道并发症 以急性阑尾炎最常见。由于结肠病变引起肠腔狭窄，可引发肠梗阻。此外由于结肠的慢性炎症，可诱发结肠癌。

【实验室及其他检查】

1．血常规 急性期白细胞总数增加，嗜酸性粒细胞显著增加，可达 20% ～ 40%。慢性期嗜酸性粒细胞仍有轻度或中度增加。晚期则因脾功能亢进，白细胞和血小板减少，并有不同程度贫血。

2．粪便检查 一般采用粪便沉淀后毛蚴孵化法，每天送检 1 次，连续 3 日。从粪便中检出虫卵和孵出毛蚴是确诊血吸虫病的直接依据。

3．直肠黏膜活组织检查 采用直肠镜检查，自病变处取米粒大小的肠黏膜置于两玻片之间，在显微镜下检查虫卵，此法阳性率高。

4．肝功能检查 急性期患者血清球蛋白增高，ALT 轻度增高。晚期患者由于肝硬化血清清蛋白减少，可有清蛋白与球蛋白比例倒置。

5．免疫学检查

（1）特异性抗体检测：可采用环卵沉淀试验、间接血凝试验、酶联免疫吸附试验等，测定体内特异性抗体，可作为诊断及考查疗效的依据。

（2）血清循环抗原检测：其结果阳性提示有活动性感染，对早期诊断有重要价值。

（3）皮内试验：以血吸虫成虫或虫卵作抗原进行皮内试验，阳性率达 98% ～ 100%，可作为临床初筛检查及流行病学调查手段。

6．影像学检查 作 B 型超声或 CT 检查，可判断肝纤维化程度。

【诊断要点】

1．流行病学资料 在流行区与疫水接触史有参考价值。

2．临床表现 急性血吸虫病主要为发热、荨麻疹、肝大、血中嗜酸性粒细胞显著增多。慢性血吸虫病有腹痛、腹泻或脓血便、肝脾大等。晚期血吸虫病有巨脾、腹水、侏儒症等。

3．实验室检查 血吸虫病诊断主要依赖实验室检查。粪便检出虫卵及沉孵法孵出毛蚴是重要的诊断依据。肠黏膜活检压片检查虫卵有助于诊断。血清学检测血清特异性抗体阳性，或检测循环抗原阳性有重要诊断价值。

【治疗要点】

1．一般及对症治疗 急性血吸虫病患者高热、中毒症状严重，给予补液，保证水和电解质平衡，加强营养及全身支持疗法。晚期血吸虫病巨脾型者，可行手术治疗。对上消化道出血、腹水、肝性脑病患者给予相应治疗。

2．病原治疗 吡喹酮对血吸虫有很强的杀灭作用，它具有疗效好、毒性低、疗程短、使用方便等优点，是治疗血吸虫病理想的药物。

（1）急性血吸虫病：吡喹酮成人总剂量 120mg/kg，分 4 ～ 6 日服用，每日剂量可 2 ～ 3 次分服。

（2）慢性血吸虫病：吡喹酮成人总剂量为 60mg/kg，分 2 日服用，每日剂量可 2 ～ 3 次分服。

（3）晚期血吸虫病：应适当减少总剂量，延长疗程，以免引起中毒反应。

【预防】

1．管理传染源 在流行区每年对患者及病牛进行普查、普治，是防治工作中的重要一环。

2．切断传播途径 灭螺是预防措施中的关键。应采用物理及化学方法灭螺，反复进行。

防止人、畜粪便污染水源，粪便应进行无害化处理。保护好水源，改善用水方式。

3．保护易感人群 尽量避免接触疫水，尤其是要严禁儿童在疫水中游泳、洗澡、捕捉鱼虾等，也不要在早晨和雨后赤足在河边草地上行走，防止接触含有尾蚴的露珠或水滴。必须接触疫水时，应采取个人防护措施，如涂擦防护剂或用药物浸渍衣裤，防止尾蚴进入皮肤，避免感染血吸虫。

在重疫区，特定人员如防洪、抢险人员可进行预防性服药，能有效预防血吸虫感染，可在接触疫水后 7 ~ 10 天服用青蒿琥酯。

【主要护理措施】

1．病情观察 ①急性血吸虫病：应观察体温变化，每日腹泻次数、粪便性状，皮疹形态、部位，肝脾大小等；②晚期血吸虫病：主要有肝硬化肝功能失代偿表现，出现腹水，应观察腹围，体重，下肢水肿表现，肝脾大小，肝功能变化，有无上消化道出血、肝性脑病及感染等并发症表现。

2．休息 急性血吸虫病及晚期血吸虫病肝硬化伴有腹水患者均需卧床休息。慢性期患者适当休息。

3．饮食 对急性血吸虫病患者应给予高热量、高蛋白、高维生素饮食。有腹泻者饮食要求同痢疾患者。晚期血吸虫病肝硬化有腹水者应给予低盐饮食，发生肝性脑病暂停蛋白质饮食。

4．症状护理

（1）急性血吸虫病

1）发热：参阅本章第一节发热的护理。

2）腹泻：参阅本教材细菌性痢疾的护理。

3）皮疹：对皮肤有过敏反应，反复出现皮疹者，可按医嘱给抗组胺药口服，局部涂止痒剂。

（2）晚期血吸虫病：肝硬化伴有腹水、食管静脉曲张，并发上消化道出血或并发肝性脑病者给予相应护理。

5．药物治疗的护理 治疗药物吡喹酮毒性小，个别患者服用后有头晕、头痛、轻度腹痛、恶心等，于服药后 0.5 ~ 1h 出现，不需处理，数小时内便可消失。但晚期血吸虫病患者如服用剂量偏大或过量，也可引起严重心律失常。护士应指导患者按时、按量坚持服药，并观察可能出现的不良反应。

6．协助医生进行特殊检查，如直肠镜取肠黏膜作压片检查，检查前应向患者讲述检查的目的、过程及注意事项，术后观察有无出血表现。

【健康教育】

1．预防教育 讲解血吸虫病感染过程、对人体的危害及预防措施，如宣传普查、普治的意义，重点是消灭钉螺，避免接触疫水，做好个人防护（详见预防部分）。

2．疾病知识及预后 确立诊断后鼓励其积极治疗。对晚期血吸虫病患者，应指导和帮助患者、家属掌握肝硬化的有关知识，按医嘱进行治疗，提高自我护理能力，预防和减少肝硬化并发症的反复发作。

小　结

1. 病原学：日本血吸虫病病原是日本血吸虫。

2. 流行病学：患者是主要传染源。造成传播必须具备三个环节。

3. 临床表现：主要掌握急性血吸虫病、晚期血吸虫病的临床表现。

4. 实验室及其他检查：①血常规；②粪便检查：从粪便中检出虫卵和孵出毛蚴是确诊血吸虫病的直接依据；③其他检查有辅助诊断价值。

5. 治疗要点：主要是应用吡喹酮进行病原治疗。

6. 预防：灭螺是预防措施中的关键。

7. 主要护理措施：主要是病情观察、症状护理。

8. 健康教育：重点是预防教育；对晚期血吸虫病患者进行肝硬化的有关知识教育，提高自我护理能力。

（吴光煜）

第十一章 神经系统疾病患者的护理

第一节 概 述

神经系统是人体结构和功能最复杂的系统，分为中枢神经系统和周围神经系统。神经系统借助感受器接受体内、外各种刺激，引起反射，借以控制、调节全身各器官、系统的活动，以维持机体内外环境的协调、统一。常见的神经系统疾病多具有起病急、病情变化快、症状复杂的特点，是导致人类残障和死亡的常见病和多发病。

【神经系统解剖及生理功能】

（一）中枢神经系统

中枢神经系统由脑和脊髓组成。脑又分为大脑、间脑、中脑、脑桥、延髓和小脑。中脑、脑桥、延髓合称脑干。

1．大脑 由大脑半球、基底核和侧脑室组成。

（1）大脑半球各叶：由外侧裂、中央沟、顶枕裂将大脑半球分为额叶、顶叶、颞叶、枕叶和岛叶（图 11-1）。大脑两个半球的功能既对称又不完全对称，如言语中枢多在左半球，部分左利手者则位于右侧。习惯上称左侧为优势大脑半球。

1）额叶：位于中央沟前方、外侧裂之上。①额叶前部受损以精神障碍为主，表现为记忆力和注意力减退，表情淡漠，反应迟钝，缺乏始动性和内省力，思维和综合能力下降，故反映

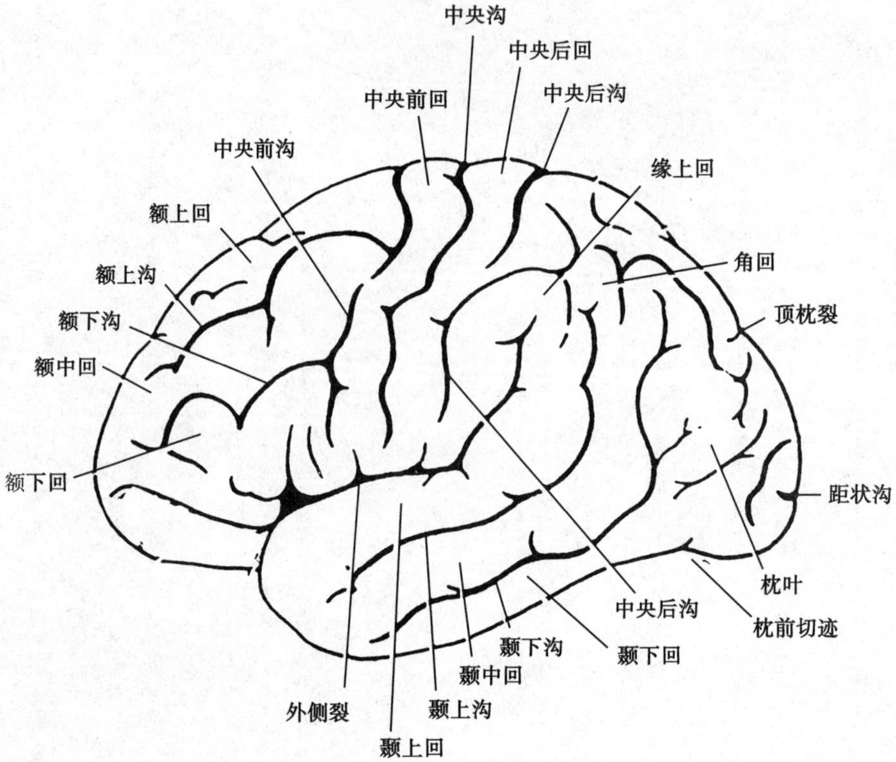

图 11-1 大脑半球外侧面

为痴呆和人格改变，可有欣快或易激怒。②额中回后部为侧视中枢（眼球同向侧视运动），破坏性病灶（如脑卒中）引起双眼向病灶侧凝视，刺激性病灶（如癫痫）引起双眼向病灶对侧凝视。③中央前回皮质为运动中枢，刺激性病灶产生对侧面部、上肢、下肢的抽搐（Jackson 癫痫）；破坏性病变多引起对侧单瘫，中央前回上部受损产生下肢瘫痪，下部受损产生面、舌、上肢瘫痪。旁中央小叶损害，影响双下肢运动区，产生痉挛性截瘫、尿失禁、感觉障碍。④左侧（优势侧）额下回后部为言语运动中枢，受损产生 Broca 失语。额中回后部为书写性运动中枢，损伤时引起书写不能（失写）。

2）顶叶：位于中央沟之后、顶枕线之前和外侧裂延长线之上方。①中央后回为皮质感觉中枢。刺激性病灶产生对侧身体局限的感觉性癫痫发作，常为针刺、电击，偶为疼痛的感觉异常发作。破坏性病变引起精细感觉障碍，如实体觉、两点辨别觉和皮肤定位觉的丧失，一般感觉（触、痛、温度觉）不受影响。②优势侧角回皮质损害引起失读；也可引起 Gerstmann 综合征，表现为计算不能、不能识别手指、左右侧认识不能及书写不能，有时伴失读。右侧顶叶邻近角回损害可引起患者不认识对侧身体的存在，认为左侧上下肢不是自已的，称自体认识不能；右侧顶叶邻近缘上回损害有时可见患者否认左侧偏瘫的存在，称病觉缺失。两者均属体象障碍。

3）颞叶：位于大脑外侧裂下方、顶枕线前方。①嗅觉和味觉中枢：位于颞叶前部内侧面的钩回，受累时有幻嗅或幻味，作舔舌、咀嚼动作，称钩回发作。②听觉语言中枢：左侧颞叶受损产生 Wernicke 失语（颞上回后部）和命名性失语（颞中回后部）。③双侧颞叶损害引起严重记忆缺损。

4）枕叶：位于顶枕裂和枕前切迹连线的后方。围绕距状沟的皮质是视觉中枢，故枕叶病变主要引起视觉障碍。

（2）大脑半球深部结构

1）内囊：内囊是豆状核内侧的白质纤维，其后内侧为丘脑，前内侧为尾状核。内囊前肢为额桥束，膝部为皮质延髓束，后肢为皮质脊髓束、丘脑辐射、视辐射等（图 11-2）。内囊完全损害可出现病灶对侧偏瘫、偏身感觉障碍、偏盲，称为“三偏综合征”。

2）基底节：基底节为锥体外系的主要中继核。受损后主要表现为肌张力改变（增高或降低）和异常运动（动作增多或减少）。苍白球（旧纹状体）、黑质病变引起肌张力增高、动作减少及静止性震颤，新纹状体（壳核、尾状核）病变引起肌张力减低、动作过多（如舞蹈样运动、手足徐动症）。

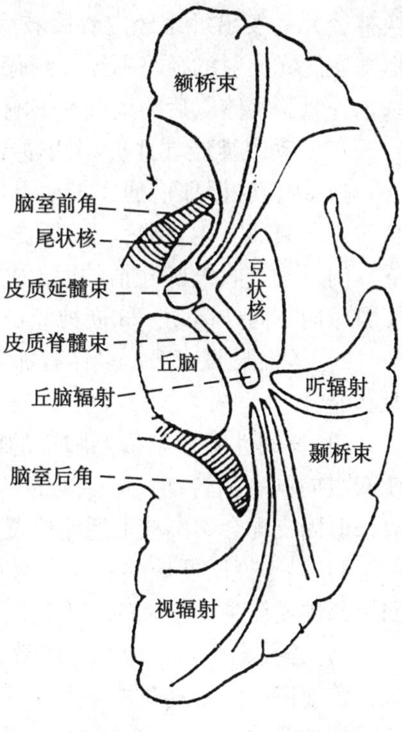

图 11-2 大脑水平切面示内囊平面的重要纤维径路

2．间脑 位于大脑半球与中脑之间。可分为丘脑、下丘脑。

（1）丘脑：是深、浅感觉的三级神经元所在地，发出纤维组成丘脑辐射投射至大脑半球相应部位。破坏性病灶出现对侧偏身感觉消失或减退，刺激性病灶引起偏身疼痛。

（2）下丘脑：位于间脑腹侧，与垂体相连，是自主神经皮质下中枢，又是具有内分泌作用的腺体。

3．脑干 包括中脑、脑桥和延髓。症状特点是：①病变同侧的脑神经的周围性麻痹、病变对侧肢体的中枢性偏瘫和偏身感觉障碍（即交叉性瘫痪）。②意识障碍，由于脑干网状结构上行激活系统受损或是网状结构至丘脑与皮质间的环行通路受损所致。③去大脑强直。

4．小脑 小脑位于后颅窝内，在延髓和脑桥的背侧。小脑中间部分为蚓部，两侧为小脑半球。

5．脊髓 脊髓是中枢神经的低级部分，上端于枕骨大孔水平与脑干相连，下端以圆锥终止于腰1椎体下缘，脊髓正常活动是在大脑控制下进行的。

（二）周围神经系统

周围神经系统包括脑神经和脊神经。

1．脑神经 共12对，用罗马数字按次序命名。第Ⅰ、Ⅱ对（嗅、视）在颅内部分是其二级和三级神经元的神经纤维束，其他10对与脑干联系，脑干中有与其有关的神经核。第Ⅲ、Ⅳ对脑神经的神经核在中脑，第Ⅴ、Ⅵ、Ⅶ、Ⅷ对脑神经的神经核在脑桥，第Ⅸ、Ⅹ、Ⅺ、Ⅻ对脑神经的神经核在延髓和高位颈髓前角。除第Ⅻ及Ⅶ对脑神经核下部外，所有脑神经核的中枢神经元均是双侧支配。

（1）嗅神经（Ⅰ）：鼻腔上部嗅黏膜中双极嗅神经元的中枢支（即嗅神经）穿过筛板和硬脑膜，终止于嗅球。由嗅球（第二级神经元）发出纤维至嗅中枢（颞叶的钩回、海马回的前部及杏仁核）。其中嗅中枢病变引起幻嗅发作，不引起嗅觉丧失。

（2）视神经（Ⅱ）：视神经发源于视网膜的神经节细胞层，发自视网膜鼻侧一半的纤维，经视交叉后，与对侧眼球视网膜颞侧一半的纤维结合，形成视束，终止于外侧膝状体，在此处换神经元后发出纤维经内囊后肢后部形成视辐射，终止于枕叶距状沟两侧楔回和舌回的视中枢皮质。光反射的径路不经外侧膝状体，由视束经上丘臂而入中脑上丘，与两侧动眼神经核联系，外侧膝状体以后的病变不影响光反射。

（3）动眼神经（Ⅲ）、滑车神经（Ⅳ）、展神经（Ⅵ）

1）周围性眼肌麻痹：①动眼神经：起自中脑上丘平面的动眼神经核，支配上睑提肌、上直肌、下直肌、内直肌、下斜肌、瞳孔括约肌和睫状肌。主要功能是提上眼睑，使眼球向上、下、内运动，收缩瞳孔括约肌。②滑车神经：起自中脑下丘平面的滑车神经核，支配上斜肌，使眼球向下向外运动。③展神经：起自脑桥中部背面的展神经核，支配外直肌，使眼球外展。

2）核性眼肌麻痹：多伴有邻近神经组织损害；动眼神经核群的病变常选择性损害部分眼肌功能。

3）核间性眼肌麻痹：脑干的内侧纵束连接一侧展神经核和另侧动眼神经的内直肌亚核，使双眼向同一侧转动。最多见的是一侧眼球外展正常（可伴眼震），而另一侧眼球不能同时内收，但因支配会聚的核上通路位置平面高些，两眼内直肌的会聚运动仍正常。

4）核上性眼肌麻痹：产生两眼同向偏斜。脑桥的侧视中枢在展神经核附近，受对侧额中回后部皮质侧视中枢来的纤维控制，方向关系同皮质中枢相反。

5）瞳孔光反射：为光线刺激瞳孔引起的缩瞳反射。其传导径路为：视网膜—视神经—中脑顶盖前区—两侧动眼神经副核（Edinger-Westphal核）—动眼神经—睫状神经节—节后纤维—瞳孔括约肌。

（4）三叉神经（Ⅴ）：①感觉纤维：发源于三叉神经半月节，周围支随眼支、上颌支、下颌支分布于头皮前部和面部皮肤以及眼、鼻、口腔内黏膜（包括角膜及舌）；中枢支进入脑桥后，触觉纤维终止于感觉主核，痛、温度觉纤维循三叉神经脊束下降，终止于三叉神经脊束核，由感觉主核及脊束核发出纤维交叉至对侧成三叉丘系上升，止于丘脑腹后内侧核，发出丘脑辐射经内囊后肢止于大脑皮质中央后回感觉中枢的下1/3部。②运动纤维：从脑桥的三叉神经运动核发出，支配咀嚼肌、鼓膜张肌。三叉神经受损可造成头面部皮肤、口鼻腔黏膜、牙和牙龈等部位的感觉障碍，角膜反射消失。三叉神经脊束核部分受损时，可出现洋葱皮样分布区的分离性痛、温度觉缺失。咀嚼肌瘫痪、萎缩时可出现张口下颌偏向患侧。

（5）面神经（Ⅶ）：①运动纤维：由脑桥的面神经核发出，再经面神经管下行，支配面部肌肉（咀嚼肌和上睑提肌除外）以及耳部肌、枕肌、颈阔肌、镫骨肌等。支配面上部各肌（额肌、皱眉肌、眼轮匝肌）的神经元接受双侧皮质延髓束的控制，支配面下部各肌（颊肌、口轮匝肌）的神经元接受对侧皮质延髓束的控制。②感觉纤维：味觉纤维在面神经管内形成鼓索神经，参加到舌神经中，止于舌前 2/3 的味蕾。

（6）位听神经（Ⅷ）：分为蜗神经和前庭神经。①蜗神经：损害产生神经性聋和耳鸣。②前庭神经：起自内耳前庭神经节的双极细胞，周围支至 3 个半规管的壶腹、椭圆囊和球囊，中枢支与蜗神经一起进入颅腔，终止于脑桥及延髓的各前庭核。一小部分纤维经小脑下脚直接入小脑的绒球及小结。从前庭神经外侧核发出纤维形成前庭脊髓束至同侧前角细胞，调节身体平衡运动。其他前庭神经核发出纤维参与内侧纵束，使内耳迷路与第Ⅲ、Ⅳ、Ⅵ对脑神经及上部颈髓前角联系，反射性调节眼球位置及颈肌活动。前庭功能障碍主要发生眩晕、平衡障碍、眼球震颤。

（7）舌咽神经（Ⅸ）、迷走神经（Ⅹ）

1）舌咽神经：①感觉纤维：分布于舌后 1/3 的味蕾，传导味觉；分布于咽部、软腭、舌后 1/3、扁桃体、两侧腭弓、耳咽管、鼓室，接受黏膜感觉；分布于颈动脉窦（压力感受器）和颈动脉球（化学感受器，感受二氧化碳浓度），与呼吸、脉搏、血压的调节反射有关。②运动纤维：起自疑核，分布于茎突咽肌，提高咽穹隆。③副交感纤维：支配腮腺分泌。

2）迷走神经：①感觉纤维：躯体感觉纤维分布于外耳道皮肤。内脏感觉纤维分布于胸腹腔内脏。②运动纤维：起自疑核的纤维分布于软腭、咽及喉部肌肉。起自迷走神经背核的纤维分布于胸腹腔内的脏器。

舌咽、迷走神经受损引起声音嘶哑、吞咽困难、饮水呛咳、咽反射消失、软腭活动受限。双侧皮质延髓束受损产生假性延髓麻痹，表现为声音嘶哑、吞咽困难、饮水呛咳，但咽反射存在，脑干反射（下颌反射、吸吮反射、掌颏反射）阳性，同时伴强哭、强笑。

（8）副神经（Ⅺ）：分延髓支及脊髓支。脊髓支起于颈髓 1 ~ 5 节前柱的外侧群细胞，与发自疑核的延髓支结合。脊髓支分布于胸锁乳突肌（使头转向对侧）和斜方肌上部（耸肩）；延髓支返回至迷走神经，构成喉返神经，支配声带。

（9）舌下神经（Ⅻ）：源于延髓背侧部近中线的舌下神经核，发出纤维经舌下神经管出颅，支配舌肌。功能为舌外伸（颏舌肌）和舌回缩（舌骨舌肌）。

2．脊神经　共 31 对，其中颈段 8 对，胸段 12 对，腰段 5 对，骶段 5 对，尾神经 1 对。由前根（运动）和后根（感觉）构成。每个脊髓后根（脊髓节段）支配一定的皮肤区域（称皮节），与神经根节段数相同，故其感觉障碍呈节段性分布，如乳头平面为胸 4，脐为胸 10，腹股沟为胸 12 和腰 1。神经根的纤维形成神经丛时经过重新组合分配进入不同的周围神经，周围神经在体表的分布与脊髓的节段性感觉分布不同（图 11-3、图 11-4）。

【神经系统疾病常见症状、体征】

（一）头痛

1．概念　是指局限于头颅上部，包括眉弓、耳廓上缘和枕外隆突连线以上部位的疼痛。头痛是神经系统疾病最常见的症状。

2．常见原因

（1）颅内高压性头痛：脑肿瘤、脑出血、蛛网膜下腔出血、脑膜炎、脑脓肿、颅内高压症、脑动脉炎等。

（2）颅外局部或全身性原因所致的头痛：①眼源性疾病：见于青光眼、眶内肿瘤、视神经炎、屈光不正等；②耳源性疾病：见于外耳道疖肿、中耳炎；③鼻源性疾病：如鼻窦炎；④全身性疾病：发热、缺氧、贫血、高血压、一氧化碳中毒等。

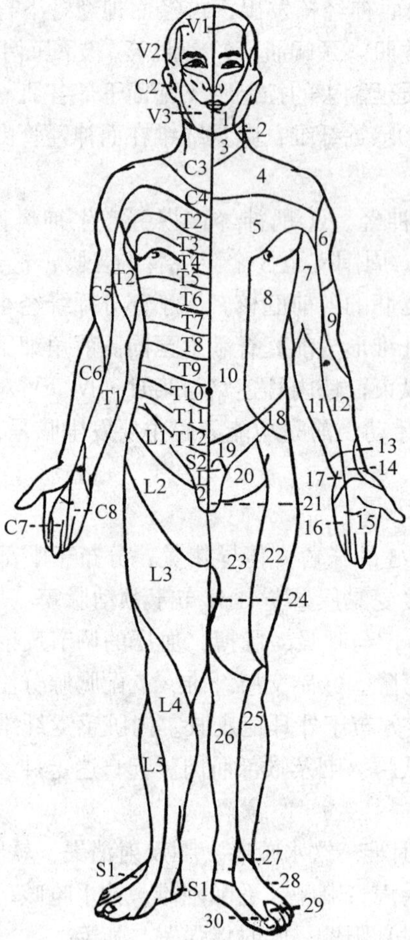

1．三叉神经
2．耳大神经
3．颈皮神经
4．锁骨上神经
5．胸神经的前皮支
6．腋神经
7．臂内侧皮神经
8．胸神经的外侧皮支
9．前臂外侧皮神经
10．胸神经的前皮支
11．前臂内侧皮神经
12．前臂外侧皮神经
13．桡神经浅支
14．正中神经浅支
15．正中神经
16．尺神经
17．尺神经掌支
18．髂腹下神经的外侧皮支
19．髂腹下神经的前皮支
20．生殖股神经的股支
21．髂腹股沟神经
22．股外侧皮神经
23．股神经的前皮支
24．闭孔神经的皮支
25．小腿外侧皮神经
26．隐神经
27．腓浅神经
28．腓肠神经
29．腓深神经
30．胫神经的跟支

图 11-3　体表的节段性和周围性感觉支配（前面）

（3）功能性或精神性疾病：偏头痛、紧张性头痛、神经症。

3．临床表现

（1）颅内高压性头痛：持续性头部胀痛，阵发性加剧，常累及整个头部，多伴有喷射状呕吐及视力障碍。

（2）颅外局部或全身性原因所致的头痛：眼源性头痛常位于眼眶周围和前额，耳源性头痛多为单侧颞部持续性或搏动性头痛，可伴乳突压痛。鼻窦炎可引起前额头痛，多伴有发热、鼻腔分泌物增多。一旦局部疾病痊愈，头痛即消失。

（3）功能性或精神性疾病所致的头痛：偏头痛多有家族史，表现为发作性偏侧搏动性头痛，可伴恶心、呕吐。休息或睡眠不足、声光刺激和日常活动可加重或诱发头痛；休息、睡眠或服用止痛药后可缓解，但可反复发作。紧张性头痛部位多不固定，为持续性胀痛、闷痛，常伴有心悸、失眠、紧张、多虑等精神症状。

（二）意识障碍

1．概念　是指人处于对内外环境刺激的反应减弱甚至消失的精神状态。

2．常见原因　脑血管疾病、颅内感染、肿瘤、出血、颅脑外伤、脑脓肿、脑血肿形成、癫痫、中毒、先天性发育异常、变性、遗传、营养缺陷和代谢障碍等。

3．临床表现

（1）意识水平下降的意识障碍：①嗜睡（somnolence）：为觉醒的减退，处于病态的睡眠状态，能被较轻的刺激或言语唤醒，唤醒后能基本交谈和配合检查，停止刺激后又入睡。②

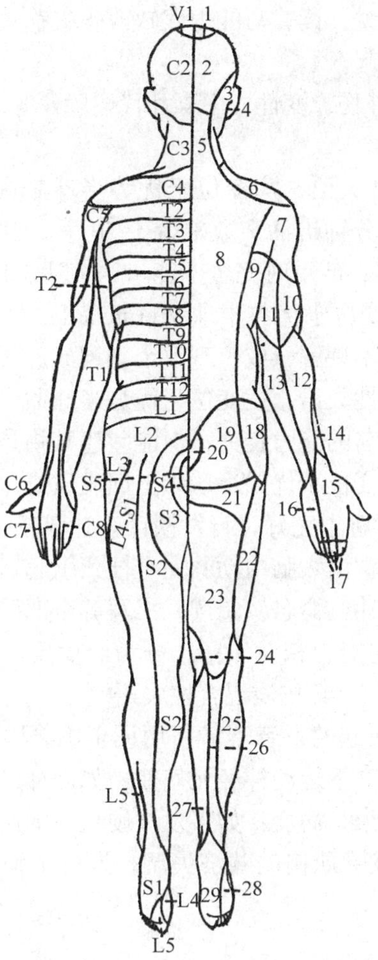

1．额神经
2．枕大神经
3．枕小神经
4．耳大神经
5．颈神经之后支
6．锁骨上神经
7．臂内侧皮神经
8．胸神经的后皮支
9．胸神经的外侧皮支
10．臂后侧皮神经
11．臂内侧皮神经
12．前臂后侧皮神经
13．前臂内侧皮神经
14．前臂外侧皮神经
15．桡神经的浅支
16．尺神经
17．正中神经
18．髂腹下神经
19．臀上神经
20．臀中神经
21．臀下神经
22．股外侧皮神经
23．股后侧皮神经
24．闭孔神经的皮支
25．小腿外侧皮神经
26．腓肠神经
27．隐神经
28．足底外侧皮神经
29．足底内侧皮神经

图 11-4　体表的节段性和周围性感觉支配（后面）

昏睡（stupor）：较重的痛觉或较响的言语刺激方可唤醒，能作简单、模糊、不完全的答话。停止刺激立即进入熟睡。③浅昏迷（superficial coma）：意识丧失，可有较少的无意识自发动作，对强烈刺激（如压迫眶上缘）有躲避反应及痛苦表情，不能回答问题和执行简单命令。角膜反射、对光反射、咳嗽反射、吞咽反射、腱反射及生命体征无明显改变。④深昏迷（deep coma）：自发性动作完全消失，对任何刺激均无反应，深、浅反射均消失，病理反射可继续存在或消失，生命体征常有改变。

（2）伴意识内容改变的意识障碍：①意识模糊：意识范围缩小，对周围环境的理解和判断失常，常有定向障碍、错觉。②谵妄：定向力、自知力差，有丰富的错觉、幻觉，情感异常，行为异常。

（3）特殊类型的意识障碍：①去皮质综合征：见于皮质损害较广泛的缺氧性脑病、脑炎、外伤等。患者能无意识地睁眼闭眼，眼球能活动，对光反射、角膜反射存在，病理反射阳性，可有无意识咀嚼、吞咽动作，存在觉醒 - 睡眠周期，但对外界刺激无有意识的反应。身体姿势为上肢屈曲、下肢伸性强直。②无动性缄默症：又称睁眼昏迷。为脑干上部和丘脑的网状结构损害，而大脑半球及其传出通路无病变。患者能注视检查者和周围的人，貌似觉醒，但缄默不语，不能活动。检查见肌肉松弛，无锥体束征，二便失禁，刺激不能使其真正清醒，存在觉醒 - 睡眠周期。

（三）言语障碍

1．概念　言语障碍分为失语和构音障碍。意识清晰、精神正常、发音和构音器官无障碍的人，由于大脑皮质言语功能区病损使其听、说、读、写能力残缺或丧失称失语。构音障碍可由于发音肌肉瘫痪、共济失调或肌张力异常引起。

2．常见原因 颅内出血、感染、肿瘤、外伤、变性、中毒和代谢障碍等。

3．临床表现

（1）失语：①Broca失语：以往称运动性失语。病变位于优势半球Broca区（额下回后部）。以口语表达障碍最为突出，语量少，每分钟讲话字数常少于50个，表现讲话费力，发音、语调障碍，找词困难，言语缺乏语法结构；严重时完全不能口语表达。口语理解相对好。②Wernicke失语：以往称为感觉性失语。病变位于优势半球Wernicke区（颞上回后部）。以口语理解障碍最为突出，对别人和自己的讲话不理解，或仅理解个别词或短语；语言流利，但内容不正常，严重时别人完全听不懂。③命名性失语：病变位于优势半球颞中回后部或颞枕交界区。以命名不能为主要特征，称呼物件和人名的能力丧失，但能叙述某物是如何使用的；提示名称时能辨别是否正确。④传导性失语：病变位于优势半球缘上回皮质或深部白质内的弓状纤维。主要特征是言语复述功能紊乱。患者理解力完好，自发谈话表达流畅，但有语音错误。⑤完全性失语：优势半球较大范围的病变，通常由大脑中动脉完全梗死引起。特点是所有语言功能均有明显障碍。语言的流畅性、理解、复述、命名、阅读、书写等全部受损。⑥经皮质性失语：特点是其他语言功能受损的同时，复述能力相对保留。分为经皮质运动性失语（额叶Broca区后）、经皮质感觉性失语（顶颞结合部）、经皮质混合性失语。

（2）构音障碍：指神经系统器质性疾病引起的发音不清而用词正确。构音障碍由下列病变引起：①肌肉病变：如重症肌无力、肌炎。②下运动神经元病变：如面神经麻痹、迷走神经和舌下神经麻痹。③上运动神经元（皮质延髓束）病变：如多发性硬化、脑血管病。④锥体外系统病变：如帕金森病。⑤小脑病变：引起发音肌肉的共济失调，发音生硬（爆发性言语），声调高低不一，音节停顿不当（吟诗样言语）。

（四）感觉障碍

1．概念 感觉障碍是神经系统疾病的常见临床症状之一。是指机体对疼痛、温度、触摸、振动、空间位置等刺激的缺失、减退或出现异常的临床综合征。

2．常见原因 任何原因导致感觉传导通路受到刺激或破坏，从而导致感觉兴奋性增高或抑制所致，如颅内出血、感染、肿瘤、外伤、中毒或代谢障碍等。

3．临床表现 感觉障碍可分为抑制性和刺激性症状。

（1）抑制性症状：感觉径路被破坏导致功能受抑制，出现感觉缺失或感觉减退。在同一部位各种感觉均缺失，称完全性感觉缺失；在同一部位只有某种感觉障碍而其他感觉保存者，称分离性感觉障碍。

（2）刺激性症状：感觉径路受到刺激导致兴奋性增高时出现。

1）感觉过敏：轻微刺激引起强烈感觉，如一个轻的疼痛刺激引起较强的疼痛感受。

2）感觉倒错：对刺激的认识倒错，如非疼痛刺激诱发疼痛感觉。

3）感觉过度：多在感觉障碍的基础上，感觉刺激阈增高，达到阈值时可产生一种强烈的定位不明确的不适感，持续一段时间消失。

4）感觉异常：无外界刺激的情况下出现的麻木、痒、沉重、针刺、蚁行、束带、电击、冷热感等。

5）疼痛：①局部疼痛：病变部位的局限性疼痛。②放射性疼痛：神经干、神经根、中枢神经刺激性病变时，疼痛可由局部扩展到受累感觉神经的支配区。③灼性神经痛：烧灼样的剧烈疼痛，迫使患者用冷水浸湿患肢。正中神经和坐骨神经损伤后多见。④扩散性疼痛：疼痛由一个神经分支扩散到另一个神经分支支配区。牵涉性疼痛也是一种扩散性疼痛，由于内脏和皮肤的传入纤维都汇聚到脊髓后角神经元，内脏病变的疼痛冲动可扩散到相应节段的体表。如心绞痛时引起左胸、左上肢内侧痛。

6）不同部位损害产生的感觉障碍：①周围神经：多发性神经病时，因病变多侵犯周围神经的远端部分，感觉障碍多呈手套、袜状分布。②后根：常有相应后根的放射性疼痛（根性疼痛），在其支配区皮肤可出现节段性分布的感觉障碍。③脊髓：后角损伤产生节段性的痛、温度觉障碍，触觉、深感觉保留（分离性感觉障碍），见于脊髓空洞症。前连合损伤产生双侧节段性的痛、温度觉障碍，触觉、深感觉保留，多见于脊髓空洞症、早期髓内肿瘤。脊髓后索受损时，出现同侧病变平面以下深感觉障碍；脊髓丘脑侧束损害时，出现对侧病变平面以下痛、温度觉障碍。脊髓半侧损害时，表现为病变平面以下同侧上运动神经元瘫痪和深感觉障碍，对侧痛、温度觉障碍，称为脊髓半切综合征（Brown-Séquard 综合征），见于外伤、髓外肿瘤早期。脊髓横贯性损害时，表现为病变平面以下的全部感觉丧失、截瘫或四肢瘫、二便功能障碍，见于脊髓炎、脊髓压迫症。④脑干：延髓背外侧病变由于损害了脊髓丘脑侧束和三叉神经脊束、脊束核，出现对侧身体和同侧面部痛、温度觉障碍（交叉性感觉障碍）。一侧脑桥和中脑病变引起对侧偏身和面部的感觉障碍。⑤丘脑：引起对侧偏身感觉减退或消失。痛觉减退常较触觉、深感觉障碍轻，但可伴有偏身自发性疼痛或感觉过度。⑥内囊：引起对侧偏身感觉障碍，常伴偏瘫和偏盲（三偏征）。⑦皮质：大脑皮质感觉中枢在中央后回及旁中央小叶附近，其支配躯体的关系与中央前回运动区类似，均为自下而上、头足倒置排列。因感觉中枢范围较广，病变只损害其中一部分，常表现为对侧一个上肢或一个下肢的感觉障碍。皮质型感觉障碍的特点是出现复合感觉的障碍。刺激性病灶可引起感觉型癫痫发作。⑧其他：如癔症性感觉障碍往往分布不符合解剖的支配规律，范围、程度容易变化，易受暗示，患者常有癔症性格及诱发因素。

（五）运动障碍

1．概念 运动系统由上运动神经元、下运动神经元、锥体外系统、小脑系统四部分组成。运动障碍是指运动系统的任何部位受损导致的骨骼肌活动异常。可表现为瘫痪、肌张力障碍、不自主运动和共济失调等。

2．常见原因及临床表现

（1）瘫痪：由于运动神经元损害所导致的肌力下降或丧失引起的运动障碍。按病变部位和瘫痪性质可分为上运动神经元瘫痪和下运动神经元瘫痪；按瘫痪形式可分为偏瘫、交叉性瘫痪、四肢瘫、截瘫和单瘫（表 11-1）。

表11-1 上、下运动神经元瘫痪的特点

体征	上运动神经元瘫痪	下运动神经元瘫痪
瘫痪分布	整个肢体为主（单瘫、偏瘫、截瘫）	肌群为主
肌萎缩	无或轻度失用性萎缩	明显
肌束颤动	无	有
肌张力	增高	减低
腱反射	增强	减低或消失
病理反射	有	无

1）上运动神经元瘫痪（痉挛性瘫痪）：可由于皮质、内囊、脑干或脊髓病变所致。①皮质运动区呈一长带，局限性病变仅损伤其一部分，多表现为一个上肢、下肢或面部的瘫痪，称单瘫。刺激性病变引起抽搐。②内囊受损多表现为对侧偏瘫（三偏征）。③一侧脑干病变累及同侧本平面的脑神经运动核，以及尚未交叉至对侧的皮质脊髓束和皮质延髓束，造成交叉性瘫痪，表现为病变侧脑神经麻痹和对侧肢体瘫痪。④脊髓病变在高颈段（颈 1 ~ 4），引起四肢

上运动神经元瘫痪；在颈膨大（颈5～胸2），引起上肢下运动神经元瘫痪、下肢上运动神经元瘫痪；在胸髓（胸3～12），引起下肢上运动神经元瘫痪；在腰膨大（腰1～骶2），引起下肢下运动神经元瘫痪。

2）下运动神经元瘫痪（迟缓性瘫痪）：见于脊髓前角细胞、前根、神经丛及周围神经的损害。①脊髓前角细胞病变引起的瘫痪呈节段性，无感觉障碍。②前根受损者瘫痪分布呈节段性，因后根常同时受累而伴有根性疼痛和节段性感觉障碍。③神经丛病变可引起一个肢体的多数周围神经的瘫痪和感觉障碍。④周围神经病变者瘫痪及感觉障碍的分布同每个周围神经的支配关系一致。多发性神经病时常出现对称性四肢肌肉瘫痪，伴手套、袜状感觉障碍。

（2）肌张力改变：肌张力指安静情况下肌肉的紧张度。①肌张力减低：肌肉松弛，被动运动阻力小，关节运动范围大。②肌张力增高：肌肉变硬，被动运动阻力增高，锥体束损害呈折刀样肌张力增高，锥体外系损害呈铅管样或齿轮样肌张力增高。

（3）不自主运动：指患者在意识清醒的状态下，出现不受主观控制的无目的的异常运动。主要包括：①静止性震颤：最多见于手指，发生节律性抖动，形成所谓“搓丸样”动作。②舞蹈样运动：肢体和头面部不规则、无节律、无目的、不能控制的动作，如挤眼、噘嘴、耸肩、摆手、伸臂等，一般上肢重于下肢，远端重于近端。见于小舞蹈病等。还有痉挛发作、手足徐动症、扭转痉挛、偏身投掷运动、抽动症。

（4）共济失调：指由本体感觉、前庭迷路、小脑系统损害所致的机体维持平衡和协调不良所产生的临床综合征。小脑蚓部损害常表现为躯干及双下肢的共济失调，患者站立不稳，行走时两脚分开较宽、摇晃，步态蹒跚，状如醉汉，又称醉汉步态或共济失调性步态，常无眼球震颤，肌张力可下降；小脑半球损害者患者的头及身体可偏向病侧，步态不稳，易向病侧倾斜，共济运动检查显示病侧指鼻试验、跟膝胫试验不准确，辨距不良，轮替运动差，反跳试验阳性，误指试验偏向病侧，有动作性震颤，眼球向病灶侧注视时有粗大震颤。

【神经系统常用的实验室及其他检查】

（一）脑脊液检查

可进行脑脊液（cerebrospinal fluid，CSF）压力测定和脑脊液常规、生化、细胞学及免疫学等检查。正常脑脊液压力80～180 mmH_2O，无色透明，不含红细胞，白细胞数（0～5）$\times 10^6$/L，蛋白质0.15～0.45 g/L，糖2.5～4.4 mmol/L，氯化物120～130 mmol/L。压力升高见于脑水肿、颅内占位性病变、感染、脑卒中等，压力降低见于低颅压、脱水等。颅内或脊腔内出血者脑脊液为血性或粉红色，红细胞增多；结核性脑膜炎脑脊液多呈毛玻璃样微浊，明显混浊见于化脓性脑膜炎。蛋白质增高见于颅内感染、肿瘤、出血、脊髓压迫症；蛋白质降低见于腰穿或硬脊膜损伤引起的脑脊液丢失、身体虚弱和营养不良的患者，蛋白-细胞分离现象见于吉兰-巴雷综合征；糖含量明显减少见于化脓性脑膜炎，病毒感染者糖含量正常或稍高。细菌和真菌感染可使氯化物含量降低，尤以结核性脑膜炎最明显。此外，尚可通过脑脊液进行细胞学、病原学等检查，或进行免疫学测定以协助临床诊断。

（二）神经电生理检查

1．脑电图检查（electroencephalography，EEG） 主要了解大脑功能有无障碍，但不能反映大脑组织结构的变化。包括普通脑电图、动态脑电图和视频脑电图，对癫痫、颅内占位病变、中枢神经系统感染性疾病、颅脑外伤、引起昏迷及意识障碍疾病的诊断有重要价值。EEG检查前24h需停服镇静剂、兴奋剂及其他作用于神经系统的特殊药物；检查前1天洗头，忌用发胶、头油等定型、护发；检查宜在饭后3h内进行，不适宜空腹进行检查。

2．肌电图检查（electromyography，EMG） 肌电图是用表面电极或针电极通过电子放大技术记录肌肉在安静状态、随意收缩及周围神经受刺激时的各种生物电活动，常和神经传导速度联合应用，借以判定神经和肌肉所处的功能状态。主要用于周围神经、神经肌肉接头和肌肉疾病的诊断。由于该检查过程中需针刺局部皮肤，可能会引起疼痛，检查前应告知患者以使其配合检查。

3．诱发电位（evoked potential，EP）**检查**　常用的有脑干诱发电位、视觉诱发电位和体感诱发电位。可用于视觉、听觉的客观检查以及某些疾病如视神经炎、多发性硬化、脑干及脊髓病变的诊断，对意识障碍以及癔症也是一种有用的客观检查手段。

（三）影像学检查

1．计算机体层显像（CT）　可在图像上显示不同平面脑室、脑池和脑实质的形态与位置。临床上主要用于颅内肿瘤、脑血管病、脊柱和脊髓病变的诊断。

2．磁共振显像（MRI）　磁共振成像不出现颅骨伪影，对大脑皮质和髓质可以产生明显对比度，故能清楚显示 CT 不易检出的脑干和颅后窝病变，常用于诊断脱髓鞘疾病、脑变性病、脑肿瘤、脑血管病、颅脑外伤和颅内感染等；对脊髓肿瘤、脊髓空洞症、椎间盘脱出等脊髓疾患能清晰显示。

MRI 检查是在一个几乎密闭的环境中进行的，振动声响很大，务必告知患者检查的经过，使其全身放松，安静平卧，减少恐惧；指导患者摘除身上所有金属物和易受磁化的物品，如发卡、首饰、钥匙、手表、眼镜、信用卡、移动电话等，以保证图像质量。体内有金属置入者不能接受 MRI 检查。

3．数字减影血管造影（digital subtraction angiography，DSA）　根据造影剂注入部位不同分为动脉 DSA 和静脉 DSA。动脉 DSA 通常采用股动脉或肱动脉插管法，造影剂用量少，成像清晰，临床应用广泛。DSA 是目前显示脑血管最灵敏的方法，主要用于诊断头颈部血管疾病，如脑动脉瘤、血管畸形等。

（四）头颈部血管超声检查

1．颈动脉彩色多普勒超声检查　可客观检测和评价颈部动脉的结构、功能状态或血流动力学的改变，对颈部血管病变（如颈动脉粥样硬化、狭窄或闭塞，颈动脉瘤、大动脉炎以及锁骨下动脉盗血等）的诊断具有重要意义。

2．经颅多普勒超声（transcranial Doppler，TCD）**检查**　TCD 是利用颅骨薄弱部位为检查声窗，应用多普勒效应研究脑底动脉主干血流动力学变化的一种无创检测技术。主要应用于探测脑血管有无狭窄、闭塞、畸形、痉挛，评价 Willis 环侧支循环功能及脑血管舒缩反应储备能力。此检查应避免空腹进行，检查当天停用扩血管药物，以免低血糖或血管扩张而影响结果准确性。

（五）神经病理诊断

1．肌肉活组织检查　适用于肌营养不良、代谢性或内分泌性肌病、先天性肌病、炎性肌病的定性诊断。肌肉活检时慢性疾病宜选择轻、中度受累的肌肉，急性病变则应选择受累较重的病肌，但切忌在注射、创伤或肌电图检查的部位取材进行肌肉活检。

2．神经活组织检查　目前常用的活组织检查部位为腓肠神经或腓浅神经。有助于判断周围神经疾病的性质和病变程度，对某些遗传性疾病的诊断也有很大价值。神经、肌肉活检后应保持伤口敷料干燥，观察伤口有无红肿及皮下出血，指导患者 3 天内尽量少活动，抬高患肢；3 天后伤口换药，10 ～ 14 天拆线。

3．脑活组织检查　主要适用于经头颅影像学证实的性质尚难确定的占位性或弥散性病变。

无论肌肉、神经还是脑活组织检查，均应严格掌握其适应证，注意无菌操作，观察局部有无肿胀、疼痛、渗血等，预防并发症。活组织标本按不同的检查目的在相应固定液或培养液中保存并及时送检。

（六）神经心理测验

神经心理检查可以测定不同脑叶功能，如额叶的执行功能、注意力和人格，颞叶的记忆力和语言功能，顶叶的失用、失写及阅读功能等。侧重测评人的各种认知功能，如知觉过程、注意活动、言语功能、记忆过程以及概念形成和问题解决的过程，以及评价患者的精神状态等。临床分为成套测验（如韦氏成人智力量表、临床记忆量表和韦氏记忆量表等）和单项测验。

【神经系统疾病患者的护理评估要点】

（一）护理病史及心理社会资料

1．患病及治疗经过 应注意评估患者的起病形式、主要的临床表现（包括症状的部位、范围、性质、起始时间、持续时间和严重程度等，体征）、病因或诱因、伴随症状和并发症；起病后接受的检查、治疗经过和效果，既往检查和治疗经过，遵医情况等；既往史，有无头部外伤、肿瘤、感染等疾病史，有无与神经系统疾病相关的疾病史，有无颈椎病、椎管狭窄等疾病史，有无服用某些致神经系统损害的药物史，如异烟肼、镇静药物等。对于神经系统疾病患者常见症状的评估内容如下：

（1）头痛：应注意头痛的部位、性质和程度；起病的急缓，起始与持续的时间，发作的频率，激发、加重和缓解的因素，与体位、饮食、情绪、睡眠、气候等的关系；有无疼痛先兆和伴随症状；头痛对日常生活和工作等的影响，长期反复头痛者有无恐惧、焦虑等不良情绪和睡眠障碍；有无引起头痛的可能原因，如外伤、中毒、家族史等。

（2）意识障碍：应注意评估意识障碍发生的缓急、类型、严重程度，是否伴有发热、呕吐、惊厥、言语障碍、运动障碍和感知觉障碍，各种生理、浅反射和深反射是否存在，有无脑膜刺激征、病理反射等；患者有无高血压、心脏病、内分泌和代谢疾病病史，有无感染、外伤、中毒史，有无癫痫史；患者起病后家人的态度、心理承受能力和精神状态等；脑电图、血生化、头部CT等检查有无异常。

（3）言语障碍：应注意评估患者言语障碍的类型、语言能力，意识水平、精神状态、行为表现等，起病后患者有无自卑、抑郁等情绪。还应搜集患者的职业、文化水平、语言背景等与言语障碍及康复相关的资料。

（4）感觉障碍：应注意感觉障碍的出现时间、发展过程、传播方式、加重或缓解的因素；有无麻木感、冷热感、针刺感或自发性疼痛等；感觉障碍的性质、部位、范围等；患者的意识水平和精神状态；患者有无因感觉障碍出现失眠、烦躁或抑郁情绪。

（5）运动障碍：应注意起病的急缓，运动障碍的性质、类型、程度，既往发作情况；患者有哪些伴随症状，有无抽搐、疼痛、发热，有无继发损伤；患者起病后的饮食和睡眠情况，有无焦虑、悲观、抑郁等负性情绪。注意检查患者的肌肉外形有无萎缩、肥大，肌张力和肌力水平，肢体的协调和平衡能力，姿势和步态，全身营养状况和皮肤情况，评估患者的日常生活活动能力。查看肌电图、CT、MRI、血生化等检查结果有无异常。

2．日常生活及自理程度 评估患者自患病以来的饮食、饮水、睡眠、二便、活动与休息的情况，如日常的饮食习惯及食欲，食物组成及数量，有无特殊食物的喜好或禁忌，有无特殊饮食医嘱及遵从情况；有无烟、酒嗜好，吸烟的年数及量，饮酒的年数、种类及每天的量；有无吸毒及药物滥用史；是否有过应激事件等。患者生活自理能力情况，是否需要提供辅助器具等。

3．家族史、过敏史 神经系统遗传病多于儿童或青年期发病，常常发生在有血缘关系的家庭成员中，而且某些疾病（如癫痫）可能被视为家庭隐私，应询问直系亲属中有无近亲婚配，家族成员中有无类似疾病患者，如高近亲婚配地区肝豆状核变性、黑矇性痴呆、假肥大型肌营养不良症患病率较高；癫痫、周期性瘫痪、偏头痛等可能与家族遗传有关。注意患者有无药物及食物过敏史。

4．心理社会资料 评估患者患病前后性格、心理状态的改变，对于住院、病情改变、治疗等的态度及其反应。了解患者的家庭组成、经济状况、文化教育背景；亲属及其照顾者的关心、支持以及对患者所患疾病的认识程度；了解患者的工作单位或医疗保险机构所能提供的帮助或支持情况；患者出院后的继续就医条件，居住地的社区保健资源或继续康复治疗的可能性。

（二）身体评估

对于拟诊神经系统疾病患者，在全面进行体格检查的基础上，应重点进行神经系统的专科检查。重点包括：

1．一般情况、生命体征、精神与意识状态　①一般情况：年龄、性别、营养、面容表情。②意识与精神状态：意识是否清楚，检查是否合作，应答是否切题；衣着是否整洁，主动和被动接触是否良好，对疾病的自知力是否存在；有无认知、情感和意志行为方面的异常，如错觉、幻觉、联想散漫、思维迟缓、情感淡漠、精神运动性兴奋或抑郁等。③生命体征：体温升高常见于继发感染、下丘脑或脑干受损引起的中枢性高热，体温下降或不升，为呼吸、循环衰竭或下丘脑严重病变；脉搏缓慢、呼吸深而慢及血压升高常为颅内高压的表现；呼吸表浅无力、脉搏增快见于吉兰-巴雷综合征、重症肌无力危象引起的呼吸肌麻痹。④全身皮肤黏膜是否完好，有无继发感染、压疮。

2．头面部检查　①观察双侧瞳孔的直径大小，是否等大、等圆及瞳孔对光反射是否灵敏，如动眼神经麻痹、颞叶钩回疝、视神经病变或阿托品类药物中毒者，常见瞳孔散大；脑桥出血、脑室出血压迫脑干或镇静安眠药中毒者，常见瞳孔缩小。②面部有无畸形，有无面肌抽动或萎缩，有无眼睑水肿、眼球突出、结膜充血、口唇疱疹、乳突压痛等；额纹和鼻唇沟是否对称或变浅；伸舌是否居中，舌肌有无萎缩；有无吞咽困难、饮水呛咳；咽反射是否存在或消失；有无声嘶、发声低哑或其他言语障碍。头颅外伤常可见眶周瘀斑、鼓膜血肿、脑脊液鼻漏或耳漏。

3．脊柱及四肢检查　注意脊柱有无畸形、压痛及叩击痛，有无活动受限，脊髓空洞症或脊髓型共济失调可见脊柱侧凸；四肢有无震颤、抽搐、肌阵挛等不自主运动或瘫痪；关节运动是否灵活；肌肉有无萎缩、肥大或压痛；站立、行走时步态姿势是否异常。

4．神经反射检查　各种深、浅反射是否存在，有无病理反射和脑膜刺激征。颈上节段的神经根受刺激引起颈强直，腰骶节段脊神经受刺激出现凯尔尼格（Kernig）征和布鲁津斯基（Brudzinski）征。脑膜刺激征见于脑膜炎、蛛网膜下腔出血、脑炎、脑水肿及颅内压增高等。深昏迷时脑膜刺激征可消失。脑出血、脑肿瘤时锥体束受损会出现巴宾斯基（Babinski）征阳性，三叉神经损伤时角膜反射消失，舌咽神经损伤时咽反射消失等。

【神经系统疾病患者常用护理诊断、护理计划及评价】

（一）常用护理诊断

1．舒适改变：头痛　与颅内外血管舒缩功能障碍或脑部器质性病变等因素有关。

2．有受伤的危险　与脑组织受损导致意识障碍有关。

3．语言沟通障碍　与语言中枢病变或发音器官的神经肌肉受损有关。

4．感知觉紊乱　与各种病变导致感觉传导通路受到破坏，出现兴奋性增高或抑制有关。

5．躯体活动障碍　与中枢神经系统病变及神经肌肉受损、肢体瘫痪或协调能力异常有关。

（二）护理计划及评价

舒适的改变：头痛　与颅内外血管舒缩功能障碍或脑部器质性病变等因素有关

1．护理目标

（1）患者能叙述头痛的原因，并配合治疗护理。

（2）患者头痛程度减轻，发作次数减少。

2．护理措施

（1）向患者解释头痛的原因及其配合治疗护理的措施方法；解释可引起或加重疼痛的诱

因，如情绪紧张、饥饿、缺乏睡眠、噪声、强光和气候的变化，吃奶酪、熏鱼、酒类、巧克力也可诱发头痛，女性患者服避孕药可加重头痛，应注意避免。

（2）指导患者减轻头痛的方法，例如充分休息、保持环境安静、精神放松、听轻音乐或者指导式想象。还可用皮肤刺激疗法、冷敷或热敷减轻头痛。另外，理疗、按摩等方法均可减轻头痛。必要时，按医嘱用药以缓解疼痛。

（3）观察病情：注意患者头痛表现的变化及用药的疗效，及时发现并发症。

（4）心理护理：长期反复发作的头痛，可使患者有焦虑、紧张心理。应帮助患者找出诱因或减少诱因，减少发作次数；劝导患者保持心情平静；鼓励其树立信心，积极配合治疗。

3．护理评价

（1）患者明白头痛的原因，并有效配合相关的治疗护理措施。

（2）头痛程度减轻、发作次数较前减少。

有受伤的危险　与脑组织受损导致意识障碍有关

1．护理目标

（1）患者未发生坠床、跌倒等意外。

（2）患者生活需要得到满足，营养状态良好。

（3）患者未发生压疮、误吸、呼吸道感染和尿路感染等并发症。

2．护理措施

（1）加强生活护理，确保患者安全，预防并发症：意识模糊的患者病床应安装床档，防止坠床、跌倒，给予必要的保护措施。对昏迷患者应加强营养的供给，必要时给予鼻饲流食。保持排便通畅，必要时遵医嘱服通便药，尿失禁患者防止尿路感染。保持床单清洁干燥，每2～3h翻身一次，防止压疮及坠积性肺炎的形成。保持呼吸道通畅，平卧位时头偏向一侧，及时清除口鼻分泌物，防止气管梗阻或误吸。

（2）病情监测：评估意识障碍程度，严密观察生命体征及瞳孔的变化、角膜反射等，及时发现脑疝、上消化道出血等并发症。

（3）根据不同的意识障碍程度，进行相应的意识恢复训练。如对意识模糊患者，纠正其错误概念、定向错误或计算错误等，提供患者所熟悉的物品（如照片等），帮助其恢复记忆力。

3．护理评价

（1）患者未发生坠床、跌倒等意外。

（2）患者生活需要得到满足，营养状态良好。

（3）患者未发生压疮、误吸、呼吸道感染和尿路感染等并发症。

语言沟通障碍　与语言中枢病变或发音器官的神经肌肉受损有关

1．护理目标

（1）患者及其亲属了解沟通障碍的原因，并表示理解。

（2）患者能最大限度地保持与他人沟通。

（3）能配合语言康复训练，语言功能逐渐恢复。

2．护理措施

（1）向患者及其亲属说明沟通障碍的原因及其治疗、康复的方法，争取患者及其亲属的配合。

（2）加强沟通：仔细观察患者情况，及时满足患者的日常生理需求。多与患者交谈，说话要缓慢清楚。帮助患者学习非语言沟通的技巧，对不能很好理解语言的患者，配以手势或实物一起交谈，通过语言与逻辑性的结合，训练患者理解语言的能力。对说话有困难患者可以指导借书写方式来表达。

（3）康复护理：与语言康复治疗师及其他康复小组成员共同制订患者的语言康复计划，

并加以实施。根据病情选择适当的训练方法，如对于 Broca 失语者，训练侧重于口语表达；对于 Wernicke 失语者，训练侧重于听理解、会话、复述等。根据患者情况，还可利用电脑、电话等训练患者实用交流能力。注意训练应由少到多、由易到难、由简单到复杂，循序渐进地进行。

3．护理评价

（1）患者及其亲属能说出语言沟通障碍的原因并自觉配合治疗。

（2）患者能正确使用文字、表情、手势等沟通交流的方式与他人有效沟通。

（3）患者的口语表达、理解阅读及书写能力逐步增强。

感知觉紊乱　与各种病变导致感觉传导通路受到破坏，出现兴奋性增高或抑制有关

1．护理目标

（1）患者能叙述感知觉障碍的原因，并能尽量避免各种激发因素。

（2）感知觉障碍减轻或逐渐消失。

（3）患者生活需要得到满足，不发生因感知觉障碍引起的各种损伤。

2．护理措施

（1）向患者说明感知觉障碍的原因及其治疗康复的方法，争取患者的配合。

（2）避免受伤：感觉减退的患者注意避免接触温度过低或过高的物体（如热水袋），避免烫伤、冻伤。勿搔抓重压患处，防止皮肤损伤，避免感染。衣服及鞋应宽松舒适，避免挤压皮肤。深感觉异常者，走路时易摇晃、倾倒，必须给予搀扶以防止跌撞受伤。对感觉过敏的患者，尽量减少不必要的刺激。

（3）康复训练：每天用温水擦洗感觉障碍的身体部位，以促进血液循环和刺激感觉恢复；同时可进行肢体的被动运动、按摩、理疗及针灸。

3．护理评价

（1）患者能说出感知觉障碍的原因，能有效避免各种激发因素。

（2）患者的感知觉障碍逐渐减轻，甚至消失。

（3）患者未发生因感知觉障碍引起的各种损伤。

躯体活动障碍　与中枢神经系统病变及神经肌肉受损、肢体瘫痪或协调能力异常有关

1．护理目标

（1）患者能够叙述躯体活动障碍的原因及其程度，并表示理解。

（2）患者生活基本需要得到满足。

（3）不发生压疮、坠床、跌倒、深静脉血栓形成、肢体挛缩畸形等并发症。

（4）患者能够自觉配合各种康复训练，日常生活自理能力逐渐恢复。

2．护理措施

（1）向患者解释躯体移动障碍的原因及其肌力状况，争取患者的理解和配合。肌力的评估采用 0 ~ 5 级分级法：

0 级　完全瘫痪。

1 级　肌肉可收缩，但不能产生动作。

2 级　肢体能在床面上移动，但不能抗地心引力抬起（水平移动）。

3 级　肢体能抗地心引力抬离床面，但不能抗阻（垂直移动，不抗阻）。

4 级　能作抗阻力运动，较正常差。

5 级　正常肌力。

（2）生活护理：指导和协助患者洗漱、进食、如厕、穿脱衣服及沐浴等，帮助患者翻身和保持床单位整洁，经常巡视患者情况，满足患者基本生活需要；指导患者学会配合和使用便器，要注意动作轻柔，勿拖拉和用力过猛。做好皮肤护理，防止压疮发生。

(3) 安全护理：运动障碍的患者要防止跌倒，确保安全。床边要有护栏；走廊、厕所要装扶手；地面要保持平整干燥，防湿、防滑，去除门槛或其他障碍物；呼叫器应放于床头患者随手可及处；患者应穿着防滑的软橡胶底鞋；护士行走时不要在其身旁擦过或在其面前穿过，同时避免突然呼唤患者，以免分散其注意力；步态不稳者，可选用三角手杖等合适的辅助工具，并有人陪伴，防止受伤；对伴有震颤等不随意运动的患者，应加强巡视，避免受伤。

(4) 康复护理：与康复治疗师及其他康复小组成员共同制订患者的康复计划，并加以实施。告知患者及家属早期康复锻炼的重要性，指导患者急性期床上的患肢体位摆放、翻身、床上移动；协助和督促偏瘫患者早期床上的桥式主动运动、Bobath 握手（十字交叉握手）、床旁坐起及下床进行日常生活活动的主动训练；鼓励患者使用健侧肢体从事自我照顾的活动，并协助进行患肢的主动或被动运动；教会家属协助患者锻炼的方法与注意事项，使患者保持正确的运动模式；指导和教会患者使用自助工具；协助理疗、针灸、按摩等辅助治疗。

3．护理评价

(1) 患者能够说出躯体活动障碍的原因并表示理解。

(2) 患者生活基本需要能及时得到满足。

(3) 患者未发生压疮、坠床、跌倒、深静脉血栓形成、肢体挛缩畸形等并发症。

(4) 患者能够主动配合各种康复训练，日常生活自理能力逐渐恢复。

（由天辉　梅碧琪）

第二节　周围神经疾病

学习目标

通过本节内容的学习，学生应能够：

◎ 识记

陈述三叉神经痛、面神经炎、急性炎症性脱髓鞘性多发性神经病的概念和病因。

◎ 理解

归纳三叉神经痛、面神经炎、急性炎症性脱髓鞘性多发性神经病的临床表现和治疗要点。

◎ 运用

护理三叉神经痛、面神经炎、急性炎症性脱髓鞘性多发性神经病（尤其出现呼吸肌麻痹）患者并进行健康教育。

周围神经病指周围神经系统功能或结构的障碍。周围神经系统包括除嗅、视神经以外的脑神经和脊神经根及它们的神经节、神经干、末梢及周围自主神经系统。嗅、视神经纤维伴随的是神经胶质细胞，属于中枢神经系统。周围神经系统与中枢神经系统的分界是施万（Schwann）细胞与神经胶质细胞转换的交接点（大体相当于脑干和脊髓的表面）。

一、三叉神经痛

三叉神经痛（trigeminal neuralgia）是一种原因未明的三叉神经分布区内短暂、反复发作的剧痛。

【病因及发病机制】

尚不清楚。在行三叉神经感觉根切断术时取活检，发现某些神经纤维脱髓鞘或髓鞘增厚，轴突变细或消失。发现部分患者颅后窝小异常血管团压迫三叉神经根或延髓外侧，手术可治愈。

【临床表现】

多见于中老年人群，疼痛限于三叉神经分布区，多为单侧。以突发、突停（发作性）的短暂剧痛为特点，每次数秒至2min。疼痛以口角、鼻翼、颊部、舌部最敏感，轻触即可诱发，称触发点或扳机点。洗脸、刷牙、咀嚼、讲话均可诱发。严重者伴有反射性面部抽搐，口角牵向患侧，并有面红、流泪、流涎，称痛性抽搐。病程可呈周期性，发作期数日、数周、数月不等。很少自愈。神经系统检查一般无阳性体征。

【诊断要点】

根据疼痛的部位、性质、有面部触发点及神经系统无阳性体征，一般不难做出诊断。需与继发性三叉神经痛、偏头痛、舌咽神经痛等相鉴别。

【治疗要点】

以止痛为目的。

（一）药物治疗

1．抗癫痫药　首选卡马西平，开始剂量0.1g，每日2次，以后每日增加0.1g，至有效，一般0.6 ~ 0.8g/d，最大剂量1.2g/d。疼痛停止后逐渐减量，找出最小有效维持剂量。副作用有头晕、嗜睡、恶心、步态不稳；若发生皮疹、白细胞减少、共济失调、复视、再生障碍性贫血、肝功能障碍，需停药。也可选用苯妥英钠、氯硝西泮等。

2．巴氯芬（baclofen）　开始剂量5mg，每日3次，每3日增加5mg，最大剂量80mg/d，疼痛缓解后逐渐减量。副作用有恶心、头晕、嗜睡。

（二）其他治疗

1．封闭治疗　用无水乙醇、甘油封闭上颌支或半月神经节。

2．经皮半月神经节射频热凝治疗　疼痛位于眼支、下颌支或多支的患者可选用。

3．手术治疗　三叉神经感觉根切断术和三叉神经微血管减压术。

【主要护理措施】

1．疼痛护理　与患者讨论疼痛的诱发及缓解因素，指导患者避免刺激因素，合理安排休息与娱乐，消除紧张情绪。教会患者非药物缓解疼痛的方法，如指导式想象、分散注意力、局部热敷等。

2．药物护理　指导患者正确使用止痛药物，注意观察药物的不良反应。如孕妇应忌用卡马西平，副作用有头晕、嗜睡、口干、恶心、消化不良、步态不稳等，偶有皮疹，出现白细胞减少、再生障碍性贫血、肝功能受损则需停药。

【健康教育】

1．疾病知识指导　指导患者要规律生活，保持情绪稳定，洗脸、刷牙等动作宜轻柔，食物宜软，忌生硬。遵医嘱合理用药，服用卡马西平者应每月监测血象，出现眩晕、步态不稳或皮疹时及时就医。

2．预后　三叉神经痛很少自愈，病程呈周期性，每次发作期可数天、数周或数月不等，缓解期亦可数天至数年，但往往随病程进展而缩短。

小 结

1. 三叉神经痛是一种原因未明的、以三叉神经分布区内短暂、反复发作的剧痛为主要临床表现的疾病。神经系统检查一般无阳性体征。

2. 治疗以止痛为目的，必要时可手术治疗。

3. 护理要注意指导患者避免各种刺激诱发的因素，遵医嘱服药，学会观察药物的疗效和毒副作用。

二、面神经炎

面神经炎（facial neuritis）是指面神经管内面神经非特异性炎症引起的周围性面瘫，又称特发性面神经麻痹（idiopathic facial palsy），或贝耳（Bell）麻痹。

【病因及发病机制】

尚未明确。多数患者有受凉、病毒感染等因素。可能因局部神经营养血管痉挛，导致神经缺血、水肿。

【临床表现】

任何年龄均可发病，急性起病，数小时或 1 ～ 3 天达高峰。病初可伴患侧耳区或下颌角疼痛。表现为一侧表情肌瘫痪，额纹变浅，眼裂变大，闭目力弱；患侧鼻唇沟变浅，示齿时口角偏向健侧，鼓腮或吹口哨时患侧漏气；食物易滞留于患侧齿颊之间。

在面神经管内，由内至外分别有岩浅大神经（支配泪腺）、镫骨肌支（支配中耳镫骨肌）发出，以及鼓索支（传导舌前 2/3 味觉）加入，受损后相应出现患侧溢泪、听觉过敏、舌前 2/3 味觉减退或消失。

疱疹病毒侵犯膝状神经节，引起周围性面瘫，外耳道或鼓膜出现疱疹，称 Hunt 综合征。

【诊断要点】

根据急性起病的周围性面瘫即可诊断。需除外继发性面神经麻痹疾病。

【治疗要点】

急性期可用地塞米松 10 ～ 15mg/d，静脉滴注，7 ～ 10 天；或泼尼松，初剂量为 1mg/(kg·d)，顿服或分 2 次口服，连续 5 天，以后 7 ～ 10 天内逐渐减量。疱疹病毒感染可选用阿昔洛韦（无环鸟苷）、更昔洛韦。眼裂不能闭合者需预防角膜炎，戴眼罩，滴眼药水或涂眼药膏。早期应用超短波深部透热治疗可减轻面神经水肿。应用维生素 B_{12}、针灸、康复治疗。

【主要护理措施】

1．心理护理 鼓励患者表达对面部形象改变的感受和对预后的担心，告诉患者本病大多预后良好，指导患者克服急躁情绪和害羞心理，正确对待疾病，积极配合治疗；在与患者接触时应注意避免取笑患者，以免伤害患者自尊。

2．生活护理 指导患者保持口腔清洁，饭后及时漱口，清除口腔内滞留食物。眼睑不能闭合者应加强眼部防护，如外出时应戴眼镜、睡眠时覆盖眼罩，并遵医嘱定时应用眼药。

3．康复护理 指导患者尽早开始面肌的功能训练。可对着镜子做皱眉、抬额、闭眼、露齿、鼓腮和吹口哨等动作，并辅以面肌按摩。

【健康教育】

1．疾病预防指导 注意保暖，防止受凉、感冒。

2．疾病知识指导 指导患者掌握眼部的防护和面肌的锻炼等自我护理方法，以促进早日康复。

3．预后　大部分患者预后良好，病情较轻者 1 ～ 2 个月内可恢复，部分病例需 3 ～ 6 个月，6 个月以上仍未开始恢复者，日后完全恢复正常的可能性较小。

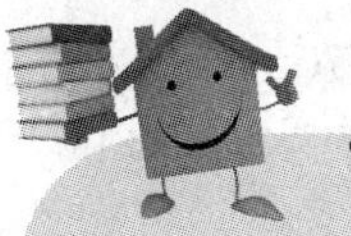

小　结

1. 面神经炎是一种病因及发病机制尚未明确的临床常见病，可能与受凉、病毒感染等因素有关。

2. 临床主要表现为周围性面瘫。

3. 急性期可选用糖皮质激素治疗，疱疹病毒感染可选用阿昔洛韦等抗病毒药物。

4. 护理中要掌握疼痛护理、药物护理及健康教育的内容。

三、急性炎症性脱髓鞘性多发性神经病

急性炎症性脱髓鞘性多发性神经病（acute inflammatory demyelinating polyneuropathies，AIDP）又称吉兰 - 巴雷综合征（Guillain-Barré syndrome，GBS），以往称格林 - 巴利综合征。主要病变是周围神经和神经根广泛的炎症性节段性脱髓鞘，部分病例以轴突损害为主。

【病因及发病机制】

本病确切原因尚不清楚。可发生于感染性疾病、疫苗接种或外科手术后。也可无明显诱因。目前推测，GBS 的发病是由于病原体的某些组分与周围神经组分相似，产生自身免疫性 T 细胞和自身抗体，发生免疫应答，引起周围神经髓鞘脱失。主要病理改变为周围神经广泛炎症性节段性脱髓鞘，小血管周围淋巴细胞及巨噬细胞的炎症反应。

【临床表现】

部分患者病前 1 ～ 4 周有上呼吸道或消化道感染史，或有疫苗接种史。急性或亚急性起病，以运动损害最为突出，四肢对称性、弛缓性瘫痪，腱反射减低或消失。严重者出现呼吸肌和吞咽肌麻痹。轴索变性可引起远端肌萎缩。发病时可有四肢远端感觉异常如麻木、烧灼、刺痛和不适感，有时可作为首发症状。也可有四肢末端手套、袜状的感觉减退。自主神经症状可见皮肤潮红、出汗、营养障碍。严重者可见窦性心动过速、直立性低血压、高血压、尿潴留。有的患者有脑神经麻痹，双侧面神经麻痹，舌咽、迷走神经麻痹，眼肌麻痹。

【实验室及其他检查】

1．脑脊液　自第 2 周起脑脊液蛋白增高，第 3 周蛋白增高最明显，而细胞数正常，称蛋白 - 细胞分离现象，是本病特征性表现。

2．神经传导速度检查　早期可能有 F 波和 H 反射延迟或消失（代表神经根损害），脱髓鞘电生理特征为神经传导速度减慢，轴索损害特征为波幅减低。

【诊断要点】

急性或亚急性起病，病前有感染史，四肢对称性、弛缓性瘫痪，可有脑神经损害表现，脑脊液检查有蛋白 - 细胞分离现象，早期 F 波或 H 反射延迟等，可诊断为本病。

【治疗要点】

（一）病因治疗

1．血浆置换　重症患者可应用，每次置换血浆量按 40ml/kg 体重或 1 ～ 1.5 倍血浆容量计算，通常每日 1 次或隔日 1 次，3 ～ 5 次。严重感染、严重心律失常、心功能不全及凝血系

统疾病患者禁用。

2．静脉注射免疫球蛋白 0.4g/(kg·d)，5天。免疫球蛋白过敏或先天性 IgA 缺乏者禁用。

（二）辅助呼吸

AIDP 的主要危险是呼吸肌麻痹，应注意保持呼吸道通畅，定时翻身、拍背，及时排出呼吸道分泌物。胸闷、呼吸困难、血氧饱和度低于 90%、动脉氧分压低于 9.3kPa（70mmHg）时，及早使用呼吸器。通常先行气管内插管，如 1 天以上无好转，行气管切开并插管，接呼吸机。

（三）对症治疗

对吞咽困难者予鼻饲，尿潴留者予留置导尿，便秘者予导泻。

（四）防治并发症

加强对症处理，防止肺炎、肺栓塞、深静脉血栓、压疮等并发症。

【主要护理措施】

1．心理护理 向患者及其亲属解释本病的有关知识。加强心理护理，尤其患者出现胸闷、气短、呼吸费力时，更易产生紧张、恐惧情绪。应加强与患者的沟通，及时了解病情变化，消除患者的不良情绪。

2．饮食护理 给予高蛋白、高热量、高维生素、易于消化的饮食，多饮水。对吞咽困难和气管切开、呼吸机辅助呼吸者应给予鼻饲流质饮食。留置胃管者在进食后 30min 内应抬高床头，以防止食物反流。

3．严密监测病情 通过心电监护，动态观察生命体征、动脉血氧饱和度的变化，结合患者的症状，及时发现呼吸肌麻痹的表现。

4．并发症的预防和护理

（1）鼓励患者咳嗽，定时协助患者翻身、拍背、胸部叩击等以促进排痰，保持呼吸道通畅。若患者主诉憋气、胸闷、呼吸困难、血氧饱和度降低（低于 90%）、动脉氧分压低于 9.3kPa（70mmHg），应及时通知医生并协助气管插管和使用呼吸机，必要时协助气管切开。

（2）重症 GBS 患者，因瘫痪、气管切开、气管插管、机械通气等原因，卧床时间长，易出现肺炎、肺栓塞、深静脉血栓、压疮、肌肉萎缩、便秘、尿潴留等并发症。应注意加强基础护理。肢体应置于功能位置，有手、足下垂者应用夹板或支架，以防止瘫痪肢体挛缩和畸形。恢复期帮助患者作主动与被动运动。

5．药物护理 协助用药，注意观察药物疗效及副作用。如大剂量使用免疫球蛋白可导致脸红发热，减慢输注速度可减轻症状。

【健康教育】

1．疾病知识指导 向患者及家属介绍本病的相关知识及其治疗护理、康复的配合方法。出院后应注意避免受凉、保持心情愉快和定期复查。

2．预后 本病一般预后良好，大部分患者可完全恢复或遗留轻微的下肢无力，约有 10% 患者可出现严重后遗症，多发生在病情严重、进展快、轴索变性和需长期辅助通气的患者。病死率为 3% ~ 5%。早期的主要死因是心搏骤停、ARDS 或辅助通气意外，后期是肺栓塞和感染。

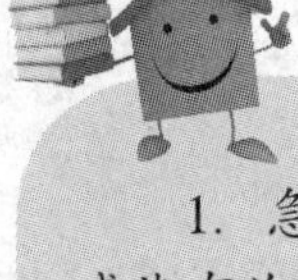

小　结

1. 急性炎症性脱髓鞘性多发性神经病的确切原因尚不清楚，可能与病前多种病原体感染有关，尤其是空肠弯曲菌感染。主要病理改变为周围神经广泛炎症性节段性脱髓鞘，小血管周围淋巴细胞及巨噬细胞的炎症反应。

2. 临床表现以四肢对称性、弛缓性瘫痪最为突出，亦可有肢体感觉异常。少数患者有脑神经、自主神经受损的表现。本病的主要危险是呼吸肌麻痹。

3. 血浆置换和（或）静脉注射免疫球蛋白是本病的一线治疗，应尽早进行。及早发现、及时处理呼吸肌麻痹是成功抢救患者的关键。

4. 掌握本病的护理措施和健康教育内容。

（由天辉　梅碧琪）

第三节　急性脊髓炎

学习目标

通过本节内容的学习，学生应能够：

◎ 识记

说出急性脊髓炎的概念和病因。

◎ 理解

总结急性脊髓炎的临床表现、辅助检查和治疗要点。

◎ 运用

护理急性脊髓炎患者并进行健康教育。

急性脊髓炎（acute myelitis）是指非特异性炎症引起的急性横贯性脊髓损害。临床特征为病变平面以下肢体瘫痪、感觉障碍和自主神经功能障碍。

【病因】

病因不明。多数学者认为是由病毒感染后诱发的一种自身免疫反应，而非脊髓的直接感染。

【临床表现】

本病可见于任何年龄，青壮年常见。部分患者病前数日或 1 ~ 2 周有上呼吸道或消化道感染症状，或疫苗接种史。疲劳、受凉、外伤等常为诱因。急性起病，常于数小时至 2 ~ 3 天发展至高峰。

1. 截瘫　早期常呈脊髓休克，截瘫肢体肌张力低、腱反射减低或消失，多为 2 ~ 4 周。脊髓损害严重，出现肺炎、泌尿系感染、压疮等并发症时，休克期较长。恢复期肌力逐渐恢复，肌张力增高，腱反射活跃，病理反射阳性。

2. 病变平面以下感觉障碍　多表现为所有感觉缺失。可有相应部位背痛、束带感，其上缘可有 1 ~ 2 个节段的感觉过敏区。

3. 以膀胱、直肠功能障碍为主的自主神经功能障碍　早期二便潴留，呈无张力性神经源性膀胱，出现充盈性尿失禁。恢复期呈反射性神经源性膀胱，膀胱容量缩小，充盈至 300 ~ 400ml 时即自主排尿。病变平面以下可无汗或少汗、皮肤脱屑、指甲松脆等。

发病后数小时或 1 ~ 2 天内损害平面上升至高颈髓，瘫痪由下肢迅速波及上肢甚至延髓支配的肌群，出现吞咽困难、构音障碍、呼吸肌麻痹，甚至死亡，称为上升性脊髓炎。

【实验室及其他检查】

1．血象、脑脊液检查 早期外周血白细胞正常或轻度增高。脑脊液压力多正常，外观无色透明，白细胞、蛋白正常或轻度增高。

2．脊髓MRI检查 急性期可见病变部位脊髓肿胀及异常信号。

【诊断要点】

根据急性起病、病前有感染史、迅速出现的脊髓横贯性损害的典型临床表现，结合辅助检查可以确诊。注意与急性硬脊膜外脓肿、脊髓出血、脊柱结核及转移性肿瘤等进行鉴别。

【治疗要点】

1．糖皮质激素 急性期可采用大剂量甲泼尼龙短程冲击疗法，500～1000mg静脉滴注，每日1次，3～5天；也可用地塞米松10～20mg，静脉滴注，每日1次，7～10天；使用上述两药后，改为泼尼松口服，每日40～60mg，逐渐减量。

2．对症治疗 累及呼吸肌时予呼吸管理，吞咽困难时予鼻饲，尿潴留时予留置导尿，便秘时予导泻。

3．防治并发症 防治肺炎、深静脉血栓、压疮、肢体挛缩。

4．康复治疗 早期宜进行被动活动、按摩、针灸、理疗等康复治疗。肌力逐渐恢复时可进行主动活动。

【主要护理措施】

1．生活护理 鼓励患者咳嗽和深呼吸，适时进行胸部叩击，协助饭后漱口，保持口腔清洁，预防口腔和肺部感染。保持床单整洁干燥，定时翻身，全身温水擦拭，防止皮肤破溃和出现压疮。

2．饮食护理 给予高蛋白、高维生素且易消化饮食，供给足够的热量与水分，多吃蔬菜、水果，以刺激肠蠕动，减轻便秘和肠胀气。

3．病情监测 严密观察病情变化，监测生命体征，如有呼吸困难应及时通知医生。

4．排尿功能障碍的护理 评估患者的排尿情况，采取相应的护理措施。

（1）急性期患者处于脊髓休克状态时常出现尿潴留，这是因为脊髓膀胱反射中枢与大脑皮质的兴奋和抑制中枢的连接均中断，膀胱的排尿反射丧失，患者没有尿意，膀胱肌虽有自主神经分布，其本身的功能也没有完全丧失，但排尿肌和膀胱横纹肌不能够产生大于膀胱括约肌被动性开放所需要的收缩力，故而出现尿潴留。此期需保留尿管，按保留尿管常规护理，如严格无菌操作；注意观察尿的颜色、性状和量；定期更换尿管和接尿袋；每天进行尿道口的清洁消毒；每4h开放尿管1次以训练膀胱功能；鼓励患者多饮水等。

（2）进入恢复期后感觉障碍平面逐渐下降，膀胱的排尿反射逐步恢复，膀胱内潴留尿量开始减少，尿液充盈到300～400ml时即可自动排尿。鼓励患者自行排尿，对尿失禁的患者要保护会阴部和臀部皮肤，及时更换衣裤及床单，必要时可行留置导尿或间歇导尿。

5．心理护理 患者常因突然瘫痪产生各种心理反应，护士应帮助患者了解本病的治疗、护理及预后等相关知识，增强患者战胜疾病的信心。

6．康复护理 急性期时指导患者维持肢体功能位，指导患者及家属进行肢体的主动与被动运动，防止关节变形和肌肉萎缩；恢复期鼓励患者完成力所能及的日常生活活动，提供必要的辅助康复器械，加强肢体功能锻炼。

【健康教育】

1．疾病知识指导 加强营养，适当进行体育锻炼，增强体质。注意安全，防止受伤，避免受凉、疲劳等诱因。告知患者和照顾者膀胱充盈和尿路感染的表现，鼓励患者多饮水，保持会阴部清洁。加强肢体功能锻炼和日常生活活动的训练，做力所能及的家务和工作。

2．预后　急性脊髓炎如无严重并发症，3 ~ 4 周后进入恢复期，通常在发病后 3 ~ 6 个月可基本恢复，少数病例留有不同程度的后遗症。非横贯性损害、症状较轻、肢体瘫痪不完全者恢复较快；上升性脊髓炎起病急骤，感觉障碍平面于 1 ~ 2 天甚至数小时内升至延髓，常可于短期内死于呼吸循环衰竭。

小　结

1. 急性脊髓炎是病因不明的急性横贯性脊髓损害。典型临床表现为病变平面以下肢体瘫痪、感觉障碍和自主神经功能障碍，严重者可出现脊髓休克。急性期治疗以糖皮质激素为主。

2. 应掌握急性脊髓炎排尿功能障碍的护理，防止各种并发症的发生。

（由天辉　梅碧琪）

第四节　脑血管疾病

学习目标

通过本节内容的学习，学生应能够：

◎ 识记

复述短暂性脑缺血发作、脑血栓形成、脑栓塞、脑出血、蛛网膜下腔出血的概念和病因。

◎ 理解

比较短暂性脑缺血发作、脑血栓形成、脑栓塞、脑出血、蛛网膜下腔出血的临床表现和治疗要点。

◎ 运用

护理脑血管疾病患者并进行健康教育。

一、脑血管疾病概述

脑血管疾病（cerebrovascular disease，CVD）是指由脑血管病变或血流障碍引起的局限性或弥漫性脑功能障碍。脑卒中（stroke）是由于脑局部循环障碍所致的脑功能缺损综合征，是脑血管疾病的主要临床类型，包括缺血性脑卒中和出血性脑卒中。

脑血管疾病作为神经系统的常见病和多发病，有较高的致死率和致残率，由于绝大部分卒中患者的病理生理过程已无法逆转，减轻卒中疾病负担的最佳途径仍是预防，特别是一级预防，即针对卒中的危险因素进行早期干预，以减少卒中的发生。

【脑血管疾病的分类】

脑血管疾病有多种分类方法：①根据症状持续时间：分为短暂性脑缺血发作和脑卒中；

②根据病理性质：分为缺血性脑卒中和出血性脑卒中，前者包括脑血栓形成和脑栓塞，统称为脑梗死，后者包括脑出血和蛛网膜下腔出血；③根据发病急缓：分为急性脑血管疾病和慢性脑血管疾病，前者包括短暂性脑缺血发作、脑梗死、脑出血、蛛网膜下腔出血，后者包括脑动脉硬化症和血管性痴呆。

【脑的血液循环】

脑的血液供应来自两侧的颈内动脉和椎动脉（图 11-5）。

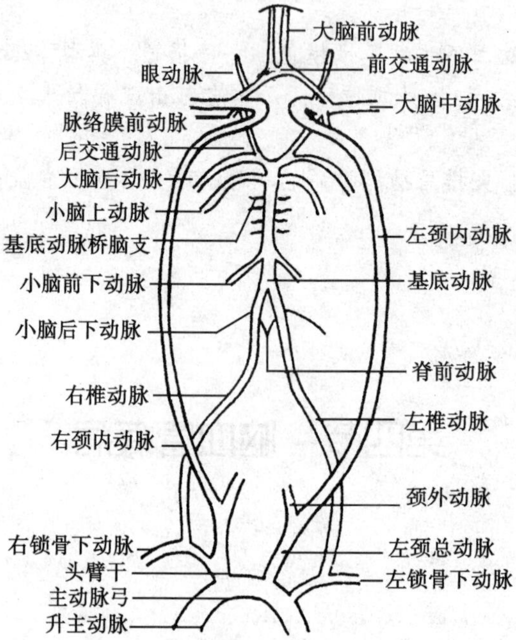

图 11-5　脑部动脉各分支及其来源示意图

1．颈内动脉系统（又称前循环） 颈内动脉起自颈总动脉，进入颅内后依次分出眼动脉、脉络膜前动脉、后交通动脉、大脑前动脉和大脑中动脉，供应眼部和大脑半球前 3/5 部分的血液。

2．椎－基底动脉系统（又称后循环） 两侧椎动脉起自锁骨下动脉，经枕骨大孔入颅后汇合成为基底动脉。椎 - 基底动脉依次分出小脑后下动脉、小脑前下动脉、脑桥动脉、内听动脉、小脑上动脉和大脑后动脉，供应小脑、脑干和大脑半球后 2/5 部分的血液。

3．脑底动脉环 由双侧大脑前动脉、双侧颈内动脉、双侧大脑后动脉、前交通动脉和双侧后交通动脉组成。两侧大脑前动脉之间由前交通动脉相连，两侧颈内动脉或大脑中动脉与大脑后动脉之间由后交通动脉相连，在脑底部形成的环状吻合即脑底动脉环，又称 Willis 环。该环对颈内动脉系统与椎 - 基底动脉系统之间的血液供应具有重要的调节作用。

【脑血管疾病的病因】

1．血管壁病变 以高血压性动脉硬化和动脉粥样硬化所致的血管损害最常见，其次为结核、梅毒、结缔组织病、钩端螺旋体病等所致的动脉炎，再次为先天性血管病（如动脉瘤、血管畸形）和外伤、颅脑手术、插入导管所致的血管损伤等，还包括药物、毒物、恶性肿瘤所致的血管病损等。

2．心脏病和血流动力学改变 如高血压、低血压或血压的急骤波动，心功能障碍、传导阻滞、心瓣膜病、心肌病及心律失常（特别是心房颤动）。

3．血液成分和血液流变学改变 高脂血症、高血糖、高纤维蛋白原血症、红细胞增多症等所致血液黏滞度增高，血小板减少性紫癜、DIC、应用抗凝剂、避孕药等所致凝血机制异常。

4．其他 包括空气、脂肪、癌细胞和寄生虫等栓子，脑血管受压、痉挛等。

【脑血管疾病的危险因素】

脑血管疾病往往是多种危险因素共同作用的结果。危险因素分为可干预危险因素和不可干预危险因素。

1．不可干预的危险因素 包括年龄、性别、种族、遗传等。

2．可干预的危险因素 包括高血压、高脂血症、糖尿病、心脏病（特别是房颤）、短暂性脑缺血发作、无症状性动脉狭窄、高同型半胱氨酸血症、绝经后雌激素替代治疗、吸烟、酗酒、超重、体力活动少、高盐高脂饮食、感染等。

【脑血管病的预防】

循证医学表明，对脑血管疾病的危险因素进行早期干预，可有效降低脑血管疾病的发生率。

1．一级预防 是指对首次脑血管病发病的预防，针对有卒中倾向、尚无卒中病史的个体，通过早期改变不健康的生活方式，积极控制各种可控危险因素，达到使脑血管疾病不发生或延迟发生的目的。

（1）高血压：防治措施包括限制食盐及脂肪摄入量，适当体育锻炼、减轻体重、戒烟、限酒，并坚持正确服用降压药物。普通高血压应控制在 140/90mmHg 以下，高血压合并糖尿病或肾病者，血压应控制在 130/80mmHg 以下；老年人（年龄＞ 65 岁）收缩压一般应降至 150mmHg 以下。

（2）高脂血症：首先改变患者生活方式，无效者采用药物治疗。以低密度脂蛋白胆固醇（LDL-C）作为主要的调控目标，将 LDL-C 降至 2.59mmol/L 以下或使 LDL-C 水平比基线下降 30% ～ 40%。对已发生心血管事件或高危的高血压患者、糖尿病患者，不论基线 LDL-C 水平如何，均提倡采用他汀类药物进行治疗，将 LDL-C 降至 2.07mmol/L 以下。

（3）糖尿病：糖尿病患者在严格控制血糖、血压的基础上，联合他汀类药物可有效降低卒中的风险。理想目标为糖化血红蛋白、空腹血糖、餐后血糖及血糖波动均控制良好，糖化血红蛋白应小于 7%。控制措施为嘱其合理饮食、适当活动、规律服用降糖药或使用胰岛素控制血糖。

（4）心房颤动：有任何一种高度危险因素（如风湿性心脏瓣膜病、人工心脏瓣膜置换、动脉栓塞）或≥ 2 种中度危险因素（如年龄超过 75 岁、高血压、糖尿病、心力衰竭等）的心房颤动者，应选择华法林抗凝治疗。对于无其他卒中危险因素者，建议使用阿司匹林抗血小板治疗。

（5）膳食与营养：每日饮食种类应多样化，采用包括水果、蔬菜、低脂奶制品及总脂肪和饱和脂肪含量较低的均衡食谱。建议降低钠摄入量和增加钾摄入量，推荐的食盐摄入量≤ 6g/d，每日总脂肪摄入量＜总热量的 30%，饱和脂肪量＜ 10%。

（6）运动和锻炼：采用适合自己的运动方式降低发生卒中的风险。中老年人和高血压患者进行运动前，应进行心脏应激检查，全方位评估自身运动限度后，制订个性化运动方案。成年人（高龄、身体因病不适合运动者除外）每周至少有 5 天，每天 30 ～ 45min 的体力活动，如快走、慢跑、骑车等有氧代谢活动。

（7）戒烟限酒：有饮酒习惯的人适度饮酒，不饮酒者不提倡用少量饮酒的方法预防心脑血管疾病。

（8）其他：对有心肌梗死、颈动脉狭窄、高同型半胱氨酸血症、肥胖等脑血管病危险因素者，采取相应措施，进行干预。

2．二级预防 是指对脑血管病再次发病的预防。针对已发生过一次或多次脑卒中患者，寻找发生卒中的病因，并纠正所有可干预危险因素，预防或降低再次发生卒中的危险，减轻残疾程度。

（1）调控可干预的危险因素：基本措施同一级预防。但对不伴已知冠心病的非心源性卒中患者，应更积极地强化他汀类药物治疗，LDL-C 降低至少 50% 或目标 LDL-C ＜ 1.81mmol/L。对能参加体力活动的缺血性卒中或短暂性脑缺血发作患者，每周进行至少 30min 的中等强度体力活动，即使运动者出汗或心率显著增高的活动。

（2）抗血小板凝集治疗：非心源性卒中推荐抗血小板治疗，如阿司匹林、氯吡格雷。

（3）抗凝治疗：对已明确诊断为心源性脑栓塞或脑梗死伴心房颤动者一般使用华法林抗凝治疗。

（4）干预短暂性脑缺血发作：积极寻找其病因并进行治疗。

小　结

1. 脑血管疾病是神经系统的常见病和多发病，是导致人类死亡的三大主要疾病之一。

2. 脑血管疾病是多种危险因素共同作用的结果，危险因素包括不可干预危险因素和可干预危险因素两部分，后者是脑血管疾病预防的主要针对目标。

二、短暂性脑缺血发作

短暂性脑缺血发作（transient ischemic attack，TIA）是指因脑血管病变引起的短暂性、局限性脑功能缺失或视网膜功能障碍，临床症状多在 1h 内缓解，最长不超过 24h，不遗留神经功能缺损症状，且无责任病灶的证据。

【病因及发病机制】

TIA 的发病与动脉粥样硬化、动脉狭窄、心脏病、血液成分改变及血流动力学变化等多种病因及多种途径有关。主要的发病机制有：

1．血流动力学改变　在各种原因所致的动脉严重狭窄基础上，血压的急剧波动导致原来靠侧支循环维持的脑区发生一过性缺血。

2．微栓塞　微栓子主要来源于动脉粥样硬化的不稳定斑块或附壁血栓的破碎脱落、心源性栓子及胆固醇结晶等，阻塞小动脉导致其供血区域脑组织缺血，当栓子破碎或溶解移向远端时，血流恢复，症状缓解。

【临床表现】

TIA 好发于中老年人，男性多于女性，多伴有高血压、动脉粥样硬化、糖尿病等危险因素。起病突然，局灶性脑或视网膜功能障碍历时短暂，最长时间不超过 24h，不留后遗症。常反复发作，每次发作表现相似。

1．颈内动脉系统 TIA　临床表现与受累血管分布有关。累及大脑中动脉供血区表现为病变对侧发作性肢体单瘫、轻偏瘫、面瘫和舌瘫，可伴有偏身感觉障碍和对侧同向偏盲，优势半球受损时常出现失语和失用，非优势半球受损可出现空间定向障碍。累及大脑前动脉供血区表现为人格和情感障碍、对侧下肢无力等。累及颈内动脉主干表现为眼动脉交叉瘫［病变侧单眼一过性黑矇、失明和（或）对侧偏瘫及感觉障碍］、Horner 交叉瘫（病侧 Horner 征、对侧偏瘫）。

2．椎 - 基底动脉系统 TIA　最常见表现为眩晕、恶心呕吐、平衡失调、眼球运动异常和复视。可有单侧或双侧面部、口周麻木，单独出现或伴有对侧肢体瘫痪、感觉障碍，呈现典型或不典型的脑干缺血综合征。特殊表现包括：

(1) 跌倒发作：由于脑干下部网状结构缺血所致，表现为突然出现双下肢无力而跌倒，无意识丧失，可很快自行站起。

(2) 短暂性全面遗忘症：可能为大脑后动脉颞支缺血累及边缘系统的颞叶海马、海马旁回和穹窿所致。发作时出现短时间记忆丧失，对时间、地点定向障碍，但谈话、书写和计算能力正常，一般持续数分至数小时，不遗留记忆损害。

(3) 双眼视力障碍发作：双侧大脑后动脉距状支缺血导致枕叶视皮层受累，引起暂时性皮质盲。

【实验室及其他检查】

1．影像学　CT或MRI检查大多正常，部分患者磁共振血管成像（MRA）可见颅内动脉狭窄；DSA可明确颅内外动脉的狭窄程度。

2．经颅多普勒超声（TCD）　判断动脉狭窄，进行血流状况评估和微栓子监测。

3．其他　血流动力学改变、同型半胱氨酸、血常规和生化检查等有助于发现病因。

【诊断要点】

绝大多数TIA患者就诊时症状已消失，而影像学检查无异常发现，故其诊断主要依靠病史。中老年人突然出现局灶性脑损害症状，符合颈内动脉或椎-基底动脉系统及其分支缺血表现，并在24h内症状完全恢复者，应高度怀疑TIA。

【治疗要点】

TIA是急症，其发病后2～7天内为卒中的高风险期。治疗原则为消除病因，预防及减少复发，保护脑功能。

1．药物治疗

(1) 抗血小板聚集治疗：非心源性栓塞性TIA推荐抗血小板治疗，可减少微栓子发生，减少TIA复发。常用药物有阿司匹林和氯吡格雷。

(2) 抗凝治疗：适用于心源性栓塞TIA伴房颤患者、频繁发作TIA的患者或椎-基底动脉系统TIA对抗血小板聚集剂治疗无效者。常用药物有肝素、低分子肝素、华法林。

(3) 其他：有高纤维蛋白原血症的TIA患者，可选用降纤酶治疗；老年TIA并有抗血小板聚集剂禁忌证或抵抗性者可选用活血化瘀中药制剂治疗。

2．外科治疗　对颈动脉或椎-基底动脉严重狭窄（70%以上）的TIA患者，经药物治疗效果不佳或病情恶化者，可酌情行血管内介入治疗、颈动脉内膜切除术或动脉旁路移植（搭桥）术治疗。

3．控制危险因素　见本章第一节脑血管疾病的危险因素及其预防。

【主要护理措施】

1．安全护理　指导患者发作时卧床休息，注意枕头不宜太高（以抬头15°～20°为宜），以免影响头部的血液供应。仰头或头部转动时应缓慢，且幅度不宜太大，防止因颈部活动过急或过慢导致TIA。频繁发作TIA的患者应避免重体力劳动，外出、沐浴、如厕时应有家属陪伴。

2．病情观察　对频繁发作TIA的患者，应注意观察和记录每次发作的持续时间、间隔时间和伴随症状。观察患者肢体无力或麻木症状是否加重，有无头痛、头晕或其他脑功能受损的表现，警惕完全性缺血性脑卒中的发生。

3．用药护理　指导患者遵医嘱正确服用药物，避免漏服、自行更改药量或停服。告知所用药物的名称、剂量、用药注意事项及常见不良反应。如阿司匹林、氯吡格雷等抗血小板药物主要有恶心、呕吐等消化道不良反应，应饭后服用；偶可致粒细胞减少症，用药期间应定期检查凝血常规。服用肝素、华法林等抗凝剂时应注意观察有无出血倾向、皮肤瘀点和瘀斑、牙龈出血等。

4．运动指导　规律的体育锻炼可改善心脏功能、增加脑血流量，同时可控制血糖、降低已升高的血压、减轻体重。因此，应鼓励患者根据个人情况在家属陪伴下进行适当的有氧运动，如散步、慢跑。

【健康教育】

1．疾病预防指导　告知患者及家属预防 TIA 的可干预因素，指导患者寻找和去除自身的危险因素，定期检查血压、血糖、血脂及心脏功能，主动采取预防措施，改变不健康的生活方式，以降低发生 TIA 的风险。

2．疾病知识指导　评估患者和家属对 TIA 的认识程度，帮助其了解 TIA 的病因、危险因素、症状、治疗方法及预后，掌握本病的防治措施和自我护理方法。指导患者积极治疗相关疾病，如高血压、糖尿病、高脂血症、心脏病等；定期门诊复查，出现麻木、无力、眩晕、复视等症状时应及时就医。

3．预后　TIA 是脑卒中的一种先兆表现或警示，未经正确治疗，约 1/3 的患者在数年内会发展为完全性卒中。

小　结

1. 短暂性脑缺血发作是因脑血管病变引起的短暂性、局限性脑功能缺失或视网膜功能障碍，是缺血性脑卒中最重要的危险因素。

2. TIA 具有突发性、短暂性和反复发作的特点，发作后患者不留有神经系统功能障碍。

3. 患者多伴有高血压、动脉粥样硬化、糖尿病、高血脂等危险因素，故针对上述因素的积极治疗和控制是预防 TIA 复发的关键。

4. 护理重点包括发作时的安全护理、用药护理、病情观察和健康教育内容。

三、脑梗死

脑梗死（cerebral infarction，CI）又称缺血性脑卒中（cerebral ischemic stroke），指各种原因引起脑部血液供应障碍，导致脑组织缺血、缺氧所致的相应神经功能缺损。临床最常见类型为脑血栓形成和脑栓塞。

（一）脑血栓形成

案例 11-1

患者，男性，70 岁，突发右侧肢体无力伴语言不清 10h 入院。入院前凌晨 3：00 睡醒后发现右侧肢体麻木、无力，不能行走，言语不清，但可理解他人语意。既往无类似发作史。有高血压史 20 年，有糖尿病史 4 年，无冠心病史，无肝炎、结核等传染病病史。饮酒史 20 年，吸烟史 20 年。

T11-1
案例 11-1 分析

案例 11-1

查体：T 36.5℃，P 70 次 / 分，R 16 次 / 分，BP 170/90mmHg。神志清楚，营养中等，查体合作。右侧肢体痛觉减退，右上、下肢肌力 1 级，右上、下肢肌张力低，右上肢肱二头肌、肱三头肌肌腱反射减弱，右下肢膝腱、跟腱反射减弱，右巴宾斯基征阳性。

检查：血尿便常规、肝肾功能、血糖、血脂正常。头颅 CT 未见异常；头 MRI 弥散加权像示左侧基底节区新鲜脑梗死；头部 MRA 示左侧大脑中动脉狭窄。入院诊断为脑血栓形成。

问题与思考：

该患者有哪些罹患脑血栓形成的危险因素？

脑血栓形成（cerebral thrombosis，CT）是指在脑动脉粥样硬化等动脉壁病变的基础上，脑动脉主干或分支管腔狭窄、闭塞或形成血栓，造成局部脑组织血流减少或供血中断而发生缺血、缺氧性坏死，引起偏瘫、失语等相应的神经症状和体征。脑血栓形成是临床最常见的脑血管疾病，也是脑梗死最常见的临床类型。

【病因及发病机制】

1．动脉粥样硬化　为脑血栓形成最常见和最基本病因。脑动脉粥样硬化常伴高血压，两者互为因果，糖尿病和高脂血症也可加速脑动脉粥样硬化的进程。

2．动脉炎　结缔组织疾病，细菌、病毒、钩端螺旋体等感染均可致动脉炎症，使管腔狭窄或闭塞。

3．其他　包括红细胞增多症、血小板增多症、弥散性血管内凝血、脑淀粉样血管病、颅内外夹层动脉瘤等。

脑动脉粥样硬化可致血管腔狭窄，动脉斑块内新生的血管破裂出血形成血肿可使斑块进一步增大甚至完全堵塞血管腔，引起供血急性中断；斑块破裂，排入血流的坏死物质和脂质可形成胆固醇栓子，引起管腔闭塞；动脉斑块脱落及各种原因引起的动脉内膜炎均可引起血管内皮损伤，容易造成血小板黏附、聚集并形成血栓，进而造成管腔闭塞。各种引起心排血量减少、血压下降、血流缓慢的因素均可促进血栓的形成，如睡眠、心力衰竭、心律失常、体液丢失等。

【病理及病理生理】

脑组织出现缺血、水肿、坏死和软化，3 ～ 4 周后液化的脑组织被清除，小病灶形成胶质瘢痕，大病灶形成中风囊。大面积脑梗死可继发出血性梗死。

局部脑缺血由中心坏死区及周围脑缺血半暗带组成。坏死区中脑细胞死亡，缺血半暗带由于存在侧支循环，尚有大量存活的神经元。大部分缺血半暗带存活的时间仅有数小时，因此急性脑梗死的治疗必须在发病早期进行。但缺血脑组织即使很快恢复供血，仍会发生一系列的缺血级联反应，继续造成脑损害。

【临床表现】

临床表现取决于梗死部位、大小、受损区侧支循环等。

1．临床特点　①动脉粥样硬化性脑梗死多见于中老年人，动脉炎性脑梗死以中青年多见；②常在安静或休息状态时发病，部分患者发病前有肢体麻木、无力等前驱症状或 TIA；③症状多在发病后 10h 或 1 ～ 2 天达高峰；④患者一般意识清楚，以偏瘫、失语、偏身感觉障碍和共济失调等局灶定位症状为主，当发生基底动脉血栓或大面积脑梗死时，可出现意识障碍，甚至威胁生命。

2．不同脑血管闭塞的临床表现

（1）颈内动脉闭塞的表现：严重程度取决于侧支循环情况。症状性闭塞可出现单眼一过性黑矇，偶见永久性失明或 Horner 征（颈上交感神经节后纤维受损）。远端大脑中动脉血液供应不良，可出现对侧偏瘫、偏身感觉障碍和（或）同向性偏盲等。

（2）大脑中动脉闭塞的表现：导致三偏症状，即病灶对侧偏瘫（包括中枢性面舌瘫和肢体瘫痪）、偏身感觉障碍及偏盲，伴头、眼向病灶侧凝视，患者可出现意识障碍。

（3）大脑前动脉闭塞的表现：若为前交通动脉前主干闭塞可造成双侧大脑半球的前、内侧梗死，导致截瘫、二便失禁、意识缺失、运动性失语综合征和额叶人格改变等。若为前交通动脉、大脑前动脉远端闭塞，可导致下肢感觉运动障碍，出现尿失禁、淡漠、反应迟钝，对侧出现强握及吸吮反射和痉挛性强直。

（4）大脑后动脉闭塞的表现：若为单侧皮质支闭塞，则引起对侧同向性偏盲，上部视野受累常见；若为双侧皮质闭塞可导致完全型皮质盲，可伴不成形的幻视、记忆受损等。

（5）椎 - 基底动脉闭塞的表现：基底动脉或双侧椎动脉闭塞是危及生命的严重脑血管事件，可引起脑干梗死，出现眩晕、呕吐、四肢瘫痪、共济失调、消化道出血、昏迷和高热等。脑桥病变出现针尖样瞳孔。

【实验室及其他检查】

1．血液检查 包括血常规、血液流变学、血生化（包括血糖、血脂、肾功能）、凝血功能等，有助于发现脑梗死的危险因素并鉴别病因。

2．影像学检查

（1）头颅 CT：脑梗死发病后 24h 内一般无影像学改变，24h 后梗死区呈低密度影。发病后尽快进行 CT 检查，有助于早期鉴别脑梗死与脑出血。

（2）MRI：MRI 显示早期缺血性梗死、脑干或小脑梗死及小灶梗死。MRI 弥散加权成像（DWI）可在发病 2h 内显示缺血组织的部位、范围。

（3）血管造影：DSA 和 MRA 可发现血管狭窄、闭塞和其他血管病变，如动脉炎、动脉瘤和动静脉畸形等。DSA 是脑血管病变检查的金标准。

3．TCD 对评估颅内外血管狭窄、闭塞、痉挛或血管侧支循环建立的程度有帮助。用于溶栓治疗监测，对判断预后有参考意义。

【诊断要点】

根据：①中老年人，多伴有动脉硬化、高血压、高血糖等脑卒中的危险因素；②静息状态下或睡眠中起病，病前可有反复的 TIA 史；③偏瘫、失语、感觉障碍等局灶性神经功能缺损的症状和体征在数小时或数日内达高峰，多无意识障碍；④结合 CT、MRI 检查可协助诊断。应注意与脑栓塞和脑出血等疾病鉴别。

【治疗要点】

脑梗死患者一般应在卒中单元内接受治疗。卒中单元（stroke unit，SU）是指为卒中患者提供药物治疗、肢体康复、语言训练、心理康复、健康指导和提高疗效的组织系统，由多科医师参与，包括神经科专业医生和护士、物理治疗师、职业治疗师、语言训练师、心理医生、营养师和社会工作者。

脑梗死患者的治疗应遵循以下原则：①超早期治疗：发病后力争于治疗时间窗内选用最佳治疗方案；②个体化治疗：根据患者年龄、病情严重程度、缺血性卒中类型及基础疾病等采取最适当的治疗；③整体化治疗：采取病因治疗、对症治疗、支持治疗和早期康复治疗等综合措施，同时对卒中危险因素采取预防性干预。具体措施包括：

1．急性期的治疗

（1）早期溶栓：溶栓治疗是目前最重要的恢复血流措施。在发病 6h 内进行溶栓使血管再通，及时恢复血流和改善组织代谢，可以挽救梗死周围仅有功能改变的缺血半暗带组织，避免坏死范围扩大。常用溶栓药包括尿激酶、重组组织型纤溶酶原激活物。

（2）调整血压：急性期应维持患者血压较平时稍高水平，以保证脑组织灌注，防止梗死面积扩大。通常只有当收缩压＞ 200mmHg 或舒张压＞ 110mmHg，才需要降低血压（特殊情况如高血压脑病、蛛网膜下腔出血、主动脉夹层分离、心力衰竭和肾衰竭除外）。一般将血压控制在收缩压≤ 185mmHg 或舒张压≤ 110mmHg 是安全的；病情较轻时可降低至 160/90mmHg 以下。但卒中早期降压 24h 内不应超过原有血压水平的 15%。若出现持续性低血压，需首先补充血容量和增加心输出量，必要时可应用升压药。

（3）防治脑水肿：脑水肿多见于大面积梗死，常于发病后 3 ～ 5 天达高峰。当患者出现剧烈头痛、喷射性呕吐、意识障碍等高颅压征象时，应降低颅内压、维持足够脑灌注和预防脑疝发生，常用 20% 甘露醇、呋塞米、甘油果糖等药。

（4）控制血糖：急性期患者血糖升高较常见，可能为原有糖尿病的表现或应激反应。当血糖＞ 10mmol/L 时，应立即给予胰岛素治疗，将血糖控制在 7.8 ～ 10mmol/L；开始使用胰岛素时 1 ～ 2h 监测血糖一次，注意避免低血糖。

（5）抗血小板聚集：未行溶栓治疗的患者应在发病 48h 内服用阿司匹林 100 ～ 325mg/d，但不主张在溶栓后 24h 内应用，以免增加出血风险。急性期过后可改为预防量。不能耐受阿司匹林者可口服氯吡格雷。

（6）抗凝治疗：常用药物包括肝素、低分子肝素和华法林。一般不推荐急性期应用抗凝药物来预防卒中复发、阻止病情恶化或改善预后。对于长期卧床患者，尤其是合并高凝状态有深静脉血栓形成和肺栓塞趋势者，可应用低分子肝素预防治疗。心房颤动者可应用华法林治疗。

（7）脑保护治疗：应用胞磷胆碱、阿片受体阻断剂、自由基清除剂、脑蛋白水解物等药物和采用头部或全身亚低温治疗，减轻缺血性脑损伤。

（8）高压氧舱治疗：对呼吸正常、呼吸道无明显分泌物、无抽搐及血压正常的脑血栓形成患者，宜尽早配合高压氧舱治疗。高压氧舱治疗为患者提高血氧供应，促进侧支循环形成，增加病变部位脑血液灌注，为神经组织的再生和神经功能的恢复提供了良好的物质基础。

（9）中医中药治疗：丹参、川芎嗪、三七、葛根素、银杏叶制剂等，通过活血化瘀改善脑梗死症状，促进脑循环。

（10）外科或介入治疗：对单侧重度颈动脉狭窄＞ 70%，或经药物治疗无效者可考虑颈动脉内膜切除术。对大脑半球的大面积梗死伴严重脑水肿、脑疝形成征象者，可行去骨瓣减压术。小脑梗死使脑干受压导致病情恶化时，可行抽吸梗死小脑组织和颅后窝减压术。

（11）早期康复治疗：当患者生命体征稳定，神经功能缺损的症状和体征不再加重时，即可进行早期康复治疗。如进行良肢位的摆放、加强呼吸道管理和皮肤的管理，并进行肢体被动或主动运动以防关节挛缩和肌肉萎缩等。

2．恢复期治疗　针对病因进行治疗，稳定患者的病情。综合各种康复手段如物理疗法、针灸、言语训练、认知训练、吞咽功能训练，合理使用各种支具，促进患者患肢随意运动的出现，强化日常生活活动能力训练。

【护理】

1．护理评估

（1）病史：了解患者的病因和危险因素，如患者有无颈动脉狭窄、高血压、糖尿病、高脂血症、TIA 史，有无脑血管疾病的家族史。了解患者发病的时间，有无头晕、肢体麻木等前驱症状，是否存在肢体瘫痪、失语、感觉和吞咽障碍等局灶定位症状和体征，有无剧烈头痛、喷射性呕吐、意识障碍等全脑症状和体征及其严重程度。

(2) 身体评估：①生命体征：大脑半球大面积脑梗死患者可出现血压和体温升高、脉搏和呼吸减慢。②意识状态：评估患者有无意识障碍及其类型和严重程度。脑血栓形成患者多无意识障碍，椎-基底动脉系统梗死或大脑半球大面积梗死可很快出现意识障碍。③头颈部检查：评估双侧瞳孔大小、是否等大及对光反射是否正常，视野有无缺损，有无面部表情异常、口角歪斜和鼻唇沟变浅，有无听力下降或耳鸣，有无饮水呛咳、吞咽困难或咀嚼无力，有无失语及其类型。④四肢脊柱检查：评估患者有无肢体运动和感觉障碍；有无步态不稳或不自主运动；四肢肌力、肌张力有无改变，有无肌萎缩或关节活动受限，括约肌功能有无障碍。

(3) 心理社会评估：注意评估患者有无焦虑、恐惧、自卑等心理问题，了解患者及家属对疾病知识的认知程度和家庭社会支持情况。

(4) 实验室及其他检查：了解患者的血液检查、影像学检查结果是否正常，为制订护理计划提供依据。

2．主要护理诊断

(1) 躯体活动障碍　与运动中枢损害致肢体瘫痪、协调能力异常有关。

(2) 语言沟通障碍　与大脑语言中枢病变或发音器官的神经肌肉受损有关。

(3) 吞咽障碍　与意识障碍或延髓麻痹有关。

3．护理计划与评价

躯体活动障碍　与运动中枢损害致肢体瘫痪、协调能力异常有关

(1) 护理目标：患者能掌握肢体功能锻炼的方法并主动配合进行肢体功能的康复训练。

(2) 护理措施

1) 安全护理：确保患者安全，重点要防止其坠床和跌倒。病床高度适中，配有保护性床栏；呼叫器及经常使用的物品应置于患者伸手可及处；活动场所宽敞明亮，无障碍物阻挡，地面保持平整干燥，防湿防滑；患者衣着合身，穿防滑鞋；步态不稳者选用合适的辅助工具，活动时有人陪伴。

2) 用药护理：临床上常联用溶栓、抗凝、脑代谢活化剂等多种药物治疗，应掌握所用药物的用药注意事项、不良反应和观察要点。①溶栓和抗凝药物：严格掌握剂量，监测出凝血时间和凝血酶原时间，观察有无黑便、牙龈出血、皮肤瘀点等出血表现。若患者原有症状和体征加重，或出现严重头痛、血压增高、脉搏减慢、恶心呕吐等，应考虑继发颅内出血。②甘露醇：选择较粗大的静脉给药，保证药物快速静滴（250ml 在 15 ~ 30min 内滴完）。准确记录24h 出入量；定期复查尿常规、血生化，观察用药后患者的尿量和尿液颜色，有无药物结晶阻塞肾小管所致少尿、血尿、蛋白尿及血尿素氮升高等急性肾衰竭的表现；观察有无脱水速度过快所致头痛、呕吐、意识障碍等低颅内压综合征表现，并注意与高颅压进行鉴别。

3) 运动训练：根据患者的年龄、性别、疾病性质及肌力情况，选择合适的运动方式、运动时间、运动频度和进展速度。当肌力小于 2 级时，一般选择阻力活动；当肌力达到 3 级时，训练患肢独立完成全范围关节活动；肌力达到 4 级时应给予渐进抗阻训练。训练前固定好患者的管路、准备合适的衣服等。训练过程中应分步解释动作顺序与配合要求，并观察患者重要体征、皮温、颜色以及有无局部疼痛不适；同时应注意保护或辅助，并逐渐减少保护和辅助量。

4) 生活护理：根据 Barthel 和日常生活活动能力评分确定患者的日常生活活动能力，并根据自理程度给予相应的协助。保持床单位整洁、干燥；帮助患者建立舒适卧位，协助其按时翻身、拍背，必要时用气垫床。满足患者基本生活需求，如进食、如厕、沐浴、洗漱、穿脱衣服等。

5）心理护理：因偏瘫、失语及肢体和语言功能恢复需时长，日常生活需依赖他人照顾，患者可产生焦虑、抑郁等心理问题，进而影响疾病的康复。应关心、尊重患者，鼓励其表达自己的感受，并耐心解答患者提出的问题，避免任何刺激和伤害患者的言行，促使其主动参与治疗与护理。

（3）护理评价：患者掌握肢体功能锻炼的方法并可在协助下进行主动活动，肌力增强，生活自理能力提高。

语言沟通障碍　与大脑语言中枢病变或发音器官的神经肌肉受损有关

（1）护理目标：患者能掌握语言功能训练的方法并主动配合语言功能康复训练，能有效表达自己的需求。

（2）护理措施

1）心理护理：向患者耐心解释不能说话或吐词不清的原因，鼓励患者克服羞怯心理，大声说话，当患者进行尝试和获得成功时给予肯定和表扬；鼓励家属多与患者交谈，并耐心、缓慢地解释每一个问题，直至患者理解；营造一种和谐的氛围和轻松、安静的语言交流环境。

2）沟通方法指导：鼓励患者采取任何方式向医护人员或家属表达自己的需要，可借助符号、图片、表情、手势、交流板等提供简单有效的双向沟通方式。

3）语言康复训练：脑卒中所致失语症的患者，由卒中单元制订个体化的全面语言康复计划，在专业语言治疗师指导下组织实施，遵循由少到多、由简单到复杂的原则。语言康复训练效果很大程度上取决于患者的配合及参与。因此训练过程中根据病情轻重及患者情绪状态，循序渐进地进行训练，切忌复杂化、多样化，避免产生疲劳感、注意力不集中、厌烦或失望情绪，使其坚持训练。具体方法包括肌群运动训练、发音训练、复述训练、命名训练、刺激法训练。

（3）护理评价：患者通过非语言沟通表达自己的需求，主动进行语言康复功能训练，语言表达能力提高。

吞咽障碍　与意识障碍或延髓麻痹有关

（1）护理目标：患者能掌握吞咽功能训练的方法并能配合吞咽功能训练，营养需求得到保证。

（2）护理措施

1）病情评估：观察患者能否经口进食及进食食物类型、进食量和进食速度，饮水时有无呛咳；评估患者吞咽功能，有无营养障碍。

2）饮食护理：①体位选择：能坐起的患者取坐位进食，头略前倾；不能坐起的患者取仰卧位，将床头摇起 30°，头下垫枕使头部前屈。②食物的选择：选择患者喜爱的营养丰富且易消化的食物，注意食物的色香味及温度，且应选择柔和、密度与性状均一、有一定黏度、利于顺利通过口腔和咽部的食物。③吞咽方法的选择：空吞咽和吞咽食物交替进行，可选择侧方吞咽（吞咽时头侧向健侧肩部，防止食物残留在患侧梨状隐窝内）、点头样吞咽（吞咽时配合头前屈、下颌内收如点头样的动作）。④对不能吞咽的患者，予以鼻饲，并教会照顾者鼻饲的方法及注意事项，加强留置胃管的护理。

3）防止窒息：保持进餐环境的安静、舒适，告知患者进餐时不要说话，减少进餐时环境中分散注意力的干扰因素。患者不可用吸管饮水、饮茶，使用水杯饮水时，保证水量在半杯以上，以防患者低头饮水的体位增加误吸的危险。床旁准备吸引装置，若患者呛咳、误吸或呕吐，应立即指导其取头侧位，及时清理口、鼻腔内分泌物和呕吐物，保持呼吸道通畅。

（3）护理评价：患者吞咽功能逐渐恢复，未发生营养不良、误吸、窒息等并发症。

【健康教育】

1．疾病预防指导 对有发病危险因素或病史者，指导患者培养健康的生活方式，坚持每天进行 30min 以上的慢跑、散步等运动，合理休息。指导患者遵医嘱规律用药，控制血压、血糖、血脂和抗血小板凝集。对有 TIA 史的患者，指导其在改变体位时应缓慢，避免突然转动颈部，洗澡时间不宜过长，水温不宜过高，外出时有人陪伴。

2．疾病知识指导 告知患者及家属疾病发生的基本病因和主要危险因素、早期症状和就诊的指征，指导患者定期复查，及时就诊。告知患者正确服用降压、降糖、降脂药的必要性。

3．康复指导 告知患者和家属康复治疗的知识和功能锻炼的方法，指导其落实康复计划，并根据康复情况及时调整康复训练方案。

4．鼓励患者生活自理 鼓励患者从事力所能及的家务劳动，日常生活不过度依赖他人。告知患者功能恢复需经历的过程，使患者及家属做到坚持循序渐进的康复训练，树立战胜疾病的信心。

思考题

T11-2
第十一章脑血栓形成思考题参考答案

结合本部分案例请思考：

1．该患者目前的首优护理问题是什么？

2．相关的护理措施有哪些？

（二）脑栓塞

脑栓塞（cerebral embolism）是指各种栓子随血流进入颅内动脉使血管腔急性闭塞或严重狭窄，引起相应供血区脑组织缺血坏死及功能障碍的一组临床综合征，约占脑梗死的 1/3。

【病因及发病机制】

根据栓子来源可分为心源性、非心源性和来源不明性三种。

1．心源性 最常见，占脑栓塞的 60% ～ 75%。栓子在心内膜和瓣膜产生，脱落入脑后致病。主要见于心房颤动、心脏瓣膜病、心肌梗死以及感染性心内膜炎、二尖瓣脱垂、心房黏液瘤等。

2．非心源性 指心脏以外的栓子随血流进入颅内引起脑栓塞。常见原因为动脉粥样硬化斑块脱落性栓塞、长骨骨折或手术后造成的脂肪栓塞、空气栓塞、瘤栓塞、感染性脓栓等。

3．来源不明性 少数病例查不到栓子来源。

【病理及病理生理】

脑栓塞病理改变与脑血栓形成基本相同，但由于栓塞性梗死发展较快，没有时间建立侧支循环，因此栓塞性脑梗死较血栓性脑梗死临床发病更快。脑栓塞引起脑组织出血性坏死最常见，占 30% ～ 50%，可能由于栓塞血管内栓子破碎向远端移动，恢复血流后栓塞区缺血坏死的血管壁在血压作用下发生破裂出血。

【临床表现】

1．一般特点 脑栓塞可发生于任何年龄，风湿性心脏瓣膜病所致以青壮年人多见，冠心病及大动脉粥样硬化所致以老年人多见。多在活动中急骤发病，无明显诱因和前驱症状，局灶性神经体征在数秒至数分钟到达高峰，是所有急性脑血管病中发病速度最快者。大多数患者伴有风湿性心脏病、冠心病和严重心律失常等，或存在心脏手术、长骨骨折、血管内介入治疗等栓子来源病史。

2．血管栓塞的临床表现 以偏瘫、失语等局灶定位症状为主要表现，不同血管栓塞可造成相应的血管闭塞症状。有无意识障碍取决于栓塞血管的大小和梗死的面积，重者可表现为突发昏迷、全身抽搐，因颅内高压继发脑疝而死亡。部分患者可同时伴有肺、肾、皮肤等脑外脏器栓塞的表现。脑栓塞易导致多发性梗死，并易复发和出血。

【实验室及其他检查】

1．CT 和 MRI 检查 可显示缺血性梗死或出血性梗死改变。CT 检查在发病后 24 ～ 48h 内可见病变部位呈低密度影，发生出血性梗死时可见低密度梗死区出现 1 个或多个高密度影。MRA 可发现颈动脉狭窄或闭塞。

2．心电图检查 常规检查，作为确定心肌梗死和心律失常的依据。脑栓塞作为心肌梗死首发症状多见，尤其应注意无症状性心肌梗死。

3．超声检查 超声心动图检查可证实是否存在心源性栓子，颈动脉超声检查可评价颈动脉狭窄程度及动脉硬化斑块情况，对诊断颈动脉源性栓塞有一定意义。

【诊断要点】

根据既往有栓子来源的基础疾病如心脏病、动脉粥样硬化、严重骨折等病史，起病急骤，突发偏瘫、失语等局灶性神经功能缺损，症状在数秒至数分钟内达高峰，基本可作出临床诊断。CT、MRI 检查可确定脑栓塞部位、数量及是否伴出血，有助于明确诊断。

【治疗要点】

1．脑栓塞治疗 治疗原则为改善循环、减轻脑水肿、防止出血、减少梗死范围。注意在合并出血性梗死时停用溶栓、抗凝和抗血小板药。

2．原发病治疗 针对性治疗原发病以控制脑栓塞病情及防止复发。对感染性栓塞应使用抗生素，并禁用溶栓和抗凝治疗，防止感染扩散；对脂肪栓塞可采用肝素、5% 碳酸氢钠及脂溶剂，有助于脂肪颗粒溶解；对心律失常者应予以纠正；对空气栓塞者可进行高压氧疗。

3．抗栓治疗 心源性脑栓塞急性期一般不推荐抗凝治疗。对房颤或有再栓塞高度风险的心源性疾病、动脉夹层或高度狭窄的患者进行抗凝治疗，以预防再栓塞或栓塞继发血栓形成。一般采用阿司匹林和氯吡格雷。研究表明，脑栓塞患者抗凝治疗导致梗死区出血很少给最终转归带来不良影响。但由于本病易并发出血，因此溶栓治疗应严格掌握适应证，且治疗中定期监测凝血功能并调整剂量。

【护理】

参见脑血栓形成部分。

【健康教育】

1．疾病知识教育 告知患者及家属本病的常见病因和控制原发疾病的重要性，指导患者遵医嘱长期抗凝治疗，防止复发；在抗凝治疗中定期门诊复查，监测凝血功能，及时在医护人员指导下调整药物剂量。

2．预后 脑栓塞的预后与被栓塞血管大小、栓子数量及栓子性质有关。脑栓塞急性期病死率为 5% ～ 15%。心肌梗死所致脑栓塞预后较差，存活的脑栓塞患者多遗留严重后遗症。若栓子来源不能消除，10% ～ 20% 的脑栓塞患者可能在病后 1 ～ 2 周内复发，复发病死率高。

小 结

1. 脑梗死又称缺血性脑卒中，是指由各种原因引起的脑部血液循环障碍，缺血、缺氧所致的局限性脑组织缺血性坏死或软化。最常见的临床类型为脑血栓形成和脑栓塞。

2. 脑血栓形成最常见的原因为脑动脉粥样硬化。脑血栓形成多见于 50 岁以上有动脉粥样硬化、高血压、高血脂、糖尿病者；通常在安静状态下起病，部分发作前有肢体麻木、无力等前驱症状或 TIA；进展缓慢，发病后 10h 或 1 ~ 2 天达到高峰；患者以偏瘫、失语、偏身感觉障碍和共济失调等局灶定位症状为主，一般无意识障碍。头颅 CT 是最常用的检查手段，一般发病后 24h 可见梗死区低密度影。治疗应遵循超早期、个体化和整体化原则，急性期治疗包括早期的溶栓、调整血压、防治脑水肿、控制血糖、抗血小板聚集、抗凝、脑保护治疗等。及早溶栓治疗（发病后 6h 内）可及时恢复梗死区血流及改善组织代谢。恢复期治疗以稳定病情、控制危险因素和康复锻炼为主要内容。护理重点为躯体活动障碍、语言沟通障碍和吞咽困难的护理；应鼓励患者生活自理，给予患者个体化的康复锻炼指导，并教会患者如何预防该病的发生。

3. 引起脑栓塞最常见的原因是心源性栓子。患者多在活动中突然发病，无明显诱因和前驱症状，症状在短时间内达到高峰，除有偏瘫、失语等局灶定位症状和意识障碍外，患者常有原发疾病和同时并发的脑外栓塞表现。脑栓塞治疗包括脑栓塞治疗和原发病的治疗，前者同脑血栓形成，应注意心源性栓塞易复发，卧床休息、保持排便通畅等可减少复发风险。

四、脑出血

案例 11-2

T11-3
案例 11-2 分析

患者，男性，54 岁。突发意识不清，右侧肢体无力 3h 入院。患者入院前 3h 与家人发生争执后感右侧肢体无力并跌倒在地，伴二便失禁，呼之不能回答，无呕吐。

既往无类似发作史，10 年前诊断出高血压，但未规律服药。无糖尿病及冠心病家族史，无肝炎、结核等传染病病史，无食物过敏史。有饮酒史 30 年。

查体：T 38℃，P 98 次 / 分，R 20 次 / 分，BP 168/97mmHg。查体合作，双侧瞳孔等大等圆，对光反射正常，颈软。

检查：血尿便常规、肝肾功能、血糖、血脂正常。头颅 CT 示左侧壳核有高密度影。

入院诊断：高血压动脉硬化性左侧壳核出血。

问题与思考：

诊断为脑出血的依据是什么？

脑出血（intracerebral hemorrhage，ICH）指原发性非外伤性脑实质内出血。

【病因及发病机制】

1．病因 最主要病因是高血压合并细小动脉硬化，其他病因包括颅内动脉瘤、动静脉畸形、脑动脉粥样硬化、血液病、脑淀粉样血管病变、抗凝或溶栓治疗等。

2．发病机制 长期高血压可使颅内细小动脉发生玻璃样变性、纤维素样坏死，甚至形成微动脉瘤或夹层动脉瘤，在此基础上血压骤然升高时易导致血管破裂出血。非高血压性脑出血，由于其病因不同，发病机制各异。

【病理】

病理检查可见血肿中心充满血液，周围水肿，并有炎症细胞浸润。血肿较大时引起颅内压增高，可使脑组织和脑室移位、变形，重者形成脑疝。

【临床表现】

临床表现的轻重主要取决于出血量和出血部位。

1．临床特点　①好发于50岁以上中老年人，男性稍多于女性，冬季发病率较高；②多有高血压病史，通常在活动、用力和情绪激动时发病，前驱症状一般不明显；③起病急，多在数分钟至数小时达高峰；④有肢体瘫痪、失语等局灶定位症状和剧烈头痛、喷射性呕吐、意识障碍等全脑症状；⑤发病时血压明显增高。

2．不同部位出血的表现

（1）基底节区出血：壳核出血最常见，占脑出血病例的50%～60%，为豆纹动脉尤其是外侧支破裂所致，患者常有病灶对侧偏瘫、偏身感觉缺失和同向性偏盲（“三偏征”），双眼球不能向病灶对侧同向凝视，优势半球损害可有失语。丘脑出血为丘脑膝状体动脉和丘脑穿通动脉破裂所致，患者常有“三偏征”，通常感觉障碍重于运动障碍。可出现特征性眼征，如两眼不能向上凝视或凝视鼻尖、眼球偏斜或分离性斜视、眼球会聚障碍等。

（2）脑叶出血：常由脑动静脉畸形、血管淀粉样病变、血液病等所致。顶叶出血可有偏身感觉障碍、轻偏瘫，对侧下象限盲；颞叶出血可有Wernicke失语、精神症状、对侧上象限盲、癫痫；枕叶出血可有视野缺损；额叶出血可有偏瘫、二便障碍、Broca失语、强握反射等。

（3）脑干出血：最常见的为脑桥出血。多由基底动脉的脑桥支破裂所致。小量出血者可无意识障碍，表现为交叉性瘫痪和共济失调，两眼向病灶侧凝视麻痹；大量出血（血肿＞5ml）者，血肿波及脑桥双侧基底部和被盖部，常破入第四脑室，患者可立即出现昏迷、双侧针尖样瞳孔、呕吐咖啡色胃内容物、中枢性高热、中枢性呼吸衰竭和四肢瘫痪等。

（4）小脑出血：多为小脑上动脉破裂所致。眩晕和共济失调明显，可伴频繁呕吐和枕部头痛。小量出血者表现为小脑受损症状，如患侧共济失调、眼球震颤；大量出血者，尤其是小脑蚓部出血，发病时或病后12～24h内出现昏迷及脑干受压征象，双侧瞳孔缩小如针尖样，呼吸节律不规则等。

（5）脑室出血：分为原发性和继发性。原发性脑室出血多由脉络丛血管或室管膜下动脉破裂所致，继发性脑室出血是指脑实质出血破入脑室。常表现为头痛、呕吐，严重者出现高热、意识障碍、呼吸不规则、脑膜刺激征、针尖样瞳孔、眼球分离斜视或浮动、四肢弛缓性瘫痪及去大脑强直发作、高热、呼吸不规则、血压和脉搏不稳定等症状。

【实验室及其他检查】

1．头颅CT　是诊断脑出血的首选检查。可准确、清晰地显示出血部位、出血量、脑水肿情况及是否破入脑室等，病灶多呈圆形或卵圆形均匀高密度区，边界清楚。

2．头颅MRI和MRA检查　对发现结构异常、明确脑出血的病因有价值。对急性脑出血诊断不如CT，但对检出脑干、小脑的出血灶和监测脑出血的演进过程优于CT。MRA可发现脑血管畸形、血管瘤等病变。

3．DSA　可清楚显示脑血管的位置、形态、分布等，易发现脑动脉瘤、脑动静脉畸形等脑出血的病因。

4．其他检查　包括血、尿常规，血液生化，血糖，凝血功能，心电图和X线摄片检查等，有助于鉴别诊断和了解患者全身情况。

【诊断要点】

中老年患者，在体力活动或情绪激动时突然发病，迅速出现头痛、呕吐等颅内高压症状和偏瘫、失语等局灶性神经缺损症状，血压明显升高，可伴有意识障碍，应高度怀疑脑出血，结合头颅 CT 检查可迅速明确诊断。

【治疗要点】

脑出血的治疗包括安静卧床休息、脱水降颅压、调控血压、防治继续出血、减轻血肿所致继发性损害、促进神经功能恢复、加强护理以防治并发症。

1．内科治疗

（1）一般处理：①卧床休息 2 ~ 4 周，保持安静，避免情绪激动。②保持呼吸道通畅，吸氧，维持动脉血氧饱和度在 90% 以上，$PaCO_2$ 在 25 ~ 35mmHg，必要时行气管插管或切开术。③维持水电解质平衡和保证营养。④维持血糖水平在 6 ~ 9mmol/L，及时纠正血糖过低或过高。⑤明显头痛、过度烦躁不安者，可酌情给予镇静止痛剂。⑥有意识障碍、消化道出血者宜禁食 24 ~ 48h，必要时排空胃内容物。⑦密切观察生命体征，注意瞳孔变化和意识改变。

（2）降低颅内压：积极控制脑水肿、降低颅内压是脑出血急性期治疗的重要环节。可选用 20% 甘露醇、利尿剂、甘油果糖等药物。

（3）调控血压：脑出血后血压升高，是机体为保证脑组织血供的自动调节反应，当颅内压下降时血压也会下降。因此，脑出血急性期一般不予应用降压药物，而以脱水降颅内压治疗为基础。但血压过高时，可增加再出血风险，应及时根据患者的年龄、有无高血压史、有无颅内高压、发病时间、病因等因素调控血压。一般来说，当收缩压＞ 200mmHg 或平均动脉压＞ 150mmHg 时，应使用持续静脉降压药物积极降血压；当收缩压＞ 180mmHg 或平均动脉压＞ 130mmHg 时，若同时有疑似颅内压增高的证据，需考虑监测颅内压，可在保证脑灌注的基础上，用间断或持续静脉降压药降低血压，若没有颅内压增高的证据，降压目标则为 160/90mmHg。脑出血恢复期应积极控制血压，尽量将血压控制在正常范围内。

（4）亚低温治疗：是脑出血的辅助治疗方法。在应用肌松剂和控制呼吸的基础上，采用降温毯、降温仪、降温头盔等进行头部局部和全身降温，将温度控制在 32 ~ 35℃，可减轻脑水肿，减少自由基生成，促进神经功能缺损恢复。

（5）防治并发症：①感染：根据经验、痰培养、尿培养及药物敏感试验结果选用抗生素治疗。②应激性溃疡：重症或高龄患者应用 H_2 受体阻滞剂预防，一旦出血按上消化道出血的治疗常规处理。③稀释性低钠血症：因经尿排钠增多，血钠降低，可加重脑水肿，应限制水摄入量在 800 ~ 1000ml/d，补钠 9 ~ 12g/d。④中枢性高热：多采用物理降温。⑤下肢深静脉血栓形成或肺栓塞：采用普通肝素静脉滴注或低分子肝素皮下注射。

2．外科治疗 一般来说，当脑出血病情危重致颅内压过高，内科保守治疗效果不佳时，应及时进行外科手术治疗。当壳核出血≥ 30ml，丘脑出血≥ 15ml，小脑出血≥ 10ml 或合并脑积水时，可考虑行开颅血肿清除、脑室穿刺引流、经皮钻孔血肿穿刺抽吸等手术治疗。一般在发病后 6 ~ 24h 内进行手术。

3．康复治疗 当患者生命体征稳定、病情不再发展时，宜尽早进行肢体、语言功能和心理的康复治疗，以恢复其神经功能，提高生存质量。

【护理】

1．护理评估

（1）病史：了解患者的病因和危险因素，如患者既往有无高血压、动脉粥样硬化、血液病，有无脑血管疾病的家族史，了解患者的性格特点、生活习惯与饮食结构。了解患者是在活动还是在安静状态下发病，发病前有无情绪激动、活动过度、疲劳、用力排便等诱因，有无头晕、肢体麻木等前驱症状，是否存在剧烈头痛、喷射性呕吐、意识障碍等颅内压增高的表现及其严重程度。

（2）身体评估：评估患者血压升高程度，有无中枢性高热和呼吸节律、频率和深度的异常，脉率和脉律，瞳孔大小及对光反射有无异常，有无意识障碍及其程度，有无失语及其类型，有无肢体瘫痪及其类型、性质、程度，有无吞咽困难，有无排尿、排便障碍，有无脑膜刺激征，有无营养失调。

（3）心理社会评估：注意评估患者有无因突发的肢体残障或沟通能力丧失等因素引起的焦虑、恐惧、自卑等心理问题；了解患者及家属对疾病知识的认知程度和家庭社会支持情况。

（4）实验室及其他检查：注意评估血常规、血生化、凝血功能、头颅CT、脑脊液等辅助检查结果。

2．主要护理诊断

（1）潜在并发症：脑疝。

（2）潜在并发症：消化道出血。

（3）有受伤的危险 与脑出血导致脑组织受损、意识障碍有关。

3．护理计划及评价

潜在并发症：脑疝

（1）护理目标：患者出现脑疝后，能被及时识别及处理。

（2）护理措施

1）密切观察病情变化：严密观察患者瞳孔、意识、体温、脉搏、呼吸、血压等生命体征，如患者出现剧烈头痛、喷射性呕吐、烦躁不安、血压升高、脉搏减慢、意识障碍进行性加重、双侧瞳孔不等大、呼吸不规则等脑疝的先兆表现，应立即报告医生并配合抢救。

2）配合抢救：立即为患者吸氧并迅速建立静脉通道，遵医嘱快速滴注甘露醇或静脉注射呋塞米，并观察药物的疗效及有无不良反应。备好监护仪、抢救药品、气管切开包、脑室穿刺引流包、呼吸机等急救物品和仪器。

（3）护理评价：患者未出现脑疝，或出现脑疝后及时抢救成功。

潜在并发症：消化道出血

（1）护理目标：患者未出现消化道出血，或出现后能被及时识别及处理。

（2）护理措施

1）病情监测：观察患者有无恶心、上腹部疼痛、饱胀、呕血、黑便、尿量减少等症状和体征。胃管鼻饲的患者，每次鼻饲前先抽吸胃液，观察其颜色，若为咖啡色或血性，提示发生出血。观察患者排便的量、颜色和性状，定期进行粪便隐血试验以发现小量出血。观察患者有无面色苍白、口唇发绀、皮肤湿冷、烦躁不安、尿量减少、血压下降等失血性休克的表现。

2）配合抢救：迅速建立静脉通道，遵医嘱补充血容量、纠正酸中毒、应用血管活性药物和 H_2 受体阻滞剂如雷尼替丁和质子泵抑制剂如奥美拉唑，以减少胃酸分泌；必要时冰盐水＋去甲肾上腺素胃管注入止血。注意观察药物的疗效及不良反应。

3）饮食护理：遵医嘱禁食，出血停止后给予清淡、易消化、无刺激性、营养丰富的温凉流质饮食，少量多餐，防止胃黏膜损伤及加重出血。

4）心理护理：上消化道出血是急性脑血管病的常见并发症，系病变导致下丘脑功能紊乱，引起胃肠黏膜血流量减少，胃、十二指肠黏膜出血性糜烂，点状出血和急性溃疡所致。告知患者上消化道出血的原因及预后，并为其创造安静舒适的环境，安慰患者，消除其紧张情绪。

（3）护理评价：患者未出现消化道出血，或出现消化道出血后及时得到有效救治。

有受伤的危险 与脑出血导致脑组织受损、意识障碍有关

（1）护理目标：患者安全，未出现坠床、受伤、关节僵硬、肢体挛缩畸形、压疮等并发症。

（2）护理措施

1）休息与安全：绝对卧床休息2～4周，抬高床头15°～30°，减轻脑水肿。对躁动患者加保护性床栏，必要时用约束带适当约束，防止坠床和受伤。对过度烦躁不安的患者可遵医嘱适量应用镇静剂。

2）生活护理：满足患者基本生活需求，加强口腔、皮肤护理和二便的护理。给予营养易消化的饮食。注意保持床单位整洁、干燥，必要时使用气垫床以预防压疮。将患者瘫痪侧肢体置于功能位，指导和协助患者进行肢体的被动运动，预防关节僵硬和肢体挛缩畸形。

3）保持呼吸道通畅：患者取平卧位头偏向一侧或侧卧位，取下活动义齿，及时清除口鼻分泌物，防止舌根后坠、误吸、窒息或肺部感染。

（3）护理评价：患者未出现坠床、受伤、关节僵硬、肢体挛缩畸形、压疮等并发症。

【健康教育】

1．疾病预防指导 指导高血压患者避免引起血压骤然升高的各种因素，如保持情绪稳定，避免过分喜悦、愤怒、焦虑、恐惧等不良心理和惊吓等刺激；建立健康的生活方式，保证充足睡眠，适当运动，避免体力或脑力过度劳累和突然用力；进低盐、低脂、高蛋白、高维生素饮食；戒烟酒；养成定时排便的习惯，保持排便通畅。

2．疾病知识指导 告知患者脑出血的基本病因、主要危险因素和防治方法，指导其遵医嘱正确服用降压药物，维持血压稳定。教会患者对疾病早期表现的识别，发现血压异常波动或无诱因的剧烈头痛、头晕、肢体麻木、乏力或语言障碍等症状时，应及时就诊。

3．康复指导 教会患者自我护理的方法和康复训练的技巧，如向健侧和患侧的翻身训练、桥式运动等肢体功能训练及语言和感觉功能训练的方法。

4．预后 脑出血预后与出血量、出血部位及有无发生并发症有关。其中，脑干、丘脑和脑室的大量出血预后较差。脑出血死亡率约40%，死因主要为脑水肿、颅内高压和脑疝。

小 结

1. 脑出血最常见的病因为高血压合并细小动脉硬化。

2. 患者常在活动或情绪激动时急性发病，常无前驱症状，数分钟至数小时可达高峰，除了局灶性定位症状外，患者常有剧烈头痛、喷射性呕吐和意识障碍等全脑症状，发病时血压明显增高。

3. 头颅CT是明确诊断的首选方法，起病后可立即出现出血区的高密度影。治疗以脱水降颅压、调节血压、防止继续出血、促进神经功能恢复和防治并发症为主要内容。

4. 脑疝和上消化道出血是脑出血的常见并发症，前者还是脑出血死亡的主要原因，应做好相关护理。

思考题

结合本部分案例请思考：

1．在病情进展阶段，应如何对待患者血压升高的问题？

2．患者生命体征平稳后应对患者进行哪些健康教育？

T11-4

第十一章脑出血思考题参考答案

五、蛛网膜下腔出血

蛛网膜下腔出血（subarachnoid hemorrhage，SAH）指多种原因导致脑底部或脑表面血管破裂，血液直接流入蛛网膜下腔引起的一种临床综合征，又称原发性蛛网膜下腔出血。颅内血肿穿破脑组织，血液流入蛛网膜下腔者，称为继发性蛛网膜下腔出血。

【病因和发病机制】

1．病因　引起蛛网膜下腔出血最常见的病因是颅内动脉瘤，其次是脑血管畸形，多见于青年人。脑底异常血管网病、颅内肿瘤、血液系统疾病、颅内静脉系统血栓形成和抗凝治疗等也可引起蛛网膜下腔出血。另有约 10% 的患者原因不明。

2．发病机制　随着年龄增长，由于动脉粥样硬化、高血压、血流冲击等影响，动脉壁弹性逐渐减弱，管壁薄弱处向外突出形成囊状动脉瘤，好发于脑底 Willis 环的分支部位。

病变血管破裂，血液进入蛛网膜下腔。颅内容积的增加、血液凝固阻塞造成的脑脊液回流受阻可使患者出现颅内压增高，严重者可发生脑疝。血细胞崩解可释放 5- 羟色胺、内皮素、组胺等多种活性物质和炎性物质，引起脑动脉痉挛及化学性脑膜炎。血液及分解产物还可直接刺激下丘脑引起功能紊乱，导致高热、高血糖、心律失常等。

【临床表现】

1．一般症状　蛛网膜下腔出血以中青年发病居多，起病突然，多数患者发病前有明显诱因，如剧烈运动、过度疲劳、用力排便、情绪激动等。临床表现差异较大，轻者可无明显的临床症状和体征，重者可突然昏迷甚至死亡。

（1）头痛：动脉瘤性蛛网膜下腔出血的典型表现为突发异常剧烈全头痛，多伴发恶心、呕吐，可有一过性意识障碍。部分患者发病前数日或数周有轻微头痛，为小量前驱出血或动脉瘤受牵拉所致。动脉瘤性蛛网膜下腔出血头痛可持续数日不变，2 周后逐渐减轻。如头痛再次加重，常提示动脉瘤再次出血。动静脉畸形破裂所致蛛网膜下腔出血头痛程度常较轻。

（2）脑膜刺激征：以颈项强直最多见。常于发病后数小时出现，3 ～ 4 周后消失。但老年人、衰弱患者或小量出血者，可无明显脑膜刺激征。

（3）眼部症状：20% 患者眼底可见玻璃体下片状出血，发病 1h 内即可出现，是急性高颅压和眼静脉回流受阻所致，有助于诊断疾病。此外，眼球活动障碍也可提示动脉瘤所在的部位。

（4）精神症状：约 1/4 的患者可出现精神症状，如谵妄和幻觉等。

2．并发症

（1）再出血：是蛛网膜下腔出血严重的并发症，多在病后 10 ～ 14 日发生，死亡率约增加 1 倍。临床表现为在病情稳定和好转的情况下，再次出现剧烈头痛、恶心呕吐、意识障碍加深、痫性发作或原有症状和体征加重，CT 和脑脊液检查提示新的出血。

（2）脑血管痉挛：发生于蛛网膜下腔中血凝块环绕的血管，痉挛严重程度和出血量相关。临床症状取决于发生痉挛的血管，常表现为波动性的轻偏瘫或失语，多发生于出血后 3 ～ 5 天。5 ～ 14 天为高峰期，2 ～ 4 周后逐渐消失。

（3）脑积水：蛛网膜下腔和脑室内血凝块堵塞脑脊液循环通路，引起急性脑积水，轻者表现为嗜睡、思维缓慢和近记忆损害，重者出现头痛、呕吐、意识障碍、脑疝。亚急性脑积水发生于起病数周后，表现为隐匿出现的痴呆、步态异常和尿失禁。

【实验室及其他检查】

1．头颅 CT　为确诊蛛网膜下腔出血的首选检查，表现为蛛网膜下腔出现高密度影。CT 还可确定有无脑实质或脑室出血及是否伴脑积水或脑梗死，并可初步判断颅内动脉瘤的位置。

2．头颅 MRI　主要用于发病 1 ～ 2 周后，可检出脑干小动脉畸形。需注意蛛网膜下腔出血急性期 MRI 检查可能诱发再出血。

3．腰椎穿刺 若 CT 扫描结果阴性，建议行腰椎穿刺脑脊液检查。均匀一致血性脑脊液为蛛网膜下腔出血的特征性表现。血性脑脊液离心后上清液发生黄变，或者发现吞噬有红细胞、含铁血黄素或胆红素结晶的吞噬细胞，提示脑脊液中红细胞已存在一段时间，支持蛛网膜下腔出血诊断。须注意腰椎穿刺有诱发脑疝的风险。

4．DSA 应尽早行全脑 DSA 检查，以确定有无动脉瘤、出血原因，决定治疗方法和判断预后，是临床上诊断动脉瘤的金标准。宜在发病 3 天内或 3 周后进行造影，以避开脑血管痉挛和再出血高峰期。

【诊断要点】

患者在活动或情绪激动时突然出现剧烈头痛、恶心、呕吐；脑膜刺激征阳性；无局灶性神经体征；头颅 CT 显示蛛网膜下腔和脑池高密度影，或腰椎穿刺脑脊液为均匀一致血性、压力增高，可临床确诊。

【治疗要点】

治疗原则为：寻找出血原因，防治再出血，降低颅内压，防治继发性脑血管痉挛及脑积水等并发症，降低死亡率和致残率，预防复发。主要措施包括：

1．一般治疗 密切监测生命体征和神经系统体征的变化，保持气道通畅，脱水降颅内压，调整血压，维持水电解质和酸碱平衡，预防感染。

2．防治再出血

（1）绝对卧床休息：4 ~ 6 周，避免一切可引起血压和颅内压增高的因素，如用力排便、咳嗽、打喷嚏、情绪激动等，出现上述情况可针对性应用通便、镇咳、镇静、止痛药。

（2）调控血压：去除疼痛等诱因后，若平均动脉压＞ 125mmHg 或收缩压＞ 180mmHg，可在密切监测血压下用短效安全的降压药，保持血压稳定于正常或发病前水平，且维持脑灌注压。一般将收缩压控制在 160mmHg 以下。

（3）抗纤溶药物：抗纤溶药物如氨基己酸、氨甲苯酸等，可抑制纤溶酶形成，推迟动脉瘤周围的血块溶解引起再出血。注意有无深静脉血栓形成、脑缺血等不良反应。

3．防治脑血管痉挛 一旦发生，尤其是后期的脑血管痉挛，很难逆转，因此重在预防。推荐早期使用口服或静脉泵入尼莫地平改善患者预后。

4．防治脑积水 轻度的急、慢性脑积水可选用乙酰唑胺口服，亦可用甘露醇、呋塞米等药物。药物治疗无效者可考虑脑室穿刺脑脊液引流术。

5．手术治疗 消除动脉瘤是防治动脉瘤性蛛网膜下腔出血的最佳方法。手术常采用动脉瘤颈夹闭术、动脉瘤栓塞术或动脉瘤切除术，目前研究发现介入治疗比手术治疗的危险度显著降低。对颅内动静脉血管畸形者，可采用动静脉畸形整块切除术、供血动脉结扎术、血管内介入治疗等。

【主要护理措施】

1．缓解头痛

（1）指导患者采用缓慢深呼吸、听音乐、转移注意力等方法缓解头痛，必要时遵医嘱应用镇痛镇静剂。

（2）用药护理：甘露醇快速静脉滴注，注意观察尿量，记录 24h 出入量，定期复查电解质，密切观察尼莫地平有无皮肤发红、多汗、心动过速或过缓、胃肠不适、血压下降等不良反应发生。

（3）心理护理：耐心向患者解释头痛发生的原因及可能持续的时间，且随着出血停止和血肿吸收，头痛会逐渐缓解，使患者消除紧张、焦虑、恐惧心理。

2．预防再出血

（1）活动与休息：强调绝对卧床 4 ～ 6 周并抬高床头 15° ～ 20°，避免搬动和过早下床活动。保持病室安静、舒适，避免不良的声、光刺激，严格限制探视，治疗和护理活动集中进行。当患者病情好转、头部 CT 检查证实出血基本吸收或 DSA 检查没有发现颅内血管病变时，可逐渐抬高床头、床上坐位、床旁站立和适当活动。

（2）避免诱因：告知患者及家属应避免诱发再出血的一切危险因素，控制血压和颅内压。

（3）病情监测：蛛网膜下腔出血再出血发生率较高。颅内动脉瘤发病后 24h 内再出血的风险最大。密切观察患者症状、体征好转后，有无再次剧烈头痛、恶心、呕吐、意识障碍加重、原有局灶症状和体征重新出现等表现，发现异常及时报告医生处理。

【健康教育】

1．疾病知识指导　向患者及家属介绍疾病的病因、诱因、临床表现、应进行的相关检查、病程和预后、防治原则和自我护理的方法。告知患者情绪稳定对疾病恢复和预防复发的意义，使患者遵医嘱绝对卧床休息并积极配合治疗和护理。指导家属关心、体贴患者，在精神和物质上对患者给予支持，减轻患者的焦虑、恐惧等不良心理反应。告知患者及家属再出血的表现，发现异常，及时就诊。女性患者避孕 1 ～ 2 年。

2．预后　SAH 的预后与病因、年龄、动脉瘤的部位、瘤体大小、出血量、血压升高和波动、有无并发症、治疗及时与否、手术时机选择等有关。年龄大于 45 岁、发病即昏迷、收缩压高、出血量大、动脉瘤大、动脉瘤位于大脑前动脉和椎 - 基底动脉处、伴发再出血和脑血管痉挛等预后较差。

小　结

1. 蛛网膜下腔出血最常见的病因为颅内动脉瘤，其次为脑血管畸形。

2. 典型表现为剧烈运动、情绪激动、用力咳嗽和排便等状态下起病，突然出现剧烈头痛、呕吐、脑膜刺激征阳性，重者可有意识障碍或烦躁、谵妄等精神症状。

3. 腰椎穿刺脑脊液检查对确诊 SAH 最具诊断价值和特征性，脑脊液压力增高，呈均匀一致的血性。

4. 再出血是 SAH 最严重的并发症，多于起病 4 周内发生，应注意积极防治，措施主要包括绝对卧床休息 4 ～ 6 周、避免一切可引起颅内压增高和血压增高的因素、调控血压、应用抗纤溶药物。

5. 护理重点为预防和及时处理再出血、头痛及健康教育。

（由天辉　廖春莲）

第五节　重症肌无力

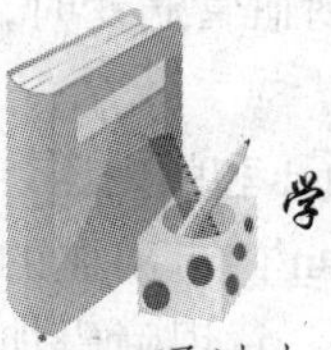

学习目标

通过本节内容的学习，学生应能够：

◎ 识记

陈述重症肌无力的概念和病因。

◎ 理解

归纳重症肌无力的临床表现、辅助检查和治疗要点。

◎ 运用

护理重症肌无力患者并进行健康教育。

重症肌无力（myasthenia gravis，MG）是一种神经 - 肌肉接头传递功能障碍的获得性自身免疫性疾病。主要由于神经 - 肌肉接头突触后膜上乙酰胆碱受体（AChR）受损引起。临床主要表现为部分或全身骨骼肌无力和极易疲劳，活动后症状加重，经休息和应用胆碱酯酶抑制剂治疗后症状减轻。

【病因及发病机制】

本病由 AChR 抗体介导，在细胞免疫和补体参与下，突触后膜的 AChR 被大量破坏，导致神经 - 肌肉接头的传递功能发生障碍。当连续的神经冲动到来时，不能产生引起肌纤维收缩的动作电位，在临床上表现为易疲劳的肌无力。

【临床表现】

可见于任何年龄。发病年龄有两个高峰：20 ~ 40 岁发病者以女性多见，40 ~ 60 岁发病者以男性多见。年龄大者多合并胸腺瘤。常见诱因有感染、手术、全身性疾病、过度疲劳、精神创伤、妊娠、分娩等。

（一）临床特征

1．病程特点　多数起病隐匿，呈进展性或缓解与复发交替性发展。多数病例迁延数年至数十年，靠药物维持。少数病例可自行缓解。

2．受累骨骼肌病态疲劳　肌肉连续收缩后出现严重无力甚至瘫痪，休息后症状可减轻。肌无力症状呈“晨轻暮重”现象，即下午或傍晚劳累后加重，晨起或休息后减轻。

3．受累肌的分布和表现　全身骨骼肌均可受累，多以脑神经支配的肌肉最先受累。首发症状常为一侧或双侧眼外肌麻痹，如上睑下垂、斜视和复视、眼球活动受限甚至固定，但瞳孔括约肌不受累。面部肌肉和口咽肌受累时出现表情淡漠、连续咀嚼无力、饮水呛咳、吞咽困难和构音障碍。累及胸锁乳突肌和斜方肌则表现为抬头困难，转颈、耸肩无力。四肢肌肉受累以近端无力为重，表现为抬臂、梳头、上楼梯困难，腱反射通常不受影响。

4．重症肌无力危象　指呼吸肌受累时出现咳嗽无力甚至呼吸困难，需要呼吸机辅助通气，是致死的主要原因。诱发因素为呼吸道感染、精神紧张、手术、全身疾病等。心肌偶可受累，可引起突然死亡。

5．胆碱酯酶抑制剂治疗有效　是重症肌无力重要的临床特征。

（二）临床分型（Osserman 分型）

Ⅰ 眼肌型（15% ～ 20%）：病变仅限于眼外肌，出现上睑下垂和复视。

ⅡA 轻度全身型（30%）：可累及眼、面、四肢肌肉，生活多可自理，无明显咽喉肌受累。

ⅡB 中度全身型（25%）：四肢肌群明显受累，伴有眼外肌麻痹及明显咽喉肌无力症状，表现为咀嚼无力、吞咽困难、构音障碍，但呼吸肌受累不明显。

Ⅲ 急性重症型（15%）：急性起病，常在数周内累及延髓肌、肢带肌、躯干肌和呼吸肌，肌无力严重，有重症肌无力危象，死亡率较高。

Ⅳ 迟发重症型（10%）：病程达 2 年以上，常由Ⅰ、ⅡA、ⅡB 型发展而来，症状同Ⅲ型，常合并胸腺瘤，预后差。

Ⅴ 肌萎缩型：少数患者肌无力伴肌萎缩。

【实验室及其他检查】

（一）重复神经电刺激

此为常用的具有确诊价值的检查方法。该检查应在停用新斯的明 17h 后进行，以免造成假阳性。重复低频电刺激后动作电位波幅递减程度在 10% 以上，高频电刺激时递减程度在 30% 以上为阳性。

（二）肌电图

普通肌电图检查无异常。单纤维肌电图检查间隔时间延长为阳性。

（三）AChR 抗体滴度的监测

此对重症肌无力的诊断具有特征性意义。85% 以上全身型重症肌无力患者 AChR 抗体滴度增高，但眼肌型患者 AChR 抗体滴度升高可不明显。

（四）疲劳试验（Jolly 试验）

患者持续上视后出现上睑下垂或两臂持续平举后出现上臂下垂，休息后恢复为阳性，有助于重症肌无力的诊断。

（五）抗胆碱酯酶药物试验

此试验有助于该病的诊断。临床常用下面两种方法：

1．新斯的明试验　肌内注射新斯的明 0.5 ～ 1mg，20min 后肌无力症状明显减轻为阳性。可同时注射阿托品 0.5mg 对抗新斯的明的毒蕈碱样反应。

2．依酚氯铵（腾喜龙）试验　用注射用水将依酚氯铵 10mg 稀释至 1ml，静脉注射 2mg，观察 20s，若无出汗、唾液增多等不良反应，再给予 8mg，1min 内症状好转、持续 10min 又恢复原状者为阳性。

（六）胸腺 CT、MRI 检查

可发现胸腺增生和肥大。

【诊断要点】

根据病变所累及骨骼肌在活动后出现疲劳无力，休息后减轻和晨轻暮重的临床特点，辅以疲劳试验、新斯的明试验阳性，重复神经电刺激检查示波幅递减，血清中 AChR 抗体滴度增高等可作出诊断。并行胸腺 CT、MRI 检查确定有无胸腺增生或胸腺瘤。

【治疗要点】

（一）药物治疗

1．胆碱酯酶抑制剂　抑制 ACh 的水解，改善神经 - 肌肉接头间的传递，增加肌力。常用药物有溴吡斯的明和溴新斯的明，辅以氯化钾、麻黄碱等可加强胆碱酯酶抑制作用。

2．糖皮质激素　通过抑制自身免疫反应，减少 AChR 抗体的生成，促进突触前膜 ACh 的释放，促使运动终板再生和修复，改善神经 - 肌肉接头的传递功能。适用于各种类型的重症肌无力。常用药物有甲泼尼龙和地塞米松。为避免用药初期病情加重，采用小剂量递增法，待病情稳定后再逐渐减量维持。危重症、已使用气管插管或呼吸机者采用冲击疗法。

3．免疫抑制剂 适用于对糖皮质激素不能耐受、疗效不佳者或因患有高血压、糖尿病、溃疡病等不能用激素者。常用药为环磷酰胺、硫唑嘌呤、环孢素。

（二）胸腺治疗

胸腺肥大、胸腺肿瘤、高 AChR 抗体效价或对抗胆碱酯酶药治疗反应不满意者可行胸腺切除术。不适于做胸腺切除者可行胸腺深部放射治疗。

（三）血浆置换

仅适用于危象和难治性重症肌无力。通过置换患者血浆，清除患者血浆中 AChR 抗体、补体及免疫复合物。起效快，但疗效持续时间短，且不良反应大。

（四）危象处理

危象是重症肌无力患者最危急的状态。不论何种危象均应确保呼吸道通畅，必要时配合行气管插管或气管切开，应用人工呼吸机辅助呼吸，并依据危象的不同类型采取相应处理方法：

1．肌无力危象 最常见，疾病本身发展所致，多由于抗胆碱酯酶药量不足。注射新斯的明后症状显著减轻为其特点。

2．胆碱能危象 少见，由抗胆碱酯酶药过量引起。注射新斯的明无效，症状反而加重，立即停用抗胆碱酯酶药，待药物排出后重新调整剂量。

3．反拗危象 少见，由于对抗胆碱酯酶药不敏感而出现严重的呼吸困难。应停用抗胆碱酯酶药，对气管插管或切开的患者可采用大剂量类固醇激素治疗，待运动终板功能恢复后调整抗胆碱酯酶药剂量。

【主要护理措施】

1．活动与休息 指导患者充分休息，避免疲劳。肌无力症状明显时，协助患者进食、穿衣、如厕等生活活动；症状减轻时，鼓励患者生活尽量自理。患者常有咀嚼无力、吞咽困难，宜安排患者在用药后 15 ～ 30min 药效强时进餐。重症患者可鼻饲流质饮食。

2．病情观察 注意患者有无呼吸困难加重、发绀、咳嗽无力、腹痛、出汗、唾液或喉头分泌物增多等现象，避免感染、外伤、疲劳和紧张过度等诱发肌无力危象的因素。

3．急救护理 尽快解除肌无力危象，抬高床头，给予氧气吸入，鼓励患者咳嗽和深呼吸，及时清除口腔、鼻腔分泌物。备好新斯的明、人工呼吸机等抢救药品和器材，必要时配合行气管插管、气管切开。

4．用药护理 告知患者药物的服用方法、不良反应及注意事项，避免因用药不当而诱发重症肌无力危象。

（1）抗胆碱酯酶药：从小剂量开始，以保证最佳效果和维持进食能力为度。严格掌握用药剂量和时间，以防用药不足或用药过量导致肌无力危象或胆碱能危象。

（2）糖皮质激素：大剂量类固醇激素治疗初期可使病情加重，甚至出现危象，应严密观察呼吸变化，并作好气管切开和使用人工呼吸机的准备。长期服药者，应注意有无消化道出血、骨质疏松等并发症。

（3）免疫抑制剂：应定期检查血象，注意肝肾功能的变化。若出现白细胞减少、血小板减少、出血性膀胱炎等不良反应则应停药。加强对患者的保护性隔离，避免医院内感染。

（4）注意用药禁忌：避免应用使肌无力症状加重甚至诱发危象的药物，包括阻滞神经 - 肌肉接头传递药如氨基糖苷类抗生素、普鲁卡因胺、普萘洛尔、氯丙嗪及肌肉松弛剂如己氨胆碱、琥珀胆碱。

5．心理护理 为存在构音障碍的患者提供纸、笔等交流工具，鼓励患者采用文字形式和肢体语言表达自己的需求，保证患者与家属、医护人员的有效沟通，帮助患者积极配合治疗。

【健康教育】

1．疾病知识指导　帮助患者及家属认识本病的临床过程、治疗要求及预后，使患者认识到良好的心理状态、乐观的生活态度对疾病治疗的重要性，指导患者建立健康的生活方式，保证充分休息和睡眠，避免感染、疲劳、妊娠、分娩等诱发因素。

2．用药指导　介绍所用药物的名称、剂量及常见不良反应，指导患者遵医嘱正确服用药物，避免漏服、自行更改药量或停服。因其他疾病就诊时应主动告知患有本病，避免误用药物而加重病情。

3．饮食指导　给予高热量、高蛋白、高维生素、富含钾钙的饮食，避免摄入粗糙、干硬的食物。指导患者进餐时若感到咀嚼无力，应适当休息后再进食；若出现饮水呛咳、吞咽困难时，不能强行服药和进食，以免导致窒息或吸入性肺炎；若出现进食明显减少、体重减轻、精神不振、皮肤弹性减退等营养不良表现时，及时就诊。

4．活动指导　告知患者平时活动宜选择在清晨、休息后或肌无力症状较轻时进行，且应自我调节活动量，以省力和不感到疲劳为原则。活动时应有家属陪伴。

5．预后　除儿童患者可有自行缓解外，其他患者一般经历波动期、稳定期和慢性期的临床过程。患者在波动期（发病后 5 年内）易发生肌无力危象，并常死于呼吸系统并发症。5 年后进入稳定期，10 年以上为慢性期，患者在上述两期时预后较好，极少有危象发生。

小　结

1. 重症肌无力是一种神经-肌肉接头传递功能障碍的获得性自身免疫性疾病，感染、手术、全身性疾病、过度疲劳、精神创伤、妊娠、分娩等是常见的诱发因素。

2. 肌无力症状呈“晨轻暮重”现象，呼吸肌受累时出现咳嗽无力甚至呼吸困难，需要呼吸机辅助通气，是致死的主要原因。

3. 护理中应掌握肌无力危象的急救处理及健康教育。

（由天辉　廖春莲）

第六节　癫　痫

学习目标

通过本节内容的学习，学生应能够：

◎ 识记

说出痫性发作和癫痫持续状态的概念。

◎ 理解

总结癫痫的病因及影响发作的因素、临床表现、治疗要点（药物的治疗原则）、癫痫大发作的临床表现及治疗要点。

◎ 运用

按护理程序护理癫痫患者并进行健康教育。

T11-5
案例 11-3 分析

案例 11-3

患者，女性，27 岁，5h 前突然出现阵发性抽搐，眼球上翻、瞳孔散大、口吐白沫、口唇青紫、舌咬伤、尿失禁，持续约 3min，5 ~ 10min 后又发作，发作间期意识不清。既往有癫痫发作史，前几天自行停药。其父有癫痫发作史。

查体：T 38℃，P 100 次 / 分，R 20 次 / 分，BP 120/80mmHg，浅昏迷，双瞳孔等大等圆，直径约 3mm，对光反射灵敏。

问题与思考：

1．该患者初步诊断是什么？

2．其发病原因是什么？

癫痫（epilepsy）是由多种原因引起的脑部神经元高度同步化异常放电导致的临床综合征，发作时具有突发性、短暂性、重复性和刻板性的特点。因异常放电神经元的位置和异常放电波及的范围不同，患者发作的形式也不同，临床可表现为运动、感觉、意识、精神、行为和自主神经功能障碍。每次发作或每种发作过程称为痫性发作（seizure）。

【病因及发病机制】

（一）病因

1．症状性癫痫 指由明确的中枢神经系统结构损伤或功能异常引起的癫痫。病因主要包括发育异常、颅脑外伤、颅内肿瘤、脑血管疾病、中枢神经系统感染、神经系统变性疾病、代谢性疾病、药物和毒物、缺氧等。

2．特发性癫痫 指病因不明，未发现脑部有足以引起癫痫发作的结构性损伤或功能异常，一般认为是与遗传因素密切相关的癫痫。特点为常在某一特定年龄段（儿童或青年期）起病，具有特征性临床及脑电图表现，药物治疗效果较好。

3．隐源性癫痫 指临床表现为症状性癫痫，通过现有检查手段却无法明确病因者，占全部癫痫的 60% ~ 70%。

（二）影响发作的因素

1．年龄 多种特发性癫痫的外显率与年龄密切相关。如婴儿痉挛症多在 1 岁内起病，儿童失神发作多在 6 ~ 7 岁时起病，肌阵挛发作在青春期前后起病。

2．遗传因素 可影响癫痫的易患性，如特发性和症状性癫痫的近亲中，癫痫的患病率分别为 1% ~ 6% 和 1.5%。

3．睡眠 癫痫发作与睡眠 - 觉醒周期有一定关系，如全面强直 - 阵挛发作常在晨醒后发生，婴儿痉挛症多在醒后和睡前发作。

4．内环境改变 内分泌失调、电解质紊乱和代谢异常等均可影响神经元放电阈值而导致痫性发作。

（三）发病机制

发病机制非常复杂，迄今尚未完全阐明。

1．痫性放电的发生 神经元异常放电是癫痫发病的电生理基础。在癫痫病灶边缘或癫痫病灶内有直接导致癫痫发作的致痫灶，致痫灶神经元的膜电位与正常神经元不同，在每次动作电位之后可出现阵发性去极化漂移，同时产生高幅高频的棘波放电。

2．痫性放电的传播 致痫灶神经元的重复异常高频放电，通过突触联系和强直后的易化作用诱发周边及远处的神经元同步放电，从而引起异常电位的连续传播，传播范围尚取决于其他部位的抑制能力。

3．痫性放电的终止　主要与脑内各梯层的主动抑制作用相关，癫痫病灶内产生巨大突触后电位，激活负反馈机制，使细胞膜长时间处于过度去极化状态，从而抑制异常放电扩散，同时减少癫痫病灶的传入性冲动，促使放电的终止。

【分类】

包括癫痫发作分类和癫痫综合征分类。癫痫发作指一次发作的全过程，一般根据发作时的临床表现和脑电图特征进行分类；癫痫综合征指一组疾病或综合征，一般根据癫痫的病因、发病机制、临床表现、疾病演变过程、治疗效果等综合因素进行分类。

【临床表现】

癫痫的临床表现多种多样，但均具有以下共同特征：①发作性：症状突然发生，持续一段时间后迅速恢复，间歇期表现正常；②短暂性：每次发作持续时间为数秒或数分钟，很少超过30min（癫痫持续状态除外）；③反复性：第一次发作后，经过不同间隔时间会有第二次或更多次的发作；④刻板性：每次发作的临床表现几乎一样。本书重点介绍癫痫发作和癫痫持续状态的临床表现。

1．部分性发作（partial seizures）　发作起始症状和脑电图特点均提示痫性放电源于一侧大脑半球。分为单纯部分性发作、复杂部分性发作和部分性发作继发全面性发作3种类型。

（1）单纯部分性发作：痫性发作的起始症状和脑电图变化提示痫性灶在对侧相应的皮质区域。发作突发突止，持续时间一般不超过1min；以局部症状为特征，无意识障碍。分为4型：

1）部分运动性发作：病灶多在中央前回及附近。表现为局部重复抽动，多见于一侧口角、眼睑、手指或足趾，也可涉及整个一侧面部或一个肢体远端。常见的发作形式有：① Jackson发作：发作自一处开始后按大脑皮质运动区分布顺序缓慢移动，如自一侧拇指沿手指、腕部、前臂、肘部、肩部、口角、面部逐渐扩展，严重者发作后发作部位可能遗留暂时性（30min ～ 36h）的瘫痪，称Todd瘫痪；②旋转性发作：双眼突然向一侧偏斜，之后头部不自主同向转动，伴有身体的扭转，一般不超过180°；③姿势性发作：表现为一侧上肢外展、肘部屈曲，头向同侧扭转，眼睛注视同侧；④发音性发作：患者不自主重复发作前的单音或单词，偶可表现为语言功能的抑制。

2）部分感觉性发作：躯体感觉性发作表现为一侧肢体麻木感、针刺感、触电感等，多发生在口角、手指或足趾等部位；特殊感觉发作表现为视觉性发作（简单幻视如闪光）、听觉性发作（简单幻听如噪声）、嗅觉性发作（如焦臭）；眩晕性发作多表现为旋转感、漂浮感、下沉感。

3）自主神经性发作：病灶多在岛叶、丘脑及边缘系统。患者可出现皮肤苍白、潮红、多汗、立毛、上腹不适、腹痛、头痛、尿失禁等。

4）精神性发作：病灶在边缘系统。表现为各种类型的遗忘症、情感异常、错觉等。

（2）复杂部分性发作（complex partial seizure，CPS）：又称精神运动性发作，伴有意识障碍。病灶多在颞叶，又称颞叶癫痫。

1）仅表现为意识障碍：多为意识模糊，少有意识丧失。

2）表现为意识障碍和自动症：经典的复杂部分性发作，患者在意识丧失前常有上腹部感觉异常或情感（恐惧）、认知（似曾相识）和感觉性症状等先兆，随后出现意识障碍、呆视和动作停止。发作通常持续1 ～ 3min。

自动症是指在癫痫发作过程中或发作后意识模糊状态下出现的具有一定协调性和适应性的无意识活动，伴有遗忘，患者往往先瞪视不动，然后出现口及消化道自动症、手足自动症、走动自动症、语言自动症。

3）表现为意识障碍和运动症状：患者发作开始即出现意识障碍和各种运动症状，尤其在睡眠中发生。运动症状表现为局灶性或不对称强直、阵挛和变异性肌张力动作、各种特殊姿势等。

（3）部分性发作继发全面性发作：先表现为上述部分性发作，之后发展为全面性发作。

2．全面性发作（generalized seizures） 痫性发作的起始症状和脑电图变化提示发作起源于双侧脑部，早期出现意识障碍。

（1）全面强直-阵挛发作（generalized tonic-clonic seizure，GTCS）：以意识丧失、全身强直后出现阵挛为特征。患者突然出现意识障碍、跌倒，之后出现强直-阵挛发作，部分可有短暂头晕、腹部不适、肌肉抽动等先兆。发作分为以下3期：

1）强直期：全身骨骼肌呈持续性收缩，表现为上睑抬起，眼球上翻或凝视；喉部痉挛，发出叫声；张口后突然闭合，可咬伤舌尖；颈部和躯干先屈曲而后反张；上肢先上举后旋再转为内收前旋，下肢自屈曲转为强烈伸直；呼吸肌强直收缩可致呼吸暂停。持续10～20s后，肢端出现微细震颤，进入阵挛期。

2）阵挛期：震颤幅度增大并延及全身，表现为全身肌肉节律性一张一弛地抽动，阵挛频率由快变慢，松弛期逐渐延长，最后一次强烈痉挛后，抽搐突然停止。持续30s～1min。

在以上两期中可见舌咬伤；瞳孔散大，心率增快，血压升高，汗液、唾液和支气管分泌物增多等自主神经征象；呼吸暂时中断，皮肤自苍白转为发绀；瞳孔对光反射和深、浅反射消失，病理反射阳性。

3）发作后期：此期尚有短暂的强直痉挛，以面肌和咬肌为主，导致牙关紧闭，可致舌咬伤。本期全身肌肉松弛，可引起二便失禁。呼吸首先恢复，瞳孔、心率、血压随之恢复正常；肌张力松弛，意识逐渐苏醒。从发作开始至意识恢复需5～15min。醒后常感头痛、头昏、全身酸痛和疲乏，对抽搐全无记忆。部分患者在意识障碍减轻后进入昏睡，个别患者在完全清醒前有自动症或暴怒、惊恐等情感变化，强行约束可造成伤人和自伤。典型脑电图改变为：强直期为振幅逐渐增强的弥漫性10次/秒波，阵挛期为逐渐变慢的弥漫性慢波伴间歇发作的成群棘波，后期呈低平记录。

（2）强直性发作：全身骨骼肌强直性收缩，常伴有面色苍白、心率增快等自主神经症状，持续数秒至数十秒；伴短暂的意识丧失，典型发作期脑电图可见暴发性多棘波。

（3）阵挛性发作：特征为全身重复性阵挛性抽搐伴意识丧失，持续1min至数分钟。脑电图无特异性。

（4）失神发作：包括典型和不典型失神发作。前者主要见于儿童，突发性瞬间意识丧失，停止正在进行的活动，呼之不应，可有凝视、节律性眨眼，上肢或手常伴有小的阵挛性抽动，手中持物坠落；一般持续5～10s，事后立即清醒，继续原先的活动，对发作无记忆，少有跌倒发生；每天发作数次至数百次不等。脑电图见规律对称的3Hz棘-慢波综合，活动背景正常。不典型失神发作起始和终止均较典型失神缓慢，除意识丧失外，常伴有肌张力降低，偶有肌阵挛。

（5）肌阵挛发作：表现为突发短暂快速的肌收缩，可遍及全身，也可限于面部、躯干、肢体，常成簇发作，可由声、光等刺激诱发，一般无意识障碍。脑电图示多为棘-慢波。

（6）无张力性发作：表现为部分或全身肌肉张力突然降低，造成垂颈（点头）、张口、肢体下垂或猝倒，持续数秒至1min，发作后立即清醒和站立，发作时间短者意识障碍不明显。脑电图示多棘-慢波或低电位快活动。

3．癫痫持续状态

（1）概念：癫痫持续状态（status epilepticus，SE）又称癫痫状态，以往将“一次癫痫发作持续30min以上，或连续多次发作间期意识或神经功能未恢复至通常水平又再频繁发作者”均定义为SE。新的观点则认为GTCS持续5min以上即有可能发生神经元损伤，因此，对于

GTCS 的患者若发作持续时间超过 5min 即可考虑诊断为 SE。

（2）病因和诱因：任何类型癫痫均可出现 SE，以全面强直 - 阵挛发作最常见。不恰当地停止使用抗癫痫药物（anti-epileptics，AEDs）是癫痫持续状态最常见的原因，其他还有中枢神经系统感染、脑外伤、脑肿瘤、脑卒中、药物中毒等。常见的诱因有不规范 AEDs 治疗、感染、疲劳、饮酒、精神因素、妊娠等。

（3）分类：SE 可分为全面性发作持续状态和部分性发作持续状态。以全面性强直 - 阵挛发作持续状态最常见、最危险，表现为强直 - 阵挛发作反复发生，严重意识障碍伴高热、代谢性酸中毒、低血糖、休克、电解质紊乱（低钾、低钙）和肌红蛋白尿等，可发生心、脑、肝、肺等多脏器功能衰竭，自主神经紊乱和生命体征改变。

【实验室及其他检查】

1．脑电图（EEG） 是诊断癫痫最重要的检查方法，有助于明确癫痫的诊断及分型和确定特殊综合征。常规头皮脑电图仅能记录到 49.5% 患者的痫性放电，重复检查或采用过度换气、闪光刺激、剥夺睡眠等激发方法可提高检出率。24h 长程电脑监测和视频脑电图（video-EEG）可有效提高痫性放电的检出率。在少数健康人也可记录到癫痫样放电，故不能仅依据脑电图诊断。

2．影像学检查 CT 和 MRI 可确定脑结构异常或病变，功能影像学检查如 SPECT、PET 等可从不同角度反映脑局部代谢变化，辅助癫痫灶的定位。

【诊断要点】

依据患者发作的病史和可靠目击者提供的详细描述确定是否为癫痫及发作类型，如脑电图记录到发作或发作间期痫样放电，临床可诊断为癫痫。还需通过血生化检查、影像学检查等明确病因。

【治疗要点】

治疗目的：控制发作或最大限度地减少发作次数，长期治疗无明显不良反应，使患者保持或恢复其原有的生理、心理和社会功能状态。

（一）药物治疗

1．药物治疗原则

（1）一般来说，半年内发作 2 次以上者，明确诊断后应立即用药；首次发作或间隔半年以上发作 1 次者，可在告知抗癫痫药可能的不良反应和不治疗的可能后果的情况下，根据患者及家属的意愿，酌情选择或不用药。

（2）正确选择药物：根据发作类型、癫痫及癫痫综合征类型选择用药，如成人部分性发作首选卡马西平，典型失神发作首选丙戊酸，不典型失神发作首选乙琥胺或丙戊酸，原发性全面性发作首选丙戊酸。

（3）长期规律用药：控制发作后必须坚持长期服用药物。停药应遵循缓慢和逐渐减量的原则，一般应在完全控制发作后 4 ～ 5 年根据患者情况逐渐减量，一般不少于 1 ～ 1.5 年无发作者方可停药，有自动症者可能需长期服药。

（4）尽量单一用药，从小剂量开始，逐渐增量，以既能控制发作，又不产生不良反应的最小有效剂量为宜。

（5）合理联合用药依据：①不同作用机制的药物；②很少或没有药物相互作用；③很少不良反应；④较好疗效。

（6）换药采取渐加新药和递减旧药的原则。

（7）密切观察不良反应：应用 AEDs 前应检查肝肾功能和血尿常规，用药后每月监测血尿常规，每季度监测肝肾功能，至少持续半年。多数 AEDs 为碱性，饭后服用可减轻胃肠道反应。剂量大者于睡前服用可减少白天镇静作用。

2．常用抗癫痫药 传统AEDs包括苯妥英（PHT）、卡马西平（CBZ）、丙戊酸（VPA）、苯巴比妥（PB）、扑米酮（PMD）、乙琥胺（ESX）、氯硝西泮（CNZ）。新型AEDs包括托吡酯（TPM）、拉莫三嗪（LTG）、加巴喷丁（GB）、非尔氨酯（FBM）、奥卡西平（OXC）、氨己烯酸（VGB）、噻加宾（TGB）、唑尼沙胺（ZNS）、左乙拉西坦（LEV）、普瑞巴林。

（二）手术治疗

适用于以下情况：

1．药物难治的顽固性癫痫 ①病程在3～4年以上；②每个月发作4次以上；③经长期系统的多种抗癫痫药物治疗，仍不能控制发作；④发作频繁，影响工作、学习、生活。

2．继发性癫痫可手术切除病灶者

（三）癫痫持续状态的治疗

治疗目的：维持生命体征稳定，支持心肺功能；终止发作，减少发作对脑部神经元的损害；寻找并根除病因和诱因；处理并发症。

1．一般措施 保持呼吸道通畅，吸氧，必要时予以口咽通气管或气管切开；进行心电、血压、呼吸监护；防受伤；伴脑水肿、感染、高热等予以脱水、抗感染、退热处理；建立静脉通道，以生理盐水维持；纠正低血糖、低血钠、酸中毒等紊乱；给予营养支持。

2．药物控制发作

（1）地西泮（安定）：成人10～20mg静脉注射，每分钟不超过2mg，如有效，再将60～100mg地西泮加入500ml液体中，于12h内缓慢滴注。过快易导致呼吸抑制，如出现应停药。注意地西泮脂溶性强，易产生沉淀，有条件应采用微量泵。

（2）地西泮加苯妥英钠：成人用地西泮10～20mg静脉注射，有效后再将苯妥英钠0.3～0.6g加入500ml生理盐水中静脉滴注。应注意速度不超过50mg/min，出现血压降低或心律不齐时需减药或停药。

（3）苯妥英钠：也可单用该药，剂量同上。

（4）10%水合氯醛：取20～30ml，用等量植物油稀释后保留灌肠，每8～12h 1次，适用于肝功能不全或不能应用苯巴比妥类药物者。

（5）副醛：取8～10ml，用植物油稀释后保留灌肠。由于可引起剧烈咳嗽，有呼吸道疾患者禁用。

3．巩固和维持 上述治疗有效控制发作后，可用苯巴比妥0.1～0.2g肌注，每日2次，以巩固和维持疗效。同时鼻饲抗癫痫药物，达稳态血药浓度后逐渐停用苯巴比妥。

4．难治性癫痫持续状态的治疗 对一线药物无效，连续发作1h以上者，不仅可破坏内环境的稳定，还可引起中枢神经系统的许多不可逆损害，应迅速终止发作，可采用异戊巴比妥、咪达唑仑、丙泊酚或利多卡因等药物治疗。

【护理】

（一）护理评估

1．病史

（1）主要症状及治疗经过：询问患者入院时的主要不适，有多长时间，是否出现过短暂意识不清、持续多长时间，是否伴有四肢抽搐、尿失禁等，一般多长时间发作一次。患病后曾使用过哪些药物、效果如何。

（2）既往史及发病有关因素：发病前头部是否受过外伤，询问家属该患者出生时有无缺氧情况，家人有无类似疾病等。

2．身体评估 ①生命体征。②意识状态：评估患者有无意识障碍和严重程度。③头颈部检查：评估双侧瞳孔大小、是否等大及对光反射是否正常；四肢活动有无障碍。

3．心理社会评估 注意评估患者有无焦虑、恐惧、自卑等心理问题；了解患者及家属对疾病知识的认知程度和家庭社会支持情况。

4．实验室及其他检查　了解患者脑电图及脑 CT、MRI 检查情况。

（二）主要护理诊断

1．有受伤的危险　与癫痫发作时突然意识丧失或判断力受损有关。

2．有窒息的危险　与癫痫发作时意识丧失、喉头痉挛、口腔和支气管分泌物增多有关。

3．知识缺乏：缺乏正确服药的知识。

4．潜在并发症：脑水肿、酸中毒或水电解质失衡。

5．自尊紊乱　与抽搐发作时难堪的外观形象、尿失禁等有关。

（三）护理计划及评价

有受伤的危险　与癫痫发作时突然意识丧失或判断力受损有关

1．护理目标　患者发作期间安全，未发生舌咬伤、骨折、坠床等意外伤害。

2．护理措施

（1）癫痫发作前：告知患者一旦出现癫痫发作的前驱症状时应立即平卧，防止跌倒。

（2）癫痫发作时：缓慢将患者放平；抽搐发作时切勿用力按压患者身体，以防骨折和脱臼；及时取下义齿，将牙垫、毛巾、手帕或纱布包裹的压舌板、筷子等从一侧塞入上下臼齿之间，以防舌咬伤；对突然发病跌倒而易受擦伤的关节部位，用棉垫或软垫加以保护，防止擦伤。对癫痫持续状态、极度烦躁或发作终止后的恢复过程中意识模糊、躁动的患者，应有专人照护。保持病室环境安静、光线较暗，避免外界各种刺激，拉起床栏。对极度躁动的患者必要时给予约束带，但注意约束带切勿过紧，以免影响血液循环。

（3）药物护理：使用地西泮控制发作者，应注意观察有无呼吸抑制，如有应停止使用。

（4）病情观察：观察癫痫发作的类型，记录发作的持续时间及次数；严密观察发作时患者生命体征、神志、瞳孔变化，注意发作过程有无心率增快、血压升高、呼吸减慢或暂停、瞳孔散大、牙关紧闭、二便失禁等；观察发作停止后意识是否完全恢复，有无头痛、疲乏或自动症；发作时有无外伤等。

3．护理评价　患者癫痫发作期间没有舌咬伤、骨折、坠床等意外伤害发生。

有窒息的危险　与癫痫发作时意识丧失、喉头痉挛、口腔和支气管分泌物增多有关

1．护理目标　患者未发生窒息，或发生窒息后得到及时有效处理。

2．护理措施

（1）保持呼吸道通畅：癫痫发作时（尤其处于癫痫持续状态），协助患者取头低侧卧位或平卧头偏向一侧，下颌稍向前；解开衣领和腰带，取出义齿；及时吸出口腔和气道内分泌物，必要时做气管切开；放置压舌板，必要时用舌钳拉出舌，以防舌后坠；缺氧者，在保持呼吸道通畅的同时，给予吸氧。对癫痫持续状态者为防止误吸可插胃管。床旁备吸引器和气管切开包等急救物品。

（2）病情观察：密切观察患者有无窒息的表现，一旦出现应立即抢救。

3．护理评价　患者未发生窒息，或发生窒息后得到及时有效处理。

知识缺乏：缺乏正确服药的知识

1．护理目标

（1）患者能说出并理解遵医嘱服药的重要性，做到遵医嘱服药。

（2）患者能说出所用药物的常见不良反应，并准确识别。

（3）通过干预，不良反应得到及时处理和有效缓解。

2．护理措施

（1）药物护理：告知患者由于疾病的特点，需长期服药，甚至终生服药。应做到遵医嘱服药，不得少服或漏服，以防引起癫痫发作或难治性癫痫的危险。告知患者抗癫痫药物使用原则、使用注意事项及所用药物的常见不良反应（表 11-2）。服药前做血、尿常规检查和肝功能、肾功能检查，以备对照；用药期间做好疗效和不良反应的观察，除定期体检外，每月复查血、尿常规，每季做生化检查。出现不良反应应及时就医，在医护人员指导下减量或停药。

表11-2 抗癫痫药物的不良反应

药物名称	剂量相关不良反应	长期治疗不良反应
卡马西平	头晕、视物模糊、恶心、嗜睡、中性粒细胞减少、低钠血症	低钠血症
苯巴比妥 扑米酮	疲劳、抑郁、嗜睡、注意力涣散、多动、易激惹（儿童）、攻击行为、记忆力下降	面部粗糙、骨质疏松、凝冻肩、性欲缺乏
苯妥英钠	眼球震颤、共济失调、厌食、恶心、呕吐、攻击行为	痤疮、齿龈增生、面部粗糙、多毛、骨质疏松、小脑及脑干萎缩、性欲缺乏
氯硝西泮	镇静、共济失调	易激惹、攻击行为、多动（儿童）
丙戊酸	震颤、厌食、恶心、呕吐、困倦	体重增加、脱发、月经失调或闭经、多囊卵巢综合征
加巴喷丁	嗜睡、头晕、疲劳、复视、感觉异常、健忘	较少出现
拉莫三嗪	复视、头晕、头痛、嗜睡、共济失调、恶心、呕吐	攻击行为、易激惹
奥卡西平	疲劳、困倦、头晕、复视、共济失调、恶心	低钠血症
托吡酯	厌食、注意力障碍、感觉异常、无汗	肾结石、体重下降

（2）心理护理：由于长期服用抗癫痫药物可引起不同程度的不良反应、疾病常反复发作、治疗效果缓慢，尤其部分患者治疗效果不佳，给患者带来沉重的心理压力和精神负担，使其容易产生紧张、焦虑、抑郁、淡漠、易怒等不良心理问题。护士应鼓励患者说出害怕及担忧的心理感受，给予同情和理解，指导患者进行自我调节，克服自卑心理，树立自信、自尊的良好心理状态。鼓励家属向患者表达亲切关怀的情感，解除患者的精神负担。指导患者承担力所能及的社会工作，在自我实现中体会到自身价值，从而提高自信心和自尊感。

3．护理评价

（1）患者能理解遵医嘱服药的重要性，能坚持长期用药，不少服、不漏服。

（2）患者能及时识别不良反应，并在医护人员指导下增减剂量和停药。

（3）患者发生不良反应后得到了及时处理和有效缓解。

【健康教育】

1．疾病知识教育 向患者及其家属介绍有关本病的基本知识，尤其是如何避免诱因、减少发作。提醒患者生活规律，注意劳逸结合，合理饮食，多吃蔬菜、水果。避免过度疲劳、睡眠不足、饥饿或过饱、便秘、情感冲动、淋雨、过度换气、过度饮水、声光刺激等诱发癫痫发作的因素。预防感冒，戒除烟酒。

2．用药指导 向患者及家属强调遵医嘱按时服药的重要性，不可随意增减剂量或撤换药物，以免引起癫痫发作加重或成为持续状态。注意观察有无药物不良反应，一旦发现立即就医，调整用药。要求患者定期监测血液药物浓度、血象和肝、肾功能。

3．生活指导 鼓励患者参加有益的社交活动，减轻心理负担，保持心情愉快、情绪平稳，提高应付各种突发事件及增强自我控制能力。

4．安全指导 告知患者有前驱症状时，立即平卧，避免摔伤。告诫患者勿参加带有危险性的工作和活动，如攀高、游泳、驾驶等工作，以及在炉火旁、高压电机旁作业，以免发作时危及生命。随身携带示有姓名、住址、联系电话及病史的个人资料，以备发作时及时联系与处理。

5．预后　1/3 的患者可经过一定时间的单药治疗获得长期缓解，少部分患者不治疗也可得到长期缓解。1/3 患者采用单药或合理联合用药可有效控制发作。另有 1/3 患者迁延不愈，成为难治性癫痫，病死率较高。

小　结

1. 癫痫是一组大脑神经元异常放电所引起的以短暂性中枢神经系统功能失调为特征的慢性脑部疾病。

2. 癫痫具有发作性、短暂性、刻板性和重复性的临床特点。癫痫发作以全面性强直 - 阵挛性发作最常见，以癫痫持续状态最危重。

3. 脑电图是诊断癫痫最重要的检查手段。

4. 癫痫治疗以药物治疗为主，长期规律服药对缓解病情具有重要意义。

5. GTCS 护理以防窒息、防损伤为主。对癫痫持续状态治疗的护理以迅速制止发作、防窒息、防损伤为主。

思考题

结合本节案例请思考：

1．该患者治疗要点有哪些？

2．患者护理要点及健康教育内容有哪些？

T11-6

第十一章第六节思考题参考答案

（由天辉）

第七节　帕金森病

学习目标

通过本节内容的学习，学生应能够：

◎ 识记

陈述帕金森病的概念和病因。

◎ 理解

归纳帕金森病的临床表现、辅助检查和治疗要点。

◎ 运用

按护理程序护理帕金森病患者并进行健康教育。

帕金森病（Parkinson disease，PD）又称震颤麻痹（paralysis agitans），是一种常见的中老年人神经系统变性疾病，临床以静止性震颤、运动减少、肌强直、姿势步态异常为主要特征。发病年龄平均为55岁，60岁以后多见，且随年龄增长患病率增高。

【病因和发病机制】

病因未明，发病机制复杂，可能与下列因素有关。

1．环境因素 1-甲基-4-苯基-1, 2, 3, 6-四氢吡啶（MPTP）是一种嗜神经毒素，可导致多巴胺能神经元变性、丢失。有些杀虫剂和除草剂的化学结构与MPTP分子结构类似，故研究学者认为环境中的这些化学物质可能是导致本病发生的原因之一。

2．遗传因素 基因易感性可能是本病发生的易感因素之一，至少发现10个单基因（Park 1～10）与家族性帕金森病连锁的基因位点。

3．神经系统老化 帕金森病主要发生于中老年人，随着年龄的增长，黑质内多巴胺能神经元开始呈退行性病变，数量逐渐减少是本病的促发因素。

本病是多因素交互作用引起的。遗传因素使患病易感性增加，在环境因素和年龄老化的作用下，通过氧化应激、线粒体功能衰竭、兴奋性氨基酸毒性、钙超载、细胞凋亡、免疫异常等机制导致黑质多巴胺能神经元大量变性、丢失而发病。

【临床表现】

本病起病隐袭、进展缓慢、逐渐加剧。主要表现为运动和非运动两大类症状。

（一）运动症状

常自一侧上肢开始，逐渐波及同侧下肢、对侧上肢及下肢。

1．静止性震颤 常为首发症状，多由一侧上肢远端（手指）开始，安静或休息时出现或明显，随意运动时减轻或停止，情绪紧张或激动时加剧，睡眠后消失。典型表现为拇指与屈曲的示指间呈“搓丸样”动作，频率为4～6Hz；逐渐扩展到同侧下肢及对侧肢体，下颌、口唇、舌及头部通常最后受累。少数患者，尤其是70岁以上发病者可不出现震颤。

2．肌强直 因患者屈肌、伸肌张力均增高，导致肢体强直，被动运动关节时始终保持增高的阻力，称“铅管样强直”。伴有震颤者，在给予均匀阻力的同时可感到有节律的断续停顿，称“齿轮样强直”。患者可出现特殊的屈曲体姿，表现为头部前倾，躯干俯屈，肘关节屈曲，腕关节伸直，前臂内收，髋及膝关节略屈曲。

3．运动迟缓 随意运动减少，动作缓慢、幅度减小，晚期因合并肌张力增高，可导致起床和翻身困难。患者面部表情运动少，常双眼凝视、瞬目减少，呈“面具脸”；口、咽、腭肌运动徐缓可导致语速变慢、语调降低、流涎，严重者可出现吞咽困难。书写时越来越慢、字越写越小，称“小写症”。

4．姿势和步态异常 常见于疾病的中晚期，表现为屈曲体姿及步态障碍。早期，行走时患侧上肢摆臂幅度减小甚至消失，下肢拖曳；随病情进展出现行走缓慢、步幅变小。有时表现为行走时突然全身僵住，不能迈步，称为“冻结现象”，晚期出现起立困难，行走时连续碎步前冲，越走越快，难以及时止步和转弯，称“前冲步态”或“慌张步态”。

（二）非运动症状

有时可先于运动症状而发生。

1．感觉障碍 早期可出现嗅觉减退或睡眠障碍，尤其是快速眼动期睡眠行为异常。中、晚期常伴有肢体麻木、疼痛。

2．自主神经功能紊乱 常见，如皮脂腺、汗腺分泌增多，顽固性便秘等。晚期可出现性功能减退、排尿障碍、直立性低血压。

3．精神障碍 半数患者可伴有抑郁和焦虑。15%～30%患者晚期出现幻觉、智能减退、认知障碍甚至痴呆。

【实验室及其他检查】

1．**影像学检查** CT、MRI检查无特征性改变，PET或SPECT检查可辅助诊断。

2．**其他** 如嗅觉测试可发现早期患者的嗅觉减退，经颅超声（TCS）可探测黑质回声增强等，均有助于诊断。

【诊断要点】

依据中老年发病、缓慢进行性病程，同时具备运动迟缓及以下三项中的一项特征可作出临床诊断：①静止性震颤4～6Hz；②肌强直；③非原发性视觉、前庭、小脑及本体感受功能障碍造成的姿势不稳，偏侧起病，对左旋多巴治疗敏感。

【治疗要点】

本病治疗以改善症状为目的，采取综合性治疗手段。其中，药物治疗为首选和主要治疗方法，手术为药物治疗的有效补充。

（一）药物治疗

药物治疗仅能改善症状，不能改变病程，且随应用时间延长作用衰减，加之药物本身的毒副作用，用药应遵循“个体化，小剂量开始，缓慢递增，以最小剂量获得满意疗效”等原则。累及一侧肢体的患者或年轻者应用多巴胺受体激动剂和单胺氧化酶B抑制剂，尽量推迟左旋多巴的应用。65岁以上患者，病情严重宜用左旋多巴，晚期严重者，且长期服用左旋多巴疗效减退者，可与多巴胺受体激动剂或儿茶酚氧位甲基转移酶抑制剂合用。

1．**抗胆碱能药物** 通过对ACh的抑制使多巴胺的效应相对增高，对震颤、肌强直有一定作用，适用于震颤明显的年轻患者。常用药物为苯海索，用法1～2mg，3次/日。其他有丙环定、苯扎托品、东莨菪碱、赛克立明（环戊丙醇）和比哌立登。主要副作用为口干、视物模糊、便秘、排尿困难，影响智能，严重者有幻觉、妄想。老年患者慎用，闭角型青光眼及前列腺肥大患者禁用。

2．**金刚烷胺** 可使突触前多巴胺的合成和释放增加并减少再摄取，同时有部分抗胆碱能作用。对震颤、强直、少动均有轻度改善作用。50～100mg，2～3次/日。副作用为烦躁不安、失眠、意识模糊、下肢网状青斑、踝部水肿等。心肾功能不全、癫痫、严重胃溃疡、肝病患者慎用。

3．**复方左旋多巴** 左旋多巴作为多巴胺合成前体可透过血脑屏障，提高脑内多巴胺含量。是治疗本病最基本、最有效的药物，对震颤、强直、少动均有较好疗效。初始用量62.5～125mg，2～3次/日，根据病情逐渐增加剂量至疗效满意而不良反应尚轻为宜，餐前1h或餐后1.5h服药。常用的复方左旋多巴有三种剂型：美多芭和息宁是标准片；美多芭液体动力平衡系统和息宁控释片为控释剂，具有血药浓度稳定、作用时间较长的特点，有利于控制症状波动，减少每日的服药次数；弥散型美多芭属水溶片，吸收和起效快，适用于晨僵、餐后“关闭”状态、吞咽困难的患者。副作用有恶心呕吐、心律失常、直立性低血压、失眠、症状波动、异动症和精神症状等。活动性消化性溃疡患者慎用，闭角型青光眼、精神病患者禁用。

症状波动和异动症是常见的远期并发症。症状波动有两种形式：①剂末现象：是指每次用药的有效作用时间缩短，症状随血液药物浓度发生规律性波动。治疗包括增加每日服药次数或增加每次服药剂量，或改用缓释剂，或加用雷沙吉兰或恩他卡朋，也可加用多巴胺受体激动剂；②“开-关”现象：是指症状在突然缓解（“开期”）与加重（“关期”）之间波动，开期常伴异动症。治疗可采用长效多巴胺受体激动剂，或皮下持续输注左旋多巴甲酯或乙酯。异动症又称运动障碍，常表现为头面部、四肢、躯干的不自主舞蹈样动作、肌张力障碍样动作，少数患者表现为某些固定肌群（多为足或小腿）的痛性痉挛。治疗包括根据情况增加（或减少）多巴类药物剂量，或加用多巴胺受体激动剂。

4．**多巴胺受体激动剂** 常用药物有吡贝地尔缓释片、普拉克索。使用时应从小剂量开始，逐渐增量。副作用与左旋多巴类似，不同之处是症状波动和异动症发生率低，低血压和精神症状发生率高。

5．单胺氧化酶B抑制剂 可阻止脑内多巴胺降解，增加多巴胺浓度。与左旋多巴合用有协同作用，并能改善症状波动及延缓“开-关”现象的出现。司来吉兰用法为2.5～5mg，2次/日，早、午分服。副作用有口干、纳差、低血压，胃溃疡者慎用。禁与5-羟色胺再摄取抑制剂（SSRI）合用。

6．儿茶酚氧位甲基转移酶（COMT）抑制剂 常用药物有托卡朋（tolcapone）和恩他卡朋（entacapone），可抑制左旋多巴在外周的代谢，使血浆左旋多巴浓度保持稳定，并能增加左旋多巴进入中枢量。单用无效，与左旋多巴合用可增强后者的疗效，改善症状波动。副作用有腹痛、腹泻、头痛、多汗、口干、转氨酶升高等。

（二）手术治疗

手术能改善症状，但不能根治该病，适用于药物治疗无效、不能耐受药物以及出现运动障碍的患者，尤其对年龄较轻，症状以震颤、强直为主且偏于一侧者效果较好，术后应继续药物治疗。手术方法主要包括神经核损毁术和脑深部电刺激术。

（三）中医、康复及心理治疗

中药、针灸、康复治疗对改善症状具有一定作用；进行语言、进食、行走及日常生活能力训练，心理疏导等可有效改善患者的生活质量。

【主要护理措施】

1．运动和休息 指导患者保持良好的身体姿态。如坐位和站位时尽量保持上身挺直，走路时注意昂头、摆臂、腿抬高不拖地、睡觉时不要用高枕等。

2．生活护理 鼓励患者自理，做自己力所能及的事情，如进食、穿衣、移动等，增加独立性，避免过分地依赖他人。护理时应注意：①给患者足够的时间，患者不仅表现为动作的开始困难，而且不能灵活地变换动作方向，动作缓慢而笨拙，用时要比正常时长许多。②及时表扬其进步，禁忌责怪抱怨，增强患者自理的信心。③教育家属，不要急于帮助和替代，应认识到完成日常生活活动对患者是很好的肢体锻炼，同时也能提高患者的生活信心。为患者提供各种生活便利，如对下肢行动不便、起坐困难者，应配备高位坐厕、坚固且有扶手的高脚椅、手杖、窗栏等辅助设施。生活用品固定放置于患者伸手可及处。

3．饮食指导 指导患者合理选择饮食和正确进食。应给予高热量、高维生素、高纤维素、低盐、低脂、适量优质蛋白的易消化饮食，根据病情变化及时调整和补充各种营养素。伴有自主神经受累或因药物易出现便秘者，应指导其多食蔬菜和水果，多喝水；高蛋白饮食会降低左旋多巴类药物的疗效，应避免进食；槟榔为拟胆碱能食物，可降低抗胆碱能药物的疗效，也应避免食用。因手指震颤常不能用筷，可用柄把较长的勺子，或多提供适合用手拿取的食物。对吞咽困难者，可给予高热量半流质饮食，鼓励其细嚼慢咽，必要时可用吸管和指导采取有效体位进食。进食后及时清洁口腔，擦干口角的食物和分泌物，以维护自我形象。对重症患者可通过鼻饲或胃造瘘给予营养或遵医嘱给予静脉营养。做好患者饮食和营养状况的监测。

4．运动指导 告知患者运动锻炼的目的在于防止和推迟关节强直与肢体挛缩，有助于维持身体的灵活性，增加肺活量，防止便秘，保持并增强自我照顾能力。疾病早期，病情不影响生活和工作，应指导和鼓励患者维持和增加业余爱好，鼓励其积极参与家居活动和社交，坚持适当的运动锻炼，注意保持身体和各关节的活动强度与最大活动范围。疾病中期，应对起坐困难、慌张步态、冻结现象等异常姿势步态进行有效的指导、协助和反复练习，如起步困难者可在患者脚前放置一个小的障碍物作为视觉提示，帮助起步；步行时应集中注意力，目视前方，保持步行的幅度与速度，步行时两腿尽可能保持一定距离，双臂摆动，以增加平衡，转身时要以弧线形式前移，尽可能不要在原地转弯等。出现面具脸的患者，应指导其进行鼓腮、伸舌、噘嘴、龇牙、吹吸等面肌功能锻炼，以改善面部表情和吞咽困难，协调发音。晚期出现显著运动障碍、卧床不起者，应指导其采取舒适体位，对其进行被动关节活动和按摩肌肉。

5．药物护理　本病需要长期或终生服药治疗，详细向患者说明用药原则，常用药物种类、名称、剂量和用法、服药注意事项、疗效及不良反应的观察和处理。告知患者在服药期间尽量避免使用维生素 B_6、氯氮䓬、利血平、氯丙嗪等药物，以免降低疗效或导致直立性低血压。密切观察病情变化及药物副作用，如消化道反应、心血管系统的副作用、运动障碍及精神症状等，一旦出现，应及时处理。出现顽固性便秘者，应指导其多进食含纤维素丰富的食物，多食新鲜蔬菜、水果，多喝水；双手顺时针按摩腹部以促进肠蠕动；必要时遵医嘱给予液状石蜡、番泻叶等缓泻剂，或使用开塞露、灌肠、人工排便等；排尿困难者，应评估患者有无尿潴留和尿路感染的征象，指导患者精神放松、腹部按摩、热敷等刺激排尿，必要时给予导尿和留置尿管。

6．安全护理　移开环境中的障碍物，行走时对起动和终止应给予必要的保护。对于上肢震颤、动作笨拙的患者，应注意预防烧伤、烫伤等。对于有幻觉、错觉、烦躁、意识模糊等精神障碍的患者应有专人陪护，避免坠床、坠楼、走失、伤人等意外伤害。对严重抑郁的患者，应注意预防其自伤和自杀。

7．心理护理　耐心给患者讲解本病的特点为病程较长，缓慢进展，以药物治疗为主，积极治疗可以减轻症状和预防并发症。护士应细心观察患者有无自卑、烦躁、抑郁等心理反应，鼓励其表达，注意倾听他们的心理感受，并与患者讨论身体健康状况改变造成的影响和不利因素，及时给予正确的信息和引导，使其能够接受和适应自己目前的状态并能设法改善。指导家属关心体贴患者，多鼓励，少指责和念叨，以减轻心理压力。

【健康教育】

1．疾病知识指导　指导患者及家属了解本病的临床表现、病程进展和主要并发症，帮助患者和照顾者适应角色的转变，掌握自我护理知识，积极寻找和去除任何使病情加重的原因。鼓励患者维持和培养兴趣爱好，坚持适当的运动和体育锻炼，做力所能及的家务劳动等，以延缓身体功能障碍的发生和发展。对患者进行日常生活动作训练，协助卧床患者被动活动关节和按摩肢体。指导患者坚持康复训练，保持心态平和。嘱患者按医嘱服药，定期复查肝肾功能、监测血压变化。出现发热、外伤、骨折、吞咽困难或运动障碍、精神智能障碍加重时应及时就诊。

2．安全指导　防止伤害事故发生。避免登高和操作高速运转的机器；不单独使用煤气、热水器及锐器；外出有人陪伴，出现智能障碍时应随身携带写有患者姓名、住址和联系电话的卡片，以防走失。

3．预后　本病是一种慢性进展性疾病，无法治愈。病程数年至数十年，患者常死于肺炎、全身衰竭等并发症。

小　结

1. 帕金森病又称震颤麻痹，是一种病因不明的常见的中老年人神经系统变性疾病。

2. 临床以静止性震颤、运动减少、肌强直、姿势步态异常为主要特征。

3. 本病治疗以改善症状为目的，采取综合性治疗手段。其中，药物治疗为首选和主要治疗方法。

4. 护理中要掌握饮食的护理、运动护理、安全护理和药物护理及健康教育内容。

（由天辉）

第八节　神经系统特殊检查及护理

一、腰椎穿刺

腰椎穿刺是穿刺第 3 ～ 4 腰椎或第 4 ～ 5 腰椎间隙进入蛛网膜下腔放出脑脊液的技术，对于中枢神经系统疾病的诊断、鉴别诊断及治疗有重要的价值。

【适应证】

1．诊断性穿刺

（1）脑血管疾病：通过观察颅内压高低、脑脊液是否为血性，以鉴别病变为出血性还是缺血性。

（2）中枢神经系统炎症：通过检查脑脊液可确诊脑膜炎、脑炎，并追踪治疗效果。

（3）脊髓病变：通过脑脊液动力学改变及常规、生化检查可了解脊髓病变的性质。

（4）脑肿瘤：检查脑脊液压力、细胞数、蛋白含量，有助于诊断。

（5）脑脊液循环障碍：通过穿刺注入示踪剂，行核医学检查，可确定由脑脊液鼻漏等造成循环障碍的部位。

2．治疗性穿刺

（1）缓解症状和促进康复：通过腰椎穿刺引流出炎性或血性脑脊液，促进颅内出血性疾病、炎症性病变及颅脑手术后患者康复。

（2）鞘内注射药物：如注入抗菌药物控制颅内感染，注入地塞米松及糜蛋白酶减轻蛛网膜粘连。

【禁忌证】

1．颅内压明显升高，或已有脑疝先兆，尤其是怀疑颅后窝占位病变者。

2．穿刺局部有感染灶、腰椎畸形、脊柱结核或开放性颅脑损伤者。

3．有明显出血倾向或病情危重及躁动不能合作者。

4．脊髓压迫症的脊髓功能处于即将丧失的临界状态。

5．疑有颅内压升高者须先做眼底检查，如有明显视盘水肿或有脑疝先兆者，禁忌穿刺。

【并发症】

1．低颅内压综合征　多因穿刺针过粗、穿刺技术不熟练或术后起床过早导致。表现为患者坐起后或咳嗽时头痛明显加剧，以额、枕部为著，平卧或头低位时头痛可缓解。

2．脑疝　颅内压增高患者，当腰椎穿刺放脑脊液过多或过快时，可在穿刺当时或术后数小时内发生脑疝。

3．神经根痛　如针尖刺伤马尾神经，引起暂时性神经根痛。

4．感染　由穿刺时无菌操作不严格所致。

5．疾病原有症状加重　部分脊髓肿瘤患者腰穿放液后，其下端压力减轻，肿瘤下移，导致症状加重。

【护理】

1．术前准备

（1）评估患者的文化程度、合作程度，告知患者腰椎穿刺目的、穿刺过程与注意事项，消除患者紧张情绪，取得患者及家属的签字同意。

（2）准备腰穿包、压力表包、无菌手套、所需药物等，用普鲁卡因局部麻醉则先做好过敏试验。

（3）指导患者排空二便，在床上静卧 15 ～ 30min。

（4）疑有高颅压又必须行腰穿检查者，先给予 20% 甘露醇 250ml 于 30min 内静脉滴注后进行。对躁动患者可予以镇静剂。

2．术中配合

（1）协助患者采取合适的体位：取侧卧位，躯干与床面垂直，头向前胸屈曲，双手抱膝紧贴腹部，以增加脊柱前屈，增宽椎间隙，便于穿刺。协助患者时动作轻柔，勿过度弯曲以免影响患者呼吸。

（2）观察患者呼吸、瞳孔及意识变化，嘱患者如感不适随时告知。一旦出现脑疝，快速静注甘露醇；呼吸、心搏骤停立即心肺复苏，必要时协助医生行脑室穿刺或紧急手术减压。

（3）协助医生留取所需脑脊液标本，并督促标本送检。

3．术后护理

（1）指导患者去枕平卧 4 ～ 6h，告知患者卧床期间不可抬高头部。

（2）观察患者有无头痛、腰背痛、脑疝及感染等穿刺后并发症。其中头痛最常见，可能为脑脊液放出较多或持续脑脊液引流所致颅内压降低，可延长平卧时间至 24h，鼓励多饮水，必要时静脉滴注生理盐水。

（3）保持穿刺部位的纱布干燥，观察有无渗血渗液，24h 内不宜淋浴。

二、数字减影血管造影

数字减影血管造影（digital subtraction angiography，DSA）是将含碘造影剂注入颈动脉、椎动脉，经连续 X 线摄影技术显示血管形态、走行，具有实用价值。主要用于动脉瘤、血管畸形、脑血管狭窄或闭塞的诊断及治疗。DSA 是将造影前后同一部位获得的数字图像进行数字减影处理，消除骨骼及邻近软组织影像，保留充盈造影剂的血管图像，产生实时动态的血管影像，以显示更清晰的血管。

（一）全脑血管造影术

全脑血管造影术是经肱动脉或股动脉插管，在颈总动脉和椎动脉注入含碘造影剂，可显示颅内动脉、静脉和毛细血管的形态、分布和位置。

【适应证】

1．颅内外血管性疾病，如颅内动脉瘤、动静脉畸形、动脉狭窄的诊断。

2．自发性颅内血肿或蛛网膜下腔出血的病因检查。

3．观察颅内占位性病变的血供与邻近血管的关系及某些肿瘤的定性。

【禁忌证】

1．对造影剂过敏者（不含碘造影剂除外）。

2．有严重出血倾向或出血性疾病患者。

3．严重心、肝、肾功能不全者或病情危重不能耐受手术者。

4．脑疝、脑干功能衰竭者。

5．穿刺部位皮肤感染者。

【并发症】

1．短暂性缺血发作和脑梗死　1% 可有持久性神经功能缺损，0.1% 死亡。

2．在注射造影剂过程中颅内动脉瘤破裂，引起蛛网膜下腔出血，原因可能是高压注射，罕见。

【护理措施】

1．造影前准备

（1）评估患者的文化水平及对造影检查的知晓程度，告知患者脑血管造影术的目的、注意事项、造影过程中可能发生的危险与并发症，消除患者紧张情绪，征得患者及家属的签字同意。

（2）完善各项检查：患者的肝肾功能、血小板计数和出凝血时间，行普鲁卡因及碘剂过敏试验。

（3）皮肤准备：按外科手术要求在穿刺部位腹股沟、会阴部备皮。

（4）用物准备：备好造影剂、麻醉剂、肝素、生理盐水、股动脉穿刺包、无菌手套及抢救药物等。

（5）术前饮食不宜过饱，为平时食量的1/2～2/3，术前30min排空粪便，必要时留置导尿。

2．造影后护理

（1）观察患者意识、瞳孔及生命体征变化，注意有无头痛、呕吐、抽搐及肢体活动障碍等症状，判断患者原有症状是否加重，并及时报告医生处理。

（2）术后平卧，穿刺侧肢体伸直制动，穿刺部位加压包扎，用沙袋（1kg）或压迫止血器压迫8h。一般于穿刺2h后可行侧卧位。24h内卧床休息，24h后若无不适可下床活动。

（3）注意穿刺部位有无渗血及血肿，指导患者咳嗽或呕吐时按压穿刺部位，避免因腹压升高导致伤口出血；观察双侧足背动脉搏动和肢体远端皮肤颜色、温度等，防止动脉栓塞。

（4）术后如无恶心呕吐应鼓励患者多饮水，以促进造影剂排出。

（5）满足患者生活需要。

（二）脊髓血管造影术

脊髓血管造影术是将含碘的水溶性造影剂注入脊髓的动脉系统，显示血管分布的情况，有助于诊断脊髓血管畸形和脊髓动静脉瘘等。

【适应证】

1．脊髓血管性病变者。

2．部分蛛网膜下腔出血而脑血管造影阴性者。

3．了解脊髓肿瘤与血管的关系。

4．脊髓富血性肿瘤的术前栓塞。

【禁忌证】

1．造影剂过敏者。

2．有严重出血倾向或出血性疾病者。

3．严重心、肝、肾功能不全者或病情危重不能耐受手术者。

4．严重高血压或动脉粥样硬化患者。

【并发症】

并发症与穿刺和鞘内注射的造影剂有关。

1．头痛、恶心、呕吐　是硬膜穿刺和脊髓造影最常见的并发症，与造影剂的神经毒性作用、穿刺点持续脑脊液漏或对操作过程的心因性反应有关。

2．听力下降　罕见，可源于造影剂的直接毒性反应，也可源于脑脊液和内耳迷路间的压力平衡改变。

3．脊髓穿刺伤　罕见但严重，在椎管狭窄和脑脊液容量减少的情况下容易发生。

4．鞘内造影剂反应　少见，可发生无菌性脑膜炎和脑病，与造影剂进入颅内蛛网膜下腔有关。

【护理】

1．造影前准备

（1）评估患者的文化水平及对造影检查的知晓程度，告知患者脊髓血管造影术的目的、注意事项、造影过程中可能发生的危险与并发症，消除患者紧张情绪，征得患者及家属的签字同意。

（2）用物准备：备好造影剂、麻醉剂、肝素、生理盐水、穿刺包、无菌手套及抢救药物等。

2．造影后护理

（1）体位：碘油造影时适当抬高头部，取头高足低位，防止碘油进入颅内。碘水造影后可取平卧位。

（2）观察患者生命体征、感觉、运动、二便情况有无改变，注意生活护理。

（由天辉　廖春莲）

中英文专业词汇索引

主要参考文献

1．葛均波，徐永健．内科学．8版．北京：人民卫生出版社，2013．
2．尤黎明，吴瑛．内科护理学．5版．北京：人民卫生出版社，2012．
3．高小莲，胡慧．内科护理学．武汉：武汉大学出版社，2013．
4．姚景鹏，吴瑛，张琳．内科护理学．北京：北京大学医学出版社，2008．
5．王海燕．内科学．2版．北京：北京大学医学出版社，2008．
6．陈灏珠，林果为，王吉耀．实用内科学．14版．北京：人民卫生出版社，2013．
7．刘淑媛，陈永强．危重症护理专业规范化培训教程．北京：人民军医出版社，2006．
8．高传玉．冠心病经桡动脉途径介入治疗技术．郑州：郑州大学出版社，2008．
9．李秋萍．内科护理学．2版．北京：人民卫生出版社，2010．
10．霍勇，王伟民，高炜．介入心脏病学．5版．北京：北京大学医学出版社，2010．
11．中国医师协会心血管内科医师分会．无症状高尿酸血症合并心血管疾病诊治建议中国专家共识．中国医学前沿杂志，2010，2（3）：49-55．
12．龙美丽．痛风病人护理研究进展．全科护理，2014，12（12）：1061-1062．
13．李鑫德．高尿酸血症与心血管疾病关系的研究进展．内分泌代谢杂志，2011，27（7）：614-616．
14．陈灏珠，钟南山，陆再英．内科学．北京：人民卫生出版社，2013．
15．孙世澜，吴彼得．肾衰竭诊断治疗学．北京：人民军医出版社，2012．
16．郭爱敏，周兰姝．成人护理学．北京：人民卫生出版社，2012．
17．张清．内外科护理学．北京：清华大学出版社，2010．
18．姚景鹏．内科护理学．北京：北京大学医学出版社 & 中央广播电视大学出版社，2011．